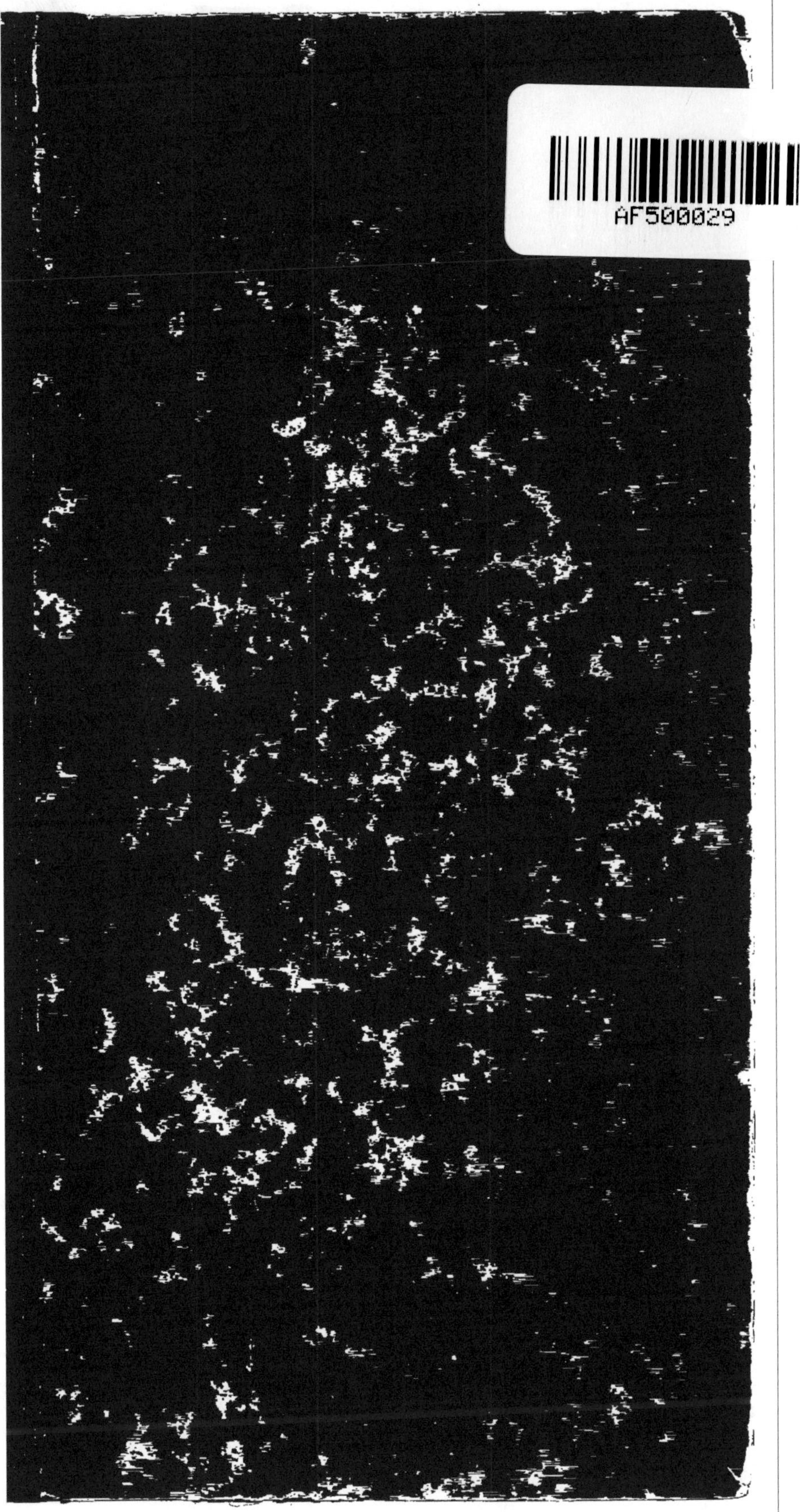
AF500029

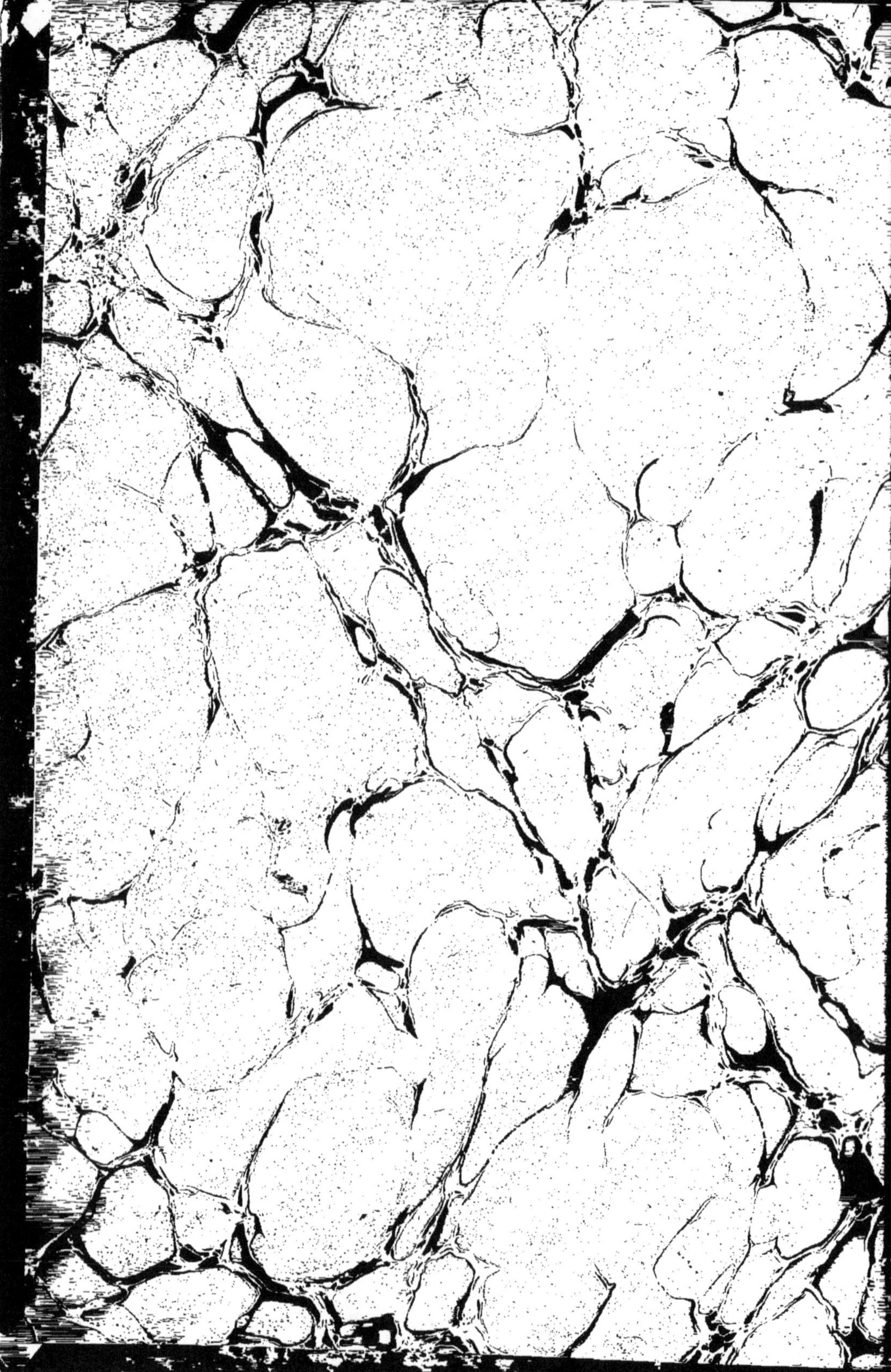

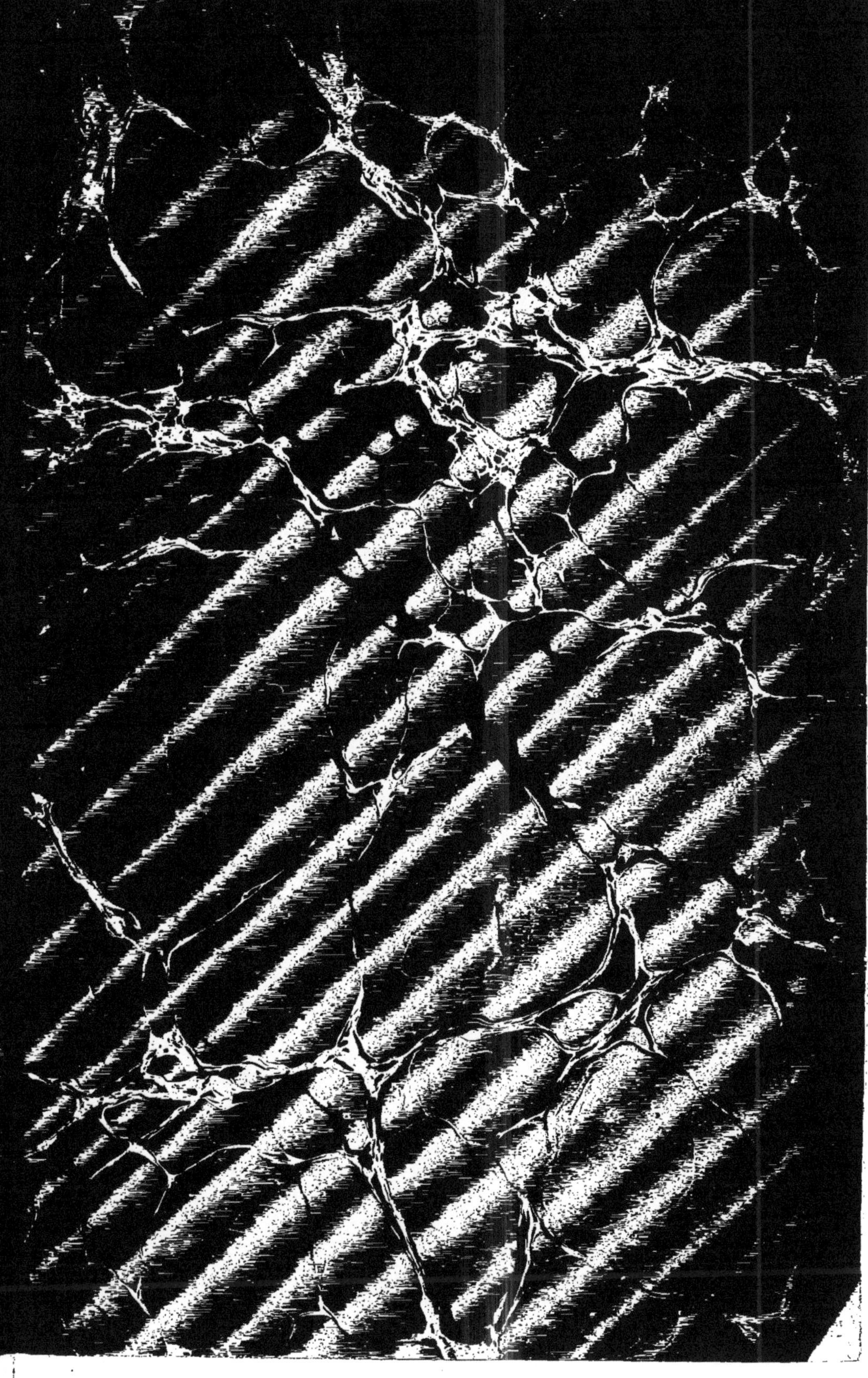

3793

TRAITÉ
D'HYGIÈNE
PUBLIQUE ET PRIVÉE

M 2
C
33

TRAITÉ D'HYGIÈNE PUBLIQUE ET PRIVÉE

BIBLIOTHÈQUE NATIONALE IMPRIMÉS

PAR

JULES ROCHARD

INSPECTEUR GÉNÉRAL DU SERVICE DE SANTÉ DE LA MARINE EN RETRAITE
MEMBRE DE L'ACADÉMIE DE MÉDECINE
MEMBRE DU CONSEIL D'HYGIÈNE PUBLIQUE ET DE SALUBRITÉ DU DÉPARTEMENT DE LA SEINE
GRAND OFFICIER DE LA LÉGION D'HONNEUR

Avec 117 figures dans le texte

PARIS
OCTAVE DOIN, ÉDITEUR
8, PLACE DE L'ODÉON, 8

1897

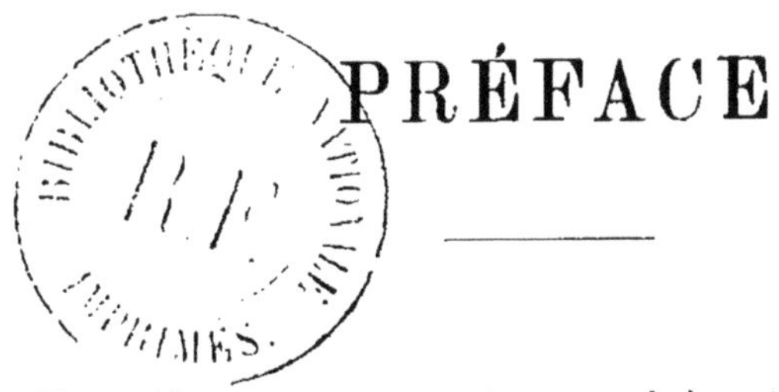

PRÉFACE

L'hygiène (du mot grec υγὶεινος, sain) est l'art de conserver la santé. Cet art remonte, comme la médecine, aux premiers âges de l'humanité, mais il n'a pris le caractère d'exactitude qu'il présente aujourd'hui qu'à la suite des découvertes réalisées dans le domaine des sciences naturelles par la génération dont nous faisons partie. C'est de ce moment que datent l'importance de l'hygiène, son extension et l'intérêt qu'elle inspire à tout le monde.

Tant que ses régles se sont bornées à quelques formules banales, à quelques aphorismes basés parfois sur l'observation, et plus souvent sur les préjugés populaires, les populations ne l'ont pas prise au sérieux ; mais le jour où elle est venue, preuves en main, leur montrer qu'elle a les moyens de prévenir les maladies qui les déciment, en supprimant ou tout au moins en atténuant leurs causes ; quand elle leur a prouvé que la préservation de la santé n'était plus un rêve, ce jour là les choses ont changé de face. Les savants, les gens du monde ont senti qu'une science nouvelle venait de naître et, comme elle procédait avec la clarté, la précision et la certitude des sciences exactes, elle a conquis les esprits les plus sévères. Tous ont compris que l'art de prévenir les maladies avait sa place à côté de l'art de guérir, que son domaine était plus vaste parce qu'il s'adressait aux masses et que son action était plus puissante parce qu'il est plus facile d'empêcher mille personnes de tomber malades que d'en guérir une seule. Cette sorte d'infaillibilité frappe tous les yeux.

La médecine a des incrédules ; l'hygiène n'en a pas. On ne suit pas toujours ses avis, mais on n'en conteste jamais l'utilité ;

les hommes qui dirigent aujourd'hui l'opinion l'envisagent comme la dernière expression du perfectionnement social accompli par le progrès scientifique et les pouvoirs publics commencent à compter avec elle.

Si ce mouvement s'est accompli de nos jours, il est juste de reconnaître qu'il avait été préparé par les savants du siècle dernier. Les chimistes avaient défriché le terrain, les physiologistes l'avaient profondément remué, et c'est dans le sillon creusé par Lavoisier, par Fourcroy et par Dumas, par Magendie, par Cl. Bernard et ses élèves, que M. Pasteur est venu semer les germes féconds de sa doctrine. Toute l'hygiène contemporaine part de là, et, quand on mesure le chemin qu'elle a fait depuis vingt ans, on comprend combien l'impulsion que ces splendides découvertes lui ont communiquée a été puissante et féconde.

Jusqu'alors elle n'avait été qu'une annexe de la physiologie. Dans l'enseignement, on l'avait reléguée parmi les sciences accessoires, et les Facultés lui avaient adjoint la médecine légale pour en faire la matière d'un examen ; non pas qu'il y eût entre elles le moindre rapport, mais parce qu'on les regardait comme des personnes de peu d'importance qu'il fallait réunir pour leur donner un peu de corps. Lorsqu'il s'est agi de faire entrer l'hygiène à l'Académie de médecine, on n'a pas trouvé que le concours de la médecine légale fut suffisant ; on leur a adjoint la police médicale pour composer la huitième section. Le règlement du 10 mars 1886 a consacré cette association hybride et les choses en sont encore là ; mais il est facile de prévoir qu'avant la fin de ce siècle, les cours d'hygiène seront assiégés par les étudiants, que les amphithéâtres deviendront trop petits pour les contenir et que cette science formera à elle seule la matière d'un examen. J'espère aussi que l'Académie de médecine, lorsqu'elle célèbrera son centenaire, aura modifié le groupement de ses membres et que l'hygiène composera à elle seule une de ses sections.

Cet avenir lui est assuré par les progrès qu'elle fait chaque jour dans l'opinion depuis qu'elle a pris la santé publique pour objectif et qu'elle a trouvé la solution des principaux problèmes qui l'intéressent. Il n'y a pas bien longtemps que les administrations qui nous régissent ont songé à lui faire appel. Son existence officielle ne date que de 1802, époque à laquelle le préfet de police Dubois, à l'instigation de Cadet de Gassicourt, créa le *Conseil de salubrité de Paris*. Ce comité permanent réunissait dans son sein tous les savants que le préfet avait jusque-là consultés séparément. Il déploya tant d'activité, qu'en dix ans il a statué sur 4,430 questions d'hygiène publique. Quelques grandes villes suivirent l'exemple de la capitale. En 1836, l'Académie de médecine fut invitée, par le Ministre, à lui soumettre un plan général d'organisation pour les Conseils de salubrité départementaux, et ceux-ci furent créés par un arrêté du chef du pouvoir exécutif en date du 18 décembre 1848. Le Comité consultatif d'hygiène publique de France avait été constitué quatre mois auparavant (décret du 10 août 1848).

Les conseils de salubrité départementaux n'ont pas rendu à l'hygiène tous les services qu'elle était en droit d'en attendre. Sauf dans quelques grandes villes qui en ont compris l'importance, le décret du 18 décembre 1848 est resté à l'état de lettre morte par l'indifférence des municipalités et l'avarice des conseils généraux qui se sont refusés presque partout à voter les fonds nécessaires pour en assurer l'exécution. La loi sur la protection de la santé publique que les Chambres vont être appelées à voter au courant de la session prochaine, va mettre un terme à cette incurie (1). Son titre IV y a pourvu. Il impose aux conseils généraux l'obligation d'organiser le service de l'hygiène publique et de le doter d'une manière convenable. Si le conseil général s'y refuse, il y est pourvu par un décret rendu dans la forme des règlements d'administration publique.

L'impulsion officielle sans laquelle l'hygiène publique ne peut pas fonctionner a été puissamment secondée par l'initiative privée. Les médecins ont invoqué le concours de tous les hommes de bonne volonté qui pouvaient leur venir en aide pour sauvegarder la santé des populations. Les ingénieurs, les architectes, les vétérinaires, les chimistes, les physiciens, les administrateurs, les légistes ont répondu à leur appel. Des sociétés d'hygiène se sont

(1) Le rapport sur le projet de loi pour la protection de la santé publique, rédigé par M. Langlet au nom d'une commission de 21 membres présidée par M. Lockroy, a été déposé le 13 juillet 1892 sur le bureau de la Chambre des députés.

partout fondées ; la presse a accueilli leurs travaux avec une faveur de plus en plus marquée et des congrès périodiques sont venus cimenter l'union de toutes ces compétences déjà ébauchée au sein des sociétés savantes et des conseils de salubrité.

L'ère des congrès internationaux d'hygiène et de démocratie s'est ouverte en Belgique en 1851 ; les hygiénistes s'y sont réunis de nouveau l'année suivante, puis ils s'y sont retrouvés en 1876 et depuis lors ils se rencontrent tous les deux ans dans l'une des capitales de l'Europe. Les congrès d'hygiène se sont tenus : à Paris en 1878, à Turin en 1880, à Genève en 1882, à La Haye en 1884, à Vienne en 1887, à Paris en 1889, à Londres en 1891 et à Buda-Pest en 1894. Les comptes-rendus de ces réunions scientifiques permettent de suivre le mouvement qui s'est accompli depuis quarante ans et auquel elles ont puissamment contribué, en vulgarisant les connaissances acquises et en établissant, entre les savants de tous les pays, les liens d'une collaboration affectueuse.

L'hygiène s'est fait ainsi sa place en dehors du cadre des connaissances médicales proprement dites ; mais celles-ci en constituent toujours la base fondamentale. Elle a sa littérature spéciale, ses livres, ses journaux et ses revues, mais ce sont les médecins qui en font presque tous les frais. Son domaine s'est tellement élargi déjà qu'il a dû se subdiviser, et chacune des branches qui le constituent a aujourd'hui ses traités spéciaux, indépendamment des ouvrages dans lesquels la science est envisagée dans son ensemble. Celui que nous offrons au public rentre dans cette dernière catégorie et, pour en justifier la publication, il est indispensable de jeter un coup d'œil sur ceux qui l'ont précédé. Nous nous conformerons à cet usage, bien que nous connaissions le peu d'intérêt que les œuvres du passé inspirent aux hommes de notre temps, mais nous serons, dans cet exposé, aussi bref que possible.

L'hygiène, avons-nous dit, s'est longtemps bornée à perpétuer quelques traditions relatives à la santé et à formuler des préceptes que les législateurs ont consacrés, en les plaçant sous l'égide de la religion comme Moïse, ou sous la sauvegarde des lois comme Lycurgue.

Le *Lévitique* renferme le premier code d'hygiène publique qui ait été formulé. C'est un monument de sagesse et de prévoyance, dont les prescriptions basées sur des notions très justes sont parfaitement adaptées au climat et à la vie errante du peuple auquel elles s'adressaient. La loi de Moïse est, à tous les points de vue, supérieure à celles de Lycurgue dont l'esprit égoïste et farouche, sans cesse en lutte avec la nature, sacrifiait impitoyablement les intérêts individuels à un patriotisme fanatique inspiré par le despotisme guerrier.

Hippocrate, en s'adressant à la raison seule, a imprimé à l'hygiène un tout autre caractère ; il l'a rendue plus médicale et plus séduisante. Ce n'est plus le législateur qui commande, c'est le savant qui conseille et qui éclaire. Il a véritablement été le père de l'hygiène comme celui de la médecine. Tout ce que l'observation persévérante des faits apparents peut révéler à l'intelligence humaine se trouve dans ses œuvres ; mais il n'a pu s'élever au-dessus de cette conception primitive, parce qu'il lui manquait les deux éléments indispensables à toute étude ayant l'homme pour objet : la connaissance exacte de la structure des organes et celle de leurs fonctions. Dans tous ses ouvrages, dans les *Aphorismes*, dans les *Epidémies* comme dans le *Traité des eaux, des airs et des lieux*, on rencontre, à chaque pas, des observations empreintes d'une sagacité et d'une vérité surprenantes, à côté d'explications théoriques qu'on ne sait comment qualifier.

Le *Traité de la Médecine*, de Celse, n'est qu'un résumé des écrits d'Hippocrate. On y trouve les mêmes qualités et les défauts y sont atténués par la sobriété des raisonnements et la concision du style. Les deux premiers livres de cet admirable ouvrage sont consacrés à l'hygiène et parmi les conseils qu'ils renferment, il en est un grand nombre qui sont encore applicables aujourd'hui. Quelle différence entre ces préceptes si sérieux, si profondément réfléchis et le recueil de dictons populaires qui sortit, dix siècles plus tard, de l'école de Salerne sous le nom de *Code de santé* et qu'on attribue à Jean de Milan !

C'est que l'empire romain s'était écroulé dans l'intervalle, en entraînant la civilisation dans sa chute. Les sciences, les arts, la médecine avaient sombré dans ce naufrage, avec les institutions d'hygiène publique qui florissaient dans la Rome des empereurs. Les Arabes n'en avaient sauvé que des épaves, et l'école de Salerne, en les recueillant, a rendu à la médecine un service de premier ordre. On s'explique ainsi la renommée de ce livre étrange tant de fois traduit, si souvent cité et dont les gens du monde qui se piquent d'érudition se plaisent encore à nous opposer les aphorismes. Le *Code de santé*, ce testament médical de l'école de Salerne, n'est qu'un document historique, dit Michel Lévy ; ce n'est pas une source à consulter pour le travail actuel de la science (1).

Depuis cette époque jusqu'à la fin du XVIe siècle, l'hygiène s'est inspirée des doctrines du galénisme associées aux superstitions de l'astrologie que les Arabes y avaient introduites. C'est Bacon qui a débarrassé les sciences de ce joug qui paralysait leur essor. En substituant l'observation directe de la nature au culte exclusif des anciens, il a ouvert la voie à tous les progrès qui se sont accomplis depuis, dans le domaine des connaissances pratiques. L'hygiène participa comme les autres à cet affranchissement. Sanctorius lui fit l'application des principes de l'école baconnienne, tandis que Galilée et Keppler lançaient l'astronomie dans des voies nouvelles, en attendant la venue de Descartes, de Newton et de Pascal.

Une impulsion plus directe fut imprimée à l'hygiène à la fin du siècle dernier par les découvertes de Lavoisier, de Priestley, de Berthollet, de Fourcroy, de Vauquelin, dans le domaine de la chimie, par celles que Coulomb, Volta et Galvani réalisèrent en physique et enfin par les travaux d'Haller en physiologie. Ces derniers firent naître une hygiène nouvelle, à la fois scientifique et doctrinale dont Hallé fut parmi nous l'interprète. Ses écrits établissent un lien de continuité entre le XVIIIe et le XIXe siècle (2). En soumettant au contrôle des connaissances récemment acquises, les grandes questions relatives aux climats, aux tempéraments, en les faisant rentrer dans un cadre méthodique, il a fondé l'hy-

(1) Michel LÉVY, *Traité d'hygiène publique et privée*, 5e édition, 1869, t. I, p. 35.

(2) S. N. HALLÉ, article *Hygiène* de la partie *Médecine* de l'*Encyclopédie méthodique* (an VI, 1798). Article *Hygiène* du *Dictionnaire des sciences médicales*, 1818.

giène des fonctions qui est demeurée classique jusqu'à notre époque et que j'apprécierai plus loin.

Après les écrits d'Hallé sont venus ceux de Tourtelle (1), de Rostan (2) et de Londe (3) qui ont reflété tour à tour les doctrines de leur époque. Le premier, dit Michel Levy, est à l'hygiène ce que la nosographie philosophique de Pinel est à la médecine ; le second représente l'organicisme appliqué à l'hygiène. Composé pendant la période guerroyante de ce système, il se ressent de l'esprit agressif des polémiques de ce temps là. Londe, entré le dernier dans la carrière, y apporta un jugement plus calme et plus droit, mais son livre n'en accuse pas moins la tendance dogmatique de ses études. Gall et Spurzheim dominent dans le premier volume sous l'enseigne de l'hygiène de l'encéphale et la dichotomie de Broussais est le point de vue qui préside à l'appréciation des modificateurs externes.

Ces trois ouvrages avaient joui tour à tour de la faveur publique et régné successivement dans les écoles de médecine, lorsque parut la première édition du *Traité d'hygiène publique et privée* de Michel Lévy. Ce beau livre fait époque dans l'histoire de cette science. Pendant près de quarante ans, il a été le guide unique de tous les médecins. Cinq éditions successives n'ont pas épuisé son succès ; il a fallu la mort de son auteur pour y mettre un terme. C'est le plus beau monument qui ait été élevé à l'hygiène et il est impossible d'en aborder l'étude sans commencer par recourir à lui. Chacune de ses éditions a été l'objet d'une refonte complète ; elle a bénéficié des progrès faits dans l'intervalle et de l'expérience acquise par l'auteur dans le cours de sa brillante carrière ; mais ces transformations elles-mêmes ont enlevé à l'ouvrage son homogénéité primitive. Comme dans toute œuvre refaite, il présente des parties qui ont vieilli et dans lesquelles l'élégance entraînante du style ne masque pas complètement le vague un peu nébuleux dans lequel les écrivains se complaisaient il y a quarante ans. Il y a des chapitres entiers dont la lecture ne peut plus charmer

(1) Tourtelle, *Éléments d'hygiène ou de l'influence des choses physiques et morales sur l'homme et des moyens de conserver la santé*, Paris, 1815.

(2) L. Rostan, *Cours élémentaire d'hygiène*, Paris, 1822.

(3) Londe, *Nouveaux éléments d'hygiène rédigés d'après les principes de la doctrine physiologique*, Paris, 1827.

que les contemporains de l'auteur et je suis forcé de reconnaître que ce bel ouvrage qui a enthousiasmé ma jeunesse et que j'admire encore est de son temps et n'est plus du nôtre.

Ce n'est pas seulement le style et la façon d'envisager les questions qui ont vieilli, la conception fondamentale du livre de Michel Lévy n'est pas celle qui nous guide aujourd'hui. Pour lui, comme pour ses prédécesseurs, l'hygiène est la *clinique de l'homme sain; son terrain est celui de la médecine pratique;* c'est l'art de conserver à *chacun sa santé* ; l'hygiéniste est *un praticien.* Dans cette conception, l'hygiène publique n'est qu'une annexe, qu'une série de corollaires tirés de l'hygiène privée. Dans la première édition, cette dernière comprend les trois quarts de l'ouvrage. Toute autre est la façon dont la science qui nous occupe est comprise aujourd'hui. Le but qu'on lui assigne est surtout de préserver la santé des populations et c'est depuis qu'elle est entrée dans cette voie qu'elle a conquis la faveur du public.

Je me suis arrêté avec complaisance sur l'ouvrage de Michel Lévy, parce qu'il marque une étape dans l'évolution de l'hygiène; mais sa dernière édition remonte déjà à vingt-quatre ans; elle est par conséquent antérieure à toutes les découvertes qui ont transformé la science et n'appartient plus qu'à son histoire. Des ouvrages plus récents ont paru depuis lors. Je citerai dans l'ordre chronologique et pour ne parler que de ceux qui embrassent la science dans son entier : Le *Précis d'hygiène privée et sociale,* du docteur A. Lacassagne, dont la première édition remonte à 1875 ; le *Traité d'hygiène publique et privée*, du professeur A. Proust, qui a vu le jour en 1877 ; celui de Bouchardat, qui porte le même titre, dont la première édition a paru en 1881, et la seconde en 1883 ; les *Nouveaux éléments d'hygiène*, de J. Arnould, dont la première édition a été publiée en 1881 et la seconde en 1889; enfin le *Précis d'hygiène appliquée,* du docteur E. Richard, qui est de 1891.

La plupart des auteurs que je viens de citer vivent encore. Quelques-uns d'entr'eux ont été mes collaborateurs, presque tous sont mes amis ; il y aurait par conséquent de l'inconvenance de ma part à parler de leurs ouvrages ; j'éprouverais même quelqu'embarras à en dire tout le bien que j'en pense et je préfère me borner à leur faire des emprunts.

Je ne suis pas tenu à la même réserve à l'égard de Bouchardat et de J. Arnould et l'affection que je leur ai portée ne me dispense pas d'apprécier leurs livres. Celui de Bouchardat est le reflet de son enseignement et le résumé des études de toute sa vie. Dans sa longue et laborieuse carrière, il s'est spécialement attaché à la physique, à l'histoire naturelle, à la thérapeutique et à la matière médicale; aussi les parties de son livre qui s'inspirent de ces sciences sont-elles traitées d'une manière magistrale. Tout ce qui a trait à l'alimentation, aux boissons, aux intoxications professionnelles, aux maladies parasitaires est précis, complet et au courant de tous les progrès qui étaient réalisés quand il a paru. Certaines questions d'économie sociale y sont abordées avec une hauteur de vue remarquable. En un mot, c'est un livre à consulter par tous ceux qui s'occupent d'hygiène et je lui ai fait de fréquents emprunts, mais ce n'est pas absolument un livre classique.

Les *Nouveaux éléments d'hygiène*, de Jules Arnould, sont l'expression plus fidèle du mouvement scientifique contemporain. C'est l'hygiène telle qu'on doit la comprendre aujourd'hui. Toutes les parties en sont traitées avec le même soin, la même érudition, la même richesse de documents et la même ampleur. S'il y avait un reproche à lui adresser, et je ne le formule qu'à regret, c'est le développement un peu exagéré qu'il a donné à certaines parties de son travail. Cet énorme volume, qui renferme plus de 1400 pages d'un texte extrêmement serré, est parfois d'une lecture difficile et le plan adopté par l'auteur n'est pas assez simple, assez naturel pour guider le lecteur inexpérimenté. Alors même qu'on est familier avec les questions qu'il traite, il faut souvent recourir à la table alphabétique pour trouver ce qu'on cherche. C'est en un mot un admirable ouvrage de bibliothèque que tous les hygiénistent consultent avec fruit, mais ce n'est pas un traité didactique, du moins à la façon dont je comprends ce mot que je vais tâcher de définir.

Un livre écrit en vue des étudiants qui ont à apprendre l'hygiène et des médecins qui ont besoin qu'on la leur rappelle, doit être d'une précision et d'une clarté parfaites. Il doit renfermer tout ce qu'il importe de savoir, mais rien que cela; il doit être extrêmement méthodique, parce que c'est la première condition pour que les faits qu'il exprime puissent se graver dans la mémoire. Pour cette même raison, le plan doit être simple, les divisions naturelles et peu nombreuses ; enfin, il ne faut pas qu'il ait des dimensions exagérées. Cette dernière condition est une des plus difficiles à remplir à notre époque par suite de l'étendue sans cesse croissante des sujets dont traite l'hygiène. Il est pourtant possible de la réaliser.

La première condition pour y parvenir est de bien limiter son domaine. L'hygiène est assez riche de son propre fond pour ne pas empiéter sur celui des autres. Elle doit s'appuyer sur les sciences naturelles, mais elle ne doit pas les englober dans son cadre. Le respect du terrain d'autrui est surtout indispensable dans un ouvrage classique qui doit prendre sa place dans une collection bien définie de livres existant déjà, et qui ne doit pas faire double emploi.

Dans la hiérarchie de l'enseignement, l'hygiène est, comme la thérapeutique, le but et le couronnement des études médicales. L'élève qui les aborde connaît déjà les sciences naturelles, la physiologie et la pathologie ; il est, par conséquent, inutile de les remettre sous ses yeux, comme on le faisait à l'époque où l'hygiène était réduite à vivre d'emprunts. Il est complètement superflu de faire entrer dans un traité d'hygiène un petit cours de géologie, comme l'a fait Michel Levy, qui lui consacre un article de trente pages. L'histoire des premiers âges de la terre et des révolutions du globe n'a rien à revoir avec l'hygiène ; l'anatomie de ses profondeurs lui est également indifférente, parce qu'elles sont sans action sur ce qui se passe à la surface. La couche la plus superficielle est la seule qui nous intéresse, parce que c'est la seule qui ait de l'inflence sur la santé des populations.

C'est également une superfétation que de faire commencer tous les chapitres d'hygiène par un aperçu de la fonction à laquelle ils se rattachent. La physiologie est connue de l'étudiant ; s'il l'a oubliée, il n'a qu'à se reporter aux ouvrages qui la lui ont apprise. J'en dirai autant de la physique. Il est enfin une dernière élimitation dont la nécessité s'impose. Il faut que l'hygiène rompe complètement avec la thérapeutique. Prévenir et guérir sont deux choses distinctes. La prophylaxie est surtout collective ; la thérapeutique est nécessairement individuelle. Il existe à cet égard une confusion qu'entretient l'expression impropre d'hygiène thérapeutique. Le médecin qui prescrit à un malade la vie au grand air, le changement de climat, un régime fortifiant, les distractions, la promenade, l'exercice, ce médecin-là ne fait pas de l'hygiène ; il applique à la guérison de son malade des moyens empruntés à cette science, mais c'est de la thérapeutique qu'il fait. La ligne de démarcation est parfaitement tranchée : C'est le fossé qui sépare l'homme malade de l'homme sain.

Ces réductions n'auraient pas suffi pour faire rentrer un traité complet d'hygiène, dans le cadre de 1,000 pages que je me suis assigné, j'ai dû m'en imposer d'autres. J'ai réduit au minimum toutes les questions d'historique et l'exposé des discussions auxquelles ont donné lieu les problèmes aujourd'hui résolus. Qu'importent à celui qui veut s'instruire, les rêveries qui ont traversé l'imagination de ses prédécesseurs, lorsque rien n'est resté debout de leurs systèmes et qu'ils appartiennent aux erreurs du passé ?

J'ai dû retrancher également la plupart des tableaux qui encombrent les traités d'hygiène et que personne ne lit jamais. Ils sont à leur place, dans les monographies, dans les mémoires originaux, parce qu'ils sont la justification des expériences entreprises et qu'ils prouvent l'exactitude des résultats ; mais le lecteur n'a pas besoin de cette démonstration ; il lui suffit de trouver le résumé de ces expériences. C'est à l'auteur à faire ce travail pour lui et à lui présenter la substance de ces tableaux dont il est inutile de lui imposer le dépouillement.

Enfin j'ai supprimé, à cause de leurs inutilité, les bibliographies qu'on a l'habitude de placer au commencement ou à la fin des chapitres. C'est un étalage d'érudition qui peut satisfaire, à peu de frais, l'amour-propre de l'auteur ; mais qui ne facilite guère les études. Il est infiniment préférable, à mon avis, de citer les ouvrages à consulter et notamment ceux auxquels on a fait des emprunts, à l'endroit même où on a mis chacun d'eux à profit, et cela à l'aide d'un renvoi et d'une note au bas de la page. De cette façon le lecteur qui veut s'y reporter, sait d'avance ce qu'il y trouvera et à quelle page il faut qu'il ouvre le livre.

Le plan que j'ai adopté diffère de ceux qu'ont suivi mes prédécesseurs. J'ai conservé le titre traditionnel des ouvrages classiques consacrés à l'hygiène, mais je n'ai pas séparé d'une manière complète les considérations relatives à la santé publique de celles qui ont trait à la santé de l'individu. Les moyens de préserver l'une et l'autre sont les mêmes et, quand on veut les séparer dans l'étude, on se condamne à des répétitions sans fin. Dans l'ouvrage de Michel Lévy, chaque sujet revient inévitablement deux fois. Si Bouchardat et M. Proust ne sont pas tombés dans le même inconvénient, c'est qu'ils n'ont conservé la distinction que dans le titre de leurs ouvrages et j'ai suivi leur exemple.

Les anciens auteurs, dans l'ignorance des causes qui président à l'explosion des maladies populaires, préoccupés avant tout de la santé individuelle, se bornaient à indiquer ce qui peut troubler les grandes fonctions de l'économie. Ils divisaient leurs traités en chapitres consacrés aux *six choses non naturelles*, empruntées à la doctrine de Galien, par Boerhaave, adoptées par Hallé et que Michel Lévy a conservées (1). Chacun de ces chapitres consistait en un aperçu physiologique suivi de conseils très sages sans doute, mais rappelant un peu, par leur naïveté, les axiômes de l'école de Salerne. Il est bon sans doute de faire des repas réguliers, de se montrer sobre dans le boire et le manger ; il est prudent de se vêtir suivant la saison, de faire de l'exercice, d'avoir des habitudes de propreté, de dormir à ses heures et de ne pas surmener son intelligence ; mais il n'est pas absolument nécessaire d'écrire un livre pour apprendre tout cela. Cette observation ne s'adresse pas, il est inutile de le dire, à l'ouvrage de Lévy, aux mérites duquel j'ai plus haut rendu justice, mais à la méthode qu'il a cru devoir conserver par respect pour les anciens.

L'hygiène qui consiste à éviter tout ce qui peut produire une impression désagréable et un trouble momentané dans l'organisme

(1) Les divisions adoptées par M. Lévy dans la deuxième section de son *Hygiène privée* sont les suivantes : Chapitre 1er, *Circumfusa* ; chapitre 2, *Ingesta* ; chapitre 3, *Excreta* ; chapitre 4, *Applicata* ; chapitre 5, *Percepta* ; chapitre 6, *Gesta*.

n'est pas même une bonne conseillère ; une préoccupation semblable est incompatible avec l'exercice normal de la vie, avec les occupations et les devoirs qu'elle impose. Une sollicitude aussi tyrannique n'est pas le fait d'un homme raisonnable. Il y a quelque chose de pire que la maladie, c'est la peur qu'on en a. Ce n'est pas tout de vivre, il faut encore savoir user de l'existence pour les autres et pour soi.

L'équilibre fonctionnel qui constitue la santé peut se maintenir par deux méthodes opposées : l'une consiste à éviter tout ce qui peut y apporter du trouble, l'autre à s'accoutumer graduellement aux impressions nuisibles pour arriver à ne plus les sentir. La première est la doctrine des *précautions* et nous venons de l'exposer, la seconde est celle de l'*endurcissement*, et ce sont les philosophes et les pédagogues qui l'ont préconisée. Elle rappelle les noms de Montaigne, de Locke et de J.-J. Rousseau. Leurs écrits et surtout le traité de Locke sur l'*Éducation des enfants*, ont exercé une influence considérable sur les habitudes hygiéniques de leur époque. Or, leurs ouvrages sont de beaucoup antérieurs à ceux d'Hallé, de Londe et de Rostan. Les *Essais*, de Montaigne, commencés en 1572, ont été achevés en 1580 ; le *Traité*, de Locke, est de 1693 et la première édition de l'*Émile*, de J.-J. Rousseau, a paru en 1762. Les traités d'hygiène auxquels je faisais allusion tout à l'heure sont donc venus bien longtemps après et aucun d'eux n'est entré dans cette voie. Tous se sont attachés à élever, autour de chaque fonction, un rempart de précautions dont l'ensemble constituerait un code de santé presqu'impraticable.

Je me suis souvent demandé ce que serait l'existence d'un homme s'attachant à prendre au pied de la lettre de semblables conseils et à s'y conformer scrupuleusement. Éviter l'humidité du soir, la fraîcheur du matin, la chaleur du jour, trembler devant un courant d'air, reculer devant toute fatigue, peser ses aliments, doser ses boissons, fuir toutes les émotions parce qu'elles usent la vie, imposer silence à son cœur de peur d'en accélérer les battements, telle serait la condition déplorable de cette victime d'un système qui, poussé jusqu'à ses dernières conséquences, aboutit fatalement à l'hypochondrie. L'homme n'est pas né pour vivre dans une serre, l'œil sur un thermomètre et la main sur son pouls. Pour remplir sa mission sur la terre, il lui faut sa liberté d'action ; il lui faut l'insouciance de sa personne.

La préoccupation constante de la santé, les soins puérils que cette surveillance entraîne sont incompatibles avec les devoirs élevés que l'existence nous impose; mais ces précautions ne sont même pas une garantie. Loin d'être nécessaires, elles constituent un danger, lorsqu'on les observe trop servilement. Elles ont pour effet inévitable de développer outre mesure la susceptibilité de ceux qui s'y astreignent et de les rendre plus accessibles aux causes de maladies. Elles vont ainsi à l'encontre du but qu'elles se proposent. Quoi qu'on fasse, et à moins de se condamner à un isolement absolu, de s'affranchir de toute obligation sociale, il arrive toujours un moment où la prévoyance est mise en défaut, et le moindre oubli est puni par une indisposition, la moindre infraction par une maladie. Si j'insiste sur ces considérations, ce n'est pas seulement au point de vue de la doctrine, c'est parce que, dans la pratique, la plupart des enfants des classes élevées souffrent de cet excès de précautions. La crainte des refroidissements, des bronchites et des angines qui hante les mères fait plus de victimes que n'en feraient les écarts les plus capricieux de la température, si l'on ne songeait pas tant à s'en garantir.

La méthode de l'endurcissement a aussi ses dangers. Exclusivement adoptée, suivie avec rigueur, elle aurait pour résultat probable de diminuer le nombre des malades, de rendre les sujets plus robustes ; mais elle en sacrifierait quelques-uns, parce que les chances qu'elle fait courir sont plus graves. Nous ne sommes plus, d'ailleurs, au temps des républiques grecques, et les mœurs des Spartiates ne sont pas notre fait. L'accroissement du bien-être matériel, le goût des jouissances qu'il procure ne sont pas de nature à développer au sein des sociétés contemporaines les mâles vertus de l'antiquité, peut-être même ne sont-elles plus nécessaires; en tous cas, nous sommes de notre temps; nous devons en accepter les conséquences et conformer notre genre de vie au milieu dans lequel nous sommes placés.

Dans ces conditions, il faut garder une juste mesure, se tracer une ligne de conduite entre les exagérations des deux méthodes opposées et pour cela, savoir d'abord qu'elles sont les influences nuisibles qu'une constitution saine peut affronter sans péril, quelles sont celles qui ne comportent pas cette assuétude. L'hygiène est en mesure aujourd'hui d'établir cette distinction. Sans entrer dans la discussion des faits particuliers, on peut établir comme une loi générale qu'on s'habitue aux intempéries, mais qu'on ne s'accoutume pas aux intoxications. L'homme bien portant peut supporter la chaleur et le froid, affronter le vent et la pluie, l'humidité et les variations de température ; mais il n'arrivera jamais à respirer impunément un air infect, à boire des eaux contaminées ni à se repaître d'aliments altérés. Une mère peut accoutumer ses enfants à sortir par tous les temps, sans les couvrir outre mesure, à vivre dans un appartement peu chauffé et dont les fenêtres sont ouvertes, elle ne les conduira pas impunément dans une famille où règne la diphtérie ou la variole.

Toute la différence entre l'hygiène d'autrefois et celle d'aujourd'hui réside dans cette distinction. La prophylaxie a pour condition première la connaissance des causes; l'hygiène ne peut reposer que sur la pathogénie et c'est la science moderne qui lui a fourni cette base, en lui faisant connaître les organismes producteurs des maladies infectieuses, les plus meurtrières et les plus terribles de toutes. Elles sont évitables pourtant, mais à la faveur de grandes mesures d'ensemble telles que l'assainissement des villes et des rivières, la surveillance des eaux potables, la propreté minutieuse des habitations collectives et la désinfection des locaux contaminés. Toutes ces mesures sont du ressort de l'hygiène publique et de là vient son importance. Elle préserve les masses et protège du même coup la santé des individus qui ne peut pas être sauvegardée autrement. L'homme le plus prudent, le plus ambitieux de longévité, le plus soucieux de sa préservation personnelle, le disciple le plus fervent de la doctrine des précautions pourra bien, en suivant ses préceptes, se préserver du coryza, de la bronchite ou de la dyspepsie ; mais il n'en contractera pas moins la fièvre typhoïde s'il habite une ville infectée et il sera lestement emporté par le choléra, s'il se trouve sur son passage, voilà pourquoi l'hygiène publique et l'hygiène privée se confondent aujourd'hui, dans une même étude.

Je me suis également écarté, dans les subdivisions, de la méthode traditionnelle. J'ai divisé l'ouvrage en huit chapitres : le premier est consacré aux notions d'anthropologie qui sont indispensables à l'hygiéniste. J'ai placé l'homme en tête de mon travail, parce qu'il en est le but et l'objet. Le second chapitre renferme l'étude des milieux auxquels j'ai consacré la vieille dénomination hippocratique. Puis viennent, dans leur ordre d'importance, les grands facteurs de l'hygiène : l'habitation ; l'alimentation ; les vêtements et les soins de propreté ; l'éducation comprenant l'hygiène de l'enfance ; le travail et les professions ; enfin la prophylaxie des maladies évitables, et la police sanitaire.

Cet ordre est simple et rend les recherches faciles. J'ai pu faire rentrer sans effort, dans ces grandes divisions, les sujets si nombreux et si variés que renferme l'hygiène, tout en restant dans les limites que je m'étais assignées. Ainsi compris, j'espère que cet ouvrage pourra être utile aux étudiants et aux jeunes médecins en vue desquels je l'ai composé.

Jules ROCHARD.

TRAITÉ

D'HYGIÈNE PUBLIQUE ET PRIVÉE

CHAPITRE PREMIER

L'ESPÈCE HUMAINE

ARTICLE I. — ÉVOLUTION DE L'ESPÈCE HUMAINE

L'espèce humaine est répandue sur toute la surface du globe ; on la rencontre, très inégalement répartie il est vrai, depuis l'équateur jusqu'à une petite distance des pôles et l'univers est son domaine. La première question qui se pose en abordant son étude est celle de savoir comment elle est venue sur la terre, la seconde consiste à déterminer comment se sont formées les différentes races qui la composent, comment se sont groupés les peuples qui la constituent aujourd'hui.

§ I. — ORIGINE DE L'ESPÈCE HUMAINE

Tout le monde sait que notre globe, au moment de sa consolidation, était à l'état de fusion ignée. Aucun être organisé ne pouvait par conséquent y exister à cette époque et il a fallu un nombre incalculable de siècles pour qu'il pût s'en produire. Or, comme la terre en est aujourd'hui couverte, il faut bien admettre qu'à une certaine phase de son évolution, elle a joui d'une puissance génératrice qu'elle ne possède plus aujourd'hui, et qu'elle a pu produire, de toutes pièces, des êtres vivants qui ne procédaient pas d'être semblables à eux. Quelle que soit la cause à laquelle elle a du cette propriété, il est sûr qu'elle ne l'a plus aujourd'hui.

Si le fait est certain, il est tout aussi inexplicable. L'apparition de la vie sur le globe est un mystère insondable, dont l'intelligence humaine ne parviendra jamais à pénétrer le secret et sur le compte duquel on ne peut faire que des hypothèses. Celles que l'on a émises se rattachent à deux doctrines complètement opposées. La première en date consiste à admettre que les espèces que nous voyons aujourd'hui sur la terre, y sont venues d'emblée, telles qu'elles sont. La seconde professe qu'elles résultent d'une série de transformations successives allant toujours du simple au composé.

La première de ces doctrines, comporte deux variantes. L'une fait provenir tous les habitants du globe d'un couple unique. L'espèce humaine est immuable dans ses caractères fondamentaux ; elle prouve son unité spécifique par la fécondité illimitée des unions qui s'établissent entre ses races. Les différences qu'on observe entre ces dernières proviennent de l'action prolongée des milieux dans lesquels elles se sont développées et de leur adaptation à ces milieux. C'est la doctrine *monogéniste*, celle qui forme la base de toutes les cosmogonies, le principe fondamental de toutes les religions. Elle a régné longtemps sans conteste à l'abri du nom de Cuvier.

Elle était la conséquence d'un dogme plus général qu'il cherchait à faire prévaloir en biologie, celui de la fixité immuable des espèces. Elle a été défendue avec le même talent et la même conviction par Flourens et par de Quatrefages (1).

Dès la fin du siècle dernier, on commença à la battre en brèche. Tous ses adversaires ont reproduit le mot si spirituel de Voltaire : « Le blanc » qui le premier vit un nègre, dit-il, fut bien étonné ; mais le raisonneur » qui soutint que ce nègre venait d'une paire blanche m'étonne bien » davantage ».

C'est la même idée que Vivien a exprimée au sein de la société ethnologique, lorsqu'il a dit, en combattant l'opinion de ceux qui, pour peupler l'Amérique, y faisaient venir des tribus de l'ancien monde. « Autant » vaudrait-il dire que l'herbe qui croît aux rives de l'Amazone provient » de celle qui couvre les flancs de l'Atlas ».

Les objections à la doctrine monogéniste ont été longuement exposées par P. Bérard dans son cours de physiologie à la Faculté de médecine de Paris (2). Il se rallie à la doctrine *polygéniste* qui de nos jours a eu pour défenseurs P. Broca (3) et J. Perier. Elle consiste à admettre la pluralité

(1) DE QUATREFAGES, Article *Races humaines* du *Dictionnaire encyclopédique des sciences médicales.* Introduction anthropologique de l'*Encyclopédie d'hygiène et de médecine publiques*, t. I. p. 40.

(2) *Arguments contre l'existence d'un couple unique*, (Cours de physiologie, t. I, p. 547, 1848).

(3) P. BROCA, *Le programme de l'anthropologie.* Leçon d'ouverture (*Gazette médicale de Paris*, 1876, N° 48).

spécifique de l'espèce humaine et la multiplicité originelle des différents groupes qui la composent, tout en reconnaissant comme un axiome le principe de l'immutabilité des espèces, telle que la concevaient Buffon et Cuvier. Cette invariabilité leur semble prouvée par la tendance irrésistible que montrent les métis, lorsqu'ils sont féconds, à retourner à l'un des types primitifs.

La seconde doctrine repose, comme nous l'avons dit, sur un principe diamétralement opposé. Elle a pris de nos jours le nom de *transformisme.* Lamarck et Darwin en ont été les représentants les plus illustres et leurs conceptions ont un grand fond de ressemblance.

Lamarck admet un *Être suprême* tout puissant qui a créé la matière et établi les lois qui la régissent. L'ensemble des corps matériels est pour lui l'*univers* ; les forces qui agissent sur la matière sont ce qu'il nomme la *nature.* C'est la nature qui a produit, par *génération spontanée*, des êtres extrêmement simples, des *proto-organismes*, à l'aide desquels elle façonne les espèces nouvelles dont l'organisation, d'abord très rudimentaire, se perfectionne lentement et d'une manière continue. Les animaux et les végétaux les plus élevés en organisation se sont formés par ces transformations successives, celles-ci obéissant aux quatre lois suivantes :

1° La *vie*, résultante des forces naturelles appliquées aux êtres organisés, tend continuellement à accroître le volume des corps qui la possèdent, jusqu'à un terme qu'elle amène elle-même et qui est la *mort ;*

2° Tous les changements subis par l'organisme dans le cours de la vie sont transmis par hérédité aux individus qui proviennent de ceux qui ont subi ces changements ;

3° La production d'un nouvel organe résulte d'un nouveau *besoin* qui se fait sentir et d'un nouveau mouvement que ce besoin fait naître et entretient ; *c'est la fonction qui fait l'organe ;*

4° Le développement et la force d'action des organes sont constamment en raison de leur emploi.

Darwin est parti des mêmes principes que Lamarck. Sa donnée primitive, comme celle du savant français, consiste à admettre la *transformation lente et progressive* des espèces. Tous deux font dériver les organismes les plus perfectionnés d'êtres d'une simplicité extrême ; mais Darwin repousse la génération spontanée comme étant incompatible avec l'état actuel de la science. Il admet comme un *fait initial inexplicable* ou tout au moins *inexpliqué* jusqu'ici, l'existence d'un petit nombre de *types primitifs*, ou plutôt, dit-il, d'un *archétype*, d'un *prototype* primitif doué de l'organisation la plus élémentaire De ce *prototype* sont provenus les êtres variés qui existent aujourd'hui. Les transformations en différents sens par lesquelles ils ont passé sont le résultat de modifications presqu'insignifiantes transmises par l'hérédité et qui, s'accumulant à travers les siècles, ont fini par produire les individus si dissemblables que nous avons sous les yeux.

Les types variés qui existent aujourd'hui sont le produit de la *lutte pour l'existence* et de la *sélection naturelle*. La *lutte pour l'existence* est l'effort fait par tout être vivant pour prendre et pour garder sa place au soleil, en luttant contre les autres et contre le milieu inorganique. Ce combat incessant fait disparaître les faibles au profit des forts ; il assure la survivance à ceux qui sont les mieux doués pour la résistance et pour le perfectionnement du type. C'est ainsi que s'opère la *sélection naturelle*. Elle s'empare d'une *variation utile* apparue *spontanément ou par accident*, la rend définitive, la transmet à la descendance et lui donne un élément de supériorité de plus.

Darwin fait ainsi rentrer le phénomène de la production des espèces dans la sphère d'action des forces naturelles agissant dans le monde inorganique. C'est, dit Quatrefages, une conception entièrement nouvelle et qui a contribué plus que tout autre au succès considérable de la doctrine formulée par le savant anglais.

Ces doctrines brillantes, ingénieuses, sont de nature à séduire et à passionner les esprits. Elles ont eu, dans le monde savant, un retentissement légitime et l'intérêt qui s'y rattache ne nous permettait pas de les passer complètement sous silence ; mais elle sont du ressort de l'histoire naturelle ou plutôt de *l'anthropologie*. Cette science née d'hier, mais déjà riche de faits et de découvertes, a pour collaborateurs tous les savants qui, à un titre quelconque s'occupent de l'homme et par conséquent la presque totalité des hommes de science. L'hygiène a des attributions plus bornées, elle vit de résultats pratiques et se désintéresse des problèmes qui ne sont pas susceptibles d'applications. Ceux qui se rattachent à l'origine de l'humanité sont dans ce cas. Si l'espèce humaine est le dernier terme d'une série de transformations, elles ont depuis si longtemps cessé qu'on n'en trouve plus de vestiges. Depuis les temps les plus reculés auxquels l'observation puisse remonter, les espèces animales nous offrent les mêmes caractères et l'homme reste bien nettement distinct de la création. Les types les plus inférieurs de l'espèce humaine ont encore une supériorité marquée sur les représentants les plus élevés des espèces animales qui s'en rapprochent.

Ces idées ont été soutenues par Virchow avec une grande vigueur de conviction à l'ouverture du Congrès d'anthropologie et d'archéologie préhistorique, laquelle a eu lieu à Moscou le 23 août 1892.

§ II. — LES AGES DE L'HUMANITÉ

L'espèce humaine est beaucoup plus ancienne qu'on ne le croyait autrefois. Cuvier ne faisait pas remonter son existence au-delà de la période géologique actuelle et ne lui donnait pas plus de six mille ans.

Il ne croyait pas à l'homme fossile. On avait pourtant trouvé dans des grottes, dans des cavernes, des ossements humains qui semblaient appartenir à l'époque antédiluvienne ; mais on n'admettait pas qu'ils fussent contemporains des terrains dans lesquels on les avait trouvés ; on préférait croire qu'ils y avaient été entraînés par les eaux ou qu'ils étaient tombés au fond d'une brèche par quelque dislocation du sol. Les découvertes modernes ont fait justice de cette erreur.

Les savants scandinaves Forchammer, Steenstrup et Worsaae ont d'abord suivi les traces de l'homme bien au-delà des bornes de l'histoire, au-delà des plus obscurs souvenirs légendaires ou mythologiques ; puis enfin sa présence au sein des terrains quaternaires a été incontestablement prouvée. Cette démonstration est due à la persévérance de notre compatriote Boucher-de-Perthes. Au lieu de rechercher les débris de l'homme fossile dans les cavernes à ossements, il est parvenu à les trouver dans les couches profondes d'un terrain continu, stratifié, horizontal, dans le gravier déposé au fond de la vallée de la Somme, pendant l'époque quaternaire. Il lui a fallu près de vingt ans de travaux et de fouilles pour convaincre ses adversaires ; mais en 1858, il eut la joie de voir l'authenticité de ses découvertes proclamée par Falconer, plus tard par Evans et Flower, par Gaudry, par Georges Pouchet ; enfin par la Société d'anthropologie de Paris et par Isidore Geoffroy-Saint-Hilaire. Ces savants vinrent, à différentes époques, sur les lieux, extraire de leurs propres mains, des ossements humains parmi des silex et des outils façonnés.

La découverte de la mâchoire dite du *Moulin-Quignon*, faite en 1863, au milieu de débris fossiles du renne, du rhinocéros et du mammouth convainquit les plus incrédules. L'année suivante, Boucher-de-Perthes trouva encore une mâchoire inférieure et un crâne dans les mêmes conditions. Il est reconnu depuis lors, que l'homme a vécu en France à côté des éléphants, du rhinocéros à fourrures et l'existence de l'homme *quaternaire* n'est plus contestée. On sait de plus, aujourd'hui, grâce aux recherches de Lund et de ses successesseurs, que cet homme a vécu dans les deux Amériques. On l'a retrouvé plus récemment en Asie, en Afrique et jusqu'au cap de Bonne-Espérance.

L'existence de l'homme *tertiaire* n'est pas aussi universellement acceptée. Elle est encore niée par certains savants.

De Quatrefages la considérait comme démontrée. « Il était déjà difficile, » dit-il, de méconnaître la main de l'homme dans les ossements de » Balénotus, recueillis par M. Capellini, sur les silex trouvés au Puy- » Courny, dans le Cantal, par M. Rames, mais tous les doutes ont été » levés par la découverte d'ossements appartenant à quatre squelettes » humains, faite par M. Ragazzoni, dans un terrain franchement tertiaire, » à Castenedolo, près de Brescia ».

Cette découverte n'a pas porté la conviction dans tous les esprits, une réaction s'est produite après le Congrès de Lisbonne, et à celui de Moscou,

Virchow a exprimé l'avis qu'il était impossible d'affirmer l'existence de l'homme tertiaire.

Les débris de générations antérieures à notre époque géologique sont partout accompagnés par les produits de l'industrie humaine. Ces ouvrages sont bien primitifs, bien rudimentaires, mais ils présentent dans tous les pays des caractères identiques, et partout ils ont passé par les mêmes phases de perfectionnement. Ils ont permis, par la régularité de leur succession, d'établir des périodes dans l'existence préhistorique de notre espèce et de déterminer les âges de l'humanité. C'est d'abord la période *paléolithique* ou l'*âge* de la *pierre taillée*, pendant laquelle on trouve dans le sol, à côté des ossements humains, des morceaux de silex, grossièrement taillés en forme de hache ou de couteau. Puis, le travail se perfectionne, la hache grossière de la période précédente s'aiguise, se polit, s'emmanche. C'est la période *néolithique* ou de la *pierre polie*. En même temps, on voit apparaître quelques rudiments d'industrie, des tentatives d'ornementation, de dessin. Les pierres, les parois des cavernes portent des figures à peine ébauchées, reconnaissables pourtant et dénotant des aspirations artistiques ; on trouve aussi dans les grottes des poteries grossières ; l'usage du feu se généralise ; des essais d'agriculture sont tentés.

La découverte des métaux signale une phase nouvelle dans l'évolution du genre humain. L'*âge du cuivre* et *du bronze* est contemporaine des *habitations lacustres*, des *dolmens*. L'homme, armé pour la résistance, devenu le maître incontestable du sol, se réunit en groupements plus nombreux ; les sociétés se forment ; les langues se perfectionnent et l'écriture ébauche ses premiers essais.

L'*âge de fer* signale un progrès nouveau. C'est la plus décisive des étapes accomplies par l'humanité. « Quand le fer fut entré dans les » usages de la vie, dit Littré, la force humaine fut immensément mul- » tipliée. Les Grecs devant Troie approchaient de l'âge de fer, de même » que les Gaulois y arrivaient lorsque César les conquit ; il n'est pas » besoin de dire combien fut grande la révolution que le fer, comme » instrument et comme arme, produisit dans les affaires du monde ».

L'évolution que nous venons de résumer en quelques mots, a partout suivi la même marche, mais ses phases ne se sont pas déroulées partout en même temps et n'ont pas eu partout la même durée.

La Chine était arrivée à un haut degré de civilisation depuis des siècles, lorsque l'Egypte élevait ces monuments impérissables qui font l'objet de notre admiration, et à cette époque l'Europe en était encore à l'âge de pierre. Cette étape première de l'évolution des peuples est encore représentée par les Esquimaux et par les habitants de quelques îles de l'Océanie.

§ III. — PEUPLEMENT DU GLOBE. — MIGRATIONS

Quelque doctrine qu'on adopte au sujet de l'origine de l'espèce humaine, il est bien certain qu'elle n'est pas née sur tous les points de la terre à la fois, et que le globe s'est peuplé par des migrations successives. Personne ne le conteste. Qu'on admette un centre unique d'apparition comme les *monogénistes,* qu'on en admette plusieurs comme les *polygénistes*, il faut bien reconnaître qu'il y a eu expansion hors de ces foyers primitifs, que les hommes se sont répandus sur le globe de proche en proche, que les populations ont fait tache d'huile. Ce mouvement se continue encore et ne cessera vraisemblablement que lorsque, dans chaque pays, le nombre des habitants sera en rapport avec ses ressources.

Les migrations des peuples ne sont pas sans intérêt pour l'hygiène. Elles se rattachent à la question des races et à celle des climats qui font partie de son domaine ; nous allons donc dire quelques mots du peuplement de l'Europe et de celui de la France qui nous touchent de plus près.

On s'accorde généralement à placer le berceau primitif de nos populations dans le massif central de l'Asie. Là se trouvent juxtaposés les trois types fondamentaux de l'espèce humaine et les trois formes du langage auxquelles se rattachent toutes les langues parlées. C'est également de là que viennent les animaux domestiques les plus anciennement soumis. Tout porte donc à penser que cette région a été, pendant le cours de la période géologique actuelle, le point de départ des migrations qui ont couvert l'Europe. Il est plus probable que le centre d'apparition de l'homme, à l'époque tertiaire, était situé plus au nord, vers la Sibérie, où vivaient alors le renne, le rhinocéros et le mammouth, où la température était, à cette époque, celle qu'on observe aujourd'hui en Californie. Il est vraisemblable qu'il a commencé à s'y nourrir de fruits et de racines, puis il s'est enhardi, en se développant ; il a fabriqué des armes en silex et s'est attaqué aux grands mammifères de ces régions.

Les peuples chasseurs, dit Quatrefages, ont besoin de grands espaces, et ce genre de vie surexcite les instincts migrateurs. Des familles aventureuses ont dû franchir les limites du centre d'apparition, et se répandre peu à peu en Asie. En descendant vers le Sud, elles ont rencontré des espèces animales moins farouches et dont quelques-unes se sont soumises à leur domination. Puis vinrent les froids glaciaires qui chassèrent les hommes de leurs territoires primitifs, en même temps que les animaux qui leur servaient de nourriture. Il est vraisemblable qu'ils émigrèrent en masse pour fuir ce froid implacable qui faisait périr les végétaux et chassait les animaux de leurs retraites. Affolés par cette étrange catastrophe, ils allèrent devant eux, dans tous les sens. Un flot marcha vers l'Ouest, à la suite des grands mammifères sibériens ; ces émigrants arrivèrent chez nous avec les rhinocéros et les mammouths, et l'Europe occidentale qui n'avait eu jusque là que de bien rares habitants se trouva subitement peuplée.

Les émigrants européens, suivant toujours leur gibier habituel, conservèrent leurs habitudes de peuples chasseurs ; mais ceux qui firent route au Sud et pénétrèrent dans le cœur de l'Asie, y trouvèrent des animaux plus sociables. Ils apprivoisèrent d'abord le chacal et en firent le chien domestique ; puis ils s'assujettirent le bœuf, le mouton, la chèvre ; ils découvrirent les céréales et apprirent à les cultiver. Forts de ces conquêtes, ils se mirent à leur tour en marche et envoyèrent dans tous les sens des essaims dont quelques-uns arrivèrent en Europe avec le chien et la pierre polie ; d'autres migrations se succédèrent encore apportant, sur notre sol, les conquêtes nouvelles, comme le bronze et le fer, et furent suivies à leur tour par les invasions dont l'histoire a gardé le souvenir.

Depuis l'époque quaternaire jusqu'aux temps les plus rapprochés de nous, les choses se sont toujours passées de la même façon dans l'Europe occidentale. Des flots humains divers d'origine et de race y sont arrivés d'âge en âge et par intermittence comme autant de *raz de marée*. Quand les nouveaux venus trouvaient la place prise, la guerre éclatait entr'eux et les premiers occupants. Puis la paix se faisait et les races se croisaient, si bien que dans les grottes de la Marne, explorées par M. de Baye, on a trouvé réunies aux hommes néolitiques toutes les races de l'époque quaternaire, à l'exception d'une seule et les métis de toutes ces races (1). Les populations de l'Europe actuelle sont le produit de ces innombrables croisements qui remontent aux temps quaternaires.

La migration la plus importante dont le temps nous ait transmis le souvenir, celle qui nous intéresse au plus haut degré, est celle des Aryens, dont le berceau paraît avoir été la vallée supérieure de l'Oxus. Douée d'une force extraordinaire d'expansion, cette race, en possession d'une langue flexible, d'une industrie déjà avancée, a irradié dans tous les sens, mais principalement vers l'ouest. Ad. Pictet (de Genève), en se basant sur la linguistique, a tracé la carte des migrations de la race aryenne et les a résumées dans le schéma suivant qui figure à la fois la direction des principaux rameaux et le chemin qu'ils ont parcouru.

Cette répartition n'est pas absolument d'accord avec les autres données de l'anthropologie et notamment avec la cranioscopie. La linguistique elle-même pourrait peut-être lui donner un démenti. L'origine asiatique des Celtes n'est pas absolument démontrée ; mais ce qui n'est pas contes-

(1) De Quatrefages, *Introduction anthropologique* (*Encyclopédie d'hygiène et de médecine publique*, t. I, p. 88).

table, c'est l'importance de la migration aryenne et la supériorité des races qui en sont sorties. « C'est aux Aryens, dit Littré, que l'Europe de » nos jours se rattache directement. Elle leur doit ses mœurs, ses ten-

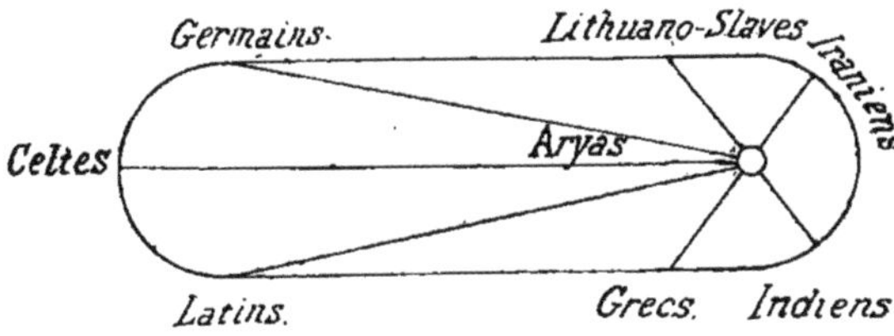

Fig. 1. — Migration des Aryens.

» dances, ses idiômes : elle tient d'eux la hardiesse et la flexibilité, la » vigueur et la grâce, la fécondité d'invention et l'idéalisme tempéré » par un juste sentiment du réel, qui caractérisait son génie. »

§ IV. — LES RACES HUMAINES

I. Formation des races humaines. — Les migrations dont il a été question dans le paragraphe précédent et les croisements sans nombre qui en ont été la conséquence, ont donné naissance aux différentes races qui peuplent aujourd'hui le globe. Elles se sont modifiées sous l'influence du milieu ; leurs caractères se sont transmis par l'hérédité qui est venue les fixer et les rendre stables. Il est difficile de faire la part de ces deux facteurs dans la constitution des races ; mais elles s'attestent aussi puissamment l'une que l'autre. La puissance de transmission de l'hérédité collective s'affirme par la persistance et la pérennité des traits caractéristiques de certaines races. Il en est qui se sont conservées presqu'à l'état de pureté. Tels sont les Juifs, les Égyptiens, les Basques. Les Juifs sont disséminés dans tous les points de l'Europe ; ils ont conservé partout la forme du crâne et la ligne faciale qui appartient à leur race. Ceux qui figurent dans la fresque célèbre peinte, il y a trois cents ans, par Léonard de Vinci ressemblent complètement à ceux que nous voyons aujourd'hui réunis dans les synagogues, et ceux qu'on voit représentés sur les tombeaux des Pharaons n'en diffèrent pas davantage. Les exemples de populations conservant leurs caractères primitifs au milieu de races différentes comme les Parsis, de Bombay, venus de Perse avec les kalifes, comme les Kabyles blonds de l'Aurès, attestent de même la persistance des caractères ethniques.

Quant à l'influence du milieu, elle est plus évidente encore, car elle se produit tous les jours sous nos yeux et se traduit autant par des modifications dans la constitution physique et dans les fonctions, que par des aptitudes et des immunités nouvelles au point de vue des maladies. Les races humaines, en un mot, qu'elles proviennent du même tronc ou de sources différentes, ont pris peu à peu l'empreinte des climats où elles se sont implantées. Les migrations puis les croisements se continuant et variant à l'infini, le nombre des races est allé se multipliant comme ces croisements eux-mêmes, de sorte qu'il n'est pas facile aujourd'hui de remonter aux types primordiaux.

La formation des races a dû commencer dès que les premiers émigrants ont quitté leurs pays d'origine. Les auteurs qui croient à l'homme tertiaire pensent qu'il a dû se modifier avant d'arriver dans le Midi de l'Europe. Nous ne connaissons du reste qu'un seul type ethnique de cette époque, c'est celui de Castenedolo qui se rattache à la race de *Canstadt*, déjà reconnue comme plus ancienne que celles que l'on avait précédemment découvertes dans les terrains quaternaires (1).

« C'était, dit Quatrefages, une race chasseresse, très sauvage, luttant » avec des armes grossières contre les grands mammifères de l'époque » et qui ne tarda pas à s'effacer et à se fondre devant une race plus » parfaite, la race dite de *Cro-Magnon*, la première en date des six » races appartenant à la période quaternaire dont on retrouve les restes » en Europe (2). « Elle a tiré son nom d'un abri sous roche, situé dans la vallée de la Vezère (Dordogne), où Lartet découvrit, en 1868, les fossiles qui ont servi à la déterminer (3). Elle était représentée par des hommes de haute taille (1m,80 à 1m,85), très dolicocéphales, ayant le menton en saillie, les incisives inférieures verticales, les supérieures obliques, les pommettes saillantes, le nez caucasique, la capacité crânienne presque égale à la nôtre, avec un moindre développement de la région frontale. Ils étaient chasseurs et artistes, ils travaillaient le bois de renne, l'os et l'ivoire ; ils tiraient l'arc. Ils ont occupé la France, la Belgique, la Grande-Bretagne et l'Italie méridionale.

La race de *Cro-Magnon* s'est superposée immédiatement à celle de Canstadt, alors que durait encore l'âge de l'ours. Sa période d'expansion correspond à la deuxième moitié de la période quaternaire ; elle appartient essentiellement à l'âge du mammouth et du rhinocéros. La race de *la Truchère*, bien différente de la précédente, a été également contem-

(1) La race de *Canstadt*, ainsi dénommée par de Quatrefages et Hamy, porte aussi les noms suivants : race de *Néanderthal* (Schaaffhausen) ; race *Australoïde* (Hamy, Huxley, Roujou) ; race *Dolichocéphale paleotittrique* ; race *Dolichoplatycéphale*, δολιχη πλατεια κεφαλη, longue, plate tête (de Quatrefages et Hamy).

(2) Les animaux contemporains de l'homme quaternaire étaient l'ours des cavernes (Ursus speluiseus), le mammouth (Elephas primigerinœ), le grand hippopotame (Hippopotamus major), l'aurochs (Biso-Europans), le renne (Cervus tarandus), et le cerf aux grands bois (Megaceos hibernicus) (G. Lagneau, *Anthropologie de la France*, Paris, 1879).

(3) Elle porte aussi le nom de race *Dolichopentagonale* (de Quatrefages et Hamy), de race *Atlantique* (Bory de Saint-Vincent).

poraine de ces grands mammifères. La race de *Grenelle* s'est montrée à la fin de l'âge du mammouth et s'est développée surtout à l'âge du renne. La race de *Furfooz*, ainsi nommée d'une petite localité belge où l'on découvrit ses ossements en 1866 et 1867, appartient principalement à l'âge de l'urus, tout en datant de la fin de l'âge précédent. Elle était de petite taille (1m,53 à 1m,62, et moins bien douée que celle de Cro-Magnon.

Ces différentes races sont bien caractérisées par la forme de la tête. Les hommes de *Canstadt* et de *Cro-Magnon* sont dolicocéphales, ceux de *Furfooz* passent de la mésaticéphalie à la sous-brachycéphalie ; ceux de *Grenelle* et surtout ceux de la *Truchère* sont franchement brachycéphales. On voit que, dès cette époque, le crâne humain présentait les principales formes qu'il affecte encore aujourd'hui (1).

On a découvert, en Amérique, deux autres races fossiles, celle de *Lagoa-Santa*, trouvée par Lund au Brésil, avant même qu'on ne crût en Europe à l'homme fossile, et celle des *Pampas*, découverte dans la République argentine par Seguin et Ameghino. La première est dolicocéphale, la seconde brachycéphale. Elles se distinguent, au premier coup d'œil, des têtes fossiles européennes. La race des pampas paraît avoir précédé celle de Lagoa-Santa et la faune qui l'accompagne semble indiquer qu'elle a vécu dans les derniers temps de l'âge du renne.

En résumé, il existait au moins trois races humaines distinctes à l'époque quaternaire. Il serait intéressant de pouvoir les suivre dans leurs migrations et leurs croisements depuis ces temps reculés jusqu'à l'époque actuelle ; mais ces premières périodes de l'histoire de l'humanité sont encore enveloppées d'une obscurité profonde, et il n'appartient pas à l'hygiène de sonder ces mystères qui sont pour elle sans intérêt. Elle doit prendre les races comme elles sont aujourd'hui, et en étudier les caractères au point de vue de leur résistance aux maladies, de l'influence que les climats exercent sur elles, de tout ce qui intéresse leur santé, en un mot et pour cela, une nomenclature lui est nécessaire.

II. **Classification des races humaines.** — Pour classer les groupes innombrables qui forment aujourd'hui la grande famille humaine, il faut suivre la méthode naturelle telle que l'entendait Antoine-Laurent de Jussieu, et prendre pour base les caractères les plus généraux et les plus persistants. Les caractères physiques réunissant ce double caractère doivent occuper le premier rang. La couleur de la peau, la forme de la tête, les traits du visage, la nature du système pileux, sont ceux qui frappent tout d'abord et qui doivent servir de base pour les types fondamentaux. La cranioscopie et la linguistique offrent de précieux indices, pour les subdivisions et permettent en quelque sorte de faire l'analyse des populations. Depuis Linné et Blumenbach, on a proposé bien des

(1) De Quatrefages, *loc. cit.*, p. 95.

classifications basées sur ces principes, nous adopterons celle qu'a établie de Quatrefages et qu'il a perfectionnée dans son dernier travail (1).

Avec la grande majorité des anthropologistes, il admet trois types principaux basés sur la couleur de l'épiderme. Ce sont : la race *Blanche* ou *Caucasique*, la race *Jaune* ou *Mongolique*, la race *Noire* ou *Ethiopique*. Quant à la quatrième, la race *Rouge* admise par un grand nombre de naturalistes, il la considère comme un mélange très complexe de races fossiles, de jaunes, de blancs allophyles et même de noirs.

Ces types n'ont pas apparu simultanément. De Quatrefages considère les Jaunes comme les aînés de la famille humaine. Les Noirs, les Protosémites, les blancs allophyles et finnois les ont suivis de près ; puis sont venus les vrais Sémites et les Aryans. Tous les fossiles de l'Europe appartiennent aux races blanches allophyles ou finnoises; les deux races fossiles américaines se rattachent au tronc jaune. On n'a pas encore trouvé de nègres de l'époque quaternaire, mais il est vraisemblable qu'on en découvrira plus tard. Aucune des races fossiles européennes ou américaines ne peut être confondue avec les groupes les mieux caractérisés des races actuelles. L'homme des Pampas est celui qui s'en rapproche le plus.

Les trois types fondamentaux peuvent être considérés comme les troncs d'où sont sortis les branches et les rameaux auxquels on peut comparer les différents groupes dont l'ensemble forme l'espèce humaine et qui sont représentés dans le tableau suivant :

TABLEAU SYNOPTIQUE DES RACES HUMAINES

I. — Races blanches ou pouvant être regardées comme telles.

TRONC.	BRANCHES.	RAMEAUX.	FAMILLES.	GROUPES.	EXEMPLES.
BLANC OU CAUCASIQUE.	ALLOPHYLE.	*Fossile.*	Canstadienne		r. de Canstadt.
			Magnonienne		r. de Cro-Magnon.
		Canarien			Guanches.
		Asiatico-américain	Tchetko	Tchouktchi	Tchouktchis.
				Koriaque	Tchougatchis.
			Golouche		Koluches.
			Aïno	Japonais	Aïnos.
				Américain	Ekogmuts.
				Malais	Kubus.
				Indou	Todas.
		Sinique			Miao-Tsés.
		Indonésien		Philippin	Manobos.
				Sondanais	Dayaks.
				Polynésien	Taïtiens.
		Caucasien.	Géorgienne		Mingréliens.
			Tcherkesse		Adighés.
		Euskarien	Basquaise	Guipuscoan	Basques espagnols.
				Labourdain	Basques français.
	FINNIQUE	*Fossile*	Franco-Belge	Belge	r. de Furfooz.
				Français	r. de Grenelle.
			Truchérienne		r. de la Truchère.
		Finnois	Sabmi	Boréal	Lapons.
				Méridional	Dauphinois.
			Esthonienne		Esthoniens.
			Finnoise	Finlandais	Tavastlandais.
				Ostiaque	Votiaks.

(1) DE QUATREFAGES, *Introduction anthropologique*, *loc. cit.*, p. 114.

I. — Races blanches ou pouvant être regardées comme telles.

(Suite).

TRONC.	BRANCHES.	RAMEAUX.	FAMILLES.	GROUPES.	EXEMPLES.
BLANC OU CAUCASIQUE	SÉMITIQUE..	*Sémite*....	Chaldéenne......		Hébreux.
			Arabe.......	Himyarite......	Yéméniens.
				Arabique.......	Arabes.
			Amara		Abyssins.
		Lybien.....	Egyptienne.....		Egyptiens.
			Erythréenne....		Bicharis.
			Amazyg	Berbère.	Kabyles.
				Imouchar.......	Touaregs.
	ARYANE	*Pamiro-Européen*..	Tadjick.........		T. montagnards.
			Celtique......	Rhénan........	Allemands du sud.
				Gaulois.........	Auvergnats.
			Slave.........	Esclavon.......	Serbes.
				Russe..........	Moscovites.
		Indo-Européen..	Indoue.......	Mamogi.	Siapochs.
				Brahmanique ..	Indous.
			Iranienne.....	Persan.........	Guèbres.
				Afghan.........	Yusufsaïs.
			Hellène.........		Grecs.
			Germaine.....	Scandinave.....	Suédois.
				Allemand	Allemands du nord.

II. — Races jaunes ou pouvant être regardées comme telles.

TRONC.	BRANCHES.	RAMEAUX.	FAMILLES.	GROUPES.	EXEMPLES.
JAUNE OU MONGOLIQUE.	SIBÉRIENNE..	Fossile.	Pampéenne		R. des Pampas.
		Mongol	Mongole......	Proprement dit..	Kalkhas.
				Kalmouk.......	Kalmouks.
				Bouriate........	Bouriates.
			Tongouse.....	Toungouse	Daouriens.
				Mandchou	Mandchous.
				Ghiliac..	Ghiliaks.
			Koraï..........		Coréens.
			Samoyède.....	Méridional.....	Soyotes.
				Boréal	Mocasis.
			Kamtchadale..	Itulman	Alkans.
				Aléoutes........	Ounalaskans.
		Turc.......	Yakoute......	Yakoute........	Yakoutes.
				Turcoman......	Socklans.
			Kirghize.....	Ousbeg.........	Ouzbegs.
				Kazak...	Kiptchaks.
	THIBÉTAINE..	*Bothia*.....	Botia.........		Thibétains.
			Népalienne....	Magar	Magars.
				Limbou	Limbous.
	INDO-CHINOISE...	*Birman*....	Birmane......	Birman..	Birmans.
				Karen..........	Karens.
		Thaï... ...	Siamoise	Siamois	Siamois.
				Laotien.........	Laotiens.
			Annamite		Cochinchinois.
		Chinois	Chinoise.	Ch. du nord.....	Petchéliens.
				Ch. du midi	Cantoniens.
	AMÉRICAINE..	Fossile.....	Brésilienne		R. de Lagoa-Santa.
		Innuit	Tuski	Asiatique	Chouckloukes.
				Américain.....	Mahlémoutes.
			Esquimale........		Groënlandais.

III. — Races nègres ou pouvant être regardées comme telles.

TRONC.	BRANCHES.	RAMEAUX.	FAMILLES.	GROUPES.	EXEMPLES.
NÈGRE OU ÉTHIOPIQUE.	INDO-MÉLANÉSIENNE	*Négrito*	Négrito	Aëta	Aëtas.
				Mincopie	Mincopies.
			Dravidienne	Central	Gounds.
				Himalayen	Doms.
				Ceylandais	Veddahs.
				Trans-gangétique	Sakays.
				Persique	Susiens noirs.
			Négrito-Papoue		Karons.
		Tasmanien			Tasmaniens.
		Papoua	Popoue	Néo-Guinéen	Alfourous.
				Néo-Hébridais	Fatis.
	AUSTRALIENNE (type aberrant)		Malgache		Sacalaves.
			Australiens proprement dits	Des côtes	Bijnélumbos.
				De l'intérieur	Yaambas.
			Australiens néanderthaloïdes		Adélaïdiens.
	AFRICAINE	*Négrille*		Gabonien	Akoas.
				Ouelléen	Akkas.
		Nubien	Nubienne	Kanori	Bournouéens.
				Nouba	Nubas.
			Gabonaise	Pongué	Bakalets.
		Nigritique	Congéenne		Congos.
			Guinéenne	Malinké	Mandingues.
				Timaney	Sousous.
				Foy	Widahs.
				Yébou	Yébous.
				Balante	Balantes.
				Ouolof	Féloupes.
				Aschanti	Fantis.
			Soudanienne	Tchadien	Sanghis.
				Nilotique	Chellouks.
				Tibbou	Fébabos.
			Mozambique	Tarnétan	Tarnétans.
				Banyai	Banyais.
				Nyambane	Nyambanes.
				Makoua	Makouas.
		Cafre	Bantou	Mantati	Mantatis.
				Matébélé	Zoulous.
			Béchuana	Makololo	Bassoutos
				Bakalahari	Barolongs.
	AUSTRO-AFRICAINE (type-aberrant)	*Saab*	Quaqua	Hottentot	Bakurutsés.
				Namaquoi	Koranas.
			Houzouana		Boschismans.

IV. — Races mixtes océaniennes.

		RAMEAUX.	FAMILLES	GROUPES.	EXEMPLES.
ÉLÉMENTS ETNOGÉNIQUES.	JUXTAPOSÉS			Japonais	Niphoniens.
				Lioutchou	Lioutchiens.
	FONDUS	*Malayou*	Malaise Occidentale	Howa	Howas.
				Bétanimène	Antankars.
			Malaise Orientale	Malais	Malais.
				Proto-Malais	Tagals.
				Indo-Malais	Javanais.
				Boughi	Makassars.
				Igorote	Lampoungs.
				Dayer	Dayers.
				Nicobarien	Nicobariens
		Polynésien	Indonésienne	Dayak	Dayaks.
				Batta	Redjangs.
			Polynésienne	Occidental	Tongans.
				Oriental	Taïtiens

V. — Races mixtes américaines.

	FAMILLES.	GROUPES.	EXEMPLES.
Amérique septentrionale	Athabascane	Central	Chipewians
		Méridional	Apaches.
	Orégienne	Chinouk	Chinouks.
	Californienne	Makelchel	Makelchels.
		Achomawi	Achomawis.
	Puébléenne	Paduca	Comanches.
		Moqui	Tiguex.
	Mississipienne	Choctaw	Sikassaws.
		Creek	Séminoles.
	Missourienne	Pawnie	Arikaris.
		Sioux	Dahcotas.
		Osage	Ioways.
	Pensylvanienne	Algonquin	Abénakis.
		Lénape	Delawares.
	Canadienne	Iroquois	Hurons.
		Tsalakié	Chérokés.
	Mexicaine	Mixtèque	Zapotèques.
		Othomi	Othomis.
		Chichimèque	Aztèques.
Amérique centrale	Guatémalienne		Yucatèques.
Amérique méridionale	Muizca		Chocos.
	Péruvienne	Aymara	Aymaras
		Quinchua	Quichuas.
		Yunca	Yuncas.
	Pampéenne	Auca	Araucans.
		Puelche	Puelches.
		Charrua	Charruas.
	Chiquitéenne		Chiquitos.
	Botocudo	Aymuré	Botocudos.
		Puri	Coroados.
	Guarani	Tupi	Tamoyos.
		Guaycuru	Lengoas.
		Caribé	Caraïbes.
	Patagonienne	Téhuelche	Patagons.
		Fuégien	Yahganes.
	Antisienne	Antisien	Yuracares.
		Bolivien	Guarayos.

III. Distribution des races humaines. — Les trois types fondamentaux de l'espèce humaine ont eu, dès le début, leurs aires respectives et et la linguistique, ainsi que l'examen ostéologique, permettent d'établir d'une manière approximative la part que chacun d'eux a prise au peuplement de l'ancien continent.

La race blanche s'est constituée d'abord à l'ouest du massif asiatique. Dès les temps quaternaires, elle a occupé une aire assez étendue pour permettre la formation de quatre centres principaux : les *Finnois* et les *Allophyles* au nord, les *Proto-Sémites* au sud, les *Proto-Aryans* au centre. Ce sont ces derniers qui ont apporté chez nous les industries néolithiques. Le centre de caractérisation des *Sémites proprement dits* ne s'est constitué que plus tard, et celui des *Iraniens* et des *Aryans-Indous* ne s'est formé que bien longtemps après.

Les races jaunes occupent également une aire continue qui traverse toute l'Asie centrale de l'est à l'ouest et couvre une partie considérable de la région sud-orientale de l'Asie. Cette aire, quand elle n'est pas bornée par la mer, est entourée d'une large zone de populations métisses. L'Inde, en particulier, qui ne fait pas partie, à proprement parler, de la zône mongolique, a été largement envahie par les jaunes qui s'y sont mêlés et juxtaposés aux noirs. En somme, les types blanc et jaune, représentés par leurs dérivés les plus purs, ont chacun, sur le continent, une aire bien définie formant un tout unique et ininterrompu.

La race noire au contraire a, de nos jours, deux centres bien caractérisés et séparés par de larges espaces. L'un se trouve en Mélanésie et l'autre dans l'Afrique centrale. Toutefois, De Quatrefages, qui est, il est vrai, monogéniste, croit que tous les noirs n'ont eu qu'un centre d'apparition unique situé au sud de l'Hymalaya. Ils en ont été, d'après lui, chassés par les jaunes et par les blancs *allophyles* et ils ont émigré dans deux sens opposés, les uns à l'est pour aller peupler les grands archipels océaniens, les autres à l'ouest pour atteindre l'Afrique.

§ V. — ETHNOGÉNIE DE LA FRANCE

La France est le pays qui nous intéresse le plus directement et c'est le seul dont nous étudierons l'ethnogénie. Il est peu de contrées dont la population présente un aussi haut degré d'homogénéité, et pourtant elle est issue des éléments les plus divers. Cela tient à sa situation géographique. La plupart des migrations asiatiques en marche vers l'occident ont passé sur la France.

Tous les auteurs s'accordent pour distinguer, dans les habitants des Gaules, trois types fondamentaux, auxquels sont venus se surajouter accidentellement des races moins importantes et qui n'en ont que fort peu modifié les caractères.

I. **Races fondamentales.** — Les trois races distinctes par leur origine, leur langue et leurs institutions qui ont formé la base de la population française sont : 1° les *Celtes*, dont le pays s'étendait de la Garonne à la Seine et à la Marne ; 2° les *Aquitains* ou Ibères, fixés entre les Pyrénées et la Garonne ; 3° les Belges ou *Gaëls*, occupant la région comprise entre la Seine et l'Escaut. A ces trois types fondamentaux sont venus se surajouter des Grecs, des Romains, des Slaves, des Germains et des Sémites ; mais ces éléments adventices n'en ont que fort peu modifié les caractères.

1° Les Celtes forment la base de notre population ; leur origine asiatique n'est pas bien démontrée, ainsi que nous l'avons exposé plus haut ; mais, aussi loin qu'on peut remonter dans le passé, on les trouve fixés dans la région que nous avons indiquée ; il est donc rationnel de les regarder comme *Aborigènes*. Ils sont moins anciens que les *Ibères*, que les *Ligures* et surtout que les *Basques*, et paraissent avoir succédé à la race dolicocéphale de *Cro-Magnon*. Le Dr Lagneau leur assigne les caractères suivants : crâne globuleux, assez volumineux, sous-brachycéphale ; capacité crânienne d'environ 1,500 centimètres cubes, front large de plus de 12 centimètres, diamètre bizygomatique de près de 13 centimètres, quoique les arcades zygomatiques soient peu saillantes; cheveux lisses, plats, châtain-clair dans l'enfance, bruns ou châtain-foncé dans l'âge adulte ; yeux à iris souvent gris-clair. teint coloré, cou court, épaules larges, poitrine bien développée, courbures rachidiennes peu prononcées, tronc court et trapu, membres forts, bien musclés, taille peu élevée, 1m61 en moyenne chez l'homme ; constitution solide, énergique, peu d'infirmités.

La langue celtique est encore parlée en France par un million d'hommes appartenant aux trois départements du Morbihan, du Finistère et des Côtes-du-Nord : c'est le *bas-breton*. On le parle également en Angleterre, dans la principauté de Galles ; toutefois c'est une langue dont le domaine se rétrécit de jour en jour. Les Celtes, plus anciens que les *Gaëls* ou *Kymris*, ont été refoulés par eux, de proche en proche, vers l'extrémité de l'Armorique, mais ne se sont jamais complètement fondus avec eux et restent encore distincts par leurs caractères ethnologiques ;

2° Les *Aquitains*, les *Ibères*, les *Ligures* et les *Basques* sont généralement considérés comme appartenant à la même race. Lagneau les distingue, au contraire. Il assigne aux *Aquitains* et aux *Ibères* la région sud-ouest des Gaules comprise entre les Pyrénées, les Cévennes, la Garonne et l'Océan atlantique, aux *Ligures* le littoral français depuis l'embouchure de l'Aude jusqu'aux Alpes. Les Provençaux descendent des Ligures et les Gascons (Vascons) des Ibères. Quant aux *Basques*, qu'on trouve encore sur les deux versants des Pyrénées, ils présentent ce phénomène curieux de parler une langue, l'*Euskuara*, à laquelle aucune autre ne ressemble et que M. Lagneau caractérise ainsi : langue *holophrastique*, *polysynthétique*, *agglutinative* (1). Ils ont également conservé leurs mœurs nationales au milieu des races prédominantes qui les environnent. On en compte environ 100,000 en France et 400,000 en Espagne ; mais ils étaient beaucoup plus nombreux autrefois et occupaient une bien plus grande étendue de pays.

La race *Ibère* était dolicocéphale, mais petite, fine, gracieuse et bien différente des dolicocéphales de *Cro-Magnon*, massive et de haute taille. Les *Ligures*, au contraire, étaient des brachycéphales à crâne court, arrondi, à faible capacité crânienne. Ils avaient le front étroit, à bosses saillantes, la face large et peu haute, les pommettes saillantes, les os des membres courts, grêles et de petite dimension, la taille peu élevée. Les

(1) L'*Euskuara* appartient à la famille des langues qui ont été les premières de l'humanité et sont encore à l'usage des anciens Américains et de la branche touranienne.

Basques semblent appartenir à plusieurs types différents. Le plus remarquable et le plus répandu a la tête arrondie, orthognathe, le nez droit, sans dépression naso-frontale, la bouche fine, les dents petites. Les femmes, qui ont mieux conservé les caractères ethniques, sont remarquables par la belle conformation du cou, de la poitrine et des épaules, les fortes incurvations de la colonne vertébrale, la vigueur du système musculaire et l'élégance des extrémités;

2° Les Belges ou Gaëls qui constituent la troisième des races importantes qui ont servi à former la nation française, sont venus du nord-est, comme les Cimbres qui les ont suivis et ont refoulé les Celtes à l'égard desquels ils ont joué le rôle d'envahisseurs. Ils sont arrivés au début de la période néolithique et constituent vraisemblablement l'une des plus anciennes migrations de ces peuples qui habitaient les côtes de la Baltique et de la mer du Nord, et qui se sont répandus de là sur l'Europe occidentale. Ils présentaient les caractères anthropologiques suivants : crâne dolichocéphale volumineux, à diamètre antéro-postérieur considérable; coronal large, droit, non globuleux, un peu fuyant supérieurement; occipital saillant en arrière, horizontal inférieurement; arcades zygomatiques peu écartées; face haute, longue, orthognathe, os malaires peu saillants, mâchoire inférieure haute, large, massive; os des membres longs, volumineux; cheveux d'un blond blanc dans l'enfance, jaunes ou roux à l'âge adulte; yeux bleus au regard franc, quelquefois dur et farouche; teint blanc, frais, vermeil; nez long, saillant, aquilin; visage ovale, allongé; épaules larges, poitrine haute, large, plate; corps élancé, membres longs, volumineux; mains fortes, pieds grands; stature très élevée, démarche raide, altière. Leurs vertus étaient l'audace, le courage, l'impassibilité des hommes, la chasteté farouche des femmes. Ils parlaient une langue différente de celle des Celtes.

II. **Races surajoutées.** - Les *Celtes*, les *Gaëls* et les *Ibères* confondus sous le nom de *Gaulois* (expression purement géographique), ont été profondément modifiés par la conquête romaine, après avoir reçu des *Phéniciens* et des *Grecs* des premiers rudiments de la civilisation. Les Romains fondirent en une seule nation toutes les races de la Gaule, lui imposèrent leurs mœurs, leur langue, leurs institutions, et c'est ainsi que se forma le peuple Gallo-Romain qui est resté le même en dépit de toutes ses vicissitudes et qui constitue encore le fond indestructible de la nation française.

Après les invasions des races du Midi sont venues celles des Germains, qui eurent lieu au ve siècle; les *Suèves*, les *Visigoths*, les *Burgondes* et les *Franks* ont successivement pénétré dans les Gaules par la frontière de l'Est; mais ce ne furent que des armées perdues dans la masse des anciens habitants et bientôt absorbées par eux. Ils adoptèrent la langue gallo-romaine. Tous ces peuples avaient le type germain et se ressemblaient par leurs caractères anthropologiques.

Les *Sarrazins* et les *Normands*, qui sont apparus au VIIIe et au IXe siècle, ont également contribué pour leur part à la multiplicité des éléments dont est résulté le type français ; mais ils ont cédé à l'influence de la civilisation latine. Nous ne parlerons pas des autres races dont quelques représentants sont venus à diverses époques se fixer dans notre pays et qui n'ont eu aucune influence sur ses caractères ethnologiques (1).

En somme, les trois familles qui constituent la trame ethnologique de notre pays n'ont pas été sensiblement altérées par le sang étranger qui leur a été infusé à petites doses à différentes époques. Elles l'ont assimilé sans se modifier sensiblement, et, parmi ces trois races, il en est une qui a en partie absorbé les autres. La race celtique a surtout profondément agi sur le rameau germanique ; il en résulte que le peuple français est celtique au fond et nuancé de façons diverses et à des degrés variables, selon qu'on l'étudie au Nord ou au Midi, à l'Est ou à l'Ouest.

§ VI. — CARACTÈRES DES RACES DANS LEURS RAPPORTS AVEC L'HYGIÈNE

Les différences que les races humaines présentent entre elles et qui peuvent intéresser l'hygiène tiennent à leur organisation physique, à leurs facultés intellectuelles, ainsi qu'à leur force de résistance et à leurs aptitudes morbides.

I. Caractères de l'ordre physique. — En étudiant l'ethnogénie de la France, nous avons déjà constaté des différences considérables entre les éléments qui ont constitué sa population. Les hommes du Nord, avec leur haute taille, leur charpente robuste, leur peau blanche et glabre et leurs cheveux blonds, nous ont offert un contraste frappant avec les races du Midi, au teint brun, aux yeux noirs, élégantes et gracieuses dans leurs petites proportions. Il ne s'agissait pourtant là que de familles appartenant au même type primitif, le type caucasien, la distance est bien plus grande encore lorsqu'on compare entre elles les races fondamentales.

Parmi les caractères qui les distinguent, les plus saillants, ceux qui ont servi de base aux principales divisions des nomenclatures, ne sont pas ceux qui ont le plus d'importance au point de vue de l'hygiène. La couleur de la peau, la teinte et la nature des cheveux n'ont guère d'intérêt pour elle que dans leurs rapports avec les tempéraments. Les éléments sanguin et lymphatique prédominent chez les races du Nord au

(1) Voyez, pour l'énumération de tous ces éléments ethnologiques et l'histoire de leurs migrations, G. LAGNEAU, *Anthropologie de la France*, Paris, 1879.

teint vermeil, aux cheveux blonds, à la peau blanche, tandis que le tempérament nerveux et la constitution bilieuse se remarquent surtout chez les peuples bruns du Midi. Au point de vue qui nous occupe, les caractères physiques véritablement importants sont tirés de la taille et de la force musculaire.

1° *La Taille.* Elle présente des écarts considérables et varie presque de moitié. De Quatrefages a dressé le tableau de la taille dans les divers groupes humains. On y voit figurer les Esquimaux et les Boschimans avec une taille d'un mètre, et à l'autre extrémité les insulaires de Schiffer et de Tonga-Tabou qui atteignent à 1m,930. Hâtons-nous de dire que ces géants et ces nains sont de très rares exceptions, que les tailles extrêmes ne se rencontrent que chez les peuplades encore sauvages et qui habitent des pays rapprochés des pôles. Les petites peuplades sont groupées vers le Nord, celles de haute stature habitent l'extrémité sud de l'Amérique méridionale et quelques îles de l'Océanie.

En Europe, la taille moyenne de l'homme oscille entre 1m,60 et 1m,70. Pour la France, de Quatrefages donne les chiffres suivants : minimum 1m,543 ; taille moyenne des ouvriers français, 1m,657 ; français du Nord, 1m,665 ; français des classes aisées, 1m,681. Lelut donne pour moyenne générale 1m,657 à 30 ans. Les principaux documents relatifs à la taille proviennent des opérations du recrutement de l'armée. Ils prouvent que de 1844 à 1868, époque à laquelle le minimum de taille était de 1m,56, le nombre des hommes refusés pour défaut de taille a varié de 1.081 (année 1847) à 506 (année 1868) pour 10.000. Si l'on compare les deux périodes quinquennales du commencement et de la fin de cette série on trouve que dans le cours de la première (1844-1848 inclusivement), la moyenne annuelle des hommes exemptés pour défaut de taille a été de 896 pour 10.000 et pendant la seconde 1864-1868 inclusivement) de 615 seulement, c'est-à-dire de près d'un tiers en moins (1). Cela ne prouve pas que la taille se soit élevée chez nous, mais seulement qu'elle s'égalise par le croisement des différents groupes.

Les opérations du recrutement nous donnent également la proportion des hommes de haute taille. Lagneau donne le tableau des recrues ayant au moins 1m,732 (taille de cuirassier) sur un contingent de 10.000 hommes, de 1836 à 1840, et il a trouvé que la proportion variait de 1.560 (département du Doubs) à 316 (département de la Haute-Vienne). Il est inutile de dire que les hommes de haute taille appartiennent aux départements du Nord et de l'Est, et que les petits soldats sont recrutés dans ceux de l'Ouest et du Midi. Cela s'explique par la différence de leur origine. Les premiers descendent des races germaines ; ce sont les enfants des Belges, des Francs, des Normands, qui ont refoulé les Celtes vers l'Ouest ; les autres proviennent de cette dernière source, ainsi que des Ibères et des Ligures qui étaient, comme nous l'avons vu, beaucoup plus petits.

(1) G. Lagneau, *Anthropologie de la France, loc. cit.*, p. 31.

Ce n'est pas toutefois une pure affaire de race. Villermé a dit que la taille des hommes s'élevait avec la richesse du pays, l'aisance générale, la bonne qualité de la nourriture et la salubrité des logements, tandis que la misère, les fatigues, les privations endurées pendant l'enfance et la jeunesse produisaient les petites tailles et retardaient la croissance (1). Cette conclusion est sans doute excessive et la race l'emporte encore sur le genre de vie ; mais il faut tenir grand compte de celui-ci. Il suffit pour le constater de parcourir la Bretagne et de comparer les populations des villages pauvres et encore à demi sauvages des montagnes d'Arez avec celles qui habitent le littoral et vivent dans l'aisance que le voisinage de la mer procure à ceux qui l'approchent.

2° *Force musculaire.* — La vigueur est en général en rapport avec la taille et le poids ; ce n'est cependant pas une règle absolue, et certaines races du midi rachètent par le développement harmonique et les heureuses proportions de leur système musculaire, ainsi que par son énergie fonctionnelle, ce qui leur manque du côté de la masse.

La force musculaire est encore plus fortement influencée que la taille par le genre de vie et par l'exercice. Les peuples qui vivent d'aliments végétaux ont moins de vigueur que ceux qui se nourrissent de viandes. Les Indiens, les Chinois sont débiles parce qu'ils vivent surtout de riz. Les sauvages qu'on regarde comme le type de la force physique sont de beaucoup inférieurs aux Européens. Péron est un des premiers qui ait fait sur eux des expériences avec le dynamomètre. Les naturels de Timor, de la Nouvelle-Hollande, de la terre de Van-Diemen n'ont jamais pu faire aller l'aiguille au-delà du 60e degré et la moyenne des observations a été de 59kg,6, tandis que les hommes de l'équipage allaient en moyenne à 69kg,2.

D'après Mackensie, Lewis et Clark, les indigènes de l'Amérique offrent la même infériorité. Les marins ont souvent l'occasion de constater le même fait. Je l'ai pour ma part vérifié maintes fois à Madagascar et j'étais surpris de l'aisance avec laquelle nos petits matelots bretons terrassaient des malgaches de haute taille et d'apparence vigoureuse, lorsqu'ils luttaient avec eux.

L'influence de la nourriture sur la somme de travail musculaire qu'on peut fournir est tout aussi bien démontrée pour les races européennes. On en a eu maintes fois la preuve dans l'industrie. Dans les forges de Tain, on a pu obtenir des ouvriers, en les nourrissant de viande, un travail qu'ils ne pouvaient pas produire avec un régime végétal. Il en a été de même dans l'expérience comparative qui fut faite entre les ouvriers français et les ouvriers anglais, lors de la construction du chemin de fer de Paris à Rouen. Au début, les anglais fournissaient une somme de travail notablement plus forte que les français. On supposa que cela tenait à la

(1) VILLERMÉ, *Annales d'hygiène et de médecine légale*, 1re série, T. 1829, t. I p. 385.

différence du régime. La ration des premiers se composait de 660 grammes de viande, de 550 grammes de pain blanc, de 1,000 grammes de pommes de terre et de deux litres de bière. On donna la même ration aux ouvriers du pays et ils produisirent la même somme de travail que les autres.

Les paysans qui mangent très peu de viande, ne peuvent pas travailler comme les ouvriers des villes qui se nourrissent mieux ; ils ont moins de force, moins de résistance à la fatigue et autres causes de maladies. Les plus débiles de tous sont les pauvres paysans bretons dont je parlais tout à l'heure qui vivent de pommes de terre, de légumes et de bouillie de sarrasin, avec un peu de beurre, de lait et du lard de temps en temps.

Le climat a aussi son influence. Plus il est chaud et plus il est débilitant. Les européens dans les colonies ne sont capables d'aucun travail fatigant et ne peuvent pas cultiver le sol. « J'ai fait, dit Coulomb, » exécuter de grands travaux à la Martinique par des troupes ; le thermomètre y était rarement au-dessous de 20 degrés ; j'ai fait exécuter » en France, les mêmes genres de travaux par les mêmes troupes et je » puis affirmer que, sous le 12e degré de latitude, où les hommes sont » presque toujours inondés de leur transpiration, ils ne sont pas capables » de la moitié d'action journalière qu'ils peuvent fournir dans nos » climats (1) ». Le fait a été si bien reconnu depuis qu'on ne fait plus travailler les troupes dans les colonies.

Quant à l'influence du genre de vie, des exercices, il est à peine besoin de la signaler. Le système musculaire est celui que le travail développe le plus rapidement et que l'inaction atrophie le plus vite. On sait ce que peut l'entraînement pour augmenter la force. Les athlètes l'ont prouvé dans l'antiquité, comme les hercules et les lutteurs de nos foires le font aujourd'hui. L'exercice développe à volonté le groupe de muscles sur lequel on le fait porter.

Pour en revenir aux races, c'est la blanche qui l'emporte sur les autres, parce qu'elle réunit tous les éléments nécessaires pour lui assurer cet avantage. A la supériorité de son type, elle joint le bénéfice d'un haut degré de culture et des conditions hygiéniques excellentes.

II. **Facultés intellectuelles.** — Sous le rapport intellectuel et moral, la supériorité est encore du côté de la race blanche. C'est elle qui est parvenue au plus haut degré de civilisation. Toutes les grandes découvertes sont son œuvre. Les lettres, les sciences, les arts lui doivent tous leurs progrès. La race jaune, qui est entrée bien longtemps avant elle dans les voies de la civilisation, a atteint un niveau au-dessus duquel elle ne s'est pas élevée. Elle est aujourd'hui ce qu'elle était au temps de Confucius. Les changements qui s'y sont produits ont été le fait de son

(1) COULOMB. *Mémoires de l'Institut*, 1re classe, t. II, 149.

contact avec la race blanche dont elle a, quoiqu'à regret, accepté quelques-unes des innovations.

La race noire est encore inférieure. Les spécimens les plus dégénérés de l'espèce humaine lui appartiennent et, quoiqu'elle ait eu de tout temps le contact de la race blanche, elle en a beaucoup moins profité que les peuples de l'Océanie, avec lesquels les Européens ne sont en rapport que depuis trois cents ans.

C'est à la race blanche qu'appartient la suprématie. Mieux douée que les autres, mieux armée qu'elles dans la lutte pour l'existence, elle les refoule, les détruit ou les absorbe, et marche ainsi peu à peu à la conquête du monde. Elle a déjà envahi l'Amérique tout entière, et les habitants primitifs de ces contrées immenses n'y sont plus représentées que par quelques tribus restées à l'état sauvage et qui s'amoindrissent de jour en jour. La même substitution s'opère en Australie; les colonies européennes y prospèrent à merveille et les populations primitives s'éteignent peu à peu sous les coups de la tuberculose, de l'alcoolisme et de la syphilis. La race nègre a jusqu'ici été protégée, par l'insalubrité des régions qu'elle habite, contre les invasions européennes; mais le nord et le sud de l'Afrique sont envahis et le centre du continent noir lui-même est attaqué de tous côtés par les efforts des nations civilisées. La loi fatale qui, partout dans la nature, sacrifie le plus faible au plus fort, cette loi qui nous révolte par son injustice, s'applique à l'espèce humaine comme aux autres. Elle ne s'exerce pas aujourd'hui avec la brutalité farouche d'autrefois. On ne procède plus par le fer et le feu à la destruction des nations vaincues; mais le fait seul, de l'implantation, dans un pays nouveau, d'une race supérieure à celle qui l'habite, à laquelle elle impose tout naturellement ses mœurs, ses lois et jusqu'à ses vices, cette modification radicale dans son genre de vie suffit pour amener avec le temps la disparition progressive de la population envahie, à moins qu'elle ne se fonde dans la race conquérante à l'aide de croisements féconds.

On a remarqué de tout temps qu'il y avait un certain rapport entre l'intelligence d'une part, la forme et le volume du crâne de l'autre, et on a cherché à y trouver l'explication des différences intellectuelles qu'on observe entre les races. Il est certain que dans la série animale tout entière ce rapport se fait remarquer d'une manière générale et que les espèces les plus élevées sont aussi celles qui ont le cerveau le plus volumineux, par rapport à la masse du corps. Le même fait s'observe dans les différentes branches de la famille humaine; mais il comporte encore de plus nombreuses exceptions. De Quatrefages a dressé le tableau comparatif des capacités crâniennes des différents peuples, en l'empruntant à Morton, le chef de l'école polygéniste américaine (1). Dans ce

(1) De Quatrefages. *Introduction anthropologique* (*loc. cit.*), p. 106.

tableau, les nations européennes sont en tête, les Péruviens, les Hottentots, les Australiens figurent à la fin : mais d'un autre côté, les Chinois, les Indous, les anciens Egyptiens sont placés après les nègres africains et les Peaux-Rouges.

Il en est de même de la forme de la tête. Le prognatisme de la face ne s'observe que chez les races inférieures, chez les peuplades dégradées de l'Afrique et de l'Australie ; l'ouverture de l'angle facial est d'une manière générale en rapport avec l'intelligence et l'élévation de la race. La forme du crâne a également son importance et le rapport du diamètre transverse avec le diamètre antéro-postérieur, rapport qu'on désigne en anthropologie sous le nom d'*indice céphalique*, est également à prendre en considération. Toutefois, il ne faudrait pas attacher trop d'importance à ce dernier caractère. Broca a déterminé l'*indice céphalique* de la plupart des peuples et les a divisés sous ce rapport en cinq classes : Les *dolichocéphales* qui ont de 71,40 à 74,63 pour indice céphalique ; 2° les *sous dolichocéphales* dont l'indice céphalique va de 75,01 à 77,62 ; 3° les *mésaticéphales* qui vont de 78,12 à 79,56 ; 4° les *sous brachycéphales* dont l'indice céphalique va de 80,25 à 82,93 ; 5° les *brachycéphales* qui vont de 83,51 à 85,95.

Ce tableau présente entre les différentes races les rapprochements les plus inattendus. On voit figurer, dans la première classe, à côté des Français de la période quaternaire, des Esquimaux du Groënland, des Australiens, des Hottentots, des Cafres, des Nubiens, etc. La seconde comprend des Français de l'âge de la pierre polie et de l'âge du fer, en même temps que des Papous, des Guanches, des Tasmaniens, des Chinois et des Malgaches. La troisième rapproche les Parisiens des temps modernes des Américains du Nord, des Mexicains, des Roumains et des Malais. La quatrième et la cinquième offrent des rapprochements tout aussi étranges, de telle sorte que ces caractères, précieux pour déterminer la filiation des différents groupes et pour les classer, présentent toujours moins d'intérêt, lorsqu'il s'agit de prédominance intellectuelle.

III. **Aptitudes et immunités pathologiques.** — Les différentes variétés de l'espèce humaine présentent sous ce rapport des inégalités frappantes. La race blanche est celle qui possède la plus grande force d'expansion, c'est, avons-nous dit, la race conquérante du globe, celle qui tend à l'occuper tout entier. La nature lui a donné des aptitudes en rapport avec cette mission ; mais toutes les branches de cette grande famille ne la possèdent pas au même degré. Les populations du Nord de l'Europe sont plus sensibles aux influences climatériques que celles du Midi et ont besoin pour se soutenir, d'un confortable plus grand.

Quelques dattes et un peu d'eau suffisent à la nourriture journalière d'un habitant du Sahara, et les Anglais, dans l'Inde comme en Egypte, ont besoin d'un régime animal substantiel et abondant. Les Européens s'acclimatent d'autant plus facilement dans les régions intertropicales, qu'ils viennent des contrées plus méridionales. Les Allemands y font très mauvaise figure, les Anglais, les Hollandais n'y résistent pas davantage, tandis que les Espagnols et les Portugais y prospèrent, y ont fondé des colonies où la population se maintient d'elle-même et donnent le jour à des métis vivaces et d'une fécondité durable.

La race noire présente une immunité remarquable au point de vue des grandes endémies tropicales. Le paludisme lui est presque inconnu ; elle échappe à la fièvre jaune, à la dysenterie et à l'hépatite qui accompagne si fréquemment cette dernière. Elle jouit d'une bonne santé, se multiplie et prospère dans ces régions infectées de la côte d'Afrique et de Madagascar, où la race blanche ne peut pas se maintenir. Les nègres peuvent cultiver la terre et travailler sous la ligne. Les noirs des Antilles sont les seuls qui aient résisté, lors de la tentative de percement de l'isthme de Panama. En revanche, ils supportent difficilement les climats autres que le leur, et ne se transplantent qu'avec une extrême difficulté.

La race jaune a une sphère d'expansion un peu plus étendue. Les Chinois, qui en représentent le rameau le plus important, sont à peu près cosmopolites. Leur pays, plus vaste et plus peuplé que l'Europe, s'étend du 20e au 55eme dégré de latitude Nord et pourtant il ne leur suffit pas ; ils envahissent peu à peu les contrées voisines ; on les trouve partout en Asie et ils commencent à se répandre dans l'Amérique du Nord avec une activité qui devient inquiétante. C'est par centaines de mille qu'on les compte dans les provinces de l'Ouest. Ce sont les juifs de l'Extrême-Orient. Ils ont les mêmes aptitudes commerciales, la même âpreté au gain, la même habileté à exploiter les populations parmi lesquelles ils se répandent.

Si la race jaune a plus de puissance d'expansion que la noire, elle n'a pas la même force de résistance pour les maladies de son pays. Les Indiens, les Chinois sont décimés par le choléra qui, dans les épidémies, fait proportionnellement beaucoup plus de ravages dans leurs rangs que parmi les Européens qui ne sont pourtant pas chez eux. En revanche, les traumatismes sont mieux supportés par la race noire et par la race jaune que par les blancs. Les Chinois et les Cochinchinois sont surtout remarquables par la façon dont ils résistent aux blessures graves et par l'absence presque complète de réaction.

Il est une race privilégiée entre toutes sous le rapport de la résistance vitale et du cosmopolitisme. Ce sont les juifs. Bien qu'infiniment moins nombreux, ils l'emportent pour l'aptitude à la transplantation sur les Chinois eux-mêmes auxquels je les comparais tout à l'heure. Dispersés depuis 1.800 ans au milieu de tous les peuples et sur tous les points du globe, les Juifs représentent, au physique comme au moral, le phénomène historique et ethnographique le plus étonnant. Ils sont partout restés les mêmes, gardant leurs traditions, leurs rites, leurs traits, leur nationalité et leur type ; ils ont traversé le monde comme le Rhône traverse le lac de Genève, sans s'y mélanger.

Les Juifs s'acclimatent partout, se multiplient partout et présentent dans tous les pays une mortalité moindre que les autres races qui y habitent. Leur nombre va croissant dans des proportions que n'égale aucune des nations au sein desquelles ils s'infiltrent (1). On les trouve dans toutes les contrées de l'Europe. En Afrique, on les rencontre depuis les États barbaresques jusqu'au cap de Bonne-Espérance et depuis la mer Rouge jusqu'à l'Océan Atlantique. Ils sont devenus très nombreux en Amérique et en Australie et partout, ils ont une mortalité moindre, une longévité plus grande que les autres races et perdent moins de monde dans les épidémies.

Tous les écrivains du moyen-âge ont signalé l'immunité dont jouissaient les Juifs pendant les épidémies de peste du moyen-âge, et ce privilège a souvent été la cause ou du moins le prétexte des plus odieuses persécutions. On les accusait d'être des *boute-peste*, d'empoisonner les populations, et les malheureux, traqués comme des bêtes fauves, n'échappaient à la fureur de la multitude que pour tomber entre les mains d'une justice sommaire qui les condamnait impitoyablement au bûcher (2). Fracastor nous montre les Juifs échappant complètement au typhus en 1505. Rau signale la même immunité dans l'épidémie de typhus observée à Langgiens en 1824. Le choléra ne les a pas respectés d'une manière aussi complète. L'épidémie de 1831 et de 1832 notamment, s'est apesantie d'une manière particulière sur la race Juive en Europe comme en Afrique On a signalé la facilité avec laquelle ils échappaient aux épidémies de dysenterie et de fièvres intermittentes. Il est probable que tous ces faits n'ont pas été observés avec une rigueur suffisante, mais ils prouvent, dans leur ensemble, que cette race jouit bien réellement d'un privilège au point de vue des maladies épidémiques.

Les Bohémiens se rapprochent des Juifs par leur cosmopolitisme et leur résistance vitale. Ce peuple vagabond s'est répandu dans toute l'Europe, depuis le commencement du XVe siècle. On n'est pas complètement fixé sur son point de départ, mais il est à peu près démontré qu'il est Indien d'origine. On ne trouve, dans l'histoire, aucune trace de son émigration ; elle coïncide toutefois avec l'époque où Timour-Bey (Tamerlan) dévasta l'Inde (1408-1409). Leur langue, leurs mœurs se rapprochent de celles des Indous, et chacune des nations au milieu desquelles ils ont passé leur ont donné un nom différent (3).

(1) Boudin. *Traité de géographie et de statistique médicale*, Paris, 1857, t. II, p. 137.

(2) Au XIVe siècle, dans le cours d'une épidémie, on en brûla 2,000 à Hasbourg, dans l'enceinte de leur cimetière, où on avait dressé un immense échafaud. A Mayence, 12,000 furent livrés aux flammes.

(3) On les appelle *Heideuln* (idolâtres) en Hollande, *Pharaohites* en Transylvanie, *Tsi-*

Les Bohémiens sont répandus dans toutes les parties du monde. Ils habitent l'Europe, l'Asie et l'Afrique, depuis plusieurs siècles, et on les rencontre aujourd'hui dans l'Amérique du Nord et au Brésil. Ils échappent au dénombrement par la vie nomade ; toutefois on estime leur nombre à 600.000 ou 700.000. Ils forment plusieurs foyers en Europe. On en compte environ 250.000 en Roumanie, 40 à 50.000 en Espagne, 30.000 en Hongrie, 18.000 en Angleterre. On n'en rencontre qu'un petit nombre en France, en Espagne et en Italie, où ils ne font que passer ; toutefois, il y en a un petit foyer dans les Vosges et un autre dans les Pyrénées.

Cette race est *sous-dolicocéphale*, mais elle présente deux types bien différents : Dans l'un, les traits sont fins, accentués, la face est ovale et le nez aquilin ; l'autre a la forme plus grossière ; les regards moins perçants, les traits allongés. Les *Zigeuners* des Vosges appartiennent au premier type. Les Bohémiens ont des habitudes qui rappellent leur origine. Ils s'abstiennent de manger les grenouilles, les tortues, les oiseaux sauvages et surtout les oiseaux de proie. Ils ont horreur de certains poissons tels que la brème rouge, la perche, la lamproie ; en revanche ils ont un goût prononcé pour la chair des animaux morts même quand elle est un peu avancée. Leur sobriété est proverbiale. Ils résistent admirablement au froid et au chaud, ne sont presque jamais malades et jouissent, pour les épidémies, d'un privilège semblable à celui des Juifs.

Certaines races ont aussi des prédispositions particulières aux maladies. Il ne faudrait pas toutefois exagérer ce caractère. On a dit que les races avaient comme les climats leur règne pathologique spécial ; il n'en est rien. Les grandes maladies, celles qui mettent l'humanité en coupe réglée, sévissent également sur toutes les branches de la famille humaine. La peste et le choléra n'en épargnent aucune, et, dans cette classe, on ne peut citer que la fièvre jaune qui ait une prédilection pour les blancs et dont les noirs soient affranchis. La tuberculose règne partout. La dengue, la grippe n'épargnent personne ; il me serait facile, en continuant cette revue, de prouver que les affections communes à toutes les races sont infiniment plus nombreuses que celles qui leur sont exclusives.

Lorsqu'on se trouve en face d'une de ces exceptions, il faut encore faire la part du climat. Il est certain que la race noire, par exemple, est sujette à des affections parasitaires que ne connaissent pas les blancs ; mais cela tient à ce que les germes de ces maladies sont plus répandus dans le sol de leur pays que dans le nôtre. Dans d'autres cas, c'est leur mauvais régime qu'il faut invoquer. Il ne s'agit souvent que d'une observation incomplète. Ainsi, on a pendant longtemps considéré le béribéri comme une maladie exclusive aux Indiens ; mais depuis qu'on les a

gany en Italie et en Hongrie, *Zigeuner* en Allemagne, *Cyganis* en Roumanie ; les Anglais les appellent *Gypsies*, les Espagnols *Gitanos* et les Turcs *Tschingénes*.

transportés en Amérique et notamment au Brésil, on a vu la maladie se communiquer aux nègres comme aux Européens avec une violence qu'elle n'avait jamais atteinte dans son pays d'origine. La maladie du sommeil ne s'est jusqu'ici montrée que chez les noirs de la côte occidentale d'Afrique; mais elle fera peut-être un jour comme le béribéri. L'éléphantiasis, les ulcères ne sont pas davantage une affaire de race. Si la pellagre est une maladie des races méridionales, c'est parce qu'elles mangent du maïs. La maladie hydatique des Islandais ne tient pas à leur race, mais à leur régime : ce sont les poissons dont ils se nourrissent qui la leur transmettent. La trichinose si commune en Allemagne, le tænia dont tout le monde est atteint en Abyssinie reconnaissent des causes analogues. Si la lèpre semble aujourd'hui cantonnée en Suède, dans l'Inde, en Océanie, il ne faut pas oublier qu'elle a jadis régné dans le monde entier, et le Dr Zambaco, dans une enquête récente qu'il a faite en France, en a trouvé des traces incontestables dans le midi de la France et en Bretagne (1).

En résumé, les races, pas plus que les climats, n'ont de pathologie spéciale ; tout se borne pour elles à une disposition très intéressante sans doute pour le médecin et dont il doit tenir grand compte, mais sur laquelle nous n'insisterons pas davantage parce que ces considérations sont plutôt du ressort de la géographie médicale que de celui de l'hygiène.

ARTICLE II. — LA POPULATION

La démographie est, suivant l'heureuse expression de M. Arnould, la *comptabilité* de l'hygiène. C'est la sanction suprême de nos études et de nos efforts, puisque d'un côté elle établit le bilan de nos richesses vitales, de notre avoir, et que de l'autre elle compte nos pertes, c'est-à-dire les coups frappés par la mort contre laquelle lutte l'hygiène. Lorsque nous croyons avoir trouvé le moyen de protéger l'humanité contre un des fléaux qui la déciment, c'est la démographie qui juge en dernier ressort l'efficacité du moyen employé ; son instrument principal, la statistique, nous donne la mesure exacte du progrès accompli, du service rendu à l'humanité.

On a contesté la valeur de la statistique en médecine et surtout en thérapeutique ; jamais on ne l'a fait pour l'hygiène et cela se conçoit. La pathologie compare des unités qui ne sont pas de même nature. Il n'y a pas deux cas de maladie identique ; leur gravité varie avec l'âge, le tempérament du malade, les circonstances dans lesquelles il se trouve placé. Elle change d'une épidémie à l'autre. Enfin et c'est là surtout l'objection principale, les statistiques portent sur un trop petit nombre de cas.

(1) Zambaco Pacha, *Communication sur les lépreux de la Bretagne en 1892* (*Bulletin de l'Académie de médecine*, séance du 23 août 1892, t. XXVIII, p. 309). — *La survivance de la lèpre en France*, (extrait de la *Gazette médicale d'Orient*, 1894).

Lorsque la médecine a voulu sortir de l'incohérence et du vague des théories pour se rapprocher des sciences exactes, elle a tout naturellement adopté leurs procédés et voulu se rendre compte, par le calcul, de l'efficacité de ses méthodes ; mais la statistique n'a pu lui donner que des résultats trompeurs. Quand l'école de Louis basait ses jugements sur une centaine de guérisons par exemple, on pouvait les attribuer à une série heureuse, à une phase de bénignité de la maladie observée. En hygiène, il n'en est pas ainsi. Lorsqu'une grande ville voit sa mortalité diminuer d'un quart après l'adoption de mesures d'hygiène bien entendues, telles que la suppression de ses cloaques, la réforme de ses égouts ou la distribution d'une eau de bonne qualité à ses habitants, il n'y a pas de contestation possible ; les conditions du problème sont bien posées. Elles sont restées les mêmes pour la population, sauf sur le point visé par l'hygiène ; la diminution de la mortalité est incontestablement due aux mesures prises et leur valeur est sanctionnée par la loi des grands nombres.

La démographie est le juge de l'hygiène ; mais celle-ci ne doit pas l'absorber tout entière, et ne doit lui emprunter que les éléments qui lui sont nécessaires et qu'elle peut utiliser. Le recensement et le mouvement des populations sont essentiellement de son ressort et nous allons nous en occuper.

§ Ier. — RECENSEMENT DES POPULATIONS

La démographie *statique* constate l'état des populations à un moment donné, c'est elle qui dresse les recensements et c'est la base sur laquelle tout le reste s'appuie. La population de la terre entière est estimée aujourd'hui à 1.483.000.000 d'habitants répartis de la façon suivante, entre les cinq parties du monde :

I. — **Superficie et population des cinq parties de la terre, d'après M. Levasseur (1).**

	SUPERFICIE		POPULATION		
	Superficie en millions de kilom. carrés	Rapport à la superficie totale de la terre.	Millions d'habitants.	Densité (habitants par kilomètre carré)	Rapport à la population totale de la terre.
Europe	10.0	2.0	347	34.0	23.4
Afrique	31.4	6.1	197	6.0	13.3
Asie	42.0	8.2	789	19.0	53.2
Océanie	11.0	2.2	38	3.5	2.6
Amérique Nord	23.6	4.6	80	3.4	5.4
Amérique Sud	18.3	3.6	32	1.7	2.1
TOTAUX	136.1	26.7	1.483	100.0	100.0

(1) *Bulletin de l'Institut international de statistique de* 1886 *et* 1887 (Rome).

Nous avons conservé ce tableau, malgré sa date un peu ancienne, parce qu'il est toujours exact en ce qui concerne la superficie des États ; mais une statistique plus récente et vraisemblablement plus exacte a été publiée par les docteurs Wagner et Supace dans les Mittheilungen de Petermann (1). Elle porte la population du globe pour 1891 à 1.480.000.000 habitans ainsi répartis :

Europe	357,379,000
Asie	825,594,000
Afrique	163,953,000
Amérique	121,713,000
Australie	3,230,000
Iles du Pacifique	7,420,000
Régions polaires	80,000
	1,479,369,000

Ces chiffres, il est inutile de le dire, ne sont qu'approximatifs ; il n'a été fait de dénombrement sérieux qu'en Europe et dans quelques colonies européennes des autres parties du monde. L'Asie presque toute entière, tout le centre de l'Afrique, de l'Amérique du sud et la majeure partie de l'Océanie échappent encore aux recensements réguliers. Aussi serait-il sans intérêt de reproduire les différentes évaluations qui ont été proposées jusqu'ici et d'exposer les bases adoptées par leurs auteurs (2). Celles que nous avons reproduites suffisent aux besoins de l'hygiène. Elles ne diffèrent pas d'une manière sensible en ce qui concerne l'Europe et montrent toutes deux que c'est la partie du monde la plus peuplée. Elle compte en effet 34 habitants par kilomètre carré ; et l'Asie qui vient ensuite n'en a que 19, mais ce n'est là qu'une apparence due à un groupement géographique très arbitraire, et si nous serrons la question de plus près, nous voyons que l'immense empire chinois, plus vaste que l'Europe et qui peut à bon droit lui être comparé, est plus peuplé qu'elle puisqu'on y compte 95 habitants par kilomètre et l'empire indien est dans le même cas, puisqu'il en a près du double, soit 71 habitants par kilomètre carré.

II. **Population de la France.** — La France, lors du dénombrement qui a eu lieu le 12 avril 1891, comptait 38,343,192 habitants (3) dont 1,101,798 étrangers. L'Algérie, à la même date, avait 4,124,732 habitants sans compter les troupes, mais en comprenant toutes les nationalités et

(1) Ce travail sort de l'Institut géographique de Perthes à Gotha. La première statistique de ce genre a été dressée en 1872 par Ernest Behm et Hermann Wagner ; celle que nous donnons est la huitième qui ait paru dans le *Journal de Petermann*.

(2) Voyez pour cet historique : Bertillon, chapitre *Démographie de l'Encyclopédie d'hygiène et de médecine publique*, t. I, p. 119.

(3) C'est le chiffre officiel donné par le *Journal officiel* du 9 janvier 1892 ; mais la population de fait présente le 12 avril 1891 n'était que de 38,133,386, et ce chiffre est plus exact que l'autre.

la population des territoires de commandement comme celle des territoires administrés par l'autorité civile.

En France, les deux tiers de la population habitent la campagne et le tiers seulement réside dans les villes ; mais l'écart diminue rapidement. Les paysans se portent en foule vers les grands centres, et cette tendance menaçante pour la prospérité du pays s'accentue chaque jour davantage. Au recensement de 1846, la proportion était pour les campagnes de 75,58 pour 100 et de 24,42 pour les villes ; à celui de 1886, elle n'était plus que de 64,05 pour la population rurale et de 35,95 pour la population urbaine. La première représentait il y a quarante ans les trois quarts de la population du pays ; elle n'en représente plus aujourd'hui que les deux tiers. Les villes se sont accrues de ce que les campagnes ont perdu.

III. **Population par âges.** — Un autre résultat non moins inquiétant que nous revèle la statistique est celui qui ressort de la comparaison de la population aux divers âges, dans les différents pays. La population se compose de trois grands groupes primordiaux : les enfants, les adultes et les vieillards. Les adultes travaillent et se reproduisent ; ils constituent la partie active, utile de la nation ; les enfants et les vieillards consomment et ne produisent pas ; ils constituent suivant l'expression de Jacques Bertillon, le poids mort de la Société : mais au point de vue économique il y a cette différence considérable entre les deux groupes, que les enfants représentent l'avenir et qu'ils sont une richesse, tandis que les vieillards ont fini leur tâche. Ils sont un honneur pour le pays, mais ils ne constituent pas une force et sont plutôt une charge sociale. Or, la France est le pays de l'Europe qui compte le moins d'enfants et le plus de vieillards. La différence est même considérable ainsi que le constate le tableau de la page suivante dressé par J. Bertillon :

Le rapport exprimé dans ce tableau est d'une grande importance pour l'hygiène. Il est indispensabte d'en tenir compte, lorsqu'on veut apprécier la mortalité générale d'un pays. Il est évident en effet que celui qui a le plus d'enfants et de vieillards doit avoir la mortalité plus élevée et cela ne veut pas dire que les chances de mort, pour un individu en particulier, y soient plus grandes qu'ailleurs. Au contraire, les pays qui ont très peu d'enfants, devraient à salubrité égale, avoir une très faible mortalité. Il faut tenir grand compte de ces faits lorsqu'on compare la France à population enfantile si faible, à l'Angleterre où les enfants sont si nombreux.

IV. **Population par sexe.** — Il y a, en moyenne, en Europe plus de femmes que d'hommes (1,019 femmes par 1,000 hommes), et cependant, dans tous les pays du monde, il nait plus de garçons que de filles (105 garçons pour 100 filles). Cela tient d'abord à ce que la mortalité des petits garçons dépasse notablement celle des petites filles ; puis à ce que toutes les professions dangereuses, guerres, navigation, travaux de force

Composition par âges de la population des principaux États de l'Europe vers 1880.

PAYS.	POUR 1,000 HABITANTS de tout âge.			POUR 1,000 ADULTES de 15 à 60 ans, combien		
	ENFANTS (0-15 ans).	ADULTES (15-60 ans).	VIEILLARDS (60 ans-ω).	D'ENFANTS (0-15 ans).	de VIEILLARDS (60 ans-ω).	TOTAL des bouches inutiles.
France	267	610	123	439	202	641
Alsace-Lorraine	325	571	104	568	183	751
Belgique	335	567	98	590	172	762
Pays-Bas	352	562	86	625	153	778
Espagne	348	595	57	585	96	681
Portugal	339	590	71	576	121	697
Italie	322	589	89	568	152	720
Grèce	392	546	52	706	94	800
Suisse	320	592	88	542	149	691
Allemagne	354	567	79	625	139	764
Prusse	361	564	75	641	132	773
Saxe	359	573	68	625	119	744
Bavière	342	565	93	606	164	770
Wurtemberg	332	550	87	604	145	749
Bade	352	566	82	622	145	767
Autriche cisleithane	340	584	76	582	130	712
Hongrie	373	755	52	649	94	743
Croatie Slavonie	356	592	52	604	88	692
Finlande	347	583	70	594	120	714
Suède	326	581	93	560	160	720
Norvège	347	563	90	615	159	774
Danemark	338	566	96	597	169	766
Angleterre	365	562	73	659	130	712
Ecosse	366	556	78	657	140	797
Irlande	351	553	96	634	174	708

sont l'attribut exclusif des hommes. Ils émigrent davantage et ce sont eux qui courent toutes les aventures. Les femmes ont contre elles les chances de la grossesse et de la parturition, mais cela ne suffit pas pour rétablir l'équilibre et l'écart va s'accentuant avec les années. Chez les vieillards, la disproportion des sexes est plus forte encore. Il y a du reste des différences considérables d'un pays à l'autre :

Pour 1,000 femmes recensées, combien d'hommes.

(Recensements de 1880 ou années voisines) (1).

France	996	Autriche-Hongrie	967
Belgique	998	Serbie	1,045
Pays-Bas	977	Russie	973
Espagne	957	Finlande	960
Italie	1,006	Suède	940
Grèce	1.103	Norwège	954
Suisse	962	Danemark	966
Allemagne	962	Angleterre, Galles }	
Prusse	968	Ecosse }	955
Saxe	946	Irlande }	
Bavière	952	Etats-Unis	1.035
Wurtemberg	933	Canada	1.025
Bade	951	Australie	1.185

(1) Jacques BERTILLON, *Encyclopédie d'hygiène et de médecine publique* (*loc. cit.*) t. I, p. 156.

Sur les 26 pays recensés, il en est 7 seulement où les hommes sont en majorité. En Grèce et en Serbie, cela tient à un excès très anormal des naissances masculines accusé par les recensements; en Amérique et en Australie, c'est l'émigration qui en est cause.

L'écart tend à diminuer. Il est moindre aujourd'hui que dans les anciens dénombrements, parce que les fléaux qui portent sur le sexe mâle et surtout les guerres vont en s'atténuant. Au moment de ces grandes calamités, la proportion des hommes par rapport aux femmes diminue brusquement; pendant les années suivantes, elle se relève, mais avec une extrême lenteur. C'est ce qu'on a appelé en démographie la *restauration des mâles*.

En France, la dépopulation causée par les guerres du premier empire avait abaissé la proportion au chiffre invraisemblable de 945 hommes pour 1,000 femmes. L'équilibre n'a été rétabli qu'en 1860. La guerre franco-allemande l'a réduit à 992; il était remonté à 999 en 1885.

Le même mouvement s'est produit en Prusse, dans les mêmes circonstances. Les guerres du commencement du siècle avait fait tomber la proportion des hommes à 984; celle de 1870 l'a fait descendre à 971. L'émigration qui s'en est suivie et qui continue, accentue le mouvement. En 1885, on ne comptait déjà plus en Prusse que 963 hommes pour 1,000 femmes. Si le nombre des hommes est toujours, en Angleterre, inférieur à celui des femmes, c'est à l'émigration qu'il faut aussi l'attribuer. En Suède, c'est sur le compte des disettes et de l'émigration qu'il faut mettre, suivant M. Bertillon, la disproportion que les tableaux signalent entre les deux sexes (1).

§ II. — MOUVEMENTS DES POPULATIONS

Le mouvement des populations est du ressort de la démographie *dynamique*. Elle est chargée de la comptabilité des existences dans chaque pays. Elle enregistre les entrées, représentées par les naissances et l'immigration, ainsi que les sorties, sous forme de décès et d'émigration. Un facteur accessoire intervient, qui modifie quelque peu les allures du facteur naissances, c'est le mariage, et c'est par lui que nous allons commencer.

I. **Mariage**. — On appelle *nuptialité* le rapport du nombre des mariages au nombre des habitants, rapport que M. Bertillon exprime par la formule $\frac{\text{Ma}}{\text{Po}}$. Il y a plusieurs manières de l'établir, et l'auteur que nous venons de citer les a combinées dans le tableau suivant :

(1) J. BERTILLON, *Encyclopédie d'hygiène et de médecine publique*, Tableau N° XIV, t. I, p. 157.

Nuptialité dans les principaux pays de l'Europe.

PAYS.	PÉRIODE étudiée.	PROPORTION DES MARIÉS RECENSÉS				NUPTIALITÉ GÉNÉRALE.			NUPTIALITÉ DES MARIABLES					
		Combien de couples mariés pour 1000 h. de tout âge et de tout état civil.	Combien de mariés recensés pour 1000 habitants de plus de 15 ans de chaque sexe.			Combien de mariages annuels.			Combien de mariés annuellement pour 1,000 mariables (célibataires de plus de 15 ans, veufs, divorcés).					
									De plus de 15 ans.			De 15 à 60 ans.		
			MASCULIN	FÉMININ.	ENSEMBLE	pour 1,000 hab. de tout âge.	pour 1,000 hab. de plus de 15 ans.	pour 1,000 hab. de 15 à 60 ans.	MASCULIN	FÉMININ.	ENSEMBLE	MASCULIN.	FÉMININ.	ENSEMBLE
	1	2	3	4	5	6	7	8	9	10	11	12	13	14
France	1878-82	201	553	544	548	7.5	10.3	»	46.3	44.6	45.4	53.3	57.1	55.0
Alsace-Lorraine	»	165	501	477	488	6.4	9.4	11.1	38.5	35.1	36.8	44.0	43.9	44.0
Belgique	»	159	481	475	476	6.9	10.5	»	40.4	39.6	20.0	45.9	48.0	46.9
Pays-Bas	»	167	527	507	517	7.5	11.6	13.6	50.1	46.2	48.0	56.0	56.0	56.0
Espagne	1865-70	»	»	»	»	7.7	»	»	»	»	»	»	»	»
Portugal	1860-62	»	»	»	»	6.3	»	»	»	»	»	»	»	»
Italie	1878-82	182	536	537	537	7.5	11.0	»	47.7	47.4	47.5	53.4	57.7	55.6
Roumanie	»	»	»	»	»	7.7	»	»	»	»	»	»	»	»
Grèce	»	165	518	543	530	5.0	8.5	»	35.1	38.9	37.0	»	»	»
Suisse	»	162	487	462	474	6.9	10.1	»	40.8	36.6	38.6	45.7	43.9	44.8
Allemagne	»	170	541	512	527	7.5	11.7	13.3	52.6	46.6	49.4	58.0	55.8	57.8
Prusse	»	151	542	515	528	7.7	12.0	13.6	54.0	48.2	51.0	59.4	57.4	58.4
Saxe	»	179	582	538	558	8.6	13.3	14.9	66.8	55.9	60.8	71.9	66.4	69.1
Bavière	»	167	522	494	506	6.8	10.4	12.1	45.0	39.7	42.1	51.0	48.8	50.0
Wurtemberg	»	168	550	506	526	6.5	10.2	11.8	47.2	39.3	43.4	53.6	47.9	51.2
Bade	»	164	523	489	506	6.5	10.1	11.5	43.9	38.2	40.8	49.2	45.9	47.6
Autriche cisleithane	»	175	544	513	527	7.8	11.8	»	53.4	46.1	50.0	58.3	55.1	56.7
Hongrie	»	233	631	621	626	9.8	13.3	»	76.6	69.0	72.6	»	»	»
Croatie-Slavonie	»	»	»	»	»	10.5	»	»	»	»	»	»	»	»
Serbie	»	»	»	»	»	12.4	»	»	»	»	»	»	»	»
Russie	1867-78	»	»	»	»	9.4	»	»	»	»	»	»	»	»
Pologne russe	1870-75	»	»	»	»	7.5	»	»	»	»	»	»	»	»
Finlande	1878-82	170	538	502	520	7.4	11.3	»	51.0	44.1	47.4	55.3	52.3	53.7
Suède	»	166	517	471	493	6.3	9.3	»	40.7	33.6	36.9	44.4	40.4	42.4
Norvège	»	151	515	470	491	6.7	11.5	»	47.5	39.0	42.8	52.3	46.3	49.3
Danemark	»	173	540	507	522	7.6	11.2	13.4	51.2	44.8	47.9	56.6	54.6	55.7
Angleterre et Galles	»	169	553	517	533	7.4	11.7	13.2	54.6	46.4	50.2	»	»	»
Ecosse	»	150	495	444	468	6.7	10.6	»	44.6	35.5	39.6	»	»	»
Irlande	»	135	432	407	419	4.3	6.7	»	24.7	21.7	23.1	»	»	»
Massachussets	»	»	»	»	»	8.7	»	»	»	»	»	»	»	»
Vermont	1871-75	»	»	»	»	8.5	»	»	»	»	»	»	»	»
Connecticut	1878-82	»	»	»	»	7.6	»	»	»	»	»	»	»	»
[illegible]	[illegible]	»	»	»	»	[illegible]	[illegible]	»	»	»	»	»	»	»

Chacune des 14 colonnes de ce tableau indique une méthode différente pour apprécier la fréquence des mariages dans chacun des 33 pays considérés. Chacune d'elles a sa signification spéciale ; la plus pratique est exprimée dans la colonne 11, dans laquelle on compare le nombre annuel des nouveaux mariés à la population susceptible de contracter mariage. Les pays allemands sont ceux où la population est la plus forte. L'Angleterre vient ensuite ; la France occupe sur ce tableau un rang des plus honorables. C'est après la Hongrie le pays où l'on trouvait encore en 1883, le plus de gens mariés ; mais depuis cette époque, les choses ont bien changé. Les derniers recensements indiquent un abaissement notable dans le chiffre des mariages. En 1889, il y en a eu 3.914 de moins qu'en 1888. Jamais, depuis 1870, le taux n'était descendu aussi bas (71 pour 1.000 habitants). Il est descendu plus bas encore en 1890. On n'a compté que 269,332 mariages, c'est-à-dire 3.602 de moins qu'en 1889. La population s'est un peu relevée depuis (1). En 1891, on a compté 285.458 mariages, soit 7,48 pour 1.000, et en 1892, 290.319, soit 7,61 pour 1.000 (Jacques Bertillon).

A l'époque où le mariage était florissant en France, elle le devait à la trés forte nuptialité de ses jeunes gens ; au-delà de trente ans, la proportion était la même qu'en Belgique et qu'en Suisse, les pays où on se marie le moins. En revanche, au-delà de 50 ans, notre pays reprenait son avantage. C'était un des pays de l'Europe où l'on comptait le moins de vieux garçons et de vieilles filles.

Toutes ces questions ont une importance considérable au point de vue de la vitalité des populations ; mais il en est deux qui intéressent plus particulièrement l'hygiène : c'est l'influence que le mariage exerce sur la santé et sur la durée de la vie des individus qui le contractent, et les conditions qu'il réclame au point de vue de la vigueur et de la vitalité des enfants qui en résultent.

1° *Influence salutaire du mariage.* — Le mariage consolide la santé et prolonge l'existence. Hufeland et Deparcieux avaient énoncé ce résultat dès le siècle dernier. Odier, dont les calculs embrassent la période comprise entre 1761 et 1813, a démontré que, jusqu'à l'âge le plus avancé, la durée moyenne de la vie des femmes mariées est plus considérable que celle des filles. Casper, Legoyt ont établi par la statistique qu'il en est de même du sexe masculin ; mais c'est Bertillon père, qui en a donné les preuves les plus solides et qui en a le mieux élucidé les causes. Il résulte de ses recherches et de celles de son fils que les célibataires ont, à tous les âges, une mortalité plus forte que les gens mariés. Cette loi ne souffre d'exception que pour les hommes mariés avant vingt ans (2), dont la mortalité est toujours très élevée. Au-dessus

(1) Rapport adressé le 17 octobre 1891 au Ministre du commerce par M. A. Vannacque, chef de la division de la comptabilité et de la statistique (*Journal officiel*, 20 octobre 1891).

(2) J. Bertillon, *Encyclopédie d'hygiène et de médecine publique*, tableaux XCIII et XCIV, t. I, p. 264, 265.

de cet âge, celle des célibataires l'emporte partout ; elle est presque double et cela jusqu'à la fin de la vie.

Quant aux veufs, non seulement leur mortalité l'emporte sur celle des mariés, mais elle est de beaucoup supérieure à celle des célibataires. On peut, dit M. J. Bertillon, exprimer la même idée, en faisant remarquer qu'un célibataire de 30 à 35 ans a autant de chance de mourir dans l'année qu'un homme marié de 40 à 45 ans et qu'un veuf de 30 à 35 a la même mortalité en perspective qu'un homme marié de 55 à 60 ans. Le même raisonnement peut s'appliquer aux divorcés, car leur mortalité est partout considérable et à peu près égale à celle des veufs. La différence est moins tranchée pour les femmes mariées. Lorsqu'elles ont moins de 25 ans leur mortalité l'emporte même un peu sur celle des filles ; mais elles reprennent leur avantage à partir de 30 ans et le conservent jusqu'à la fin de la vie. Quant aux veuves, leur mortalité est élevée dans le jeune âge et reste jusqu'à la fin plus forte que celle des femmes mariées ; mais elle est moindre que celle des vieilles filles.

Les règles précédentes se vérifient dans tous les pays. Bertillon père a prouvé leur exactitude en France, en Belgique et dans les Pays-Bas, les seules contrées de l'Europe où les documents permissent, de son temps, de l'établir. Depuis cette époque, les autres pays ont fait le même travail statistique et les mêmes lois s'y sont vérifiées. C'est à la régularité de la vie conjugale qu'il faut attribuer cette différence dans la mortalité des trois états civils.

On s'est demandé s'il ne s'agissait pas d'un simple fait de sélection naturelle, les gens malingres, chétifs restant plus volontiers célibataires que les autres ; mais cette objection tombe devant cet argument sans réplique, que dans tous les pays et à tous les âges, les veufs ont une mortalité plus forte que les célibataires eux-mêmes. « Aussitôt l'association » conjugale rompue, dit Bertillon, la mort reprend tous ses droits ; ces » veufs, époux la veille, étaient pourtant aussi les élus du mariage et » c'était si bien l'association conjugale qui faisait leur force, et non leur » qualité supérieure, que l'union rompue, ils se distinguent par une » mortalité plus rapide encore qu'avant le mariage. Privés tout à coup de » ce cordial, ils retombent plus bas que les célibataires eux-mêmes (1).

Nous avons dit que l'influence bienfaisante du mariage ne s'exerçait que sur les hommes qui le contractent après avoir atteint l'âge de 20 ans. Les autres, ceux qui se marient de 15 à 20, ont une mortalité exagérée. Tandis que, pendant cette période de la vie, on ne compte que 6,9 décès sur 1.000 célibataires, on en enregistre 51,3 sur 1.000 mariés. Pour les femmes la différence est moins sensible, elle est de 7,5 sur 1.000 chez filles et de 11,9 sur les femmes mariées. Dans les deux sexes, le mariage est nuisible, parce qu'il est prématuré. Les unions trop précoces engen-

(1) Bertillon, *Revue positive*, 1872.

drent des excès d'autant plus dangereux, que la constitution est moins développée. La puberté n'est pas la preuve de l'aptitude au mariage, ce n'est que le signal d'une phase nouvelle de l'organisme. La plénitude de cette phase ne s'établit qu'avec le développement complet des organes qui président aux phénomènes de la reproduction. Elle correspond à une époque postérieure à celle que la loi a fixée pour le mariage. Les physiologistes l'ont fixée à 21 ans pour les filles et à 25 ans pour les garçons.

Dans aucun temps, les législateurs n'ont tenu compte de ces considérations d'hygiène. A Sparte, les hommes ne pouvaient se marier qu'après 37 ans ; à Athènes, le relâchement des mœurs favorisait les unions précoces ; en Russie, au temps des serfs, on les mariait dès la puberté, parce que les corvées, la capitation se comptaient par ménage. En France, par respect pour la liberté individuelle, la loi n'exige pas d'autre condition que celle de l'âge où la puberté est déclarée et fixe comme limite inférieure, 18 ans pour les hommes et 15 ans pour les femmes ; elle n'admet d'autres empêchements que ceux qui résultent de la privation du libre arbitre et de la consanguinité.

On n'abuse pas de la tolérance légale en ce qui concerne l'âge. Dans presque toute l'Europe, les célibataires qui se marient ont depuis longtemps dépassé la limite moyenne fixée par la loi, ainsi que l'établit le tableau suivant :

Age moyen des célibataires des deux sexes au moment du mariage.

AGE.	GARÇONS.	FILLES.	MOYENNE.
France	28 ans 6 mois.	25 ans.	26 ans 9 mois.
Paris	30	26	28
Angleterre	25 6	24	24 9
Belgique	30	27	28 6
Hollande	29	27	28
Italie	29	24	26 6
Suède	30	27 6 mois.	28 9
MOYENNE	31 ans 8 mois.	26 ans 2 mois.	27 ans 3 mois.

L'âge du mariage tend à devenir plus précoce dans la plupart des pays de l'Europe. Cela résulte des tableaux numériques insérés par M. Bodio dans ses *Confronti internazionali* et qui portent sur une vingtaine d'années. Le seul pays qui fasse positivement exception à la règle, est l'Angleterre, où l'âge du mariage est tellement précoce qu'il serait difficile qu'il s'abaissât encore.

L'influence bienfaisante du mariage ne porte pas seulement sur la longévité, elle se fait sentir également lorsqu'il s'agit de l'aliénation mentale, du suicide et de la criminalité.

La folie est deux fois plus fréquente parmi les célibataires que chez les gens mariés ; pour le suicide, la proportion est beaucoup plus forte, sauf en ce qui concerne les mariages contractés avant 25 ans, et cela s'explique. De pareilles unions sont le plus souvent le résultat d'une exaltation passagère qui laisse souvent après elle des regrets, une existence manquée et les gens qui se sont aventurés à la légère dans une situation semblable, sont aussi les plus enclins à en sortir par un moyen violent. Au-dessus de 25 ans, il y a huit fois plus de suicides parmi les célibataires que chez les gens mariés ; mais c'est surtout dans la vieillesse que la différence s'accuse. Au-dessus de 55 ans, on compte 12 célibataires qui se tuent contre un homme marié, et après 76 ans, on en compte 35 contre 1 (1). Les divorcés ne font pas exception à cette règle. La fréquence des divorces, dit M. J. Bertillon, est gouvernée par la loi suivante qui est très singulière et ne souffre aucune exception : *Dans toutes les conditions où le suicide est fréquent, le divorce est fréquent. Dans toutes les conditions où le suicide est rare, le divorce est rare.* En un mot, toutes les circonstances qui favorisent la demi-folie favorisent à la fois le suicide et le divorce. Les gens mariés et les veufs sans enfants se tuent plus souvent que les pères de famille. Les lois qui régissent la longévité s'appliquent également à la fréquence des crimes. La criminalité des gens mariés est moindre que celle des célibataires, et celle des veufs est la plus forte de toutes. Cela est vrai, quel que soit le genre de crimes.

2°. *Mariages consanguins.* — La France est le premier pays qui ait institué une statistique des mariages consanguins. Elle l'a fait en 1853, l'Italie a suivi son exemple en 1858 et la Prusse l'a imitée depuis. Ces statistiques ne sont pas considérées comme parfaitement exactes, parce qu'on n'a pas toujours tenu compte des différents degrés de parenté et qu'on a souvent enregistré comme consanguins des mariages contractés entre cousins éloignés. D'après le tableau dressé par M. J. Bertillon, les mariages consanguins sont plus fréquents en France qu'en Allemagne et en Italie ; peut-être cela tient-il à ce qu'ils y sont enregistrés avec plus de soin. En Hongrie, les mariages entre oncle et nièce sont assez fréquents. En France, ils sont rares, plus rares encore ceux qui ont lieu entre tante et neveu ; ce sont les unions entre cousins germains qui sont de beaucoup les plus communes relativement.

De 1878 à 1882, on a enregistré en moyenne par an 163 mariages de la première espèce, 48 de la seconde et 2,572 de la troisième (2). Le nombre des unions consanguines en général tend à diminuer. On en comptait 12,9 sur 1,000 mariages, de 1865 à 1869, 11,7 de 1871 à 1875,

(1) J. BERTILLON, *Encyclopédie d'hygiène et de médecine publique*, t. I, p. 300, tableau CXIX.

(2) J. BERTILLON, *Encyclopédie d'hygiène et de médecine publique*, t. I, p 172, tableau XXII.

et 11,1 de 1876 à 1880. Le tableau dressé par Legoyt (1), reproduit par Michel Levy et qui porte sur les huit années comprises entre 1858 et 1865 inclusivement, constate une diminution de 1858 à 1863. A partir de ce moment, il y a une augmentation brusque, mais elle tient à ce que Legoyt a compris les mariages entre *cousins issus de germains* dans sa statistique à partir de 1863. Le chiffre des mariages consanguins ainsi modifié, a oscillé pendant cette période entre 4,537 et 5,000 par an ; la moyenne a été de 4,764, tandis que dans la période précédente, elle était de 3,820. La même proportion s'observe entre les différents degrés de parenté que dans le tableau de M. J. Bertillon. Les mariages entre cousins germains sont à eux seuls dix fois plus nombreux que les autres.

Si nous avons insisté sur ce fait, c'est qu'on a, de tout temps, considéré les mariages consanguins comme faisant courir de grands risques aux enfants qui en proviennent. Cette question a donné lieu à des débats passionnés. Boudin la souleva en 1862 et la soutint avec son exagération et sa tenacité habituelles. L'émotion produite par son travail s'étendit jusqu'aux Etats-Unis où le docteur Bémiss signala en 1858, à un meeting radical, la proportion effrayante de sourds-muets, d'idiots et d'aveugles, qu'on trouvait parmi les enfants issus de mariages consanguins. Les enquêtes se multiplièrent dans l'Amérique du Nord, en Ecosse (2) en France (3). La question fut portée devant la Société d'anthropologie ; on y contesta l'exactitude des chiffres de Boudin, en montrant qu'ils avaient été extraits d'un nombre d'observation tellement petit qu'il n'avait aucune valeur. Parmi les médecins, très peu nombreux du reste, qui ont tenté d'exonérer les alliances entre parents, on peut citer Napoléon Périer, qui a discuté avec talent la généalogie des races d'élite, Auguste Voisin qui a fait des recherches minutieuses à l'ile de Batz dont les habitants se marient entr'eux depuis plusieurs siècles (4) et Georges Darwin, l'un des fils de l'illustre naturaliste.

Tous ces auteurs se sont efforcés de résoudre la question à l'aide de la statistique, et ils sont arrivés aux résultats les plus discordants. Ainsi Boudin avait avancé que si l'on évaluait à 1 la chance ordinaire de naitre sourd-muet, cette chance était de 18 pour les enfants issus de cousins germains, de 37 pour ceux qui étaient issus d'oncles et de nièces, et de 70 pour les enfants nés de l'union de neveux et de tantes. Il tirait il est vrai cette conclusion de l'observation d'un seul fait de chaque espèce. Georges Darwin, au contraire, a trouvé que sur 366 sourds-muets dont il a pu connaître la famille, 8 seulement, soit 2 pour 100, étaient issus de cousins germains.

(1) Michel Lévy, *Traité d'hygiène publique et privée*, t. II, p. 708.

(2) Arthur Mitchell, *Annales d'hygiène publique et de médecine légale*, 1865, t. xxiv.

(3) T. Devay, à Lyon ; Th Perrin, ibid.

(4) Auguste Voisin, *Mémoires de la société d'anthropologie* et *Annales d'hygiène*, 1865, t. XXXII.

Le même désaccord s'est rencontré pour les idiots. Bémiss avait trouvé que 15 pour 100 d'entr'eux étaient nés de mariages contractés entre parents, tandis que Georges Darwin n'a trouvé que 170 individus issus de cousins germains sur un total de 4,822 aliénés à l'égard desquels il a pu obtenir des renseignements précis. Ce désaccord s'explique par ce que nous avons dit en commençant des limites de la statistique. Il y a des questions auxquelles elle ne s'applique pas et celle des mariages consanguins est du nombre. C'était l'avis de Legoyt et c'est celui de M. J. Bertillon.

A défaut des chiffres, l'opinion presque unanime des médecins s'accorde à admettre la fâcheuse influence de la consanguinité. « Les mariages » entre parents, dit Michel Lévy, impriment un fatal essor aux prédis- » positions morbides qui relèvent de l'hérédité et exercent une influence » détériorante sur les produits. De même que les plantes alimentaires et » textiles dégénèrent par le défaut de renouvellement des semences et » de la variété des assolements, ainsi la force et la beauté des races » animales sont au prix de leurs croisements. L'homme n'échappe pas » à cette loi qui a trouvé, dans Moïse, un interprète énergique. On peut » lire, dans la Bible, la longue série des prohibitions qu'il oppose au » mariage, jusqu'au troisième degré de parenté. Ces interdictions sont » entrées dans la discipline du Christianisme ; mais la loi civile ne les » a pas reproduites et, comme elle ne laisse, dans beaucoup de pays, » à l'autorité ecclésiastique que le soin de consacrer les unions déjà » validées au nom de la société, la sagesse des prescriptions d'ordre » religieux est en partie éludée. C'est là une des causes actives de la » décadence physique et intellectuelle des populations (1).

L'éminent hygiéniste que nous venons de citer passe ensuite en revue les infirmités et les maladies qu'on peut mettre sur le compte de la consanguinité et il me semble, dans ce tableau, être quelque peu tombé dans l'exagération qu'il reprochait si justement à Boudin. On y trouve en effet énumérés tous les vices de conformation, toutes les affections qu'on regarde comme héréditaires et dont nous aurons à nous occuper plus tard. « Il peut arriver, ajoute-t-il, mais très rarement, que tous les » enfants d'une même famille échappent à l'action de la consanguinité ou » que dans une même famille les uns soient frappés et les autres épargnés. » Presque jamais on n'observe chez les enfants des mêmes parents les » mêmes altérations morbides ; l'un est idiot, l'autre meurt prématuré- » ment, un troisième est seulement retardé. Quand une génération » entière est indemne, on doit craindre la manifestation du mal dans » une seconde génération. »

Il me semble que c'est aller un peu loin et que pour rester dans le vrai, il faut se borner à dire : Le croisement des races est le vœu de

(1) Michel Lévy. *Traité d'hygiène publique et privée* (*loc. cit.*), t. II, p. 767.

l'humanité ; on ne s'y soustrait pas sans danger. Les générations viciées par la consanguinité se dégradent rapidement et finissent par s'éteindre dans le cercle où elles ont circonscrit leurs alliances. Les familles souveraines, les aristocraties en sont la preuve. Les malformations, les infirmités telles que l'idiotisme, la surdi-mutité, la cécité, sont plus communes parmi les enfants issus de mariages consanguins. Les affections diathésiques se renforcent et s'aggravent par ce genre d'union et les produits qui en résultent sont dans de moins bonnes conditions de vie et de santé que les autres. Cela suffit largement pour qu'il faille en détourner les familles, en leur montrant les conséquences fâcheuses qui peuvent en résulter. Si nous avons traité cette question avec quelques développements, c'est qu'elle est au nombre de celles sur lesquelles les médecins sont le plus souvent consultés.

II. **Naissances.** — On désigne sous le nom de natalité, le rapport du nombre des naissances au chiffre de la population, soit $\frac{Na}{Po}$ Les deux termes de cette fonction ne sont pas toujours compris de la même manière, Le numérateur doit, à notre avis, comprendre les morts-nés, car il n'y a pas, au point de vue démographique, de différence entre l'enfant qui meurt en naissant et celui qui succombe quelques jours après. D'ailleurs on ne comprend pas la *mortinatalité* de la même façon dans tous les pays. Quant au dénominateur, il peut comprendre la population tout entière ou ce qui serait plus logique, la partie de la population qui peut produire des naissances, c'est-à-dire les femmes adultes. M. Bertillon a réuni ces différents mode d'évaluation comme il l'a fait pour les mariages, dans un tableau qui comprend les principaux pays de l'Europe et que nous reproduisons à cause de son importance. (Voir le tableau de la page 42).

A. *Natalité totale.* — Comme on le voit dans ce tableau, les pays de l'Europe peuvent se diviser en trois groupes, au point de vue de la natalité : — 1° Ceux qui ont une natalité forte, c'est-à-dire voisine de 150 naissances annuelles par 1.000 femmes en âge de parturition : ce sont tous les pays slaves et tous les pays allemands. La Serbie, la Russie, la Croatie-Slavonie, la Hongrie marchent au premier rang. Immédiatement après, c'est la Saxe puis la Bavière, le Wurtemberg et la Prusse ; viennent ensuite les Pays-Bas et enfin l'Autriche Cisleithane. L'Italie peut presque être rangée dans cette catégorie. — 2° Les pays dont la natalité est moyenne, c'est-à-dire supérieure à 130 naissances annuelles pour 1.000 femmes de 15 à 50 ans. De ce nombre sont l'Angleterre proprement dite et l'Ecosse, puis la Belgique malgré la faiblesse de sa nuptialité ; l'Alsace-Lorraine, l'Espagne, le Portugal, la Roumanie et enfin la Finlande, la Norwège et le Danemark. 3° Les pays dont la natalité est faible, c'est-à-dire de 120 naissances environ pour 1.000 femmes de 15

Natalité dans les principaux pays de l'Europe

PAYS.	PÉRIODE d'observation.	NATALITÉ EN GÉNÉRAL — Combien de naissances en un an pour 1000 femmes — de 15 à 50 ans — morts-nés inclus.	de 15 à 50 ans — morts-nés exclus.	de plus de 15 a. — morts-nés inclus.	de plus de 15 a. — morts-nés exclus.	NATALITÉ LÉGITIME — Combien de naissances légitimes en un an pour 1000 femmes mariées — de 15 à 50 ans — morts-nés inclus.	de 15 à 50 ans — morts-nés exclus.	de plus de 15 a. — morts-nés inclus.	de plus de 15 a. — morts-nés exclus.	NATALITÉ ILLÉGITIME — Combien de naissances illégitimes en un an pour 1000 femmes non mariées — de 15 à 50 ans — morts-nés inclus.	de 15 à 50 ans — morts-nés exclus.	de plus de 15 ans — morts-nés inclus.	de plus de 15 ans — morts-nés exclus.	COMBIEN de naissances en un an pour 1000 habitants — morts-nés inclus.	morts-nés exclus.	ILLÉGITIMITÉ Sur 1000 naissances combien sont illégitimes — morts-nés inclus.	morts-nés exclus.
1	2	3	4	5	6	7	8	9	10	11	12	13	14	15	16	17	18
France	1878-82	103	99	71	68	173	166	120	115	17.5	16.1	11.9	10.9	25.9	24.8	76.4	73.9
Alsace-Lorraine	»	138	133	97	94	264	255	189	182	19.9	18.9	13.9	13.1	33.6	32.4	74.5	73.3
Belgique	»	138	132	99	94	275	253	192	184	20.1	18.9	14.8	13.9	31.1	29.9	78.4	77.1
Pays-Bas	»	158	150	115	109	308	292	220	208	7.2	9.0	7.2	6.6	37.5	35.6	31.0	30.1
Espagne	»	»	»	»	»	»	»	»	»	»	»	»	»	»	31.0	»	56.6
Portugal	1860-62	»	»	»	»	»	»	»	»	»	»	»	»	»	32.0	»	»
Italie	1878-82	149	144	110	107	249	242	186	184	24.7	23.7	17.5	16.9	37.5	36.3	74.2	73.4
Roumanie	»	»	»	»	»	»	»	»	»	»	»	»	»	»	32.0	»	50.5
Grèce	»	»	»	»	83	»	»	»	»	»	»	»	1.8	»	25.3	»	9.9
Suisse	»	122	117	89	85	249	240	183	176	10.9	10.2	7.9	7.4	31.1	29.9	47.9	46.7
Allemagne	»	158	152	118	114	278	265	210	202	29.5	28.0	21.6	20.7	39.3	37.7	89.6	88.7
Prusse	»	159	152	120	115	282	271	214	206	25.8	24.4	19.3	18.3	39.4	37.8	78.4	77.1
Saxe	»	171	164	131	125	273	263	212	204	48.0	45.8	36.1	34.4	43.6	41.9	127.6	126.7
Bavière	»	164	158	118	114	285	276	209	202	43.3	41.7	30.6	29.5	40.1	38.7	131.5	131.6
Wurtemberg	»	169	163	124	119	300	290	224	216	30.1	28.9	21.6	20.7	41.3	39.8	86.2	85.8
Bade	»	149	144	110	107	275	266	209	203	22.4	21.6	16.2	15.6	37.0	35.9	75.2	74.8
Autriche cisleithane	»	152	148	115	112	250	244	192	187	46.0	44.3	34.3	33.0	39.5	38.4	145.2	143.5
Pays de la couronne de Saint-Etienne	1880-82	»	»	134	132	»	»	199	197	»	»	27.8	25.2	44.3	43.5	78.4	72.0
Croatie-Slavonie	1878-82	»	»	»	»	»	»	»	»	»	»	»	»	44.7	44.1	»	56.9
Serbie	»	»	»	»	»	»	»	»	»	»	»	»	»	»	51.0	»	8.0
Russie d'Europe	1872-76	»	»	»	»	»	»	»	»	»	»	»	»	»	50.0	»	28.1
Finlande	1878-82	146	142	109	106	264	257	208	196	21.8	20.8	16.1	15.3	36.9	35.9	73.2	71.9
Suède	»	121	118	86	84	245	239	164	160	22.1	21.3	16.4	15.8	30.0	29.6	101.2	101.0
Norvège	»	136	131	98	95	283	274	193	186	20.2	19.2	15.5	14.7	32.0	30.9	83.4	82.0
Danemark	»	135	131	97	94	248	240	171	167	27.0	25.9	20.0	19.2	33.0	32.5	102.0	101.0
Angleterre et Galles	»	»	»	»	103	»	»	»	190	»	»	»	10.2	»	34.0	»	48.2
Ecosse	»	»	»	»	100	»	»	»	205	»	»	»	13.1	»	33.7	»	84.2
Irlande	»	»	»	»	74	»	»	»	177	»	»	»	3.1	»	24.9	»	25.0
Massachussets	»	»	»	»	»	»	»	»	»	»	»	»	»	25.0	24.3	»	17.5
Vermont	»	»	»	»	»	»	»	»	»	»	»	»	»	21.6	21.0	»	8.6
Connecticut	»	»	»	»	»	»	»	»	»	»	»	»	»	23.8	22.0	»	10.8
[illegible]	»	»	»	»	»	»	»	»	»	»	»	»	»	[illegible]	33.3	»	8.5

à 50 ans où inférieure à ce chiffre, sont : la Suède, la Grèce, la Suisse, puis loin derrière eux l'Irlande ; enfin, au dernier rang, la France qui, de tous les pays de l'Europe est celui qui a la plus faible natalité (1).

Cette infériorité n'a fait que s'accentuer depuis l'époque à laquelle s'arrête la statistique de M. J. Bertillon. Le nombre des naissances va toujours décroissant suivant une progression rapide.

En 1876, on a enregistré	......	966.682	naissances
De 1881 à 1884,	id.	937.000	—
En 1888,	id.	882.639	—
En 1889,	id.	880.579	—
En 1890,	id.	838.059	—
En 1891,	id.	866.377	—
En 1892,	id.	855.847	—

Le taux moyen de la natalité qui était de plus de 30 naissances pour 1.000 habitants au commencement du siècle et de 25 il y a 20 ans n'était plus en 1890 que de 21,8. Dans cette année et pour la première fois, le chiffre des décès a dépassé celui des naissances et l'écart a été considérable (38.446). En 1891, il a été de 10.505, en 1892, de 20.041.

B. *Natalité légitime.* — En France et c'est encore un des tristes côtés de la question, la diminution porte presqu'exclusivement sur les naissances légitimes. Les pays qui en ont le plus sont les Pays-Bas, le Wurtemberg et la Bavière. Ils n'ont qu'une proportion médiocre de femmes mariées, mais elles sont très fécondes. La Belgique, l'Alsace-Lorraine, la Norvège sont dans le même cas. En Italie au contraire les épouses sont nombreuses, mais leur fécondité est faible. Il en est de même en Suisse, en Autriche, en Danemark et en Suède; mais il s'en faut de beaucoup qu'aucun de ces pays ait une natalité légitime aussi faible que la France et elle va toujours en diminuant. En 1882, sur 1.000 naissances, il n'y en avait que 74 d'illégitimes ; en 1890, la proportion s'était élevée à 85 ; elle s'y est maintenue et pourtant le chiffre des naissances illégitimes tend plutôt à *diminuer ;* mais l'autre terme de la proportion s'abaisse encore davantage. Le tableau suivant qui nous a été communiqué par M. Jacques Bertillon montre cette décroissance pendant les deux dernières années au sujet desquelles les statistiques ont été données :

ANNÉES.	NAISSANCES.					
	LÉGITIMES.			ILLÉGITIMES.		
	Masculines.	Féminines.	Total.	Masculines.	Féminines.	Total
1891	405.454	386.987	792.441	37.773	36.163	73.936
1892	400.260	381.802	782.602	37.540	36.245	73.785

(1) J. BERTILLON, *Encyclopédie d'hygiène*, *loc. cit.*, t. I, p. 178.

C. *Natalité illégitime.* — Les pays de l'Europe où les naissances illégitimes sont le plus rares sont la Serbie, la Russie, la Grèce, l'Irlande, les Pays-Bas, la Suisse et quelques-uns des Etats de l'Amérique du Nord. La Saxe, la Bavière, l'Autriche, sont ceux qui en comptent le plus. La France tient le milieu, mais se rapproche peu à peu du groupe précédent. Ce sont surtout les femmes de nationalité étrangère qui donnent lieu à cet accroissement et cela n'a pas lieu de surprendre, puisque chez nous l'immigration va toujours croissant. En 1891 on a enregistré 73.936 naissances illégitimes et 73.785 en 1892 seulement. Le nombre des enfants naturels nés de femmes françaises a diminué de 157 tandis que les bâtards de race étrangère ont augmenté de 292.

Il n'y a pas de relation sensible entre la nuptialité et la natalité illégitime. Elles devraient être en rapport inverse, mais il n'en est rien. Dans beaucoup de pays, où le nombre des mariages est élevé, les naissances illégitimes sont également nombreuses et réciproquement. On saisit au contraire une relation entre le nombre des enfants naturels et l'âge moyen auquel on se marie. Plus les unions sont précoces dans un pays et moins il y a de naissances illégitimes. Ce résultat est logique. Il n'y a pas de relation entre la natalité légitime et la natalité illégitime (1).

D. *Fécondité.* — En France on ne s'est préoccupé que dans ces derniers temps de tenir compte, dans les recensements, du nombre des enfants que renferme chaque famille. Nous devons ce renseignement aussi précieux pour le législateur que pour l'hygiéniste, à M. J. Bertillon sur la demande duquel le Conseil supérieur de statistique l'a fait comprendre dans les recensements à partir de 1886. Il a fourni à cette époque les chiffres suivants :

FRANCE. — Recensement de 1886. — Combien de familles ont, au jour du recensement, le nombre d'enfants indiqué :

	0 Enfant vivant.	1 Enfant vivant.	2 Enfants vivants.	3 Enfants vivants.	4 Enfants vivants.	5 Enfants vivants	6 Enfants vivants.	7 Enfants vivants.	TOTAL des familles,
I. *Nombres absolus.*	2 073.205	2.542.611	2 265.317	1.512.054	936.853	549.693	313.400	232.188	10.425.321
II. *Nombres relatifs :*									
Familles de mariés..	180	246	221	150	94	55	30	24	1000
— veufs...	251	233	200	136	81	50	29	20	1000
— veuves..	250	243	209	133	79	45	25	16	1000
— divorcés	444	253	154	88	38	12	7	4	1000
En général........	200	244	218	145	90	52	29	22	1000

Il faut se rappeler en lisant ce tableau qu'il s'agit du nombre des enfants vivants au jour du recensement ; il est par conséquent inférieur à la réalité. Il comprend en effet les mariés de l'année qui n'ont pas encore eu le temps d'avoir des enfants, les jeunes ménages qui n'ont pas

(1) J. Bertillon, *Encyclopédie d'hygiène*, *loc. cit.*, p. 185.

encore tous ceux qu'ils sont appelés à posséder un jour; enfin, il ne tient pas compte des enfants qui ont succombé, de tellè sorte que les couples qui ont perdu toute leur lignée sont confondus avec ceux qui ont toujours été stériles.

Le recensement de 1891 a donné les résultats suivants :

Nombre d'enfants par ménage en 1891.

0 enfants	1.848 572	ménages.
1 id.	2.640 894	id.
2 id.	2.364 202	id.
3 id.	1.585.960	id.
4 id.	975.616	id.
5 id.	572.285	id.
6 id.	322.651	id.
7 enfants et plus	251.658	id.
Nombre d'enfants inconnus	188.571	id.
TOTAL	10.750.409	ménages.

On est frappé en lisant ce tableau de la proportion considérable des ménages qui n'ont pas d'enfants ou qui n'en ont qu'un. Si l'on fait le total des ménages qui n'ont pas d'enfants, de ceux qui en ont un et de ceux qui en ont deux, on arrive aux deux tiers des ménages français (637 p. 1.000). Les ménages de 6 et de 7 enfants sont exceptionnels, mais, ainsi que le fait observer M. Jacques Bertillon, il y en a encore beaucoup trop pour permettre d'élever le septième aux frais de l'Etat, ainsi que l'avaient résolu des législateurs philanthropes, mais imprévoyants. S'ils avaient commencé par s'éclairer des lumières de la statistique, ils auraient vu que pour appliquer leur résolution, il aurait fallu plus de 200 millions.

La proportion des familles stériles va en augmentant; elle était de 20 p. 100 en 1886, elle s'est accrue depuis. C'est à Paris qu'on en compte le plus (33 p. 100), puis en Normandie, en Champagne, en Lorraine, dans le Rhône, la Loire, la Dordogne et la Gironde. Les familles sans enfants sont rares au contraire en Corse, en Bretagne, dans quelques départements du centre (Lot, Gers, Corrèze) et enfin dans l'Hérault et les Bouches-du-Rhône. Dans ces derniers départements, les gens mariés sont nombreux, et il est rare qu'ils n'aient pas d'enfants ; mais il est plus rare encore qu'ils en aient plus de deux. La natalité y est des plus faibles. C'est le contraire en Bretagne, dans le Nord, en Auvergne, en Savoie et en Corse ; les mariés sont peu nombreux : mais ils sont rarement stériles et ils ont souvent de nombreuses familles. La natalité y est plus élevée que dans le reste de la France.

III. **Décès.** — La mortalité est le rapport du nombre des décès au chiffre de la population. C'est par conséquent une proportion qui serait extrêmement intéressante à étudier, si partout elle était calculée de la même manière et si les populations étaient plus homogènes ; mais il est des pays où on ne fait pas entrer les morts-nés dans la mortalité totale, et cela avantage leur statistique ; d'une autre part, comme les enfants ont l'existence beaucoup plus fragile que les adultes, les pays qui en ont le plus sont ceux qui, à salubrité égale, ont la mortalité la plus forte. La comparaison, pour avoir une certaine valeur en hygiène, doit donc tenir compte de la mortalité aux divers âges.

En France la mortalité n'a rien d'excessif ; elle va toujours en diminuant. Elle était de 27,82 p. 1.000 habitants en 1800, et de 22 p. 1.000 en 1886 ; le recensement de 1892 donne une proportion un peu plus élevée, 22,82 p. 1.000 (1). Nous sommes supérieurs, sous ce rapport, à la plupart des nations de l'Europe. La Suède, la Norwège et le Danemark l'emportent pourtant sur nous. Nous sommes au même niveau que l'Angleterre, mais comme nous avons beaucoup moins d'enfants, notre mortalité est en réalité plus forte. La mortalité par âge est donc un élément de premier ordre dans la question. M. Bertillon l'a résumée dans le tableau de la page 47.

1° *Mortinatalité.* — En France, les morts-nés ne sont compris ni dans les naissances, ni dans les décès. C'est à tort à notre avis qu'on les compte à part. Il n'importe guère en effet qu'un enfant soit mort en venant au monde ou quelques instants après. La nécessité de les comprendre dans les statistiques ressort encore de ce fait que, dans la plupart des pays, la loi considère comme morts-nés tous les enfants qui succombent avant d'avoir été inscrits sur les registres des naissances, et que le temps accordé pour faire la déclaration varie de deux à cinq jours.

La mortinatalité est d'un tiers plus grande dans la population des villes que dans celle des campagnes, et ira toujours croissant. De 1840 à 1880, elle s'est accrue de plus d'un quart. Tandis que, dans les villes, on compte 525 morts-nés sur 10.000 naissances, on n'en compte que 395 dans la population rurale. A Paris, la proportion est de 738 sur 10.000, près du dixième. La France, du reste, a le triste privilège de figurer parmi les nations qui ont le plus de morts-nés. Elle en a eu 42.472 en 1891 et 41.925 en 1892. La proportion est en moyenne de 444 sur 10.000 naissances. Notre pays marche après la Belgique qui en a 445 et la Hollande qui en compte 506. Les pays qui en ont le moins sont la Roumanie (116), la Croatie-Slavonie (125), la Hongrie (149) (2).

La mortinatalité des enfants naturels est plus grande que celle des enfants légitimes. En France, la proportion est de 781 p. 10.000 naissances, pour les premiers, et de 417 seulement pour les seconds. A la campagne, les enfants illégitimes sont beaucoup moins nombreux ; mais il y a proportionnellement plus de morts-nés parmi eux.

(1) On a enregistré, en France, 876.882 décès, morts-nés non compris, en 1891 et 875.888 en 1892.

(2) J. BERTILLON, *Encyclopédie d'hygiène*, t. I, p. 224, tableau LXXI.

A. Mortalité par ages. — **Pour 1000 habitants de chaque âge, combien de décès en un an.**

(Le nombre des vivants recensés de chaque âge, augmenté de la moitié des décès annuels).

Ages.	Italie (1872-1879).	France (1873-1879).	Angleterre et Galles (1866-1880).	Écosse (1871-1878).	Irlande (1871-1880).	Prusse (1876-1880).	Bavière (1871-1880).	Saxe (1876-1880).	Wurtemberg (1879-1880).
0 à 1 an..	234.9	179.8	167.5	50.8	96.8	222.2	116.7	114.9	340.7
1 — 5 ans.	66.6	27.5	32.6		19.3	40.6			29.6
5 — 10 —.	13 4	6.6	6.9	9.3	5.7	9.3	6.9	5.3	6.5
10 — 15 —.	6.4	4.2	4.0	5.5	3.7	4.1	3.3		2.8
15 — 20 —.	7.0	6.0	5.8	7.7	5.9	4.9	4.3		3.9
20 — 25 —.	9.8	8.3	7.7	9.7	7.3	7 8	8.1	7.5	5.9
25 — 30 —.	9.8	9.5	9.5	10.1	8.0				7.7
30 — 35 —.	10.3	9.8		10.8		10.6	10.4	10 5	8.5
35 — 40 —.	11.9	10.2	13.1	12.7	10.4				9.7
40 — 45 —.	13.4	11.3		13.7		14.7	14.0	14.4	11.1
45 — 50 —.	16.1	13.0	17.8	16.6	13.7				14.0
50 — 55 —.	21.2	17.0		20.4		23.9	23.6	24.1	18.1
55 — 60 —.	27.5	22.6	31.8	27.0	25.5				28.1
60 — 65 —.	41.5	33.6		34.9		50.1	50.3	51.9	38.4
65 — 70 —.	61.1	49.6	63.8	50.7	60.7				60.5
70 — 75 —.	96.2	78.3		71.7		103.1	111.9	114.6	89.7
75 — 80 —.	123.4	117.1	135 1	117.0	140.2				132.7
80 — 85 —.	177.7	175.2		156.5		208.8	237.2	241.8	188.6
85 — 90 —.	317.3	224.1	262.4	237.5	227.7				262.8
90 — 95 —.	221.5	265.1		297.5					323.2
95 — 100 —.	314.9	274.3		371.7	288.6				909.1
Centenaires..	597.6	267.8		282.6					
Totaux...	30.1	22.3	22.2	22.6	17.7	25.9	30.5	29.3	27.1

Ages.	Bade (1878-1880).	Alsace-Lorraine (1872 1880).	Autriche cisleithane (1876-1879).	Croatie et Slavonie (1878-1880).	Suisse (1874-1880).	Belgique (1871-1880).	Pays-Bas (1871-1878).
0 à 1 an..	268.9	240.9	230.2	240.9	220 1	176.3	195.5
1 — 5 ans.	29.0	33.4	52.8	57.5	23.1	34.0	30.3
5 — 10 —.	7.4	7.5	14.6	16.5	6.3	8.7	7.6
10 — 15 —.	3.3	4.1	6.2	8.1	3.9	4.9	4.2
15 — 20 —.	4.7	5.9	7.2	8 4	6.2	6.7	5.6
20 — 25 —.	7.1	8.5	9.0	12.6	7.8	8.9	8 3
25 — 30 —.	8.9	9.0	10.0	15.1	8.5		
30 — 35 —.	10.0	9.6	10.5	15.0	10.1	11.1	10.6
35 — 40 —.		11.1	13.1	19.1	12.1		
40 — 45 —.	12.4	12.6	14.8	18.0	13.0	13.3	12.2
45 — 50 —.		13 9	17.0	25.0	15.7		
50 — 55 —.	23.3	18.4	22.5	29 7	22.6	21.1	18 7
55 — 60 —.		24.6	32.9	48 0	29.3		
60 — 65 —.	49.4	36.4	46 2	45.1	41.3	41.5	36.7
65 — 70 —.		55.2	65.6	87 8	62.0		
70 — 75 —.	108.6	83.6	92.7	89.9	103.1	127.3	89.4
75 — 80 —.		122.9	147.8	137.3	155.9		
80 — 85 —.	227.7	175.2	183.1	126.5	185.1	258.0	161.3
85 — 90 —.		265.1	268.1	172.4	265.5		
90 — 95 —.	354.8	343.5	248.7	144.3	249.2	454.1	260.0
95 — 100 —.			262.2	177.8	241.7		
Centenaires..		750.0	276.6	»	»	684.2	230.8
Totaux...	25.5	25.9	30.1	33.1	23.8	24.6	22.8

Ages.	Suède (1878-1880).	Norvège (1879-1880).	Danemark (1873-1880).	Espagne (1861-1870).	Portugal (1862).	Grèce (1878-1880).	Finlande (1873-1880).
0 à 1 an..	127.9	101.3	151.9	239.7	132 5	91.9	165.6
1 — 5 ans.	26.1	18.6	20.9	64.3	24.1	26.8	38.1
5 — 10 —.	9.4	5.3	8.6	10.8		9 2	9.2
10 — 15 —.	4.8	3.6	5.3	5.9	3.5	5.6	5.0
15 — 20 —.	4.6	5.3	5.6	7.4	4.7	6.0	5.2
20 — 25 —.	5.7	7.3	6.8	10.2	6.6	8.3	6.9
25 — 30 —.	6.3	8.1		8.8	5.8	7.3	7.4
30 — 35 —.	6.9	8.1	8.2	11.4	7.8	9 2	8.3
35 — 40 —.	7.7	8.8				8.6	9.1
40 — 45 —.	9.0	8.7	11.0	18.1	13.6	12.3	10.4
45 — 50 —.	10 3	10.1				14 2	12.9
50 — 55 —.	13.6	13.1	18 3	28.4	18.4	25 0	16.8
55 — 60 —.	17.0	17.9				24.3	22.7
60 — 65 —.	25.1	27.2	34.0	59 8	44.9	45.9	33.5
65 — 70 —.	37.2	38.5				47.0	47.5
70 — 75 —.	61.2	49.3	80.2	148.5	108.3	95.7	86.6
75 — 80 —.	92.9	81.6				96.8	121.2
80 — 85 —.	152.4	121.8	163.8	267.6	206.2	234.9	170.0
85 — 90 —.	213.7	206.9		281.9		194.6	187.8
90 — 95 —.	403.3	268.4	296 2	412.2	264.3	359.0	229.3
95 — 100 —.		259.8		231 0		204.3	157.1
Centenaires..		144.5			402.8	283.3	
Totaux...	17.5	16.2	19.0	29.7	20.5	18.3	21.5

La mortinalité des garçons l'emporte sur celle des filles. En France, la proportion est de 482 sur 10.000 pour les premiers, et de 346 seulement pour les secondes.

Les causes de la mortinatalité sont le plus souvent le défaut de soins dans les campagnes, où le médecin est loin, où les sages-femmes sont inhabiles, où les préjugés sont tout puissants, et les enfants succombent en grand nombre pendant le travail. Dans les villes, c'est autre chose ; la plupart des morts-nés illégitimes, dit Bertillon père, sont des infanticides déguisés. Nous reviendrons sur ce sujet au chapitre de l'éducation, quand il sera question de la protection des enfants à la naissance.

2° *Mortalité infantile.* — L'enfance est l'âge où la vie est le plus fragile, où l'existence est à la merci de toutes les causes de destruction et où l'hygiène a le plus de puissance préservatrice.

En France, si nous avons peu d'enfants, nous en perdons moins que les autres. Il est vrai que cela ne fait pas compensation. La mortalité des enfants de 1 à 5 ans, n'est chez nous que de 251 p. 1.000, tandis qu'il est des pays comme la Russie et la Croatie-Slavonie où elle va jusqu'à 423. Les pays les plus favorisés sont : l'Irlande qui ne compte que 164 décès de 0 à 5 ans sur 1.000 enfants, la Norvège qui n'en perd que 119 et le Danemark 204. Tous les pays allemands ont une mortalité infantile supérieure à la nôtre. L'Italie et l'Espagne ont des chiffres analogues (1).

Quel que soit le pays dont on étudie les recensements, on constate une disproportion énorme entre la mortalité de la première année et celle des années suivantes. Elle est généralement trois ou quatre fois plus forte que celle de la seconde qui est elle-même notablement plus meurtrière que la troisième. A partir de ce moment, l'équilibre se rétablit. Cette diminution progressive se remarque dès la naissance. Le docteur P.-Th. Berg, directeur de la *Statistique Suédoise*, a publié dans le *Statistisk-Tidskrift* (1869, 23e fascicule), une étude magistrale sur ce sujet. Dans l'impossibilité de reproduire ici les nombreux tableaux qu'il a tracés, je me bornerai à en indiquer les principaux résultats.

La mortalité mensuelle suit la même marche que la mortalité annuelle. Plus du tiers des enfants qui meurent dans leur première année succombe pendant le premier mois. La mortalité est trois fois moindre dans le second et diminue rapidement pendant les quatre mois qui suivent ; à partir de ce moment la décroissance est plus lente. La même diminution s'opère dans les quatre premières semaines où la mortalité s'exprime par les chiffres suivants : Sur 10.000 enfants nés vivants, il en meurt 475 le premier mois, et sur ces 475, il y a 211 décès la première semaine, 112 la seconde, 89 la troisième et 53 la quatrième. Enfin, dans cette première semaine si meurtrière, le chiffre des morts va diminuant

(1) J. Bertillon, *Encyclopédie d'hygiène* (*loc. cit.*), t. I, p. 254, tableau LXXXIII.

de jour en jour. Sur 19.000 enfants nés vivants, on en perd 99 le premier jour, et 24 le second, puis la mortalité demeure stationnaire ou décroît lentement jusqu'au dernier jour de la semaine, où on n'enregistre plus que 6 décès.

En somme, on voit que les chances de mort diminuent rapidement à partir de la naissance jusqu'à l'âge de 10 ou 15 ans. La seconde enfance et l'adolescence constituent la période de la vie pendant laquelle on meurt le moins. On en a fini avec les maladies du premier âge, et on n'est pas encore aux prises avec les rudes épreuves que la jeunesse et l'âge mur tiennent en réserve.

L'influence du sexe se fait remarquer dès le début de la vie, quoique la différence n'existe encore qu'à l'état virtuel. Dans tous les pays la mortalité féminine est plus faible que l'autre et cela, à tous les âges. En moyenne, la mortalité des petits garçons est supérieure d'un sixième à celle des petites filles. La proportion est de 116 ou 117 p. 100.

Le mode d'allaitement a plus d'influence encore. Richard Bœckh a dressé le tableau statistique des décès pour les deux modes d'alimentation dans la ville de Berlin en 1885. Il en résulte que la mortalité des enfants allaités artificiellement est six fois, sept fois, ou même dix fois plus forte que celle des enfants nourris au sein de leur mère, et ce résultat est d'autant plus remarquable que ces derniers appartiennent aux classes pauvres, pour une plus forte proportion.

3° *Mortalité des adultes.* — La mortalité va croissant depuis 25 ans jusqu'à la mort et le nombre proportionnel des décès augmente rapidement à partir de 50 ans. Elle est soumise du reste à toutes les influences qui constituent les bases de l'hygiène : au climat, à la profession, aux mœurs, à la constitution, à l'état de célibat ou de mariage, etc. Parmi ces causes, il en est que nous avons étudiées déjà, et nous aurons l'occasion de les passer en revue dans les chapitres qui suivront celui-ci.

IV. **Décroissement de la population.** — Le mouvement de la population d'un pays se résume dans le rapport des naissances avec les décès. Dans les conditions normales, en dehors des fléaux, tels que les guerres, les famines, les épidémies et dans les pays prospères, le nombre des habitants devrait aller en augmentant, avec l'accroissement du bien-être et des ressources de tout genre. Ce résultat s'est en effet produit pendant bien des siècles et, au commencement de celui-ci, les hygiénistes émettaient encore comme un axiome que le chiffre de la population d'un pays se réglait sur la quantité de substances alimentaires dont il disposait

Malthus, en partant de cette donnée, avait édifié sa doctrine de la contrainte morale. Il admettait, comme démontré, je ne sais d'après quels calculs, que la population croissait suivant une progression géométrique, tandis que les subsistances n'augmentaient que suivant une progression arithmétique. La misère, les privations des classes pauvres étaient, d'après lui, la conséquence de cette disproportion à laquelle les guerres, les famines, les épidémies venaient, de temps en temps, apporter un remède momentané, en rétablissant l'équilibre. Il fallait donc, d'après lui, restreindre les mariages et par conséquent les naissances, afin de ne pas alimenter l'accroissement dangereux de la population.

Comme ces doctrines sont loin de nous et quel démenti cruel leur a donné l'expérience ! Nous avons acquis, à nos dépens, la preuve que le bien-être, l'abondance des produits alimentaires ne suffisent pas pour assurer le développement des familles et qu'il serait plus exact de dire que l'accroissement de la population d'un pays est en raison inverse de sa richesse et de son dégré de civilisation. Dans presque tous les pays de l'Europe, les subsistances abondent aujourd'hui : les famines, les disettes même appartiennent à l'histoire. Partout les ouvriers et les paysans se nourrissent mieux qu'ils ne le faisaient autrefois. Depuis le commencement du XIXe siècle, les pays civilisés ont cessé de souffrir de la faim et partout l'accroissement des populations se ralentit. Cette arrêt est très remarquable en Angleterre ; quant à la France il y a longtemps déjà que le mouvement a commencé à se produire et maintenant ce n'est même plus un temps d'arrêt, c'est un recul de plus en plus accentué.

La chute a été rapide et de plus en plus accélérée comme celle des corps qui tombent dans l'espace. Au commencement du siècle, la population augmentait en moyenne, par an, de 6,02 sur 1.000 habitants. En 1879, l'accroissement n'était déjà plus que de 3,34 sur 1.000. D'après le dénombrement de 1886, il n'était plus que de 2,85. J'annonçais alors que l'arrêt complet ne tarderait pas à se produire (1). Les choses ont encore marché plus vite que je ne le croyais. Le recensement de 1891 n'a constaté qu'une augmentation de 124.289 habitants sur celui de 1886, soit 24.857 par an, c'est-à-dire pour une population moyenne de 38.281.047, un accroissement de 0,65 p. 1.000. Cet accroissement n'était lui-même, que la moyenne des cinq années ; car, pendant celle qui a précédé le recensement, les décès l'emportaient déjà sur les naissances. En 1890, l'excédant était de 38.446, il a été de 10.505 en 1891 et de 20.041 en 1892. Ainsi, en trois ans, il y a eu 68.992 décès de plus que de naissances, ce qui donne un excédant de mortalité de 22.977 par an, soit un déchet de 0,6 p. 1.000.

Où s'arrêtera cette décadence ? On n'ose pas y songer. Et, pendant ce temps là, les nations rivales continuent à s'accroître, dans une proportion moindre que par le passé sans doute, mais qui n'en demeure pas moins inquiétante. Sous Louis XIV, la population de la France représentait les deux cinquièmes de celle de l'Europe ; en 1815, elle n'en atteignait plus que le cinquième ; aujourd'hui c'est à peine si nous

(1) Jules ROCHARD, *La dépopulation de la France*. Conférence faite à la Sorbonne le 22 janvier 1887 (*Bulletin hebdomadaire de l'Association scientifique de France*, N°s 36 et 362, p. 325).

arrivons au dixième et si cela continue nous serons tombés dans cinquante ans au septième ou au huitième rang; nous serons relégués parmi les petits Etats avec lesquels on ne compte plus.

Notre chute serait plus rapide encore si les étrangers ne venaient pas combler en partie les vides que creuse parmi nous l'insuffisance de la natalité. Leur nombre augmente sans cesse et l'immigration est d'autant plus active que la population indigène devient plus insuffisante. Ils sont attirés chez nous par la beauté du climat, la richesse du pays, les salaires plus élevés, et la vie facile ; mais ils constituent parmi nous un élément hostile et dissolvant. Ils n'ont ni les mêmes intérêts ni les mêmes sentiments que nous ; ils restent fidèles à leur pays et nous ne pouvons pas les en blâmer ; mais ils deviennent un danger en temps de guerre comme pendant les troubles civils et nous en avons eu la preuve en 1870, comme en 1871.

L'état de choses que je viens de retracer constitue un véritable péril social sur la gravité duquel il serait imprudent de fermer les yeux. On a beaucoup discuté sur ce sujet, dans les sociétés savantes, j'en ai fait moi-même l'objet de plusieurs conférences et j'ai été, à l'Académie de Médecine, le rapporteur de la commission qu'elle avait nommée à cet effet (1). La question a été envisagée sous toutes ses faces ; mais ces efforts n'ont abouti à aucune mesure ; ils n'ont même pas ému l'opinion, tant nous en sommes arrivés en France à l'insouciance du lendemain.

Je m'écarterais complètement du plan que je me suis tracé, si je reproduisais ici les discussions auxquelles je viens de faire allusion. Ces questions d'économie sociale ne sont pas du ressort de l'hygiène. Le seul côté qui l'intéresse est celui qui a trait aux moyens de diminuer la mortalité, car la natalité lui échappe d'une façon presque complète. Toutefois, il lui appartient de réagir par une éducation mieux dirigée contre la faiblesse et la nervosité des jeunes gens des deux sexes, et de combattre les dispositions fâcheuses qui entravent souvent la reproduction dans les jeunes ménages si souvent stériles aujourd'hui, malgré la bonne volonté des conjoints.

Si l'hygiène est désarmée quand il s'agit de la natalité, si elle est impuissante à faire naître, elle peut tout au contraire quand il s'agit d'empêcher de mourir. Elle peut, elle doit protéger l'existence depuis la vie intra-utérine jusqu'à la mort ; mais pour énumérer les circonstances dans lesquelles elle doit intervenir, il faudrait reproduire ici la table de ce livre tout entière.

(1) Jules ROCHARD, *Rapport sur le faible accroissement de la population en France*, au nom d'une commission composée de MM. Brouardel, Th. Roussel, Roger, Gueniot, Javal, Lagneau et J. Rochard (*Bulletin de l'Académie de Médecine*, séance du 10 mars 1891, t. XXV, p. 367).

ARTICLE III. — DIFFÉRENCES INDIVIDUELLES

Dans les deux articles précédents, nous avons envisagé l'espèce humaine dans son ensemble, au point de vue de son origine, des groupes primordiaux qu'elle a formés, de sa répartition sur le globe et des lois qui président à son évolution ; il faut maintenant serrer la question de plus près, en étudiant les différences individuelles qui distinguent les hommes entr'eux, l'influence que l'âge, le sexe, la constitution exercent sur la santé et la vie.

§ Ier. — AGES

Tout, dans la nature, naît, se développe et meurt depuis les mondes, dont l'évolution se mesure par des myriades de siècles jusqu'aux êtres inférieurs dont l'existence est éphémère.

L'organisme animal ne connaît ni halte ni repos ; il ne se maintient que par des échanges continuels avec le monde extérieur ; il subit une perpétuelle métamorphose, qui s'opère à l'aide de transitions insensibles. Les phases successives que le corps humain traverse ont permis de diviser l'existence en un certain nombre de périodes qu'on désigne sous le nom d'*âges*.

Comme ces divisions sont arbitraires, on en a proposé un grand nombre. La plus simple, la plus pratique est celle de Daubenton (1) que Michel Lévy a adoptée. Elle comprend : 1° l'*enfance* qui s'étend de la naissance à la puberté ; 2° l'*adolescence* qui se prolonge jusqu'à 20 ans ; 3° la *jeunesse* qui va de 20 à 30 ans ; 4° l'âge viril qui dure jusqu'à 45 ans ; 5° l'âge de retour qui finit à 60 ; 6° la vieillesse qui s'étend jusqu'au terme de la vie. Il est juste d'y adjoindre, comme le fait M. Hallopeau, la vie intra-utérine, sous le nom de *période embryonnaire* et *fœtale*. Sauf cette dernière dont la naissance marque nettement la fin, les périodes de la vie ne sont séparées par aucune ligne de démarcation tranchée. Toutefois, chez la femme, la *puberté* est signalée par l'apparition des règles et la *ménopause* par leur disparition.

En réalité, l'existence humaine ne comporte que deux phases, l'une d'accroissement, l'autre de déclin ; mais le moment de l'apogée n'est le même ni pour tous les individus, ni pour toutes les fonctions. L'agilité, la souplesse déclinent avant la force musculaire ; la vue s'affaiblit avant

(1) DAUBENTON, *Leçons professées aux écoles normales*, t. VIII, p. 284.

les autres sens. Dans l'ordre intellectuel il en est de même ; la mémoire, l'imagination, la faculté d'apprendre diminuent, alors que le raisonnement, la juste appréciation des hommes et des choses se développent encore.

Tous les hommes n'arrivent pas au même âge à la période de déclin. Il y a des vieillards de trente ans et de jeunes sexagénaires ; mais ces deux types extrêmes sont rares et, pour la majorité des hommes, il y a un fond de vie à peu près le même qu'ils sont libres d'économiser ou de gaspiller. Chaque âge a ses aptitudes fonctionnelles et ses prédispositions morbides. Dans l'enfance, elles se portent vers la tête, dans la jeunesse, vers la poitrine, dans l'âge mur et la vieillesse, vers l'abdomen.

I. **Enfance**. — Nous n'avons pas parlé de la vie intrà utérine, parce que l'hygiène de l'embryon et du fœtus se confondent avec celle de la mère. A la naissance commence l'hygiène individuelle. C'est l'âge où l'activité plastique est au summum où l'impressionnabilité des appareils donne aux maladies une prise facile.

Le premier conflit du nouveau-né avec le monde extérieur commence la série des épreuves que lui ménage la vie. Sensible à toutes les influences de ce milieu nouveau; il est sans force pour réagir contre elles ; aussi subit-il, pendant les premiers jours, une mortalité excessive. Il a tellement besoin de soins, que cette mortalité peut diminuer de plus de moitié, lorsqu'il est l'objet d'une sollicitude éclairée. Cette phase dangereuse a pour limite le moment où les changements qui marquent le passage de la vie fœtale à la vie extra utérine sont accomplis. Cette première épreuve subie, les chances de mort de l'enfant vont en diminuant jusqu'à l'adolescence.

Les transformations que subit l'organisme pendant l'enfance, ont conduit les hygiénistes à y établir des subdivisions. Hallé a adopté les suivantes : la première enfance (*infantia*) qui s'étend jusqu'à la seconde dentition ; la seconde enfance (*pueritia*) qui va de la seconde dentition à la puberté, c'est-à-dire en moyenne de 7 à 14 ans.

La première enfance rencontre à son début deux écueils : l'allaitement et le sevrage, deux maladies spéciales, l'athrepsie et la diarrhée infantile. La première dentition vient ensuite avec les accidents qui l'accompagnent. C'est l'époque de la diphtérie, des affections aiguës des voies respiratoires et des fièvres éruptives, l'âge où le rachitisme apparaît, où les premières manifestations de la tuberculose se montrent sous forme de méningite ou de carreau. La seconde enfance est moins difficile à traverser ; les fièvres éruptives et la diphtérie deviennent plus rares, la tuberculose attaque plus volontiers les ganglions lymphatiques et les articulations. C'est l'âge des épistaxis et de la chorée.

II. **Adolescence**. — La puberté est signalée par l'entrée en fonctions de l'appareil génital jusqu'alors rudimentaire et silencieux. C'est la dernière des transformations importantes que subit l'organisme dans sa marche ascendante. Elle se traduit, dans les deux sexes, par une croissance plus rapide, par l'élargissement du thorax, un changement notable dans la physionomie et l'apparition des poils du pubis. Chez l'adolescent, le duvet fait place à la barbe, les cheveux brunissent, le larynx se développe, la glotte s'élargit, s'allonge, la voie mue et prend le caractère incertain, les intonations fausses qui servent de transition entre le timbre de l'enfance et celui de l'âge mûr. A la suite de cette évolution, elle a baissé d'une octave. En même temps, les organes génitaux augmentent de volume, les érections commencent à se produire et les zoospermes se montrent dans la liqueur séminale. Des changements analogues s'opèrent dans l'ordre moral. Des impressions nouvelles se manifestent et se traduisent par une inquiétude vague, par des désirs d'une intensité extrême chez certains adolescents. Il est rare toutefois que la puberté, dans le sexe masculin, détermine un véritable état maladif.

Elle constitue toujours au contraire une phase critique chez les jeunes filles. La transformation est bien plus importante chez elles que chez les garçons ; elle est en rapport avec l'importance prépondérante du rôle que la femme est appelée à remplir dans la reproduction de l'espèce. Il faut que la nature la prépare à accomplir deux fonctions qui lui sont exclusives, la gestation et l'allaitement ; aussi voit-on, à ce moment, les glandes mammaires apparaître et les seins se prononcer. Les hanches se dessinent, le bassin prend de l'ampleur, les organes génitaux se développent, les poils se montrent sur le pubis et l'écoulement menstruel apparaît. Une pareille transformation ne peut pas s'accomplir sans que la santé soit menacée et que le moral s'en ressente. La perturbation est d'autant plus sérieuse que la jeune fille est plus délicate et a été élevée avec plus de sollicitude. C'est l'âge des caprices, des aversions et des enthousiasmes, des tristesses sans causes et des rires sans motif. C'est le moment où la chlorose, les spasmes, les vapeurs apparaissent, c'est également l'âge où les grandes névroses éclatent chez celles qui y sont prédisposées.

III. **Jeunesse.** — Aucune limite tranchée ne sépare cette période de celle qui la suit ; c'est pendant son cours que le développement s'achève, que le système musculaire acquiert son summum de vigueur et que les dernières épiphyses se soudent. A la fin de cette période, l'homme est arrivé à l'apogée de sa puissance. C'est l'âge du travail, c'est aussi celui de la fatigue et des excès.

La jeunesse est moins sujette que l'enfance aux maladies infectieuses ; mais c'est l'époque d'élection de la fièvre typhoïde, celui où la phthisie évolue et se termine par la mort. Les maladies aiguës comme la pneumonie, la pleurésie, le rhumatisme sont communes à cet âge, mais cela tient plutôt aux influences extérieures qu'à la constitution. La jeunesse est la période pendant laquelle la plupart des femmes deviennent mères pour la première fois, celle où les fonctions utérines ont le plus d'activité et les maladies qui en découlent le plus de fréquence.

IV. **Age mûr.** — C'est l'époque de la plénitude de la vie. Les organes ont acquis tout leur développement, les fonctions toute leur activité, les facultés intellectuelles toute leur puissance. A ce moment l'homme est mûr pour la conduite des affaires et pour celle des hommes. Sa situation est faite, sa vie tracée, et il a l'expérience nécessaire pour élever ses enfants qui commencent à grandir. C'est le moment où il donne véritablement sa mesure. Il a payé son tribut aux maladies aiguës ou contagieuses, mais les affections chroniques commencent à le menacer ; les désordres causés par les excès, par les professions insalubres, les habitudes vicieuses, l'abus du travail intellectuel, se dessinent à cet âge, qui est celui des déceptions, des inquiétudes et des responsabilités.

V. **Age de retour.** — C'est une phase de transition comme la puberté. Les fonctions commencent à perdre de leur activité, l'embonpoint se prononce, le ventre grossit, les rides se dessinent, les cheveux blanchissent, les dents se déchaussent, et la démarche s'alourdit. Les sens perdent de leur délicatesse, la presbytie s'accuse, la mémoire et l'imagination déclinent. C'est l'âge de la goutte, des calculs, celui des premières attaques d'apoplexie, la période pendant laquelle l'asthme, les maladies du cœur, l'athérome artériel se prononcent.

Pour la femme, c'est l'âge de la *ménopause* appelée à bon droit *l'âge critique* parce qu'il se passe rarement sans orages. L'aptitude à la reproduction qui ne fait que diminuer chez l'homme s'éteint chez la femme avec sa manifestation extérieure ; la cessation des règles est souvent suivie de congestions, d'hémorrhagies complémentaires, ou de l'apparition de quelques néoplasmes. En revanche, les névroses, les hémorrhagies causées par les fibrômes utérins cessent d'habitude à ce moment. Avec l'aptitude à la reproduction, la femme perd les attributs de son sexe. Les seins se flétrissent, l'embonpoint se prononce et le charme extérieur disparaît.

VI. **Vieillesse.** — C'est l'âge de toutes les déchéances, la dernière des évolutions de l'organisme. La décadence est rapide. Chaque jour creuse une ride, mine un organe, altère une fonction. La taille se voûte, la peau se plisse, les cheveux tombent, les dents sont une à une expulsées de leurs alvéoles, la démarche devient chancelante, la vue et l'ouïe s'affaiblissent, tout s'alanguit. Les facultés intellectuelles subissent la même déchéance. La vieillesse est l'âge morose. Le cercle dans lequel elle se meut se rétrécit chaque jour ; la mémoire devient infidèle, les distractions difficiles, le caractère exigeant et l'ennui vient s'asseoir au foyer du vieillard dont la pensée se reporte incessamment vers le passé qu'il regrette et vers sa fin prochaine qu'il redoute. Heureux sont ceux qui, dans cet écroulement, conservent assez de raison pour se dire qu'ils subissent la loi commune, assez de fermeté d'âme pour s'y résigner, assez de bon sens pour comprendre que la plainte est injuste et la critique du temps présent ridicule ; heureux ceux qui savent vieillir, plus heureux encore ceux qui se voient revivre dans leurs petits enfants.

La vieillesse est l'âge des infirmités ; les privilégiés qui arrivent au terme de l'existence sans en avoir connu les étreintes sont rares. Il en est de même des maladies ; les plus communes et les plus cruelles sont celles des voies urinaires, les plus meurtrières sont la pneumonie, le catarrhe bronchique avec l'emphysème pulmonaire, le ramollissement cérébral avec les congestions qu'il amène.

L'hygiène de la vieillesse se compose de précautions et de petits soins. La vie monotone et régulière, le respect des habitudes en constituent le fond. Il faut savoir renoncer au travail comme aux distractions bruyantes, éviter les fatigues de toute nature, les émotions vives, s'interdire les soirées, les veilles, les dîners d'apparat, être sobre de voyages et ne pas changer de climat. C'est la vie au minimum qui convient à cet âge ; il faut éviter pourtant de l'assombrir encore par une absence complète d'émotions et l'entourer de toutes les joies, de toutes les distractions compatibles avec l'affaiblissement des organes.

§ II. — SEXES

La constitution et les aptitudes morbides ne sont pas les mêmes dans les deux sexes. La femme est plus délicate, plus nerveuse que l'homme ; ses organes ont moins de volume, ses besoins sont moins impérieux. Elle mange moins que lui proportionnellement à son volume, et a moins d'appétence pour les excitants. Les fonctions sont moins actives, la puberté arrive plus tôt et la fécondité s'éteint plus vite que chez l'homme.

La femme ne peut ni déployer la même force physique, ni produire les mêmes efforts. Les travaux de force ne sont pas faits pour elle ; en revanche, ses mouvements sont plus aisés, plus agiles, ses petites mains sont plus adroites ; elle nous est supérieure pour les besognes délicates. Les femmes ont en général l'esprit plus prompt, plus ouvert, la conception plus facile que les hommes, mais elles sont moins susceptibles d'application et de persévérance. La méditation, l'étude des questions abstraites leur sont pénibles. Elles ont, en un mot, plus de brillant que de profondeur ; mais, comme les facultés superficielles de l'esprit sont celles qui trouvent le plus souvent leur application dans la vie usuelle, les femmes sont aptes à exercer une foule de professions utiles et devraient toutes trouver dans la société les moyens de pourvoir à leur subsistance par le travail. C'est à l'hygiène et à l'économie politique à résoudre pour elles ce problème, et quand elles y auront réussi, elles auront plus fait pour l'amélioration morale des sociétés que tous les philosophes et les moralistes réunis. Nous reviendrons sur ce sujet en parlant des professions.

La maternité est la fonction qui absorbe l'existence de la femme. La grossesse, la parturition, l'allaitement sont des écueils qu'il lui faut traverser à chaque conception nouvelle. Elle y laisse souvent sa santé, parfois sa vie ; et les affections de l'appareil utérin, dont la fréquence va toujours croissant, complètent son cadre nosologique spécial. En dehors des maladies qui leur sont exclusives, les femmes sont plus exposées que nous aux névralgies et aux névroses. L'anémie, la chlorose, la leucocythémie, la péritonite, le cancer, l'ulcère simple de l'estomac, le rhumatisme chronique et la chorée s'observent plus fréquemment chez elles. On ajoute généralement à cette liste, le goître, la sclérose en plaque et l'ectopie rénale.

Les hommes sont plus sujets à la goutte, aux arthropathies scrofuleuses, aux hernies, à l'ataxie locomotrice, à l'atrophie musculaire progressive, aux calculs, à la cirrhose du foie, aux cancroïdes (1). Il est vrai qu'un certain nombre de ces maladies tiennent aux professions qu'ils exercent et quelques autres à leurs vices, au premier rang desquels il faut placer l'alcoolisme. En somme, la mortalité est plus faible et la longévité plus grande dans le sexe féminin que dans l'autre. Cela tient à ce que les hommes exercent toutes les professions dangereuses, tous les métiers qui usent la vie. La femme abritée dans le cercle de la vie domestique et des occupations sédentaires, n'a de périls à courir que ceux auxquels la maternité l'expose et, bien que considérables, ils n'équivalent pas à ceux qui menacent l'autre sexe. Aussi quoi qu'il naisse plus de garçons que de filles, il y a, comme nous l'avons vu, moins de vieillards que de vieilles femmes.

§ III. — TEMPÉRAMENTS. — IDIOSYNCRASIES. — CONSTITUTION

Dans le langage des écoles, le *tempérament*, l'*idiosyncrasie* et la *constitution* sont trois choses différentes. Le *tempérament* est l'expression particulière de la prédominance d'un des systèmes généraux de l'économie ; l'*idiosyncrasie* est déterminée par la prépondérance d'un appareil

(1) HALLOPEAU, *Traité élémentaire de pathologie générale*, 2e édition 1887, p. 37.

ou d'un organe en particulier ; la *constitution* est la résultante de toutes les influences qui peuvent agir sur l'individu ; c'est la formule de son organisation. « L'idiosyncrasie, dit Michel Lévy, compare entr'eux les » organes, le tempérament les systèmes généraux, la constitution les » individus » (2). Ces distinctions nous paraissent un peu subtiles aujourd'hui ; nous ne comprenons pas bien surtout l'utilité qu'on peut en tirer dans la pratique ; mais il faut les connaître ne fût-ce que pour comprendre les anciens hygiénistes qui nous ont laissé sur ce sujet d'admirables dissertations.

I. **Tempéraments.** — L'idée des tempéraments remonte aux origines de la médecine. Elle entrait dans le plan ingénieusement conçu de la doctrine galénique. Le médecin de Pergame avait, comme on le sait, soumis à la loi des nombres, toutes les données de la science de son temps ; les quatre tempéraments correspondaient aux quatre humeurs, aux quatre qualités, aux quatre saisons, aux quatre âges de la vie et enfin aux quatre éléments qui dominaient tout cet édifice artificiel, mais gracieux. Cette doctrine nous est parvenue à travers les âges, après avoir laissé quelques-uns de ses lambeaux aux ronces du chemin, mais conservant encore un fond de vérité en ce qui touche aux tempéraments. On n'en admet plus que trois aujourd'hui : le *sanguin*, le *nerveux* et le *lymphatique*. Bégin en a remarquablement tracé les caractères.

Le tempérament *sanguin* se fait remarquer, dit-il, par l'activité de l'hématose, le développement des poumons, l'énergie du cœur, la richesse des réseaux capillaires et l'impressionnabilité du système sanguin. Les personnes chez lesquelles cet élément domine jouissent de la plénitude de la vie (2). Toutes leurs fonctions s'exécutent avec aisance ; l'ensemble de leur économie offre un heureux cachet de force et de santé. Le moral se ressent nécessairement de ces conditions physiques. La gaieté, la vivacité de la pensée, la mobilité de l'imagination, le courage et l'inconstance, plus de pétulance que de profondeur, tel est l'apanage de ces organisations brillantes (3).

Les maladies qui dominent chez ces sujets privilégiés sont aiguës, franches et la nature fait souvent les frais de la guérison. L'art trouve en eux de puissantes ressources ; l'hygiène n'a qu'à les prémunir, par la sobriété et l'exercice, contre la pléthore et l'obésité qui sont les écueils de ce tempérament.

Le tempérament *nerveux* est caractérisé par la vivacité des impressions, la mobilité du caractère, une susceptibilité presque maladive que met en jeu le moindre ébranlement. Ce tempérament se traduit au dehors

(1) Michel LÉVY, *Traité d'hygiène publique et privée*, t. I, p. 186.
(2) BÉGIN, *Physiologie pathologique*, t. I, p. 44.
(3) Michel LÉVY (*loc. cit.*), t. I, p. 186.

par la maigreur, la gracilité des formes, l'expression mobile et tourmentée du visage. Les personnnes qui en sont affligées sont sur la pente de toutes les névroses, et l'élément nerveux prédomine dans leurs affections ; mais elles déploient, dans l'état de maladie, une force de résistance qui étonne, et qu'elles retrouvent également en présence des fatigues, des souffrances et de toutes les épreuves de la vie.

Cette forme de tempérament héréditaire ou acquise tend à prédominer au sein des civilisations avancées. Elle est la conséquence de l'exagération du bien-être, de la vie trop sédentaire, trop raffinée du défaut d'exercice physique et de l'abus des sensations. On y remédie par un genre de vie opposé. La vie au grand air, les exercices physiques, l'hydrothérapie parviennent à transformer ces organisations délicates, à la condition de s'y prendre de bonne heure, alors que le pli n'est pas encore irrémédiablement pris.

Le tempérament *lymphatique* est le plus mal défini, celui qui a soulevé le plus de controverses ; et cependant il est compris de tous les médecins. Il est caractérisé, dit Bégin, par la prédominance de développement, de vitalité et d'action de tous les tissus pénétrés par des liquides non sanguins et de tous les organes qui forment ces liquides. Cette définition n'est pas rigoureusement physiologique, mais elle exprime assez bien l'opinion générale. C'est la formule organique qui a pour attributs extérieurs, un teint blafard, des chairs molles, froides et comme abreuvées de sérosité, des cheveux roux ou blonds, des yeux bleus, des articulations volumineuses, des muqueuses peu colorées, des dents bleuâtres et souvent cariées, des amygdales volumineuses, une allure lente, paresseuse, peu d'énergie morale, peu d'activité intellectuelle.

Ce type, très commun dans certaines localités, est manifestement inférieur et un indice de décadence. Il prédispose aux affections chroniques, confine à la scrofule et constitue un excellent terrain de culture pour les parasites cutanés comme pour les microbes et notamment pour le bacille de la tuberculose. L'hygiène a plus d'action sur ce tempérament que sur les autres. Un climat sec et franc, l'air marin et les bains de mer, l'exercice et l'alimentation tonique font merveille chez les jeunes sujets lorsqu'on peut y recourir ; malheureusement, comme cette forme d'organisation est le plus souvent le fruit de la misère, l'hygiène peut rarement y remédier.

Les trois formes de tempérament que je viens d'esquisser ne sont pas des types de fantaisie ; il est rare pourtant de les rencontrer dans leur pureté classique : leur association est le fait le plus ordinaire. L'union du tempérament lymphatique avec le sanguin ou le nerveux sont les deux combinaisons qu'on observe le plus communément. La première constitue le fond organique des populations du Nord de l'Europe. L'élément sanguin domine en Alsace, en Normandie, tandis que chez les Allemands et les Belges, c'est l'élément lymphatique. L'association des systèmes lymphatique et nerveux ne s'observe guère que chez les femmes; l'union du nerveux et du sanguin se rencontre fréquemment chez les populations méridionales. Les Dauphinois, les Basques, les Béarnais offrent souvent ce type privilégié.

II. **Idiosyncrasies.** — L'association des tempéraments pourrait nous fournir bien d'autres combinaisons que celles qui précèdent; les idiosyncrasies nous en offriraient bien davantage encore; mais ces considérations sont d'un caractère exclusivement médical et l'hygiène ne doit pas s'y arrêter. La prédominance d'un organe ou d'un appareil, tant qu'elle ne dépasse pas la mesure physiologique, ne présente pas d'indications précises et quand elle a franchi cette limite, c'est la thérapeutique que cela regarde. Les longs développements dans lesquels se complaisent les anciens traités d'hygiène au sujet des idiosyncrasies *génitale*, *digestive*, *thoracique*, *musculaire*, *hépatique*, seraient mieux à leur place dans des ouvrages de pathologie (1).

III. **Constitution.** — La constitution, d'après sa définition même, est essentiellement individuelle et ne saurait prêter par conséquent à des considérations générales. Sa formule se traduit par un résultat, la somme de force que possède l'individu. « La force, dit Michel Lévy, n'est pas » une abstraction, une entité ontologique, elle est la résultante de toutes » les actions qui s'exécutent dans l'économie ». L'éminent hygiéniste partant de cette donnée, passe en revue la force dans ses rapports avec les tempéraments, les idiosyncrasies, l'hérédité, l'âge, le sexe, la taille, le poids du corps; mais ce long et brillant chapitre, quelqu'attrayante qu'en soit la lecture, n'est pas de l'hygiène à la façon dont nous l'entendons aujourd'hui.

(1) Voyez Michel Lévy, *Traité d'hygiène publique et privée*, t. I, p. 188 et suivantes.

CHAPITRE II

LES AIRS, LES EAUX ET LES LIEUX

Nous avons adopté ce titre, parce qu'il est clair, précis, qu'il a été choisi par Hippocrate, et que le traité qu'il nous a laissé sous ce nom, est un des plus beaux héritages que la science moderne ait reçu de l'antiquité. C'est aussi le premier en date des travaux dont la climatologie a été l'objet.

Depuis l'époque où le père de la médecine nous a légué ce monument, les connaissances qu'il embrasse ont bien accru leur domaine ; mais les observations qui en forment la base n'ont rien perdu de leur valeur, et la doctrine qui y est développée n'a fait que s'affirmer avec le temps. L'atmosphère, le sol et les eaux sont encore les trois éléments essentiels de l'hygiène, dans cette partie prépondérante de son cadre qu'on désignait autrefois sous le nom de *circumfusa*, et qu'on nomme aujourd'hui la *science des milieux*. Dans l'étude qui va suivre, nous renverserons toutefois l'ordre suivi par Hippocrate, et nous traiterons successivement du sol, des eaux et en dernier lieu de l'atmosphère.

ARTICLE Ier. — LA TERRE ET LE SOL

Envisagée dans l'espace, la terre se présente sous la forme d'une sphéroïde de 40,000 kilom. de circonférence, légèrement aplati vers les pôles et enveloppé d'une couche gazeuse qui constitue son atmosphère, et dont l'épaisseur est approximativement évaluée à une centaine de kilomètres. Sa course dans l'espace, les lois qui régissent ses mouvements, sont du ressort de l'astronomie et ne concernent pas l'hygiène. L'histoire des premiers âges du globe et de ses révolutions, l'étude de ses profondeurs sont également sans intérêt pour nous. La surface de notre planète et la constitution de sa couche superficielle sont au contraire de notre ressort, parce qu'elles exercent une influence directe sur la santé de ceux qui l'habitent.

§ Ier. — CONFIGURATION DE LA TERRE

La surface du globe, vue dans son ensemble, offre l'aspect d'une immense étendue d'eau de laquelle émergent des continents et des îles. La mer, d'après les observations les plus récentes, couvre un peu moins des trois quarts de cette surface. Krümmel donne les chiffres suivants pour le rapport entre l'étendue des terres et celle des mers :

Surface continentale..........................	142.000.000 de kil².
Surface océanique	368.000.000 de kil².

ce qui donne le rapport de 1 à 2.606 (1).

Ces chiffres sont très approximatifs, parce qu'on ne connaît pas complètement l'étendue relative des terres et des mers, sur une surface de 23.000.000 de kil². qui sont encore inexplorés : 6.000.000 autour du pôle Nord, 17.000.000 autour du pôle Sud.

La terre et l'eau sont très inégalement réparties des deux côtés de l'équateur. Les terres occupent beaucoup plus de surface dans le Nord que dans le Sud. Si l'on considère un hémisphère ayant pour pôle un point situé dans le détroit du Pas-de-Calais, il comprendra la plus grande partie des terres du globe. On le désigne, pour ce motif, sous le nom d'*hémisphère tellurique*, par opposition avec l'*hémisphère maritime* qui contient la majeure partie des mers, et dont le pôle est dans l'Océan Pacifique, près de la Nouvelle-Zélande.

Les terres massées du côté du pôle Nord descendent vers l'hémisphère Sud, en formant deux grands prolongements (l'Ancien et le Nouveau-Monde), rapprochés à leur point d'origine, séparés ensuite par l'Océan Atlantique d'une part et, de l'autre, par le Grand Océan. L'ancien continent est dirigé du sud-ouest au nord-est, le nouveau du nord au sud, en suivant un méridien. Tous deux se rétrécissent dans l'hémisphère sud et se terminent en pyramide, avec des prolongements sous-marins, l'un par le cap de Bonne-Espérance (34°,22' latitude), l'autre par le cap Horn (55°,58',40" latitude).

La grande surface pélagienne qui couvre l'hémisphère sud est parsemée d'îles sans nombre dont l'une, la Nouvelle-Hollande, a les dimensions d'un continent et a été considérée ainsi par quelques géographes.

Cette disposition réciproque des terres et des mers exerce une influence considérable sur le climat des différentes régions du globe. La masse énorme des eaux de l'Océan suit, avec une extrême lenteur, les variations de température de l'atmosphère. A sa surface, l'air est plus mobile et plus humide que sur les continents ; le voisinage de la mer égalise les

(1) O. Krümmel, *Der Ozean*, 1886.

températures, il modère la rigueur des hivers et la chaleur des étés. De là l'opposition qu'on observe entre le climat des côtes et des continents articulés, riches en péninsules et en golfes lorsqu'on le compare à celui de l'intérieur des grandes masses compactes de terres fermes (1).

La douceur de nos climats ne reconnaît pas d'autre cause. L'Europe, avec ses mers intérieures, ses côtes profondément découpées, contraste avec le massif compacte de l'Asie dont elle est le prolongement occidental. La première offre le type le mieux caractérisé des climats *maritimes* essentiellement tempérés et l'autre est l'expression la plus accentuée des climats *continentaux* que Buffon a si justement qualifiés d'*excessifs*. Dans l'intérieur de l'Asie, Tobolsk, Barnaul, Irkoutsk ont les mêmes étés que Berlin, Munster et Cherbourg. On voit le thermomètre se maintenir, pendant des semaines entières, à 30 et 31 degrés ; mais à ces étés succèdent des hivers dont la température moyenne tombe à — 18 et 20 degrés. La côte ouest de la France au contraire baignée par l'Océan et réchauffée par le *gulf-stream* connaît à peine les chaleurs de l'été et les froids de l'hiver. La Bretagne qui prolonge la France dans l'Ouest comme la France prolonge l'Europe jouit d'un climat doux humide et constant. Dans son atmosphère brumeuse et tiède, on voit les chamcerops vivre en pleine terre ; les camélias sont de grands arbres qui se couvrent de fleurs splendides et font l'ornement des jardins. A Brest, la température moyenne de l'été est de 19° 8 et celle de l'hiver de 9 degrés. Ainsi, l'écart est de 50 degrés dans les villes de la Sibérie que nous avons citées plus haut et de 10 degrés seulement sur les côtes du Finistère.

Si la présence de la mer égalise généralement la température, elle peut, par ses courants, causer de grandes différences entre des côtes situées sous la même latitude. Cela s'observe principalement dans l'Amérique du Nord. La côte qui borde l'Océan Atlantique a un climat bien plus variable que celle que baigne le grand Océan. Les îles Aléoutiennes, situées dans le nord de ce dernier, entre 51 et 58 degrés de latitude, sous le même parallèle que Moscou, ont le climat pluvieux et doux des côtes de Bretagne, tandis que Terre-Neuve, sous le même parallèle que Brest, a des hivers de neuf mois, une moyenne annuelle de 3°,5 et une ceinture de glaces qui en défend les abords pendant une partie de l'année. Cela tient au courant du Labrador qui entraîne les glaces polaires vers le sud ; elles rencontrent l'île de Terre-Neuve sur leur route et s'y arrêtent, tandis qu'au contraire le gulf-stream réchauffe les côtes de France. Nous reviendrons sur ces faits à propos des courants maritimes.

La configuration des continents dans le sens vertical offre autant d'intérêt pour l'hygiène que leur forme articulée et les découpures de leurs rivages. « Tout ce qui fait naître une variété quelconque de forme,

(1) Alexandre de HUMBOLDT, *Cosmos, Essai d'une description physique du monde*. Traduit par H. Faye, Paris 1847, première partie, p. 384.

» en un point de la surface terrestre, dit de Humboldt, que ce soit une » chaîne de montagnes, un plateau, un grand lac, tout accident du sol » en un mot imprime un cachet particulier à l'état social du peuple qui » l'habite. Le sol est-il encaissé entre de hautes cimes recouvertes de » neige ? les communications sont gênées, le commerce ne peut s'établir. » Est-il formé de plaines basses, entremêlées de chaînes discontinues, » comme dans l'ouest et dans le sud de l'Europe, où ce genre d'articu- » lation se développe si heureusement ? alors les influences météoro- » logiques se multiplient, et, avec elles, les productions du monde » végétal. Bien plus, comme chaque contrée exige alors une culture » différente, même à égalité de latitude, cette configuration spéciale » donne naissance à des besoins qui stimulent l'activité des populations. » En soulevant les chaînes de montagnes à travers les couches violem- » ment redressées, les réactions intérieures ont façonné la surface du » globe. Ces révolutions formidables ont fait disparaître, en grande » partie, sur l'un et l'autre hémisphère, l'uniformité sauvage qui sans » elle eût appauvri l'énergie physique et intellectuelle de l'espèce » humaine (1) ».

Les montagnes qui ont été le résultat de ces soulèvements nous frappent par leur élévation, leur masse, leurs formes souvent bizarres toujours imposantes, et pourtant ce ne sont que de bien petites aspérités, que de légers accidents de surface comparés à la masse du globe qui les supporte. La plus haute des cimes de l'Hymalaya, le point culminant du globe à 8.588 mètres de hauteur, c'est la 771e partie du rayon de la terre. On voyait à l'Exposition universelle de 1889 une sphère terrestre de 12 mètres de diamètre et on n'avait pas pu y figurer les montagnes en relief, parce que leur saillie eut été à peine perceptible. Celle de la chaîne de l'Hymalaya n'aurait eu que 5 à 6 millimètres de hauteur, les Cordillières auraient fait un relief de 4 millimètres et le Mont-Blanc de 3 à peine. Le reste aurait été représenté par des rugosités imperceptibles.

Supposons, dit de Humboldt, que la masse entière des Pyrénées soit uniformément répandue sur toute la surface de la France, le sol de ce pays n'en serait exhaussé que de 3 mètres. Les Alpes rehausseraient celui de l'Europe de 6m,50.

Quoi qu'il en soit, les montagnes n'en exercent pas moins une influence considérable sur le climat des régions voisines. Elles arrêtent le cours des vents, changent leur direction et abritent les vallées auxquelles elles servent d'écran. Dans notre hémisphère, lorsqu'elles courent parallèlement à l'équateur, elles servent de barrière aux vents du Nord et protègent contre leur âpreté les localités plus méridionales. C'est ainsi que la Chaîne de l'Himalaya abrite la péninsule Indienne contre les vents glacés qui soufflent du Thibet et de la Sibérie. En Afrique au contraire,

(1) Alexandre de HUMBOLDT, *Cosmos*, 1re partie, p. 350.

l'Atlas sert de barrière au vent brûlant du désert et abrite contre lui l'Algérie. Les chaînes qui courent du nord au sud ont une influence différente. En Europe les Alpes scandinaves qui affectent cette direction arrêtent les vents d'Ouest qui sont humides et tièdes ; elles établissent une différence radicale entre le climat de la Norvège et celui de la Suède. Le premier ressemble à celui de l'Angleterre, il est attiédi par le voisinage de la mer, par les vents d'ouest et par les dernières vapeurs du Gulf-Stream. L'hiver y est très doux, même sous les hautes latitudes. Il suffit de franchir les montagnes pour éprouver toutes les rigueurs de l'hiver. Le climat de la Suède ressemble à celui de la Russie, parce que les Alpes scandinaves arrêtent les vents tièdes du sud-ouest si fréquents dans ces parages et laissent le champ libre aux brises glacées qui arrivent sans obstacle des plaines de la Sibérie. Nous pourrions multiplier ces exemples ; mais ces considérations trouveront mieux leur place à l'article des climats.

Les montagnes très élevées influencent également la température par les neiges dont elles sont couvertes. Après avoir passé sur ces cimes glacées, les vents deviennent froids et secs pendant le reste de leur parcours. Enfin les cours d'eau qui doivent en se réunissant former les rivières et les fleuves, sortent de ces massifs montagneux et proviennent de la fonte des glaciers qui en couvrent les sommets ou des sources qui sortent de leurs flancs. Les hauts plateaux qui participent de l'altitude des montagnes, ont un climat qui s'en rapproche et qui diffère essentiellement de celui des vallées, surtout lorsque celles-ci sont encaissées, profondes et abritées par des cimes abruptes comme on en voit en Suisse. Enfin les plaines ont aussi leur climat particulier. Tantôt elles sont parcourues par des vents froids et impétueux, comme les steppes du Nord de la Russie, tantôt elles sont humides, couvertes de brumes et marécageuses.

§ II. — STRUCTURE ET COMPOSITION DU SOL

En hygiène comme en agriculture, on donne le nom de sol à toute l'épaisseur de la couche terrestre qui peut exercer une influence sur la santé des êtres vivants qui habitent à sa surface. Sa structure est extrêmement complexe.

Les terrains qui forment l'écorce du globe peuvent se rapporter à quatre classes fondées sur la différence de leur origine. On donne le nom de terrains *volcaniques* à ceux qui ont été rejetés à l'état de fusion par les cratères et sont venus se refroidir à la surface. Ils se composent de laves, de cendres et de sables. On nomme terrains *plutoniques* ceux qui sont constitués par des roches d'un aspect cristallin, plus dures, plus compactes que les scories et les cendres, résultant comme elles de la fusion causée par une chaleur souterraine, mais refroidies sous une énorme pression. On compte parmi les terrains *plutoniques* les granites, les protogynes, etc. Ils forment souvent des montagnes élancées, pyramidales, profondément déchirées. Le massif du Mont-Blanc en est un exemple remarquable.

Les autres terrains ont été déposés par les eaux et leur disposition stratifiée rappelle leur origine. Les terrains *métamorphiques* après avoir été déposés ont été fortement réchauffés par le voisinage des roches plutoniques encore incandescentes. On compte dans cette division les gneiss, les micachistes, les marbres cristallisés. Ces trois premières classes ne renferment pas de fossiles. La quatrième comprend les terrains *fossilifères* qui se distinguent d'après leur ancienneté, en terrains *primaires*, *secondaires*, *tertiaires* et *quaternaires* ou *diluviens*.

Dans les terrains *primaires*, l'embranchement des vertébrés est représenté par des reptiles et des poissons très différents des espèces actuelles ; les crustacés par des trilobites. On y trouve des mollusques céphalopodes, mais point d'ammonites. Les terrains *secondaires* présentent souvent une épaisseur considérable. Les vertébrés y sont plus variés que dans les terrains *primaires* ; les reptiles y sont représentés par les icthyosaures, les ptérodactyles ; on y trouve quelques oiseaux, et des mammifères didelphes, mais pas de monodelphes dont la présence est caractéristique des terrains *tertiaires*. Les oiseaux, les reptiles, les poissons et les animaux inférieurs de cette période représentent plutôt des espèces que des genres perdus. Enfin, nous avons vu l'homme apparaître à cette époque et constituer la race de *Canstadt*, sur l'existence de laquelle on conserve encore quelques doutes (1).

Les terrains *quaternaires* renferment aussi des espèces perdues ; mais elles contiennent surtout les premiers représentants de la faune actuelle. L'homme y est représenté par les huit races que nous avons énumérées dans le chapitre précédent.

Les terrains que nous venons de passer en revue ne sont pas uniformément répartis à la surface du globe. Les soulèvements qui en ont tant de fois rompu l'écorce ont, dans bien des endroits, changé l'ordre de superposition et fait émerger les couches les plus anciennement formées, à travers celles qui les avaient recouvertes ; c'est ainsi que les roches plutoniques forment le massif central de l'Amérique et constituent le sol de la Bretagne, tandis que les terrains tertiaires couvrent les trois grands bassins de la France.

On a cherché, à diverses reprises, à établir une relation entre la salubrité d'une région et la nature du sol sur lequel elle repose. Lors

(1) VIRCHOW, Discours prononcé le 23 août 1892 à Moscou, à l'ouverture du Congrès d'anthropologie et d'archéologie préhistorique.

de l'épidémie de choléra de 1849, Fourcault s'efforça de prouver que le fléau avait partout respecté les terrains granitiques pour se répandre dans les plaines formées de terrains de sédiment. (1) Il fit remarquer que les Vosges lui servaient habituellement de barrière ; que lors de ses invasions par le Midi de la France, il s'était arrêté au pied des montagnes volcaniques de l'Auvergne et que. dans ses invasions en Bretagne, il se bornait à ravager la côte, sans gravir le massif granitique qui en forme le centre. Les trois grands bassins tertiaires de la Seine, de la Gironde et du Rhône avaient été au contraire le théâtre privilégié de ses ravages.

En 1854, M. Nerëe Boubée reprit cette doctrine et chercha à en donner l'explication. (2) Après avoir fait remarquer que le choléra affectait une prédilection évidente pour les bassins des grands fleuves, comme le Gange, le Volga, l'Euphrate, pour des pays comme la Hongrie, la Pologne, la Prusse, la Belgique et la Hollande dont le sol est formé de terrains alluvionnaires, tandis que les pays de montagne à sol granitique comme le Tyrol, la Bohême l'Ecosse, la Bretagne étaient relativement épargnés, il émit la pensée que cette immunité tenait à l'imperméabilité absolue de ces roches primitives qui rendait impossible leur imprégnation par les liquides contaminés.

Magne a plus tard appliqué ce principe étiologique à la fièvre typhoïde (3). Il a remarqué qu'en France cette maladie faisait beaucoup plus de ravages dans les pays dont le sol est constitué par des terrains modernes, et en particulier sur ceux qui appartiennent au *trias* et à la formation *oolithique*. Des observations ultérieures ont prouvé que cet heureux privilège des terrains anciens était une illusion. Il n'y a pas en France une ville qui soit aujourd'hui complètement à l'abri de la fièvre typhoïde. Les recherches contemporaines tendent, de plus en plus, à prouver que, dans l'étiologie de la fièvre typhoïde, il faut faire la part la plus large à la mauvaise qualité des eaux potables, par l'intermédiaire desquelles elle se transmet le plus souvent.

On a cherché, mais avec aussi peu de fondement, à établir une corrélation entre la nature géologique du sol et la production du goître. Les uns ont accusé les terrains calcaires, d'autres les sols magnésiens de le produire ; mais cette doctrine étiologique n'a pas supporté le contrôle des faits et n'est plus maintenant qu'un souvenir.

Si nous avons cité ces exemples, c'est uniquement pour montrer que l'âge des terrains fondamentaux qui constituent le sol d'une région n'est pas sans intérêt pour l'hygiène et qu'il y avait lieu d'en dire quelques mots. En admettant que leur nature n'ait aucune influence sur la pro-

(1) FOURCAULT, *Conditions géologiques et hydrographiques qui favorisent le développement et la marche du choléra asiatique* (*Gazette médicale de Paris*, 1849).

(2) N. BOUBÉE, *Comptes-rendus de l'Académie des sciences*, octobre 1854.

(3) MAGNE, *Rapports entre la composition des terrains et le développement des fièvres typhoïdes épidémiques* (*Bulletin de l'Académie de médecine*, octobre 1865).

duction directe des maladies, elle agit sur la santé des habitants par les productions végétales que le sol qui en est composé, fournit à l'alimentation. Les terrains granitiques sont peu fertiles. Le massif central de la France formé de roches plutoniques et traversé par des volcans dont les laves se superposent çà et là au terrain primitif, n'est cultivé que dans ses vallées ; les pentes sont boisées, mais les sommets sont dénudés. C'est en somme un pays pauvre et voué à l'émigration. La Bretagne renferme également des parties bien arides ; mais elle est sauvée par la douceur de son climat et par sa ceinture maritime. Les terrains de sédiment sont plus productifs. On peut dire, d'une manière générale, que les terrains stratifiés ont plus de chances d'être fertiles que les terrains massifs, parce qu'ils proviennent de la désagrégation et du mélange des éléments de roches primitives variées. Ils sont pour l'agriculture plus complets (1).

Il faut maintenant jeter un coup d'œil sur la composition de la couche la plus superficielle du sol, de celle que l'homme remue sans cesse pour les besoins de l'agriculture, pour la construction des édifices, le percement des égouts, le tracé des routes.

Cette couche, éminemment complexe, provient du détritus des roches dont il a été question plus haut et du mélange des éléments qui les constituent. Les roches primitives, en se décomposant sous l'atteinte des actions météoriques, fournissent des galets, du sable, de l'argile. L'eau qui s'infiltre dans les fissures de ces roches les dilate en se congelant et les fait éclater ; leurs débris, entraînés par les eaux, produisent des attérissements dont la végétation s'empare.

L'intervention des agents météoriques suffit pour décomposer le fedlspath, le mica, l'amphibole, le protoxyde de fer, principes constituants de ces roches ; les masses calcaires qui sont moins dures cèdent plus facilement aux actions mécaniques et se dissolvent dans les eaux chargées d'acide carbonique (2). La désagrégation de ces terrains forme, avec les matières organiques provenant de la décomposition des végétaux, la couche superficielle dont nous nous occupons en ce moment. Les éléments minéraux qui s'y rencontrent sont la silice, l'alumine, la chaux, la magnésie, la potasse, la soude, les oxydes de fer et de manganèse. Les trois premiers sont les plus importants au point de vue de l'hygiène et de l'agriculture, et nous nous y arrêterons un instant.

1° La *silice* se présente sous deux formes : compacte et dure comme dans les roches granitiques, les grès, les schistes, les gneiss, ou fragmentée comme dans les sables, les graviers, les cailloux. Elle y est à l'état de pureté ou combinée avec la chaux, la potasse, l'alumine, le fer.

(1) J. Arnould, *Nouveaux éléments d'hygiène*, Paris, 1881.

(2) Boussingault, *Economie rurale dans ses rapports avec la chimie, la physique, la météorologie*, t. I.

Les terrains siliceux sont généralement salubres, en raison de leur perméabilité. Les fortes pentes des roches primitives qui en sont formées empêchent la stagnation des eaux et l'imbibition des couches superficielles. L'humidité permanente et la putréfaction y sont impossibles ; les eaux qui sourdent des terrains granitiques sont d'une limpidité parfaite ; cependant, certains terrains schisteux, facilement désagrégés par l'action successive de la pluie et du soleil, forment, dans le fond de quelques vallées en Bretagne, un sol perméable qui se convertit facilement en marais insalubres. Les terrains schisteux et pyriteux se décomposent parfois sous l'influence de l'atmosphère. En ouvrant la tranchée de Glomel, pour l'établissement du canal de Nantes à Brest, on rencontra des schistes renfermant des sulfures qui, étant exposés à l'air, donnèrent lieu à un dégagement d'hydrogène sulfuré, très nuisible aux travailleurs.

Le sol siliceux n'est salubre qu'à la condition d'avoir une épaisseur suffisante. Lorsqu'il est profond, il absorbe et conserve la chaleur en même temps qu'il se laisse traverser par l'eau, de sorte que, dans les pays chauds et sur les points très exposés au soleil, il se dessèche au point de devenir impropre à la culture. Dans les régions tempérées il constitue au contraire un support excellent pour l'engrais et la charrue n'a presque rien à faire. C'est le terrain particulièrement propre à recevoir les eaux d'égout ; mais il faut pour cela que la couche profonde sur laquelle il repose soit elle-même perméable. Ainsi, les landes de Gascogne qui sont un ancien lit de mer recouvert par des sables de l'époque pliocène, présentent un phénomène très intéressant pour l'hygiène et qui a été l'objet de travaux intéressants depuis quelques années. Les sables qui, dans certains endroits, ont jusqu'à 80 mètres d'épaisseur, ne renferment que de rares couches d'argile ; mais, à une petite distance de la surface, les infiltrations de tannin et d'autres matières organiques ont transformé le sable en une couche de grès d'un brun noirâtre mélangé de fer qui présente l'aspect et la dureté de ce métal. On donne à ce composé le nom d'*alios ;* il est tantôt friable et tantôt dur. Dans ce dernier cas, il ressemble à un ciment tant sa structure est serrée. Il a rarement plus de 20 centimètres d'épaisseur et sert aux constructions rurales. Les maisons des Landes, les anciens castels de la région, les assises des gares de Bordeaux et d'Arcachon ont été bâties avec des pierres *aliotiques*.

Ces bancs compactes, situés à une faible profondeur, sont considérés comme l'obstacle principal à la végétation forestière. Les racines ne les traversent que difficilement ; ils arrêtent les eaux de pluie et transformeraient les landes en marécages, si l'on n'avait pas creusé de distance en distance des fossés d'écoulement nommés *crastes* qui reçoivent le trop plein des eaux et les conduisent aux ruisseaux de l'intérieur ou aux étangs du littoral.

On a longtemps considéré l'*alios* comme absolument imperméable.

Les géographes, les ingénieurs et les hygiénistes ne mettaient pas le fait en doute mais M. Pallas, en 1884, a prouvé par des expériences positives, qu'il se laissait traverser par les eaux. M. Lapparent, inspecteur de l'agriculture, a reconnu la perméabilité de l'*alios* dans son rapport de 1886 sur les vignobles des sables de Gascogne et, en 1887, M. Chambrelent qui, en 1865, s'était prononcé pour l'imperméabilité, a reconnu qu'elle n'était pas complète. Enfin, en 1890, le docteur Lalesque, d'Arcachon, reprenant et complétant les expériences de Pallas, a prouvé, à la Société de médecine de Bordeaux que l'*alios* se laissait traverser par l'eau, comme par le pétrole (1).

Cette question a, pour la culture comme pour l'hygiène, une importance qui explique le soin qu'on a mis à la résoudre ; toutefois la connaissance de cette perméabilité ne peut pas, de l'avis du docteur Lalesque lui-même, modifier sensiblement les idées qui ont cours sur les Landes, leur culture et leur utilisation au point de vue de l'épandage des eaux d'égout. Si l'*alios* se laisse traverser, ce n'en est pas moins un filtre serré, lent, facile à s'encrasser et l'obstacle qu'il apporte à l'écoulement rapide des eaux suffit pour transformer momentanément le sol en marécages et justifier les travaux qu'on a exécutés pour triompher de cette entrave.

Les sables des Landes présentent un autre phénomène tout aussi nuisible à l'agriculture et qui a longtemps condamné cette région à la stérilité. Ils forment des dunes mouvantes qui, poussées par les vents du large, empiètent sur les terres cultivées et auraient fini par les conquérir, sans les plantations de pins maritimes et les travaux d'assainissement dont nous aurons l'occasion de parler plus loin.

2° La *chaux* existe surtout dans le sol à l'état de carbonate. Il y est pur ou associé à la magnésie ce qui constitue la *dolomie*. Le reste est formé par le sulfate de chaux et représenté par la pierre à plâtre, le gypse. Les roches calcaires ont des propriétés différentes au point de vue de l'hygiène selon leur plus ou moins de dureté et l'étendue de leurs couches. Lorsqu'elles sont en petits fragments, en grains fins, sans cohésion, elles forment des terrains perméables que les eaux traversent sans difficulté et se comportent comme les sables siliceux dont elles ont la salubrité. Lorsqu'elles sont en assises continues, que le grain en est serré, la consistance dure, elles sont presqu'aussi impénétrables que le granit. Le sol, dans ce cas, ne peut avoir aucune influence sur l'air et sur les eaux et il est parfaitement salubre si les couches sont suffisamment inclinées. Lorsqu'elles sont horizontales, elles présentent parfois des excavations dans lesquelles les eaux stagnent et forment de petits marais parfois situés à de grandes hauteurs.

(1) Dr Morice, *Note sur le degré de perméabilité de l'alios* (*Journal des Savants*, n° du 9 avril 1891).

Les marbres sont le type des calcaires compacts qui ont les propriétés du granit ; la craie, le gypse sont au contraire perméables et constituent des sous-sols secs et chauds. La craie perd ses avantages lorsqu'elle est pénétrée de marne argileuse ou qu'elle repose, en couches peu épaisses, sur un sous-sol marneux. Les terrains gypseux s'échauffent lentement, mais gardent bien la chaleur. Les sols que forme le gypse ne sont pas imperméables, parce qu'il n'est point stratifié. Il est soluble dans 420 parties d'eau, de telle sorte que les eaux qui le traversent sont fortement séléniteuses et l'association fréquente du sel gemme au gypse accentue encore ces fâcheuses conditions. « Ensemencé, dit Arnould, le calcaire » tient le milieu entre le sable et l'argile et doit peut-être sa supériorité » générale à ses propriétés en quelque sorte bien équilibrées ».

3° L'*argile* domine dans les terrains diluviens ; mais on en trouve également dans ceux qui sont calcaires et schisteux. Par son association avec le sable, les graviers, les effritements calcaires, elle constitue la plus grande partie du sol soumis à la culture.

Tous les sols argileux sont suspects C'est à l'argile que les terrains tertiaires doivent leur mauvaise réputation. Elle n'est pas complètement justifiée, car ils renferment aussi des grès et des calcaires tandis que l'argile se retrouve également dans les terrains de transition. L'argile est nuisible par son imperméabilité. Elle absorbe l'eau lentement, la retient avec énergie et, quand elle est saturée, ne la laisse plus passer, de telle sorte que celle-ci stagne à sa surface. Les alluvions des grands fleuves, la plupart des vallées sont formées par des bancs d'argiles et de marnes mêlées au sable et aux débris calcaires. Ce sont de bons terrains pour la culture. Les plantes enfoncent leurs racines sans effort dans ce sol humide, meuble et dépourvu de cailloux. La charrue le remue sans peine et ses produits sont abondants ; mais c'est un sol perfide en raison de son humidité, des fermentations qui s'accomplissent dans son sein, de la mauvaise qualité des eaux qui en découlent et de l'infériorité des végétaux qu'il nourrit.

Son insalubrité est d'autant plus grande que l'argile y est en plus grande abondance. Le mélange du sable et des calcaires le modifie avantageusement ; enfin, l'hygiène peut en corriger la fâcheuse influence, comme nous le verrons en parlant de la culture et du drainage.

Quelle que soit la nature du sol, il se recouvre partout, avec le temps et par la culture, d'une couche très complexe résultant de l'effritement des roches profondes, des détritus végétaux qui se décomposent à la surface, des engrais et des amendements que la culture y a mêlés. Cette couche variable par son épaisseur et sa composition suivant la nature des terrains qu'elle recouvre, c'est la *terre arable*, c'est l'*humus*. Elle fait la fertilité ou l'infécondité d'un pays, sa pauvreté ou sa richesse. Sa profondeur est variable suivant les régions. Elle manque dans certains endroits où les roches sont à nu ; sur d'autres, elle n'a que quelques centimètres d'épaisseur ; mais, quelle que soit sa profondeur et sa provenance, elle emprunte toujours au sous-sol la majeure partie de ses éléments constitutifs. D'une part, le travail de la charrue mélange intimement l'*humus* avec la couche sous-jacente, surtout lorsqu'elle est friable ; de l'autre, les végétaux, en se détruisant sur place, rendent à l'*humus* les principes qu'ils avaient puisés dans le sous-sol par leurs racines et qui avaient contribué à leur développement.

La terre végétale se relie donc partout à la couche profonde, et la silice, l'argile ou le calcaire y prédominent suivant les lieux ; sa constitution chimique est dominée par la composition même du terrain géologique sous-jacent et c'est à peine si, dans le *terreau* proprement dit, la prédominance spécifique disparaît devant la richesse en détritus organiques.

L'*humus* est le réceptacle des matières organiques et des micro-organismes, c'est le théâtre des décompositions et des putréfactions qui s'opèrent dans le sol. Il a donc une importance capitale au point de vue de l'hygiène, ainsi que nous le montrerons bientôt.

§ III. — PROPRIÉTÉS DU SOL

I. Thermatité. — La croûte terrestre se trouve placée entre deux sources de chaleur : l'une constante, c'est la chaleur centrale, l'autre éminemment variable c'est celle qui vient du soleil. Elles agissent en sens opposé et augmentent, la première en descendant dans les profondeurs du sol, la seconde en s'approchant de sa surface. La chaleur centrale s'élève d'un degré par 30 ou 32 mètres (1). La profondeur à laquelle agit la chaleur du soleil varie suivant la saison, la latitude, la conductibilité et l'humidité du sol. Au-delà du point où elle se fait sentir, la température demeure invariable. Les caves de l'Observatoire de Paris qui ont 29 mètres de profondeur marquent, depuis qu'elles existent, une température invariable de 11°,7, c'est-à-dire d'un degré plus élevée que la moyenne termique annuelle observée à la surface du sol est qui est de 10°,8 (2).

La chaleur centrale n'ajoute pas un trentième de degré à la température

(1) ARAGO et WALFERDIN ont fait, pendant le forage du puits de Grenelle, des expériences dans lesquelles ils ont reconnu que la température croissait de un degré par trente-deux mètres. HUMBOLDT fixe cette augmentation à un degré par 90 pieds de Paris (30 mètres). Si cette loi s'appliquait à toutes les profondeurs dit-il, une couche de granit serait en pleine fusion à une profondeur de 4 myriamètres (4 à 5 fois la hauteur du plus haut sommet de la chaîne de l'Himalaya (*Cosmos*, 1re partie, n° 196.)

(2) La ligne de température invariable oscille pendant le cours de l'année entre 17 et 30 mètres d'après FORBES et FARK. Elle ne descend pas au-dessous de 10 mètres, d'après ROTH et LEX.

de la croûte extérieure du globe, aussi n'intéresse-t-elle que les mineurs. L'action du soleil qui produit l'échauffement des couches superficielles, au contraire intéresse au même titre l'agriculture et l'hygiène.

La terre absorbe la chaleur solaire et la retient ; mais cette faculté est assez limitée. Le sol est lent à s'échauffer comme à se refroidir. Schübler a cherché à déterminer par l'expérimentation le degré de capacité, pour le calorique, des différents éléments du sol. Il a reconnu que le sable calcaire marchait en première ligne, l'humus en dernier lieu et que l'argile tenait le milieu. (1) Nous ne reproduirons pas le tableau détaillé qu'il en donne, parce que ses expériences ne sont pas suffisamment rigoureuses au dire de Durand-Claye et de M. Arnould qui les ont contrôlées.

Les circonstances qui font le plus varier le pouvoir absorbant des terres pour la chaleur sont la couleur et l'humidité du sol. Les terres foncées l'emportent sur les sols blancs et les jardiniers ne l'ignorent pas, car ils en font l'application pratique en recouvrant leurs planches de terreau ou de matières noires pour achever la maturité des fruits et des légumes. L'humidité n'a pas moins d'action. La rapidité d'échauffement des terres sèches et des terres humectées peut varier de 7 à 8 degrés. Si le sol s'échauffe lentement il est également lent à se refroidir, et sa capacité pour le calorique est supérieure à celle de l'atmosphère. Dans l'Inde, on voit parfois la surface du sol atteindre, sous les rayons du soleil, jusqu'à 70°, tandis qu'au-dessus l'air n'en a que 40°. Dans le Sahara, le sol brûle la plante des pieds.

Les hygiénistes se sont vivement préoccupés, à une certaine époque, des oscillations thermométriques observées dans les couches superficielles du sol. C'était au temps où on faisait jouer à ce dernier un grand rôle dans la production des épidémies ; Delbrück (de Halle) en 1867 et Pfeiffer (de Weimar) en 1871, cherchèrent à établir une corrélation entre la marche de la température et celle du choléra. Pfeiffer étudiant, dans un premier mémoire, (2) l'évolution de cette maladie sur l'ensemble du globe, faisait observer qu'elle règne en tout temps dans les régions intertropicales, que dans les pays tempérés les maladies arrivent à leur *acmé* à l'époque où la chaleur du sol est le plus élevée ou immédiatement après et qu'elles disparaissent quand celle-ci tombe au-dessous de cinq à sept degrés. Quant à la zone polaire, où l'apparition du choléra ne saurait être expliquée par l'échauffement dû au soleil, il l'attribue à l'élévation de la température du sol causée par le chauffage artificiel des habitations dans les cités populeuses et fait remarquer que, dans ces contrées, on a surtout affaire à des épidémies de maison. L'année suivante, il

(1) Schubler, *Annales de l'Agriculture française*, 2e série, t. XL, 1854.

(2) L. Pfeiffer, *Unter suchungen über den Einfluss der Bodenwärme auf die Verbreitung und den Verlauf der cholera* (*Zeitschrift. f. Biologie*, VII, *heft*. 3. 1871).

annonça, dans deux nouveaux mémoires, que sa théorie avait été appuyée par de nouvelles recherches faites à Bruxelles et en Angleterre.

Il est incontestable qu'il y a une corrélation étroite entre la température et la marche du choléra ; mais il est bien difficile, de faire la part qui revient à la chaleur du sol et à celle de l'atmosphère dans cette influence complexe. Il faut également tenir compte de la conductibilité du terrain, de son humidité et de la quantité de matières organiques en décomposition qu'il renferme. Les nombreuses expériences qui ont été faites en Allemagne pour éclairer la question ne l'ont pas encore suffisamment élucidée pour que nous ayons cru nécessaire de les reproduire ici (1). Il est bon toutefois d'en tenir compte. En les multipliant sur différents points du globe, on pourra arriver à quelques déductions utiles. Lorsqu'une science en est encore à ses premiers pas sur le terrain de l'expérimentation, elle ne doit dédaigner aucun des éléments qui peuvent arriver à lui donner un jour le degré de précision et d'exactitude auquel elle doit aspirer.

II. **Porosité.** — Toutes les terres, toutes les roches, même les plus compactes, sont poreuses dans ce sens que leurs parties constituantes sont toujours séparées par des intervalles dans lesquelles les gaz et l'eau peuvent pénétrer. Wiel et Gnehm ont établi qu'en moyenne le sol sec renferme le tiers de son volume d'air. Les champs cultivés en contiennent davantage. Hervé Mangon a trouvé que, dans ces conditions, la terre en retenait de 2 à 10 fois son volume. Cela explique comment des ouvriers ensevelis par des éboulements, ont été retrouvés vivants sous d'épaisses couches de terre. Pour que leur vie ait pu se maintenir dans ces conditions, il faut qu'il s'opère, dans le sol, une certaine circulation de l'air, un échange entre celui qu'il contient et l'atmosphère.

Dans son passage à travers la terre humide, l'air y devient l'agent de combinaisons chimiques actives. Il y opère une combustion lente de la matière organique, qu'il transforme en acide carbonique, en eau et en azote. Il brûle même l'azote que le feu ne peut atteindre. Ce gaz est, en effet, beaucoup moins combustible que le carbone et l'hydrogène et sa transformation est le signe d'une combustion plus parfaite. L'oxygène de l'air se combine avec l'azote des matières organiques et forme de l'acide nitrique qui, se combinant à son tour, avec les bases alcalines contenues dans le sol, donne naissance à des nitrates solubles que les végétaux absorbent.

Cette nitrification de l'azote entrevue par Boussingault a été démontrée par MM. Schlœsing et Müntz (2). Ils ont de plus prouvé qu'elle était

(1) Voyez pour ces expériences et leurs résultats : J. Arnould, *Nouveaux éléments d'hygiène*, *loc. cit.*, p. 26 et suiv.

(2) Schlœsing et Müntz, *Comptes-rendus de l'Académie des Sciences*, 1878 et 1879.

produite par l'action d'un ferment qu'ils ont isolé. Le ferment nitrique n'est pas aussi résistant que les autres. Une température de 100 degrés maintenuè pendant dix minutes suffit pour le détruire. Il est essentiellement *aérobie ;* il ne résiste pas à la privation d'oxygène et la dessication, même à la température ordinaire, ne lui paraît pas favorable. Le ferment nitrique est très répandu. La terre végétale est le milieu qui lui réussit le mieux. La moindre particule de terre arable en contient ; les eaux d'égout en sont largement pourvus ; on en trouve aussi dans les eaux courantes ; mais il n'existe pas dans l'air, d'après Durand-Claye.

La nitrification a son maximum d'effet à une température de 37°. Au-dessus de 55° et au-dessous de 5°, l'action du ferment s'arrête. Un milieu alcalin est nécessaire à sa manifestation. Dans le sol, c'est généralement de la chaux ou de la magnésie qui s'unit à l'acide nitrique formé. Les acides, les antiseptiques, les vapeurs de chloroforme arrêtent la nitrification.

La découverte de MM. Schlœsing et Müntz a été confirmée par les travaux récents de M. Winogradsky (1). D'après lui, la nitrification s'opère par l'intermédiaire de deux organismes vivants : le ferment nitreux qui transforme l'ammoniaque en acide nitreux et le ferment nitrique qui transforme ce dernier en acide nitrique. Ces ferments sont essentiellement aérobies ; ils ne peuvent vivre sans oxygène et c'est pour cela que la nitrification est abondante dans les terrains bien aérés, qu'elle s'arrête quand le sol est inondé et que les microbes de la nitrification sont détruits par le manque d'air. M. Hiram-Mils, à la station expérimentale de Lawrence (Massachusetts) a pu, à l'aide de l'irrigation intermittente, obtenir la purification de 492.000 mètres cubes d'eau d'égout par hectare et par an. On peut obtenir ainsi la combustion de 250 grammes de matière organique par mètre carré et par jour.

L'oxygène de l'air attaque et décompose également les substances minérales insolubles contenues dans les couches de terre les plus superficielles, surtout lorsque le labour les a triturées et mélangées aux matières organiques.

La combustion qui s'opère ainsi aux dépens de l'oxygène de l'air en diminue la quantité et augmente celle de l'acide carbonique. Fodor a prouvé que ce dernier gaz représentait exactement dans le sol l'oxygène disparu. Boussingault, l'un des premiers, a fait l'analyse de l'air du sol et a dosé son acide carbonique. Il en a trouvé de 2,4 à 9,74 pour 1.000 dans l'air d'un champ récemment cultivé. Pettenkofer a poussé plus loin les recherches et les a dirigées, non plus comme Boussingault dans un but agricole, mais dans un intérêt hygiénique. Préoccupé de l'influence exercée par le sol sur la production des maladies épidémiques, il trouvait,

(1) Winogradski, *Recherches sur les organismes de la nitrification* (*Annales de l'Institut Pasteur,* 1890, p. 213 et 257, et 1891, p. 92 et 577).

dans les proportions d'acide carbonique qu'il renferme, la mesure des décompositions dangereuses qui s'y opèrent et le *criterium* de la salubrité. Il a été suivi dans cette voie par les hygiénistes de son école et leurs observations les ont conduits aux résultats suivants :

L'air contenu dans le sol des lieux habités, cultivés ou couverts d'une végétation spontanée, renferme toujours plus d'acide carbonique que l'atmosphère de ces mêmes lieux. Il n'y a d'exception que pour les terrains stériles desséchés comme les sables des déserts où aucune action chimique ne peut se produire, puisqu'il y manque deux des trois éléments indispensables à cette action, l'eau et la matière organique. L'air contenu dans ce sol inerte ne contient pas plus d'acide carbonique que l'atmosphère.

La quantité d'acide carbonique croît avec la profondeur. Le professeur Fodor (de Buda-Pesth), dans des expériences très suivies, a trouvé que l'air du sol de la cour de l'Université à Klausenbourg, recueilli à quatre mètres de profondeur, renfermait 107,5 pour 1.000 d'acide carbonique, qu'il n'en contenait plus que 37,6 à deux mètres de la surface et 18,7 seulement à un mètre. C'est évidemment là une proportion exagérée, et le même expérimentateur a trouvé des quantités d'acide carbonique beaucoup plus faibles sur d'autres points et notamment dans le sol de l'hôpital de Klausenbourg, mais quelles que fussent les quantités, elles allaient toujours en augmentant avec la profondeur (1).

La quantité d'acide carbonique est proportionnelle à la perméabilité du sol. Lorsque la couche de terre arable est puissante, poreuse, accessible à l'air, l'acide carbonique descend et s'accumule dans les profondeurs du sol. On peut donc conclure, en présence d'un sol abondamment pourvu d'acide carbonique, que le sous-sol est imperméable à l'air et, dans le cas contraire, qu'il est de consistance légère.

La proportion d'acide carbonique qui se produit dans le sol est proportionnelle à l'activité des décompositions chimiques qui s'y opèrent, et par conséquent à la quantité de matières organiques qu'il contient. Elle est également impressionnée par la température et présente des oscillations journalières et saisonnières, elle varie du matin au soir ; elle s'abaisse pendant les mois de décembre, janvier et février où elle atteint son minimum, pour se relever ensuite lentement jusqu'en juin ; elle atteint son plus haut degré le 22 de ce mois et décroît ensuite. Elle marche parallèlement à la température du sol et retarde comme elle sur la température de l'atmosphère (2).

La courbe de l'acide carbonique du sol marche en sens inverse de celle du baromètre. Le raisonnement l'indique et les expériences de Fodor l'ont constaté. Lorsque l'air est plus lourd, il pénètre dans le sol et

(1) F.-V. Fodor, *Experimentelle untersuchungen über Boden und Bodengase* (*Deutsche Vierteljahrsschr. f. eff' Gesundheistp*, fig. VII, p. 205, 1875).

(2) F.-V. Fodor, *Experimentelle untersuchungen*, (*loc. cit.*).

refoule les gaz dans les profondeurs ; ils remontent lorsque l'air devient plus léger. Cette règle ne peut être considérée que comme l'expression d'un fait très général et souffre de nombreuses exceptions. Le vent exerce, pour les mêmes raisons, sa part d'influence sur la quantité d'acide carbonique que contient le sol ; mais elle n'a rien de régulier. Tantôt il l'abaisse et tantôt il l'augmente ; cela tient à sa direction et aux obstacles qu'il rencontre ; mais, au point de vue de l'hygiène, c'est le grand purificateur. Il chasse, de l'atmosphère comme du sol, les gaz nuisibles, les miasmes délétères et jusqu'aux organismes microscopiques qu'il emporte dans ses tourbillons. En pénétrant dans le sol, il le ventile et l'assainit. En renouvelant l'air qu'il contient, il active la combustion et les décompositions organiques qui s'y opèrent. On voit souvent dans les régions intertropicales les épidémies cesser après un ouragan.

La quantité d'oxygène disparue est, avons-nous dit, proportionnelle à celle de l'acide carbonique formé. Les expériences déjà citées de Fodor l'ont prouvé et celles de Nichols à Boston ont confirmé le fait. Ce dernier observateur a trouvé dans un sol marécageux, à 35 centimètres de profondeur, des quantités d'oxygène variant suivant la saison de 14,76 pour 100 à 16,95, tandis que l'acide carbonique variait de 11,51 à 2,82 et l'azote de 73,73 à 79,23. (1)

Toute la matière organique du sol n'est pas convertie en nitrates ; on y trouve des traces d'ammoniaque ainsi que l'ont prouvé les recherches de Fodor et de Nichols. Ce dernier a même décelé la présence d'une quantité assez notable d'hydrogène carboné dans la vase d'un canal. L'hydrogène sulfuré ne s'y rencontre que dans des conditions exceptionnelles.

La vapeur d'eau se trouve dans l'air du sol comme dans l'atmosphère, mais avec une tension inférieure à celle qu'elle possède à l'air libre, à la même température.

Enfin la terre retient également l'eau entre ses particules. Celle-ci est la condition essentielle de toutes les actions chimiques qui s'y produisent. Toutes les roches en absorbent plus ou moins. Delesse a déterminé le degré de capacité d'un certain nombre d'entre elles, en les trempant dans l'eau jusqu'à ce que l'air interposé ait été complètement chassé et en les pesant ensuite. Il a trouvé que le granit en retenait de 0,06 à 0,12 pour 100 de son poids ; les schistes 0,19 pour 100 ; la dolomite, 3,29 ; le calcaire, de 9,67 à 21,16, et la craie 24,10 pour 100. (2)

Renk a fait les mêmes recherches pour les graviers et les sables ; il a trouvé des chiffres variant de 35,8 pour 100, pour le gravier de grain moyen compact, à 49,7 pour 100 pour le sable demi-fin meuble. (3).

(1) Nichols, *On the Composition of the Ground atmosphere*, Boston, 1875. — *Observations on the Composition of the Ground atmosphere in the neigbourhood of decaying organic matter*, Boston, 1876.

(2) Detesse, *Bulletin de la Société géologique de France*, 1861-1862, p. 61.

(3) F. Renk, *Zeitschrift für Biologie*, XV, p. 205.

Il est plus difficile de déterminer la porosité d'un sol complexe que celle de ses éléments. On ne peut même l'évaluer que d'une manière approximative, soit en inondant d'eau jusqu'à saturation une portion de ce sol convenablement isolée dans une enceinte imperméable, soit en enlevant une masse de terre déterminée pour en remplir sans tassement un vase de capacité suffisante et en y versant ensuite la quantité d'eau nécessaire pour l'imbiber. Toutefois en agissant ainsi, on ne parvient jamais à chasser complètement l'air qui remplit les pores. Pour arriver à une détermination plus précise, il faudrait recourir à la méthode de Flügge qui consiste à employer l'acide carbonique pour chasser l'air des pores et à déterminer ensuite le volume de cet acide dans un eudiomètre par les moyens connus. En agissant ainsi, C. Flügge a obtenu des résultats intéressants dont nous nous bornerons à rapporter les chiffres extrêmes. La terre de jardin prise à 50 centimètres de profondeur a décélé une porosité de 46,1 pour 100 ; celle de l'argile sableuse compacte prise à la même distance de la superficie a été de 32,7 p. 100 (1).

III. **Perméabilité.** — C'est la propriété que présente le sol de se laisser traverser par le gaz et par l'eau. Elle est une conséquence de la porosité, mais ne lui est pas proportionnelle. Les roches qui absorbent le plus ne sont pas celles qui se laissent le plus facilement traverser. L'argile est poreuse et très peu perméable, le sable a des qualités opposées. Renk et Fleck ont mesuré la quantité d'air que laissaient passer les différents terrains dans un temps donné, sous une pression déterminée. Ils ont trouvé que la perméabilité était en rapport avec le volume des grains pour le sable et le gravier, que l'humectation de bas en haut était toujours plus considérable que celle qui se fait en sens inverse, en raison de la facilité plus grande que l'air éprouve à s'échapper du sol dans le premier cas. L'air passe beaucoup plus facilement lorsque le sol est sec que lorsqu'il est mouillé. Renck a trouvé une différence de près d'un dixième. Meister a fait des recherches semblables avec l'eau et a obtenu des résultats analogues. Le gravier, le sable siliceux, le sable calcaire, le gypse sont les éléments qui se laissent traverser le plus facilement ; l'argile et l'humus sont ceux qui offrent le plus de résistance Toutefois, il n'y a pas de terrain absolument imperméable. En pratique, on considère comme tel ceux qui ne laissent pas passer plus de 5 à 10 p. 100 de l'eau qu'ils reçoivent. Le granit, les schistes argileux, le grès dur, le calcaire compacte, la dolomie, l'argile sont dans ce cas. Un douzième d'argile dans le sable diminue sa perméabilité d'une manière très sensible.

La promptitude avec laquelle l'eau traverse le sol dépend aussi de sa configuration. Lorsque la surface est inclinée, elle laisse glisser les eaux sans les retenir ; quand elle est inégale, elle présente des dépressions où

(1) C. Flugge, *Grundiss der Hygiene*, Leipzig, 1889.

celles-ci s'accumulent ; si la couche superficielle est plane et perméable, les eaux la traversent jusqu'à ce qu'elles rencontrent un lit imperméable qui leur barre le passage ; elles s'accumulent alors dans les dépressions que celui-ci présente et forment ainsi ce qu'on appelle la *nappe souterraine.*

Nappe souterraine. — Celle-ci ne constitue pas un cours d'eau véritable, ni une collection homogène ; c'est la couche la plus profonde de la terre perméable, celle qui est en contact immédiat avec le lit d'argile et qui est plus saturée de liquide que les couches qui sont au-dessus : elle est parfois animée d'un certain mouvement dans le sens de l'inclinaison du terrain ; l'eau coule alors comme par une sorte de filtration et se déplace de proche en proche.

La profondeur à laquelle on rencontre la nappe souterraine varie suivant que la couche imperméable est plus ou moins près du sol et, dans un même lieu, elle est sujette à des fluctuations qui dépendent de la quantité d'eau tombée. Elle monte ou descend suivant que les pluies ont saturé une couche de terrain plus ou moins épaisse. Il existe une indépendance absolue entre la nappe souterraine et les cours d'eau du voisinage ; mais son niveau varie sous l'influence des mêmes causes ; seulement elle est toujours en retard, parce qu'il faut plus de temps aux eaux météoriques pour s'infiltrer dans le sol que pour couler dans les ruisseaux et les étangs. Le débit des fontaines et le niveau des puits, ce dernier surtout, permettent de suivre assez exactement ces oscillations auxquelles on a accordé, dans ces derniers temps, une grande importance.

Pettenkofer a cherché à établir une relation de cause à effet, entre les épidémies de choléra et les oscillations de la nappe souterraine (1). Buhl, Seider, Snow, Sellen ont essayé d'expliquer de la même façon la production de la fièvre typhoïde. Après avoir constaté que les recrudescences de ces maladies ou leur apparition sont le plus souvent précédées d'une élévation considérable du niveau de l'eau tellurique, ils en donnent l'explication suivante : Dans les temps de sécheresse, la nappe souterraine s'abaisse ; une partie du sol et des canaux souterrains abandonnés par les eaux, est envahie par l'air atmosphérique et se trouve alors dans les conditions de chaleur et d'humidité les plus favorables à la reproduction des micro-organismes. Ceux-ci pullulent alors et, lorsque sous l'influence des pluies, la nappe souterraine s'élève de nouveau, les microbes montent avec elle et pénètrent dans les puits, qui deviennent alors de véritables cloaques. Leur eau prend une odeur sensible, devient nauséeuse et propage les germes des maladies infectieuses qui avaient jusqu'alors sommeillé dans le sol.

Cette théorie n'est au fond que l'expression d'un fait très général, que l'application à la nappe souterraine des observations faites à la surface

(1) Max von PETTENKOFER, *Zeitschrift für Biologie*, I, V, XI.

du sol. Dans les deux cas, la fermentation organique exige le concours de l'air et de l'eau. Si le sol est tout à fait sec ou complètement noyé, tout s'arrête ; lorsqu'il est arrosé de nouveau, que ce soit par l'eau des pluies ou par celle qui monte des profondeurs du sol, on voit commencer la pullulation des microbes pathogènes.

IV. **Microbes du sol.** — On a vu, dans les pages précédentes, l'activité avec laquelle les réactions chimiques s'opèrent dans le sol, ainsi que les fermentations qui s'effectuent dans ce milieu perméable, humide et chaud ; mais ce ne sont pas là les actes les plus importants pour l'hygiène ; le sol renferme, en dehors de ces éléments normaux, la plupart des micro-organismes qui sont les germes des maladies infectieuses. Leur présence dans les couches superficielles du sol pouvait se pressentir, avant même que l'observation ne les y découvrît, puisque l'air en est chargé, que les eaux en sont remplies et qu'il s'opère entre eux et le sol des échanges incessants ; toutefois, leur découverte est encore récente, et ils n'ont été bien étudiés que dans ces dernières années.

Le comité d'organisation du Congrès d'hygiène de 1889 avait pris pour titre d'une des questions à traiter dans ce congrès : l'*Action du sol sur les microbes pathogènes*. MM. les docteurs Grancher et Richard, chargés des fonctions de rapporteurs, ne se bornèrent pas à exposer l'état de la science sur ce sujet, ils s'efforcèrent de l'élucider à l'aide d'observations multipliées. Elles ont mis en lumière les faits suivants (1) :

« Les germes pathogènes sont abondamment répandus dans le sol où » leur présence peut être expérimentalement démontrée. A côté du » *vibrion* septique et du bacille du *tétanos* qu'on trouve partout, et dans » le sol de tous les pays il se place une catégorie d'autres microbes » pathogènes qui n'en sont pas les habitants ordinaires, qui, au contraire, » sont les hôtes habituels, sinon obligés, de l'organisme animal qu'ils » rendent malade, et qui ne se rencontrent dans le sol qu'accidentel- » lement, en certains lieux et à certaines époques. Telle est la bactéridie » charbonneuse qui se trouve sur les points où sont enfouis des cadavres » d'animaux charbonneux ; tel est encore le bacille typhique que Tryde » et Salomonsen (de Copenhague) ont trouvé dans le sol d'une caserne » infestée par la fièvre typhoïde. »

« Le bacille colérique peut végéter sur le sol humide. Cornet a prouvé » la présence du bacille tuberculeux, à l'état virulent, dans la poussière » des salles de malades ; nul doute, après cela, qu'il ne puisse se con- » server dans le sol au moins pendant un certain temps. Il doit en être

(1) *Congrès d'hygiène et de démographie* : Section III. *Bactériologie appliquée à l'hygiène. Epidémologie. Action du sol sur les germes pathogènes*, par MM. les docteurs Grancher et Richard (*Revue d'hygiène* 1889, t. XI, p. 710).

» de même du pneumocoque que M. Netter a conservé virulent pendant » trois semaines à l'état sec. Donc le sol recèle des microbes pathogènes » et les infections les plus variées peuvent dériver de lui (1). »

Les microbes pathogènes sont soumis aux mêmes lois physiques que les autres bactéries. Ils sont entraînés par les eaux dans les profondeurs du sol ; ils y cheminent surtout lorsque les pluies sont très abondantes et le sol très perméable ; mais d'après les expériences d'Hoffman, ils mettent très longtemps à descendre et s'arrêtent toujours aux couches les plus superficielles. Kock et Frænkel ont constaté qu'à partir d'un mètre les bactéries deviennent très rares dans la terre. L'épaisseur de la couche qui les recèle varie suivant les terrains, mais dans des limites assez étroites. Sur un terrain vierge des environs de Postdam, elle mesurait de 75 centimètres à 2m,25 ; sur le sol de Berlin, elle variait entre 1 mètre et 2m,50. La diminution brusque est un fait constant. Il n'est pas rare, par exemple, après une zone contenant 120,000 germes, d'en trouver, à 50 centimètres plus bas, une autre n'en renfermant plus que 2,000. Un autre fait tout aussi intéressant pour l'hygiène, c'est que ce ne sont jamais les microbes pathogènes qu'on trouve dans les profondeurs de la couche qui contient des micro-organismes.

Koch a constaté que les microcoques sont beaucoup moins nombreux que les bacilles dans les terres cultivées. Cela tient à ce qu'ils n'ont pas de forme durable et qu'ils résistent beaucoup moins bien que les bacilles à la dessication et à l'action de la lumière solaire. Les bacilles se trouvent dans le sol, soit sous la forme *filamenteuse*, soit sous la forme *sporulaire*. Dans certains échantillons de terre, les deux formes se retrouvent en quantité égale ; dans d'autres les spores sont en faible minorité ; mais il y en a toujours et il est impossible de stériliser la terre en la chauffant à 70 degrés, température qu tue tous les bacilles, mais à laquelle résistent les spores. Il est vraisemblable que c'est à celles-ci que le sol doit sa virulence. Elles résisten à la dessication, au froid, à la chaleur, à la privation d'oxygène ; ellespeuvent sommeiller des années dans la terre, tout en conservant leur virulence. M. Pasteur l'a démontré pour les spores de la bactéridie charbonneuse. Elle tue les animaux auxquels on l'inocule, après un ensevelissement de douze années. Il doit en être de même du vibrion septique qui, étant anaérobie, ne peut vivre dans le sol qu'à l'état de sporeet qu'on y trouve partout. La terre qui renferme le bacille du tétanos conserve aussi pendant longtemps sa virulence.

Les bacilles filamenteux ont la vie moins dure que les spores, cependant MM. Grancher et Deschamps ont conservé pendant plusieurs mois des bacilles typhiques dans une couche de terre de 40 centimètres d'épaisseur. Dans une autre expérience, ils ont vu de la terre prise à 20 centimètres de profondeur dans un cylindre de terre ensemencée

(1) GRANCHER et RICHARD (*loc. cit.*), p. 711.

cinq mois et demi auparavant avec une culture typhique, fertiliser parfaitement les plaques de gélatine. Ils en concluent que les bacilles se conservent mieux dans le sol que dans les cultures laissées à l'air libre (1).

La prolifération des microbes pathogènes ne peut pas manquer de s'opérer dans le sol ; ils y trouvent toutes les conditions favorables à leur pullulation. Ils ont besoin toutefois, pour vivre, d'un milieu de culture très riche et bien déterminé. Ils font en cela contraste avec les saprophytes qui se multiplient avec des substances nutritives de toute nature. Les premiers rencontrent dans le sol de nombreuses causes de destruction, c'est un grand foyer qui détruit les microbes en même temps qu'il brûle la matière organique. Les facteurs que la nature emploie pour cette œuvre sont la dessiccation, l'action de la lumière et la concurrence des saprophytes.

La sécheresse du sol en été en détruit un très grand nombre, Koch et Duclaux ont prouvé qu'elle était surtout fatale aux micrococques. Ces organismes délicats disparaissent avec une rapidité extrême, lorsque l'action de la lumière solaire se joint à la sécheresse ; aussi n'en trouve-t-on que très rarement à la surface. MM. Duclaux, Tyndall, Arloing, Nocard, Straus, Roux, Gaillard ont constaté l'action destructive de la lumière sur les micro-organismes. La lumière solaire, dit M. Duclaux, est l'agent d'assainissement le plus puissant, le plus sûr et le plus économique que l'hygiène ait à sa disposition. Le meilleur procédé pour détruire les germes d'un terrain, c'est de le labourer et de le livrer à une culture intensive. Plus la terre est fréquemment remuée, plus les microbes sont exposés à l'action destructive de la lumière et de l'air et plus le sol s'assainit. Ils se conservent beaucoup plus longtemps dans les forêts, sous les ombrages, à l'abri de la mousse et des feuilles mortes que dans les champs cultivés et ensoleillés.

La lutte pour l'existence n'est pas favorable aux microbes pathogènes. Ils ne peuvent pas supporter la concurrence des saprophytes qui ont beaucoup plus de résistance vitale. MM. Pasteur, Koch, Praussnitz ont reconnu qu'en arrosant des terres avec du purin, on y faisait naître des bactéries saprophytes et jamais de microbes pathogènes.

Tant que les microbes sont contenus dans le sol, ils sont inoffensifs. Ils ne peuvent pas pénétrer dans les racines des plantes parce que celles-ci ne se laissent traverser ni par les corps solides ni par les substances en suspension et par conséquent il n'y a pas à craindre de contracter les maladies dont ils sont les germes, en mangeant les végétaux qui poussent dans un sol suspect. Si les animaux prennent le charbon en paissant

(1) J. Grancher et L. Deschamps, *Recherches sur le bacille typhique dans le sol* (*Archives de médecine expérimentale et d'anatomie pathologique*, N° 1, 1er janvier 1889, p. 33).

dans les champs maudits c'est que les bactéridies charbonneuses sont apportées à la surface du sol par les vers de terre, ainsi que l'a prouvé M. Pasteur.

Pour pénétrer dans le corps de l'homme, il faut que les microbes pathogènes y entrent par les voies respiratoires sous forme de poussière, ou par le tube digestif avec les aliments ou les eaux impures qui les tiennent en suspension. C'est cette dernière voie qui est la plus commune. On est disposé à admettre aujourd'hui que les maladies infectieuses se transmettent surtout par les eaux.

Les eaux pluviales en traversant un sol riche en microbes pathogènes les entraînent avec elles jusque dans les cours d'eau qu'elles vont alimenter. Ce danger serait même terrible, si le sol se laissait facilement traverser par les micro-organismes; mais il n'en est rien. Il constitue, au contraire, un excellent filtre qui retient les êtres organisés comme les corps en suspension. On a reconnu qu'une couche de terre meuble de deux mètres d'épaisseur suffit pour les arrêter. L'épandage des eaux d'égout repose sur la constatation de ce fait. A Gennevilliers où on déverse sur le sol 40.000^{m} cubes d'eau d'égout par an et par mètre carré, l'eau qui sort par les drains et qui a traversé deux mètres de terre arable est limpide comme du cristal et renferme moins de bactéries que les eaux de source. Elle n'en contient que 54 en moyenne par centimètre cube, tandis qu'on en trouve 115 dans la même quantité d'eau de la Vanne et 595 dans celle de la Dhuys.

La dispersion des microbes dans l'air atmosphérique est encore plus difficile. Il est démontré aujourd'hui que l'air qui passe à travers le sol n'a jamais assez de vitesse pour les entraîner et que la terre est suffisamment humectée pour les retenir. Toutefois la surface est souvent assez sèche pour que le vent soulève sa couche la plus superficielle sous forme de poussière et dans le mélange de détritus que celle-ci représente, il peut se rencontrer des microbes ou du moins des spores qui résistent à la dessication pendant un temps très long. C'est ainsi qu'on explique la transmission de la tuberculose par les crachats des phtisiques alors qu'ils sont desséchés et disséminés dans les poussières de l'air ambiant.

V. **Sol des villes.** — Tout ce qui précède s'applique spécialement au sol des campagnes, à la terre arable couverte de végétation, remuée fréquemment par la charrue, baignée par les pluies, inondée d'air et de soleil. Là s'agite une vie intense entretenue par les forces de la nature dont les lois ne sont pas contrecarrées par l'action de l'homme. Il n'en est pas de même du sol des villes. Enseveli sous les constructions qui lui enlèvent tout rapport avec l'atmosphère, recouvert par les habitations, les édifices, le revêtement des murs, il n'aperçoit le ciel que par l'étroite surface concédée aux jardins, aux squares, aux promenades.

Sous cette sorte de carapace, les phénomènes physiques et chimiques que nous avons décrits plus haut, ne peuvent pas s'accomplir de la même façon ; il n'y a pas d'air pour brûler la matière organique avec son oxygène, pas de lumière solaire pour détruire les microbes et la perméabilité du sol elle même est altérée par une sorte de colmatage qui se produit avec les années, à la faveur de tout ce que l'industrie humaine y répand.

La plupart des villes sont situées sur les bords des rivières ou près de leur embouchure. Le terrain qui les supporte est le plus souvent alluvionnaire, c'est-à-dire argileux et peu perméable ; il empêche les liquides de se répandre dans les profondeurs du sol. La nappe *souterraine* qui se forme au-dessus est généralement superficielle ; elle s'élève à l'époque des pluies et s'abaisse dans les temps de sécheresse. Elle reçoit toutes les eaux épanchées dans le sous-sol, après une filtration plus ou moins imparfaite, suivant l'épaisseur de la couche perméable qui la surmonte. Ce sous-sol est imprégné lui-même par des souillures de toute sorte. Il reçoit l'eau des pluies qui, après avoir lavé les toitures, les cours des maisons et les rues entraînent toutes les matières en décomposition qui fermentent à leur surface, passent dans les interstices des pavés et à travers l'épaisseur du macadam, les eaux ménagères qui sortent des maisons, les infiltrations des puisards et des fosses d'aisances qui ne sont jamais complètement étanches.

Dans certains quartiers, les eaux résiduaires des usines et celles des établissements insalubres, viennent joindre leurs souillures aux précédentes ; ailleurs ce sont les cimetières qui y versent leurs liquides cadavériques ; enfin il faut y joindre partout les fuites de gaz qui donnent à la terre de nos rues cette couleur d'un noir métallique et cette odeur spéciale qui affecte si désagréablement l'odorat, lorsqu'on répare les conduites couchées sous le pavé.

Ces différents produits convertissent le sous-sol des villes en une sorte de fumier dans lequel vivent, se développent et se multiplient les microbes pathogènes amis de la chaleur, de l'humidité, ennemis de l'air et de la lumière dont nous avons parlé plus haut. Couverts par le revêtement des chaussées, ils ne peuvent se répandre dans l'atmosphère ; mais, quand on détruit les vieux quartiers qu'on perce des rues nouvelles, les fouilles, les tranchées mettent à découvert des couches imprégnées de ferments deux ou trois fois séculaires, et les maladies infectieuses suivent à la trace la pioche des terrassiers et des démolisseurs. C'est ce qu'on a constaté lors des grands travaux d'embellissement de Paris et notamment lorsqu'on a percé l'avenue de l'Opéra.

Dans ce cas, les germes se mêlent vraisemblablement à la poussière et sont transportés par le vent, comme nous l'avons expliqué plus haut ; mais lorsqu'ils sont ensevelis sous les habitations, ce sont les eaux qui en deviennent le véhicule. De là le danger des puits forés dans les villes, et plongeant dans la nappe souterraine à côté des puisards, de là l'insalubrité des eaux des rivières qui sont le dernier aboutissant de tous les liquides suspects qui ont lavé et traversé le sol des villes. Nous reviendrons sur ces questions dans le chapitre suivant.

§ IV. — SUPERFICIE DU SOL

Abstraction faite du petit espace occupé par les villes qui ne sont que des points imperceptibles sur l'immense surface du globe, celle-ci se présente sous trois aspects différents. Tantôt le sol est nu, aride, formé de sables et de rochers, ou enseveli sous la glace, tantôt il est couvert d'une végétation naturelle à laquelle le travail humain n'a pas contribué, tantôt enfin il est mis en culture. Sous ces trois états, il donne lieu à des considérations hygiéniques différentes.

I. **Terrains arides.** — *Déserts.* — Les régions dans lesquelles le sol, dépourvu de végétation et de culture, montre à nu les éléments dont il est composé, sont inhabitables. On les traverse, on ne s'y fixe pas. Ces pays désolés sont des déserts de sable ou de rochers, de grandes surfaces couvertes d'efflorescences salines ou des plaines de glace comme celles qui entourent les pôles.

Les déserts de sable ne se trouvent que dans l'ancien continent et dans la zone des pays chauds. Ils s'étendent depuis la côte occidentale d'Afrique, où l'Océan Atlantique baigne le Sahara, jusqu'à l'extrémité orientale du désert de Gobi, sur un espace de 132 degrés de longitude et de 2,800 lieues. Ce n'est pas assurément une bande de sables continue ; la mer Rouge, le golfe Persique, des fleuves, des pays habités, l'interrompent en maint endroit ; et le Sahara lui-même n'est pas une mer de sable comme on l'a cru longtemps. Depuis que les explorateurs y ont pénétré, il semble fuir devant ceux qui le cherchent. C'est un grand plateau d'une hauteur moyenne de 300^{m}, qui a ses montagnes, ses plaines, ses vallées, et dont le niveau n'est sur aucun point inférieur à celui de la mer.

Cette immense surface, égale à celle de l'Europe, est stérile, parce qu'elle est dépourvue d'eau. Autrefois, avant les déboisements qui l'ont dénudée il y pleuvait abondamment, et les pluies alimentaient des fleuves dont il ne reste plus aujourd'hui que les lits desséchés. L'eau circule encore cependant sous les dunes de sable qu'amoncèle le vent ; il suffit de forer le sol à une profondeur suffisante pour la faire jaillir et pour voir naître une oasis. Les indigènes de l'Afrique savaient creuser des puits artésiens, mais ils n'avaient pour cela que des moyens très imparfaits. Depuis la conquête de l'Algérie, on a eu recours aux procédés perfectionnés de l'industrie Européenne et de nombreuses oasis se sont formées autour des puits artésiens. Aujourd'hui, les taches noires des îlots de palmiers tigrent comme une peau de panthère la surface fauve du Sahara algérien (1). Ce n'est donc pas une mer de sable condamnée à une stérilité éternelle ; ce n'en est pas moins encore le pays de la chaleur et de la soif, où le Touareg règne en maître, où le *simoun* soulève et emporte les sables, déplace les dunes et tarit les puits ; c'est le pays du mirage, des insolations et des ophtalmies, le dernier refuge des grands fauves ; il s'écoulera bien longtemps avant que la civilisation Européenne en ait raison.

L'Arabie qui continue, de l'autre côté de la Mer Rouge, la zone de stérilité dont nous nous occupons en ce moment, présente dans sa partie septentrionale, la même constitution géologique, la même succession de sables et de collines rocheuses, la même sécheresse et la même aridité. Les plaines dénudées couvertes d'efflorescences salines sont des lits de mer desséchées, comme les *chotts* de l'Algérie et de la Tunisie dans lesquels le commandant Roudaire voulait faire entrer la Méditerranée pour en changer le climat, pour porter le mouvement et la vie dans l'intérieur de cette partie de l'Afrique.

Les déserts de glace qui entourent les pôles et couvrent la 26e partie de la surface du globe, sont arides, désolés, inhabitables comme les déserts de sable ; mais ils sont plus inaccessibles encore, car les caravanes traversent les déserts, et jusqu'ici, tous les efforts des navigateurs aidés de toutes les ressources de la science et de l'industrie contemporaines sont venus se briser contre les obstacles qui se dressent autour des pôles et en interdisent l'accès.

II. **Forêts**. — Les régions dont le sol est fertile, mais qui n'ont pas encore été fécondées par le travail de l'homme, sont couvertes de forêts et de broussailles qui maintiennent l'atmosphère et le sol dans des conditions d'hygiène particulières. Cette végétation naturelle couvrait le globe dans les premiers âges de l'humanité ; elle a fait place peu à peu aux cultures ; mais elle occupe encore de très larges espaces et, sans parler des immenses forêts qui couvrent l'Amérique du Sud, de celle que Stanley a découverte dans l'Afrique centrale dont l'étendue égale celle de l'Angleterre et qui est aussi sombre, aussi impénétrable que les forêts vierges du Nouveau-Monde, on trouve, en Europe même et dans les pays les mieux cultivés, de grands espaces couverts de bois qu'on ménage à dessein et qui sont pour le pays une source de richesse et une condition de salubrité.

1° *Domaine forestier du globe*. — Les forêts ont pourtant leurs pays d'élection. Le domaine forestier du globe couvre la zone froide et tempérée entre le 66e et le 50e degré de latitude nord. C'est une vaste cou-

(1) P. Roncin, *Géographie générale*, Paris, 1888, p. 186.

ronne arborescente obliquement étendue sur l'hémisphère nord et qui marche, parallèlement aux isothermes, de l'ouest de l'Amérique au nord-est de l'Asie. Elle est bornée au sud par les grandes prairies de l'Amérique du Nord, par la Région des déserts que nous avons décrite plus haut et par les steppes de l'Asie centrale.

Une seconde ceinture de forêts embrasse l'Amérique et l'Afrique équatoriale, l'Asie méridionale, l'archipel Indo-Malais, en remontant avec les isothermes vers la Chine, la Corée et le Japon.

Enfin les terres australes forment une région mixte où les Pampas du Sud de l'Amérique et les solitudes arides de l'Australie s'entrecroisent avec les forêts magellaniques, avec celles du Cap-Africain, avec les revêtements richement boisés de la Nouvelle-Zélande et de quelques points de la Nouvelle-Hollande (1).

Les forêts n'ont ni le même aspect ni les mêmes caractères dans ces régions différentes de latitude et de climat. Dans les forêts du Nord, ce sont les conifères, les essences résineuses qui dominent. Ces grands arbres au tronc droit, élancé, aux branches retombantes, forment un ensemble symétrique et majestueux ; ils donnent aux paysages du Nord l'aspect sevère et mélancolique que les neiges de l'hiver accentuent davantage encore. Les forêts vierges des régions intertropicales présentent des caractères complètement opposés. Elles frappent par la variété des espèces, la fougue de la végétation, la magnificence des fleurs. C'est un chaos de verdure, un enlacement de lianes, de plantes grimpantes qui s'attachent aux troncs des grands arbres et montent vers leurs cimes touffues. Tout un monde d'oiseaux, de mammifères, de reptiles et d'insectes s'agite et grouille dans ce fouillis. Il communique à ces masses impénétrables une vie intense et bruyante qui contraste avec la solitude silencieuse et morne des forêts de pins et de mélèzes, croissant au bord des lacs glacés.

Parfois cependant les forêts vierges ont aussi ce caractère désolé. Dans les contrées tropicales où dominent les arbres de haute taille et de puissante envergure, la concurrence vitale s'établit à leur profit. Ils grimpent droits, parallèles, toujours plus haut, pour chercher la lumière et le soleil. Tous les végétaux de taille inférieure meurent et disparaissent à leur ombre, l'herbe même n'y pousse plus. Leurs troncs, comme des fûts de colonnes sont nus jusqu'à une grande hauteur puis au-delà c'est un dôme de feuillage, immense, épais, impénétrable aux rayons solaires. Tous les quadrumanes et tous les oiseaux de la création semblent s'y être donné rendez-vous ; ils vivent, s'agitent et se reproduisent là-haut tandis que sur le sol et sous la voûte de feuillage rien ne vit, rien ne se meut, et les malheureux qui s'y égarent sont condamnés à mourir de faim. Les

(1) Pour la distribution des forêts et la répartition des différentes sortes d'arbres, voir MAHÉ, article *Déboisement* du *Dictionnaire encyclopédique des sciences médicales*.

forêts de l'intérieur de la Guyane sont de cette nature et parmi les transportés qui ont cherché à s'enfuir par là, pas un n'en a franchi les limites.

A côté de ces bois profonds formés d'arbres de grande taille, on en trouve de plus modestes dans leurs proportions. Ce sont des taillis parfois inextricables comme les maquis de la Corse, des broussailles comme à Terre-Neuve, comme en Algérie, des landes comme celles de Bretagne où l'on ne trouve que l'ajonc épineux avec ses fleurs jaunes comme celles du genêt.

Dans d'autres régions, ce sont de grandes herbes, comme celles des *Pampas* des bords de la Plata, comme les jungles du *Bengale* et les prairies des territoires de chasse dans l'Amérique du Nord.

3° *Influence des forêts sur la salubrité.* — La végétation naturelle, qu'elle soit représentée par des arbres gigantesques, par des broussailles ou des herbages, remplit partout, à l'égard du sol, un rôle de protection qui intéresse au plus haut point l'hygiène et dont nous allons nous occuper.

Les plantes ne sont pas seulement une parure pour la terre qu'elles recouvrent ; c'est un manteau qui l'abrite, comme la fourrure abrite les animaux et qui la protège d'une façon d'autant plus efficace qu'elles constituent un revêtement plus épais. A ce titre les forêts marchent en première ligne, aussi, ont-elles été l'objet de toutes les études qu'on a faites pour apprécier l'influence que la végétation exerce sur le sol, sur l'atmosphère et sur le climat.

Température. — Les arbres abritent le sol contre les rayons du soleil et y maintiennent une grande humidité. Ils agissent comme causes frigorifiques, en produisant une transpiration aqueuse par les feuilles et en favorisant le refroidissement nocturne. Dans les contrées septentrionales, les forêts entretiennent une humidité froide et des brumes persistantes qui ajoutent à l'âpreté du climat.

Boussingault a montré, par des expériences directes, que la température moyenne des régions boisées est toujours plus basse que celle des régions dénudées, et que la différence va parfois jusqu'à deux degrés. Mathieu, à la suite d'une série d'observations commencées en 1866, a trouvé que la température était toujours plus basse sous bois qu'en rase campagne ; mais la différence est bien moins sensible en hiver qu'en été. Les températures maxima sont toujours plus basses et les températures minima plus élevées. En forêt, le refroidissement et l'échauffement se produisent avec plus de lenteur, la température y est plus égale du jour à la nuit, d'un jour à l'autre, d'une saison à la suivante. En résumé, si les forêts abaissent la température d'un pays, par contre elles en diminuent les écarts et en éloignent les météores dangereux (1).

(1) MATHIEU, *Rapports annuels de météorologie forestière.*

Ce ne sont pas seulement les grands arbres qui produisent cet effet. Le refroidissement subi pendant la nuit, par une prairie, dépasse de 5, 6, 7 et même 8 degrés, celui qu'éprouverait un sol dénudé (1).

L'influence des forêts sur la température du sol a été étudiée avec soin par Ebermayer (d'Aschaffenbourg) (2). Elle est plus basse de 21 p. 100 dans la profondeur d'un terrain boisé que dans celle d'un terrain découvert. La différence est d'autant plus grande que la saison est plus chaude. Presque nulle en hiver, elle est de 3°,49 R., en été, oscille de 1° R. à 1°,50 R. dans les saisons intermédiaires, et donne pour moyenne annuelle 1°,12 R.

Vents. — Les forêts arrêtent le cours des vents qui soufflent dans les basses régions de l'atmosphère et abritent le sol contre eux. Les maisons des villages situés au milieu des bois jouissent d'un calme que ne connaissent pas les habitations élevées en rase campagne. Un simple rideau d'arbres suffit parfois. Les maisons de campagne situées sur les bords de la Manche et de l'Océan où les vents de la partie de l'ouest soufflent avec violence pendant une partie de l'année, se préservent de son action en plantant un petit bois entre elles et la mer, à l'abri du mur d'enceinte. Les arbres les plus voisins de ce mur sont saccagés par le vent ; mais ils protègent ceux qui sont derrière et qui vont s'élevant de plus en plus, de telle sorte que la masse du feuillage représente un plan incliné à partir du rivage et qui forme un abri suffisant à l'habitation qu'on bâtit derrière.

Dans la vallée du Rhône où le mistral souffle avec une véritable furie, une simple haie de 2 mètres de hauteur suffit pour protéger les cultures sur une surface de 22 mètres.

Les forêts et les rideaux d'arbres jouent, comme nous le verrons, le même rôle de protection à l'égard des miasmes paludéens.

Humidité. — Les forêts, en abaissant la température, augmentent les précipitations pluviales. Suivant Mathieu, la quantité de pluie qui tombe dans une région boisée est de 6 p. 100 supérieure à celle qui tombe sur un sol dénudé ! Les expériences de Fautrat sont encore plus rigoureuses. Un pluviomètre placé à 7 mètres au-dessus d'un massif de forêt, reçut, en huit mois, 300 millimètres d'eau, tandis qu'en plaine un instrument semblable n'en recueillit que 275 millimètres, c'est-à-dire 8 p. 100 de moins. Le psychromètre marquait 63 degrés dans le premier cas et 61 dans le second. Un autre administrateur des forêts, Cantégril a reconnu également que, dans les régions forestières, les pluies sont plus fréquentes et plus copieuses que dans les régions dénudées où la pluie ne tombe que rarement et par ondées. Les forêts sont surtout précieuses

(1) Boudin, *Traité de géographie et de statistique médicales*, t. I, p. 228.

(2) E. Ebermayer, *Die physikalischen Einwir kungen der waldes auf luft und Boden und seine klimatologische und hygienische Bedentung ; begründet durch die Beoba kungen der forst-meteorologischen stationen in königreich Bayern.* (1867-1872, Aschaffenburg, 1873).

dans les pays chauds, parce qu'elles abaissent la température et provoquant la chute des pluies, sans lesquelles il n'y a pas de végétation possible.

L'eau qui tombe sur les surfaces boisées est en partie retenue à la surface du sol. La proportion de vapeur que les bois répandent dans l'atmosphère est vraisemblablement inférieure à celle qu'y versent les petites plantes cultivées dans les exploitations agricoles, et qu'on estime à 20 ou 30 p. 100, mais elle doit être considérable et compenser à peu de chose près l'excès des pluies attirées par les hautes futaies.

La majeure partie de la pluie qui tombe dans les forêts est utilisée par le sol et c'est là le côté le plus important de leur rôle. Après avoir traversé le feuillage qui en conserve une quantité très notable, l'eau tombe goutte à goutte sur le terrain couvert de mousse, d'herbe, de feuilles mortes qui l'absorbe et la retient comme une éponge ; une autre partie coule le long des troncs et descend également dans le sol où elle s'infiltre peu à peu et s'emmagasine pour ainsi dire. Les taillis, les cultures, les broussailles produisent un effet analogue, tandis qu'il en est tout autrement sur les terrains dénudés, comme nous le dirons tout à l'heure.

Les arbres jouent un rôle inverse dans les terrains marécageux. Au lieu de maintenir l'humidité dans le sol, ils la pompent lorsqu'elle est en excès et la répandent dans l'atmosphère. Leurs racines, suivant l'heureuse comparaison de Chevreul, agissent comme des drains verticaux : elles aspirent l'humidité et deviennent l'occasion d'un mouvement ascensionnel extrêmement favorable à la salubrité du sol (1).

Tous les arbres ne soutirent pas la même quantité d'eau. Les espèces qui jouisseut au plus haut degré de cette propriété, sont : en première ligne, l'*eucalyptus globulus* qui absorbe, dit-on, dix fois son poids d'eau par jour. C'est une véritable machine hydraulique dont on a déjà utilisé la puissance dans bien des pays marécageux et notamment en Algérie. Peut-être, dit Mahé, l'avenir le destine-t-il à devenir le grand purificateur des marais et des contrées humides; malheureusement, il ne vit pas sous toutes les latitudes. Il ne peut pas croître dans les pays où, dans l'hiver, le thermomètre tombe à — 7°. Un froid de 10° à 11 degrés pendant une seule nuit, suffit pour faire périr tous les eucalyptus d'une région.

Les essences les plus absorbantes après l'eucalyptus, sont le houx, le frêne, le sycomore ; après eux, le sapin, le melèze et en dernier lieu le chêne (2). Cependant, c'est le sapin qu'on emploie surtout pour dessécher

(1) CHEVREUL, *Mémoires sur plusieurs réactions chimiques qui intéressent la salubrité des cités populeuses* (*Annales d'hygiène* 1853, t. L, p. 5).

(2) LAWES a donné les chiffres suivants pour ces différentes essences.

Le houx évapore en un an.	543	fois le poids de l'arbre.
Le sycomore.	292	id.
Le frêne.	203	id.

les marécages, à cause de sa rusticité, de sa rapide croissance et parce qu'il peut vivre sur les terrains arides. C'est à l'aide des pins qu'on a fait disparaître les marais de la Sologne et fait évaporer les eaux stagnantes des landes de Gascogne. Dans la forêt de Saint-Amand, la substitution des pins aux essences feuillues a supprimé les mares, assaini le terrain et même tari les sources.

Dans les régions à fortes pentes, où la neige s'accumule et glisse au moment de la fonte sur la déclivité du terrain, les arbres, les broussailles, les gazons eux-mêmes retiennent et fixent les masses neigeuses, les brisent et les empêchent de rouler en avalanches au fond des vallées. Leurs racines retiennent également la terre végétale qui recouvre les pentes ardues, et qui seraient sans elles entraînées par les averses.

Les forêts sont des agents d'assainissement; les arbres, on le sait, fonctionnent comme des appareils de réduction. Sous l'influence de la lumière solaire, leurs feuilles décomposent l'acide carbonique de l'air ; elles absorbent le carbone et dégagent l'oxygène. Il ne faudrait pas toutefois s'exagérer l'importance de leur rôle au point de vue de la purification de l'atmosphère. M. Jeannel a calculé qu'il faudrait un hectare de forêt pour compenser la variation de l'air résultant de l'existence de deux hommes et cinquante mille hectares pour décomposer la quantité d'acide carbonique versée dans l'atmosphère par la ville de Bordeaux (1).

Enfin la présence des forêts exerce une action marquée sur l'électricité atmosphérique et sur la production des orages. Les cimes des arbres agissent comme autant de paratonnerres en soutirant l'électricité des nuages et s'opposent à la formation de la grêle en empêchant l'accumulation d'un des éléments qui lui sont indispensables. Becquerel et Cantegril ont cité des faits évidents de préservation, des cas nombreux dans lesquels la grêle a ravagé les régions limitrophes en passant par dessus les bois sans les atteindre (2). Arago a fait remarquer que, dans les États continentaux du roi de Sardaigne, les trois provinces du val d'Aoste, de la vallée de Suze et de la haute Maurienne sont toujours épargnées par la grêle, parce que ce sont les mieux boisées (3).

3° *Déboisements*. — Les forêts ont joué un rôle capital dans l'existence des premiers hommes. Le berceau de l'humanité, dit Mahé, fut probablement la caverne au milieu de la forêt. Celle-ci fut le théâtre de la lutte de l'homme avec les fauves et contribua sans doute à nourrir les pre-

Le sapin..	54	fois le poids de l'arbre.
Le melèze	48	id.
Le chêne	15	id.
Le chêne vert	3	id.

(1) JEANNEL, *Mémoire sur les plantations d'arbres dans l'intérieur des villes* (*Annales d'hygiène*, 1850, t. XLIII, p. 49).

(2) BECQUEREL, *Des climats et de l'influence qu'exercent les sols boisés et non boisés* Paris, 1853.

(3) ARAGO, *Annuaire du bureau des longitudes pour* 1846, p. 598.

mières générations, mais lorsqu'elles connurent l'art de cultiver la terre, il fallut abattre les arbres pour ensemencer le sol. Depuis lors, la destruction a été croissant et le moment est venu où la nécessité de reboiser les montagnes s'impose dans la plupart des pays civilisés.

Les guerres et les conquérants ont plus fait pour la dévastation des forêts que les nécessités de la culture. L'Asie centrale a été denudée par Cyrus, Darius, Xerxès, Alexandre. Les musulmans ont achevé l'œuvre de destruction et couvert l'Europe de ruines. L'herbe ne pousse plus où leurs chevaux ont passé. Le nord de l'Afrique, la Grèce et la plus grande partie de l'Espagne ont vu leur végétation s'anéantir sous leurs pas. L'Allemagne n'est plus couverte de bois comme au temps des Romains ; l'immense forêt hercynienne qui arrêta la marche de leurs armées est découpée en lambeaux si nombreux, qu'on a de la peine à la reconstituer aujourd'hui. L'Allemagne a pourtant encore 14 millions d'hectares de forêts, tandis que la France n'en a plus que 8 (1). Il est vrai que nous avons plus souffert de la destruction que les autres contrées de l'Europe.

C'est à partir de 1779 qu'a commencé, dans le midi de la France, le déboisement dont se plaignaient les cahiers des Etats généraux de 1789. La Constituante aggrava le mal en faisant défricher les forêts de la noblesse et du clergé. Depuis cette époque, les habitants des départements du midi ont abattu les arbres avec une sorte de frénésie. Les Alpes maritimes, les Basses-Alpes, la Lozère n'ont plus de bois sur leurs montagnes. Les Pyrénées sont aujourd'hui dépouillées des bois séculaires qui faisaient leur ornement et leur richesse. Le sol se montre à nu dans les Cévennes où la tradition rapporte que des arbres magnifiques déployaient autrefois leurs ombrages.

Ces départements jadis si fertiles et si riches, sont menacés d'une stérilité complète. Les déboisements et les troupeaux ont tellement usé la terre végétale qu'il n'en reste plus qu'une mince couche formée par la décomposition du roc. L'Algérie est également menacée de périr faute de bois. Ce que nous avons dit du rôle protecteur des forêts permet de se rendre compte des dangers que présente le déboisement des montagnes. Les pluies n'étant plus retenues par la végétation entraînent rapidement le peu de terre végétale qui recouvrait le roc et le mettent à nu ; elles s'écoulent en ravinant le sol et forment des torrents qui tombent dans les vallées comme des avalanches ; les torrents vont grossir les fleuves qui débordent et causent les inondations dont nous avons presque tous les ans à enregistrer les désastres. « En abattant les arbres » qui couvrent la cime et le flanc des montagnes, dit de Humboldt, les » hommes, sous tous les climats, préparent aux générations futures

(1) La Russie d'Europe, sans la Finlande et le Caucase a 193 millions d'hectares de forêts ; la Suède, 35 millions ; l'Autriche-Hongrie, 11 millions ; la Norvège, 10 ; l'Espagne, 7 ; l'Italie, 4 ; la Suisse, 2 (*Annuaire des eaux et forêts*, 1874).

» deux calamités à la fois : un manque de combustible et une disette » d'eau ».

La dénudation du sol ne se borne pas à compromettre la fertilité des pays ; elle les dépeuple, parce que les habitants n'y trouvent plus à vivre. A diverses reprises M. Jeannel a appelé l'attention de l'Académie de médecine sur ce côté de la question qui intéresse plus particulièrement l'hygiène. En 1891, dans un important travail dont j'ai été le rapporteur (1), il a montré que toutes les contrées dépourvues d'arbres sont stériles et inhabitées. Les steppes de l'Asie centrale, dit-il, les déserts de l'Afrique et de l'Arabie, balayés par les ouragans, stérilisés par des hivers et des étés excessifs, par des sécheresses prolongées, nourrissent à peine de rares habitants demi-pasteurs et demi-brigands. Qu'une source vienne à jaillir, des arbres croissent, un oasis prend naissance, une tribu s'abrite et devient l'embryon d'une cité. Par contre, des pays riches, florissants et peuplés sont retournés au désert depuis qu'on a détruit la végétation à leur surface.

La Dalmatie nourrissait deux millions d'habitants, avant d'être conquise par les Vénitiens. Les vainqueurs la déboisèrent pour les besoins de leur marine et, de nos jours, c'est à peine si 200.000 habitants y trouvent à vivre. Un désastre semblable menace nos départements du Midi et notre belle colonie d'Algérie. En 1894, M. Jeannel a soumis à l'Académie un nouveau mémoire dans lequel il prouve que la décroissance de la population est neuf fois plus forte dans les 30 départements déboisés que dans les 57 autres (2).

Le danger des défrichements à outrance a été reconnu de tout temps. Les capitulaires de Charlemagne s'en sont occupés ; il existe des règlements forestiers qui datent du XIIIe siècle et n'ont jamais été exécutés. L'enquête dirigée par Colbert n'a pas eu de résultat. La code forestier de 1827 a posé les principes ; la loi du 28 juillet 1860 a prescrit le reboisement, mais elle n'a produit que des résultats médiocres. De 1861 à 1875, le reboisement facultatif fait par les communes et les particuliers, en France, s'est élevé à 46,857 hectares ; le gazonnement a atteint seulement 744 hectares. Quant au reboisement obligatoire, il s'est étendu à 128,000 hectares, mais, comme le fait observer J. Clavé (3), la loi de 1860, en accordant des primes au reboisement, n'a pas distingué celui des montagnes éloignées des centres pour qui il est indispensable, de celui des terrains situés à proximité des villes et des voies ferrées qui n'a pas besoin d'être encouragé.

(1) J. ROCHARD, *Rapport sur un Mémoire de M. Jeannel, relatif au déboisement considéré comme cause de dépopulation*, séance du 7 juillet 1891 (*Bulletin de l'Académie*, t. XXVI, p. 7).

(2) *Bulletin de l'Académie de médecine*, séance du 3 avril 1894, t. XXXI, p. 327.

(3) J. CLAVÉ, *Le Reboisement des montagnes et le Régime des eaux* (*Revue des Deux-Mondes*, 1859) ; — *Etude de météorologie forestière* (*ibid.*, 1875) ; — *Exposition forestière* (*ibid.*, 1878) ; — *Le Reboisement des Alpes* (*Revue des Deux-Mondes*, 1er févr. 1881).

Les reboisements entrepris par l'État ont produit d'excellents résultats ; mais ils ont été reconnus insuffisants. L'administration des eaux et forêts fait tout ce qu'elle peut, mais les moyens dont elle dispose ne sont pas à la hauteur des besoins. Elle n'a que trois millions à répartir entre dix-sept départements et les populations sont contre elle. Le paysan ne voit dans les forestiers que des ennemis, dans le reboisement qu'un obstacle à la vaine pâture, cette coutume barbare qui détruit la végétation, en dévorant les jeunes plants aussitôt qu'ils sortent de terre (1).

En résumé, depuis l'établissement du régime forestier jusqu'en 1882, la superficie boisée de la France avait diminué de 780.000 hectares et les inondations devenaient de plus en plus désastreuses. Ces résultats menaçants ont provoqué la loi du 4 avril 1882 qui a placé l'opération du reboisement sous l'empire du droit commun en matière de travaux publics et introduit le principe de l'expropriation pour les terrains soumis aux travaux. L'indication des travaux à effectuer dans chaque bassin ou portion de bassin torrentiel est fixée par la loi et, dans les périmètres qu'elle a fixés, ils seront exécutés par les soins de l'administration et aux frais de l'Etat. La loi a de plus édicté des mesures de conservation pour prévenir la dégradation des terrains en pente rapide. De plus, un règlement d'administration publique a déterminé les conditions du pâturage dans 324 communes situées dans les Alpes, les Pyrénées et les Cévennes (2).

Ces mesures ne peuvent manquer de produire de bons résultats ; mais, il faudra bien du temps avant que ses effets se fassent sentir ; et l'action du gouvernement rencontrera toujours les mêmes obstacles, si l'initiative privée ne lui vient pas en aide. C'est là qu'est le salut, dit M. Jeannel. Il faut, par une sorte d'apostolat, convertir, à l'amour des arbres, la population tout entière pour obtenir son concours à la vaste entreprise de la reproduction des forêts.

L'Amérique nous a donné l'exemple. On y avait abattu les forêts avec une véritable fureur, depuis le Canada jusqu'au golfe du Mexique et sur une surface égale à l'Europe tout entière. On brûlait les bois pour faire de la cendre et exporter la potasse. Les Américains ont compris la nécessité d'arrêter cette destruction digne des Vandales et ils y ont opposé les remèdes qui leur sont familiers. En 1872, il s'est formé sous le nom d'*Arbor-Day* (fête des arbres) une vaste association pour la reconstitution des forêts et la multiplication des vergers. Elle s'est répandue dans trente-quatre Etats de l'Union et au Canada. En 1889, l'Association avait déjà planté 355.560.000 arbres fruitiers ou forestiers.

Tout récemment, le prince de Monténégro a entrepris le reboisement de sa principauté par une sorte d'*Arbor-Day* militaire. Dans son armée,

(1) J. Rochard, *Rapport à l'Académie de médecine* (*loc. cit.*) (*Bulletin de l'Académie*, t. XXVI, p. 8).

(2) Pour la liste de ces communes et les détails relatifs à la loi du 4 avril 1892, voyez Dromineau, *Hygiène rurale* (*loc. cit.*), p. 419.

depuis le soldat jusqu'au général de brigade, chacun est tenu de planter un nombre d'arbres proportionnel à son grade. Un décret récent exempte d'impôts, pendant dix ans, toute personne qui aura planté 2.000 arbres.

M. Jeannel s'est proposé de faire pour la France ce que la Société de l'*Arbor-Day* a fait pour l'Amérique, ce que la *Ligue du reboisement* s'efforce de faire pour l'Algérie. Il a commencé sa campagne par le département des Alpes-Maritimes. Sous son inspiration, la Société d'Agriculture de ce département a fondé, le 18 janvier 1891, la *Société des Amis des Arbres*, dont les statuts ont été approuvés par le Ministre et qui a tenu sa première séance à Nice, le 6 avril 1891. Le docteur Jeannel continue sa campagne avec une conviction, une ardeur, une vigueur de propagande bien remarquables à son âge et il s'efforce de créer, dans tous les centres de population, des sociétés locales qui, tout en conservant leur autonomie, seront reliées entr'elles par un conseil général émanant de la Société nationale d'Agriculture.

III. Cultures. — Nous venons de montrer combien les défrichements à outrance ont été préjudiciables aux intérêts des nations ; mais, si l'intervention de l'homme a été dans ce cas nuisible par ses excès, ce mal est bien peu de chose à côté des services que le travail de la terre a rendus à l'humanité. L'agriculture est considérée à juste titre comme le plus utile et le premier des arts. C'est à elle que le genre humain doit le développement qu'il a acquis. Les peuples pasteurs, les races chasseresses n'ont laissé sur la terre qu'une bien faible empreinte ; il leur fallait trop de place pour vivre et pour faire paître leurs troupeaux ; la culture du sol a changé la face du monde, elle a desséché les marais, fertilisé les landes, couvert de moissons des champs jusqu'alors stériles et assaini des contrées insalubres, en fournissant du même coup des moyens de substance à leurs habitants.

L'agriculture est restée longtemps un art empirique, dirigé par les traditions fondées elles-mêmes sur des observations séculaires, mais souvent aussi basées sur la routine et ses préjugés. De nos jours, elle tend à prendre le caractère scientifique et exact que les méthodes contemporaines sont en mesure de lui donner.

Les lois d'après lesquelles les plantes sont alimentées aux dépens de l'air, de la terre et de l'eau n'ont été révélées par la chimie que dans le courant de notre siècle. C'est elle qui a fait connaître la nature des principes à l'aide desquels les plantes se développent, qui a appris à les reconnaître et à les doser dans les plantes et dans les animaux. Elle a montré que les végétaux étaient seuls capables de former les composés organiques indispensables au développement des animaux. La chimie a prouvé également que la culture ne se borne pas à tirer du sol ce qu'il peut fournir aux végétaux ; mais qu'elle doit, sous peine d'un épuisement rapide, lui rendre par les amendements et les engrais, les principes dont il a été dépouillé par les plantes récoltées, et cela dans les proportions nécessaires, pour qu'il puisse donner une récolte nouvelle. La science possède aujourd'hui les moyens de résoudre cette équation et de maintenir la fécondité du sol en le faisant produire, sans s'épuiser, son maximum de rendement. Ce côté de la question qui intéresse si fortement l'alimentation des peuples n'est assurément pas indifférent à l'hygiène, mais il ne la concerne que d'une façon indirecte ; l'assainissement du sol par la culture est au contraire absolument de son ressort et nous allons nous en occuper.

Le labourage qui consiste à fouiller le sol à une profondeur de 30 à 40 centimètres, a pour effet de diviser la terre et d'amener à la surface les couches profondes. Quand il s'agit de terrains vierges, cette opération n'est pas sans danger pour ceux qui s'y livrent. Elle fait venir à la superficie des germes d'une nocuité d'autant plus grande qu'ils ont été plus longtemps soustraits à l'influence de l'air et de la lumière et, de même que dans les grandes villes, les travaux de terrassement font éclore des maladies infectieuses, de même dans les pays insalubres, les plus redoutables manifestations du paludisme sont provoquées par les défrichements. On montre, dans toutes les colonies intertropicales, des routes dont chaque mètre courant passe pour avoir coûté une existence humaine.

Sous la zone torride, le travail de la terre est mortel pour les européens. On trouve encore, dans les contrées méridionales de l'Europe, bien des points où les défrichements ne sont pas sans danger. Lorsqu'on a fondé en Corse les pénitentiers agricoles de Chiavari, de Castellucio et de Casabianca, la presque totalité des terres qui les entouraient, étaient en friche. C'était un assemblage de maquis, de fourrés inextricables, refuges des fauves et des bandits où l'on n'avançait que la hache et la torche à la main. On y voit aujourd'hui des plantations de toute espèce, mais ces résultats ont coûté cher. A Castellucio, sur 350 détenus, il y a eu de 1866 à 1871, une moyenne annuelle de 389 admissions à l'infirmerie, presque toutes pour fièvres paludéennes avec 9 décès seulement (1). A Chiavari, pendant la première année, la mortalité fut de près de la moitié de l'effectif, dès la seconde, elle n'était plus que de 14,5 p. 100 et de 5 au bout de quelques années (2). Quant à Casabianca, il a fallu l'abandonner à cause de son insalubrité.

Sous des latitudes plus élevées, les défrichements ne sont pas complètement inoffensifs, même alors qu'il ne s'agit pas de terrains marécageux. Nulle part on ne remue sans inconvénient un sol vierge. C'est un premier tribut qu'il faut payer à la terre, elle vous le rend ensuite en salubrité et en produits, car le labourage annuel et régulier

(1) Dr Rousselin, *Des colonies pénitentiaires de la Corse et des obstacles à la colonisation par l'insalubrité du pays*, Rouen, 1877.

(2) Bérenger (de la Drôme), *Rapport de l'enquête parlementaire sur les pénitenciers agricoles de la Corse*, Paris, Imprimerie Nationale. 1873.

d'un champ depuis longtemps mis en culture est sans danger et entretient la salubrité du sol. Il détruit les racines, les insectes et les germes nuisibles qui meurent, comme nous l'avons dit, au contact de l'air et sous les rayons du soleil ; il fait circuler, dans le sol, l'air atmosphérique et l'eau ; il brûle les matières organiques, et mélange à la terre arable les éléments du sous-sol ; il divise les couches d'argile, les mélange aux sables aux calcaires aux roches friables ; enfin il nivelle le sol, par ses sillons réguliers, il fournit à l'eau un écoulement utile et prévient sa stagnation par places.

Les végétaux que la culture fait croître à la surface des champs labourés ont également un rôle salutaire. Ils absorbent l'eau la retiennent et l'évaporent comme les arbres des forêts. M. Deherain a démontré expérimentalement la puissance évaporatrice des plantes et celle de chacune de leurs parties. Elle est variable pour chaque culture ; mais toutes les observations faites en France, en Suisse, en Angleterre établissent qu'en moyenne l'évaporation qui se produit à la surface d'un champ cultivé s'élève de 70 à 80 pour 100 de la pluie tombée. Dans certaines régions, la culture intensive assèche le sous-sol et appauvrit même la nappe souterraine (1).

Tous les genres de culture n'ont pas cette influence bienfaisante. Il en est d'insalubres. La plupart de celles qui exigent des irrigations continues sont dans ce cas. Lorsque la distribution de l'eau est excessive ou mal conduite, les prairies se transforment en véritables marais. Les rizières sont partout une cause sérieuse d'insalubrité. Le riz, comme on le sait, se cultive sous l'eau ; les terrains où il croît doivent être constamment submergés et de plus il exige de la chaleur. Les deux conditions réunies entretiennent dans le sol des décompositions organiques incessantes. La culture qui consiste à remplir et à vider successivement les compartiments où se font les semailles et à arracher les plantes parasites, force les paysans à passer des journées entières les pieds dans l'eau, jusqu'à la cheville ou jusqu'à mi-jambe ; il est inutile de faire ressortir combien de pareils travaux sont nuisibles à la santé.

L'Italie septentrionale est la contrée de l'Europe où le riz se cultive en plus grande abondance (2), c'est aussi celui où les dangers des rizières ont été le plus énergiquement dénoncés. « Les rizières, disait Vivarelli, » produisent deux choses : du riz et des fièvres graves ; il se peut que la » récolte de la céréale manque ou soit de qualité médiocre ; mais la » récolte funeste ne fait jamais défaut » (3). La mortalité est exagérée dans les pays de rizières ; aussi, pendant le siècle dernier, Charles-

(1) Drouineau, *Encyclopédie d'hygiène*, *loc. cit.*, t. IV, p. 410.

(2) Il y a en Italie 232,669 hectares de rizières sur lesquels le Piémont et la Lombardie entrent pour 207,028 hectares (*Annuaire statistique de l'Italie*, 1881).

(3) A. Layet, *Hygiène et maladies des paysans. Étude sur la vie matérielle des campagnards en Europe*, Paris, 1882, p. 23.

BIBLIOTHÈQUE [illegible] NÎMES

Emmanuel, roi de Sardaigne, avait résolu de supprimer la culture du riz dans ses États (1); mais l'importance qu'elle a prise dans l'alimentation du paysan lombard n'a pas permis de recourir à cette mesure radicale.

Les essais qu'on a tentés pour cultiver le riz sur quelques points du Midi de la France ont été abandonnés pour cause d'insalubrité. Dans les landes du canton de la Teste, où des rizières avaient été introduites, on ne fut pas longtemps à constater une augmentation sensible dans la mortalité des villages environnants (2).

La culture du chanvre a des inconvénients pour l'hygiène, mais à un autre point de vue. La plante elle-même est inoffensive, tant qu'elle croît et se développe; mais l'opération du *rouissage* qu'il faut lui faire subir après la récolte, devient un danger par les émanations qu'elle répand dans l'air et par l'altération des eaux où macère la plante. Celles-ci deviennent aussi insalubres que les eaux résiduaires qui s'écoulent des usines; mais ces considérations sont du ressort de l'hygiène des professions, et nous y reviendrons plus tard.

La culture du riz et celle du chanvre sont les seules qui soient nuisibles à la santé, du moins sous nos latitudes; toutes les autres ne font qu'assainir le sol et l'atmosphère; les champs cultivés sont le milieu le plus favorable pour y vivre et pour y élever les habitations privées ou collectives.

ARTICLE II. — LES EAUX

§ Ier. — LES EAUX DOUCES

L'eau est dans un mouvement perpétuel à la surface du globe. Un échange continuel s'établit entre les continents et les mers, sous l'influence des rayons du soleil. Ceux-ci, en dardant leurs feux sur l'immense étendue de l'Océan, y produisent une évaporation considérable. Les vapeurs ainsi produites s'élèvent dans l'atmosphère et forment les nuages qui sont entraînés par les vents et vont se déverser sur les terres, sous forme de pluie ou de neige, suivant le climat et la saison. Les pluies, comme nous l'avons vu, tombent sur le sol, l'imprègnent ou coulent à sa surface et vont former les sources, les cours d'eau, les rivières et les fleuves qui portent leur tribut à la mer, après un parcours plus ou moins long et lui rendent ce que l'évaporation lui a enlevé. Cette circulation de l'eau sur le

(1) A. Layet, *Hygiène et maladies des paysans*, *loc. cit.*, p. 24.

(2) Bouchardat, *Traité d'hygiène publique et privée basée sur l'étiologie*, 2e édition, Paris, 1883, p. 863.

globe y entretient le mouvement et la vie ; elle représente une des plus grandes forces de la nature ; l'industrie ne l'a pas encore suffisamment utilisée ; mais lorsqu'elle n'est pas dirigée et contenue par l'intelligence humaine, elle peut causer des désastres, comme les inondations dont nous avons parlé, déterminer des accidents et propager des maladies.

I. **Pluies et neiges.** — La distribution géographique des pluies n'a rien de régulier ; cependant, d'une manière générale, elle décroît en allant de l'équateur vers les pôles, et des côtes maritimes vers l'intérieur des terres ; elle diminue également avec l'altitude, à moins que la disposition spéciale des lieux élevés ne favorise la rencontre de couches atmosphériques d'inégale température. Elle est également influencée par le voisinage des forêts et des lacs, ainsi que par la direction des vents.

La zone torride est la partie du globe où il pleut le plus et celle qui présente les plus grandes différences sous le rapport de la quantité d'eau qui y tombe. On n'a pas d'idée en Europe des pluies torrentielles des régions équatoriales, mais elles ne tombent qu'à une époque de l'année, sauf sur une zone étroite située sous l'équateur à la rencontre des vents alizés de l'hémisphère nord et de ceux de l'hémisphère sud. A Cayenne, il tombe, dans certaines averses, trois centimètres d'eau à l'heure ; au Matouba (Guadeloupe), on en a compté jusqu'à 7m425 dans une année. A côté de ces régions si largement arrosées, on voit s'allonger sur l'hémisphère nord la bande elliptique de la région sans pluie dont Berghaus a tracé les contours (1). Elle s'étend de l'est à l'ouest, depuis l'Océan atlantique jusqu'aux limites du désert de Gobi et n'est autre que la zone de désert de sable dont nous avons parlé plus haut.

Dans le Nouveau-Monde, les régions sans pluies sont beaucoup moins étendues ; elles ne comprennent qu'une portion des provinces septentrionales du Mexique et la zone étroite étendue entre l'Océan Pacifique et la Cordelière, laquelle comprend la côte du Pérou et une partie de celle du Chili. Cette bande mesure 700 lieues de long sur 30 de large. Les pluies y sont remplacées par d'épais brouillards que le soleil a peine à percer et qui persistent souvent, pendant l'hiver, jusqu'à onze heures du matin. Le centre du continent Australien est également voué à la sécheresse.

A part ces faits exceptionnels, la marche des pluies est régulière ; la quantité d'eau qui tombe augmente d'une manière générale, en s'éloignant de l'équateur, bien que le nombre des jours pluvieux aille croissant, parce que aux averses diluviennes, mais de courte durée, succède la petite pluie fine et continue des pays tempérés. La sérénité du temps ne peut pas s'apprécier à l'udomètre. En résumant les observations udométriques faites sous différentes latitudes, on obtient les moyennes suivantes :

Entre l'équateur et le 25e degré de latitude, il tombe annuellement 2m

(1) Berghaus, *Physikalischer Atlas* in-8° Blat, Gotha, 1838-1848.

d'eau ; entre le 25e et le 40e, de 2m à 1m ; entre le 40e et le 50e, de 1m à 0m,50, et du 50e au 60e, la moyenne s'abaisse au-dessous de 0m,50. Le nombre des jours pluvieux suit une marche inverse. Entre le 12e et le 40e degré nord, il n'est que de 78 par an. En France, la moyenne annuelle de l'eau tombée varie de 1m,082 (Saint-Dié) à 0m,413 (Cambrai). A Paris, la moyenne des observations recueillies à l'Observatoire, de 1688 à 1882, a varié de 0m,210 en 1733, à 0m,703 en 1804 ; la moyenne de la période entière a été de 0m,489 (1). A Rome elle est de 700, à Saint-Pétersbourg de 460.

Quant au nombre des jours de pluie, il est de 113 par an en France, de 152 en Angleterre, de 141 en Allemagne, et de 60 en Sibérie. Ces moyennes, il faut bien l'avouer, n'ont pas une grande valeur, parce qu'il y a, d'une année à l'autre, des différences considérables dans les mêmes pays et, au point de vue de l'hygiène, c'est moins la quantité d'eau que reçoit le sol qui importe que le temps qu'elle met à tomber. Le nombre des jours pluvieux est dans un rapport plus étroit avec l'humidité de l'air que la quantité d'eau accusée par l'udomètre. On trouve sous les tropiques des contrées où il tombe des averses torrentielles et où l'atmosphère est presque sèche, tandis que dans les contrées occidentales du Nord de l'Europe, l'air est habituellement dans un état voisin de la saturation.

L'époque de l'année pendant laquelle il pleut le plus varie avec la latitude et la saison. On distingue sous ce rapport les pluies climatériques ou régulières et les pluies accidentelles ou irrégulières. Les premières appartiennent surtout à la zone torride, les autres aux climats tempérés et aux pays froids. Dans les premiers, en France et en Angleterre par exemple, les pluies tombent surtout en automne et c'est le printemps qui en a le moins. En Russie et dans le Nord de l'Allemagne, l'été est la saison pluvieuse et l'hiver la saison sèche. Lombard (de Genève) en faisant porter ses calculs sur l'Europe tout entière, a trouvé qu'on pouvait d'une manière générale y partager l'année en trois séries. Les quatre mois les plus pluvieux sont, suivant lui : novembre, décembre, octobre et mai ; les quatre mois moyens : janvier, mars, juin et juillet ; les quatre mois secs : avril, septembre, août et février.

Au point de vue de la santé, les pluies courtes et abondantes qui nettoient complètement l'atmosphère, lavent les toits, les cours et les rues, balayent à fond les égouts, entraînent tous les détritus et ne cessent que pour faire place au soleil, ces pluies franches sont un véritable bienfait pour les villes. Les averses d'été répandent une fraîcheur agréable ; elles procurent à l'organisme énervé par la chaleur et la sécheresse une véritable détente et diminuent l'abondance des sueurs. Les pluies froides et continues de l'automne, au contraire, amènent rapidement l'atmosphère à son maximum d'hygrométrie, et maintiennent pour ainsi dire les gens dans un bain de plusieurs mois.

(1) *Annuaire de l'Observatoire de Montsouris.*

Lorsque la température est à zéro ou au-dessous, c'est de la neige qui se forme. Toutes les hautes montagnes en sont couvertes en toute saison, même sous l'équateur. Leur limite inférieure s'abaisse d'autant plus qu'on remonte vers le Nord. Cette décroissance n'est cependant pas absolument régulière, elle est subordonnée à l'état hygrométrique de l'air et à la conformation des montagnes. Parmi les causes qui l'influencent, de Humboldt signale la différence des températures propres de chaque saison, la direction des vents régnants et leur contact soit avec la mer soit avec la terre, le degré de sécheresse ou d'humidité des couches supérieures de l'atmosphère, l'épaisseur absolue de la masse de neige qui est tombée ou qui s'est accumulée le rapport entre la hauteur de la limite inférieure des neiges et la hauteur totale de la montagne, la position relative de cette dernière dans la chaîne dont elle fait partie, l'escarpement des versants, le voisinage d'autres cimes également couvertes de neiges perpétuelles, l'étendue et la hauteur absolue des plaines au sein desquelles la cime neigeuse s'élève comme un pic isolé ou sur la croupe d'une chaîne de montagnes (1).

Boudin a dressé le tableau de la limite inférieure des neiges sur les montagnes du globe. Le point le plus bas de ceux qu'il enregistre se trouve sur le littoral de la Norwège par 71°,15 de latitude. On y rencontre la neige perpétuelle à 720 mètres au-dessus du niveau de la mer. On la trouve à 2.730 mètres dans les Alpes, à 3.300 dans le Caucase, à 4.287 en Afrique. La limite la plus élevée des neiges éternelles est dans l'Amérique du Sud. On la trouve dans la Cordilière occidentale à 5.546 mètres d'altitude. A Quito, sous l'équateur, les neiges perpétuelles descendent plus bas à 4.818 (2). Il a également tracé la limite polaire des neiges au niveau de la mer dans sa *Carte physique et météorologique du globe* (3e édition).

La neige préserve le sol contre le froid exagéré de l'atmosphère. Elle lui sert de manteau, et de plus, elle prévient le rayonnement nocturne de la terre qui est excessif pendant l'hiver. Dans celui de 1789, qui fut comme on le sait très rigoureux, Tessier constata que la terre s'était gelée jusqu'à la profondeur de 22 pouces (59 centimètres) sur les points où la neige s'était maintenue et que la gelée avait descendu à 12 pouces (32 centimètres) plus bas, dans les endroits voisins d'où le vent l'avait emportée.

La neige, en fondant lentement, maintient la terre dans des conditions d'humidité favorables ; c'est un bienfait pour l'agriculture et les paysans le savent bien ; mais il est des contrées où elle cause parfois des désastres. Les tempêtes de neige de la Sibérie qui durent parfois deux ou trois jours sont redoutées à l'égal des plus grandes calamités. En 1827, une tempête

(1) De Humboldt, *Cosmos*, t. I, p. 396.

(2) Boudin, *Traité de géographie et de statistique médicales*, t. I, p. 216.

de ce genre chassa tous les troupeaux des Kirghiz vers Saratow et détruisit 280.500 chevaux, 30.400 bêtes à cornes, au-delà d'un million de brebis et 10.000 chameaux (1).

Je ne parle pas des accidents causés par les avalanches, par la chute des neiges dans les montages et par la dislocation des glaciers dont on a eu un si formidable exemple dans la nuit du 11 au 12 juillet 1892, pendant laquelle l'établissement thermal de Saint-Gervais a été emporté avec la plus grande partie des baigneurs et du personnel de la station. Ces considérations là ne sont pas à proprement parler du ressort de l'hygiène.

Dans les villes, la neige est un fléau ; elle étend sur la voie publique une boue glacée, elle abaisse la température et sature l'air d'humidité. Lorsqu'elle reste longtemps sur le sol et qu'il est impossible de l'enlever, elle devient le réceptacle des détritus, des immondices de toute sorte que produisent les habitations et, au moment de la fonte, elle donne lieu à des odeurs et à des émanations qui ne sont pas sans danger.

II. **Eaux courantes**. — Les cours d'eau sont produits par les pluies qui coulent sur le sol et se réunissent dans les déclivités qu'il présente, ainsi que par celles qui se sont infiltrées dans ses profondeurs et qui viennent sourdre à sa surface, sous forme de sources, après un trajet plus ou moins long. Au point de vue de l'hygiène, ces deux origines sont loin d'avoir la même valeur. En coulant à l'air libre, les eaux entraînent les impuretés répandues sur la terre, tandis que l'eau de source s'est filtrée en traversant le sol, s'est débarrassée de ses impuretés et d'une partie des microbes qu'elle contenait. (Nous avons vu qu'il suffit pour les arrêter d'une couche de terre de deux mètres). Elle s'est en même temps chargée d'acide carbonique, emprunté à l'air du sol qui en renferme une plus forte proportion que l'atmosphère, de sels qu'elle a dissous dans son trajet et qui varient suivant la nature des terrains qu'elle a traversés. Nous reviendrons sur cette question en parlant des eaux potables (2).

Les ruisseaux résultent de la réunion des eaux pluviales coulant à l'air libre et des eaux de sources ; ils n'ont déjà plus la virginité de celles-ci, et leur degré de souillure augmente pendant leur parcours. Indépendamment de la terre, des débris de végétaux qu'ils entraînent, ils reçoivent les détritus, les eaux ménagères des fermes près desquelles ils passent et parfois les déjections de leurs habitants. Ils servent aussi de lavoirs et se chargent ainsi d'impuretés nouvelles. Enfin, on les transforme souvent en routoirs et les usines installées sur leurs bords y déversent leurs eaux résiduaires, avec les produits toxiques qu'elles

(1) BOUDIN, *Traité de géographie et de statistique médicales* (*loc. cit.*) p. 215.
(2) Voyez chap. IV, article II, § 1er.

peuvent renfermer. De pareilles eaux sont, comme on le voit, peu propres à l'alimentation ; elles peuvent causer des accidents de toute nature et constituent le véhicule habituel des germes contagieux. Dans les épidémies, on voit la maladie marcher de village en village, en suivant les cours d'eau, avec la régularité d'une expérience de laboratoire.

Les rivières et les fleuves qui sont formés par la réunion de ces ruisseaux sont tout aussi suspects. Les eaux courantes s'épurent pourtant en cheminant à l'air libre. Elles déposent une partie des matières qu'elles tiennent en suspension, et laissent dégager de l'acide carbonique ; enfin l'oxygène qu'elles contiennent brûle une partie des matières organiques dont elles sont chargées et diminue dans une proportion qui donne la mesure de leur pureté.

Les rivières finiraient ainsi par s'épurer d'elles-mêmes, si elles ne recevaient pas sans cesse de nouveaux affluents et de nouvelles souillures en traversant les centres de population qui s'élèvent sur leurs rives. Les grandes usines qui ont besoin d'un volume d'eau considérable et qui s'établissent pour cela sur le bord des rivières y déversent parfois de telles quantités de matières solides que ces dépôts forment des bancs, des îlots, détournent leur cours et les rendent parfois impraticables. Cela se voit surtout en Angleterre, où l'activité de l'industrie est arrivée à son summum, et la législation très sévère qui régit les cours d'eau n'a pas pu les préserver encore. Il est inutile de dire que de pareilles eaux ne peuvent pas servir aux usages domestiques.

Les grandes villes déversent dans les fleuves par leurs égouts des produits moins encombrants mais bien plus dangereux, que les résidus des usines. Cette question a pris à Paris l'importance d'un problème social, depuis qu'on sait à quoi s'en tenir sur le danger que présentent les eaux impures au point de vue de la transmission des maladies.

La Seine, quand elle entre à Paris, a reçu les déjections des localités situées en amont de la capitale ; en la traversant elle reçoit celles de la cité et de l'île Saint-Louis ; puis, en aval du pont d'Asnières, le grand collecteur lui verse les 300.000 mètres cubes d'eau d'égout que la grande ville produit chaque jour, défalcation faite de la petite quantité répandue sur les terrains de Gennevilliers. Elle est alors tellement souillée que les poissons ne peuvent plus y vivre. Elle va ensuite en s'épurant et en se troublant alternativement lorsqu'elle reçoit de nouvelles immondices, jusqu'à la hauteur de Meulan où elle a repris sa pureté relative.

Londres envoie également à la Tamise toutes ses eaux d'égout ; mais elle les déverse à 30 kilomètres en aval, dans un endroit où le fleuve a 700 mètres de large et où la marée se fait vivement sentir. Cependant, on se plaint encore de son envasement, et parfois le reflux ramène les eaux infectes jusqu'à Londres. Les fleuves à grand débit, à cours très rapide, comme le Danube et le Rhin peuvent recevoir les immondices des villes qu'ils traversent ; mais ce sont des exceptions, et en principe l'hygiène doit interdire le déversement des eaux d'égout dans les fleuves, surtout lorsqu'elles sont chargées de matières fécales.

Les eaux des rivières s'épurent dans leur cours, ai-je dit. Cet assainissement spontané est dû à l'affluence constante des petits cours d'eau qui en diluent les impuretés et des eaux de fonds qui, filtrées à travers le sol, sont d'une grande pureté ; à la précipitation des matières en suspension qui se déposent peu à peu sur le lit du fleuve, mais surtout à l'oxydation de la matière organique favorisée par le mouvement des eaux et des flots que le vent soulève, et à laquelle contribuent les infusoires et les végétaux qui s'y développent.

Les microbes développés au sein de cette matière organique disparaissent en même temps. M. Prausnitz a suivi cette diminution dans l'Isar, rivière à cours rapide qui reçoit plusieurs égouts en traversant Munich. Avant d'entrer dans la ville, ses eaux contiennent 305 germes par centimètre cube ; quand elles en sortent, elles en renferment 12.600 ; il n'y en a plus que 9.000 à Ismanning (13 kilomètres au-dessous de Munich), que 4.800 à Erching (22 kilomètres de Munich), et 2.400 à Freising (33 kilomètres de Munich). L'Isar ne met que huit heures à parcourir cette distance et à se débarrasser des cinq sixièmes de ses germes.

Cette disparition rapide est due, suivant M. Duclaux, à l'oxydation organique en présence de la lumière, à la concurrence vitale entre les microbes dans laquelle le dernier mot appartient toujours aux espèces les plus aérobies et en général les plus inoffensives ; enfin à leur entraînement mécanique par les particules minérales solides ; mais, de toutes les influences la plus active, est celle de la lumière (1).

Les fleuves exercent, sur la température, une influence proportionnelle à la masse de leurs eaux. Leur évaporation rafraîchit l'atmosphère ; leur mouvement qui se communique aux couches de l'air les plus rapprochées, détermine un courant d'autant plus sensible que leur lit offre plus de largeur et que leur cours est plus rapide. Leur grande surface jointe à celle des quais qui les bordent, constitue pour l'aération une voie plus étendue que celle des avenues et des rues les plus larges. Les fleuves exercent une influence favorable sur les villes qu'ils traversent, parce qu'ils entraînent les immondices, facilitent l'arrosage et la propreté de la voie publique ; mais par cela même, leurs eaux ne conviennent pas pour l'alimentation ; de plus, ils peuvent devenir une cause d'insalubrité par les dépôts vaseux qu'ils abandonnent, par les marais qu'ils entretiennent sur leur parcours et surtout au voisinage de leurs embouchures, de même qu'ils causent souvent des désastres par leurs inondations.

(1) DUCLAUX, *La purification spontanée de l'eau des fleuves* (*Revue scientifique*, avril 1894).

Les canaux marquent la transition entre les eaux courantes et les eaux immobiles. Ce sont des cours d'eau artificiels creusés par la main des hommes, pour faciliter le transport par eau des matières lourdes et encombrantes. Tracés dans un plan à peu près horizontal, ils sont alimentés par les sources et les ruisseaux des pays qu'ils traversent; leurs eaux, retenues par des écluses pour les besoins de la navigation, sont presque stagnantes. Ils reçoivent tout ce que leur apportent leurs affluents et tout ce qu'y jettent les équipages des bateaux qu'ils supportent : A ces détritus, à ces déjections se joignent les eaux sales des lavoirs placés sur leurs bords, et l'infection est augmentée par la putréfaction des cadavres d'animaux qu'on y jette : ces nombreuses causes de pollution jointes à leur immobilité presque complète, rendent leurs eaux plus impures que celles des rivières et des fleuves. L'eau de l'Ourcq est, comme on le sait, beaucoup plus trouble, plus chargée de bactéries et de corps étrangers que l'eau de la Seine elle-même.

Grâce à leur immobilité, ces eaux laissent déposer la majeure partie des corps solides qu'elles tiennent en suspension; il en résulte des envasements qui exhaussent sans cesse le fond, et des bancs qui, en gênant la navigation, nécessitent de fréquents curages. Chevallier a fait des recherches sur la composition des dépôts vaseux du canal Saint-Martin et de ses différents bassins. Il a trouvé en plusieurs endroits une boue noire très fétide et laissant dégager de l'hydrogène sulfuré. Gaultier de Claubry a examiné en détail les substances extraites de ce même canal au moyen de la drague. Il y a trouvé du gravier, du charbon de terre, des coquillages, des fragments de bois, de menus cailloux, du sable et des matières très diverses, noires, boueuses, exhalant une forte odeur de marécage et perdant de 8 à 38 p. 100 par la calcination.

Tous les canaux n'ont pas le même degré de souillure. Ceux qui traversent les villes offrent le summum d'impureté : dans les campagnes au contraire leurs eaux ne sont pas de plus mauvaise qualité que celle des petites rivières à cours très lent.

III. **Eaux stagnantes.** — L'écoulement des eaux est une des questions les plus importantes de l'hygiène. Lorsqu'elles circulent librement, elles portent partout la fertilité et la vie, elles assainissent les lieux qu'elles traversent; lorsqu'elles s'arrêtent dans leur cours, elles s'altèrent en s'immobilisant, deviennent le siège de décompositions organiques extrêmement délétères et donnent naissance aux maladies les plus répandues et les plus graves, à celles qui constituent le groupe redoutable des affections paludéennes. Tous les amas d'eaux immobiles peuvent les produire. « Marais, étangs, lacs, fleuves débordés, plages découvertes, » embouchures de rivières, canaux, effondrations, défrichements, déboi» sements, fossés, mares, ruisseaux, réservoirs même peuvent devenir » des foyers d'émanations miasmatiques où s'altèrent et se consument la

» santé et la constitution des individus et trop souvent des populations » entières » (A. Tardieu).

A. Lacs. — Les eaux immobiles sont de deux sortes. Les unes constituent de grandes étendues liquides qui ne tarissent jamais, ce sont les lacs dont le niveau à peu près constant est maintenu par la fonte des glaciers à l'époque de la sécheresse. Lorsqu'ils ont de grandes dimensions, comme les lacs de l'Amérique du Nord et ceux de la Suisse, ce sont des mers en miniature et ils exercent une influence du même genre sur les pays qu'ils entourent. La masse énorme de leurs eaux peut recevoir, sans en être sensiblement altérée, les eaux vannes et les détritus des villes assises sur leurs bords. Le mouvement que le vent leur imprime, les brasse, les aère, et renouvelle l'oxygène qui brûle les matières organiques, tandis que les corps en suspension et les sels en excès se déposent à la faveur du repos. Les eaux des lacs sont en général très pures. Rien n'égale la limpidité, la transparence bleuâtre de celles du lac de Genève, lorsqu'elles se précipitent en bouillonnant dans le lit du Rhône.

B. Étangs. — La seconde espèce d'eaux stagnantes en diffère complètement. Les étangs, les mares et les marais représentent une échelle d'insalubrité qui croît en raison inverse du volume de la masse liquide. Les grands étangs confinent aux lacs ; toutefois, comme ils ne sont pas entretenus pendant l'été par la fonte des neiges, ils dessèchent en partie et deviennent marécageux sur leurs bords.

Dans presque tous les pays, les étangs existent en permanence. Formés par les eaux météoriques qui s'accumulent dans les déclivités des sols argileux, parce qu'elles n'y trouvent pas d'écoulement, ils ne sont d'aucune utilité pour les riverains et ne leur procurent que les profits très aléatoires de la pêche. Il est cependant des pays où on en tire un revenu, à l'aide d'une exploitation particulière qui consiste à les dessécher tous les deux ans et à les livrer, pendant une troisième année, à la culture, pour les inonder de nouveau quand la récolte est faite. Les *pays d'étangs*, comme on les appelle, sont la Sologne, la Dombes et la Bresse. Lors de la confection du cadastre, on y comptait 1.600 étangs occupant une étendue de 18.885 hectares, soit le sixième des 92.800 hectares composant le territoire des cinquante communes soumises à ce régime ; leur surface, en 1859, était réduite à 14.711 hectares par suite de dessèchements volontaires ; depuis cette époque, elle a beaucoup diminué. Sur le plateau de la Dombes seulement, depuis 1853, époque à laquelle l'assainissement a commencé, on a supprimé plus de 10.000 hectares d'étangs marécageux (1).

Un étang en Dombes et en Bresse se compose de deux éléments, l'eau et le sol qui constituent deux propriétés distinctes et indépendantes, appartenant le plus souvent à deux propriétaires différents, pouvant être

(1) Drouineau, *Hygiène rurale* et *Encyclopédie d'hygiène*, t. IV, p. 453.

vendues, échangées, hypothéquées et affermées séparément. L'eau et son produit en poissons porte le nom d'*évolage* ; le sol et sa culture en céréales celui d'*assec*.

Ce mode d'exploitation, qui dure depuis cinq cents ans, est très rémunérateur dans un pays dont le sol est peu productif et la population clairsemée. En 1859, époque où la question a préoccupé le gouvernement, l'hectare d'étang de bonne qualité se louait couramment 30 fr. et 40 fr. l'hectare, tandis que le sol en corps de domaine donnait à peine un revenu de 8 à 10 fr. l'hectare. Cela tient à ce qu'alors le poisson se vendait assez cher sur les marchés des grandes villes voisines pour satisfaire le propriétaire de l'*évolage*, tandis que celui de l'*assec* retirait, tous les trois ans, une riche récolte du sol fertilisé par le limon que les eaux y avaient déposé. En revanche, la santé des habitants recevait une rude atteinte de cette culture palustre. Quand les étangs sont sous les eaux, ils découvrent tous les étés, sur une surface d'autant plus étendue que leur bassin est moins profond, moins nettement circonscrit et que les bords ont une pente plus douce. Les parties mises à sec répandent alors dans l'atmosphère leurs miasmes fébrigènes ; mais c'est bien pis encore, lorsqu'on les dessèche complètement pour les mettre en culture. A ce moment, les vases déposées par les eaux dans le fond du bassin, les poissons morts, les plantes et leurs débris fermentent sous l'influence de la chaleur et répandent au loin les germes des fièvres intermittentes qui sévissent avec d'autant plus de violence que les populations sont débilitées par la misère.

L'insalubrité des pays d'étangs est légendaire ; elle a de tout temps attiré l'attention des pouvoirs publics, depuis la Convention qui décréta le desséchement immédiat, en deux mois, de tous les étangs de la République, sous peine de confiscation au profit des prolétaires de la Commune, avec ordre d'ensemencer le sol en graines de maïs ou de le planter en légumes propres à la subsistance de l'homme (1), jusqu'à la loi du 21 juillet 1856 sur la licitation des étangs (2). Les progrès de l'agriculture et de l'hygiène ont plus fait pour la disparition de cette cause d'insalubrité que les efforts des législateurs et le desséchement s'opère rapidement par l'initiative des propriétaires.

C. Mares. — On donne ce nom à de petites étendues d'eau qui se forment naturellement dans des points déclives du sol, ou que les paysans creusent près de leurs habitations pour abreuver et baigner leur bétail, quelquefois aussi pour servir, faute de puits, aux usages de leurs fermes. Les mares sont alimentées par l'eau qui coule des toits, par les

(1) Loi du 14 frimaire an II.

(2) Voyez pour l'histoire de la législation relative aux étangs le rapport fait au Conseil général du département de l'Ain, le 20 août 1859, par une commission chargée de donner son avis sur les projets de loi et de règlement relatifs à la suppression des étangs, dans le département de l'Ain.

petits ruisseaux que forme la pluie, parfois aussi par de minces filets d'eau qui filtrent à travers le sol et se dessèchent pendant l'été.

Il y a des pays, comme en Normandie, où chaque ferme possède sa mare. Tantôt ce sont de simples bourbiers où croupissent tous les liquides qui sortent des fermes et que l'incurie des paysans laisse se former au milieu de la cour; tantôt ce sont des réservoirs creusés au milieu des champs ou des bois pour en opérer le desséchement. Ailleurs, c'est au milieu du village que s'étale une flaque immonde où viennent aboutir toutes les eaux des chemins et des rues et les nombreuses rigoles entretenues par les liquides qui sortent des tas de fumier ou des écuries. Toutes les bêtes du village viennent y barbotter et y boire, tandis que les ménagères y lavent leurs légumes et souvent leur linge. Dans d'autres endroits, ce sont des fossés verdâtres et fétides, de véritables crapaudières, espèces de cloaques où se rendent les eaux ménagères et qui laissent à découvert, en se desséchant, des bords fangeux et infects (1).

La plupart des agronomes sont d'avis de supprimer partout les mares, pour les remplacer par des citernes ou par des puits; mais il en est d'autres qui pensent qu'elles sont indispensables et qu'elles rendent des services qu'on ne saurait demander à des réservoirs plus corrects. Cette divergence d'opinion n'existe pas parmi les hygiénistes. Tous sont d'avis qu'il faut proscrire d'une manière absolue ces immondes cloaques d'où s'échappent les germes de toutes les infections miasmatiques.

Les mares ne se bornent pas à répandre leurs émanations empestées lorsqu'elles commencent à se tarir, ou quand on les cure intempestivement pendant l'été, elles sont plus pernicieuses encore lorsqu'on se sert de leurs eaux pour les usages domestiques. Il a été démontré, dans ces dernières années, que nombre d'épidémies locales de fièvre typhoïde, de scarlatine ou même de choléra, avaient été causées par le mélange frauduleux de ces eaux avec le lait des fermes voisines.

Il est donc indispensable que l'administration municipale, dans les villages, réduise autant que possible le nombre des mares, qu'elle en surveille les abords pour que les arbres, les buissons n'y laissent pas tomber incessamment des débris de branches et de feuillages qui s'y putréfient, pour que le curage ne s'en opère jamais pendant les chaleurs de l'été, qu'on profite de cette opération pour creuser le fond et enlever les bords, enfin et surtout pour qu'on se garde bien de répandre et d'étaler sur les berges même la vase infecte qu'on en retire, surtout s'il existe près de là des habitations (2).

Il faut prévenir les paysans du danger qu'il y a pour eux à se servir

(1) A. Layet, article *Hygiène rurale* du *Dictionnaire Encyclopédique des sciences médicales*.

(2) Gaultier de Claubry, *Rapport à l'Académie de médecine* (*Mémoires de l'Académie*), t. XIV, p. 178.

des mares pour les usages domestiques et surtout pour servir de boisson et leur recommander, lorsqu'ils y conduisent leurs animaux pour s'y abreuver, de ne pas les laisser entrer dans l'eau et y piétiner le fond, ce qui a pour effet de remuer la vase et de faire apparaître, à la surface, des bulles de gaz délétères.

D. Marais. — On doit comprendre, sous ce nom, tout terrain fortement imprégné d'une eau stagnante qui s'étale en couches minces sur certaines parties de sa surface.

Il y a deux espèces de marais, ceux qui se forment dans les déclivités du sol, sur le littoral ou près des cours d'eau, ce sont les marais *naturels* et ceux qui sont créés par la main de l'homme ou qui proviennent de certaines industries agricoles, ce sont les marais *artificiels*.

1° Marais naturels. — Ils sont de beaucoup les plus répandus et les plus nuisibles. Deux conditions sont nécessaires à leur formation : la dépression du terrain et l'insuffisance d'écoulement des eaux. La nature géologique du sous-sol est une circonstance favorable à leur production sans lui être indispensable. Lorsqu'il est argileux et imperméable, l'eau pluviale et celle des sources s'accumule dans ses déclivités, imbibe comme une éponge la mince couche de sable et d'humus qui le surmonte ; elle y séjourne tant que l'évaporation ne l'a pas épuisée, s'y altère et s'y corrompt. Les terres palustres sont inoffensives, tant qu'elles sont couvertes par les eaux ; mais, quand vient la belle saison, elles se dessèchent en tout ou en partie et répandent des miasmes fébrigènes dans l'atmosphère, ainsi que nous l'avons exposé déjà à l'occasion des étangs.

Les marais sont surtout répandus sur le littoral, près de l'embouchure des fleuves et des rivières. Le déversement de leurs eaux est entravé par la résistance que la mer leur oppose ; les sables, les terres qu'ils charrient repoussés par les flots se déposent et forment à l'embouchure des bancs parallèles au rivage, des barres sur lesquelles la mer se brise. Derrière cet obstacle, les alluvions se déposent, le cours du fleuve se divise en plusieurs bras qui se déplacent sans cesse. Les deltas ainsi formés sont presque tous de grands marais et des foyers redoutables de fièvres intermittentes.

Ailleurs, ce sont les inondations périodiques des rivières qui forment les terrains palustres. Sur d'autres points, on ne peut guère invoquer que la déclivité du sol, où les eaux des pluies et des sources s'accumulent parce qu'elles ne trouvent pas d'écoulement et que la nature argileuse du terrain les retient à la surface. Enfin, les cultures qui se font sous l'eau, comme les rizières, les oseraies, les aulnaies, les saulaies, les tourbières qu'on exploite à ciel ouvert, peuvent être rapprochées des marais au point de vue de la genèse des fièvres intermittentes.

Les marais *naturels* sont répandus dans toutes les parties du monde. Il n'y a guère de pays qui en soit complètement exempt. Nous n'en tracerons pas ici la carte parce que cet inventaire est du domaine de la géographie médicale, qu'il ne faut pas englober dans l'hygiène (1).

L'étendue des marais diminue, dans tous les pays civilisés, et l'on y trouve un double avantage, celui de faire disparaître les fièvres endémiques et celui de rendre à la culture des terrains improductifs. Toutefois, cette œuvre est loin d'être achevée. En France, nous en avions encore 500.000 hectares, lors du dernier recensement officiel (17 janvier 1860), et le docteur Vallin, en 1871, trouvait cette évaluation au-dessous de la vérité (2). Les travaux de desséchement ont été partout activement menés depuis cette époque. Les Landes, la Sologne, la Saintonge ont été assainies, les marais ont été en grande partie desséchés, la santé et le bien-être ont reparu dans ces pays déshérités ; mais il reste encore beaucoup à faire pour achever cette œuvre de transformation.

La constitution physique des marais varie suivant les climats. Ils ont pour caractères communs de favoriser le développement d'une végétation particulière et de servir de théâtre à une pullulation organique et à une destruction sans fin. Cinq éléments, le sol, l'eau, l'air, la faune et la flore sont à étudier dans leur constitution.

a. Sol. — Il est formé par une terre grasse, visqueuse, s'attachant aux pieds, se déprimant sous le poids du corps et laissant suinter l'eau. Cette marne se dessèche superficiellement pendant la saison sèche, se fendille, se crevasse, puis reprend son aspect avec les pluies qui la détrempent de nouveau. Les éléments minéraux du sol palustre n'ont rien de bien caractéristique. Les silicates d'alumine, les sulfates de chaux, de magnésie, les carbonates calcaires y dominent. Kirk attribue une nocuité particulière aux roches calcaréo-magnésiennes qui ont subi l'action volcanique. Ranald-Martin a signalé la présence du fer dans les terrains palustres ; ainsi la terre rouge de Sierra-Léone renferme 38 p. 100 d'oxyde de fer (3). Pauly, Isidore Pierre ont fait des remarques analogues. Ce dernier assigne la composition suivante aux vases de l'Orne. On y trouve sur 100 parties :

Argile, sable, oxyde de fer avec un peu de phosphaste..	57.40 à 61.50
Carbonate de chaux....................................	31.60 à 36.40
Matières organiques....................................	3.90 à 6.90

Cette proportion de matières organiques est extrêmement faible. On en trouve en moyenne 30 p. 100 dans la terre des maremmes de Toscane, et Parkes en a constaté 35 p. 100 dans un marais de la Trinité. Le terrain noirâtre des tourbières en renferme jusqu'à 90 p. 100. La matière organique de nature animale est surtout répandue dans le sol des marais

(1) Voyez pour cette énumération, l'article *Marais du Dictionnaire de médecine et de chirurgie pratiques*, par le Dr Rey, t. XXI, p. 618.

(2) E. Vallin, article *Marais du Dictionnaire encyclopédique des sciences médicales*, t. IV, 2e série, 1871.

(3) G. Arnould, *Nouveaux éléments d'hygiène*, 2e édition 1889, p. 121.

côtiers. Au bord des estuaires de l'Ems et du Weser, dans les marais de la Frise allemande, le sol est formé pour une forte part de débris d'animalcules. « La vase des golfes de la Frise, dit Elysée Reclus, con» siste, au moins pour la vingtième partie, en débris d'infusoires. Dans » le port d'Emden, cette vase profonde ou *Schlick* est, pour les trois » cinquièmes, fournie de ces débris d'animalcules. »

b. Eau. — L'eau stagnante des marécages présente souvent une teinte irisée de reflets bleuâtres et brillants, semblables à ceux que produirait une mince couche d'huile étendue à la surface. Elle est trouble, brunâtre et exhale une odeur désagréable. On y trouve une quantité considérable de débris organiques, d'origine végétale et animale, parmi lesquels des légions de parasites vivent et se multiplient. Malgré cette abondance d'éléments étrangers, l'eau des marais n'est pas toujours trouble. Quand elle est au repos complet, les substances en suspension se déposent et le liquide se clarifie ; mais il n'est pas inoffensif pour cela, et il continue à contenir ses principes toxiques et infectieux.

Les réactions chimiques causées par la putréfaction ne sont pas les seules qui s'opèrent dans les eaux palustres ; les sels minéraux y agissent également. Les sulfates solubles en présence de la matière organique donnent lieu à la formation de sulfures et d'hydrogène sulfuré. C'est pour cela que les marais *mixtes*, c'est-à-dire formés par le mélange de l'eau douce et de l'eau salée sont les plus dangereux de tous. Leur influence pernicieuse a été constatée par les observateurs de tous les temps. « Toutes les fois, dit Dutronlau, que dans les marais formés d'eau » douce et d'eau salée, on est arrivé à dédoubler les eaux, soit en détour» nant les cours d'eau douce, soit en opposant une barrière à l'envahis» sement de l'eau salée, on a vu les fièvres s'arrêter ; on les fait renaître » à volonté en opérant de nouveau le mélange ». Les recherches du chimiste anglais Daniel sur les eaux de la côte occidentale d'Afrique, celles de Haüy et Balard sur celles du port de Marseille ont prouvé que la nocuité des eaux mixtes était due à la formation d'acide sulfhydrique résultant de la décomposition des sulfates au contact de la matière organique.

L'explication de ce fait est facile. L'eau douce et l'eau salée ont leur faune et leur flore à part. Chacune d'elles nourrit ses animalcules et ses plantes microscopiques ; l'organisation de ces petits êtres est fragile ; le moindre changement dans le milieu qu'ils habitent suffit pour les tuer et les transformer en matière putrescible. Lorsque l'eau salée se mêle à l'eau douce, ce milieu mixte devient mortel pour les êtres qui vivaient normalement dans chacun des deux liquides. Mélier attribue cet empoisonnement à l'hydrogène sulfuré qui se dégage au contact des sulfates de l'eau de mer avec la matière organique des eaux douces et qui est, comme on le sait, toxique au plus haut point pour les animaux inférieurs (1).

(1) MICHEL, *Rapport sur les marais salants* (*Bulletin de l'Académie de médecine*, 1847-1848, t. XIII, p. 259).

Le fait est depuis longtemps connu des marins qui utilisent, dans les ports, cette propriété destructive pour conserver les bois de construction. Les fosses dans lesquelles on les renferme sont généralement situées à l'embouchure de petits cours d'eau où l'eau de mer s'introduit au moment de la marée haute.

On peut rapprocher de ce fait, l'insalubrité extrême des marais dans lesquels s'écoulent des eaux thermales fortement minéralisées. Hippocrate l'avait déjà signalée et Savi l'a mise en lumière, il y a une cinquantaine d'années, en citant pour exemple l'assainissement du lac de Rinugliano, Jusqu'en 1832, il recevait, par la *fossa-calda*, les eaux minérales et thermales de Caldana, lesquelles contenaient des bicarbonates et des chlorures de chaux et de magnésie. La seule plante qui végétât sur son fond noirâtre était le *chara-hispida* et sa vase dégageait du gaz hydrogène sulfuré, avec une matière organique. Les eaux minérales détournées et le lac épuisé, une végétation florissante a remplacé cette plante palustre ; le méphitisme et les fièvres ont disparu (1).

c. *Air et gaz des marais.* — L'air qui recouvre les marécages est chargé de vapeur d'eau, riche en acide carbonique et contient de plus de l'hydrogène proto-carboné, de l'acide sulfhydrique, parfois de l'ammoniaque, de l'hydrogène libre et de l'hydrogène phosphoré. Dans certains cas, il est, paraît-il, plus riche en oxygène. L'air pris à la surface des flaques d'eau couvertes de végétation abondante peut en contenir jusqu'à 23 p. 100. Morren attribue cette richesse anormale à la présence d'animaux microscopiques de couleur verte, lesquels, sous l'infuence des rayons solaires, fixent le carbone et exhalent l'oxygène, à la manière des plantes (2). C'est l'hydrogène proto-carboné qui constitue le gaz des marais, ce gaz qu'on voit apparaître à la surface des eaux palustres sous forme de larges bulles, lorsqu'on en remue le fond avec un bâton et qui brûle avec une belle flamme bleue. Il a pour formule $C^2 H^4$. En traversant l'eau il lui abandonne une matière particulière très putrescible qu'on n'y retrouve pas lorsque c'est de l'hydrogène proto-carboné produit dans le laboratoire qu'on y a fait passer. Gigot-Suard a trouvé, dans l'atmosphère des marais de la Sologne, des substances organiques qui, formées au sein des eaux stagnantes, sont entraînées dans l'air par la vapeur aqueuse produite à leur surface et par les vents quand le sol est à sec. Ces substances sont principalement constituées par des débris de végétaux, d'insectes et d'infusoires.

Les marais, comme les lacs et les étangs, sont habituellement recouverts

(1) Savi, *Alcune considerazione sulla mal'aria delle Maremme Toscane*. *Pisa* 1839 et *Annales de chimie*, 1841, t. III.

(2) Morren, *Recherches relatives à l'influence qu'exerce la présence d'animalcules de couleur verte, contenus dans les eaux tranquilles, sur la qualité et la quantité des gaz que ces eaux peuvent contenir* (Mémoire lu à l'Académie royale de Bruxelles, le 7 février 1841. Bruxelles, in-4° avec 7 planches).

de brouillards qui ne sont pas seulement nuisibles par l'humidité froide qu'ils causent, mais encore et surtout parce qu'ils sont le réceptacle des miasmes qui s'échappent des eaux palustres. C'est le milieu le plus favorable au développement des germes de la malaria, c'est le *marais aérien*, suivant l'expression du docteur Nicolas.

d. Flore et faune des marais. — L'*Annuaire des eaux de France* divise la flore des marais en deux sections : 1° les plantes toujours submergées ou flottantes dont il énumère vingt-cinq espèces principales sans compter les mousses et les algues qui flottent sur les eaux et y forment ce tapis d'un vert brillant qui recouvre certaines mares ; 2° les plantes du bord des eaux dont les espèces sont quatre fois plus nombreuses (1).

La faune des marais se compose de légions d'infusoires, de zoophytes, de vers, de mollusques, de reptiles, de poissons et d'oiseaux qui vivent et pullulent dans ce milieu et dont les cadavres s'ajoutent par myriades à la masse des substances en décomposition. Les tricocéphales, les strongles, les douves s'y rencontrent à l'état d'œufs ; les rhizopodes tels que les amibes, les flagellés, les infusoires de toute sorte y abondent ; on y trouve encore des champignons inférieurs (leptomitris lacteris, penicillium glaucum, aspargillus, etc.). Les micro-organismes enfin s'y trouvent en abondance et y jouent un rôle prépondérant au point de vue de la pathogénie, ainsi que nous le verrons bientôt.

2° Marais artificiels. — *a. Marais salants.* — Un marais salant est une vaste surface destinée à l'évaporation de l'eau de mer. Il se compose de plusieurs bassins à fond argileux que l'eau parcourt successivement, en se concentrant de plus en plus jusqu'au point où elle laisse déposer le sel qu'elle contient. Dans l'Ouest, les salines sont composées de différentes parties. Les unes sont destinées à servir de réservoir à l'eau de mer, ce sont les *jards* ou *vasais* ; les autres, formées de rigoles plates et longues, à pente très minime et dans lesquelles l'eau chemine très lentement, encadrent les aires. Ces premières rigoles, appelées *couches*, sont mises en communication avec le jard d'une part, de l'autre avec le *mort*, à l'aide de tuyaux dont le débit est réglé par une petite vanne mobile. Dans le *mort*, puis dans les *tables*, l'eau va toujours s'évaporant et se concentrant, elle arrive ainsi dans le *muau*, d'où elle passe par les petits canaux des *brauous* pour se répandre dans les *aires* ou *œillets*. Un chemin sépare les rangées des aires et c'est sur ce chemin et sur les petites levées latérales des aires que les sauniers circulent pour lever le sel.

Dans le midi, la disposition du salin est différente ; les pièces se suivent, vastes et étendues ; les premières sont les *chauffoirs*, toujours en petit nombre et destinés à la concentration de l'eau, puis les *aiguilles*, longues

(1) Pour le catalogue de la flore maritime, voyez l'article *Marais* du *Dictionnaire de médecine et de chirurgie pratiques*, t. XXI, p. 634.

rigoles étroites, amènent l'eau par des détours variés sur les *tables* où le sel se dépose.

Le principe est identique ; l'évaporation amène la concentration du liquide et successivement les sels se déposent. Les sels de chaux se précipitent les premiers à 15° de l'aéromètre ; le sel marin à 25° commence à se cristalliser. C'est le moment que choisissent les sauniers du midi pour faire passer l'eau des aiguilles sur les tables ; le plus généralement la différence des niveaux oblige à se servir de procédés hydrauliques pour élever l'eau et la répandrepromptement, car, arrivées à ce degré de concentration, les eaux déposent rapidement leur sel. L'important est que *l'eau soit toujours en sel*, comme disent les gens du métier. On forme ainsi des couches successives sur les tables et l'opération se poursuit pendant la belle saison, cinq à six mois. Alors on brise les couches salines et on les enlève.

Dans l'ouest, l'opération est plus délicate et menée moins vite. L'évaporation a pour aide le vent et la concentration se fait successivement dans les couches et jusque dans les tables du niveau. Les sauniers de l'ouest ne jugent guère la concentration qu'au doigt ou à la main. La main plongée dans l'eau, puis exposée à l'air, se charge promptement de petits cristaux brillants et d'une couche fine de sel dès que l'eau est suffisamment concentrée ; la rapidité de l'opération dit si l'eau est à point. Alors elle est dirigée sur les aires, où elle ne tarde pas à *fleurir* ; des cristaux viennent se déposer sur les bords, aux angles et avec un petit râteau spécial le saunier les attire sur le chemin et les assemble ; pour se servir de l'expression du métier, il les *cueille*. Puis, après un premier égouttage, on les dispose en tas sur les *bosses*. Les bosses sont les terrains qui séparent les couches des aires et les marais entre eux ; elles sont plus ou moins élevées au-dessus des marais et presque partout cultivées ; on y ménage seulement des chemins pour l'enlèvement du sel et les besoins de la culture.

Dans l'ouest comme dans le midi, un phénomène particulier attire l'attention, c'est la coloration rose que prend l'eau du marais, et qui annonce la cristallisation. Pour les paludiers de l'ouest, le marais fait *bonne mine*. Cette coloration, longtemps inexpliquée, est due, comme on le sait, à la présence d'un animalcule *Monas Dunalii ;* c'est lui qui donnerait aussi cette odeur de violette fort estimée des amateurs de sel.

Un point intéressant dans l'industrie du marais salant est le soin qu'il faut apporter à l'écoulement des eaux mères. Dans les salins du midi, l'opération est simple et se fait généralement bien ; quand le moment est venu, les eaux mères sont évacuées dans un petit canal spécial, les tables entièrement mises à sec.

On sait tout le parti qu'en a su tirer Balard pour la fabrication naturelle du sulfate de soude.

Dans l'ouest, il n'en est pas ainsi ; la cristallisation terminée, l'eau mère est évacuée dans un petit canal et rejetée à la mer. Melier rappelle avec raison l'ignorance de beaucoup de sauniers qui rejettent cette eau dans le jard, croyant encore en tirer parti, tandis qu'ils ne font ainsi que nuire à leurs opérations futures. D'autres, peu soucieux de la propreté de leur marais, les conduisent dans de simples crevasses et les laissent s'écouler librement. Cette pratique est condamnable au point de vue de l'hygiène. Si l'eau mère ne peut être utilisée, soit industriellement, soit médicalement, ce qui a été tenté dans quelques endroits et souvent avec fruit, elle doit être rejetée à la mer et non abandonnée dans le sol.

L'exposition que nous venons de faire rapidement de l'industrie salicole est certainement suffisante pour prouver que le marais salant ne doit pas s'entendre comme marais commun, nocif et dangereux pour la santé publique. Mellier rappelle qu'à l'époque florissante des salines de l'ouest Marennes avait une salubrité enviable ; l'industrie du sel ne portait aucun préjudice ; elle avait, au contraire, assaini le pays en corrigeant par des soins appropriés les dépressions du terrain, et en les arrangeant pour la formation des marais.

Le marais salant est même sain par lui-même. A l'île de Ré, d'Oléron, les sauniers n'ont jamais été plus fiévreux que les autres habitants et sont en général bien portants.

L'insalubrité naît quand le marais salant, n'étant plus productif, est abandonné ; alors le marais *gât* ou *gâté* commence. L'eau séjourne ; les eaux pluviales se mêlent aux eaux salées ; les matières organiques s'accumulent dans ces cours d'eau ; la terre, mal protégée par des fonds qui se creusent, s'imprègne d'eau saumâtre et de matières organiques, les alternatives de chaleur et de froid font varier la profondeur de l'eau accumulée, hâtent les transformations.

C'est le marais avec toute son intensité et tous ses attributs. Autour de lui, c'est la désolation ; la cachexie envahit la population, la mort sévit avec une rage inouïe et des villes et des villages jadis prospères disparaissent, ainsi que Brouage. L'empoisonnement des marais gâts est rapide, les matières organiques y abondent ; les poissons, les anguilles, les crustacés, succombent dans la vase des fossés et des marais. Puis, l'insouciance et l'imprévoyance font rejeter au marais les voiries de toutes sortes qui augmentent encore les foyers des décompositions putrides ; les émanations les plus écœurantes s'en dégagent.

Cette cause d'insalubrité est trop notoirement liée à l'état du sol pour que l'on puisse, à ce degré d'intensité, séparer le marais salant du marais ordinaire ; il réclame du reste les mêmes soins d'assainissement ; ce n'est qu'en entrant dans cette voie qu'on a pu, dans quelques points des côtes de l'Océan, regagner une partie du terrain perdu ; encore a-t-il fallu employer beaucoup de temps et d'argent pour rendre, là où on l'a tenté, au sol, théâtre d'une industrie morte par la concurrence des tarifs, une partie seulement de la salubrité qu'il possédait autrefois.

Ces choses malheureusement trop connues dans les contrées de l'ouest n'ont pas échappé à la vigilante investigation de Melier à propos de Marennes et de son insalubrité. « Jamais, dit-il, le pays ne fut plus prospère et la santé générale meilleure qu'au temps où la production du sel, portée à son plus haut degré de développement, couvrait pour ainsi dire tout le pays. C'est à cette époque du plus grand développement des salines que correspond le plus haut développement de la population. Cette prospérité s'est soutenue, la population est restée florissante, tant que les salines elles-mêmes sont restées prospères. Elle a baissé au contraire et s'est évanouie à mesure que les salines ont perdu de leur importance, sont devenues moins nombreuses, ont été moins exploitées. Ainsi c'est depuis qu'il se fait moins de sel, depuis que moins de marais salants existent, que l'effet contraire a lieu, que les fièvres abondent, que la population s'est affaiblie. N'y eût-il que ce simple rapprochement, qui ressort de tout ce que l'on a écrit sur le pays et des détails connus de son histoire, il suffirait à lui seul pour justifier les salins et écarter de leur part toute idée d'une influence nuisible. La prospérité et le développement se concilieraient mal avec l'insalubrité. »

La ruine de l'industrie salicole dans l'ouest (1) n'a donc pas été seulement néfaste à la richesse de ces contrées, mais elle a été la cause directe et fatale d'une insalubrité excessive et contre laquelle il est même difficile de lutter.

Les travaux d'assainissement qu'on peut appliquer aux marais gâts sont évidemment de même nature que ceux usités pour l'assainissement des marais ordinaires, drainage, dessèchement, mise en culture. Seulement, ils se compliquent souvent de difficultés d'autre nature que celles d'argent ou de terrains. Beaucoup de salines appartenant à des propriétaires différents sont souvent alimentées par un jard commun. Un saunier abandonne son marais et l'autre conserve le sien ; celui qui délaisse sa propriété et la rend dangereuse pour le voisinage se refuse

(1) Les départements produisant du sel marin d'après les relevés fournis par l'*Annuaire statistique* (1889) sont :

Ouest		
Charente-Inférieure	31.370	tonnes.
Loire-Inférieure	27.391	—
Vendée	15.070	—
Morbihan	1.115	—
Gironde	5	—
	74.961	

Midi		
Bouches-du-Rhône	101.144	tonnes.
Hérault	56.144	—
Gard	50.738	—
Var	38.312	—
Aude	74.802	—
Pyrénées-Orientales	3.500	—
Haute-Garonne	2.340	—
Corse	165	
	270.145	

Tandis que les salines du Midi donnaient 270.145 tonnes en 1886, l'Ouest n'en fournissait que 74.961 tonnes. La production du sel a diminué depuis 1882, c'est-à-dire pendant une période de quatre années, de 43.183 tonnes. La diminution porte surtout sur les salines de l'ouest dont l'abandon augmente de plus en plus.

à des dépenses qu'il ne peut souvent pas supporter. Lorsqu'il s'agit aussi de plusieurs marais et de propriétés communales, les embarras sont encore plus grands.

Le marais de Portnichet (Loire-Inférieure), dont l'insalubrité a été l'occasion de projets d'assainissement récemment soumis à l'examen du Comité consultatif d'hygiène publique, est dans ce cas. Plusieurs propriétaires sont intéressés à des travaux communs, différentes administrations y doivent participer. Il ne peut donc y avoir là d'action partielle.

Aussi, dans l'affaire du marais de Portnichet, le Dr Napias, rapporteur, reprenait la conclusion de Melier relative à l'insuffisante législation concernant les marais salants. Des projets à ce sujet avaient été à diverses reprises préparés et aucun n'a eu la chance d'aboutir. Le Comité consultatif d'hygiène en 1889 a approuvé la proposition qui lui était faite de demander à M. le ministre de l'intérieur de préparer une législation nouvelle et conforme aux progrès scientifiques et à l'état actuel des choses.

b. Marais à sangsues. — Ce genre de marais a eu sa vogue au temps où la doctrine de Broussais brillait de tout son éclat où la consommation de ces annélides était immense. Après avoir épuisé les marais de la Hongrie, on s'était livré à l'élève des sangsues dans quelques-uns de nos départements et notamment dans la Gironde, la Charente-Inférieure, la Nièvre, la Meurthe. On avait rétabli pour cette industrie, des marais antérieurement desséchés et cela au grand détriment du voisinage ; ils ont disparu peu à peu avec le discrédit dans lequel sont tombées les émissions sanguines. C'étaient de grandes flaques d'eau croupissante et peu profonde dans lesquelles on faisait entrer les chevaux destinés à servir de pâture aux annélides. Les animaux piétinaient la vase et la boue jusqu'au moment où leurs cadavres venaient joindre leur infection à celle de la tourbe et constituer une atmosphère d'une insigne insalubrité.

Pour entretenir l'immersion des bassins à sangsues, il fallait retenir les eaux par des barrages jetés sur les fosses d'écoulement ; de là des infiltrations des inondations sur les propriétés voisines. Au mois de juin, lorsqu'il fallait évacuer les eaux pour faciliter la ponte, les grandes surfaces mises à découvert répandaient les émanations les plus dangereuses. Cette grave cause d'insalubrité a disparu de nos campagnes ; on trouve pourtant encore quelques marais à sangsues dans la Brenne.

c. Routoirs. — On donne ce nom aux endroits dans lesquels on fait rouir le lin ou le chanvre ; cette opération se pratique différemment suivant les localités. Dans le voisinage des rivières, c'est dans leur lit même qu'on place les tiges de chanvre ; dans les pays où se trouvent des mares et des étangs, on les choisit de préférence ; enfin, on creuse souvent, sur le bord des ruisseaux ou des rivières, des fosses dans lesquelles on couche les tiges à rouir ; on met des pierres par dessus pour les tenir constamment immergées, et on y amène un petit filet d'eau.

Ces mares et ces fosses, lorsque l'eau n'est pas constamment renouvelée et c'est le cas le plus fréquent, sont des foyers d'exhalaisons fétides dues à la décomposition des substances qui enveloppent la fibre végétale, et qui peuvent donner la fièvre intermittente comme les miasmes des marais. Les médecins des départements où cette industrie se pratique sur une grande échelle ont signalé le fait et on ne peut pas le révoquer en doute. « Tout dépend ici, dit Michel Lévy, du degré de concentration des matières que le chanvre cède à l'eau. Il en est de même des émanations, disséminées dans l'espace par les vents, elles perdent leur activité ; mais au milieu des villages, les mares qui les exhalent sont des foyers morbifiques. Peu nuisible dans les eaux vives et courantes, le rouissage l'est dans les mares et d'autant plus qu'il a lieu dans la saison la plus chaude de l'année (1). »

Le rouissage a pour but de détruire la matière qui retient agglutinées les fibres textiles du lin ou du chanvre ; cette action que l'eau favorise ou détermine est complexe. Elle a été étudiée par les chimistes et appartient aux fermentations. Dans la plante, un ferment particulier que M. Frémy appelle *pectase* agit sur cette matière et la transforme en pectine et acide pectique. L'ammoniaque résultant des décompositions organiques rend les pectates solubles. La fermentation a donc une période acide, puis alcaline. L'eau emporte tous les produits solubles issus de la fermentation, en même temps que les gaz résultant de la dernière période, comme l'hydrogène sulfuré, sont mis en liberté. L'état de l'eau siège de ces diverses opérations est particulièrement intéressant. Outre les substances dissoutes, elle tient en suspension des débris organiques, des germes, etc... Toutes ces matières organiques en suspension ou dissoutes, dit Vallin (2), éprouvent peu à peu, sous l'influence de l'oxygène atmosphérique dissous dans l'eau, des dédoublements successifs dont les derniers termes sont l'oxyde de carbone et l'acide carbonique. Il en résulte un antagonisme très remarquable entre les quantités de matières organiques et le volume d'oxygène dissous que l'eau peut contenir. Lorsque l'eau des routoirs est stagnante ou simplement lorsqu'elle se renouvelle lentement, elle ne tient plus en dissolution la moindre trace d'oxygène ; l'eau des rivières courantes, au voisinage des ballons, n'en renferme que des quantités presque nulles : 1 cent. cube au plus par litre d'eau au lieu de 8 à 9 cent. cubes que contiennent la plupart des eaux potables. C'est là un caractère très important des eaux de rouissage ; leur salubrité est en grande partie mesurée par le chiffre de l'oxygène en solution. »

Le rouissage présente un danger par les émanations répandues dans l'air et par l'altération de l'eau où macèrent les plantes, ainsi que le montrent les actions chimiques dont nous venons de faire le résumé.

(1) Michel Lévy, *Traité d'hygiène publique et privée (loc. cit.)*, t. II, p. 890).

(2) Rouissage, *Dictionnaire encyclopédique*.

Les inconvénients sont plus ou moins grands, selon les procédés mis en usage pour pratiquer cette opération.

Dans certains endroits, elle est assez simplement conduite ; elle consiste à étendre en couches minces sur l'herbe des prairies, vers le mois d'août et de septembre, le lin de la dernière récolte, de façon à lui faire subir pendant quatre à cinq semaines l'action alternative de la rosée, de la pluie, de l'air et du soleil. C'est le procédé dit à la rosée ou rosage. Il donne des produits de qualité inférieure et ne peut s'appliquer qu'à des récoltes faibles ; ou bien il faut jouir comme en Russie de vastes terrains et d'un nombreux personnel. Mais, au point de vue de la salubrité, il n'est pas à redouter ; on ne constate guère qu'une odeur forte, caractéristique, un peu désagréable. Elle est modifiée sensiblement par l'action du soleil, des vents, et constitue plutôt pour le voisinage une incommodité qu'une véritable insalubrité. L'hygiène pourrait conseiller le procédé, mais l'industrie le rejette ; il n'est donc pas de nature à se répandre.

On combine quelquefois le rosage avec le rouissage proprement dit, en étendant d'abord le lin sur les prés et, quand la fermentation est achevée, en portant la plante au routoir où les fibres se désagrègent rapidement. Quelquefois la pratique est inverse, c'est au routoir que l'opération commence et elle se termine sur le pré ; la plante est étendue quand l'odeur de la putréfaction se fait sentir ; quatre ou cinq jours de macération suffisent pour la plante à l'état frais. Ces procédés sont plus spécialement en usage dans quelques contrées ; ce sont presque des habitudes locales qui se conservent par tradition ; il ne s'agit là que de récoltes peu importantes en général et l'influence de ces combinaisons ne semble pas encore trop défavorable à la santé publique, là où elles sont en honneur. Le procédé le plus usité est le rouissage à l'eau stagnante ou courante.

Pour l'eau stagnante, les dispositions varient suivant les conditions du pays et les dispositions du sol ; ce sont toujours les bas-fonds naturels qu'on utilise, les carrières abandonnées, les tourbières exploitées, quelquefois les fossés, les étangs, les mares, les marais. Plus l'eau contient de matières organiques, meilleure elle est réputée pour le rouissage, mais on évite les endroits où elle est chargée de sels minéraux qui peuvent colorer la filasse et la déprécient au point de vue marchand.

La plante est liée en bottes et celles-ci sont déposées au fond du routoir ; on les maintient submergées en les recouvrant de boue ou de pierres, de briques. La durée du rouissage varie avec la saison, la chaleur, le degré de sécheresse ou de verdeur de la plante. La meilleure règle est encore la pratique ; du reste, le routoir ne demeure pas sans être surveillé, il faut, suivant l'abondance de la couche d'eau ou l'époque du travail, remuer les bottes ; on s'assure que l'opération est à point en retirant quelques tiges d'essai et en les cassant.

Si l'épreuve est favorable, on retire les bottes de l'eau et on les étend sur les prés ; l'odeur est, à ce moment, fort désagréable et cette opération est pénible pour les cultivateurs. Elle le sera encore bien plus par la suite, si, dans le même routoir et quand déjà l'eau est chargée de matières organiques en voie de putréfaction, on procède à de nouvelles immersions et à d'autres séries d'opérations. C'est ce qui se pratique en effet toutes les fois que le routoir est petit, l'eau rare et la quantité de chanvre ou de lin assez grande.

Le procédé à l'eau stagnante est très répandu ; on le rencontre dans beaucoup de départements : en Bretagne, en Vendée, dans la Somme, dans l'Oise et aussi à l'étranger, en Russie, en Hollande, en Belgique. « Le rouissage à l'eau courante », dit Vallin (1) le plus ancien et le plus primitif consiste, à construire au bord d'une rivière ou d'un fleuve une enceinte grossière au moyen de pieux ou de clayonnages ; derrière cette barrière on accumule les gerbes à rouir dans le lit du fleuve sous forme d'amas cubiques de 1 à 2 mètres de côté et le courant entraîne lente- ment, mais incessamment, les produits de la décomposition organique.

Dans le Nord, dans la rivière la Lys, on procède autrement : les bottes sont entassées dans des caisses en bois dits *ballons* et les ballons sont maintenus dans la rivière à 25 centimètres de profondeur, à l'eau courante, l'opération est un peu plus longue qu'à l'eau dormante, et varie de huit à quinze jours suivant l'époque. L'eau infecte de la Lys et de la Deule semble très propice au rouissage et aux environs de Bousbecque on apporte de tous les côtés les produits de la culture linière ; il en vient même des départements voisins.

Tous ces procédés de rouissage à l'eau entraînent des causes graves d'insalubrité, disait M. Loisel (2) ; malgré cette déclaration, le Conseil du Nord, préoccupé des intérêts agricoles, s'effrayait des mesures administratives rigoureuses qu'on voulait prendre pour éviter les dangers des routoirs. La culture du lin était en décadence dans le département et on avait peur de voir disparaître une industrie qui faisait la richesse du pays. Vallin a longuement discuté cette intéressante et difficile question de l'insalubrité du rouissage agricole et ses conclusions sont en tout point acceptables. Une question préalable doit être posée, intéressante au point de vue rural et industriel à la fois.

Le rouissage du lin et du chanvre est classé (1re classe, décrets de 1810, 1886). Il s'agit du rouissage agricole en grand, sans distinction du procédé à l'eau stagnante ou courante. Relativement aux cours d'eau, les préfets ont en outre à s'inspirer des dispositions législatives concernant les cours d'eau et la pêche fluviale. Quand au rouissage industriel dont nous n'avons pas à nous occuper ici, il appartient à la deuxième catégorie des établissements classés. Mais toutes ces dispositions légales et adminis-

(1) *Dictionnaire encyclopédique.*

(2 *Conseil d'hygiène du département du Nord*, 1851.

tratives qui peuvent sauvegarder la salubrité publique et permettre l'opération du rouissage de façon qu'elle ne porte ni ombrage aux personnes habitant le voisinage ni dommage aux poissons, ne s'adressent d'aucune manière au rouissage *en petit*, qui s'opère fréquemment dans les villages dans des fossés, dans des mares, sans que personne en prenne souci. Il semblerait que le décret de 1814 et plus tard celui de 1886 aient proclamé l'innocuité des petits routoirs agricoles en négligeant de leur assigner un rang quelconque et en ne s'occupant que du rouissage en grand. En fait, cela est même exact et le projet de code rural l'exprime d'une façon très nette dans son article 25 : « Il est interdit de faire rouir du chanvre ou du lin ou tout autre plante textile dans les abreuvoirs et les lavoirs publics ».

E. Impaludisme. — L'histoire des marais s'est, de tout temps et dans tous les pays, confondue avec celle de l'intoxication paludéenne. Il ne saurait entrer dans le plan de cet ouvrage de faire l'étude de cet empoisonnement spécial, dont les manifestations sont si variées, dont le domaine comprend les fièvres intermittentes de tous les types, les fièvres remittentes, pseudo-continues et continues des pays chauds, dont la gravité s'étend de l'accès le plus simple à l'accès pernicieux le plus rapidement mortel, à la cachexie la plus irrémédiable. L'hygiène ne doit s'occuper que de l'étiologie de cette intoxication. Il lui suffit de savoir que toutes ces manifestations sont le produit d'un même principe ; il lui appartient de rechercher la nature de ce principe, d'étudier les conditions dans lesquelles il se produit, l'étendue de sa sphère d'action, les circonstances qui la favorisent et les moyens de la combattre et de l'annuler.

1° Miasme paludéen. — L'influence pernicieuse des marais n'est contestée par personne. Elle est reconnue depuis que la médecine existe ; à l'intensité près, elle est la même dans tous les pays et partout elle donne naissance à l'intoxication spéciale dont nous venons de parler. Il est certain toutefois qu'il peut exister des fièvres intermittentes sans marais, de même qu'il y a des marais sans fièvre. A. Hersch a dressé la liste des localités où la fièvre règne sans qu'il y ait de terrain palustre. On y voit figurer : le haut plateau de Castille, la plaine de l'Araxe, les terrasses de la Perse et particulièrement le plateau d'Iran, les maremmes de Toscane, la campagne romaine, les Calabres, les hautes plaines de l'Inde, enfin l'île de Katch aux bouches de l'Indus et divers points montagneux de l'île de Ceylan. M. Léon Colin a constaté également la sécheresse de l'*Agro ramano*, terre classique du paludisme (1). Les médecins de l'armée ont fait des observations analogues en Algérie et ceux de la marine qui observent les fièvres intermittentes dans leur vaste zône d'endémicité intertropicale, les ont corroborées. C'est pour cela que

(1) L. Colin, *Traité des fièvres intermittentes*, Paris, 1870.

M. Léon Colim a proposé de remplacer l'expression de paludéenne par celle d'*intoxication tellurique* (1).

La *fièvre des bois* est encore un exemple du même fait. On connaît depuis longtemps en Amérique et aux Antilles, ces fièvres intermittentes qu'on observe dans les montagnes boisées qui sont plus graves en Asie et ont été mieux étudiées au Tonkin, dans ces dernières années. Il n'existe pas de marais dans les régions où on les observe ; mais les grands arbres, les lianes, les végétaux de toute sorte y forment une voûte impénétrable aux vents et aux rayons du soleil. L'atmosphère saturée d'humidité ne s'y renouvelle pas. L'eau des pluies dont l'évaporation est supprimée imbibe un sol jonché de feuilles, de branches d'arbres, de débris organiques qui croupissent depuis des siècles et dont la fermentation favorisée par la haute température du climat donne lieu à des miasmes tout aussi pernicieux que ceux des marais eux-mêmes. Enfin, nous l'avons dit déjà, il suffit, sous les Tropiques, de remuer un sol vierge pour faire naître la fièvre intermittente. Tout cela ne prouve qu'une chose, c'est qu'il suffit de trois facteurs, la chaleur, l'humidité et un sol contenant des débris de végétaux pour faire naître la fièvre intermittente et comme les marais sont les milieux qui réunissent au plus haut degré ces trois conditions, il n'est pas surprenant qu'on lui ait donné le nom de fièvre paludéenne.

Les marais sans fièvre sont plus rares. On n'en rencontre guère que dans les îles de l'Océanie. On a donné diverses interprétations de ce fait, qui a été signalé par tous les médecins de la marine. La plus vraisemblable nous paraît celle qu'a donnée Nadeaud. D'après lui, les terres basses de Tahiti et de la Nouvelle-Calédonie, bien qu'envahies par les eaux ne sont pas des marais. La couche d'alluvion qui en forme la surface est mince et repose sur un massif de corail éminemment perméable, à travers lequel les eaux filtrent peu à peu pour se rendre à la mer. Ce drainage naturel empêche leur stagnation et en prévient les conséquences. Nous rapprocherons cette explication de l'observation faite par M. J. Girard. Il a remarqué en effet que l'absence ou la bénignité des fièvres intermittentes ne s'observaient que dans les îles entourées de coraux vivants, comme la Nouvelle-Calédonie, Tahiti et la majeure partie de la Polynésie, tandis que dans les parages où les coraux sont morts, comme les Antilles, Vera Cruz, les Nouvelles-Hébrides, ces maladies présentent au contraire un caractère grave (2).

Nous avons dû mentionner ces exceptions ; mais nous n'en continuerons pas moins à donner le nom de miasme paludéen au principe toxique dont nous allons maintenant chercher à préciser la nature.

(1) Léon Colin, article *Miasme* du *Dictionnaire encyclopédique des sciences médicales*, t. VII, p. 532, 1873.

(2) J. Girard, *Journal la Nature*, Paris, 1875.

Les chimistes l'ont cherché dans les gaz qui se dégagent des marais ; mais les propriétés de l'hydrogène protocarboné et de l'hydrogène sulfuré sont connues et si ce dernier est toxique, les accidents qu'il produit n'ont rien qui ressemble à la fièvre intermittente. S'il la produisait à lui tout seul, toutes les stations thermales sulfureuses à température élevée (Barèges, Bagnères-de-Luchon, Cauterets seraient de formidables foyers de paludisme. Il n'agit vraisemblablement qu'en faisant mourir les animalcules qui existent dans les eaux. Toutefois les gaz des marais abandonnent comme nous l'avons dit à l'eau qu'ils traversent, une matière putrescible particulière que Boussingault a pu saisir dans l'air des plaines dangereuses de l'Amérique et dont il a démontré la nature organique ; d'autres l'ont étudiée depuis, avec l'espoir d'y trouver le principe de la malaria ; mais l'analyse chimique est impuissante à décéler ce principe et ces travaux malgré leur intérêt n'ont servi qu'à préparer les découvertes de la bactériologie.

L'idée d'attribuer les fièvres intermittentes à la flore des marais devait également se présenter à l'esprit. Emise par Monfalcon (1) en 1824, adoptée par Savé (2) en 1832 et développée par Motard en 1838, cette doctrine a été défendue avec un rare talent par Boudin en 1843. Non content d'accuser d'une manière vague la flore des marais de produire la fièvre intermittente, il désignait les espèces fébrigènes : c'était la *chara vulgaris*, le *rizophore*, le *calamus* et chacune de ces plantes correspondait à un type morbide et a un degré de gravité différents. Le retour des épidémies concordait avec le développement et la maturité de cette végétation spéciale. Cette vue de l'esprit ne s'appuyait sur aucune observation aussi ne provoqua-t-elle que de la surprise. Elle se rapprochait cependant un peu plus de la vérité que la précédente, puisqu'elle attribuait la production de la fièvre intermittente à des êtres animés.

2° *Microbes de la malaria.* — La doctrine qui consiste à attribuer la production de la fièvre intermittente à la pénétration dans le corps humain de petits êtres vivants était déjà vieille au temps de Lucrèce qui écrivait il y a deux mille ans. Elle a été développée par Varro et Columella dans leur traité *De re rustica.* Il y a un siècle et demi, Lancisi désignait les miasmes de la fièvre intermittente sous le nom pittoresque d'*animata effluvia ;* mais cette vue théorique ne constituait encore qu'une sorte de pressentiment ; c'est de nos jours seulement qu'elle a pris le caractère scientifique et qu'elle a commencé à s'appuyer sur des observations précises.

J. Lemaire, en 1854, avait trouvé tout un monde de cellules et de spores dans la vapeur d'eau recueillie au-dessus des marais de Tremble-

(1) J.-B. MONFALCON, *Histoire médicale des marais et traité des fièvres intermittentes causées par les émanations des eaux stagnantes*, Paris, 1re édition, 1824.

(2) SAVÉ, *Recherches physiques et chimiques sur le Chara*, 1832.

Vif et condensée par le froid ; en 1861, il reprit les mêmes recherches avec Gavarret et ils constatèrent, dans l'atmosphère de toutes les régions malsaines de la Sologne, la présence de myriades de microphytes et de microzoaires en voie de développement.

Tout cela n'avait guère produit de sensation lorsque parut le travail de Salisbury, professeur à l'École de médecine de Cleveland dans l'État de l'Ohio (1). On put croire un instant que la question était résolue, tant l'auteur avait accumulé de détails précis. Pour lui, la fièvre intermittente était produite par les spores d'une algue de la famille des *Palmellées*, à laquelle il donna le nom de *Palmella gimesma*. Il en avait trouvé les spores dans les terrains fébrigènes, dans la couche d'air en contact avec eux, dans l'urine et dans l'expectoration des fébricitants. Il les avait recueillies sur des lames de verre ; il avait fait éclore la fièvre paludéenne, dans des localités qui en étaient exemptes, en y transportant de la terre recueillie à la surface d'un sol fébrigène (2).

On n'était pas encore habitué, à cette époque, aux illusions d'optique et aux écarts d'imagination des chercheurs de microbes et tout le monde prit au sérieux l'ingénieux roman de Salisbury. Les expériences de Wood et Leidy, de Quinquaud, de Magnin prouvèrent qu'il s'était trompé ; mais les recherches n'en continuèrent pas moins dans ce sens. Hallier, Vanden-Korput et Hannon, Schurtz ont cru découvrir le pouvoir fébrigène dans une *oscillariée*, Balestri et Selma dans une *algue*. En 1879, Krebs et Tomasi Crudeli ont trouvé, dans l'air et le sol des marais Pontins, diverses espèces de *bactéries*, d'*algues*, de *micrococci*, de *corpuscules ovalaires*, etc. (3). Ils ont pu en obtenir des cultures sous forme de petits nuages formés de bacilles de 4 à 6 μ de longueur, mobiles, aérobies et souvent pourvus de spores à leurs extrémités. Ces cultures, injectées à des lapins leur ont, disent les auteurs, donné une maladie analogue à la fièvre intermittente.

Dans un nouveau travail publié en 1880, Tomasi Crudeli dit avoir retrouvé les spores du *bacillus malariæ* dans le sang des lapins inoculés et dans celui des fébricitants. Cuboni et Marchiafava ont fait les mêmes expériences et obtenu les mêmes résultats (4).

Il me reste à parler des recherches de M. Laveran. Ce sont les plus récentes et les plus sérieuses. Elles ont été faites en Algérie, sur le sang de malades atteints de fièvre intermittente, examiné à l'état frais et sans coloration artificielle. D'après M. Laveran, le parasite du paludisme se présente sous les trois aspects suivants (fig. 2) :

1° Éléments cylindriques, effilés à leurs extrémités, immobiles, trans-

(1) *The american journal of the med. sc.*, janvier 1886.

(2) Salisbury, *Causes des fièvres intermittentes et rémittentes attribuées à une algue du genre palmella* (*Annales d'hygiène*, t. XIX, p. 215).

(3) *Reale academia dei Lincei*, juin 1879 et *Archiv. f. exp. Pathologie*, 1er juillet 1879.

(4) Cuboni und Marchiafava, *Archiv f. exper. Path.*, t. XIII, 1881.

parents, incolores sauf vers la partie moyenne où l'on voit une tache noirâtre formée par des granulations pigmentaires arrondies ;

2° Eléments sphériques, transparents, du diamètre des hématies, renfermant des grains pigmentés animés de mouvements très vifs, portant sur leurs bords des filaments longs, fins et mobiles. Ces *flagella* présentent un léger renflement à leur extrémité libre, se détachent souvent des corps sphériques et circulent au milieu des hématies ;

3° Eléments sphériques ou de forme irrégulière chargés de grains pigmentés, immobiles ; ces corps ne sont qu'une forme cadavérique des précédents (1).

M. Laveran a rencontré ces éléments 432 fois sur 480 cas de fièvre paludéenne et jamais observateur ne les a retrouvés en dehors de la malaria. Les trois variétés qu'il a décrites représentent, d'après lui, les phases successives de l'évolution des parasites. Il est disposé à croire qu'ils appartiennent au règne animal à cause des mouvements très vifs que présentent les filaments des corps de la seconde variété. Ces *flagella* ont une grande analogie avec les filaments des oscillariées ; de là le nom d'*oscillaria malariæ* qu'il a proposé de donner à ce microbe. Aujourd'hui, pour ne rien préjuger, il lui donne le nom d'*hématozoaire de l'impaludisme*.

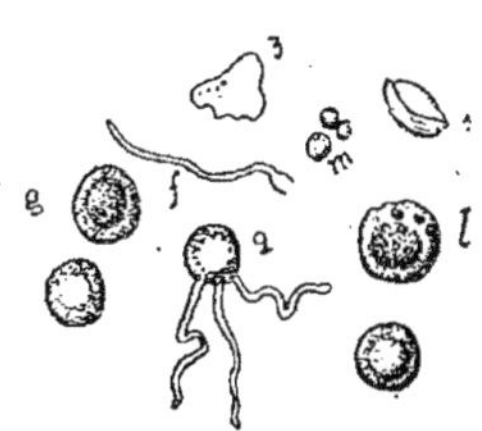
Fig. 2. — Parasite du paludisme.

M. Richard en Algérie, MM. Marchiafava et Celli à Rome ont trouvé les mêmes organismes. Ces derniers sont parvenus, en injectant du sang de fébricitants dans les veines d'hommes sains, à leur donner la fièvre intermittente avec ses altérations caractéristiques (2). C. Golgi a constaté les mêmes faits (3). La découverte de M. Laveran a été confirmée plus récemment en Amérique par MM. Steinberg, Coulcinman et Oster. Du reste, la plupart des médecins de l'Algérie, notamment ceux de Constantine et de Philippeville ont reconnu les parasites de la malaria et s'en sont servent couramment comme d'un moyen de diagnostic. Aujourd'hui leur existence et leur signification sont considérées comme un fait démontré par les bactériologistes.

La découverte du microbe de l'impaludisme a le plus grand intérêt

(1) A. Laveran, *Sur un nouveau parasite trouvé dans le sang des malades atteints de fièvre intermittente ; origine parasitaire des accidents de l'impaludisme* (*Bulletin de la Société des hôpitaux*, 1881. — Id. *Bulletin de l'Académie de médecine*, séances des 23 décembre et 28 décembre 1880, 25 octobre 1881. — Id. *Comptes-rendus de l'Académie des sciences*, 24 octobre 1881 et 25 octobre 1882. — Laveran, *Traité des fièvres palustres*, Paris, 1884.

(2) E. Marchiafava et Celli, *Sur les altérations des globules rouges dans l'affection paludéenne e. sur la genèse de la mélanémie. Mémoires de la Reale academia dei Lincei*, Rome, 1884.

(3) Camille Golgi, *Sulla infezione malarica* (*Arch. p. l. Sienze med.*, 1886).

sans doute, mais elle n'a qu'une valeur théorique au point de vue de l'hygiène. Elle ne fait que confirmer ce qu'on sait, depuis un temps immémorial, sur les causes de l'intoxication paludéenne. Quelle que soit la nature de l'élément qui la produit, on sait qu'il se dégage des marais et des eaux stagnantes, qu'il a l'atmosphère pour véhicule habituel et qu'il pénètre le plus souvent dans l'organisme par la voie pulmonaire : cela suffit pour établir, sur des bases certaines, la prophylaxie de l'impaludisme.

3° *Sphère d'action du miasme paludéen.* — Elle varie suivant l'heure de la journée, l'altitude, la latitude, la saison et la direction du vent. Dans le jour, l'air des marais est clair, serein, sans odeur ; les miasmes remontent avec la vapeur d'eau dans les couches élevées de l'atmosphère ; ils descendent avec elle au coucher du soleil. C'est alors que le brouillard s'épaissit sur les cours d'eau, que le linceul s'étend sur les savanes et qu'il est imprudent de traverser les marais.

La hauteur à laquelle s'élèvent les émanations est en raison de l'intensité du foyer qui les fournit et de l'élévation de la température. Tandis qu'en Italie, par exemple, il suffit, pour s'en préserver, de s'élever à 400 ou à 500 mètres comme le demandait Monfalcon ; dans l'Inde, il faut une altitude de 600 à 800 mètres. La propagation horizontale varie dans des limites plus étendues et difficiles à préciser, parce qu'elle dépend de l'orientation des marais, de la force et de la direction du vent. En général, on estime, dans la marine, qu'il suffit de mouiller à deux milles au large pour se mettre à l'abri des effluves paludéennes. L'hôpital flottant qui est à l'ancre dans l'estuaire du Gabon n'est qu'à un mille et demi de terre et il a toujours été épargné par les fièvres rémittentes qui sévissent dans l'établissement. D'un autre côté, des observateurs très sérieux croient au transport des miasmes à de bien plus grandes distances. D'après Amédée Lefèvre, les marais du Brouage envoient leurs effluves jusqu'à Rochefort qui en est distant de sept ou huit kilomètres (1) et des observations sérieuses semblent démontrer que sur certains points de la côte d'Angleterre la fièvre intermittente apparaît par certains vents qui apportent les émanations des marais de Hollande.

La direction des vents régnants a une grande influence sur la distance à laquelle les miasmes palustres sont portés; elle détermine l'étendue de la zône dangereuse. Ainsi, dans la Charente-Inférieure, les marais du Brouage et de Saint-Aignant font sentir, comme nous venons de le dire, leurs effets jusqu'à Rochefort dans la direction de l'ouest, tandis qu'au sud vers Royan, le pays est sain et sans fièvre.

Il suffit parfois d'un faible obstacle pour arrêter les effluves palustres. Un petit bois, un rideau d'arbres un peu épais préservent souvent de la

(1) Lefèvre (Amédée), *Note sur l'influence du climat de Rochefort et les travaux d'assainissement à faire dans ce pays* (*Revue française et étrangère*, 1841, t. 1, p. 74).

fièvre intermittente. On cite nombre de localités où elle était inconnue et qui l'ont vue apparaître, lorsqu'on a coupé les arbres qui leur servaient d'abri.

L'altitude n'a pas une influence marquée sur la diffusion du miasme palustre; les marais ont la même influence pernicieuse à toutes les hauteurs.

Il n'en est pas de même de la latitude et c'est une conséquence de ce que nous avons dit plus haut en parlant de la température. Les marais les plus empestés, les plus étendus, les plus redoutables sont situés sous la zône torride. La perniciosité des miasmes palustres va en diminuant d'une manière générale, en allant de l'équateur vers les pôles. Hirsch a tracé la limite de la malaria dans l'hémisphère nord. La courbe qu'elle dessine n'est pas régulière. Ainsi, tandis qu'on trouve encore des marais fébrigènes à Saint-Pétersbourg par 59°56' et à Gestricie (Suède) par 60°12', les marais sont inoffensifs à Fort-Makinack et au Fort-Brady (Michigan) par 45°51' et par 46°30'. Hirsch fait remarquer que c'est surtout à la température estivale qu'il faut demander l'explication de ces différences. La courbe qui représente la limite extrême de la fièvre intermittente au lieu de suivre tel ou tel degré de latitude est comprise entre les lignes isothermes de 15 et 16 degrés centigrades. C'est une des raisons qui nous ont engagé à adopter le tracé de ces lignes pour base de notre classification des climats.

L'automne est l'époque de l'année où la malaria sévit avec le plus d'intensité. Hippocrate en avait déjà fait la remarque. En France et dans les régions tempérées de l'hémisphère nord, c'est ordinairement d'août en octobre que l'influence des marais se manifeste au plus haut degré, parce que c'est le moment où les marais se dessèchent. Dans l'hémisphère Sud, c'est à l'époque opposée, c'est-à-dire de mars à la fin de mai ; dans la zône intertropicale, c'est pendant l'hivernage dont l'époque varie suivant les localités.

Le miasme des marais est fatal aux espèces les plus élevées du règne animal. Les grands mammifères dépérissent dans les contrées palustres. Les races de chevaux et de bœufs s'y dégradent rapidement et les vaches obligées de chercher leur nourriture dans les terrains marécageux ne tardent pas à y périr.

L'espèce humaine s'y détériore également. La taille s'affaisse, la constitution devient molle, lymphatique, les chairs pâles comme bouffies; le ventre est volumineux, tendu; la puberté y est tardive et la vieillesse précoce. Le terme moyen de la vie humaine y est plus court et la mortalité plus grande qu'ailleurs. Toutes les statistiques prouvent que les pays de marais vont en se dépeuplant et que leur assainissement ramène la santé et la vie, avec un nouvel accroissement du nombre des habitants. Le dessèchement des marais est donc le but que doit poursuivre l'hygiène. C'est un des plus grands services qu'elle puisse rendre à l'humanité et nous allons nous en occuper avec quelque détail.

F. Assainissement des marais. — Le dessèchement des marais est de toutes les mesures que conseille l'hygiène celle dont les résultats sont les plus certains. Elle opère à coup sûr et les travaux de ce genre profitent tout à la fois à la santé des populations et à leur richesse. Les terrains qu'elle livre à la culture rendent au centuple ce que leur mise en rapport a coûté. Les nations civilisées ont compris de tout temps la nécessité de rendre leurs marécages à la culture. Sans parler du lac Mœris qui a été creusé, il y a près de quatre mille ans pour régularisr les inondations du Nil, les travaux dont les marais Pontins ont été l'objet, au temps de l'empire romain en sont un exemple frappant. Ce bassin de 730.000 hectares de superficie arrosé par des cours d'eau, des sources et des torrents dont on estime le débit à 2.350.000 mètres cubes est aujourd'hui presque désert et ses rares habitants sont minés par la malaria. Du temps des Romains, il était traversé par la voie Appienne et 23 villes y florissaient. Il est retourné aux marais, après l'invasion des barbares et les efforts des papes ne sont pas parvenus à l'en arracher (1).

Les plus beaux travaux de dessèchement ont été exécutés en Hollande dont le sol conquis par la mer offre aujourd'hui l'image d'un vaste marais inoffensif, assaini, fertilisé par des travaux gigantesques et par une vigilance continue. Il faut citer surtout ceux qui ont fait disparaître la mer de Harlem. Ce grand lac salé formé au XVIeme siècle par une invasion de la mer, mesurait 20 kilomètres de long sur 10 de large. On a entrepris de le dessécher en 1840 ; les travaux ont été terminés en 1855 et ils ont rendu à la culture 18.500 hectares de terrains couverts aujourd'hui d'excellents pâturages.

De son côté, la France a conduit à bonne fin l'œuvre importante de l'assainissement des landes de Gascogne. Elles comprenaient, comme on le sait, tout le terrain compris entre la mer et les vallées de la Garonne et de l'Adour. Ce grand triangle a 800.000 hectares de superficie. En 1837, tout ce pays était inculte et presqu'inhabité. Une population hâve, misérable et maladive végétait sur ce grand désert, aux portes d'une des plus grandes villes de France et sous le climat de l'Europe le plus favorable à la végétation. C'est alors que M. Chambrelent conçut le projet de l'assainir. Il y est parvenu à travers mille difficultés. N'ayant pas pu trouver d'appui dans l'administration, il avait commencé à ses frais et sur une petite échelle, lorsqu'intervint la loi du 19 juin 1857 prescrivant l'assainissement et la mise en valeur des deux départements de la Gironde et des Landes. Les travaux commencèrent alors ; ils ont été terminés en 1872 et ils ont coûté 13 millions. Aujourd'hui la population s'y est accrue ; le terme moyen de la vie humaine s'y est élevé de quatre ans ; les maladies qui ravageaient le pays ont disparu et la richesse forestière s'est développée à tel point que l'hectare de

(1) De Prony, *Dessèchement des marais pontins*, Paris, 1823.

terrain qui ne trouvait pas acheteur à 50 francs ne trouve pas aujourd'hui vendeur à 350. Les landes assainies représentent aujourd'hui une valeur de 205 millions (1).

D'autres travaux du même genre ont été accomplis sur d'autres points de la France. La Camargue a été assainie et mise en culture. Ce delta formé par la Méditerranée et les deux bras d'embouchure du Rhône, formait il y a peu d'années de vastes marécages couverts et découverts alternativement par les eaux du fleuve et de la mer. C'était un pays inculte, malsain, inhabitable. On a endigué le fleuve, desséché le terrain et aujourd'hui la culture de la vigne y donne les plus beaux résultats (2).

La plaine du Forez, le plateau des Dombes, les prairies basses de la Normandie, les marais salés de Carentan, les tourbières du Contentin, les bords fangeux des rivières du Calvados, les marais de Dol, de Saint-Gildas, de Montoir, de Machecoul sont maintenant assainis ; la Vendée et la Saintonge sont en voie de grande amélioration (3).

Parmi les grands travaux d'assainissement accomplis à l'étranger pendant les dernières années, on peut citer le dessèchement du lac Fucino, en Italie, et du lac Copaïs en Grèce. Les travaux du premier, commencés en 1860 et terminés en 1877 ont rendu la santé au pays et livré à la culture des milliers d'hectares de terrain qui jusqu'alors n'avait produit que des maladies. Ceux du second étaient très avancés lorsque Durand Claye les visita en 1886 (4) et doivent être terminés aujourd'hui.

L'exécution des travaux de dessèchement appartient sans nul doute aux ingénieurs, mais les hygiénistes les provoquent, les inspirent et doivent au besoin indiquer les meilleurs procédés à employer selon les cas. Ceux-ci se rattachent à trois modes principaux. On peut se débarrasser des eaux stagnantes en leur procurant un écoulement direct, en les faisant disparaître dans les profondeurs du sol à travers la couche imperméable qui les retient à la surface, ou bien enfin en les aspirant pour les transporter plus loin. Ces trois méthodes peuvent être employées isolément ou à la fois, suivant les conditions du terrain et les dispositions locales.

1° Assèchement. — C'est le procédé le plus élémentaire, il consiste a creuser des rigoles dans le sens de la pente du terrain, de manière à donner un libre cours aux eaux qui l'imbibent. On s'en sert couramment dans les prairies noyées et dans celles qui retiennent trop longtemps les eaux pluviales. La profondeur à donner aux rigoles varie suivant la

(1) CHAMBRELENT, *Les landes de Gascogne, leur assainissement, leur mise en culture, exploitation et débouches de leurs produits*, Paris, 1887.

(2) CHAMBRELENT, *Assainissement et mise en valeur de la Camargue*. Communication faite le 28 août 1886 au Congrès de Nancy, t. II, p, 224.

(3) Ces travaux ont été accomplis en exécution de la loi du 16 mai 1807 sur le dessèchement des marais et de celle du 17 juillet 1856 sur le drainage.

(4) Alfred DURAND-CLAYE, *Rapport sur le dessèchement du lac Copaïs (Grèce)* (*Bulletin de la Direction de l'hydraulique agricole*. Paris, imprimerie Nationale, 1888).

nature du sous-sol et l'épaisseur de la couche de terre végétale. Elles doivent aboutir à des fossés où l'écoulement soit facile.

2° *Drainage.* — C'est le perfectionnement du procédé précédent ; c'est le dessèchement des couches profondes par écoulement direct. L'idée première du drainage est fort ancienne. On en retrouve la mention dans Columelle et Palladius. Olivier de Serres en 1600 a décrit les collecteurs dans son *Théâtre de l'Agriculture*. Des tuyaux trouvés à Maubeuge, dans les ruines d'un ancien couvent et remontant à 1620, prouvent qu'on connaissait le drainage et qu'on le pratiquait en France, avant que les Anglais en eussent adopté l'usage. Il est certain toutefois que ce sont eux qui en ont perfectionné et vulgarisé l'emploi. Le drainage n'a pénétré en France que vers 1846 ; la première application a eu lieu dans la propriété de Forges, près Montereau, appartenant à M. du Manoir. Depuis cette époque, il a fait de grands progrès. L'État en a favorisé le développement. La loi du 17 juillet 1856 a ouvert dans ce but un crédit de cent millions ; mais il n'y a encore eu que quelques-uns de prêtés et en 1866 il n'y avait pas en France plus de 200 hectares de terrains drainés. L'enquête de 1868 a constaté cette infériorité de notre agriculture.

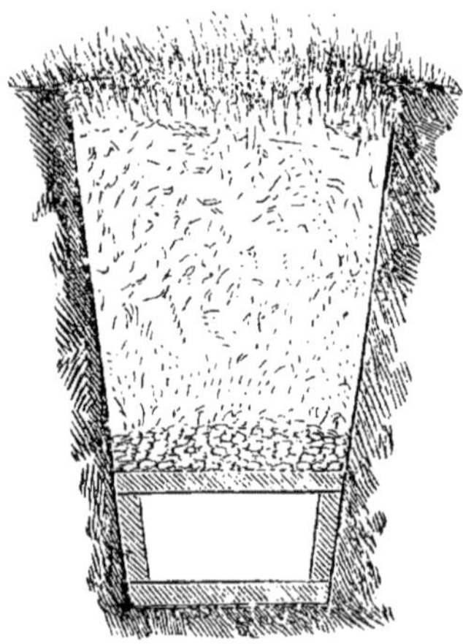

Fig. 3. — Drain en pierres plates.

Le drainage le plus simple se pratique en plaçant de grosses pierres brutes au fond de tranchées plus ou moins profondes et en les recouvrant de terre végétale. Les eaux pénètrent jusqu'à ce lit de cailloux et circulent dans les interstices qu'ils laissent entr'eux. C'est le drainage à *pierres perdues*. Il est facile à installer, peu dispendieux, mais peu sûr. Au bout de quelque temps les fonds se détrempent, les pierres s'envasent et l'eau ne circule plus.

On peut perfectionner ce procédé en se servant de pierres plates qu'on dispose de façon à circonscrire un canal quadrangulaire dans lequel l'eau coule comme dans un égoût (fig. 3).

A la place de ces grandes dalles on peut employer des briques, des pièces de bois, des mottes de tourbe. Tous ces procédés ont l'avantage de ne pas coûter cher, parce que le cultivateur en trouve les éléments sur place et peut les mettre en œuvre lui-même ; mais ils sont bien inférieurs au drainage régulier fait avec des tuyaux en poterie. Ceux dont on se sert aujourd'hui et qui se fabriquent partout, ont, en général, 1 centimètre d'épaisseur et 30 à 40 centimètres de longueur (trois tuyaux mis bout à bout font un mètre). Leur diamètre intérieur est de 10, 20 ou

25 centimètres. Les plus gros sont réservés comme collecteurs. On les relie habituellement par des colliers ou manchons (fig. 4), on peut pourtant s'en passer.

Avant toute opération de drainage, il faut d'abord établir un plan du terrain, avec le tracé graphique des lignes suivant lesquelles les tuyaux doivent être posés en tenant compte de la pente. La profondeur des tranchées dépend de la nature du sol ; cependant il faut se rappeler qu'un drainage profond procure un assainissement plus complet. On leur donne en général, de 1m 50 à 3 mètres de profondeur et les lignes des drains doivent être séparées par des intervalles de 4 à 6 mètres. Leur direction est également importante. On les place suivant les lignes de plus grande pente ; les petits drains, dits d'assèchement, venant aboutir sous un angle aigu dans les drains principaux ou collecteurs. La pente de ceux-ci doit être plus forte que celle des autres et ne doit pas être de moins de deux millimètres. Le plan suivant donnera une idée de la disposition générale du système et de la façon dont les drains se correspondent (fig. 5).

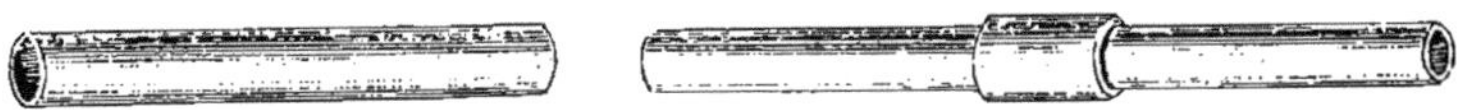

Fig. 4. — Drains collecteurs.

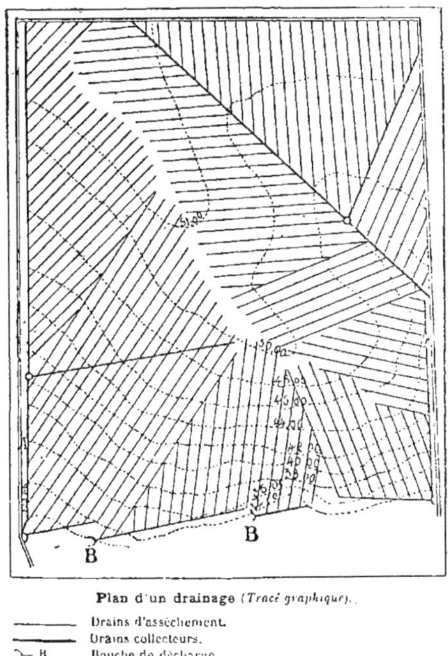

Plan d'un drainage (*Tracé graphique*).

- ——— Drains d'assèchement.
- ——— Drains collecteurs.
- ⊃— B Bouche de décharge
- ⊚ Regard.
- .... Courbes de niveau.

Fig. 5.

Ce travail, lorsqu'il est bien exécuté, coûte de 200 à 300 fr. par hectare (1).

On se rend facilement compte de la façon dont fonctionne ce système. Les eaux suintent de toute part dans cette canalisation par les interstices libres, c'est-à-dire à chaque ajustage des tuyaux, elles se déversent des petits drains dans les collecteurs et de ceux-ci dans les fossés disposés

(1) Drouineau, *Hygiène rurale* (*Encyclopédie d'hygiène*, t. IV, p. 443).

pour les recevoir. Lorsque le drainage est profond l'eau en sort claire, limpide et peut servir aux usages domestiques. En Angleterre, on l'utilise quelquefois pour alimenter les abreuvoirs et même les fontaines. Nous avons dit déjà qu'une couche de terre de deux mètres suffit pour arrêter les microbes ; mais les eaux ainsi filtrées peuvent retenir encore les parties solubles des engrais et il est préférable de ne pas s'en servir pour les usages domestiques.

Le drainage ne se borne pas à faire écouler les eaux en excès ; il favorise l'aération du sol. L'air y pénètre de toutes parts par la canalisation, il divise, effrite la terre, la rend plus maniable, y active les décompositions organiques et les combustions dont nous avons parlé dans l'article précédent. La végétation s'active sous cette influence vivifiante et, dans les terres drainées, les récoltes sont plus abondantes et plus précoces.

Les effets hygiéniques sont tout aussi remarquables. Le drainage dissipe les brouillards et les miasmes qu'ils recèlent. La constatation en a été faite dans plusieurs villes d'Angleterre. Les fièvres intermittentes, les rhumatismes et les autres affections causées par l'humidité disparaissent en même temps. Bowditch, qui s'est occupé activement de la question en Amérique, cite des cantons de l'Illinois, du Michigan, de l'Etat de New-York, où le drainage a supprimé les fièvres (2). Le même résultat a été obtenu en Angleterre dans les comtés de Norfolk, Lincolshire, Cambridgeshire, ainsi que le prouvent les rapports officiels.

D'après un relevé statistique dressé par Pearson, la fièvre intermittente et la dysenterie ont diminué des neuf dixièmes à la suite du drainage ; enfin, Latham a résumé dans le tableau suivant que nous empruntons à J. Arnould, la diminution de la mortalité dans douze localités d'Angleterre.

Élévation du niveau de la santé publique en Angleterre par les travaux d'assainissement (d'après Latham)

LOCALITÉS	POPULATION en 1861.	MORTALITÉ p. 1000 avant les travaux.	MORTALITÉ p. 1000 après les travaux.	GAIN biologique p. 100.	DIMINUTION de la fièvre typhoïde p. 100.	DIMINUTION de la phtisie p. 100.
Bambury.......	10.238	23.4	20.5	12.5	48	41
Cardiff.........	32 954	33 2	22 6	32.0	40	17
Croydon.......	30.229	23 7	18.6	22.0	63	17
Dover...	23.108	22.6	20.9	7.0	36	20
Ely.......... .	7.847	23.9	20.5	14.0	56	47
Leicester......	68.056	26.4	25.2	4.5	48	32
Macclesfield....	23.475	29.8	23.7	20.0	48	31
Merthyr	52.778	33.2	26.2	18.0	60	11
Newport......	24.756	31.8	21.6	32.0	36	32
Rugby.........	7.818	19.1	18.6	2.5	10	43
Salisbury......	9.030	27.5	21.9	20.0	75	49
Warwick... ..	10.750	22.7	21.0	7.5	52	19

(2) J. ARNOULD, *Nouveaux éléments d'hygiène*, 2e édition, 1889, p. 139.

La santé du bétail s'améliore en même temps que celle de la population. Les épidémies meurtrières (péripneumonie, cachexie aqueuse) disparaissent ou s'atténuent. Les maladies parasitaires des plantes font de même. Il y a dans tous les règnes une amélioration évidente des phénomènes de la vie.

3° *Desséchement par absorption.* — Un second procédé consiste à ajouter au drainage l'emploi de puits absorbants. Ce système réclame des dispositions particulières du sous-sol ; la couche perméable doit n'être pas trop épaisse et reposer directement sur une couche absolument perméable. Le gravier, les sables, les roches feuilletées, sont excellentes dans ce cas. On procède alors de la manière suivante : on fait, soit des tranchées dont le fond laisse couler l'eau, soit des puits en forme de cône renversé que l'on perce d'un trou de sonde, où l'on engage un tuyau de bois ou de fonte que l'on recouvre de fascines ou d'un treillis pour empêcher l'obstruction. On remplit ensuite de pierres (fig. 6). Ce moyen est, comme le drainage proprement dit, fort ancien. La plaine des paluns, près de Marseille, dit Boudin (*Annales d'hygiène*, 1874) était un grand bassin marécageux qu'il paraissait impossible de dessécher par des canaux superficiels. Le roi René y fit creuser un grand nombre de puisards ou *embugs* ; ces trous jettent encore dans des couches perméables profondes les eaux qui rendaient toute la contrée improductive et malsaine.

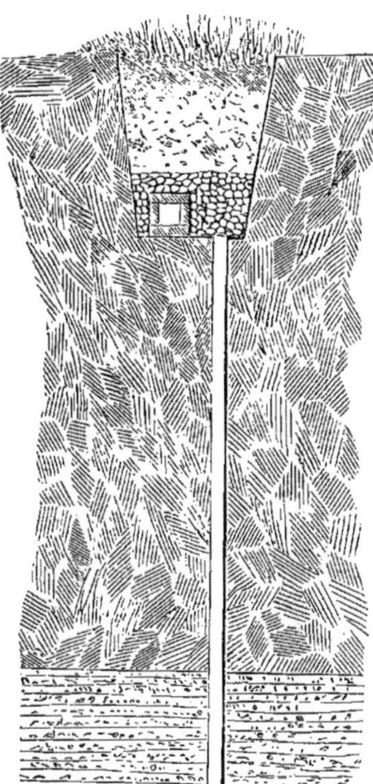
Fig. 6. — Puits d'absorption.

Les vallées d'Aubagne et de Gémenos, dans les Bouches-du-Rhône, les marais de l'Archant, en Gâtinais, ont été ainsi assainis.

4° *Desséchement par ascension.* — Le troisième moyen, par ascension, est nécessité par le niveau trop bas du sol par rapport aux terrains environnants ; le seul effet des pentes ne permettant pas l'écoulement des eaux au dehors, elles sont réunies à la partie inférieure par des tuyaux ou rigoles d'écoulement, amassées au point bas, dans une sorte de réservoir d'où elles sont élevées à l'aide d'appareils et déversées dans des canaux supérieurs qui les conduisent au loin.

C'est le procédé qui a été employé en Hollande, et très heureusement. On ne peut oublier l'effet si pittoresque de tous ces petits moulins sans cesse en mouvement et qui en certains points s'étendent à perte de vue sur une vaste étendue de terrain comme à Zaandam (fig. 7).

Il y en avait 2,445 en 1844. Les appareils à vapeur s'y sont ajoutés surtout depuis les dessèchements très importants de la mer de Harlem.

En Angleterre on a procédé de même pour les marais de Liconlshire.

Dans les grands dessèchements agricoles, on fait souvent usage maintenant, pour se débarrasser promptement des eaux accumulées et faciliter les autres opérations d'assainissement, des pompes centrifuges soit simples, soit accouplées. Ces excellents appareils, sans organe délicat, sans soupape, peuvent entraîner des eaux fortement chargées de matières

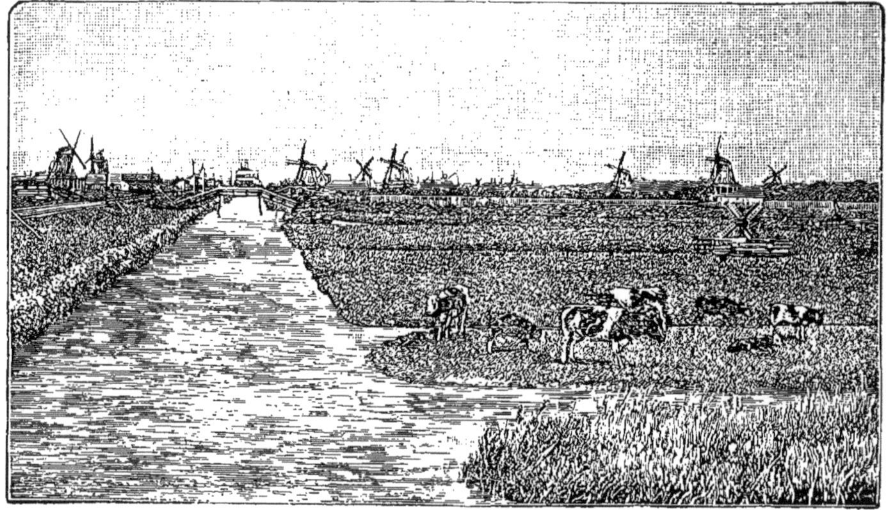

Fig. 7. — Moulins à vent pour l'élévation des eaux.

solides ou terreuses, sans le moindre inconvénient, et sont d'un usage commun dans l'assainissement agricole.

Enfin, il faut ajouter aux moyens destinés à faciliter l'écoulement des eaux, les grands travaux d'hydraulique agricole tels que : établissements de canaux, de tunnels, etc., travaux d'art souvent considérables et qui ne peuvent être conduits que par des ingénieurs distingués.

Disons même que souvent ces divers procédés s'ajoutent, le dessèchement rapide précédant le drainage du sol.

5° *Colmatage, Terrement, Warpage.* — Le colmatage consiste à faire combler par les cours d'eau, à l'aide des alluvions qu'ils déposent, les dépressions occupées par l'eau stagnante des marais. Les couches épaisses de sable et de limon que les grands fleuves charient, exhaussent le terrain palustre et établissent à sa surface une sorte de filtre à travers lequel l'eau s'épure. En se rendant à la mer, elle dissout et entraîne le sel dont le sol est imprégné. C'est à l'aide du colmatage qu'au commencement du siècle, la vallée de la Chiana, entre le Tibre et l'Arno a été comblée ; le marais de Castiglione a été également couvert avec l'eau tourbeuse de l'Ombrone. En France, des travaux de ce genre ont été faits dans les vallées de la Seine, de l'Ariège, de l'Hérault, de l'Ardèche, de la Drôme. Les étangs situés près de Narbonne et aux environs de Vic, ont été également comblés à l'aide des alluvions de l'Aude.

Le colmatage n'est applicable que dans un nombre de localités très restreint ; il nécessite des travaux compliqués et exige une grande surveillance au point de vue de l'hygiène. Il faut en effet que le sol en préparation soit recouvert d'une nappe d'eau suffisante pendant tout le temps que la couche filtrante met à se former. Sans cela, on aurait à redouter les émanations dangereuses de ce marais artificiel. Il faut aussi que la mise en culture soit rapide pour ne pas laisser aux matières organiques du limon, le temps de se décomposer à l'air libre.

Le *terrement* est une sorte de colmatage artificiel qu'on pratique en faisant d'abord une saignée à un cours d'eau très rapide et en la dirigeant vers le marais à assainir, puis on projette dans ce canal artificiel de la terre qu'on prend sur ses bords ; l'eau l'emporte et la répand sur la surface palustre. Cette opération, au dire de Vallin, a été pratiquée sur une vaste échelle dans les duchés de Lunebourg et de Brême ; elle exige la même surveillance que la précédente.

Le *warpage* utilise, pour exhausser le terrain du rivage, le limon marin (*warp* en anglais) que les hautes marées rejettent à l'embouchure des fleuves. Il est surtout pratiqué en Angleterre. En France toutefois, on a mis en culture, de cette façon, des surfaces assez étendues sur les côtes de Normandie et notamment dans la baie du Mont Saint-Michel.

6° *Assainissement végétal*. — Les moyens de desséchement que nous venons de passer en revue sont, avons-nous dit, du domaine de l'ingénieur, mais l'agriculture possède également des moyens d'assainir les terrains palustres. Nous avons fait connaître en parlant du sol, la propriété qu'ont les plantes de lui soutirer de l'eau et de la répandre dans l'atmosphère. Certaines d'entr'elles jouissent à un haut degré de cette faculté absorbante et, sous ce rapport comme pour la rapidité du développement, aucun végétal n'égale l'*Eucalyptus globulus*, gommier bleu de Tasmanie (famille des myrtacées). Il a été découvert en 1792 par la Billardière, botaniste français, dans un voyage à la recherche de Lapeyrouse. Des graines furent importées en France en 1857 et semées en Algérie. L'eucalyptus s'y développa à merveille. Sa culture s'est répandue depuis lors sur le littoral méditerranéen du midi de la France (1). C'est à Ramel qu'on doit en grande partie sa vulgarisation.

(1) En 1875, le gouvernement italien en distribua 3.000 pieds aux habitants de la campagne romaine, après avoir constaté que les environs du couvent des Camaldules, à Tivoli,

Sa croissance est telle que, cinq ans après avoir été semé de graines, le tronc mesure plus d'un mètre de circonférence. Dans cette période de temps, il atteint la force de nos grands taillis et en dix ans la hauteur d'une forêt séculaire (Lambert). Il absorbe dix fois son poids d'eau et l'eau qu'il restitue en grande quantité à l'atmosphère est accompagnée de principes aromatiques et résineux auxquels on a accordé des propriétés antiparasitaires. C'est d'abord à cause de ses émanations qu'il fut conseillé dans les contrées malsaines par le baron van Müller. Trottier constata son avidité pour l'eau et l'appliqua à boire l'eau des marais. L'eucalyptus s'est répandu en Afrique ; il y en a aujourd'hui des millions de pieds et on lui doit certainement l'assainissement des nombreux marais de la Mitidja et d'Ain Makra. En Corse, la vallée d'Ostriconi a été assainie en trois ans. Le Dr Carlotti cite la vallée de Pruno à 7 kil. 1/2 d'Ajaccio comme tellement insalubre qu'on n'y pouvait séjourner même une heure pendant l'été et l'automne ; une plantation de 80 pieds d'eucalyptus sur 4 hectares a suffi pour modifier cette situation ; de même au couvent des Trois-Fontaines, près de Rome, à Sartène. Le Dr Bonnafont croit que les propriétés assainissantes de cet arbre tiennent surtout à la disposition rameuse de ses racines, qualité qu'il partage avec d'autres végétaux ; mais son mérite principal est sa rapide croissance.

L'eucalyptus est, on le voit, un précieux auxiliaire des travaux d'assainissement. Malheureusement, il ne croît et se développe que dans les contrées méridionales. Un froid de — 7° suffit pour le faire périr. Dans les pays où sa culture est impossible, on peut la remplacer par celle du *Paulownia impérialis* du Japon dont la puissance d'absorption et la rapidité de croissance se rapprochent de celles de l'eucalyptus et qui supporte très bien la température de nos climats. Il a été importé à Paris en 1840. On plante également, dans les terrains palustres, des trembles, des peupliers d'Italie, des aunes, des frênes dont les branches sont très étendues et dont les feuilles toujours en mouvement agitent et tamisent l'air. Dans le voisinage des marais, le peuplier blanc, le cyprès, le mélèze sont préférables, à la condition de les rapprocher les uns des autres pour former un véritable rideau de verdure (1).

Le Tournesol *(hélianthus annuus)* a été vanté pour ses propriétés assainissantes par Maury et par le D[r] van Alstein. Chevreul avait constaté son énorme puissance d'évaporation.

Le houblon, le riz indien (*Zizania aquatica*), la fève des marais, sont aussi réputés comme assainissants, mais l'expérimentation n'a pas donné pour eux les résultats de l'eucalyptus et ces végétaux ne peuvent inspirer qu'une confiance modeste.

avaient été délivrés de la fièvre par une petite forêt de ces arbres J. Arnould, *loc. cit.*, p. 141).

(1) E. Bourquet, *Des derniers modes d'assainissement des marais et des pays marécageux et insalubres*, Aix, 1867.

Au congrès de Florence, on a demandé de généraliser la culture du coton, de la canne à sucre dans les localités insalubres de l'Italie. Burdel a depuis longtemps insisté sur l''assainissement par le défrichement des bruyères, l'amélioration de la culture. Colin donne une formule en apparence paradoxale, mais au fond très juste : *L'insalubrité d'un sol négligé est souvent le criterium de sa fécondité dès qu'il est assaini par l'agriculture.*

G. Hygiène des pays palustres. — La disparition des marais marche avec une activité croissante ; mais son achèvement ne peut avoir lieu que dans un avenir bien lointain. Il est même douteux qu'on puisse jamais assainir les immenses marécages des régions intertropicales et surtout les deltas de ces fleuves immenses dont les débordements périodiques couvrent des surfaces aussi étendues que certaines contrées de l'Europe. Toutefois il est impossible de fixer une limite au progrès. La science et l'industrie fourniront peut-être un jour les moyens de mener à bien ces grandes entreprises qui ne sont en somme ni plus difficiles, ni plus invraisemblables que celles dont notre siècle a été le témoin ; mais en attendant, il faut vivre avec son ennemi et c'est encore l'hygiène qui permet de le vaincre.

Dans les pays palustres, lorsqu'on ne peut pas s'éloigner des foyers d'infection, il est préférable d'habiter les villages que les maisons isolées. Les habitations agglomérées résistent mieux que les autres ; elles se servent réciproquement d'écran et sont le plus souvent protégées par des rideaux d'arbres qui les abritent. Lorsqu'on est obligé de demeurer seul, il faut placer sa maison, si faire se peut, sur une petite élévation de terrain et, dans tous les cas, l'élever au moins d'un mètre au-dessus du sol, en laissant l'air circuler au-dessous. On fera bien de planter un rideau d'arbres ou tout au moins une haie épaisse et à croissance rapide, entre les marécages et son habitation. Il est inutile de dire qu'elle doit être tenue avec une extrême propreté, et qu'il faut en éloigner, avec plus de soin que partout ailleurs, les mares, les fumiers et les autres sources d'infection. Les chambres seront pourvues de grandes cheminées dans lesquelles on allumera, le soir surtout, un feu clair et brillant.

Les habitants d'un pays à fièvre ont besoin d'une alimentation tonique, substantielle, réparatrice et souvent c'est chose impossible. Dans ces pays déshérités, les produits sont insuffisants ; la misère et le paludisme marchent de front ; il n'y a d'autre remède à y apporter que l'assainissement de la contrée.

Quelque pauvres que soient les habitants des régions palustres, il est pourtant certains conseils auxquels ils peuvent se conformer. Le premier c'est de ne pas boire l'eau infecte des marécages. Ils peuvent emporter avec eux une boisson plus inoffensive, ne fût-ce que de l'eau additionnée d'une petite quantité d'alcool. Lorsque l'eau est partout mauvaise, on fait bien d'imiter les Chinois et de ne boire que du thé ;

mais cela n'est pas à la portée des paysans. Il leur est possible par exemple, de ne jamais aller au travail à jeun et de prendre, avant de sortir, un aliment chaud, une soupe par exemple. Enfin on doit leur recommander également la sobriété, une propreté rigoureuse et des vêtements de laine. Toute autre est l'hygiène qu'on peut conseiller aux personnes aisées forcées de vivre un certain temps au milieu des marais, ainsi qu'aux ouvriers qui y séjournent pour accomplir des travaux d'utilité publique. Ces derniers sont sans doute plus exposés que les autres, puisqu'ils viennent remuer le sol ; mais, en revanche, ils peuvent, pour défendre leur santé, s'entourer de toutes les précautions qu'elle exige. C'est pour ceux-là et à l'occasion de l'ouverture du canal de Tancarville, que M. Léon Colin a tracé les règles fort sages que nous allons résumer brièvement (1).

Les travaux de ce genre doivent être commencés dans la saison fraîche et suspendus pendant les mois de juillet et août. Les ouvriers doivent être logés la nuit dans les villages voisins ou tout au moins dans des baraques bien closes. De grands feux doivent être allumés, soir et matin au voisinage du chantier, pour réchauffer les ouvriers et surtout pour déterminer, à la surface du sol, une ventilation énergique.

Les fosses d'épuisement, les puits absorbants, les canaux de dérivation doivent être établis de prime abord, le drainage superficiel doit s'opérer ensuite ; les matériaux de déblais doivent être transportés rapidement sur les points où il y a des dépressions à combler. Les travaux achevés les terrains doivent être ensemencés et soumis à une culture intensive.

L'administration du vin de quinquina comme moyen prophylactique est une précaution sanctionnée par l'expérience des médecins de la marine et dont j'ai moi-même constaté l'efficacité dans un long séjour à Madagascar. D'autres préfèrent le vin blanc additionné d'une petite dose de sulfate de quinine. Au Mexique, le Dr Rey s'est bien trouvé du vermouth quininé (un gramme de sulfate de quinine pour un litre de vermouth). On parvient souvent ainsi à prévenir la fièvre intermittente et du moins à en atténuer les accès ; mais tout cela est impuissant dans certaines régions empestées de la zone torride et surtout de la côte occidentale d'Afrique. L'intensité du paludisme y est plus forte que tous les remèdes ; il n'y en a qu'un qui soit efficace, c'est d'en partir au plus vite.

§ II. — LA MER

A. Étendue et volume. — D'après les observations les plus récentes, la mer couvre un peu moins des trois quarts du globe. Krümmel donne

(1) Léon Colin, *Sur les mesures hygiéniques à conseiller au sujet de l'exécution du canal de Tancarville* (*Revue d'hygiène*, t. III, p. 300, 1881).

les chiffres suivants, pour le rapport entre l'étendue des terres et celle des continents :

Surface continentale... .... 142,000,000 de kilq.
Surface océanique............. .. 368,000,000 de kilq.

Ce qui donne le rapport de 1 à 2,606 (1).

Ces chiffres sont très approximatifs, parce qu'on ne connaît pas la disposition et l'étendue relative de la terre et de la mer dans les régions polaires.

La terre et l'eau sont disposées d'une façon différente des deux côtés de l'équateur. Les terres occupent beaucoup plus de surface dans l'hémisphère Nord que dans l'hémisphère Sud. C'est pour cette raison que la température est plus basse dans ce dernier à latitude égale et que l'étendue des glaces polaires y est plus considérable. La disposition respective des continents, des îles et des mers est extrêmement irrégulière. Il en est de même de la configuration des côtes. Elles sont découpées de la façon la plus bizarre et leur pénétration réciproque a la plus grande influence sur le climat des différents pays.

Les mers ont été divisées en *Océans* et en *mers dépendantes*. Les *Océans* sont les cinq grandes étendues d'eau qui communiquent entr'elles par de larges ouvertures et constituent, dans leur ensemble, la presque totalité de la masse d'eau qui couvre le globe. Les mers *dépendantes* n'en forment que les 68 millièmes. On les divise en *Méditerranées* et en *mers en bordure*. Chacune de ces classes se divise à son tour en deux variétés : les mers intérieures communiquant avec les Océans par un détroit et les mers formées par des îles. Les unes et les autres sont creusées en forme de cuvettes et les détroits par lesquels elles débouchent dans les océans sont moins profonds que leur centre.

L'étude des mers comprend leur surface, leur lit et la masse des eaux qui les forment. La surface de cette immensité liquide a la forme d'une calotte sphérique et présente dans son ensemble une très grande régularité comme aspect et comme niveau. Aussi l'a-t-on prise de tout temps comme point de repère des nivellements terrestres, comme plan uniforme des pressions barométriques normales, bien que ce ne soit pas rigoureusement exact. Le fond des mers, envisagé dans son ensemble, est convexe comme leur surface ; mais il est très accidenté. Il présente de longues vallées sinueuses, des creux profonds, de vastes plateaux, des montagnes s'élevant tantôt en crêtes continues, tantôt sous forme de pics escarpés dont le sommet s'élève parfois au-dessus des eaux. Toutefois, ces irrégularités ne peuvent pas se comparer aux reliefs des continents. Les contours du sol sous-marin sont plus atténués et les pentes plus adoucies.

La connaissance du fond des mers présente encore de grandes lacunes

(1) O. Krümmel, *Der Ozean*, 1886.

aussi ne peut-on apprécier que très approximativement la surface totale du lit des océans. La colonne liquide interposée entre ces deux surfaces et qui constitue la masse des eaux océaniques, ne peut pas être calculée d'une manière plus exacte. Elle est évaluée par Krümmel à 1,347,874,850 kilomètres cubes. L'épaisseur de la couche qu'elle forme est extrêmement variable. La profondeur moyenne de l'ensemble des océans est estimée par Krümmel à 3,440 mètres. Les plus grandes profondeurs se trouvent dans l'océan Pacifique. Il est reconnu aujourd'hui que les plus grands fonds de la mer ne dépassent pas en creux le relief des plus hautes montagnes (1). On a mesuré, dans le Pacifique, avec une précision très suffisante des profondeurs de 7,681 mètres dans la mer de Java. Elles ne dépassent pas 6,184 dans l'océan Atlantique.

B. **Couleur et phosphorescence.** — La mer reflète la coloration du ciel dont elle est le miroir. Dans les régions du Nord où le soleil est habituellement voilé par les nuages, elle est d'un vert-grisâtre triste comme le climat. Au large, dans l'Océan, quand le temps est beau et que la mer est un peu agitée, elle est d'un gris d'ardoise. Dans la Méditerranée, elle est d'un bleu d'azur plus ou moins foncé suivant l'état du ciel et la profondeur de l'eau, mais toujours d'une teinte ravissante. Il en est de même dans les régions intertropicales lorsque le ciel est pur. Sur les côtes et sur les bas-fonds elle est d'un vert plus ou moins foncé. Le professeur Tyndall explique ces nuances de coloration par la différence qui existe entre les rayons du spectre sous le rapport de la facilité avec laquelle ils sont absorbés par les corps étrangers flottant dans le liquide. Le rayon solaire s'éteindrait complètement, dit-il, si l'eau était d'une pureté parfaite et d'une densité constante ; elle semblerait alors aussi noire que de l'encre (2).

Les corps en suspension lui communiquent aussi leur couleur propre, et il en est de même du fond lorsque la couche d'eau est peu épaisse. La couleur rouge qu'offre la mer à l'embouchure du Hoang-Ho, de l'Amazone, ainsi que dans la baie de Loango, est due à la teinte ocreuse des sédiments déposés sur le fond. Les matières organiques agissent d'une manière analogue. Dès 1848, H. Sainte-Clair Deville avait cru reconnaître, par l'analyse chimique, que les eaux brunes ou jaunes contiennent plus de matières organiques que les eaux vertes (3). Wittstheim a constaté le même fait en 1861 (4) et W. Spiring s'en est assuré par des expériences décisives (5). Camille Dareste a également fait des recherches sur la

(1) Les fonds de 9.000, 12.000 et même 15.140 qu'on a trouvés à bord du *Herald* et du *Congress*, étaient des erreurs dues à l'imperfection des sondes dont on se servait. Avec les fils d'acier, ces erreurs ne sont plus possibles.

(2) J. TYNDALL, *Couleur de l'eau de la mer* (*Revue scientifique*, 1872)

(3) *Annales de physique et de chimie*, 3, t. XXIII, p. 32.

(4) *Vierteljahrescrift für praktische Pharmacie*, X, 332.

(5) W. SPIRING, *La couleur des eaux* (*Revue scientifique*, 3e série, XXXI, 161, 1883).

coloration accidentelle des eaux de la mer et il assure que ces teintes d'un aspect parfois très riche sont dues à l'accumulation de végétaux ou d'animaux microscopiques et quelquefois à une matière amorphe mal déterminée. Parmi les végétaux, ceux qu'on rencontre le plus souvent sont le *tricodesmium erythreum* (mer Rouge et mer de Chine) le *tricodesmium Hindsü* (Brésil) et le *protococcus atlanticus*. Cette dernière algue observée à l'embouchure du Tage par MM. Turrel et Freycinet, a été soumise en 1846 à l'examen de l'Académie des Sciences. M. Montagne qui l'a étudiée a reconnu qu'elle appartient au genre *protococcus* de la classe des Phyrées. C'est elle qui colore les eaux de la mer Rouge (1).

M. Dareste signale comme pouvant également occasionner des colorations spéciales de la mer : 1° certains crustacés de l'ordre des *Lapipodes* décrits sous le nom de *Cerochidus Australis* (Plata, Chili, Cap de Bonne-Espérance) 2° certains décapodes macroures, les *grimolen Durvillii* (côtes de l'Amérique du Sud) ; 3° des *Noctiluques*, des *Biphores* d'espèce inconnue trouvés par Quoy et Gaymard au sud du cap de Bonne-Espérance ; 4° des larves mal déterminées mais appartenant probablement à des annélides ou à des pteropodes (banc des Aiguilles, Chili) (2).

Leclancher a eu l'occasion de constater deux fois et dans des parages différents, un phénomène de coloration pelagique qu'il attribue également à des animaux microscopiques et qui consiste en une sorte de peinture d'ocre rouge et de vermillon détrempés couvrant la mer, par bancs immenses et jusqu'à l'horizon. Cette couche était constituée par de petits globules rouges arrondis, ressemblant à des œufs de poisson. Ces bancs colorés exhalaient une odeur de marée (3). De Tessan a vu dans l'Océan Pacifique, la mer prendre tout à coup une teinte vert-olive par 1.620 mètres de fond et la drague rapportait une vase verte impalpabe d'une odeur particulière (4), M. Pouchet a reconnu que les organismes qui flottent dans les eaux lui communiquent des colorations différentes suivant l'espèce, la température, l'état de calme ou d'agitation de la mer.

Un certain nombre de mers ont reçu des noms tirés de leur couleur. La mer *Jaune* doit sa teinte aux boues du Hoang-Ho ; le golfe Persique mer *verte des Orientaux* doit la sienne à des animalcules. Le Kuro-Siwo *fleuve noir* des Japonais contraste par son bleu foncé avec la mer *Jaune*. La mer *Blanche* emprunte son aspect aux neiges et aux glaces qui l'entourent. La mer *Vermeille* est teinte par de petites coquilles pourprées, la mer *Rouge* par des bancs de coraux et la mer *Noire* est assombrie par les nuages qui la couvrent presque constamment.

Nous avons dit plus haut que les rayons lumineux étaient absobés par

(1) MONTAGNE, *Compte-rendu de l'Académie des sciences*, 1846, t. XIII, p. 914).

(2) FONSSAGRIVES, *Traité d'hygiène navale*, 2e édition, 1877, p. 472.

(3) LECLANCHER, *Rapport sur la campagne de la* Favorite (1841-1844). Collection du port de Brest.

(4) DE TESSAN, *Relation physique du voyage de la* Vénus (1836-1839).

les nappes liquides ; il arrive par conséquent une limite au-delà de laquelle règne une obscurité profonde. Cette limite varie suivant le degré de pureté de l'eau. Tous les navigateurs ont signalé l'extrême transparence des eaux de l'Océan Pacifique à travers lesquelles on distingue les bancs de coraux à de grandes profondeurs, tandis que, dans certaines mers boueuses, c'est à peine s'il est possible de voir le fond à quelques mètres de la surface.

La transparence de la mer a été étudiée par Bérard, le père Secchi, le commandant Cialdini, par MM. Luksch, Forel et par les savants de la Commission nommée par la Société de Genève. Ces derniers ont reconnu que la distance la plus grande à laquelle on peut apercevoir une lampe électrique munie d'un régulateur de Bunsen était de 38m,5 pour la vision nette et de 82m,8 pour la diffuse.

La lumière solaire pénètre plus profondément. MM. Hol et Sarazin ont constaté, dans la Méditerranée, par des profondeurs de 400 à 1,400 mètres, au mois de mars, au milieu du jour et par un beau temps, que les dernières lueurs de l'éclairage diurne s'arrêtent à 400 mètres de la surface. Au-delà c'est l'obscurité complète et au fond des mers, c'est l'immobilité absolue et l'éternelle nuit. Les abîmes de l'Océan ne sont éclairés que par la faible lueur des animaux phosphorescents qui les habitent. Les *anthozoaires*, *ophuires, hydroïdes*, *crustacés* et *poissons* vont errant à travers des forêts de *gorgoniens* qui deviennent eux-mêmes lumineux par l'agitation des courants ou par d'autres causes (1).

Les animaux phosphorescents ne se bornent pas à éclairer le fond des mers, ils en illuminent parfois la surface. Tout le monde connaît le phénomène de la phosphorescence de la mer, car il se produit dans toutes les régions du globe, même dans la mer du Nord et dans la Baltique, par les nuits d'été chaudes et orageuses ; mais il ne se manifeste dans toute sa splendeur que dans les régions intertropicales. Dans ces parages, le navire, poussé par les vents alizés, semble cheminer au milieu d'une nappe d'argent lumineuse et scintillante, et laisse derrière lui un sillon de lumière. Sur les rades, les avirons des canots soulèvent des gerbes d'étincelles et, plus la nuit est noire, plus la phosphorescence est intense.

On a longtemps attribué ce phénomène à la présence du phosphore dans les eaux et c'est de là que lui vient son nom ; puis on a supposé qu'il résultait d'un développement d'électricité dû au frottement des eaux ; on sait aujourd'hui qu'il est produit par des animalcules. On en connaît plus de cent espèces dans l'Océan. L'émission de la lumière est continue ou intermittente. La lueur le plus souvent blanche prend parfois une teinte bleue, verte, jaune ou rouge, mais toujours elle s'éteint après la mort des petits êtres qui la produisent.

(1) J. Thoulet, *Océanographie*, Paris, 1890.

Le phénomène de la *mer de lait* est également dû à des animalcules. Il est très fréquent dans l'Océan Indien. La mer semble transformée jusqu'à l'horizon, en une immense plaine de neige éclairée par une lueur crépusculaire. Cette coloration n'est visible que la nuit. L'aspect laiteux de la mer est dû à des animalcules de 0mm1 à 0mm2 de longueur.

C. **Température.** — Les rayons calorifiques du soleil ne pénètrent pas dans l'eau au-delà d'une centaine de mètres et, comme elle est très mauvaise conductrice de la chaleur, si la mer était absolument immobile, il est probable que la température de cette couche serait en rapport constant avec celle de la saison, mais les vagues la brassent incessamment, les particules de la surface s'évaporent en partie sous l'action de la chaleur solaire, deviennent plus lourdes et descendent en emportant avec elles une certaine quantité de chaleur.

La température de la mer doit être étudiée à sa surface et dans ses profondeurs. La première est celle qui intéresse le plus l'hygiène et nous commencerons par elle.

1° Température de la surface. — La chaleur des couches superficielles de la mer diminue de l'équateur aux pôles ; mais l'abaissement n'est pas régulier. A latitude égale, la surface d'un point quelconque d'un Océan est d'autant plus froide qu'il est en communication plus directe avec les mers glaciales. Les parties de l'Atlantique et du Pacifique qui sont situées dans l'hémisphère Nord sont protégées contre les glaces arctiques, par le rapprochement des continents Asiatique et Américain, le peu de largeur du détroit de Behring et la présence du seuil sous-marin qui unit par une ligne continue, le Nord de l'Ecosse, les Shetland, les îles Feroë à l'Islande, tandis que dans l'hémisphère Sud les Océans sont en rapport direct avec la zone glaciale beaucoup plus étendue qui entoure le pôle antarctique. Les courants marins ont également une grande influence sur la chaleur des Océans, comme nous le montrerons tout à l'heure.

Les températures de la mer à sa surface sont comprises entre + 32° et — 3°.67 qui est le point de congélation de l'eau salée ; l'intervalle est donc de près de 36°. Les deux régions les plus chaudes sont situées l'une sur la côte de l'Amérique du Sud, entre Cayenne et le Para, l'autre sur la côte occidentale d'Afrique, entre Freetown et Cape-Coast-Castle ; toutes les deux sont au Nord de l'Equateur. Les plus hautes températures après celles-là se rencontrent dans la mer des Antilles, le golfe du Mexique, celui du Bengale, les mers de Chine, de Malaisie et le grand bassin qui s'étend à l'est des Philippines.

La température moyenne de la surface de l'Atlantique tout entier est de 20°.7 ; celle de l'Atlantique Sud de 17° seulement. On est moins bien renseigné pour le Pacifique et pour l'Océan Indien ; cependant, on peut affirmer que la surface de l'Atlantique Nord est plus chaude que celle du Pacifique Nord et celle de l'Atlantique Sud plus froide que celle du

Pacifique Sud. Dans la zone tropicale, l'océan Indien est la mer la plus chaude et l'Atlantique la mer la plus froide (1).

Les courants exercent aussi leur influence sur la température de la mer. La différence entre deux points peu distants est quelquefois considérable. Elle varie de 10 à 15 degrés dans l'Atlantique, à la hauteur de la Nouvelle Ecosse, entre les eaux du *Gulf-Stream* et celles du courant froid qui suit la côte d'Amérique.

La surface de la mer présente, dans sa température, une *variation diurne* ; elle est plus froide le matin et atteint son maximum de chaleur le soir. La variation est petite au large où elle ne dépasse pas deux ou trois dixièmes de degré ; elle est plus forte sur les côtes, où elle va jusqu'à un ou deux degrés. Elle présente également une variation annuelle très faible sous l'équateur, mais qui atteint, dans l'Atlantique Nord, cinq degrés environ (2). La masse des eaux de l'Océan est lente à se refroidir, aussi son minimum n'arrive qu'à la fin de l'hiver sur nos côtes, et son maximum ne s'observe qu'à la fin de l'été. La température de la mer est beaucoup plus stable que celle de l'atmosphère qui la recouvre. Celle de la surface est en général d'un degré plus chaude que la couche d'air qui la recouvre (3). Les saisons ont aussi leur influence. D'après Toynbee qui a recueilli 25,000 observations se rapportant à l'Atlantique Nord, l'air y est plus froid que la mer en automne, plus chaud en été et de température égale au printemps.

La température observée au thermomètre n'a rien de commun avec la sensation que procure le contact de l'air et de l'eau. En quelque saison et dans quelque pays qu'on se plonge dans l'eau, on la trouve plus froide que l'air. Cela tient à sa conductibilité beaucoup plus grande grâce à laquelle elle soustrait à nos organes une quantité de carbonique plus considérable.

2° *Température des profondeurs*. — On sait depuis Aristote, que le fond des mers est plus froid que la surface ; mais la température des différentes couches n'a été rigoureusement déterminée que de nos jours et grâce à la perfection des instruments créés par l'industrie moderne. Ainsi, on croyait, d'après James Ross, que la mer ne descendait pas au-dessous de + 4° qui est le maximum de densité de l'eau distillée ; mais on a reconnu que pour l'eau de mer ce maximum pouvait descendre jusqu'à 0°. On peut établir, d'une manière générale, que la température décroît à mesure que la profondeur augmente, mais il y a des différences locales. L'écart entre la surface et le fond varie de 6 à 10 degrés. Ce dernier chiffre s'observe sur les côtes de l'Europe.

(1) J. Thoulet, *Océanographie* (*loc. cit.*), p. 305.

(2) Teisserenc de Bort, *Atlas de météorologie maritime*, Paris, 1887.

(3) Ce fait a été constaté pour l'Atlantique, entre 20 degrés nord et 10 degrés sud, par le *Meteorogical office* de Londres ; pour la partie comprise entre la Manche et les Açores, par les travaux de Deutsche Seewarte, de Hambourg, et pour la partie sud, par l'Institut météorologique des Pays-Bas.

BIBLIOTHÈQUE ... PARIS

D. Mouvements. — La mer est loin de partager l'extrême mobilité de l'atmosphère qui la recouvre ; elle est cependant soumise à des mouvements variés qui mêlent ses eaux, renouvellent les surfaces et animent les grandes solitudes de l'Océan. Ces mouvements sont de deux sortes : les uns sont réguliers et s'exercent sur de grandes masses, ce sont les marées et les courants ; les autres ne sont que de légers plis à la surface, ce sont les vagues et la houle.

1° *Marées.* — Les eaux de l'Océan se soulèvent et s'abaissent deux fois par jour, par un mouvement régulier d'oscillation. Elles montent pendant environ six heures, couvrent les plages, remplissent les ports et refoulent l'eau des fleuves à des distances parfois considérables. Dans l'Amazone, le flot remonte jusqu'au dessus d'Obidos, à plus de 800 kilomètres de l'embouchure. Ce mouvement d'ascension est le *flux* ou *marée montante*. Après un temps de repos inappréciable qui constitue la *mer étale*, les eaux commencent à descendre pendant un temps égal, c'est le *reflux* ou *marée descendante* que les marins appellent le *jusant*. Les plus grandes marées ont lieu vers les *syzygies* ou les nouvelles et pleines lunes, les plus petites vers les *quadratures* ou les premiers et derniers quartiers. Ce sont en effet les actions simultanées du soleil et de la lune qui produisent les marées composées qu'on observe dans les ports.

Toutes les mers ne sont pas soumises au mouvement des marées. Dans la Méditerranée, elles sont très faibles, et il y a beaucoup de parages dans le Grand Océan et même dans l'Atlantique où elles se font peu sentir. Ces grandes oscillations régulières s'opérant deux fois par jour, ont une grande influence sur l'hygiène des localités qui les subissent. C'est un puissant moyen d'assainissement pour les ports. Elles les lavent complètement deux fois par jour et entraînent au large les détritus et les immondices qu'y déversent les populations des villes maritimes. Le *tout à la mer* est sans inconvénient grave dans les ports à marée parce que le *jusant* emporte et disperse les déjections et les ordures dans l'immensité des eaux de l'Océan. Elles y sont brassées, divisées par les vagues ; les substances minérales se déposent, la matière organique est brûlée et les microbes sont détruits.

Il en est tout autrement dans les ports sans marée. Les immondices s'accumulent dans des bassins dont l'eau est immobile, s'y déposent et forment sur le fond une couche épaisse, molle, infecte, d'où s'échappent d'énormes bulles de gaz aussitôt qu'on la remue. Les eaux de ces bassins deviennent infectes et leur puanteur se répand sur leurs bords. Il suffit de se promener le soir sur les quais de Toulon ou de Marseille pour sentir ces émanations fétides et comprendre tout ce qu'une pareille atmosphère a d'insalubre et de dangereux ; il suffit de consulter les tables de mortalité de ces grandes villes pour être convaincu que ces miasmes délétères ne se bornent pas à affecter désagréablement l'odorat ainsi que le prétendent les indigènes.

Les marées ont aussi leurs inconvénients. Elles laissent à découvert, en se retirant, de grandes étendues de vase molle imprégnée des détritus de la ville qui sentent mauvais et ne peuvent pas être inoffensives. Cependant, comme elles sont lavées deux fois par jour et ne se dessèchent jamais, elles sont moins dangereuses que les bassins d'eau dormante des ports sans marée lesquels deviennent, avec le temps, de véritables fosses d'aisances.

2° *Courants.* — Les courants marins ont tout autant d'importance en hygiène. Ils font varier dans des proportions considérables les conditions météorologiques des régions dont ils baignent les côtes. Ces fleuves qui sillonnent les mers, suivant l'expression de de Humboldt, sont mis en mouvement par d'autres causes que celles qui déterminent les courants atmosphériques. On a cru longtemps qu'ils obéissaient aux mêmes lois. Cette doctrine avait pour elle l'autorité de de Humboldt et compte encore de nombreux adhérents parmi les Océanographes. Ceux-là pensent que l'échauffement inégal des eaux sous l'équateur et aux pôles leur imprime deux directions générales opposées, l'une porte les eaux superficielles qui sont échauffées, de l'équateur vers les pôles ; l'autre ramène les eaux profondes qui sont plus froides, du pôle vers l'équateur. Ce mouvement circulaire n'est pas démontré. La théorie de l'échauffement perd aujourd'hui du terrain ; on pense généralement que l'action du soleil est secondaire dans le mouvement général des eaux et que l'influence prépondérante est celle des vents alizés du N.-E. et du S.-E., qui, soufflant dans une direction constante, entraînent les eaux dans le même sens. Il faut y joindre l'influence de la rotation de la terre.

Parmi les grands courants océaniens, le plus anciennement connu (1) et le plus important pour la climatologie européenne est le *Gulf-Stream*. Il sort du fond du golfe de Guinée, traverse l'Atlantique, entre dans la mer des Antilles, contourne le fond du golfe du Mexique, débouche par le détroit de Bahama, s'infléchit au sud du banc de Terre-Neuve, se dirige vers l'est et vient baigner les côtes occidentales de l'Europe. Ce courant est d'une puissance considérable. Nulle part au monde il n'existe un fleuve aussi majestueux. Il est plus rapide que l'Amazone, plus impétueux que le Mississipi et la masse des eaux de ces deux fleuves ne représente pas la millième partie du volume d'eau qu'il déplace (2). Il ne développe toutefois cette vitesse et cette impétuosité qu'à la sortie du canal de la Floride. Il s'en échappe sous la forme d'un immense courant de 50 kilomètres de large sur 100 mètres de profondeur, avec une vitesse de 6 kilomètres à l'heure et une température de 30 degrés (3). Il se distingue également des eaux environnantes par sa couleur bleu foncé.

Une branche du *Gulf-Stream* désignée sous le nom de *courant de*

(1) Il a été reconnu au XVIe siècle par Anghiera.

(2) MAURY, *Physical geography of the sea*, 1861.

(3) M.-E. DUCLAUX, *Cours de physique et de météorologie professé à l'institut anatomique*, Paris, 1891, p. 227.

Rennel s'en détache vers le milieu de l'Atlantique, se dirige vers le golfe de Gascogne, longe la côte de l'Espagne et descend vers les Canaries et les îles du Cap Vert, pour rejoindre le *courant équatorial* lequel constitue, avec le Gulf-Stream, un immense tourbillon dont la circulation a lieu de gauche à droite autour d'un centre situé dans l'ouest des Açores : La *mer des Sargasses* se trouve au milieu de ce cercle. C'est un banc immense de *fucus natans*, l'une des plantes marines les plus répandues dans l'Océan. L'imagination de Christophe Colomb fut vivement frappée par l'aspect de cette végétation bizarre qu'Oviédo désigne sous le nom de *praderias de yerva*. Un nombre immense de petits animaux marins habite ces masses toujours verdoyantes, transportées ça et là par les brises tièdes qui règnent dans ces parages (1). Dans le sud de l'Atlantique, le *courant équatorial* détache une branche qui, sous le nom de *courant du Brésil*, marche parallèlement à la côte d'Amérique jusqu'à la rencontre des eaux froides des régions polaires antarctiques.

Dans l'Océan Pacifique, on trouve des courants d'un plus long parcours mais moins bien connus et moins intéressants pour nous. Il faut placer en première ligne le courant de *Tessan* ou *fleuve noir* ou *Kuro Siwo* qui forme, au nord de l'Equateur, un immense circuit analogue à celui du Gulf-Stream. Il réchauffe les côtes du Japon, du Kamtchatka, de l'Amérique du Nord et va se confondre d'une part avec les eaux polaires arctiques par le détroit de Behring et de l'autre avec le courant équatorial.

Ces fleuves d'eau chaude ont pour antagonistes et pour compensateurs des courants froids qui, partant des régions polaires, vont rafraîchir les côtes des régions torrides et se mêler aux précédents.

Les courants marins sont les régulateurs de la température des côtes. Ils causent les différences profondes qui séparent les *climats marins* des *climats continentaux* et font que des pays situés sous la même latitude subissent des influences météorologiques opposées. Les côtes occidentales de l'Europe doivent au *Gulf-Stream* la tiédeur humide de leur atmosphère ; l'Irlande, l'Angleterre, la Bretagne lui doivent leurs vertes campagnes, leur flore particulière, ces hivers doux et pluvieux qui font le charme mélancolique de ces contrées, tandis que sous la même latitude les côtes des Etats-Unis subissent les froids les plus rigoureux et que l'île de Terre-Neuve est couverte de neige et entourée de glaces, comme le Spitzberg, pendant 8 mois de l'année.

Le courant de *Tessan*, dans l'océan Pacifique, réchauffe la côte du Japon et de l'Amérique russe, tandis que celui qui sort du détroit de Behring refroidit la Mantchourie et la Corée. Il y a cette différence entre les deux hémisphères, que, dans celui du sud, les courants froids baignent les côtes occidentales, tandis que c'est précisément l'inverse dans l'hémisphère nord.

3° *Vagues et houle.* — Les ondulations locales n'ont pas autant d'impor-

(1) De Humbold, *Cosmos*, 1re partie, p. 362.

tance pour l'hygiène que les grands déplacements dont nous venons de parler. Elles n'intéressent guère que les marins et les passagers auxquels elles donnent le mal de mer et occasionnent des chutes. Lorsqu'elles sont trop prononcées, elles mettent dans l'obligation de fermer les hublots et les sabords, ce qui augmente l'humidité intérieure des navires et amène promptement la viciation de l'air qui y est emprisonné.

La hauteur des vagues est considérable dans certaines mers ; elle a été diversement appréciée et a donné lieu à des discussions qui ne sauraient nous intéresser. D'après les évaluations et les expériences les plus récentes, on estime que les vagues de 8 mètres de hauteur sont peu fréquentes, celles de 12 mètres très rares et qu'on peut fixer à 16 mètres l'élévation maximum qu'elles peuvent exceptionnellement atteindre (1). Leur longueur dépend surtout du fond. C'est sur le banc des Aiguilles qu'on observe les ondulations les plus prolongées. Dumont d'Urville et l'amiral Paris en ont mesuré qui avaient 120 mètres et Duhil de Benazé en a vu qui en avaient 160.

La *houle* est l'état d'ébranlement de la mer qui succède aux coups de vent et qui précède les calmes. Ce sont de grandes ondulations qui en parcourent la surface sans la déchirer, sans y produire d'écume. Elles résultent des soulèvements occasionnés par les vents qui ont cessé de souffler sur le point où elles existent ou qui règnent encore à de grandes distances de ce point. La houle devient de moins en moins prononcée à mesure que le calme se prolonge et finit par cesser tout à fait. Lorsqu'elle est forte, elle imprime des mouvements de roulis très lents et peu étendus aux navires qui ne sont plus soutenus par le vent et se laissent aller comme des masses inertes.

E. Composition et analyse de l'eau de mer. — Les premières recherches sur la composition de l'eau de mer ont été faites au siècle dernier et résumées par Bergmann (2). Longtemps après, Marcet reprit et perfectionna cette étude (3). En 1851, dans son cours élémentaire de chimie, M. Regnault donna l'analyse de 88 échantillons recueillis sur différents points de l'Océan (4). Quatorze ans après, Forchammer (de Copenhague) analysa 180 échantillons pris à de grandes profondeurs et en fit connaître le résultat dans un mémoire intitulé : *On the composition of sea water in the differents parts of the Océans* (5).

La chimie de la mer a profité du perfectionnement de l'appareil instrumental, des progrès de la chimie contemporaine et enfin de l'analyse spectrale qui a permis à M. Dieulafait de reconnaître des

(1) E. Bertin, *Note sur l'étude expérimentale des vagues* (*Revue maritime et coloniale*, 1874, t. XI, p. 171).

(2) Bergmann, *Opuscula physica et chimica*, Upsal, 1779.

(3) Marcet, *Phil. trans.*, 1822.

(4) Regnault, *Cours élémentaire de chimie*, Paris, 1851, t. II, p. 193

(5) *Phil. Trans.*, 135, 1865.

millionnièmes de gramme de bore, de lithine, de cuivre et de zinc dans un centimètre cube d'eau de la Méditerranée (1).

1° Corps simples. — A l'aide de ces différents moyens on est arrivé, jusqu'à présent, à constater dans l'eau de mer la présence de 31 corps simples : l'*oxygène*, l'*hydrogène*, le *chlore*, le *brome*, l'*iode*, le *fluor*, le *soufre*, le *phosphore*, l'*azote*, le *carbone*, le *silicium*, le *bore*, l'*argent*, le *cuivre*, le *plomb*, le *zinc*, le *cobalt*, le *nickel*, le *fer*, le *manganèse*, l'*aluminium*, le *magnésium*, le *calcium*, le *strontium*, le *baryum*, le *sodium*, le *potassium*, l'*arsenic*, le *cœsium*, le *rubidium* et l'*or*. Il est probable qu'on y découvrira plus tard le *cadmium*, le *thallium* et l'*indium* (2).

Les analyses infinitésimales dont nous venons de parler intéressent les sciences pures ; quant à l'hygiène, ce qu'elle doit surtout connaître ce sont les composés qui figurent dans l'eau de mer en proportion suffisante pour agir sur l'économie.

2° Sels minéraux. — D'après les recherches les plus récentes, la densité de l'eau de mer est de 1,0258. Elle renferme pour un litre de liquide :

Chlorure de sodium	30gr.183
Id. de magnésium	3 302
Sulfate de magnésie	2 541
Id. de chaux	1 760
Carbonate de chaux	1 117
Bromure de sodium	0 570
Chlorure de potassium	0 518
Oxyde de fer	0 003
TOTAL	39gr.994

Cette analyse a été faite par Usiglio sur de l'eau prise à un mètre de profondeur dans la Méditerranée au large de Cette (3). Cette mer est plus salée que l'Océan et moins que la mer Morte, la plus riche en sels de toutes. Elle en contient 61 grammes, la Méditerranée 39, l'Océan 36 et la Baltique 5, de sorte que le rapport entre la mer la plus salée et la plus douce est de 12 à 1. Il y a de plus des différences locales qui tiennent à l'abondance des eaux douces que les pluies ou les fleuves y déversent. En somme, la teneur de la mer en sels augmente à mesure qu'on avance des côtes vers la haute mer. Elle est plus forte dans la zone des vents alizés que dans celle des calmes équatoriaux où tombent des pluies torrentielles ; elle décroît en s'élevant vers les pôles, à cause de la fonte des glaces, et dans les mers isolées elle dépend de l'évaporation, du débit des fleuves et des courants. C'est un facteur important de la circulation océanique.

L'eau de mer est légèrement alcaline, on le reconnaît, en versant une solution de tournesol dans deux éprouvettes contenant l'une de l'eau de mer et l'autre de l'eau distillée, à la différence de teinte qui se produit.

(1) DIEULAFAIT, *Annales de physique et de chimie*. 5e série de 1877 à 1880.
(2) J. THOULET, *Océanographie* (*loc. cit.*), p. 206.
(3) *Annales de chimie et de physique*, 1849.

3° *Matières organiques.* — La proportion de matière organique est très faible dans l'eau de mer prise à distance suffisante des côtes pour être à l'abri de toute souillure. M. Schmelck a trouvé qu'en moyenne 100 centimètres cubes d'eau de mer décolorent 0gr,0005 de permanganèse de potasse, ce qui correspond à 0,0025 de matière organique, quantité inférieure à celle de la plupart des puits et d'un grand nombre de sources.

4° *Gaz.* — Les gaz de l'eau de mer sont les mêmes que ceux de l'atmosphère, c'est-à-dire l'oxygène, l'azote et l'acide carbonique. L'air y pénètre mécaniquement et s'y dissout. Sa composition n'est pas la même que dans l'amotsphère. L'eau de mer possède un coëfficient d'absorption plus fort pour l'oxygène que pour l'azote ; aussi l'air qu'elle dissout est-il plus riche en oxygène, ce qui est favorable à la respiration des êtres marins. La proportion de ce gaz par rapport à l'azote varie avec la température et la profondeur. Elle est en moyenne pour l'Océan de 33,9 d'oxygène et de 66,1 d'azote pour 100. Au-delà du 70e degré de latitude Nord, la proportion devient de 35,64 d'oxygène pour 100; le maximum constaté est de 36,7 et le minimum de 31,1. La quantité d'oxygène diminue avec la profondeur de l'eau jusqu'à 650 mètres où elle est de 32,5 pour 100. Le fait a été constaté par Tornoë (1) pour les hautes latitudes de l'hémisphère Nord et par Buchanan (2) pour celles de l'hémisphère Sud.

La proportion de l'azote est constante. Son inertie chimique explique l'uniformité de sa distribution. L'eau de mer, d'après Tornoë contient environ 52 milligrammes d'acide carbonique par litre.

5° *Sédiments.* — Les dépôts marins se composent de débris organiques et de détritus minéraux. Les premiers sont d'origine animale ou végétale. Les animaux dont les débris couvrent le fond des mers sont presque tous des *rhizopodes*, des *éponges* et des *ptéropodes*. Parmi les végétaux on trouve surtout des *diatomées*, des *cocolithes* et des *rhabdospères*. Ces êtres vivent dans les couches supérieures de l'Océan ; après leur mort, ils tombent par leur poids dans ses profondeurs et y forment des dépôts immenses. Les diatomées dont il faut plus d'un million pour peser un gramme, forment des bancs entiers en Sicile, à Zante, à Oran. Ehrenberg a évalué à 64.000 mètres cubes le volume de ces organismes déposés depuis un siècle dans le port de Wismar sur la Baltique.

Les éléments minéraux qui entrent dans la composition des sédiments marins sont de la même nature que les roches qu'on aperçoit à la surface des continents. Ils sont arrachés aux rivages par les vagues qui les désagrègent sans cesse ; ils sont portés aux Océans par les fleuves qui charrient d'énormes quantités de sables, de vase, de cailloux. Ils y tombent sous forme de poussière que les vents transportent au loin et que les volcans y projettent.

(1) Tornoe, *The norwegian, North-Atlantic expedition*, 1876-78.

(2) Buchanan, *Journal of the chemic.* (*Soc. London*, n° 190, 1878).

F. Faune et flore maritimes. — La mer est peuplée par une quantité innombrable d'êtres vivants. Une vie exubérante s'agite dans ses profondeurs, mais la faune y est plus riche que la flore. Les plantes ne peuvent vivre que dans les milieux où pénètre la lumière et ne dépassent pas la limite de 200 mètres au plus. Leur distribution dépend de la température et de la salinité des eaux. Ainsi les *diatomées* se plaisent dans les eaux froides, tandis que les *oscillariées* sont des plantes tropicales. Les bas fonds donnent naissance à de véritables forêts d'herbes marines. Plus au large ce sont de grands bancs de fucus que les courants et les vents ont détachés du fond et dont les rameaux sont soulevés jusqu'à la surface par leurs cellules gonflées d'air.

La faune n'est pas enserrée dans des limites aussi étroites. Il était admis autrefois que toute vie animale cessait à 500 mètres de la surface et lorsque la sonde rapportait des êtres vivants de profondeurs plus considérables, on supposait qu'elle les avait accrochés en route. On sait aujourd'hui que le fond des mers est aussi habité que les couches superficielles. Les explorations zoologiques faites en Amérique à bord du *Corwm* en 1867, du *Bilb* en 1878, du *Hassler* en 1871 et 1872, les expéditions anglaises du *Lighthing* en 1868, les trois campagnes des navires norvégiens le *Voringen*, les études poursuivies par M. Milne-Edwards sur le *Travailleur* et le *Talisman* de 1880 à 1883, et les recherches faites par le prince de Monaco à bord de son yacht l'*Hirondelle* en 1889 ont fait connaître l'organisation étrange, les formes bizarres de ces animaux qui vivent par des fonds de 1.200 à 1.500 brasses; mais, si cette étude est intéressante au point de vue de la zoologie, elle est sans importance pour l'hygiène et nous ne nous y arrêterons pas.

ARTICLE III. — L'ATMOSPHÈRE

L'atmosphère est la masse gazeuse qui enveloppe notre globe et dans laquelle sont plongés tous les corps qui existent à sa surface. C'est l'immense réservoir qui fait vivre le monde organique tout entier. Les animaux y puisent l'oxygène qui entretient leur vie, les plantes y prennent leur carbone, en réduisant l'acide carbonique dont l'oxygène est mis en liberté. Elles s'emparent également de l'azote qu'elles absorbent, qu'elles transforment en matière organique et qu'elles livrent ainsi aux animaux qui le rendent à leur tour au réservoir commun. « Tout ce que l'air » donne aux plantes, dit Dumas, les plantes le cèdent aux animaux, les » animaux le rendent à l'air; cercle éternel dans lequel la vie s'agite et » se manifeste, mais où la matière ne fait que changer de place (1) ».

(1) J.-B. Dumas, *Essai de statique des êtres organisés*, p. 21 et 46.

L'homme subit cette loi commune ; l'air est pour lui le *pabulum vitæ*, suivant l'expression des latins. Il le respire depuis sa naissance jusqu'à son dernier soupir ; il en fait passer par ses poumons 8 à 9.000 litres par jour et cet élément primordial, à l'influence duquel il ne peut se soustraire un instant, passe au point de vue de l'hygiène, même avant la nourriture et même avant l'eau qui est pourtant si nécessaire à l'entretien de sa vie.

Indépendamment de ces rapports réguliers et nécessaires qui font participer l'homme à l'évolution de la matière, l'atmosphère est pour lui la source d'impressions continuelles, d'influences mobiles qui dépendent des variations que subissent ses propriétés physiques. La stabilité providentielle de sa composition chimique assure aux générations de l'avenir l'intégrité de leur aliment respiratoire : mais l'atmosphère contient aussi des gaz et les poussières qui s'élèvent du sol ; elle renferme de plus les agents des fermentations et les germes des maladies infectieuses. L'air est ainsi le véhicule des plus redoutables poisons et c'est par là qu'il intéresse le plus fortement l'hygiène. Nous étudierons successivement sa composition et ses propriétés physiques.

§ Ier. — COMPOSITION DE L'ATMOSPHÈRE

Des éléments qui constituent l'atmosphère, les uns sont communs à sa masse tout entière, les autres sont limités à quelques-unes de ses parties. Les premiers sont l'oxygène et l'azote dont les proportions sont immuables, l'acide carbonique et la vapeur d'eau qu'on y trouve en quantités très variables et toujours minimes. Les éléments éventuels sont des gaz tels que l'oxyde de carbone, l'ammoniaque, l'hydrogène sulfuré, etc., etc. ; des poussières minérales ou organiques et enfin des germes de microbes.

1. **Éléments essentiels de l'atmosphère.** — L'oxygène et l'azote dont le mélange constitue essentiellement l'air atmosphérique, s'y trouvent, avons-nous dit, dans un rapport constant. La proportion du moins n'a pas sensiblement changé depuis l'époque où les premières analyses ont été faites, c'est-à-dire depuis le commencement du siècle. Berthollet avait trouvé en Egypte que l'air était composé en volume de 21 parties d'oxygène et de 79 d'azote ; les analyses plus récentes, faites d'après les procédés plus perfectionnés de Dumas et Boussingault (1), ont donné 20,80 volumes d'oxygène et 70,20 volumes d'azote. Nous ne mentionnons

(1) Dumas et Boussingault, *Recherches sur la véritable composition de l'air atmosphérique* (*Annales de chimie et de physique*, 3e série, III, 1841).

que pour mémoire les différences très légères constatées par les nombreux expérimentateurs qui se sont occupés de ce sujet, parce qu'elles sont sans importance pour l'hygiène.

1° OXYGÈNE. — C'est l'élément actif du mélange qui constitue l'air atmosphérique. Il entretient la respiration des animaux en se combinant avec les globules de leur sang dans l'acte de l'hématose. Il est l'élément essentiel de toutes les combustions qui s'accomplissent au sein des êtres vivants ; quelques micro-organismes peuvent seuls s'en passer, il en est même pour lesquels il est un poison, comme nous le verrons plus tard ; mais ce sont là des exceptions qui ne font que confirmer la loi générale. Enfin l'oxygène décompose les roches instables, brûle la matière organique contenue dans le sol et est ainsi un agent de purification des plus précieux.

La proportion d'oxygène contenue dans l'air est invariable. Du moins les différences qu'on a signalées sont insignifiantes. Ainsi il y en a en général un peu moins dans l'air des hautes montagnes que dans les bas-fonds. M. Regnault a trouvé également de légères différences dans la composition de l'air pris sur différents points du globe. Les chiffres extrêmes sont 20.913 pour Paris et 20.912 pour Toulon et la Méditerranée. L'air de la mer en contient la même quantité que l'atmosphère terrestre ; mais B. Lew a constaté qu'il y en avait plus le jour que la nuit. En faisant usage du procédé de Regnault et Reyset, il a trouvé dans l'air pris à 400 lieues des côtes : 20,96 d'oxygène p. 100 à trois heures du matin et 21,06 à trois heures du soir.

Nous ne parlons bien entendu que de l'air libre ; celui des habitations, des manufactures, des mines, qui a été vicié par la respiration et par des émanations de tout genre, n'a plus la même composition et nous nous en occuperons en parlant de l'air confiné.

Pour être apte à entretenir la respiration, il n'est pas indispensable que l'oxygène s'y trouve dans les proportions indiquées plus haut. Dans les mines, il s'abaisse souvent au-dessous sans produire l'asphyxie. P. Moyle a trouvé 16,87 p. 100 comme moyenne de 18 prises d'air faites sur différents points des mines de Cornouailles. Dans les cas extrêmes, à 14,51 et à 14,76 p. 100, les lampes brûlaient avec difficulté et quatre hommes moururent. Félix Leblanc, en analysant l'air des mines du Huelgoat et de Poullaouen (Finistère) où les pyrites de cuivre absorbent de l'oxygène sans produire d'acide carbonique, a reconnu que cette raréfaction pure et simple de l'oxygène donnait les résultats suivants : Dans un endroit où il n'y a plus que 16,7 pour 100 d'oxygène, la respiration est peu gênée, mais l'air est trouvé *faible* par les mineurs ; avec 15,5 d'oxygène, on peut respirer d'une manière continue et sans trop de difficulté ; avec 9,8 d'oxygène, l'air est asphyxiant et au bout d'une à deux minutes on se sent pris de défaillance.

Paul Bert compare ces effets à ceux que produit la raréfaction absolue de l'oxygène par diminution de la pression atmosphérique à laquelle on est soumis lorsque, dans les ascensions de montagne, on dépasse l'altitude de 2.000 mètres.

Ozone.— L'ozone a été considéré jusqu'à présent comme un simple état allotropique de l'oxygène produit par l'action de l'électricité sur ce gaz. On l'obtient dans les laboratoires par le passage de l'étincelle électrique à travers l'oxygène ; il s'en dégage également dans certaines réactions chimiques ; celui qu'on trouve dans l'air est vraisemblablement produit par l'électricité atmosphérique.

Les premières notions positives sur l'ozone sont dues à Schœnbein et remontent à 1840. Il fut frappé de l'odeur de l'oxygène provenant de la décomposition de l'eau par la pile et il lui donna le nom d'ozone (οζω, je sens). Ce gaz est doué d'un pouvoir oxydant extraordinaire ; il se combine à la température ordinaire avec la plupart des substances oxydables simples ou composées : il active la combustion des matières organiques azotées, phosphorées, sulfurées et détruit les germes de la putréfaction. C'est donc un désinfectant plus actif encore que l'oxygène.

L'ozone décompose les iodures en oxydant le métal et en mettant l'iode à nu. Schœnbein a basé son ozonomètre sur cette propriété. C'est une bande de papier amidonné, renfermant une faible proportion d'iodure de potassium. Exposée à l'air, elle passe du blanc qui est sa couleur avant l'expérience, à une nuance bleue plus ou moins foncée suivant la quantité d'ozone qui existe dans l'air. Sur l'échelle ozonométrique, le blanc répond à l'absence de ce corps et la coloration bleue la plus intense qu'il produit sur le papier, en mettant l'iode à nu, indique son maximum dans l'air ; l'espace chromatique compris entre ces deux termes est divisé en dix. L'*ozonosope* ainsi constitué est d'une sensibilité qui dépasse en délicatesse celle du meilleur galvanomètre (1). On a reproché à cette méthode d'être infidèle parce que les gaz nitreux unis à l'azote, qui se trouvent dans l'air après les orages, influencent le papier ioduré dans le même sens que l'ozone ; mais Schœnbein a refuté péremptoirement ces objections. Le papier amidonné et ioduré est d'un emploi très facile et suffit pour évaluer avec une exactitude satisfaisante les variations journalières de l'ozone atmosphérique, tandis que le procédé employé à l'observatoire de Montsouris et qui consiste à doser le poids de l'ozone à l'aide de l'arsénite de potasse, est d'un emploi difficile et demande beaucoup de temps (2).

L'ozone à l'état normal est très inégalement répandu dans l'atmosphère. Sa quantité varie selon l'état météorologique, l'altitude, les saisons et l'heure de la journée. On croit généralement qu'elle augmente en hiver et diminue en automne. Cependant, dans les analyses faites à l'observatoire de Montsouris pendant la période de 10 ans qui va de 1877 à 1887,

(1) Michel Lévy. *Traité d'hygiène publique et privée*, t. I, p. 299.

(2) Schœnbein, *Annales de physique et de chimie*, 1868, 4e année, t. XIII, p. 57.

les minima ont coïncidé avec les mois de novembre, décembre et janvier. et les maxima avec les mois de mai, de juin et de juillet. Les extrêmes ont été : en janvier 1mm2 pour 100 mètres cubes d'air et dans les mois d'été 1mm5. Contrairement à ce qu'il était naturel de penser, les mois pendant lesquels les observations faites à Montsouris ont signalé la plus forte tension électrique, sont ceux où il y avait le moins d'ozone dans l'air. Sa production est au contraire en rapport avec le nombre des orages.

L'ozone est plus abondant pendant la nuit que dans le jour ; c'est au lever du soleil qu'on en trouve le plus. Il augmente avec l'altitude ; il y en a plus dans les campagnes qu'en ville, dans les forêts que sur les terrains dénudés, au faite des arbres qu'au ras du sol. D'après les expériences récentes de M. J. Peyron (1), la végétation exerce une influence puissante sur la formation de l'ozone, ce qui explique l'assainissement de l'air par les plantes et est d'accord avec la remarque de M. Houzeau, que le printemps est la saison qui donne le plus d'ozone. Il diminue dans les habitations, dans les lieux marécageux, partout enfin où les matières organiques se trouvent abondamment répandues et l'absorbent avec avidité. La quantité d'ozone est en raison presque directe de la tension de la vapeur et de l'humidité relative. Les travaux du docteur Pietra-Santa (2) et ceux du docteur Jacolot, médecin de 1re classe de la marine (3) l'ont démontré. Elle augmente par les temps couverts et pluvieux.

L'air marin est plus riche en ozone que l'atmosphère terrestre, si l'on s'en rapporte aux recherches de l'amiral Fitz-Roy, aux observations faites par le lieutenant Chimino, aux Hébrides et sur la côte d'Ecosse, à celle du capitaine hollandais Jansen et du docteur Mitchell, d'Edimbourg. Dans les recherches que ces derniers ont faites dans l'Inde, sur l'Océan Atlantique et à Alger, ils ont trouvé qu'en mer et loin des côtes, l'air était très riche en ozone ; que sur le rivage, les montagnes exposées au vent du large en présentaient plus que les vallées et les campagnes de l'intérieur. Ces observateurs ont eu recours aux méthodes indiquées par le professeur Moffatt et le professeur Schœnbein.

La découverte de l'ozone avait fait naître des espérances qui ne se sont pas réalisées. On avait pu croire qu'elle allait éclairer d'un jour tout nouveau la physiologie et l'hygiène ; mais elle ne leur a pas apporté jusqu'ici de secours bien appréciables. Bœckel et Cook ont cru remarquer que les courbes de l'ozone suivaient assez régulièrement celles des épidémies de choléra ; d'autres ont attribué à son excès une influence sur la production des maladies de poitrine et en particulier de la phthisie ; quelques-uns ont cru remarquer une corrélation entre l'abaissement du

(1) J. Peyron, *Communication à l'Académie des sciences*, 24 décembre 1894.

(2) Pietra-Santa, *Essai de climatologie*, Paris, 1865.

(3) Jacolot, *Recherches ozonométriques* (*Archives de médecine navale*, 1865).

chiffre de cet élément atmosphérique et le développement des fièvres intermittentes ; mais ce sont là de simples hypothèses auxquelles il est inutile de s'arrêter.

2° Azote. — L'azote est le véhicule de l'oxygène, c'est un gaz inerte et irrespirable. Il tempère par son mélange l'activité de celui-ci et permet de le respirer sans inconvénient, ce qui ne serait pas possible sous la pression à laquelle nous vivons, s'il était à l'état de pureté. L'azote de l'atmosphère est la grande réserve de cet aliment indispensable à la structure des animaux et des végétaux.

3° Acide carbonique. — Ce gaz n'est pas lié, comme les deux précédents, à la constitution même de l'atmosphère ; mais il en fait partie à l'état normal, puisqu'on l'y rencontre partout et qu'il est indispensable à la végétation.

Sa répartition dans l'atmosphère n'est pas uniforme ; elle varie suivant les temps et les lieux. Il est vraisemblable, comme le fait observer Arnould, qu'elle était beaucoup plus considérable dans les temps géologiques qu'aujourd'hui, puisqu'elle a permis la formation des assises puissantes de houille qui sont maintenant la plus riche réserve d'acide carbonique (1). Depuis, la proportion semble être demeurée à peu près la même, bien que les quantités produites par la respiration des animaux et par les combustions de tout genre dépassent la consommation qui en est faite par les plantes.

L'acide carbonique est beaucoup plus abondamment répandu dans l'atmosphère des villes qui sont des centres de combustion que dans la campagne où les forêts et les végétaux cultivés agissent en sens inverse. La différence peut aller à la moitié. La proportion normale est estimée à 3 pour 10.000 parties d'air et, dans les villes, elle peut s'élever jusqu'à 5, 6 et même 6,50 par les temps de brouillards. L'air des déserts africains qui ne subit pas ces influences en sens contraire, garde sa composition normale et se montre aussi riche en acide carbonique que celui de nos vallées.

L'air de la mer, ainsi qu'on pouvait le prévoir, contient la même quantité d'acide carbonique que celui des campagnes et, d'après les expériences de B. Lewy que nous avons citées plus haut, la proportion comme celle de l'oxygène y est plus forte la nuit que le jour. Elle est de 3,34 pour 10.000 volumes d'air à trois heures du matin et de 5,42 à trois heures du soir. La différence est donc de 2,08. B. Lewy l'attribue à ce que, pendant le jour, les rayons solaires vont dégager une partie des gaz que la mer tient en dissolution et qui renferment plus d'oxygène et d'acide carbonique que l'atmosphère (2).

(1) J. Arnould, *Nouveaux éléments d'hygiène*, p. 198.

(2) B. Lewy, *Rapport sur les collections faites dans la Nouvelle-Grenade* (*Comptes-rendus de l'Académie des sciences*, 1851, t. XXXIII, p. 374).

Les années ne se ressemblent pas pour les proportions d'acide carbonique.

Les observations faites à Montsouris pendant quatre ans, par Marié Davy et Albert Lévy, ont donné les moyennes suivantes :

1876.............	2,76	d'acide carbonique pour	10.000	volumes d'air.
1877.............	2,83	id.	10.000	id.
1878.............	3,44	id.	10.000	id.
1879.............	3,29	id.	10.000	id.

L'air confiné présente des différences bien autrement considérables ainsi que nous le montrerons lorsqu'il sera question de la ventilation des habitations.

4° Vapeur d'eau. — Nous avons parlé précédemment de l'évaporation qui se produit sans cesse à la surface des eaux et du sol, lorsqu'il a été détrempé par la pluie ; ces vapeurs se répandent dans l'atmosphère et y existent toujours en quantité plus ou moins considérable, quelle que soit la température. L'air en renferme en moyenne 1 p. 100 de son volume et 0,0142 de son poids ; mais cette proportion oscille dans des limites très considérables. La quantité absolue de vapeur d'eau que l'air peut contenir est en rapport constant avec sa température : on dit qu'il est saturé lorsqu'il renferme la quantité la plus élevée qu'il puisse retenir à la température du moment.

La tension de la vapeur d'eau est représentée par la hauteur de la colonne mercurielle à laquelle elle fait équilibre à l'état de saturation et à une température donnée. Cette colonne, d'après les tables de Regnault, va croissant d'une manière assez régulière avec la température. A — 20°, elle est de $0^{mm},927$, à 0° de $4^{mm},600$, à + 20° de $17^{mm},391$, à + 40 de $54^{mm},906$.

Le poids de la vapeur d'eau que peut contenir un mètre cube d'air à l'état de saturation est de $1^{gr},2$ à — 20°, de $4^{gr},8$ à 0°, de 17^{gr} à + 20°, de 58^{gr} à + 40°.

La quantité de vapeur d'eau contenue dans l'atmosphère peut s'évaluer par le procédé chimique qui consiste à la faire absorber par de la pierre ponce imbibée d'acide sulfurique dont on constate ensuite l'augmentation de poids. Il est plus simple de la mesurer à l'aide des instruments imaginés à cet effet. Les plus connus sont l'*hygromètre à cheveu* de Saussure, qui a été avantageusement modifié par Reynaud ; il repose, comme on le sait, sur la propriété qu'ont les cheveux de s'allonger dans l'air humide et de se raccourcir dans l'air sec. Un cheveu bien dégraissé est fixé par une de ses extrémités dans un cadre, tandis que l'autre s'enroule sur un cylindre tournant muni d'une aiguille qui chemine sur un cadran. Quand l'air est humide l'aiguille tourne dans un sens et quand il est sec dans l'autre. L'intervalle compris entre les deux points extrêmes est divisée en 100 degrés.

L'*hygromètre à condensation* de Regnault a pour but de déterminer la température du *point de rosée*, c'est-à-dire celle à laquelle l'air est saturé par le refroidissement. On cherche alors sur des tables dressées à cet effet la tension maximum de la vapeur à la température du point de rosée, on la divise par la tension maximum à la température de l'atmosphère. Le quotient est l'état hygrométrique de l'air.

Le *psychromètre d'August* repose sur la comparaison des températures fournies par deux thermomètres, l'un à boule sèche, l'autre à boule mouillée. Nous n'insisterons pas sur la construction et le fonctionnement de ces instruments, parce qu'ils sont connus de toutes les personnes qui ont appris la physique et c'est le cas des médecins auxquels cet ouvrage est plus particulièrement destiné.

La vapeur d'eau atmosphérique va en diminuant de l'équateur au pôle. C'est la conséquence de ce que nous avons dit plus haut en parlant de la température. Elle est plus grande sur mer que dans l'intérieur des terres et cela se comprend, puisqu'elle y est en rapport avec une immense surface liquide sur laquelle l'action du soleil s'exerce sans obstacle et sans intermédiaire. Toutefois l'air est plus humide à la surface des lacs, des marais, des plaines inondées que sur l'Océan lui-même. Les brouillards épais qui les couvrent et la sensation de froid humide qu'on ressent, quand on s'en approche, en fournissent la preuve. Cet effet est dû surtout à l'immobilité des couches atmosphériques maintenues en repos par les montagnes et les forêts voisines ; il tient aussi à ce que l'eau douce, à température égale, dégage plus de vapeur que l'eau salée. Kœmtz a constaté que celle-ci n'émet jamais qu'une quantité de vapeur égale à celle d'une masse d'eau distillée de même volume plus froide de 3°5.

La quantité de vapeur d'eau contenue dans l'atmosphère augmente avec la chaleur du jour. Pendant l'été, elle monte jusqu'à 9 heures du matin ; à ce moment, l'échauffement du sol devient suffisant pour dilater les couches d'air en contact avec lui ; elles s'élèvent en entraînant leur vapeur et, bien que l'évaporation continue, l'air devient relativement sec au niveau du sol. Ce mouvement cesse vers 4 heures du soir ; alors la vapeur d'eau descend peu à peu jusque vers 9 heures, instant où le refroidissement nocturne met un terme à l'évaporation. En hiver, le soleil ayant peu d'action, c'est vers 2 heures que l'air renferme le plus d'eau et au coucher du soleil qu'il en a le moins. Quant aux saisons, le minimum est en janvier et le maximum en juillet.

La vapeur d'eau maintient la chaleur à la surface de la terre. Lorsque l'air est très sec, comme cela s'observe dans le Sahara, l'excursion diurne du thermomètre est considérable.

Nous ne nous sommes occupés jusqu'ici que de la quantité absolue de vapeur d'eau que l'air renferme ; mais ce n'est pas d'elle que dépend la sensation d'humidité ou de sécheresse que nous ressentons et qui intéresse surtout l'hygiène. De l'air très chaud peut retenir beaucoup de vapeur d'eau sans nous paraître humide, tandis que de l'air très froid et contenant peu de vapeur, nous donne cette sensation pénible. L'air nous paraît sec en effet tant qu'il n'est pas arrivé à son point de saturation ; mais aussitôt qu'il l'a dépassé, la plus petite quantité d'eau en plus devient sensible à nos organes. C'est pour cela que le mois de janvier est celui pendant lequel l'air nous paraît le plus humide bien que la quantité absolue de vapeur d'eau y soit à son minimum, tandis que dans le mois de juillet l'air nous paraît sec, bien que ce soit le moment où il contient le plus d'eau.

Lorsque le point de saturation hygrométrique est dépassé, l'excédant de vapeur aqueuse reste en suspension dans l'atmosphère sous forme de nuages, de brouillards, ou se résout en rosée, en pluie, en grêle ou en neige, comme nous l'avons exposé précédemment.

Nuages. — Les nuages sont de la vapeur d'eau à l'état vésiculaire. Ils affectent trois formes principales :

Les *cirrus*, désignés par les marins sous le nom de *barbes de chat*, sont constitués par des pinceaux de filaments déliés d'une blancheur éclatante.

Les *cumulus* (*balles de coton des marins*), sont des nuages d'été, de forme arrondie ou hémisphérique, qui s'entassent les uns sur les autres de manière à simuler des montagnes couvertes de neige et prennent souvent des aspects bizarres dans lesquelles on peut trouver les plus étranges ressemblances.

Les *stratus* sont des bandes horizontales qui se forment d'habitude au coucher du soleil et qui disparaissent à son lever.

Ces trois formes peuvent s'associer pour constituer des *cirro-cumulus*, des *cumulo-stratus* et des *cirro-cumulo-stratus ;* mais ces détails n'ont d'importance que pour l'astronomie et la navigation. Au point de vue de l'hygiène, les nuages ont pour effet d'empêcher le refroidissement nocturne, de modérer l'échauffement produit par le soleil et de diminuer l'intensité des rayons lumineux qui arrivent à la terre ou qui sont réfléchis par elle.

Brouillards. — Les brouillards ne sont autre chose que des nuages qui affleurent le sol. Ils proviennent d'un refroidissement subit d'un courant d'air saturé d'humidité, lequel fait passer à l'état vésiculaire la vapeur d'eau en excès et la rend visible. Ils exigent, pour se former, un calme complet de l'atmosphère, permettant aux différentes couches d'air de s'étager par ordre de densité, de saturation hygrométrique et de température. L'intensité du brouillard est en raison inverse de la différence de température entre l'air atmosphérique et la surface qu'il recouvre. Il se montre surtout aux heures où l'atmosphère se refroidit et où le vent se calme, c'est-à-dire le matin et le soir. Il est le plus souvent dû à l'évaporation du lieu où on l'observe ; mais la vapeur d'eau est quelquefois poussée par les vents dans des régions plus froides et va se condenser loin de son point d'origine.

Les brouillards se forment surtout au-dessus des eaux. Ils suivent le cours des vallées, s'étendent sur les fleuves et sur leurs rives, planent au-dessus des marais, des plaines noyées. Ce phénomène est surtout sensible dans les pays chauds : alors que le sommet des collines est déjà doré par les rayons du soleil levant, les vallées sont encore couvertes d'un voile blanc que les créoles désignent sous le nom pittoresque de *linceul des savanes*. Les brouillards sont plus épais à la surface des lacs entourés de montagnes boisées ; mais rien n'égale la densité et la persistance des brouillards maritimes qui portent le nom de *brume*. Ils sont surtout fréquents dans les mers du Nord dont ils rendent la navigation dangereuse. Certains parages en sont habituellement couverts. Le banc de Terre-Neuve, par exemple, est presque constamment enseveli sous une brume épaisse dans laquelle sont plongés les navires qui pêchent la morue et, comme ces parages sont parcourus par les paquebots transatlantiques qui passent à toute vitesse au milieu de cette flotille de navires au mouillage, il en résulte souvent des abordages dont le paquebot s'aperçoit à peine. Quant aux navires coulés, on n'a connaissance de leur perte qu'en faisant le compte au retour de ceux qui manquent à l'appel. Les brumes du banc de Terre-Neuve sont dues au *Gulf-Stream* dont les vapeurs se condensent brusquement au contact de l'air froid qu'amènent les courants polaires.

Rosée. — La rosée est le résultat du refroidissement nocturne du sol sous l'influence duquel se condense l'humidité des couches d'air qui en sont les plus voisines. Elle se dépose sous forme de fines gouttelettes sur les aspérités qui hérissent le sol, sur les brins d'herbe, sur les plantes et se produit surtout pendant les nuits calmes, sereines, qui succèdent à des jours de chaleur, alors que le refroidissement est au maximum. Si le ciel est couvert de nuages, le rayonnement nocturne est empêché et il n'y a pas de rosée ; il en est de même quand il fait du vent, parce qu'il déplace les couches d'air et les empêche de se refroidir. La rosée est plus abondante sur les côtes que dans l'intérieur, en rase campagne que sous les arbres ou sous les abris quelconques qui font office d'écran. Toutes choses égales d'ailleurs, elle humecte plus les plantes que la terre, le sable plus qu'un sol battu, le verre plus que les métaux, les corps organisés plus que le verre.

Lorsque l'abaissement de température est considérable, la rosée se congèle en se formant et produit le *givre* qui est formé de cristaux de glace très déliés et réunis en flocons à l'extrémité des tiges et des feuilles. Enfin, lorsque la température de l'atmosphère tombe au-dessous de zéro, la vapeur qu'elle renferme se condense en étoiles à six branches et constitue la neige dont nous avons parlé plus haut. Elle prend le nom de *grésil*, quand elle présente des cristaux compacts serrés autour du centre ; le *grésil* tombe ordinairement dans nos climats au commencement du printemps (1).

Effets de l'humidité de l'air. — Un certain degré d'humidité dans l'air est favorable à la santé. L'air trop sec irrite les bronches. En Provence, quand souffle le mistral, on tousse même dans les appartements bien fermés. Dans l'Amérique du Nord, où l'air est remarquablement sec, les maladies des voies respiratoires sont très répandues. La vapeur d'eau dans l'air est un modérateur de l'oxygène ; on sait quels bons effets on obtient dans les laryngites, en faisant inspirer aux malades de l'air humide et chaud. Il calme les quintes de toux férine qui sont si pénibles dans ces maladies. L'humidité de l'air ne saurait d'ailleurs entraver l'évaporation pulmonaire ; ce phénomène mécanique est favorisé par la haute température de l'air expiré. Pourtant, comme le fait observer M. Arnould, il semble qu'on respire plus aisément dans l'air sec que dans le brouillard.

La sécheresse de l'air a plus d'influence encore sur les fonctions de la peau. Lorsqu'elle coïncide avec une haute température, elle active la transpiration et la rend profuse, elle rafraîchit ainsi l'organisme tout entier, mais elle produit de l'anémie et de l'amaigrissement. Falk a constaté, dans des expériences sur les animaux, que l'air sec abaisse la température du corps de 0°,1 à 0°,7 et que son action prolongée finit par provoquer des convulsions. Il crispe la peau et produit une impression désagréable sur les parties découvertes. Au Sénégal, quand le vent souffle de l'est et a passé sur le désert, il fait éprouver un malaise des plus pénibles. On éprouve la même anxiété dans les appartements surchauffés par l'air sec des calorifères, mais cela tient en partie à la mauvaise qualité de cet air, comme nous le dirons en parlant du chauffage des appartements.

Il est donc utile pour le fonctionnement normal de l'organisme que l'air contienne un peu de vapeur d'eau ; mais l'excès d'humidité est bien autrement à redouter que la sécheresse Lorsque l'air est froid et saturé d'humidité il est meilleur conducteur du calorique que quand il est sec, il en soustrait davantage au corps ; de là résulte la sensation de froid pénétrant que fait éprouver le brouillard par les températures basses. Il semble, suivant l'expression de Michel Lévy, que l'air humide s'applique plus exactement sur la surface cutanée. L'air saturé est d'un froid insupportable de 0° à 10°, parce que, dans ces conditions, son pouvoir conducteur est considérable.

Tous les médecins savent avec quelle facilité on s'enrhume sous l'influence de l'humidité froide. Les angines, les bronchites, les pleurésies, constituent le fond de la pathologie dans les climats froids et humides. Dans l'ouest de la Bretagne, tout le monde tousse pendant une partie de l'hiver. Les rhumatismes chroniques font le supplice de la plupart des

(1) Michel Lévy, *Traité d'hygiène publique et privée (loc. cit.)*, t. I, p. 283.

vieux marins. Enfin, il est incontestable que si l'humidité froide ne fait pas naître la tuberculose, elle favorise son développement. La phtisie et la scrofule font incontestablement plus de ravages sous les climats froids et brumeux que dans les pays chauds et secs.

L'air humide et chaud produit des effets opposés ; il a perdu de son élasticité, il est raréfié par le calorique et par la vapeur aqueuse et présente moins d'oxygène sous un volume donné ; il exerce, sur l'ensemble des fonctions, une influence profondément débilitante ; il émousse l'appétit et ralentit la digestion ; le cœur bat moins fort et plus lentement ; l'air étant saturé d'eau ne permet plus à la sueur de s'évaporer. Elle se réunit par gouttelettes et finit par inonder le corps. Celui-ci ne peut se débarrasser de son excès de calorique ni par le rayonnement ni par l'évaporation, il en résulte un sentiment d'oppression et d'anxiété des plus pénibles. Cette sensation devient intolérable quand elle se prolonge, ainsi que cela arrive dans les régions équatoriales. A la Guyane, en Cochinchine, pendant la saison des pluies qui durent huit mois dans la première de ces colonies et six mois dans la seconde, elles sont torrentielles, l'atmosphère toujours saturée d'humidité est semblable à celle d'une étuve et les Européens ont une peine extrême à supporter la longueur de cette saison.

L'air humide et chaud agit encore sur l'organisme par les principes délétères dont il est le conducteur par excellence et par l'activité qu'il imprime à toutes les fermentations putrides.

II. **Eléments accidentels de l'atmosphère.** — Les corps qui ne font pas normalement partie de l'atmosphère et qu'on peut par conséquent considérer comme des impuretés, sont gazeux ou solides.

A. Corps gazeux. — 1° *Ammoniaque.* — On en trouve presque partout des traces dans l'atmosphère, mais ses proportions ne sont réellement notables que dans les lieux habités, dans l'air des villes, au voisinage des fumiers, des cloaques, des amas d'immondices. D'après un tableau dressé par Fodor, reproduit par Renk et par Arnould (1), la quantité constatée par différents observateurs a varié entre $5^{mmgr},55$ et $0^{mmgr},015$ par mètre cube. Cinq observations faites à Glascow sur divers points ont donné pour moyenne $0^{mmgr},031$ par mètre cube d'air.

La présence de l'ammoniaque dans l'air a été expliquée par Boussingault et par M. Schloesing de la manière suivante : Les nitrates enlevés au sol par le drainage naturel des eaux pluviales et versés dans la mer y sont décomposés sous l'action de la vie sous-marine et ramenés à l'état d'ammoniaque. Les eaux de la mer en renferment en effet des quantités appréciables qui s'en échappent graduellement avec l'eau évaporée. C'est là l'origine de l'ammoniaque *normale* de l'air peu variable

(1) J. Arnould, *Nouveaux éléments d'hygiène*, 2e édition, p. 311.

d'un point à l'autre d'un grand pays comme la France. Le professeur Fodor pense au contraire que l'ammoniaque de l'air vient du sol, qu'elle émane des foyers de fermentation putride et qu'elle peut jusqu'à un certain point donner la mesure de la propreté des lieux.

Les quantités d'ammoniaque que l'analyse permet de constater dans l'air libre sont insignifiantes et incapables de compromettre la santé de ceux qui le respirent. Lehmann a fait, à l'Institut d'hygiène de Munich, des expériences sur les animaux qui lui ont donné la mesure du pouvoir toxique de l'ammoniaque respirée. Il faut que l'atmosphère artificielle dans laquelle on les plonge en contienne 1 pour 1.000, pour produire des effets généraux appréciables. A 2 pour 1.000, il y a irritation de la conjonctive et trouble de la cornée ; de 30 à 15 pour 1.000 l'animal donne des signes de vive douleur et meurt dans la dyspnée et les convulsions, ou si la dose est moins forte on voit survenir l'œdème de la glotte, des hémorrhagies sous-muqueuses et de l'œdème pulmonaire (1).

Il est rare qu'on ait chez l'homme l'occasion d'assister à des désordres semblables ; certaines professions exposent pourtant les ouvriers aux effets de l'ammoniaque. Les vidangeurs sont de ce nombre et ils sont sujets à une conjonctivite spéciale, la *mitte*, qui est causée par l'action des vapeurs ammoniacales. Les usines de sulfate d'ammoniaque, les ateliers dans lesquels on fabrique les appareils Carré donnent souvent lieu à des dégagements d'ammoniaque ; enfin certains accidents de laboratoire peuvent également y donner lieu. J'ai eu l'occasion d'observer un accident semblable chez un ingénieur de la marine qui se livrait à des expériences sur les substances explosives. Le cylindre de cuivre dont il se servait vint à éclater ; un des fragments lui fractura la cuisse, un autre brisa un immense bocal contenant de l'ammoniaque liquide qui se répandit sur le sol où le blessé gisait. Il resta dans ce bain et dans cette atmosphère, jusqu'au moment où on vint à son secours. Il en résulta une vive irritation de la pituitaire et de la muqueuse pharyngienne, ainsi qu'une bronchite avec toux incessante qui dura très longtemps.

2° *Acide azotique.* — Il est presqu'aussi constant dans l'air que l'ammoniaque. Il se forme par la combinaison de l'azote et de l'oxygène qui s'opère sous l'influence de l'électricité, pendant les orages. Au Sénégal, pendant les *tornades*, l'air est traversé par une telle profusion d'étincelles électriques, il se forme de telles quantités d'acide azotique que la pluie qui tombe à torrents est fortement acide et rougit les chapeaux de paille (2). En dehors de ces conditions, les quantités d'acide azotique qu'on trouve dans l'atmosphère sont insignifiantes. Celle de Paris en renferme de $0^{mmgr},3$ à $7^{mmgr},8$ pour 100 mètres cubes d'air, d'après les recherches faites à l'observatoire de Montsouris.

(1) K.-B. LEHMANN, *Experimentelle studren über den Einfluss tecknisen und hygienisch Wichtiger Gase und Dümpfe anf der organismes* (*Archiv. Hygiene*, 1887 et 1888).

(2) FONSSAGRIVES, *Traité d'hygiène navale*, 2e édition, p. 494.

Les autres produits gazeux qu'on rencontre accidentellement dans l'air, tels que l'acide sulfhydrique, l'hydrogène carboné, les acides sulfureux et sulfurique, le chlore, etc., ne s'y trouvent que dans des circonstances exceptionnelles, qui se rattachent à l'hygiène urbaine ou industrielle et ne peuvent par conséquent pas rentrer dans une étude générale de l'atmosphère. Il est bon de rappeler toutefois que si la plupart de ces produits gazeux accidentels sont en trop petite quantité dans l'air pour être toxiques, ils n'en souillent pas moins l'atmosphère ; ils l'imprègnent d'odeurs fétides, nauséeuses, qu'il ne peut pas être sain de respirer. « L'hygiène, dit avec raison M. Arnould, ne saurait mieux faire que de » réclamer la réalisation de la définition des chimistes : *l'air est un gaz* » *incolore, inodore et sans saveur*. Il n'est pas plus normal de respirer » un air entaché de gaz putrides, de vapeurs irritantes, d'émanations » nauséabondes, que de boire une eau sale ou de manger des vivres » avariés ».

B. Corps solides. — Les particules solides qui flottent dans l'air sont des poussières ou des microbes..

1° *Poussières*. — Elles sont de nature minérale ou de provenance organique. Les premières sont produites par la désagrégation des roches ; elles viennent du sol, du revêtement des chaussées dans les villes et de toutes les industries qui peuvent réduire les corps solides à l'état pulvérulent ; les autres sont produites par la décomposition des végétaux, sous l'influence de la pluie, du soleil et du vent. Elles sont fournies par les arbres morts, les feuilles desséchées, les bois de toute sorte que l'homme emploie pour son usage. Les fibres de coton, de lin, de chanvre, les grains d'amidon abondent dans l'air des habitations. On y trouve aussi des débris d'insectes, des écailles, des brins de laine, du duvet, des cellules d'épiderme, des poils, etc.

M. Gaston Tissandier a recherché qu'elle était la quantité absolue de poussières contenues dans l'air. Il en a trouvé, à Paris, 6^{mmgr} par mètre cube, après la pluie et 25^{mmgr} pendant la sécheresse. A la campagne, il n'en a obtenu que $0^{mmgr},25$ après la pluie et 3 à 4^{mmgr} en temps sec (1). Il estime que les particules organiques figurent pour un tiers environ dans la poussière des villes. Tichborne (de Dublin) et Wolfurger (de Munich) indiquent la même proportion à peu près. Tyndall estime au contraire que les matières organiques l'emportent sur les autres. Il l'a reconnu, en faisant passer l'air au-dessus d'une lampe à l'esprit de vin. Il vit alors disparaître la presque totalité des poussières qu'il y avait préalablement reconnues. « C'est le 5 octobre 1868, dit-il, que je fis pour la » première fois cette expérience, et je n'étais en aucune façon préparé » à un pareil résultat. J'avais toujours pensé que les poussières de notre

(1) G. Tissandier, *Les poussières atmosphériques* (*Annales de chimie et de physique*, 5e série, t. III, 1875).

» air étaient en grande partie inorganiques. Je dus conclure que, puis-
» qu'elles disparaissaient par la combustion, c'est que c'étaient des *ma-*
» *tières organiques* » (1).

Tous ces éléments, qui n'ont de commun que leur ténuité, sont soulevés, brassés, remués par les vents, emportés en tourbillons sur les routes, entraînés dans les habitations; ils se déposent partout sous l'influence de la pesanteur et se remettent en mouvement à la moindre agitation de l'atmosphère. C'est alors qu'on voit flotter ces particules brillantes qui ont été l'objet d'études si curieuses de la part de Tyndall.

On sait qu'il les observe à la faveur d'un rayon lumineux qu'il fait passser dans le tube à expérience. Lorsque l'air est dépourvu de toute matière en suspension, qu'il est *optiquement vide*, pour me servir de l'expression du physicien Anglais, il est tout à fait noir, du noir des espaces stellaires et ces ténèbres résultent de ce que le rayon ne rencontre aucune matière en suspension. Pour l'en débarrasser complètement, il faut le faire barbotter à travers l'acide sulfurique, ou la potasse en solution, après l'avoir fait passer au-dessus de la flamme d'une lampe ou à travers une toile incandescente. On peut également obtenir ce résultat par le repos. Il est même plus efficace que la filtration et le passage à travers les liquides caustiques, mais il lui faut une semaine pour produire un effet complet (2).

Les poussières sont nuisibles à plusieurs points de vue : d'abord et simplement comme corps étrangers, secondement comme véhicules d'agents toxiques. Sous le premier rapport, c'est la poussière de la houille qui a le plus d'inconvénients. L'atmosphère des grandes villes manufacturières en est remplie, les rayons du soleil ont peine à traverser le nuage épais qui les couvre, qui retombe sur le sol en fines particules et s'introduit dans les habitations par toutes les ouvertures. On sait que la fumée et la poussière du charbon de terre contribuent à assombrir et à attrister le climat de Londres. La poussière qui provient des platras des maisons en démolition, celle qui se forme dans les carrières, ont aussi leurs mouvements particuliers, enfin il est une foule d'industries qui répandent dans l'air des fabriques des particules terreuses, très nuisibles aux ouvriers de ces usines.

Les poussières sont nuisibles à la peau, qu'elles salissent, dont elles obturent les pores; elles irritent la conjonctive et les grains un peu volumineux, en se logeant dans les culs-de-sac palpébraux, déterminent parfois des ophtalmies. Elles dessèchent et irritent la pituitaire, la muqueuse buccale et pharyngienne; enfin elles pénètrent dans l'organisme par deux voies; elles s'introduisent dans le tube digestif avec les aliments et les boissons et dans les voies respiratoires avec l'air inspiré. Elles

(1) JOHN TYNDALL, *Les microbes*, traduit de l'anglais, par Louis Dollo. Paris, 1882, p. 2.
(2) JOHN TYNDALL, *Les microbes* (*loc. cit.*), p. 11.

pénètrent jusqu'au fond des alvéoles pulmonaires, y séjournent et s'y incrustent.

On a cru longtemps qu'elles étaient arrêtées par les poils situés à l'entrée des fosses nasales et par les cils vibratiles des bronches; on sait aujourd'hui le contraire. Pearson en 1813, Laënnec en 1819 avaient affirmé la présence du charbon, dans le tissu pulmonaire des gens qui le manient. En 1862, Villaret l'a démontrée sur des lapins; on a constaté depuis une forme particulière de phtisie qui tient à cette accumulation de charbon dans les cellules pulmonaires. L'*anthracose pulmonaire* n'est pas la seule maladie de ce genre et l'on a successivement étudié la phtisie des rémouleurs, des tailleurs de pierres meulières, des potiers, des plâtriers, des ardoisiers, des faïenciers, etc. En 1865, Zenker a prouvé que la pénétration des poussières industrielles n'avait même pas pour condition les aspérités des particules et qu'elle s'opérait également avec la poussière d'oxyde de fer dont les grains sont arrondis. L'absorption de ces particules, déclarée possible par Herbert, a été démontrée par l'expérience si connue d'Œsterlen, qui a retrouvé dans le chyle et dans le sang de la poudre de charbon introduite dans l'intestin. Le passage des corps solides à travers les parois des vaisseaux n'a plus rien qui surprenne aujourd'hui; la découverte du phénomène de la diapédèse l'a expliqué en montrant la facilité avec laquelle les parois des petits vaisseaux se laissent traverser par les globules blancs et par les globules rouges du sang. Ce fait est d'une haute importance au point de vue de l'hygiène. En effet, du moment où l'on voit des particules de charbon, de grès, traverser les cellules pulmonaires et l'épithélium intestinal, pour s'introduire dans les voies de la circulation, il est impossible de ne pas admettre que la même voie peut être suivie par les germes animés dont les dimensions sont incomparablement plus petites.

2° *Microbes.* — La présence dans l'air d'êtres organisés et vivants est un des phénomènes les plus importants que la science moderne ait découverts. On savait depuis longtemps que le pollen des végétaux est transporté par les vents à de grandes distances, que de petites graines sont également portées au loin; on avait trouvé dans l'air des œufs d'insectes, mais tout cela dans des circonstances exceptionnelles. La démonstration, dans les couches inférieures de l'atmosphère, de myriades de germes animés, jouant un rôle considérable dans la genèse des maladies, tout cela est l'œuvre de la science contemporaine ou pour mieux dire l'œuvre de M. Pasteur.

J'ai fait l'historique de ses doctrines dans un autre ouvrage (1), elles ne nous appartiennent qu'à partir du moment où sa lutte contre la génération spontanée l'a conduit à démontrer la présence de germes vivants dans l'atmosphère. Il avait prouvé dans ses travaux antérieurs que toutes

(1) *Encyclopédie d'hygiène et de médecine publique*, t. I, p. 508.

les fermentations sont l'œuvre d'êtres organisés et vivants, et il avait en même temps constaté que dans un certain nombre de cas ces êtres ne pouvaient venir que de l'atmosphère ; il s'agissait donc de les y découvrir et de les démontrer aux physiciens qui persistaient à en nier l'existance. C'était attaquer de front la doctrine de la génération spontanée, en la poursuivant dans son dernier refuge. Cette doctrine battait en retraite depuis Aristote ; elle avait été chassée au XVIIe siècle de la classe des insectes par Redi et l'Académie *del Cimento*, au XIXe siècle, de celle des entozoaires par les travaux de Van Beneden, de Küchermeister, de Virchow, de Leuckart, etc. (1), mais elle s'était réfugiée sur le terrain des infusoires et s'y défendait avec énergie.

Spallanzani avait pourtant institué, il y a un siècle, des expériences qui lui avaient prouvé qu'il ne se développait rien dans les infusions qu'on avait fait bouillir en vases clos (2) et Wrisberg avait montré qu'elles restent également stériles quand on les recouvre d'une couche d'huile (3) ; il était par conséquent logique d'en induire que la présence de l'air était indispensable à la production de ces petits êtres ; mais on était allé plus loin dans notre siècle. Dès 1837, Schultze avait prouvé que ce n'était pas l'air lui-même qui en provoquait l'apparition, car on pouvait le laisser arriver au contact des infusions sans y voir rien se produire, si on avait eu la précaution au préalable de le faire passer successivement à travers l'acide sulfurique et l'eau distillée (4). Schwann refit avec le même succès la même expérience en se bornant à faire passer l'air à travers un tube chauffé au rouge (5) ; enfin, en 1854, Schrœder et Van Dusch montrèrent qu'il n'était nécessaire ni de le chauffer ni de le faire barboter dans l'acide sulfurique pour le rendre stérile et qu'il suffisait de le filtrer en le forçant à passer à travers un tampon d'ouate.

Tout cela ne constituait que des présomptions, que des preuves indirectes et les hétérogénistes y répondaient par des fins de non-recevoir, par des expériences contradictoires et surtout par des raisonnements. Ils insistaient sur l'invraisemblance de ces germes invisibles qui devraient se trouver partout et surtout sur l'étrange propriété qu'on leur prêtait de renaître et de se revivifier. Pouchet, directeur du Muséum d'histoire naturelle de Rouen et l'un des défenseurs les plus ardents de la génération spontanée, soutenait que si les protoorganismes que nous voyons pul-

(1) Buffon croyait à la génération spontanée des vers de terre, des champignons et des entozoaires ; Burdach, dans son *Traité de physiologie*, paru en 1837, entasse les arguments pour prouver l'*hétérogénie* des entozoaires et des infusoires. Il croit même que les poissons peuvent se développer dans l'eau, sous l'influence de l'air, de la chaleur et de la lumière. (Burdach, t. I, p. 45).

(2) SPALLANZANI, *Opuscules de physique animale et végétale*, Paris, 1879, t. 1, p. 230.

(3) WRISBERG, *Satura observationum de animalculis infusoriis*, Th. Gœttingen, 1765, p. 83, 86.

(4) SCHULTZE, *Annales de Pogendorf*, 1837, p. 41.

(5) SCHWANN, *Sur les générations équivoques* (*Annales de Pogendorf*, 1837, p. 84).

luler partout et dans tout avaient leurs germes disséminés dans l'atmosphère, dans la proportion mathématiquement indispensable à cet effet, l'air en serait totalement obscurci, car ils devraient s'y trouver beaucoup plus serrés que les globules d'eau qui forment les nuages épais. L'air dans lequel nous vivons, ajoutait-il, aurait presque la densité du fer (1).

Les choses en étaient là lorsque M. Pasteur intervint dans la question, malgré les efforts que Biot et Dumas firent pour l'en dissuader. S'il se jeta dans la mêlée, c'est qu'il y avait un intérêt de premier ordre. Il ne s'agissait pas seulement pour lui d'en finir avec une hérésie scientifique, il voulait surtout appuyer sur une base solide et indiscutable la série de ses découvertes sur les fermentations. Ce n'est pas ici le lieu d'en faire l'histoire ni de raconter par qu'elle série d'expériences admirablement conduites il est arrivé à prouver que toutes les fermentations sont l'œuvre d'êtres vivants ; mais on comprend sans peine que, pour donner à cette doctrine fondamentale le degré de certitude que réclament les vérités scientifiques, il fallait prouver deux choses que niaient les hétérogénistes : la première, c'est que l'atmosphère est remplie de germes organisés et vivants ; la seconde, c'est que la présence de ces germes est indispensable à la production des infusoires.

La première démonstration était relativement facile. M. Pasteur prouva qu'en faisant passer de l'air dans un tube contenant une bourre de coton et en malaxant ensuite cette bourre dans une petite quantité d'eau distillée, on obtenait, par expression, un liquide dans lequel on distinguait, au microscope, parmi des débris de toute sorte, des œufs d'infusoires et des spores de cryptogames en nombre si considérable qu'ils devaient appartenir à des espèces fort nombreuses.

La seconde preuve était moins facile à faire. Pour la rendre éclatante et réfuter toutes les objections, M. Pasteur a multiplié les expériences avec une ampleur, une clarté, une sévérité dans les déductions et une habileté expérimentale qui n'ont jamais été dépassées. Le travail magistral dans lequel il en a consigné les résultats en 1862 (2) est la base de sa doctrine et le point de départ de toutes les connaissances acquises depuis dans cet ordre de faits.

Il s'agissait, avons-nous dit, de prouver que la vie n'apparait dans les infusions que lorsque l'air y laisse tomber ses germes. M. Pasteur prit une série de ballons de verre de 250 à 300 mètres cubes de capacité à col étiré en tube droit et les remplit au tiers avec une infusion très altérable ; puis, après en avoir fait bouillir le contenu pendant quelques minutes, il ferma le col à la lampe d'émailleur. Ces ballons demeurèrent stériles et leur contenu parfaitement limpide tant qu'ils restèrent fermés ; mais, lorsqu'on en coupa le col d'un trait de lime, l'air s'y précipita et

(1) POUCHET, *Hétérogénie* ou *Traité de la génération spontanée*, Paris, 1859.

(2) PASTEUR, *Mémoire sur les corpuscules organisés qui existent dans l'atmosphère* (*Annales de chimie et de physique*, 1862, 3e série, t. LXIV).

au bout de vingt-quatre heures, on vit l'infusion se troubler et les organismes y apparaître.

Pour prouver que ce n'était ni la présence de l'air ni l'action de l'oxygène qui provoquaient ce changement, M. Pasteur, au lieu de fermer le col de ses ballons, se borna à lui donner la forme sinueuse d'un col de cygne. L'air pouvait encore y arriver, mais les corpuscules ne pouvaient pas y remonter contre leur poids et les ballons demeurèrent stériles. Seulement, il suffisait de les secouer fortement et d'y faire entrer l'air avec force, pour voir au bout de très peu de temps la vie y apparaître.

Il était logique de penser que les germes organisés étaient plus nombreux dans les couches inférieures de l'atmosphère et dans les villes que sur les montagnes et dans la campagne ; mais M. Pasteur voulut le démontrer expérimentalement et dans ce but, il transporta une soixantaine de ses ballons à différentes altitudes, les y ouvrit, puis en referma de nouveau le col à la lampe et les apporta sur le bureau de l'Académie des sciences. Sur vingt ballons ouverts dans la campagne, huit renfermaient des êtres organisés ; sur vingt autres ouverts dans le Jura, sur le Mont-Poupet, à 850 mètres d'altitude, cinq seulement étaient altérés et un seul avait été fécondé sur les vingt derniers ouverts sur le Mont-Blanc, au Montanvert, à une élévation de 2.000 mètres.

Quelques années après, l'exactitude des faits démontrés par M. Pasteur fut confirmée par John Tyndall (1). Nous avons dit plus haut comment ses expériences l'avaient conduit à penser que les poussières de l'air sont surtout constituées par des matières organiques ; il s'assura que lorsque l'air en a été dépouillé, il est incapable d'engendrer la vie et que par conséquent la puissance créatrice de l'atmosphère appartient non pas à l'air lui-même, mais aux corps qu'il tient en suspension. Il reconnut également que lorsque l'air s'est dépouillé par le repos de toutes ses particules flottantes et qu'il est *optiquement vide*, il ne détermine aucun mouvement de fermentation dans les liquides organiques comme l'urine, ni dans les infusions de viande, de poisson, de légumes, de foin, etc.

Depuis cette époque, M. Pasteur a étudié à fond ce monde nouveau qu'il venait de découvrir ; il a fait connaître les conditions d'existence et de développement de ces *microbes* (2), de ces êtres qui occupent le dernier échelon de la serie des êtres vivants et sont situés à la limite des deux règnes. Dénués d'organisation apparente et de forme nettement caractérisée, pour la plupart immobiles, ils ne possèdent qu'un seul des attributs de la vie, la faculté de se reproduire ; mais ils en jouissent à un degré tel, qu'il suffit d'en laisser tomber quelques-uns dans un liquide susceptible de les nourrir, pour qu'il en contienne des milliards au bout de vingt-quatre heures. Quant à leur ténuité, elle déroute l'ima-

(1) JOHN TYNDALL, *Les microbes*, traduit de l'anglais, par Louis Dollo, Paris, 1882.

(2) Cette dénomination a été proposée par Sedillot, acceptée par Pasteur et adoptée par tout le monde.

gination. Pour les apercevoir, les plus forts grossissements ne suffisent pas toujours, il faut les dégager de la gangue qui les enveloppe, par des procédés de culture dont il sera question plus tard, il faut souvent avoir recours à des artifices de coloration qui les rendent visibles.

Les microbes sont répandus dans l'atmosphère avec une profusion en rapport avec leur petitesse. L'air, les eaux, le sol en renferment des myriades. L'importance de leur rôle a été révélée par la science contemporaine. Elle a prouvé qu'ils sont les agents des principales transformations que subissent les substances organiques, ainsi que de la destruction qui s'opère, dans le monde entier, pour compenser la création incessante qui y existe. Partout où la matière se décompose, l'œuvre est accomplie par les infiniment petits. Ce sont les agents-voyers du globe. Ils font disparaître, plus rapidement que les grands vertébrés nécrophages, les cadavres de tout ce qui a vécu. Ils protègent les vivants contre les morts, et rendent les naissances possibles, en restituant au monde inorganique les éléments que les êtres vivants lui ont momentanément empruntés. « Si l'air et l'eau regagnent incessamment ce que le monde vivant leur enlève sans cesse, s'ils gardent leur composition et leur vertu fécondante, si, par suite, des générations nouvelles peuvent se succéder sans fin, héritant non seulement de la forme, mais de la matière des générations précédentes, c'est parce qu'au monde des êtres vivants que nous connaissons le mieux, est juxtaposé ce monde d'êtres infimes que nous commençons à peine à connaître (1) ».

Les microbes de l'atmosphère ne se bornent pas à réduire la matière organique qui a cessé de vivre, en la ramenant à ses éléments primitifs ; ils agissent également sur les êtres vivants ; ils s'introduisent dans l'organisme avec les aliments et les boissons, avec l'air de la respiration, et y déterminent ces maladies qu'on a de tout temps comparées à des fermentations, assimilation que consacre l'expression toute moderne de maladies *zymotiques* (de Ζυμη, ferment). C'est par là que les découvertes de M. Pasteur intéressent si puissamment l'hygiène, et nous rechercherons dans le chapitre VIII quelles sont les maladies dont la nature microbienne est aujourd'hui démontrée.

L'ardeur avec laquelle les savants se sont précipités dans la voie nouvelle ouverte par M. Pasteur, a fait marcher très rapidement les études bactériologiques. On est arrivé à reconnaître, à classer et à compter les microbes. Leur nombre varie avec l'altitude, comme nous l'avons vu précédemment ; il est également influencé par la température, par l'humidité de l'air et par l'intensité du vent. Extrêmement abondants au niveau du sol, surtout dans les villes, ils deviennent de plus en plus rares en s'élevant dans les montagnes. Frendenreich (de Berne) a fait, il y a quelques années, une série d'expériences dans les Alpes, entre 2.000

(1) L. Duclaux, *Le microbe et la maladie*, Paris, 1886, p. 14.

et 4.000 mètres d'altitude, et il a constaté partout l'extrême pauvreté en germes de l'air des hauteurs (1). Miquel estime que l'air des montagnes renferme en moyenne une bactérie par mètre cube.

A la même altitude, les différences sont considérables, suivant le point où l'air est recueilli. Le docteur P. Miquel qui poursuit depuis longtemps ses recherches à l'observatoire de Montsouris, a trouvé en 1887, 248 bactéries par mètre cube dans le parc de cet établissement, et 3,580 dans de l'air recueilli à l'Hôtel-de-Ville ; il en a compté 36.000 dans un appartement de la rue Monge, 40.000 à l'Hôtel-Dieu de Paris et 79.000 à l'hôpital de la Pitié (2).

Les poussières de nos appartements sont le réceptacle de ces bactéries qui en forment la majeure partie, comme l'a montré Tyndall. Cette richesse proportionnelle est d'autant plus grande que les lieux sont plus habités. Un gramme de poussière prise dans le parc de Montsouris, renferme 750.000 bactéries, tandis que la même quantité en contient 1.300.000 dans une chambre de la rue de Rennes et 2.100.000 dans une chambre de la rue Monge.

L'atmosphère maritime observée à grande distance des côtes, est aseptique, d'une manière presque absolue. Le docteur Miquel l'a constaté en examinant des récoltes faites sur des bourres de coton de verre, dans le cours de voyages sur la Méditerranée et l'Atlantique, à bord de la *Gironde*, du *Cambodge*, du *Saïd* et de l'*Amazone*, et rapportées par le commandant Moreau et le docteur Planty-Mauzion. L'examen de ces échantillons l'a conduit aux conclusions suivantes qui ont été confirmées depuis par un médecin de la marine allemande, le docteur Fischer, dans une campagne aux Antilles.

Au large, l'air de la mer ne renferme presque pas de micro-organismes. Il a fallu faire passer dix mètres cubes d'air pour fournir de quatre à six germes cultivables. Le nombre augmente en s'approchant des côtes. A une distance de moins de 100 kilomètres, on en trouve de 6 à 45 par mètre cube, suivant que le vent vient de terre ou du large. La mer engloutit tous les germes. Ils y tombent par leur poids ou y sont poussés par le vent et, quand elle les tient, elle ne les rend plus. L'air des paquebots au départ renferme plus de bactéries que l'atmosphère maritime, mais la ventilation nautique les fait vite disparaitre. Ceux qui sont produits, par la vie de bord ne compensent pas cette destruction, et, à tous les moments de la traversée, l'atmosphère des paquebots est cent fois moins riche en bactéries que celle des habitations parisiennes (3). Cette pureté de l'air marin explique le succès des opérations chirurgicales qu'on pratiquait à bord, avant que les principes de l'antisepsie fussent connus.

(1) Ed. de Frendenreich, *Des microbes de l'air des montagnes* (*Semaine médicale*, Paris, 1884, p. 361).
(2) Miquel, *Annuaire de Montsouris*, 1887.
(3) Miquel, *Des organismes microscopiqnes de l'air de la mer.*

§ II. — PROPRIÉTÉS PHYSIQUES DE L'AIR

I. **Température.** — La température est à tous les points de vue le facteur le plus important de la météorologie. Elle est toujours à très peu de chose près la même dans l'organisme humain. L'homme, suivant qu'il vit dans les pays froids ou dans les contrées chaudes, est obligé, pour la maintenir telle, d'emprunter à ce qui l'entoure plus ou moins de matériaux susceptibles de produire du calorique. La chaleur en effet est une condition *sine qua non* de l'existence des êtres organisés, c'est en quelque sorte la force qui entretient la vie.

1° *Sources de la chaleur.* — Elle provient de deux sources qui rayonnent en sens inverse : la chaleur centrale de la terre et le soleil. La première peut être considérée comme négligeable ; elle a été évaluée par Fourier et de Saussure à un 36e de degré. La seconde verse incessamment des torrents de calorique qui suffiraient pour fondre en une année une calotte de glace d'une épaisseur de 30 à 40 mètres (Arago, Pouillet) et, avant de produire ces résultats, les rayons du soleil ont été obligés de traverser les espaces interstellaires, dont la température a été évaluée à 100 ou 150° au-dessous de zéro.

Mais cette quantité de chaleur qui tombe sur la terre ne se fait pas sentir également sur tous les points du globe, et cela tient à des causes qu'il nous faut maintenant étudier. De Humboldt les avait divisées en causes générales et causes particulières. Les premières sont de beaucoup les plus importantes, et celles dont nous allons nous occuper tout d'abord.

La latitude est le modificateur principal de la chaleur solaire. « L'action du soleil sur une contrée est d'autant plus efficace, que ses rayons lui parviennent moins obliquement. Or ils tombent perpendiculairement sur les régions équatoriales, tandis qu'ils deviennent de plus en plus obliques à mesure que l'on s'approche des pôles qui en sont même privés pendant plusieurs mois. Aussi rencontrons-nous des températures de + 47°,4 à Esneh dans la Haute-Egypte et de + 48° au Sénégal, tandis que par 83°20 de latitude nord, les équipages de l'*Alert* et de la *Discovery* ont eu à supporter des froids de — 75°. On voit donc quelles différences considérables dans l'échelle des températures l'homme peut momentanément supporter, puisque nous trouvons un écart de 123 degrés entre le froid le plus intense et la chaleur la plus élevée, que l'organisme humain ait subi sans mourir. On arrive même à la constatation de températures beaucoup plus fortes, en faisant des expériences avec un thermomètre à boule noircie, placé dans une boîte vitrée, vide d'air et non plus cette fois exposé à l'ombre comme le thermomètre ordinaire, mais mis en plein soleil. Dans l'Inde, Sir James, au dire de Parkes, aurait constaté, dans ces conditions, une température de 237° Fahr., soit 92° centigrades (1). On comprend de cette façon les accidents qui peuvent arriver aux gens qui se promènent au soleil avec une coiffure de drap noir pour tout abri, dans un pays comme le Sénégal. Entre ces deux extrêmes représentés par l'équateur et les régions polaires, il existe des zones intermédiaires, et la température diminue graduellement à mesure qu'on s'avance vers les pôles.

D'après les observations de Humboldt, c'est entre le 40e et le 45e degré, que le décroissement est le plus rapide et cette gradation ne s'effectue pas de la même manière sur les deux continents. Dans l'Europe centrale, la température s'abaisse uniformément d'un demi-degré du thermomètre par chaque degré de latitude, entre les parallèles de 71° et de 38°, tandis que ce décroissement est beaucoup plus rapide et surtout plus variable, sous les mêmes parallèles dans le système de l'Amérique orientale. On n'est même pas d'accord sur la position des pôles de froid. On sait seulement qu'ils ne coïncident pas avec ceux de la terre. On en admet deux dans l'hémisphère nord, l'un situé au nord-ouest du continent Américain, aux environs du 78e degré de latitude nord et du 92e de longitude occidentale, l'autre dans le nord de la Sibérie, aux environs du 80e de latitude septentrionale et du 118e de longitude orientale, non loin l'embouchure de la Lena dans la mer polaire. Quant au pole de froid de l'hémisphère Sud, on n'a aucune donnée positive sur sa situation et sa température. Les observations les plus récentes portent cependant à croire que les terres antarctiques sont moins froides que les régions polaires du nord.

Lignes isothermes. — Cette décroissance périodique de la chaleur à partir de l'équateur jusqu'aux pôles, avait fait penser à de Humboldt, qu'en rejoignant tous les points dont la moyenne annuelle de température est la même, on pourrait arriver à diviser le globe terrestre en tranches régulières et à déterminer ainsi *à priori* les conditions de température d'un point donné.

Il accomplit ce travail en 1817, date qui fait époque dans la science météorologique. Il donna le nom d'*isothermes* aux lignes passant par des lieux dont les moyennes annuelles sont les mêmes; celui d'*isochimènes* à celles qui donnent les moyennes hibernales et d'*isothères* à celles qui retracent les moyennes estivales. Berghaus (2), sous les yeux de l'illustre savant, continua ces grands travaux dans son atlas physique. Dans les mémoires de l'académie des sciences de Berlin, les frères Schlaginweit en Prusse, Lorin Blodget en Amérique, Boudin en France, etc., ont employé la même méthode pour marquer, dans différents pays, la manière dont la chaleur est distribuée. De plus, les travaux incessants qui arri-

(1) PARKES, *A manual of pratical, Hggiene*, London, 1869.
(2) L.-K. BERGHAUS, *Physicalisher atlas Gotha*, 1852.

vent chaque jour et qui multiplient les points dont les moyennes de température sont connues, permettent de rectifier constamment les tracés des lignes isothermes.

Malgré cela, ces divisions n'ont pas donné les résultats qu'on en attendait. Leur irrégularité est trop grande et trop variable pour qu'on puisse en tirer une conclusion pratique. C'est ainsi que l'équateur de chaleur (+ 28°), qui est presque complètement dans l'hémisphère nord, pénètre deux fois dans l'hémisphère austral au niveau de la presqu'île de Malacca et dans l'Océan Pacifique entre les Carolines et les Marquises. Il est même des isothermes qui passent par des localités que séparent jusqu'à 12 ou 13 degrés de latitude.

De plus, en examinant avec soin les climats des points réunis par une même ligne isotherme, on les trouve très dissemblables. L'isotherme de 0°, comme le fait remarquer Lombard, dans sa climatologie, passe à la fois par le cap Nord et par Tara. Au cap Nord, l'hiver ne présente qu'une température moyenne de — 4°,6 et l'été celle de + 6°,4 ; tandis qu'à Tara, en Sibérie, la température moyenne de l'hiver descend jusqu'à — 20°,8 et celle de l'été monte à + 20°,6. On a donc, avec la même ligne isotherme, d'un côté un climat constant et de l'autre un climat extrême. C'est le défaut des résultats demandés aux moyennes. Mais cependant, comme ces chiffres représentent quelque chose de fixe et de plus certain que les autres éléments qu'on peut invoquer, comme c'est la seule base rationnelle qu'on puisse prendre, nous nous sommes appuyé sur elle pour établir notre classification des climats.

On ne s'est pas borné aux isothermes annuelles, on a créé des isothermes mensuelles qui permettent de juger de la constance d'un climat, comme celui de Menton, par exemple qui pendant les mois de décembre, janvier, février, présente une moyenne de + 9°5, et qui donnent ainsi des indications aux malades à la recherche d'une température égale. On a aussi créé des mots nouveaux tels qu'*isoères* (ισος, ηρος, printemps, représentant les moyennes vernales semblables et *isométopores* (μετοπωρον, automne), représentant les moyennes des températures de l'automne. Toutes ces indications sont beaucoup plus du ressort de la météorologie que de l'hygiène et nous ne pouvons pas nous y arrêter, dans un ouvrage comme celui-ci. Nous ne ferons non plus que signaler les variations horaires et nycthémérales de la température. Elles ont cependant une influence marquée sur la genèse et la marche des maladies.

L'*altitude* est, après la latitude, la condition qui exerce le plus d'influence sur les modifications de la température. A mesure qu'on s'élève dans l'atmosphère, la chaleur décroît avec la densité de l'air. Si on fait l'ascension d'une haute montagne, on voit la flore se modifier par tranches successives pour ainsi dire, de telle manière qu'on peut considérer les différents étages des flancs d'une montagne comme une série de climats superposés. Ce décroissement de la température est soumis à des influences très diverses suivant la latitude, l'orientation des sommets, la nature du sol, etc. . Aussi ne trouve-t-on pas, dans les observations, une gradation décroissante toujours la même pour le même nombre de mètres parcourus eu hauteur.

Pour obtenir l'abaissement d'un degré, il faut s'élever de 141 mètres sur le mont Ventoux, de 149 sur le Righi, de 168 sur le Saint-Gothard, enfin de 188 sur le mont Saint-Bernard. En faisant la moyenne de tous les chiffres obtenus pour les sommets de la zone tempérée, on arrive au chiffre de 170 mètres pour l'abaissement d'un degré. Une ascension de 100 mètres équivaut donc à un déplacement de 1 à 2 degrés vers les pôles.

Strabon a signalé de la manière la plus positive cette influence de l'altitude. Les anciens la connaissaient; elle est admise par tout le monde, mais il n'est pas facile de l'expliquer. Il est assez surprenant en effet de voir la température s'abaisser en se rapprochant du soleil, source de la chaleur. Cela tient à un grand nombre de causes : à la présence presque constante, dans les hauteurs, de grands vents qui ont pour effet de produire du froid, à la nature du sol dépouillé de toute végétation sur les sommets, ce qui favorise la radiation et principalement à la forme de ces sommets qui, isolés du reste de la masse terrestre, et ayant relativement un petit volume, laissent facilement rayonner la chaleur, sans la conserver et se refroidissent avec la plus grande facilité.

Les *mers* ont une influence considérable sur la marche de la température des continents. Beaucoup plus étendues en surface que la terre, elles ont pour propriété de garder beaucoup plus longtemps leur chaleur et de suivre avec une extrême lenteur les variations de l'atmosphère. Aussi leur voisinage a-t-il pour effet, sous toutes les latitudes, d'égaliser la chaleur et d'élever les moyennes annuelles. Il en résulte que la température d'une contrée est d'autant plus uniforme que l'influence de la mer s'y fait plus librement sentir.

La température de ces énormes masses d'eau peut être relativement assez élevée. Sous les tropiques, elle est en moyenne de + 20° à + 22° centigrades et peut atteindre + 30° et + 32° comme dans l'Océan Pacifique. A 90 mètres de profondeur, dans l'Océan Atlantique, elle n'est plus que de + 9°; mais, comme c'est la surface qui réchauffe l'atmosphère, il n'y a pas à tenir compte de ces températures, pas plus que de celles de + 2°,4 qu'on rencontre par quatre et cinq mille mètres de profondeur et qui sont toujours supérieures aux froids constatés sur la majeure partie des continents pendant l'hiver.

Cette égalité de température est entretenue par le mélange incessant des eaux. Il existe, en effet, de grands courants, provenant des régions chaudes, qui remontent vers le nord et viennent réchauffer les régions dont ils baignent les côtes et les courants d'eau froide moins bien étudiés qui partent des régions australes et boréales, viennent se réchauffer vers les tropiques et ont aussi pour effet d'égaliser la température des mers. Ces courants ont été décrits dans l'article précédent (1).

La forme sinueuse des continents entrecoupés de golfes, la présence des mers intérieures, la proximité d'un courant marin provenant des régions équatoriales, l'éloignement des glaces polaires, la présence de chaînes de montagnes dirigées de manière à servir d'abri contre les vents froids, sont les principales causes qui déterminent l'uniformité et la douceur des climats. On leur donne en général le nom de « *climats marins* » par opposition à celui de climats *continentaux* qui, provenant d'influences opposées, se rencontrent dans l'intérieur des terres.

Les causes particulières qui font varier la température d'un lieu dépendent surtout de l'état du sol et de la nature de la localité. D'abord la chaleur est toujours plus grande dans les villes que dans les campagnes. La nécessité d'entretenir des sources de calorique pour les besoins de la vie, l'éclairage au gaz maintiennent une température qui rend l'atmosphère des villes moins froide l'hiver et plus chaude l'été. Les matériaux employés pour la construction des habitations, le macadam des chaussées, l'asphalte des trottoirs, absorbent une quantité très grande de calories. Shubler a déterminé la capacité d'absorption calorique des différents sols et a trouvé que celle du sable était la plus grande, tandis qu'au contraire l'humus s'échauffait difficilement.

Le sol des campagnes a donc, pour la chaleur, un pouvoir absorbant très faible. Il est accru cependant par la présence de la végétation qui croît à sa surface et qui exerce une grande influence sur l'état thermique du climat.

Citons enfin, comme une grande source de chaleur, la présence de l'homme sur les points habités. Fonssagrives l'a signalée ; Andral et Gavarret ont démontré qu'un adulte produit en vingt-quatre heures 2.626 calories, c'est-à-dire une quantité de chaleur pouvant porter de 0° à 100°, 25 litres d'eau ; c'est la chaleur qui correspond à la combustion de 333gr ou d'un tiers de kilogramme de charbon. On voit d'ici la quantité de calories émises dans Paris, par ses deux millions et demi d'habitants et le chiffre auquel on arriverait, si on calculait celle qu'émettent les chevaux et les autres animaux domestiques de la capitale.

2° *Répartition de la chaleur sur le globe.* — Nous venons d'exposer les lois générales qui président à la production et à la répartition de la chaleur. Là s'arrête le rôle de l'hygiène. L'indication de la température des différents points du globe est du ressort de la topographie médicale (2). Nous en parlerons d'une manière générale dans le paragraphe consacré aux climats.

(1) Voyez chap. II, art. II, p.

(2) Voyez Boudin, *Traité de géographie et de statistique médicales*, 1857, t. I, p. 247 et suivantes.

3° *Effets de la chaleur.* — La température est l'élément le plus important de la météorologie ; elle détermine la répartition géographique des espèces végétales et animales ; elle circonscrit le champ de la vie dans les limites de ses oscillations. Les circonstances dans lesquelles la température atmosphérique est supérieure à celle de notre sang, sont tout à fait exceptionnelles. Elles se réalisent très rarement sous les tropiques et dans certains milieux industriels, tels que les chambres de chauffe des bâtiments à vapeur. En tout autre temps, le corps humain est obligé de produire de la chaleur pour maintenir sa température propre. Il a pour cela l'alimentation qui doit être d'autant plus riche en principes combustibles que le froid est plus intense, l'action musculaire qui augmente les combustions, les vêtements qui conservent le calorique et enfin les moyens artificiels de réchauffer le milieu.

L'homme est moins bien organisé pour résister à la chaleur que pour lutter contre le froid, parce que, sous quelque température que ce soit, il faut que ses fonctions organiques s'exécutent et qu'elles s'accompagnent toujours d'une production de chaleur. Nous verrons, à l'occasion de l'hygiène des pays chauds, par quels moyens on peut lutter contre les excès de température.

L'homme, avons-nous dit, possède une température propre et à peu près indépendante du milieu ; elle n'oscille en effet que dans des proportions insignifiantes, si on les compare aux écarts de l'atmosphère ambiante. Tandis que ceux-ci peuvent dépasser 100 degrés, la température du corps humain, à l'état de santé, ne subit pas d'écarts de plus de 3 degrés. La lutte contre le milieu ambiant est donc active, incessante, et s'accompagne de modifications physiologiques dont nous avons dit un mot déjà en parlant de l'humidité de l'air et sur lesquelles nous reviendrons plus tard.

La résistance du corps humain à la chaleur est considérable. Dans une étuve sèche, on peut supporter des températures de plus de 100 degrés. Duhamel et Tillet ont raconté l'histoire des servantes d'un boulanger qui pouvaient entrer dans un four chauffé au point nécessaire pour la cuisson du pain et y séjourner pendant douze minutes (1). Cette expérience a été répétée plusieurs fois depuis. A Londres, en 1775, Fordyce et Blagden ont supporté, pendant huit minutes, l'étuve sèche à 126 degrés. A Paris, Berger et Delaroche ont fait de même ; ils ont reconnu de plus que, dans l'étuve saturée de vapeur d'eau, on ne pouvait pas aller au-dessus de 55° et Ludwig a constaté que, dans ce cas, la température animale s'élève de plus de quatre degrés. Les chauffeurs des bateaux à vapeur séjournent pendant plusieurs heures devant les feux, dans des réduits dont la température dépasse parfois 70 degrés. Le corps humain résiste à une chaleur qui suffirait pour cuire les aliments, à la faveur de

(1) *Mémoires de l'Académie des sciences*, 1764.

l'évaporation qui se produit par la peau et par la muqueuse respiratoire, laquelle ne peut pas s'opérer sans soustraire aux organes une quantité considérable de calorique. La sueur et la perspiration pulmonaire sont donc les régulatrices de la température du corps humain. Elles peuvent, d'après les expériences de Séguin, lui enlever jusqu'à 800 et 1.000gr d'eau en vingt-quatre heures. On comprend combien cette source de réfrigération doit être active dans les pays chauds.

Dans l'acte de refroidissement continu à l'aide duquel l'économie lutte contre les hautes températures, la peau joue le premier rôle et il est d'autant plus efficace que l'air est plus sec et plus agité. Elle ruisselle de sueur et se couvre de cette éruption qu'on désigne sous le nom de *bourbouilles* dans les colonies, de *gale bedouine* en Afrique et à laquelle les dermatologues donnent le nom de *lichen tropicus*. C'est le premier supplice que les Européens aient à subir dans les pays chauds.

Coup de chaleur. — Il ne faudrait pas, en se basant sur les faits exceptionnels que nous avons cités plus haut, s'exagérer l'étendue du pouvoir de résistance à la chaleur dont jouit le corps humain ; tout le monde n'en est pas doué au même degré et, même dans les pays tempérés, au grand air et par des températures inférieures à celles que nous avons relatées, on voit parfois survenir des accidents graves confondus à tort sous le nom d'*insolation* et de *coup de chaleur*. Ces deux expressions ne sont pas synonymes, L'*insolation* est le degré le plus élevé du *coup de soleil*, c'est le résultat de l'action directe de la radiation solaire sur la tête et de la congestion cérébrale qui en résulte ; elle est indépendante de l'air ambiant, tandis que le coup de chaleur est le résultat d'une température excessive ; il ne s'observe que quand l'air est devenu tellement chaud qu'il est presqu'irrespirable et peut survenir à l'ombre.

Cet accident est assez commun dans les armées en marche et les médecins militaires s'en sont occupés de tout temps. Ceux des troupes anglaises dans l'Inde ont eu l'occasion d'en observer en plus grand nombre que les autres. Morehead, dans ses recherches sur les maladies de l'Inde, en a réuni 1.362 cas, dont 526 avaient été mortels (1).

Cette fréquence s'explique par la chaleur du climat de l'Inde, par les expéditions répétées à l'intérieur et par les longues marches exécutées par des soldats vêtus comme en Europe, car on sait qu'il n'y a pas longtemps qu'on a donné un costume spécial aux régiments anglais en service dans l'Inde.

Des faits semblables ont été observés par nos confrères de l'armée, en Algérie et en France, dans certaines circonstances spéciales. Ils ont été l'objet de travaux intéressants de la part des docteurs Vallin (2), Bla-

(1) MOREHEAD, *Clinical Researches on Diseases of India*, London, 1860, p 614.

(2) VALLIN, *Recherches expérimentales sur l'insolation* (*Archives générales de médecine*, 1870).

chez (1), Lacassagne (2), Zuber (3), Héricourt (4), etc. On se souvient encore des accidents survenus à la revue de Longchamps le 25 juillet 1875. Presque tous les ans, on en observe à l'époque des grandes manœuvres. Au mois d'août 1886, ils furent assez nombreux pour émouvoir l'opinion publique. Le 75e régiment de ligne entr'autres fut fortement éprouvé ; de nombreux malades furent envoyés à l'hôpital de Lille et six décès furent constatés (5).

Les coups de chaleur ne s'observent que de loin en loin dans l'armée, mais on en constate en tout temps, dans la marine, à bord des navires qui stationnent dans les régions intertropicales. Les statistiques de la marine anglaise en ont enregistré 222, dont 15 ont été suivis de décès, pendant les années 1888-89-90, et ce sont les mers de l'Inde et de la Chine qui en ont fourni le plus grand nombre. Dans la marine française, c'est en traversant la mer Rouge que les navires y sont le plus exposés. Presque toutes les observations qui ont passé sous mes yeux ont été recueillies dans ces parages. Cette mer encaissée entre deux rangées de collines arides, sablonneuses, est une véritable fournaise pendant les mois de juillet et d'août, surtout lorsque souffle le *sirocco*. La température qui est en moyenne de 38° dans cette saison, peut monter alors jusqu'à 43° et 45°.

Le coup de chaleur se produit le plus souvent dans l'intérieur du navire. Les passagers de l'état-major, les femmes surtout, en sont le plus souvent victimes. Quant aux chauffeurs, les Européens ne peuvent pas tenir devant les feux et on les remplace par des indigènes qu'on embarque à Port-Saïd.

Les circonstances dans lesquelles on observe le coup de chaleur ne sont pas les mêmes dans l'armée et dans la marine. Dans les grandes manœuvres, l'échauffement produit par la marche vient se joindre à l'action du calorique extérieur. Les vêtements des soldats sont trop chauds, trop serrés ; ils portent une charge de 26kil,988, ils forment sur les routes des masses compactes qui ne permettent pas le renouvellement de l'air, enfin, ils font parfois des excès alcooliques.

Il est difficile de faire la part qui revient à toutes ces influences dans la production des accidents qui surviennent alors. Le docteur Lagrange les attribue surtout au surmenage causé par la marche. Le soleil, seul, est assurément l'un des facteurs de l'accident, mais le travail en est un

(1) Blachez, *Des coups de chaleur* (*Gazette hebdomadaire de médecine et de chirurgie*, n° 33, 1877).

(2) Lacassagne, *De l'insolation et des coups de soleil*, Paris, 1878.

(3) Zuber, *Etude sur le coup de chaleur* (*Bull. Soc. méd. des hôp.*, octobre 1880).

(4) Héricourt, *Des accidents causés par la chaleur* (*Arch. de méd. milit.*, t. VI, p. 7, 1885).

(5) J. Rochard, *Les accidents des grandes manœuvres*, journal *Le Temps*, n° du 5 septembre 1886.

autre et de beaucoup le plus important. Le soleil ne tue pas l'homme en lui donnant un surcroît de chaleur, mais en l'empêchant de se défaire de sa chaleur intérieure qui s'est développée avec excès (1). Il en donne pour preuves, l'absence de *coups de chaleur* chez les cavaliers et chez les paysans qui vivent et travaillent au soleil, mais ne se surmènent pas.

L'étiologie est bien autrement simple dans la marine. Aucune de ces causes adjuvantes ne peut être invoquée. Les coups de chaleur s'observent dans la mer Rouge, à l'ombre sous les tentes ou dans l'intérieur du navire, chez des personnes au repos, très légèrement vêtues et souvent allongées. C'est bien la chaleur seule qui les tue. Le docteur Texier, en descendant la mer Rouge à bord de la *Garonne*, a observé quatre cas de mort presque subites, causées par la chaleur pendant les journées du 18 et du 19 juillet 1862. Le thermomètre marquait alors 39° sur le pont et sous les tentes, 45° dans le faux-pont supérieur, 52° dans le compartiment des chevaux et 75° dans la chambre de chauffe. Les quatre victimes furent deux officiers du commissariat, passagers, une sœur de charité se rendant en Cochinchine et un enseigne de vaisseau du bord. Tous les quatre furent atteints dans le faux-pont ou dans leur chambre. Ils furent subitement pris d'anxiété respiratoire, de céphalalgie, de vomissements, quelques-uns de délire bientôt suivi d'un état de collapsus profond avec insensibilité et résolution des membres. La mort arriva entre 20 et 35 minutes après le début des accidents. La température axillaire s'éleva dans les dernières minutes de 43° à 45°, tandis que, dans la fièvre pernicieuse elle-même, elle ne monte pas à plus de 40° ou 41° (2). Les médecins anglais de l'Inde ont presque tous noté ce symptôme véritablement pathognomonique.

La pathogénie du coup de chaleur a été récemment l'objet, à l'Académie de médecine, d'une longue discussion soulevée par une communication de M. Laveran (3). A la suite d'expériences faites avec M. Paul Richard, il est arrivé à conclure que la mort par le coup de chaleur n'est due ni à l'altération du sang comme l'ont avancé Hirsch, Lindsay, Oberner, etc., ni à la coagulation des fibres musculaires du cœur comme l'ont soutenu Claude Bernard et M. Vallin ; mais qu'elle est la conséquence d'une action directe excitante d'abord puis paralysante de la chaleur sur le système nerveux. Il paraît résulter de la réponse de M. Vallin (4), des observations de MM. Laborde, Lancereaux et Le Roy

(1) Ferdinand LAGRANGE, *Physiologie des exercices du corps*, Paris, 1889, p. 136.

(2) Hippolyte TEXIER, *Considérations sur plusieurs cas de mort subite observés dans la mer Rouge*, en juillet 1866 (*Thèses de Montpellier*, 1866).

(3) *Recherches expérimentales sur la pathogénie du coup de chaleur*, par M. LAVERAN, en collaboration avec M. Paul RICHARD (Séance de l'Académie de médecine du 27 novembre 1894, *Bulletin de l'Académie*, t. XXXII, p. 501).

(4) Réponse de M. VALLIN (Séance du 18 décembre 1894, *Bulletin de l'Acad.*, t. XXXII, p. 640).

de Méricourt (1), que la cause de la mort n'est pas la même dans tous les cas et que ce sujet appelle de nouvelles recherches.

La prophylaxie du coup de chaleur se déduit de ce qui précède. Pour les navires, il faut, quand ils doivent naviguer dans ces parages, les munir d'une double tente garnie de rideaux qu'on abaisse du côté du soleil. Quand la température s'élève, on doit arroser constamment le pont et engager les passagers à s'y tenir. Il faut ventiler largement les fonds et enlever au besoin les planches supérieures des cloisons qui séparent les chambres des passagers.

Lorsque les symptômes d'anxiété respiratoire deviennent menaçants, que la syncope paraît imminente, il faut faire monter sur le pont les personnes indisposées, leur répandre de l'eau froide sur la tête et leur ventiler le visage avec un éventail. Si le coup de chaleur se prononce, on les débarrasse de leurs vêtements, on les couche sur le pont, on les arrose d'eau froide et on leur fait respirer de l'éther. S'il survient des convulsions, les sinapismes sur les extrémités, la glace sur la tête, les lavements purgatifs et même la saignée trouvent leurs indications ; mais alors ce n'est plus de l'hygiène, c'est de la thérapeutique et nous n'insistons pas.

Dans l'armée, depuis les accidents que nous avons relatés, des mesures très sages ont été adoptées et sont rigoureusement suivies. Les troupes se mettent en route à quatre heures du matin, après avoir pris le café. Elles marchent en *rang doublé*, de chaque côté de la route, pour que l'air circule entre les deux files et les voitures passent au milieu. On veille, avec la plus grande attention, à ce que les soldats ne puissent pas se gorger d'eau, de bière ou de cidre, et qu'ils aient toujours, dans leur bidon, un mélange d'eau, d'infusion de café et de rhum, pour se désaltérer. Quand la température l'exige et que l'étape ne dépasse pas vingt kilomètres, on fait, aux deux tiers du chemin, une halte d'une heure pendant laquelle les hommes mangent et se reposent à l'ombre.

Une colonne d'infanterie ne marche jamais sans un médecin, accompagné de son *porte-sac*, et le plus souvent d'une voiture légère d'ambulance. Quand un soldat est frappé d'insolation, le médecin le fait coucher sous un arbre, et lui donne les soins nécessaires, puis il le laisse à son *porte-sac* qui le ramène doucement à l'étape, s'il ne peut pas le faire monter en voiture.

L'action d'une température trop élevée détermine à la longue, dans l'économie, des perturbations moins immédiatement funestes, mais infiniment plus fréquentes que les *coups de chaleur*. Nous nous en occuperons à propos de l'acclimatement dans les pays chauds.

4° *Effets du froid.* — La résistance au froid est presque illimitée. Dans l'expédition de l'*Alert* et de la *Discovery*, les équipages ont eu à sup-

(1) Séance du 26 décembre 1894, t. XXXII, p. 652).

porter des froids de — 75°, et il n'est guère possible d'en observer de plus rigoureux. Cette tolérance varie suivant les individus et les circonstances extérieures. Elle est, comme nous l'avons dit dans le premier chapitre, le privilège de la race Caucasienne, et, chose étrange, les peuples du Midi la possèdent à un plus haut degré que ceux du Nord. La désastreuse campagne de Russie en a fourni un terrible exemple. Toutes les nations de l'Europe étaient représentées dans la formidable armée qui franchit le Niémen le 24 juin 1812. Elle se vit bientôt aux prises avec un hiver tellement rigoureux, que les vieillards du pays ne se souvenaient pas d'en avoir vu de semblable. L'expérience fut à l'avantage des méridionaux. Ce furent, dit J.-D. Larrey, les Italiens, les Espagnols, les Portugais, les Français du Midi et même les créoles qui résistèrent le mieux au froid de la retraite. Les Allemands, les Hollandais et les Russes succombèrent dans une énorme proportion, et l'hiver fit plus de victimes dans les rangs de l'ennemi que dans ceux de la grande armée vaincue et dépourvue de tout. Les médecins militaires ont également reconnu que les soldats de race liguro-ibérique et même les Arabes bruns, secs et petits mangeurs, supportent mieux le froid que les hommes blonds, à vaste estomac, de race germanique.

En dehors de ce privilège inexplicable, la force de résistance au froid est en raison de la puissance de calorification de l'organisme. Les gens robustes, à circulation active et de bon appétit, résistent mieux au froid que les personnes débiles et maladives. Les hommes dans la force de l'âge le supportent mieux que les vieillards, que les femmes et les enfants. Cela tient à ce que les combustions organiques sont plus actives chez eux que chez les autres. Ce sont elles qui donnent la mesure de la puissance de calorification. Elles exigent une alimentation copieuse et riche en produits hydrocarbonés. Chacun sait combien l'appétit augmente en hiver, il est presque insatiable dans les pays froids. Les Esquimaux consomment des quantités énormes de chair et d'huile de phoque. Tous les peuples du Nord ont de l'appétence pour les corps gras.

La consommation d'oxygène et le dégagement d'acide carbonique résultant des combustions qu'alimente la nourriture s'accroissent pendant l'hiver et dans les pays froids. La différence est d'un cinquième environ (1). Il y a là un fait d'accoutumance. Les animaux à sang chaud non hibernants se refroidissent moins à température intérieure égale en hiver qu'en été. Soumis à un froid artificiel, ils perdent de 3 à 6 degrés centigrades dans le premier cas et 4 dizièmes de degré seulement dans le second (2). Les premiers froids, chacun le sait, sont les plus dé-

(1) BARRAL, *Statistique chimique du corps humain* (*Annales de chimie et de physique*, février 1849).

(2) EDWARDS, *De l'influence des agents physiques sur la vie*, p. 235.

sagréables et les plus dangereux de tous et les sybarites de chaleur sont impressionnés par les moindres changements de température.

Quelque soit le pouvoir calorifique de l'homme, il ne lui suffirait pas pour lutter contre les basses températures sans le secours des vêtements. Gavarret a démontré que, sous le climat de Paris, un adulte bien constitué, bien portant et en repos, produit en moyenne 2.300 calories par kilogramme et par heure, et en perd 437 par l'évaporation pulmonaire et cutanée (1). Il ne lui en reste donc que 1.063 pour maintenir sa température et cette faible quantité ne lui permet de l'élever que de deux degrés. Elle serait donc complètement insuffisante, même dans nos régions où la température moyenne de l'année est inférieure de 20 à 30 degrés à celle de son corps, s'il ne demandait pas aux vêtements la protection que la nature procure aux animaux à sang chaud sous la forme de fourrure ou de plumage.

Les deux grandes conditions qui sont indispensables pour lutter avec avantage contre les basses températures, sont donc une bonne nourriture et des vêtements chauds. Elles manquaient toutes deux aux soldats de la grande armée et, dans toutes les expéditions qui ont abouti à des désastres semblables, les hommes étaient affaiblis par le manque de nourriture.

Pour pouvoir supporter un froid très vif, il faut de plus que l'atmosphère soit en repos. La moindre brise rend le séjour au grand air intolérable. Les hommes de l'équipage de *Ross* se promenaient et travaillaient en dehors du navire par des froids de — 41°, lorsque le temps était calme; ils étaient obligés de rentrer à bord aussitôt que le vent se levait. Enfin, il est nécessaire de se mouvoir et d'activer par la marche les combustions organiques. Sous les latitudes hyperboréennes, on se sent saisi d'un besoin invincible de repos; si l'on y cède, le sommeil s'empare de vous et, comme le disait J.-D. Larrey à ses compagnons d'infortune, qui s'asseoit s'endort et qui s'endort ne se réveille plus. C'est de ce sommeil irrésistible et fatal que s'endormirent, un siècle avant eux, 2.000 des soldats de Charles XII, dans l'hiver de 1709. C'est aussi dans l'immobilité des gardes-tranchées et pendant la nuit, que plus de 6.000 cas de congélation partielle se sont produits dans notre armée de Crimée, pendant l'hiver de 1854-1855. J'ai eu l'occasion moi-même, pendant le rude hiver de 1870-1871, d'observer à l'hôpital de Brest un certain nombre de congélations des pieds, survenues chez des cavaliers de l'armée de la Loire qui avaient passé la nuit dans la forêt de Marchenoir immobiles et les pieds dans la neige.

Dans les voyages de découverte, vers les pôles, les capitaines ont soin de faire promener et travailler leurs hommes, de les distraire et de les égayer, d'entretenir en un mot, par tous les moyens, leur activité morale et physique.

(1) GAVARRET, *De la chaleur produite par les animaux*, Paris, 1855, p. 514.

L'impression du froid sur l'économie varie avec la température comme avec les individus. Le froid modéré est agréable et sain, il active toutes les fonctions ; il produit un sentiment de bien-être, de force accrue ; il augmente l'aptitude au travail physique et intellectuel ; à un degré plus élevé, il refoule le sang des capillaires périphériques dans les gros vaisseaux et amène le refroidissement de la peau, l'horripilation et une diminution de la sensibilité cutanée. Les extrémités pâlissent, la circulation s'y ralentit, on éprouve une oppression et une céphalalgie dues à la congestion sanguine qui se produit dans les viscères. La température baisse-t-elle davantage, la douleur succède au malaise, la respiration se ralentit, les extrémités se raidissent, se congèlent, les forces se dépriment ; il survient des vertiges, de l'engourdissement et cette somnolence dont nous avons parlé plus haut. Si l'on y cède, la respiration se suspend, la circulation s'arrête et la mort survient par suite de la paralysie du système nerveux et des congestions viscérales.

Le mécanisme de la mort a été différemment expliqué. D'après M. Laveran, l'action du froid est essentiellement paralysante ; elle diminue la vitalité de tous les éléments anatomiques et finit par amener leur mort. Les mouvements des leucocytes, ceux des cils vibratiles disparaissent par le refroidissement, les nerfs deviennent mauvais conducteurs, puis cessent entièrement de fonctionner ; les muscles se paralysent (1). La cause de la mort varie suivant les circonstances dans lesquelles elle se produit. Suivant le docteur Le Bastard elle est causée par l'anémie cérébrale quand le refroidissement est brusque et progressif, par la congestion cérébrale s'il est lent et continu et enfin lorsqu'elle résulte de congélations partielles, elle est due aux embolies capillaires formées par les caillots contenus dans la partie congelée (2).

II. Électricité. — Lorsque le ciel est pur, l'électricité libre se fait à peine sentir dans l'atmosphère à cause de sa dissémination ; mais lorsque les vapeurs aqueuses se condensent en nuages opaques, elle s'accumule autour d'eux et provoque du côté de la terre une réaction correspondante. Les nuages, le plus souvent chargés d'électricité positive provoquent, par leur présence, l'afflux de l'électricité négative à la surface du sol ; il en résulte, dans l'atmosphère, une tension qui ne se dissipe que quand la foudre éclate et que les deux électricités se combinent. Les orages sont plus fréquents le jour que la nuit, et se montrent plus souvent dans la saison chaude. Ils suivent, dans leur distribution géographique, la marche de la température, de l'humidité et de la pluie. Ils sont très fréquents dans les calmes équatoriaux et sous les tropiques, surtout en

(1) LAVERAN, Article *Froid* du *Dictionnaire encyclopédique des sciences médicales.*

(2) LEBASTARD, *Relation médicale du désastre du Tleta des Douairs* (*Recueil de mémoires de médecine, de chirurgie et de pharmacie militaires*, 3e série, t. XXVI, 1880).

approchant des côtes, car au large ils sont très rares. Il y a des zones voisines du littoral où il est rare qu'il se passe un jour sans que le tonnerre se fasse entendre. Au changement de mousson dans les mers de l'Inde, à la côte occidentale d'Afrique, comme à Madagascar, il éclate un orage presque tous les soirs et pendant la nuit, le ciel est sillonné d'éclairs. En Europe, ils sont d'autant plus rares qu'on remonte davantage vers le Nord et dans les régions polaires, on n'entend jamais tonner.

On est moins bien fixé sur la tension électrique de l'atmosphère par les temps calmes. D'après le professeur Turlay, de Wolcester, elle atteindrait son maximum pendant les quatre mois les plus froids (décembre, janvier, février et novembre) et son minimum pendant les mois les plus chauds (juillet, juin, août et septembre). Ces résultats concordent avec ceux qu'on a obtenus à l'observatoire de Montsouris en 1887, à l'aide de l'électromètre Branly. On a aussi cherché à déterminer les relations qui existent entre la tension électrique et l'état hygrométrique de l'air. Quételet, à Bruxelles, a trouvé que ces deux éléments suivaient la même marche. Il n'en est pas de même à Paris, où le maximum de tension électrique est en juillet et correspond presque au maximum d'humidité. Quételet a aussi recherché l'influence de l'altitude et du degré de clarté du ciel sur l'état électrique de l'atmosphère, mais sans arriver à une conclusion satisfaisante. On voit qu'à l'heure actuelle, on n'a aucune notion précise sur ce sujet.

On ne connaît pas davantage l'influence que l'électricité normale exerce sur la santé, et pourtant on ne peut pas croire qu'elle soit nulle, en voyant l'activité qu'elle imprime à la végétation. On connaît mieux l'effet des orages. Ils ont sur certaines constitutions, une influence très marquée. Ils surexcitent les sujets nerveux, impressionnent les valétudinaires et les convalescents. Ils font naître des migraines, des névralgies, de la pesanteur de tête ; enfin un malaise particulier qui diminue la résistance de l'organisme.

La foudre fait chaque année quelques victimes. Boudin a trouvé une moyenne annuelle de 72,7 décès par fulguration en Allemagne, de 22 en Angleterre, de 7,38 en Saxe, de 9 en Suède, de 3 en Belgique. Les hommes sont un peu plus souvent frappés que les femmes. Les accidents ont le plus souvent lieu à la campagne et sous les arbres. En ville, les édifices élevés et surtout les clochers des églises sont le plus souvent frappés (1).

La saturation électrique de l'atmosphère se traduit parfois, à bord des navires, par un phénomène lumineux que les marins de l'antiquité désignaient sous le nom de *Castor* et *Pollux*, et que ceux de nos jours

(1) Boudin, *Statistique des accidents causés par la foudre* (*Traité de géographie et de statistique médicales* (*loc. cit.*), t. I, p. 467).

appellent feu *Saint-Elme*. Ces feux qui voltigent à la cime des mâts et au bout des vergues, pendant les nuits orageuses et qui ne peuvent causer ni explosion, ni incendie, sont fort rares. Il n'en est pas de même des aurores boréales. A Terre-Neuve on en voit tous les soirs, et ce sont bien des phénomènes électriques, car M. Lemström a pu les reproduire artificiellement, dans les régions polaires, en couvrant le sommet d'une montagne d'un vaste réseau de fils de cuivre dressant leurs pointes vers le ciel (1).

III. **Lumière.** — Les rayons solaires n'influencent pas seulement les organismes vivants par la chaleur qu'ils lui transmettent, mais encore par la lumière dont ils l'inondent. Pour les végétaux, le fait a été maintes fois constaté : dans le cours de deux années semblables sous le rapport de la température et de l'humidité, mais différentes quant à la somme de lumière, la marche de la végétation est assez changée, pour que l'époque des moissons, des vendanges ainsi que leurs rendements ne soient plus les mêmes (L. Descroix). Pour l'homme, les rayons lumineux sont absolument nécessaires. Les personnes qui, par profession, vivent continuellement dans l'ombre, comme les mineurs, les caliers et les chauffeurs à bord des navires, ne tardent pas à s'étioler. Leur nutrition souffre, leur teint devient blafard et ils ne tardent pas à présenter tous les caractères de l'anémie. Il se produit, sous l'influence de la lumière, un certain travail à la surface tégumentaire ; les nerfs périphériques et la circulation cutanée sont impressionnés. Il se fait là des combinaisons chimiques que nous ne connaissons pas, mais dont nous apprécions les effets et dont nous pouvons nous rendre compte par l'observation des éphélides et de la couleur bronzée que prend la peau sous l'effet des rayons du soleil.

Il est donc très important de mesurer l'intensité de la lumière et d'en analyser les qualités. Les anciens instruments étaient tout à fait insuffisants. Les photomètres de Leslie, de Rumford ne donnaient que des notions absolument imparfaites. Aujourd'hui cette partie de la météorologie s'est complètement transformée sous le nom d'*actinométrie* et on peut à l'aide des *actinomètres thermo-électriques* de Duboscq, des *actinomètres* dits de Montsouris, des *actinomètres enregistreurs à boules* de Richard, des *photomètres* d'Arago, arriver à se rendre compte de l'intensité des rayons lumineux par les temps les plus couverts. Ces instruments font même apercevoir, dans les temps clairs, les poussières impalpables contenues dans l'atmosphère, et les vapeurs d'eau suspendues dans l'air qui atténuent la clarté du soleil. On a dressé des tables divisées en degrés depuis 1 jusqu'à 100 (100 étant la constante solaire) pour avoir une base d'observations. Celles-ci doivent se faire à midi et, pour

(1) E. Duclaux, *Cours de physique et de météorologie* (*loc. cit.*), p. 439.

Paris, la moyenne des observations faites pendant les dix dernières années se chiffre de la façon suivante :

Années	1875-76.	1876-77.	1877-78.	1878-79.	1879-80.	1880-81.
Moyenne actinométrique.	40,9	48,9	46,6	45,9	51,2	49,5
Années	1881-82.	1882-83.	1883-84.	1884-85.	1885-86.	
Moyenne actinométrique.	47,4	48,2	44,7	43,2	45,0	

Comme on peut le voir, les variations sont assez considérables puisqu'elles peuvent aller jusqu'à 7 degrés. Quand des observations aussi précises auront été faites sur différents points du globe et auront été rapprochées de statistiques sanitaires bien faites, on pourra peut-être arriver à des déductions intéressantes ; mais ce qui nous paraîtrait surtout utile, ce serait d'appliquer des instruments aussi précis à l'hygiène des maisons et à la fixation d'un minimum de lumière qui ne devrait pas être dépassé.

L'intensité de la lumière varie avec la latitude et en raison de l'obliquité des rayons solaires, elle va en décroissant, comme la température de l'équateur aux pôles. « Le climat de Saint-Pétersbourg est deux fois plus lumineux que celui de l'île Melville ; 1,5 moins que celui de Paris ; 2,3 fois moins que celui du Caire.

Il y aurait encore des considérations intéressantes à exposer sur la répartition de la lumière pendant une année. Il est certain que nous sommes influencés tant au physique qu'au moral par la longue durée des journées de printemps et d'été. Que doit être la vie dans les régions polaires, où, pendant près de 6 mois, pas un rayon de soleil n'arrive aux yeux des habitants perdus dans les glaces.

IV. **Pression atmosphérique.** — L'atmosphère, au niveau de la mer, fait comme on le sait équilibre, par son poids, à celui d'une colonne de mercure de 76 centimètres. Sa masse totale pèse autant que 581,000 cubes de cuivre d'un kilomètre de côté (Dumas) et l'on a calculé que la pression supportée par le corps d'un homme adulte équivaut à 1,800 kilogrammes. Loin de fléchir sous ce poids énorme, nous n'en avons même pas conscience, grâce à la distribution égale de la pression sur tous les points de notre corps, grâce à la présence, au sein de nos organes, de liquides incompressibles ou de fluides élastiques dont la tension est égale à celle de l'air extérieur. Les troubles fonctionnels ne se manifestent que lorsque cet équilibre est détruit, lorsque la pression à la surface augmente ou diminue brusquement. Ces variations soudaines intéressent beaucoup plus l'hygiène que les oscillations normales du baromètre.

1° *Variations de la pression atmosphérique.* — Elles dépendent surtout de l'altitude. La pression diminue environ d'un centimètre par 105 mètres, quand on s'élève au-dessus du niveau de la mer et augmente dans la même proportion lorsqu'on descend au-dessous. Elle n'est pas la même, comme on l'a cru longtemps, à la surface de toutes les mers. Elle varie avec la latitude et la longitude, mais dans des limites très restreintes. Les lignes *isobares* ou d'égale pression ont des inflexions moins prononcées sur la mer qu'à terre. Les observations de Maury ont établi que les variations sont les mêmes dans les deux hémisphères. Si l'on examine le phénomène dans son ensemble, on trouve :

1° Une zone de faible pression (vers 758^{mm}) près de l'Equateur ; 2° une zone de fortes pressions (vers 766^{mm}) vers 35° Nord et Sud ; 3° deux zones de faibles pressions (vers 758^{mm}) vers 55° Nord et Sud ; 4° une pression légèrement ascendante en allant de ces zones vers les pôles.

En étudiant la répartition de la pression dans les différents mois, on reconnaît que ces zones se déplacent suivant la déclinaison du soleil (1).

Les observations qui ont été faites depuis l'époque à laquelle remontent les travaux de Maury, ont montré qu'il existe toujours sur les océans, dans les environs des tropiques, des centres de hautes pressions ou *anticyclones*, sortes d'îlots qui se déplacent plus ou moins avec la saison.

Quant à l'influence de la longitude, elle dépend de la position qu'occupent les îlots de haute pression. Kœmtz avait avancé qu'à latitude égale, la colonne barométrique est plus élevée de 3^{mm},50 sur l'Océan Atlantique que dans le Pacifique (2), mais l'inexactitude de cette observation a été reconnue ; cependant, en été, la pression moyenne est un peu plus forte sur l'Atlantique que sur le Pacifique. Les oscillations diverses varient avec la latitude. Elles diminuent en se rapprochant des pôles et cessent à partir du 74e degré Nord.

En somme, ces différences ne dépassent pas huit millimètres ; elles sont insignifiantes lorsqu'on les compare à celles que détermine à terre le moindre changement dans l'altitude. L'homme de mer est constamment soumis à la pression atmosphérique maximum, le mineur seul supporte une colonne d'air plus lourde ; mais cet air chaud, confiné, vicié par les émanations de tout genre, n'a pas la pureté, les propriétés toniques et vivifiantes de celui qui soufle en liberté sur la surface des grands Océans.

Sur les continents, les variations ne sont plus les mêmes. Il existe des centres de haute pression en hiver et des centres de basse pression en été. La latitude a une influence moins régulière que sur les mers, mais elle s'exerce dans le même sens. On observe également des différences suivant la saison. Le baromètre descend de janvier en juillet dans l'hémisphère Nord et remonte de juillet en janvier. C'est l'inverse dans l'hémisphère Sud. La différence ne dépasse pas 4 millimètres. La marche de la pression varie aussi suivant l'heure du jour. Sous la zone torride, elle affecte dans ses changements une régularité parfaite. On a

(1) Teisserenc de Bort, *Atlas de météorologie maritime* (*loc. cit.*), p. 6.

(2) L.-J. Kœmtz, *Cours complet de météorologie*, Paris, 1858, p. 200.

même donné le nom d'*heures tropiques* à ces oscillations régulières et périodiques du baromètre qui se manifestent dans la même journée par deux maxima (10 heures du matin et 11 heures du soir) et deux minima (4 heures du soir et 4 heures du matin). L'amplitude de ces oscillations diverses ne dépasse pas deux millimètres.

Les variations de pression dues aux changements de température sont beaucoup moins prononcées que celles qui dépendent de la direction des vents, ainsi que nous le dirons en parlant des cyclones.

Dans les régions tempérées, le baromètre monte en général avec les vents de la partie du nord-est et descend avec les vents de sud-ouest. C'est pour cela que, dans nos climats et sur le bord de la mer, il peut servir à la prévision du temps, Entre les tropiques, il annonce les ouragans avec une certitude absolue. A l'île de la Réunion, lorsqu'on voit la colonne de mercure baisser subitement, on fait appareiller les navires ; mais ce sont là des considérations qui intéressent plutôt la navigation que l'hygiène. Les oscillations du baromètre n'influencent réellement la santé que lorsqu'elles sont considérables ou soudaines. Or, au niveau de la mer, le baromètre ne baisse jamais de plus de 6 centimètres. La plus grande dépression signalée dans un ouragan, est de 66mm,5 en vingt-quatre heures.

Quand le mercure baisse aussi brusquement, les personnes très impressionnables éprouvent un malaise, un accablement qui tient à l'afflux des liquides vers la périphérie, à la moindre quantité d'oxygène contenu dans l'air qu'on inspire et beaucoup aussi à l'électricité dont le dégagement coïncide avec les temps orageux.

Les variations étendues, que détermine l'altitude sont beaucoup plus intéressantes pour l'hygiène, qu'elles consistent dans une diminution ou dans une augmentation de pression. La première s'observe dans les ascensions en ballon et dans les montagnes ; la seconde dans les mines et dans les travaux qu'on exécute à la faveur de l'air comprimé.

2° *Effets de l'air raréfié.* — Ils diffèrent suivant la promptitude avec laquelle on s'élève et le mouvement qu'on se donne ; il faut par conséquent les étudier dans trois conditions différentes : chez les aéronautes, les alpinistes et les habitants des hautes montagnes.

Les aéronautes s'élèvent rapidement à des hauteurs considérables, mais ils sont immobiles ; ils n'ont à lutter ni contre le vent ni contre la fatigue ; ils n'éprouvent pas de vertige, puisqu'ils n'ont pas conscience de l'ascension, et que les nuages au milieu desquels ils planent leur semblent immobiles comme eux. Aussi montent-ils plus haut que les autres, sans éprouver de troubles sérieux.

Depuis l'ascension célèbre de Gay-Lussac qui eut lieu en 1804, et dans laquelle il s'éleva jusqu'à 7.016 mètres, on est arrivé à des hauteurs beaucoup plus considérables. La limite extrême a été atteinte, le 15 avril 1875, par Crocé-Spinelli, Sivel et Gaston Tissandier. Ils se sont élevés jusqu'à l'altitude de 8,600 mètres, ainsi que l'ont prouvé les *baromètres témoins* qu'ils avaient emportés. M. Gaston Tissandier cite M. Glaisher comme étant monté en 1862 jusqu'à 6,800 mètres. Cet aéronaute croit même avoir atteint 11.000 mètres; mais ces hauteurs n'ont pas été régulièrement constatées, M. Glaisher ne les ayant déterminées que par la proportion algébrique déduite de la vitesse de l'aérostat à la montée et à la descente (1). Dans son ascension de 1862, il s'était évanoui subitement et avait failli perdre la vie : Les aéronautes du *Zénith* ont été plus malheureux, car un seul d'entre eux est redescendu vivant.

Chez les aéronautes, les troubles qui dominent sont ceux de la respiration et de la circulation. Ils ne commencent à se manifester qu'à des hauteurs considérables. Gay Lussac, à 7.016 mètres, n'éprouvait qu'un peu de dyspnée et de l'accélération dans le pouls, avec de la sécheresse du gosier et du mal de tête. Il ne se sentait pas suffisamment indisposé pour éprouver le désir de redescendre. Il en fut de même pour Crocé-Spinelli, Sivel et Gaston Tissandier au début de l'ascension qui leur fut si fatale. Jusqu'à 6.000 mètres, ils n'éprouvèrent qu'un froid très vif (2), de l'anhélation et une accélération considérable du pouls qui s'éleva chez Sivel jusqu'à 150 par minute. A 6.500 mètres, il s'y joignit un peu d'assoupissement, un besoin invincible de fermer les yeux. Ils respirèrent l'oxygène contenu dans les ballons qu'ils avaient emportés d'après les conseils de Paul Bert et continuèrent à monter. A 7.000 mètres, ils étaient tous les trois debout en proie à une surexcitation singulière, une sorte de vertige des hauteurs. A 7.500, Sivel, sur un signe de Crocé-Spinelli, vida trois sacs de lest, pour monter plus vite et dépasser les altitudes précédemment atteintes ; mais alors leur faiblesse devint telle qu'ils n'eurent même plus la force de respirer de l'oxygène, ils perdirent connaissance, et le ballon sans guide s'éleva dans les hautes régions que j'ai indiquées. Lorsqu'il en descendit, Crocé-Spinelli et Sivel étaient morts ; ils avaient les mains glacées, les yeux ternes, à demi fermés, la face noire, la bouche crispée et sanglante. Tissandier seul vivait encore; il avait repris connaissance à 7.000 mètres. Le ballon descendait alors avec une vitesse vertigineuse. A peine remis de son évanouissement prolongé, l'esprit affolé par cette épouvantable surprise d'un réveil à côté du cadavre de ses deux amis, par cette descente si rapide que la nacelle se balançait dans l'espace comme un pendule, il eut à peine la force nécessaire pour ralentir la chute en jetant les deux derniers sacs de lest et pour couper la cordelette qui retenait l'ancre, lorsque la nacelle heurta le sol avec violence et rebondit pour remonter encore (3).

Crocé-Spinelli et Sivel sont évidemment morts d'asphyxie. Leurs

(1) Gaston TISSANDIER, *Histoire de mes ascensions*, 8e édition, p. 187.

(2) La température qui était de 14° à terre, était alors à — 8° ; elle est tombée à — 11° à l'altitude de 7.400mm.

(3) Gaston TISSANDIER, *Histoire de mes ascensions* (*loc. cit.*), p. 181.

cadavres en présentaient tous les signes, et l'extrême raréfaction de l'air l'explique. Paul Bert a montré qu'un homme qui respire de l'air à une demi-atmosphère qui équivaut à une altitude de 5.500 mètres, est dans la même condition que s'il respirait au niveau de la mer, un mélange de 10 pour 100 d'oxygène. Or les aéronautes du *Zénith* sont montés plus haut et sont restés près de deux heures dans ces régions élevées, où le baromètre a dû tomber à 25 centimètres d'après les calculs de Jourdanet. On a dit qu'ils avaient commis l'imprudence de déjeuner, avant de faire leur ascension ; M. Tissandier proteste contre cette allégation. L'un d'eux avait pris un peu de café au lait et les deux autres étaient à jeun.

Les alpinistes ne s'élèvent jamais aussi haut. L'ascension du Chimborazo faite par de Humboldt en 1802 et par Boursingault en 1838, les a conduits, je crois, au point le plus élevé qu'on ait atteint dans les montagnes. Les troubles sont un peu différents de ceux qu'on ressent dans les aérostats. On éprouve d'abord de la fatigue musculaire, de l'anhélation et de la dyspnée. L'air manque à la respiration, on se sent menacé d'asphyxie. Puis les battements du cœur s'accélèrent, le pouls devient irrégulier, dépressible ; il survient de la céphalalgie, une soif vive avec difficulté de la déglutition, des nausées et parfois des vomissements. Enfin, lorsqu'on continue à monter, on éprouve un brisement des forces, une somnolence accompagnée d'un malaise indéfinissable, d'un besoin irrésistible de se coucher ou de s'asseoir. Il survient parfois des hallucinations, des dispositions à la syncope, des épistaxies, plus rarement des hémorrhagies par les gencives ; enfin on a observé parfois des hémoptysies chez des sujets évidemment prédisposés.

Tous ces troubles dépendent de la raréfaction de l'air, qui entraîne la diminution de la tension de l'oxygène, l'insuffisance de ce gaz dans l'air, la désoxygénation des globules sanguins et l'arrêt des combustions organiques. C'est une asphyxie progressive et cette cause entrevue par le jésuite d'Acosta, mise en relief avec une rare persistance par le docteur Jourdanet (1) a été scientifiquement démontrée par Paul Bert (2). Il a prouvé que le défaut de pression atmosphérique n'est nuisible que par la diminution de l'oxygène et qu'on peut annuler les effets de cette diminution en augmentant la quantité du gaz comburant dans la proportion voulue, en la doublant, par exemple pour la pression d'une demi-atmosphère. Lorsqu'un animal va mourir sous la cloche par suite de la dépression, il suffit d'y faire passer de l'oxygène pour qu'il se ranime immédiatement. Paul Bert s'est soumis lui-même à cette expérience, en s'enfermant dans une cloche métallique sous laquelle on faisait peu à

(1) L. Jourdanet, *Le Mexique et l'Amérique tropicale*, Paris, 1864.

(2) Paul Bert, *La pression atmosphérique*, Paris, 1878. — *Sur la richesse en hémoglobine du sang des animaux vivant dans les hauts lieux* (*Académie des sciences*, 20 mars 1882). — *Influence des altitudes* (*4e Congrès international d'hygiène*, Genève, 1883).

peu le vide et en respirant, à l'aide d'un tuyau, de l'oxygène contenu dans un sac extérieur. Il est arrivé à supporter ainsi sans malaise une pression minimum de 238 millimètres correspondant à une ascension de 8,800 mètres et il pensait pouvoir encore aller plus loin. C'est à la suite de cette expérience à laquelle Crocé-Spinelli et Sivel avaient pris part, qu'ils tentèrent leur audacieuse entreprise; mais il vint, comme je l'ai dit plus haut, un moment où ils n'eurent même plus la force de respirer leurs ballons d'oxygène.

Dans les ascensions de montagnes, la fatigue musculaire et l'action du vent hâtent les effets de la raréfaction de l'air. La course, les cris, augmentent l'intensité des symptômes, le repos les calme. C'est ainsi que M. Janssen, lorsqu'il a fait récemment l'ascension du Mont-Blanc, pour y établir un observatoire, est arrivé au sommet, sans éprouver le *mal des montagnes*, parce qu'il s'y est fait transporter. Le vent agit comme la fatigue ; il suffit de s'arrêter un moment et de lui tourner le dos pour se remettre.

Le *mal de montagnes* s'observe chez les animaux comme chez l'homme et les habitants du pays, les guides eux-mêmes n'en sont pas toujours exempts. Il est certain pourtant qu'on s'habitue aux altitudes. On atteint plus facilement les hauts sommets, lorsqu'on est parti d'un point déjà élevé, où qu'on gravit des pentes échelonnées, comme dans les ascensions de l'Himalaya où le terrain monte depuis le fond du golfe du Bengale. Cela explique comment des populations peuvent vivre à des hauteurs où la pression barométrique tombe au-dessous de 50 centimètres. Dans les Cordilières comme dans l'Himalaya, nombre de villes sont situées à une élévation semblable. Au Pérou et en Bolivie, la plus grande partie de la population habite au-dessus de 3.000 mètres. L'altitude de Tacova, de Potozi, de Portugalete, de Cerrode Pasco, dépasse 4.000 mètres. Des villages, des mines en exploitation, des fermes sont à des niveaux voisins de 5.000 mètres. Il en est de même dans l'Himalaya où Muglab et Kibaz dépassent 4.000 mètres, où le monastère boudhiste de Hanle s'élève à 4.600 mètres, où les troupeaux vont paître en été jusqu'à 5.000 mètres. Les animaux vivent à ces hauteurs aussi facilement que l'homme et le condor plane à perte de vue au-dessus des cimes les plus élevées des Cordilières.

On a cependant prétendu qu'on ne pouvait pas vivre d'une manière normale à plus de 2.200 mètres de hauteur, qu'à cette altitude les populations étaient frappées d'anémie et de débilité morale et physique. Cette thèse a été soutenue par le docteur Jourdanet dont j'ai déjà cité les travaux et qui a longtemps habité le Mexique. Il prétend en avoir vérifié l'exactitude sur le plateau de l'Anahuac au centre duquel s'élève la capitale. C'est, dit-il, une des croyances populaires du pays. La débilité musculaire, l'apathie des habitants de Mexico contrastent avec l'activité et l'énergie de leurs compatriotes du littoral ; mais ceux-ci ne tardent pas à la perdre, lorsqu'ils viennent se fixer sur le plateau. Il explique cet affaiblissement par la raréfaction de l'air qui diminue l'activité de l'hématose et amène la désoxygénation du sang. Il survient bientôt, sous cette influence, une sorte d'anémie particulière que M. Jourdanet désigne sous le nom d'*anoxhémie des altitudes* et qui ressemble à celle que produit une perte de sang, lorsque l'organisme est dans l'impossibilité de la réparer (1).

Nous ferons observer toutefois que la raréfaction de l'air n'est pas encore arrivée à un point bien gênant par 2.200 mètres ; elle y est compensée par l'abaissement de température qui rend plus facile l'absorption de l'oxygène dans le sang. Paul Bert a montré que cette fonction est plus active dans les lieux élevés. A La Paz, le sang des animaux est plus riche en hémoglobine que dans nos climats. Il en renferme 18 à 20 p. 100 de son poids à 1.000 mètres d'altitude contre 10 à 12 au niveau de la mer (2). Il a prouvé également qu'au niveau de la mer nous consommons plus d'oxygène que cela n'est nécessaire et que 580 calories par jour sont perdues par simple évaporation cutanée. Il en conclut que, chez les habitants des altitudes, la nutrition se modifie de manière à éviter cette perte, et par conséquent à se contenter d'une quantité moindre d'oxygène. Peut-être, dit-il, les gens des hauts plateaux arrivent-ils, par acclimatement de race plutôt que d'individu, à posséder une machine mieux réglée qui utilise 30 à 40 p. 100 par exemple de la chaleur produite, et par conséquent leur permet une même dépense dynamique avec une absorption d'oxygène beaucoup moindre.

Quoi qu'il en soit de ces explications, il est certain que des populations entières vivent et prospèrent à une altitude double de celle que le docteur Jourdanet a fixée comme limite, qu'ils y déploient une activité morale et physique très satisfaisante et qu'ils y ont même livré des batailles. Les observations de M. Jourdanet ont du reste été contrôlées, à l'époque de l'expédition du Mexique, par M. Léon Coindet, médecin en chef du corps expéditionnaire. Ce corps de 10.000 hommes arriva rapidement sur le plateau de l'Anahuac. Léon Coindet n'observa rien de particulier dans les troupes en marche jusqu'à Orizaba. Après le passage des *Cumbres*, lorsque les régiments dépassèrent 2.000 mètres, les soldats éprouvèrent les troubles qu'on ressent habituellement en gravissant les montagnes ; mais ils se remirent rapidement. Leur constitution se mit, sans efforts, en harmonie avec le milieu et, après dix mois de séjour, sur l'Anahuac, elle était devenue semblable à celle des Indiens (3).

(1) L. Jourdanet, *Le Mexique et l'Amérique tropicale*, Paris, 1864.

(2) Paul Bert, *Sur la richesse en hémoglobine des animaux vivant dans les hauts lieux* (*Archives des sciences*, 20 mars 1882).

(3) Léon Coindet, *De l'acclimatement sur les altitudes au Mexique. Lettres à Michel Lévy* (*Gazette hebdomadaire*, 1883). — *Du typhus des hauts plateaux* (*Mém. de méd. chir. et ph. mil.*, 1864, t. XI).

3° *Effets de l'air comprimé.* — La pression atmosphérique ne dépasse 76 centimètres que dans les mines et dans les appareils où des ouvriers travaillent à la faveur de l'air comprimé. Dans le premier cas, l'augmentation de pression ne dépasse pas 10 centimètres et est à peine sentie. Dans le second, elle monte à trois ou quatre atmosphères et peut produire alors des accidents qui intéressent au plus haut point l'hygiène, puisque c'est à elle de les prévenir.

L'air comprimé a été utilisé pour la première fois en 1839, par Triger, pour épuiser les eaux d'un puits de mine établi au milieu des alluvions de la Loire ; on y a eu recours en 1846 dans la mine de charbon de Chalonnes (Haute-Loire), et depuis pour établir la fondation des piles des ponts de Kehl, d'Argenteuil, de Kerantrech, etc.; pour creuser des bassins de radoub à Rochefort et à Toulon. Les effets de la compression et de la décompression de l'air dans ces appareils ont été étudiés par le docteur François (1), par Foley (2), par le docteur Michel (3) et tous ont noté les mêmes phénomènes.

L'air comprimé est plus chaud, plus hygrométrique et plus comburant que l'air normal. Il active la flamme des bougies, accélère les battements du cœur, amène des vertiges et des tremblements. Lorsqu'on ouvre le robinet qui met en communication les tubes et l'écluse, ceux qui s'y trouvent éprouvent de la douleur dans les oreilles et de la chaleur à la peau, quoique le thermomètre ne marque que 10 à 12°. Une fois l'équilibre établi, les douleurs diminuent, mais les moindres bruits retentissent avec une singulière intensité et un éclat métallique. Sous une pression de trois ou quatre atmosphères, la voix devient nasonnée, le goût et l'odorat se perdent et le toucher n'a plus de précision. La circulation et la respiration se ralentissent et la plupart des ouvriers transpirent abondamment. Lorsqu'il survient des accidents qui forcent à les saigner, le sang sort rutilant de la veine.

Quand vient le moment de sortir de l'appareil et qu'on ouvre le robinet extérieur, l'air sort avec violence, la température descend de 10 à 15 degrés, et la vapeur d'eau apparaît sous forme de brouillard intense. Si la décompression se fait lentement, les ouvriers ne ressentent que du froid, du bourdonnement dans les oreilles, une otalgie passagère et de la courbature ; mais si elle est trop brusque, il survient des accidents qui peuvent devenir mortels. Ce sont des congestions cérébrales, des apoplexies de la moëlle épinière qui amènent la mort à la sortie de l'appareil ou très peu de temps après. Plusieurs ouvriers ont succombé de cette façon pendant les travaux du pont de Kehl, et on a compté une

(1) François, *Annales d'hygiène publique et de médecine légale*, octobre 1860, p. 290.

(2) Foley, *Du travail dans l'air comprimé*, Paris, 1863.

(3) Michel, *Etude sur la nature et la cause présumée des accidents survenus parmi les ouvriers qui travaillent aux fondations à l'air comprimé, du bassin de Missiessy, à Toulon* (*Archives de médecine navale*, t. XXXIII, p. 161).

douzaine de décès pendant ceux du pont de Kerantrech. Depuis lors le fonctionnement des appareils s'est perfectionné et les cas de mort sont devenus très rares : Toutefois, les ouvriers qui travaillent dans l'air comprimé sont sujets à des accidents inséparables de ce genre de travail.

Le docteur Michel a eu l'occasion de les étudier sur une grande échelle, pendant le creusement du bassin de Missiessy. Sur 115 ouvriers qui y furent employés, du 22 août au 13 septembre 1879, il en envoya 43 à l'hôpital maritime, 6 pour paraplégie, 1 pour convulsions, 30 pour douleurs articulaires ou gonflement douloureux des articulations. La paraplégie survenait brusquement, en sortant de l'écluse, les douleurs siégeaient dans la tête, dans les muscles des membres, dans les articulations et plus particulièrement dans les genoux ». Enfin, le docteur Michel a observé deux fois le prurit douloureux que les ouvriers désignent sous le nom de *puces*.

Les accidents dépendent, comme on le voit, d'un déséclusement trop rapide ou d'un excès de travail et le docteur Michel propose, pour les prévenir, un système de robinet à ouverture progressive pour ralentir la chute de la pression. Il demande aussi que la durée du travail soit réduite à quatre heures sur douze.

L'air comprimé est employé en thérapeutique et tout le monde connaît les appareils Tabarié ; mais leur application n'est pas du ressort de l'hygiène.

V. **Vents.** — Les vents sont dus à l'échauffement inégal des différentes couches de l'atmosphère, par les rayons solaires ; ils sont également influencés par le mouvement de rotation du globe. L'air chaud devenu plus léger monte vers les régions supérieures, il est remplacé par l'air froid et il en résulte des courants aériens qui, sollicités en divers sens, s'entrechoquent, se croisent et donnent naissance à des vents qui soufflent dans toutes les directions.

Il existe cependant des bandes du globe sur lesquelles, les conditions étant toujours les mêmes, les vents soufflent toujours dans le même sens et sont dits *réguliers*, par opposition aux vents dits *variables*. Ces vents réguliers ont pour types les *vents alizés* qui règnent dans les deux hémisphères, depuis le 30e degré de latitude nord et sud, jusqu'auprès de l'équateur. Ce sont des vents de nord-est dans l'hémispère nord, des vents de sud-est dans l'hémisphère sud. Ces brises régulières ont été rencontrées de tout temps ; mais leur explication et les lois qui président aux grands mouvements de l'atmosphère ne sont bien connues que depuis les travaux de Maury, officier de la marine américaine. Pour ce météorologiste, l'échauffement considérable des bandes équatoriales détermine deux courants aériens qui arrivent des deux pôles, perpendiculairement à l'équateur, mais qui, grâce à la rotation de la terre de l'ouest à l'est, sont déviés et se font sentir sur une certaine étendue dans la direction que nous avons dit être celle des vents *alizés*. Arrivés au niveau de l'équateur, ces courants venant en sens contraire se rencontrent, s'échauffent et après avoir formé les calmes équatoriaux, montent en se traversant mutuellement. Arrivés dans les parties supérieures de l'atmosphère, ils descendent en sens contraire vers les pôles, jusqu'à la hauteur des tropiques du Cancer et du Capricorne. A ce niveau, ils rencontrent des courants d'air froid provenant des régions polaires et marchant dans les couches supérieures de l'atmosphère. Il y a de nouveau conflit, les deux courants se traversent encore, celui qui vient de l'équateur s'infléchit, descend dans les couches inférieures et va au pôle ; celui qui vient du pôle s'infléchit aussi et va former en descendant les vents alizés. Tous ces courants représentent donc, dans leur ensemble, deux 8 de chiffre, se touchant à l'équateur et ayant leur autre extrémité aux pôles. Il en résulte quatre vents généraux, deux pour chaque hémisphère et cinq zones de calmes, à leurs points de rencontre, une sous l'équateur, deux à la hauteur des tropiques et deux au niveau des pôles, où tous les courants émergent et remontent pour former la boucle inférieure du 8 de chiffre.

Cette théorie qui eut un grand succès lorsqu'elle apparut, n'est plus considérée aujourd'hui que comme l'expression très générale de faits soumis à des variations sans nombre. M. Brault, officier de la marine française, a repris cette étude, en se servant du procédé employé par Maury. Il a pu dresser des cartes de vents plus complètes, en compulsant les milliers d'observations enregistrées chaque jour, depuis de nombreuses années, sur les cahiers de bord des navires de la marine française. Il a vérifié de cette façon la plus grande partie des lois de Maury et montré que la température était bien la cause initiale des vents; mais que ceux-ci, une fois nés, étaient susceptibles, par leurs entrecroisements réciproques, par leurs directions inverses, de donner naissance à de grands tourbillons au centre desquels se formaient des dépressions. Ces dépressions sont l'origine d'un courant ascendant analogue à celui que fait naître l'élévation de la température et qui produit les mêmes effets, c'est-à-dire la formation de certains vents particuliers. Ces deux causes peuvent s'ajouter l'une à l'autre et donner naissance, dans certaines conditions, à des vents locaux qui ont un caractère tout à fait spécial. C'est en effet par des dépressions qui tantôt remontent du côté de l'Europe, tantôt descendent du côté de l'Afrique, que se forment les vents de la Méditerranée appelés vents *étésiens* par les anciens, et dont nous parlerons plus loin. Ils ont quelque ressemblance avec les *moussons* de l'Océan indien, car ils soufflent de la partie du sud-ouest, depuis avril jusqu'en octobre et de la partie du nord-est d'octobre en avril (1).

(1) LEROY DE MÉRICOURT et Eugène ROCHARD, article *Climatologie* de l'*Encyclopédie d'hygiène et de médecine publique*, t. I, p. 317.

La force et la vitesse des vents sont plutôt du ressort du météorologiste que de l'hygiéniste et ne nous arrêteront pas longtemps.

Disons toutefois qu'on a pu calculer qu'un ouragan avait une vitesse de plus de 28 mètres à la seconde et donnait sur un mètre carré une impulsion de plus de 25 kilogrammes (1). On comprend dès lors comment les maisons sont renversées, les toitures enlevées, les grilles de fer tordues, comme cela se voit aux Antilles, après le passage d'un ouragan.

Au point de vue de l'hygiène, les vents ont un très grand intérêt. Ils établissent d'abord un échange constant entre les différentes régions de l'atmosphère. Ils répartissent également l'oxygène en mêlant, comme le dit Fonssagrives, l'atmosphère générale avec les atmosphères partielles, qui se sont appauvries sous ce rapport. Ils égalisent la température, en remplaçant les couches échauffées par les couches refroidies et réciproquement. Enfin ils transportent les nuages et l'humidité dans des contrées dont la sécheresse est absolue et y rendent ainsi la vie possible. Leur direction à cet égard a un très grand intérêt, car ils prennent le caractère des espaces sur lesquels ils ont passé ; brûlants quand ils ont été en contact avec un sol échauffé, glacés quand ils ont glissé sur les glaciers, humides quand ils ont traversé les mers. C'est par ce mécanisme que nous voyons les vents méditerranéens affecter des caractères tellement particuliers que chacun d'eux a reçu une dénomination spéciale. Attirés vers la Méditerranée, ils descendent du nord, passent sur les Alpes et viennent former ces courants froids qui ont reçu le nom de *bora*, en Danemark, de *gallego*, en Espagne de *mistral* dans la vallée du Rhône et dans la Provence. En été, ces brises sont fraîches, apportent la pluie et deviennent bienfaisantes : en hiver, au contraire, elles sont glacées et ne sont utiles qu'à cause de leur force et de leur vitesse qui leur permet de balayer les villes et de les assainir. Tels sont en Afrique, ces vents embrasés qui soufflent du désert et qu'on nomme *simoün* (poison) dans le nord de l'Afrique, en Arabie et en Perse, *harmattan* au Sénégal, et *khamsin* en Egypte. On ne peut mieux comparer leur action qu'au rayonnement de la chaleur qui sort de la bouche d'un four. En chemin de fer on est obligé de tout fermer hermétiquement et si le khamsin parvient à passer par une fente de la portière mal jointe, il vous produit la sensation d'une lame chaude appliquée, par son tranchant, sur la peau (2).

Ses effets sur l'homme ont été décrits de la manière suivante par Vauvray : « La respiration s'accélère, le pouls augmente de fréquence, la peau et le palais se dessèchent et la soif devient ardente. On éprouve un sentiment marqué de faiblesse générale et une apathie complète. La peau devient rapidement très sèche, ce qui est dû à une évaporation

(1) MOHN, *Les phénomènes de l'atmosphère*, traduc. DECAUDIN LABESSE, Paris, 1884.
(2) LEROY DE MÉRICOURT et Eugène ROCHARD (*loc. cit.*), p. 318.

rapide de la sueur et au dépôt d'une matière pulvérulente très fine (1). Cette poussière n'est autre que celle du désert, celle qu'on accuse de produire l'ophthalmie d'Egypte. Quand, par suite des dépressions qui ont lieu dans le midi de l'Europe, ce vent du désert passe sur la Méditerranée et arrive sur le littoral, il s'est chargé d'un peu d'humidité, il a changé de qualité et est connu dans le midi de la France sous le nom de *Sirocco*, *de vent d'Autan* et en Espagne sous la dénomination de *vent de Médine.*

Les vents ont une très grande influence sur les agents pathogènes contenus dans l'atmosphère. Ils entraînent dans les espaces célestes tous les miasmes qui s'élèvent du sol, toutes les matières pulvérulentes nuisibles qui sont vomies sur les villes par les cheminées des usines ; ils chassent les éléments sortis du corps de l'homme lui-même et qui deviennent dangereux par le fait du rassemblement d'un grand nombre d'individus. Mais, s'ils sont bienfaisants, dans la majorité des cas, dans certaines conditions, ils peuvent au contraire, devenir un moyen de propagation pour les maladies. On n'en est plus aujourd'hui à chercher les exemples d'une épidémie se propageant dans le sens du vent régnant.

Dans les pays de marais, les vents portent souvent les miasmes fébrigènes à de grandes distances, ainsi que nous l'avons exposé dans l'article précédent.

Les vents jouent aussi un très grand rôle dans l'hygiène de tous les jours. Ils favorisent l'évaporation cutanée et rafraîchissent le corps ; mais si la brise est trop fraîche, si le corps en sueur se trouve dans un courant d'air, il en résulte un refroidissement dangereux. C'est ainsi que naissent souvent les pleurésies, les angines, les bronchites, les rhumatismes et les névralgies, en un mot, toute la série de maladies qu'on a l'habitude d'attribuer au *coup d'air*.

VI. **Saisons**. — Les saisons sont des périodes qui partagent l'année en quatre parties et qui correspondent à des changements astronomiques.

Elles sont marquées, dans les pays tempérés, par des manifestations dans le règne végétal et par des variations climatériques qui portent sur la température, l'humidité, la pression, le régime des pluies et des vents, l'état électrique de l'air.

Les saisons sont d'autant moins tranchées qu'on se rapproche davantage de l'équateur ou des pôles. C'est à égale distance de ces deux extrêmes qu'elles présentent le plus de régularité dans leur durée et le plus de différence entre elles. Sous l'équateur, il n'y a que deux saisons : la saison pluvieuse ou hivernage et la saison sèche ou belle saison. Cette dernière est moins chaude que l'autre, mais la différence est peu marquée et n'excède pas 5 ou 6 degrés. Elles se succèdent sans transition. En se rap-

(1) VAUVRAY, Port-Saïd, *Archives de médecine navale*, 1873.

prochant des tropiques, aux Antilles, à l'île de la Réunion par exemple, les deux saisons intermédiaires commencent à se dessiner. On donne à cette sorte de printemps le nom de *renouveau*, à ce vestige d'automne celui de petit *été de la Saint-Martin*. Entre le 30e et le 40e degré de latitude, ces deux saisons sont déjà plus marquées. L'Algérie par exemple jouit d'un printemps délicieux qui en fait, pendant quelque temps, un séjour enchanteur. Un véritable automne, un peu pluvieux, il est vrai, sépare l'époque des chaleurs de celle des grandes pluies. Dans les contrées méridionales de l'Europe, les quatre saisons se dessinent plus nettement encore ; mais l'été conserve une prédominance marquée sur l'hiver. Ce n'est que vers le 45e degré de latitude, à égale distance par conséquent de l'équateur et des pôles, que l'année développe ses périodes avec leurs caractères classiques. C'est la zone tempérée par excellence, c'est le parallèle de Bordeaux, de Grenoble, de Valence, de Turin, de Plaisance, de Mantoue, de Venise, c'est la partie la plus favorisée du globe. En remontant de quelques degrés vers le nord, l'été devient moins brûlant, l'hiver un peu plus rigoureux, mais plus caractéristique, et les saisons intermédiaires acquièrent un charme particulier. La campagne du centre de la France et tout le pays qui s'étend jusqu'au 48e parallèle, montre successivement à ses habitants les jeunes pousses qui verdissent pendant le printemps, le soleil qui fait mûrir les blés pendant l'été, l'automne qui fait jaunir les feuilles et l'hiver caractérisé par la neige et la glace. Dans les contrées les plus septentrionales de l'Europe, à un hiver d'une longueur démesurée succède, presque sans transition, un été court et brûlant, pendant lequel la végétation marche avec une rapidité prodigieuse et qui fait brusquement place aux pluies, aux brumes et à l'hiver. Dans les régions polaires enfin, c'est à peine si l'été lui-même se traduit par quelques belles journées, dans le cours desquelles le thermomètre s'élève au-dessus de zéro ; la couche superficielle des glaces se fond, un peu de vapeur d'eau se répand dans l'atmosphère, la vie semble animer un instant ces solitudes désolées ; mais bientôt elles retombent dans leur immobilité et le perpétuel hiver de ces climats fait équilibre aux deux extrémités du monde, à l'été perpétuel de la zone torride.

Les saisons ont sur la santé une influence prépondérante. Les pays qui ont des saisons bien tranchées, comme les contrées de l'Europe centrale, sont les plus salubres et les plus agréables à habiter. La série d'impressions par lesquelles passe l'économie est favorable à son bon entretien, tandis qu'elle se fatigue de l'action constante du perpétuel été des régions intertropicales et de l'interminable hiver des pays froids.

Le cadre nosologique change avec les saisons, mais nous ne pourrions traiter ce sujet sans aborder la question si vaste et si difficile des épidémies saisonnières et des constitutions médicales, et par conséquent sans sortir de notre sujet.

ARTICLE IV. — LES CLIMATS

Le mot climat est difficile à définir, parce qu'il n'est pas compris de la même façon par tout le monde. Pour les astronomes, c'est une bande de terre comprise entre deux cercles parallèles à l'équateur. Pour les météorologistes, c'est une zône dont tous les points présentent les mêmes conditions de température. Pour les botanistes et les agriculteurs, le climat est subordonné à la flore et au genre de culture des différentes contrées (1). Les hygiénistes l'envisagent d'une autre façon et ne sont pas d'accord eux-mêmes sur la signification de ce mot, dont les exceptions sont si nombreuses, qu'il en est devenu banal. Les uns, suivant la route tracée par de Humboldt (2) et Lombard, de Genève (3), définissent le climat, la manière d'être habituelle de l'atmosphère d'un pays ; c'est sa formule météorologique.

Pour nous, l'étude des climats ne s'arrête pas à celle des influences atmosphériques. Le globe et l'air qui l'entoure réagissent l'un sur l'autre, par des échanges continuels ; les êtres organisés subissent toutes les conséquences de ce conflit et on ne peut pas faire abstraction de l'un de ces éléments. La climatologie comprend donc l'étude de l'air, des eaux et des lieux. C'est ainsi qu'elle a été comprise par Hippocrate, par Virey (4), par Foissac (5) ; c'est ainsi que nous l'envisageons nous-même et c'est pour cela que nous avons fait précéder l'étude des climats de celle du sol, des eaux et de l'atmosphère.

§ Ier. — CLASSIFICATION DES CLIMATS

Les climats sont encore plus difficiles à classer qu'à définir ; il faut pourtant bien, si l'on veut arriver à quelque chose de pratique, établir des divisions sur la surface du globe. Ces divisions, quoiqu'on fasse, seront toujours artificielles et arbitraires ; encore faut-il que la base en soit logique. L'élément dominant de la climatologie est la température; c'est donc sur elle qu'il faut fonder la classification. Tant qu'on a pu penser qu'elle décroissait d'une manière régulière en marchant de l'équateur vers les pôles, il a été naturel de prendre la latitude pour

(1) Jules Rochard, Article *Climat*, du *Dictionnaire de médecine et de chirurgie pratiques*.

(2) De Humboldt, *Cosmos*, Paris, 1846, t. I, p. 377.

(3) Lombard (de Genève), *Traité de climatologie*, Paris, 1877.

(4) Virey, *Dictionnaire des sciences médicales*, 1813, t. V, p. 330.

(5) Foissac, *De l'influence des climats sur l'homme*, Paris, 1867, t. I, p. 7.

point de départ ; mais depuis que des observations multipliées ont prouvé le contraire, depuis que de Humboldt a tracé sur le globe les inflexions des *lignes isothermes*, il est plus logique de prendre celles-ci pour ligne de démarcation que de s'en tenir aux degrés de latitude qui n'offrent aucun intérêt à l'hygiéniste.

Il serait assurément plus avantageux, au point de vue médical, d'adopter une classification uniquement fondée sur les effets physiologiques des climats, comme celle qu'a proposée Fonssagrives (1) ; mais, outre qu'elle est à peu près impossible à édifier, à cause du manque d'observations, elle aurait de plus le défaut capital de heurter les notions acquises, en séparant tous les pays en une foule de parcelles, ce qui conduirait aux rapprochements les plus étranges.

La division en climats marins et climats continentaux, adoptée par le docteur Hermann Weber, dans son traité de *Climatothérapie* (2), est susceptible du même reproche. Elle peut suffire lorsqu'il s'agit seulement de grouper, autour d'indications thérapeutiques communes, les stations sur lesquelles il est utile de diriger les malades, mais c'est un point de vue bien étroit ; il peut satisfaire la thérapeutique, mais l'hygiène ne saurait s'en contenter. Il lui faut de plus grandes lignes ; il faut pour elle que le globe soit partagé en grandes divisions basées sur une des données les plus constantes de la météorologie et c'est pour cela que j'ai conservé la classification des climats basée sur le tracé des lignes isothermes que j'avais proposée dans mon article *Climats*, du *Dictionnaire de médecine et de chirurgie pratiques*. Elle a été adoptée par le docteur Proust, dans son *Traité d'hygiène*, par Lombard (de Genève), dans son *Traité de Climatologie* et par Fonssagrives, dans son article du *Dictionnaire encyclopédique des sciences médicales*. Je ne crois pas par conséquent pouvoir mieux faire que de la reproduire ici, en même temps que la carte que j'ai fait dessiner pour l'*Encyclopédie d'hygiène*.

(1) J.-B. Fonssagrives, Article *Climat*, du *Dictionnaire encyclopédique des sciences médicales*, 1876, 1re série, t. XVIII.

(2) Docteur Hermann Weber, *Climatothérapie*, traduit de l'allemand par les docteurs A. Doyon et P. Spillmann, Paris, 1886.

Classification des climats basée sur le tracé des lignes isothermes.

- **Climats torrides** compris entre l'équateur thermal et les lignes isothermes de + 25°.
  - I. — Région africaine.
    - 1° *Côte occidentale* (étendue du cap Blanc au cap Negro) comprenant la Sénégambie, la Guinée et le Congo.
    - 2° *Partie centrale,* comprenant le Sahara, le Fezzan et le Soudan.
    - 3° *Côte occidentale* (étendue du tropique du Cancer à l'embouchure du Zambèse), comprenant la Nubie, l'Abyssinie, les royaumes d'Azan, de Zanguebar et de Mozambique, Madagascar et les îles voisines.
  - II. — Région asiatique.
    - 1° *Groupe occidental* (étendu de la mer Rouge à l'Indus), comprenant l'Arabie, le sud de la Perse et le Beloutchistan).
    - 2° *Groupe central* (étendu de l'Himalaya à la mer), comprenant l'Indoustan.
    - 3° *Groupe oriental* (formé par l'Indo-Chine), comprenant l'empire Birman, le royaume de Siam et l'empire d'Annam.
  - III. — Région océanienne.
    - 1° *Malaisie* (îles de la Sonde, Philippines, Célèbes, Moluques), Nouvelle-Guinée.
    - 2° *Polynésie* (archipels des Carolines, des Navigateurs, des Iles de la Société, Marquises, etc.).
  - IV. — Région américaine
    - 1° *Amérique du Nord* (Mexique et Amérique centrale, Antilles).
    - 2° *Amérique du Sud* (Colombie. Guyanes, nord du Brésil).
- **Climats chauds** compris entre les lignes isothermes de + 25° et de + 15°.
  - *A*. **Hémisphère nord**.
    - I. — Région africaine (côte septentrionale).
      - 1° *Groupe occidental,* comprenant l'empire du Maroc. l'Algérie et la Tunisie.
      - 2° *Groupe oriental,* comprenant la régence de Tripoli et l'Egypte.
    - II. — Région européenne.
      - 3° *Contrées méridionales,* Espagne, France (littoral méditerranéen), Italie maritime, Grèce.
    - III. — Région asiatique étendue de la Méditerranée et de la mer Rouge jusqu'à l'Océan pacifique.
      - 1° *Groupe occidental,* comprenant le nord de l'Arabie, la Turquie d'Asie, l'Arménie et le nord de la Perse.
      - 2° *Groupe central,* comprenant l'Afghanistan, le Turkestan et le Pendjab.
      - 3° *Groupe occidental*, comprenant la Chine méridionale.
    - IV. — Région océanienne.
      - Comprenant la Polynésie septentrionale (îles Mariannes, archipel de Magellan, îles Sandwich, etc.).
    - V. — Région américaine.
      - Comprenant le nord du Mexique et les Etats Unis du Sud.
  - *B*. **Hémisphère sud**.
    - I. — Région africaine.
      - Comprenant le gouvernement du Cap et le pays des Hottentots.
    - II. — Région océanienne.
      - Comprenant l'Australie et la Nouvelle-Calédonie.
    - III. — Région américaine.
      - Comprenant le Pérou et le Brésil.

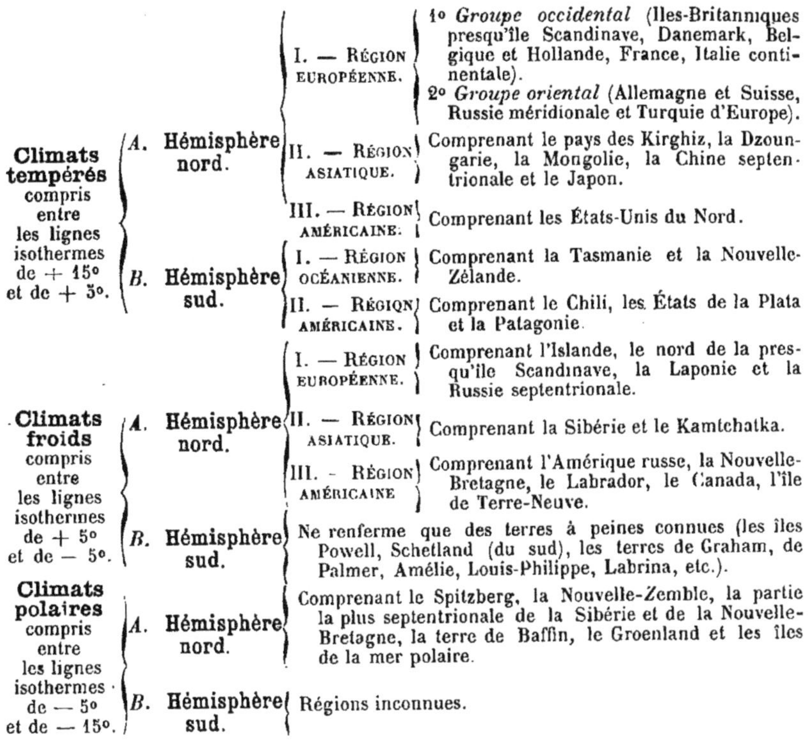

Climats tempérés compris entre les lignes isothermes de + 15° et de + 5°.	*A.* **Hémisphère nord.**	I. — Région européenne.	1° *Groupe occidental* (Iles-Britanniques presqu'île Scandinave, Danemark, Belgique et Hollande, France, Italie continentale). 2° *Groupe oriental* (Allemagne et Suisse, Russie méridionale et Turquie d'Europe).
		II. — Région asiatique.	Comprenant le pays des Kirghiz, la Dzoungarie, la Mongolie, la Chine septentrionale et le Japon.
		III. — Région américaine.	Comprenant les États-Unis du Nord.
	B. **Hémisphère sud.**	I. — Région océanienne.	Comprenant la Tasmanie et la Nouvelle-Zélande.
		II. — Région américaine.	Comprenant le Chili, les États de la Plata et la Patagonie.
Climats froids compris entre les lignes isothermes de + 5° et de — 5°.	*A.* **Hémisphère nord.**	I. — Région européenne.	Comprenant l'Islande, le nord de la presqu'île Scandinave, la Laponie et la Russie septentrionale.
		II. — Région asiatique.	Comprenant la Sibérie et le Kamtchatka.
		III. — Région américaine	Comprenant l'Amérique russe, la Nouvelle-Bretagne, le Labrador, le Canada, l'île de Terre-Neuve.
	B. **Hémisphère sud.**		Ne renferme que des terres à peines connues (les îles Powell, Schetland (du sud), les terres de Graham, de Palmer, Amélie, Louis-Philippe, Labrina, etc.).
Climats polaires compris entre les lignes isothermes de — 5° et de — 15°.	*A.* **Hémisphère nord.**		Comprenant le Spitzberg, la Nouvelle-Zemble, la partie la plus septentrionale de la Sibérie et de la Nouvelle-Bretagne, la terre de Baffin, le Groenland et les îles de la mer polaire.
	B. **Hémisphère sud.**		Régions inconnues.

§ II. — ACTION DES CLIMATS SUR LES ÊTRES VIVANTS.

Les influences complexes que nous avons passées en revue dans les articles précédents et dont l'ensemble constitue le climat s'exerce d'une façon différente, suivant qu'on les étudie dans le règne végétal et dans le règne animal. Les plantes fixées au sol ne peuvent pas y échapper ; elles sont obligées de les subir et succombent lorsqu'elles n'ont pas la force d'y résister. Les animaux au contraire y échappent par l'émigration. A l'époque des grandes commotions du globe, certaines espèces de mammifères ont reculé vers l'équateur, en désertant les contrées septentrionales qu'elles avaient jusqu'alors habitées. L'homme au contraire n'a pas cessé d'étendre son domaine comme nous le dirons bientôt.

I. **Végétaux**. — On ne voit plus s'opérer, à notre époque, de changements assez considérables dans la climatologie, pour motiver de pareilles migrations. Chaque pays a sa flore et sa faune. Les espèces végétales les plus utiles à l'homme, sont parquées dans des zones qu'elles ne dépassent guère. De l'équateur au pôle, nous avons la région des dattiers qui ne portent pas de fruits au-delà de l'isotherme de + 20° ; la région des oliviers qui ne dépasse pas le midi de la France ; celle de la vigne qui remonte sur certains points jusqu'au 51e degré de latitude ; puis vient la région des céréales qui croissent en Amérique jusque sous le 57e degré ; au-delà, les pâturages et les forêts s'étendent jusqu'aux contrées hyperboréennes où le bouleau lui-même ne pousse plus, où les mousses, les lichens seules continuent à croître et qui confinent aux déserts de glace dont nous avons parlé.

Il est toutefois des espèces plus cosmopolites que d'autres ; les céréales sont heureusement dans ce cas, aussi leur zone de culture est-elle beaucoup plus étendue, puisqu'on trouve le millet et le maïs au Sénégal, et que l'orge croit encore en Sibérie. La plupart des espèces que nous utilisons sont de provenance exotique et se sont acclimatées chez nous.

II. **Animaux.** — Leurs déplacements sont plus faciles ; toutefois ils se cantonnent plus volontiers dans les régions qui conviennent à leur organisation. Paul Bert a proposé de répartir les animaux caractéristiques en huit zones, dont les traits essentiels relèvent du climat. Cette conception n'offre pas assez d'intérêt au point de vue de l'hygiène, pour que nous reproduisions ici cette longue classification (1).

Les animaux, comme les plantes, diffèrent sous le rapport de l'aptitude à l'acclimatement. Certaines espèces, celles qui sont difficiles à domestiquer, ne s'y prêtent pas ; d'autres sont presqu'aussi cosmopolites que l'homme et l'accompagnent volontiers dans ses migrations. Le chien, le cheval et un certain nombre de ruminants sont dans ce cas ; mais ces changements de lieu ne se produisent pas sans qu'il survienne des modifications dans la race. Les animaux à longs poils les perdent quand ils émigrent vers les pays chauds ; c'est le contraire pour ceux qui vont habiter les régions septentrionales. Il est enfin, dans la classe des oiseaux, des espèces qui voyagent et se déplacent suivant les saisons. Les unes émigrent entièrement, comme les cailles, les hirondelles, les cigognes ; les autres partiellement, comme les rouges-gorges. Les alouettes ne quittent nos contrées que lorsque l'hiver est très rude ; elles se rapprochent alors du littoral de l'Atlantique ; mais toutes ces considérations intéressent plus fortement les agronomes et les chasseurs que les hygiénistes, et nous ne nous y arrêterons pas davantage.

III. **Espèce humaine.** — Les climats exercent sur l'homme une influence plus complexe. En nous occupant de l'acclimatement, nous étudierons les changements qui se produisent dans la constitution des gens qu'on transplante d'un pays dans un autre ; mais avant d'en finir

(1) Voyez J. Arnould (*loc. cit.*), p. 415.

avec la climatologie générale, il est une question qu'il nous faut résoudre. Nous devons nous demander si les influences climatériques suffisent à elles seules pour produire des maladies, s'il existe des zones nosologiques, comme il existe des régions climatériques.

Cette doctrine a été défendue avec talent par Boudin, qui se l'était appropriée : « Les maladies, disait-il, sont semblables aux plantes dont » les unes se trouvent dans presque toutes les contrées du globe, tandis » que d'autres ne se montrent que d'une manière endémique sur quelques » points plus ou moins circonscrits. Les maladies sont, elles aussi, dis- » séminées sur toute la surface de la terre ou liées à certaines zones, à » certaines localités ; elles ont comme les plantes, leurs *habitats*, leurs » *stations*, leurs limites géographiques » (1). Nous ne pensons pas qu'il en soit ainsi, nous ne croyons pas à la *flore pathologique.* Pour que cette expression fut vraie, il faudrait admettre l'existence de l'*espèce morbide;* il faudrait pouvoir donner au mot *espèce* en pathologie, la valeur qu'il a en histoire naturelle ; or, il ne peut y prendre place que d'une manière figurée et comme un artifice de langage.

Les maladies ne sont pas des êtres ; elles exigent un support et ne sont que des attributs, des modifications d'individus existant déjà. Les affections parasitaires seules répondent à cette conception étiologique et bien que la bactériologie étende chaque jour le cadre des maladies qui reconnaissent pour cause des êtres vivants évoluant au sein de l'organisme, elles sont loin de remplir le cadre nosologique tout entier. Elles n'ont pas elles-mêmes du reste de zone climatérique bien limitée. Les grands fléaux exotiques franchissent souvent leurs foyers d'endéminité pour parcourir tout le globe et les maladies propres à nos climats s'observent, bien que plus rarement, sous d'autres latitudes. Il faut pourtant reconnaître que les maladies n'ont pas été jetées au hasard sur la surface du globe et que les climats manifestent des prédilections pathologiques dont l'hygiène doit tenir compte.

Dans les régions intertropicales, *la malaria* règne en maîtresse et imprime son cachet à toutes les autres affections. Les maladies de l'appareil digestif, les diarrhées, la dysenterie, les hépatites y causent à elles seules la moitié de la mortalité des Européens ; enfin les redoutables épidémies qui viennent de temps en temps effrayer le monde reconnaissent le même point de départ et nous viennent des pays brûlés par le soleil.

Dans les régions chaudes, les maladies *a calore* que nous venons d'énumérer s'unissent à celles causées par le froid. On y trouve donc le croisement des affections des pays tropicaux avec celles des pays tempérés et on voit la tuberculose, les typhus s'unir à la fièvre jaune, à l'anémie tropicale, etc., pour rendre cette zone une des plus meurtrières.

(1) Boudin, *Traité de géographie et de statistique médicales et des Maladies endémiques*, 1875, t, I, Introduction, p. 43.

Les pays tempérés sont caractérisés particulièrement par les maladies sporadiques. Ce sont de beaucoup les plus habités et les types pathologiques y sont excessivement nombreux ; mais leur gravité est beaucoup moindre. Enfin, dans les régions glaciales, l'homme n'a plus qu'un implacable ennemi, c'est le froid, plus dangereux par la famine qu'il amène que par les maladies dont il est la cause.

On peut donc dire, en thèse générale, que la salubrité d'un climat est d'autant plus grande qu'il est plus éloigné de l'équateur.

A côté des maladies que nous venons d'énumérer et qui semblent naître sous l'influence des climats, citons toutes celles qui sont absolument indépendantes de toute action climatérique. Les affections chirurgicales, les névroses et toutes les diathèses, herpès, cancer, goutte, syphilis, etc., sont dans ce cas. Elles semblent avoir leur cause dans une prédisposition constitutionnelle.

Malgré tous les dangers dont il est menacé, dans quelque pays qu'il se fixe, l'homme est pourtant susceptible d'habiter sous toutes les latitudes, au moins pour un certain temps. Grâce à l'admirable flexibilité de son organisme, grâce aux ressources que lui fournit son intelligence, il peut supporter des froids de — 75° et des chaleurs de + 48°. 123 degrés centigrades séparent ces températures extrêmes et la tolérance de l'organisme pourrait encore aller au-delà. Il ne réagit pas avec la même puissance contre les causes infectieuses ; cependant, il n'est pas de point du globe, quelque insalubre qu'on le suppose, dont le séjour soit absolument impossible, où quelque variété de l'espèce humaine ne puisse se maintenir.

§ III. — CLIMATS EN PARTICULIER

I. **Climats torrides.** — La zone torride, limitée, dans les deux hémisphères, par l'isotherme de + 25°, est la plus étendue de toutes. Elle représente plus d'un tiers de la surface du globe. C'est la seule qui soit continue ; ses deux parties se touchant à l'équateur. Elle a pour caractères dominants en météorologie, la constance et l'uniformité des influences climatériques ; en hygiène, son extrême insalubrité (1). La température y présente les moyennes les plus élevées qu'il ait été donné de constater et des maxima qui peuvent monter jusqu'à 48° et 49°, comme M. Gestin l'a observé, sur les bords du Sénégal, à l'escale du Coq, sous une double tente et dans un courant d'air.

On éprouve des chaleurs tout aussi fortes en Arabie et sur les bords de la mer Rouge. A Massouah notamment, le thermomètre peut monter

(1) Jules ROCHARD, article *Climats* du *Dictionnaire de médecine et de chirurgie pratiques*.

jusqu'à 50°, et les troupes italiennes qui occupent ces parages souffrent beaucoup de ces températures accablantes.

Lorsque l'élément miasmatique vient se joindre à la chaleur, on voit alors éclater ces redoutables maladies endémiques qui ne sévissent nulle part avec autant d'intensité que sous la zone torride. Leur degré de gravité est en rapport avec la constitution zoologique du sol.

Nulles dans les pays complètement arides, elles sont représentées par les formes les plus légères du paludisme dans les régions exemptes de marais et couvertes d'une riche végétation. C'est ce qu'on observe sur les hauts plateaux des Antilles, par exemple. Dans les plaines basses et noyées, sur des terrains d'alluvion sillonnés de cours d'eau, mais couverts de forêts ou de hautes herbes et arrosés par des pluies torrentielles, les émanations du sol, dans les parties momentanément desséchées, se mêlent à l'humidité de l'air et donnent naissance aux manifestations les plus redoutables de l'intoxication palustre, qui remplit à peu près seule le champ de la pathologie. C'est ce qui s'observe dans les pays franchement marécageux comme la Guyane, la Cochinchine et le littoral de Madagascar. Enfin, dans les pays de marais à inondations périodiques, de nouvelles conditions pathologiques surgissent ; de nouvelles endémies viennent se joindre aux fièvres intermittentes et les compliquer. A l'époque des pluies équatoriales, les eaux s'infiltrent dans le sol desséché, remplissent les marécages, et y font naître des myriades d'animaux et de végétaux. Quand les pluies cessent, les marais se tarissent, le sol se dessèche, tout ce monde éphémère meurt et se putréfie à la fois, en répandant, dans l'atmosphère, les produits complexes de sa décomposition et en faisant naître des maladies également compliquées. Les contrées où ces conditions se réalisent sont les plus malsaines du monde. C'est là qu'on voit régner à la fois la dysenterie, l'hépatite et la fièvre paludéenne ; cette redoutable trilogie décime les Européens, dans les pays insalubres de la zone torride ; mais c'est le paludisme qui l'emporte. C'est le fond de la pathologie intertropicale, la maladie la plus répandue du globe. Ces redoutables climats sont aussi le point de départ des grandes épidémies qui viennent de temps en temps effrayer les populations. Les régions intertropicales sont la patrie de la fièvre jaune et du choléra. C'est là qu'ils ont leurs foyers d'endémie ; c'est de là qu'ils partent pour accomplir leurs excursions meurtrières. Elles sont aussi le pays d'origine de la dengue, cette sorte de fièvre éruptive qui n'épargne personne, mais dont la bénignité contraste avec la gravité des maladies précédentes, du béribéri qui prend depuis une vingtaine d'années une si redoutable extension.

Bien que la zone torride ait sa pathologie spéciale qui domine et fait oublier tout le reste, les maladies infectieuses propres à nos climats n'y sont pas complètement inconnues. La fièvre typhoïde, quoique bien plus rare que dans les pays tempérés, s'y observe cependant chez les

Européens comme chez les indigènes ; il en est de même du typhus exanthématique, et la fièvre à rechutes ne se rencontre guère que dans les régions intertropicales. La variole y fait plus de ravages que partout ailleurs, dans les contrées où la vaccine n'a pas pénétré. Les maladies aiguës des voies respiratoires sont beaucoup moins communes chez les Européens que dans les pays tempérés ; en revanche elles n'épargnent pas les indigènes. Quant à la phtisie, elle y marche avec une rapidité inconnue dans nos contrées, ainsi que je l'ai prouvé, il y a bientôt quarante ans (1).

Les maladies endémiques locales, les affections parasitaires y sont plus communes que partout ailleurs. Certains ulcères phagédéniques sont spéciaux aux régions intertropicales. En revanche, les traumatismes y marchent vers la guérison d'une manière plus rapide. L'action d'une température élevée est très favorable à la guérison des plaies. Elles se cicatricent plus facilement qu'en Europe et les opérations chirurgicales y réussissent mieux. Dans un travail communiqué en 1876 à l'Académie de médecine, j'en ai fourni la preuve, en citant des exemples empruntés à nos expéditions du Sénégal, à celles des Anglais à la côte d'Afrique et des Hollandais à Sumatra. Dans tous les engagements que les troupes ont eu à soutenir dans ces parages, elles ont perdu proportionnellement moins de blessés que dans les guerres européennes. Les complications qui les enlèvent ne sont pas les mêmes. En Europe, ils succombent à la suite d'infection purulente, d'érysipèles, de phlegmons diffus, d'accidents inflammatoires, de gangrène : sous la zone torride, ce sont les hémorragies consécutives ou le tétanos qui les enlèvent. Les hémorrhagies tenaces incoercibles s'observent surtout chez les sujets anémiés, épuisés par le paludisme ou la dysenterie. Le tétanos est à craindre pour tous les blessés, quelle que soit leur race, quel que soit leur état de santé. Il est des pays où cette complication acquiert un degré de fréquence redoutable. Peut-être que les études qui se poursuivent aujourd'hui et qui ont éclairé d'un jour tout nouveau son étiologie, permettront-elles d'en diminuer les ravages.

II. **Climats chauds.** — Les climats chauds sont constitués par deux zones comprises, dans chaque hémisphère, entre les lignes isothermes de + 25° et de + 15°. Elles ont une moyenne annuelle de température inférieure de 7 à 8 degrés à celle des climats torrides.

La zone septentrionale des climats chauds comprend le midi de l'Europe, le nord de l'Afrique, le centre de l'Asie et le quart environ de l'Amérique du Nord. Les parties qui appartiennent à l'Europe et à

(1) Jules Rochard, *De l'influence de la navigation et des pays chauds sur la marche de la phtisie pulmonaire*, ouvrage couronné par l'Académie de médecine le 11 décembre 1855.

l'Afrique forment le bassin de la Méditerranée, l'une des régions les plus favorisées du monde entier, celle qui attirait autrefois les migrations des barbares et vers laquelle se tournent aujourd'hui les regards de tous ceux qui souffrent, de tous ceux qui aiment la vie douce et facile avec le charme d'un beau climat.

La zone australe offre beaucoup moins d'étendue que celle de l'hémisphère Nord. Elle ne comprend que l'extrémité sud de l'Afrique, la partie moyenne de l'Amérique du Sud et la presque totalité de l'Océanie. Ces contrées se prêtent beaucoup mieux que les pays équatoriaux à l'acclimatement de l'Européen. Les saisons y sont plus tranchées. L'été conserve encore sa prépondérance ; mais l'hiver s'accompagne de froids assez vifs, surtout dans les régions montagneuses comme l'Espagne, le nord de l'Italie et du Thibet. Le printemps et l'automne, qui n'existent qu'à l'état de vestige sous la zone torride, prennent de l'importance et représentent les deux époques les plus agréables de l'année. En somme, au point de vue de la température, les climats chauds comprennent des pays où la chaleur est excessive comme l'Arabie, la Tripolitaine, le sud du Maroc, et certaines parties du Brésil, d'autres régions où il fait très froid en certaines saisons, comme la partie de la Chine qui confine à la Sibérie, et enfin des points où la température est presque toujours égale. Ainsi Madère et Alger, avec leur moyenne de température de 18 à 22 degrés, l'emportent par l'uniformité de leur climat, sur toutes les stations médicales connues.

Les pays chauds sont situés à la limite des vents généraux et des vents variables. L'alizé de nord-est remonte davantage dans l'océan Atlantique en été qu'en hiver, et fait sentir son influence jusque sur la côte de Portugal. L'alizé de sud-est, dans l'hémisphère austral, ne règne pas à une aussi grande distance de l'équateur. Les moussons de l'océan Indien se prolongent aussi jusque dans la zone dont nous nous occupons. Enfin, le bassin de la Méditerranée a aussi ses vents *étésiens* et nous ne reviendrons pas sur le *sirocco*, le *mistral*, le *khamsin* et l'*harmattan* dont nous avons déjà parlé. Au point de rencontre des vents alizés et des courants généraux des latitudes élevées, on trouve des vents variables, des calmes et des tempêtes; mais ces perturbations atmosphériques sont loin d'égaler la violence des ouragans de la zone torride.

La périodicité des pluies disparaît à mesure qu'on s'éloigne de l'équateur. Entre les tropiques, c'est pendant que le soleil est au zénith qu'il tombe le plus d'eau ; dans la zone des pays chauds, c'est le contraire. Il existe cependant des régions qui font exception à cette règle. Nous citerons pour exemple l'Egypte. Il n'y tombe de pluies que pendant 25 ou 30 jours par an, et c'est pendant l'été qu'elles ont lieu. Les oscillations barométriques peuvent être très grandes et se produire très rapidement, surtout par certains vents comme le *sirocco*, qui font tomber brusquement la colonne de mercure ; mais il est impossible de donner des moyennes générales, à cause des altitudes très différentes que présentent les terres de la zone chaude. Il en est de même de l'état hygrométrique de l'air, qui présente de grandes variétés suivant les localités et les saisons.

Sous le rapport de la salubrité, les pays chauds, pris dans leur ensemble, tiennent le milieu entre la zone torride et les pays tempérés. Si quelques contrées favorisées par la nature ou assainies par la civilisation permettent aux Européens d'y vivre dans de bonnes conditions, la majeure partie se ressent du voisinage des régions intertropicales et présente les mêmes maladies à la gravité près. C'est encore l'intoxication paludéenne qui domine la pathologie, les pyrexies et les affections abdominales qui viennent ensuite.

III. **Climats tempérés.** — Les deux zones qui représentent les climats tempérés sont comprises, dans chaque hémisphère, entre les lignes isothermes + 15° et + 5° : elles sont séparées par une distance moyenne de 1.900 lieues. L'australe est la plus rapprochée de l'équateur, à cause de la différence de température des deux hémisphères. Recouverte par la mer dans presque toute son étendue, elle ne contient que quelques îles de l'Océanie et l'extrémité sud de l'Amérique. Dans la zone septentrionale, au contraire, la terre ferme égale presque la mer en surface. On y trouve les deux grands foyers de la civilisation, l'Europe dans l'ancien monde, les États-Unis dans le nouveau. Placés à égale distance des pôles et de l'équateur, ces beaux pays ne connaissent ni les chaleurs énervantes de la zone torride, ni l'action dépressive des froids polaires.

Tous les éléments de la météorologie s'y font remarquer par leur mobilité qui contraste avec le caractère uniforme des climats extrêmes. La moyenne annuelle de la température est de 9°,37 ; mais les oscillations sont continuelles : Ainsi, tandis que dans certaines localités, les moyennes des mois extrêmes présentent à peine une différence de sept degrés, il en est d'autres où l'écart va jusqu'à quarante. Les saisons y sont bien tranchées et d'une longueur à peu près égale. Elles donnent une idée des chaleurs des pays chauds et des froids rigoureux qu'on rencontre dans la zone située au dessus ; mais la durée de leur influence est si courte qu'elle ne suffit pas pour altérer la santé. Ces changements périodiques lui sont au contraire très salutaires. Nous ne nous étendrons pas sur l'analyse des différents éléments climatériques, car le tableau qu'on en trace d'habitude se rapporte principalement à l'Europe et devient faux quand on en fait l'application aux régions correspondantes de l'Amérique et de l'Asie.

Les pays tempérés sont situés dans la zone des vents variables ; mais parmi ces derniers, il en est qui l'emportent de beaucoup sur les autres. La prédominance des vents de l'ouest par exemple se fait sentir dans l'hémisphère nord. Ils dominent dans toute l'Europe, et sur la côte occidentale de l'Amérique; mais, à la côte orientale, les vents régnants affectent une direction différente. Dans l'hémisphère sud au contraire, les vents généraux ont la direction nord-ouest.

Les pluies sont moins abondantes et moins régulières que dans les régions plus rapprochées de l'équateur; mais, si la quantité d'eau qui tombe dans le pluviomètre est moindre, le nombre de jours pluvieux est beaucoup plus considérable.

Les pays tempérés pris dans leur ensemble sont salubres. C'est là que la race caucasienne s'est développée dans toute sa puissance et qu'elle subit la mortalité la plus faible. Le cadre nosologique y est beaucoup plus varié que sous les latitudes extrêmes, et plus immédiatement soumis à l'empire des saisons et des vicissitudes atmosphériques. Tandis qu'entre les tropiques, le règne pathologique est dominé par une cause constante et se montre immuable comme elle, dans les pays tempérés, il obéit aux moindres influences et partage la mobilité de leur climat capricieux.

IV. **Climats froids.** — Les climats froids sont compris entre les lignes isothermes de + 5° et de — 5° ; ils embrassent, dans l'hémisphère boréal, de vastes et importantes contrées ; mais dans l'hémisphère austral, ils ne couvrent que la mer ; des champs de glace et quelques îlots déserts, sur lesquels les explorateurs des régions antarctiques ont seuls mis le pied. Sous ces latitudes, le climat est compatible avec certaines cultures, et la terre peut encore nourrir ses habitants, mais la vie, si facile sous le ciel du Midi, ne se soutient, dans le Nord, que par une lutte incessante. Dans toute cette zone, le thermomètre se maintient au-dessous de 0° pendant l'hiver et descend parfois à — 27° ; tandis que la moyenne estivale oscille, suivant les lieux, entre 6° et 20°. Plus on s'élève vers le Nord et plus l'été devient court. Dans la Laponie, il ne dure guère que deux mois. La neige fond à la fin de juin et recommence en août. Dans ce court intervalle, la végétation parcourt toutes ses phases, puis le sol reprend pour dix mois son manteau de neige et de glace. Pendant cette saison si courte et si brillante, la longueur des jours compense leur petit nombre. Au solstice d'été ils ont : 18 heures à Stockhlom et à Saint-Pétersbourg, 20 en Islande et à partir de 60°,32' de latitude il arrive un moment où le soleil ne se couche plus. Vers minuit il s'approche de l'horizon ; mais au lieu de s'y plonger, il se relève et recommence un nouveau cercle ; quelques jours après, il s'y enfonce pour quelques instants, puis son immersion devient chaque jour plus longue jusqu'au moment où il finit par ne plus se lever. Le pays est alors plongé pour quelques jours dans une obscurité que tempère l'éclat des auréoles boréales. C'est le seul phénomène électrique de ces latitudes. En remontant vers le nord, les pluies deviennent de plus en plus rares ; elles sont remplacées par la neige et par les brumes ; les oscillations barométriques vont en augmentant d'amplitude à mesure qu'on s'éloigne de l'équateur.

Les climats froids sont salubres. Sous la zone torride, rien ne peut mettre à l'abri des maladies endémiques ; dans les régions septentrionales, il suffit, pour se bien porter, d'une habitation convenable, de vêtements chauds et d'une nourriture suffisante. Les maladies infectieuses y sont à peu près inconnues. La fièvre intermittente ne remonte pas au delà de l'isoterme de + 5°. Sa limite boréale peut être représentée par une ligne partant de Québec, pour atteindre la côte de Norvège à la hauteur du 59e degré de latitude. La dysenterie ne s'y montre que sous l'influence d'une mauvaise alimentation, et l'hépatite y est inconnue. La fièvre typhoïde y est assez répandue, et les fièvres éruptives y font parfois de grands ravages. Les affections de poitrine sont les maladies les plus fréquentes, et pourtant elles diminuent en remontant vers le nord. La phtisie, si redoutable sur tout le globe, s'atténue en approchant des régions polaires. Elle est inconnue en Islande, d'après Schleisner, aux îles Feroe d'après Panum, au Finmark, d'après Martins, et moins fréquente en Russie qu'en Angleterre. Ce n'est pas une raison pour y envoyer les phtisiques. A bord des navires qui croisent dans ces parages, l'état des tuberculeux s'aggrave rapidement et la grippe revêt quelquefois, dans ces contrées, une gravité exceptionnelle.

V. **Climats polaires.** — Les régions dont il nous reste à nous occuper sont des déserts glacés que fréquentent seuls les pêcheurs de phoques et qui ne sont habités que par quelques tribus d'Esquimaux. Groupées autour des pôles, elles représentent deux calottes sphériques dont la septentrionale seule est bien connue. Celle-là comprend le *Spitzberg*, la *Nouvelle-Zemble*, le nord de la *Sibérie* et de la *Nouvelle-Bretagne*, la *terre de Baffin*, le *Groenland* et les îles de la mer polaire comprises sous la dénomination de *terres Arctiques*. Tous ces pays se ressemblent et il est impossible d'établir entre eux des divisions climatériques comme celles que nous avons adoptées jusqu'ici.

Rien ne peut peindre l'aspect sinistre de ces solitudes glacées. L'œil n'y rencontre que des mers immobiles, que des glaciers et des champs de neige au-dessus desquels se dressent des rochers nus, et se dessine, de loin en loin, la silhouette d'un renne ou d'un ours blanc. Les rayons du soleil, traversant avec peine un épais rideau de brume, éclairent d'un jour douteux ces grandes surfaces blanches, pendant le cours d'un long été sans nuits, puis l'astre disparaît et sa lueur pâle fait place à l'éclat des aurores boréales. Au cap Nord le soleil reste pendant deux mois au-dessous de l'horizon, pendant trois mois au Spitzberg, et au pôle, une nuit de six mois succède à un jour de même durée.

Météorologie. – Le froid sous ces latitudes, atteint une intensité telle qu'on a peine à comprendre que des hommes puissent y résister.

Les observations recueillies par John Ross pendant un séjour de quatre ans entre le 70e et le 74e de latitude, donnent pour la moyenne de l'année — 13°,9, pour celle des six mois les plus chauds — 4°,5, pour celle des six mois les plus froids — 23°,3. Les extrêmes observés ont été 10° et — 49° (1). Ce ne sont pas là les froids les plus rigoureux qui aient été constatés. Les tables de Kaemtz indiquent six localités où la moyenne annuelle est inférieure à celle-là. La plus basse, celle de l'île Melville, est de — 18°,7 ; la moyenne du mois de juillet est de — 5°,8, celle du mois de janvier de — 35°,8. Ces observations ont été faites par Parry en 1819 (2). Il n'a jamais vu le thermomètre descendre au-dessous de — 47°, tandis qu'à bord de l'*Alert*, on a constaté des températures de — 75°. Il paraît du reste que la température ne continue pas à s'abaisser en se rapprochant des pôles. Berghauss estime, d'après ses calculs, qu'il doit y avoir deux pôles de froid dans l'hémisphère nord, l'un en Amérique, par 78° de latitude et 92° de longitude ouest, l'autre en Asie par 79°,30 de latitude et 118° de longitude est. Il assigne au premier une température moyenne de — 19° et au second une moyenne de — 17°,2. Quant à l'hémisphère austral, on en est encore réduit aux conjectures.

Dans ces contrées, les variations de température sont brusques. Parfois, en quelques heures, le thermomètre tombe de 10 à 12 degrés. On voit souvent succéder à un calme plat une de ces bourrasques qui disloquent les montagnes de glace et menacent d'engloutir les navires. La neige qui tombe presque toute l'année, alterne avec des brouillards épais, subits, qui mouillent comme de la pluie ; mais les orages sont inconnus sous ces latitudes et jamais le bruit du tonnerre ne trouble le silence de ces mornes solitudes.

Malgré l'effrayante rigueur de leur climat, les régions polaires ne sont pas malsaines. Toutes les relations en font foi et pour ne citer que les plus récentes : L'expédition de la *Resolute*, envoyée à la recherche de Franklin, n'a perdu que 8 des 300 hommes composant les équipages de ses dix navires. Les expéditions de la *Germania*, de la *Hansa*, du *Tegethof*, du *Polaris*, de la *Jeannette*, de la *Vega*, n'ont pas été moins favorisées ; celle de l'*Alert* et de la *Discovery* a été moins heureuse, mais en général, et à part les accidents, on enregistre quelques cas de mort par le scorbut et c'est tout.

La pathologie de ces contrées présente une particularité remarquable, c'est l'absence presque complète de maladies de poitrine. Tant que la température est basse, personne ne tousse, mais quand le thermomètre remonte au-dessus de 0° et que l'humidité augmente, tout le monde est pris de bronchite avec fièvre et courbature, on dirait d'une épidémie

(1) John Ross, *Relation d'un voyage fait à la recherche d'un passage au nord-ouest, et de sa résidence dans les régions arctiques pendant les années* 1829 *à* 1830, traduit par de Fauconpret, Paris, 1835.

(2) Parry (W.-Ed.), *Quatre voyages au pôle Nord*, Londres, 1833.

de grippe. Les Esquimaux sont sujets à des pleurésies qui les enlèvent rapidement. Quant aux rares phtisiques qui succombent, les capitaines signalent tous la lenteur avec laquelle la maladie évolue sous ces latitudes.

Dans les régions polaires, les causes de mort sont négatives ; on succombe au froid ou à la faim, quand on vient à manquer de combustible ou de vivres ; mais on y jouirait d'une bonne santé s'il était possible de s'y entourer du confortable nécessaire. Le scorbut, les congélations et l'ophthalmie des neiges sont les seules maladies que les explorateurs aient à redouter.

Le scorbut a été, de tout temps, le fléau des longues campagnes et, dans les mers polaires, toutes les causes qui peuvent le faire naître sont réunies. Malgré les progrès de l'hygiène navale, les précautions sans nombre dont les explorateurs s'entourent, ils ne parviennent pas à s'en préserver. Les équipages du *Tegethof*, de la *Vega*, de l'*Alert*, de la *Discovery*, en ont été atteints comme ceux de Dumont d'Urville, de Phipps et de Parry.

Les congélations superficielles des parties exposées à l'air (*Frost bites* des Anglais) n'épargnent personne dans les régions polaires. Presque toutes les relations parlent d'orteils et de pieds congelés. Ces accidents sont aggravés par la lenteur avec laquelle les plaies se cicatrisent dans les pays très froids. Les blessures les plus légères, les simples érosions même s'irritent et s'ulcèrent. Elles se compliquent parfois d'angéioleucite, d'érysipèle et même de tétanos quoiqu'on ait singulièrement exagéré la fréquence de cette redoutable affection dans les pays froids, ainsi qu'on peut le constater en lisant les relations des explorateurs. Enfin le froid, à un degré plus intense ou par une action plus prolongée, peut déterminer la mort, par l'abaissement progressif de la température du corps.

L'ophtalmie des neiges (*Snow-blindness* des Anglais) tient autant de place que les congélations dans les récits des anciens navigateurs. Ross rapporte que, dans quelques-unes de ses excursions, tous ses hommes en furent atteints à la fois. Ils ne pouvaient plus distinguer leur route ; mais au bout de quelques jours, ils étaient tous guéris. Belot en parle dans les mêmes termes. Le docteur Berlin a étudié cette maladie avec soin pendant l'expédition de Nordenskiöld au Groenland et il a pu en tracer le domaine géographique. Elle remonte au nord aussi haut qu'on a pu s'y élever ; mais elle ne dépasse pas la latitude de 53° nord sur le continent américain et elle est inconnue en Scandinavie. D'après l'étude qu'il en a faite et qui est conforme aux descriptions antérieures, ce n'est qu'une blepharo-conjonctivite de cause externe, déterminée par le vent glacé qui frappe les yeux, par les particules de neige dure, par les fines aiguilles de glace qu'il emporte et surtout, d'après le docteur Berlin, par la sécheresse de l'air qui laisse arriver les rayons calorifiques du soleil sans les absorber (1). C'est également sous cette forme que l'ophtalmie des régions polaires se montre chez les Esquimaux aux yeux rouges, aux paupières bouffies, ulcérées, privées de cils et chez eux, la fumée de leurs huttes vient se joindre aux causes que nous avons énumérées plus haut.

Quant à l'amaurose produite par l'éclat de la neige, à la cécité subite qui en résulte et qu'on a longtemps admise, nous n'avons pu en trouver d'observations nulle part.

Indépendamment des maladies des yeux, les indigènes des régions polaires sont sujets à des flux intestinaux provenant de leurs longues abstinences et de leur gloutonnerie. La diarrhée et la dysenterie sont très communes chez les Esquimaux, le pyrosis et les affections vermineuses parmi les Lapons. Les Indiens des bords de la baie d'Hudson sont décimés par la phtisie et les flux de ventre ; ils arrivent rarement à la vieillesse (2).

Il en est de même des Groenlandais. Ils sont de plus en proie à la variole qui a été importée par les Danois en 1731 et qui à cette date enleva dans certains districts plus de la moitié de la population. Les indigènes des régions polaires sont tous atteints de maladies cutanées. Le favus, la gale, le psoriasis, le prurigo et surtout l'icthyose et l'eczéma sont extrêmement répandus parmi ces populations auxquelles la propreté est absolument inconnue.

§ IV. — ACCLIMATEMENT

On donne le nom d'*acclimatement* au changement qui se produit dans l'organisme à la suite d'un séjour prolongé dans un lieu différent de celui que le sujet a habité jusqu'alors et celui d'*acclimatation* à l'ensemble des moyens à l'aide desquels on peut favoriser ce changement. Cette question prend chaque jour une importance plus grande. Les conditions d'existence des nations ont complètement changé depuis un demi siècle. A l'isolement systématique des peuples a succédé un besoin d'expansion, une fièvre de locomotion que le progrès industriel et scientifique favorise. La facilité des transports a rapproché les distances et ouvert les routes du globe à toutes les nationalités.

Les grandes migrations des temps passés n'étaient que des accidents

(1) A Berlin, *De l'affection des yeux dite cécité des neiges* (*Revue sanitaire* de Bordeaux, n° du 25 septembre 1888, *Extrait du Nordiskt medincinskt*, Arkiv, 1888).

(2) Samuel Hearne, *Voyage au fort du Prince-de-Galles, dans la baie d'Hudson, à l'Océan nord de* 1769 *à* 1772, traduit de l'anglais, Paris, an VII.

dans la vie des peuples ; aujourd'hui les déplacements partiels sont une loi de leur existence. La connaissance des lieux vers lesquels les émigrants se transportent, celle des précautions dont ils doivent s'entourer pour s'accommoder à leur nouvelle patrie, deviennent indispensables aux médecins qui doivent les guider, aux hygiénistes pour lesquels le problème de la colonisation devient une étude de premier ordre.

Ce problème se présente sous deux aspects différents, suivant qu'on l'envisage au point de vue de l'individu ou sous celui de la race. Pour l'individu, il lui suffit de pouvoir vivre dans sa nouvelle patrie : pour la race, il faut qu'elle s'y maintienne et s'y perpétue, sans que de nouveaux contingents soient nécessaires pour remplir ses vides, sans qu'elle ait besoin d'emprunter des bras étrangers pour cultiver le sol qui doit la nourrir. Une race n'est acclimatée qu'à cette condition et celle-ci n'est remplie que lorsque le chiffre des naissances égale ou dépasse celui des décès. Dès lors de nouveaux éléments interviennent dans le problème. La fécondité des femmes et la mortalité des enfants pèsent dans la balance d'un poids considérable. Nous allons nous occuper successivement de ces deux modes d'acclimatement.

I. **Acclimatement individuel.** — La transplantation d'un milieu dans un autre est soumise à des conditions que l'émigrant doit connaître pour s'y conformer. Les unes résident en lui-même, les autres tiennent au milieu et celles-là sont les plus importantes.

1° *Influence du milieu.* — Le sens dans lequel l'émigration doit s'opérer est une question capitale. Le déplacement en longitude n'a aucune influence sur la santé et ne nécessite pas d'acclimatement ; il n'en est pas de même du déplacement en latitude.

Pays froids. — L'acclimatation est plus facile, lorsque le mouvement a lieu vers les pôles que lorsqu'il se dirige vers l'équateur. Cette remarque faite il y a deux mille ans par Vitruve, s'applique également aux animaux et aux plantes. Tous les végétaux exotiques de nos contrées sont venus du sud. Les fauves des pays chauds résistent mieux dans nos ménageries que ceux des régions polaires. Les petits chevaux arabes de nos chasseurs d'Afrique ont beaucoup mieux supporté les froids rigoureux de la Crimée que les chevaux anglais, et si les singes meurent phtisiques en Europe, il est vraisemblable que la claustration et le genre de vie qu'ils mènent y contribuent autant que le climat.

En parlant des régions polaires, nous avons montré la facilité avec laquelle les équipages supportent les froids terribles de ces latitudes. Les gens du midi jouissent d'une santé excellente lorsqu'ils viennent se fixer dans le nord. Les créoles s'habituent très bien au climat de la France. C'est une observation qu'on peut faire chaque jour dans les ports de mer où beaucoup de familles sont venues se fixer depuis l'émancipation. Pour eux, le changement de résidence s'opère sans modification apparente dans la santé. On a décrit un acclimatement un peu théorique pour les personnes passant des climats chauds dans les pays froids. On a parlé de pléthore, de susceptibilité bronchique, de phtisie. Nous n'avons rien vu de semblable. Il est au contraire reconnu que les créoles sont moins impressionnables au froid le premier hiver que le suivant et nous pouvons affirmer qu'ils ne deviennent pas plus souvent phtisiques que les autres. Michel Lévy a fait du reste la même remarque. « Nous avons connu à Paris, dit-il, un grand nombre de jeunes gens du Brésil, du Mexique, qui n'ont souffert ni du froid de nos hivers ni de la température humide et variable de nos saisons intermédiaires (1). Le fait est qu'en général ils se portent mieux en France que dans les colonies. Leur appétit augmente, leur nutrition s'active, leur teint se colore et les femmes qui approchent de l'âge de retour y acquièrent un certain embonpoint, tandis que dans leur pays, elles deviennent d'une maigreur désolante, à cet âge de la vie. Ce n'est pas un acclimatement véritable puisqu'il s'opère insensiblement, sans crise et sans secousse.

Pays chauds. — Les choses se passent de toute autre façon lorsque le déplacement se fait en allant vers l'équateur et ce genre d'émigration offre plus d'intérêt que le précédent. Les Européens n'ont guère de tendance à se diriger vers les pôles ; le zèle scientifique peut seul les y attirer ; tandis que tout au contraire les pousse vers le midi. La beauté du ciel, la richesse de la végétation, la fécondité du sol leur permettent une vie agréable et facile. Aussi tous les grands mouvements de population se sont-ils toujours faits du nord au sud. Les barbares marchaient vers le soleil, en se dirigeant vers l'Italie et l'Espagne ; les courants d'émigration se portent aujourd'hui vers les régions intertropicales et pourtant elles ont dévoré bien des millions d'Européens. Les colonies les plus florissantes ont un lugubre passé de désastres et d'épidémies ; mais la seule conclusion qu'on soit en droit d'en tirer, c'est qu'on trouve sous la zone torride un grand nombre de localités tellement insalubres que les Européens ne pourront les habiter qu'après les avoir assainies. La plupart des essais de colonisation ont eu lieu sur le littoral, à l'embouchure des fleuves, ou sur les bords de marais pestilentiels. Dans de semblables conditions, ils ne pouvaient aboutir qu'à des revers. On a tiré de ces faits particuliers des conclusions générales ; on s'est habitué à ne pas séparer l'idée d'insalubrité de celle de pays chauds et à regarder l'acclimatement des Européens sous ces latitudes, comme un rêve irréalisable. Cela tient à ce qu'on n'a pas fait, dans la production des maladies de ces contrées, la part de l'air et celle des lieux. C'est pourtant cette distinction qui domine la question d'acclimatement. Pour simplifier le problème, le docteur Treille en élimine les maladies endémiques. Ce sont pour lui des faits contingents et accidentels qu'il ne faut pas faire

(1) Michel LÉVY, *Traité d'hygiène publique et privée* (*loc. cit.*), t. I, p. 257.

intervenir dans l'étude de l'acclimatement (1). Qu'on puisse en faire abstraction en théorie, nous le comprenons, mais dans la pratique, force est bien d'en tenir compte. Il est des possessions coloniales tout entières dans lesquelles l'émigrant n'est forcé de lutter que contre ce que M. Treille appelle les forces imminentes de l'atmosphère; il en est d'autres où il est exposé aux émanations du sol, où il devient la proie des maladies infectieuses que ces émanations produisent. Dans le premier cas, l'acclimatement est possible, sans que l'Européen ait de tribut à payer aux maladies, car on ne peut pas donner ce nom aux éruptions lichénoïdes ou furonculeuses dont il est souvent atteint pas plus qu'à l'état d'anémie presque physiologique dans lequel il ne tarde pas à tomber. Pendant quelque temps, il jouit de la plénitude de sa santé, il peut conserver, sans grande gêne, les vêtements qu'il portait dans son pays, et supporte sans peine le travail et la marche en plein soleil. Le premier effet du climat des Antilles sur l'arrivant, dit Rufz de Lavison, est une sorte d'excitation générale qui produit un sentiment de force inaccoutumée et d'activité. Toutes les distances paraissent petites, toutes les fatigues sont hardiment abordées (2). Au bout de quelques jours, cette sorte de fièvre tombe, les fonctions s'alanguissent, le corps s'alourdit et le travail devient impossible. On n'agit plus que par secousse, avec effort et la moindre agitation détermine des sueurs profuses qu'augmente encore l'abus des boissons et qui énerve. L'horreur du mouvement, le besoin de repos sont alors plus prononcés que chez l'habitant du pays. En même temps l'appétit décroit, le coloris des joues pâlit et l'hématose perd de son activité. Pendant les premiers temps du séjour aux colonies, l'activité de la respiration augmente, puis elle diminue notablement. Les Européens, dit le docteur Jousset (3), qui avaient des spirométries montant jusqu'à 4.500, tombent à 3.900, 3.800 et, au bout de quelque temps, ils sont au niveau des indigènes. Quant à la fréquence, il a trouvé pour moyenne 23 respirations par minute, 30 pour maximum et 16 pour minimum. Féris, dans son Mémoire sur les climats équatoriaux, arrive à la même conclusion.

La circulation subit des modifications analogues. Elle augmente au début de fréquence et de tension; les tracés sphygmographiques du docteur Jousset le prouvent. L'ascension est brusque, le sommet acuminé, la descente faiblement dicrote. Cet ensemble de phénomènes prouve que les sujets sont sous le coup de l'éréthisme du début signalé par Davy et par Rufz de Lavison.

Le passage des pays tempérés dans les régions tropicales élève la température chez les Européens. Elle monte avec celle de l'atmosphère,

(1) Docteur G. Treille, *De l'acclimatation des Européens dans les pays chauds*, 1888.
(2) Rufz de Lavison, *Études historiques sur la Martinique*, 1850, t. II, p. 150
(3) A. Jousset, *Traité de l'acclimatement et de l'acclimatation*, Paris, 1884, p. 156.

s'exagère après le repos et sous l'influence de l'exercice. L'hyperthermie normale de l'Européen transporté sous les tropiques est de 1° à 2°, d'après M. Jousset, de 0°,70 seulement d'après M. Treille. Les fonctions de la peau sont surexcitées en même temps; les sueurs deviennent continuelles, profuses. Elles dépassent souvent 2.000 grammes dans les 24 heures et représentent, d'après Rattray, le tiers des sécrétions totales. En même temps la quantité des urines diminue ; elle tombe parfois à 760 grammes d'après Treille ; leur densité augmente d'une manière très notable.

L'activité de la sécrétion hépatique s'accroît pour compenser la diminution de l'hématose. En même temps les digestions deviennent plus difficiles, il survient un état saburral des premières voies qui s'accompagne souvent de pyrosis et de flatulence ; l'appétit disparaît ou se pervertit et la nutrition s'en ressent bien vite. Sous ces influences le sang ne tarde pas à s'appauvrir et l'on voit se manifester l'*anémie tropicale*, bien distincte de celle qu'amènent les cachexies ou qui accompagne la convalescence. C'est une anémie essentielle due à l'insuffisance de la réparation, à l'épuisement par les pertes sudorales, et à la diminution de l'oxygène absorbé. Elle se traduit par la pâleur du visage, un peu d'anhélation dans la marche, la débilité croissante du système musculaire et l'exaltation du système nerveux. On la constate au microscope par la diminution des globules sanguins qui peuvent tomber à 2.400.000 d'après les observations faites à Rio-de-Janeiro par le docteur Pedro de Magalhaes et même au-dessous d'après celles du professeur Hayem. Cette anémie presque physiologique est sans danger. Lorsque l'Européen peut, de temps en temps, aller respirer dans les montagnes, un air plus vif et plus frais, il peut se maintenir dans cet état et continuer à résider dans le pays ; mais lorsque la localité qu'il habite est soumise à une température constamment élevée et qu'il ne peut pas en sortir, le dépérissement s'accentue chaque jour et alors il faut que l'émigré revienne en Europe ou qu'il aille se refaire sous un ciel moins brûlant. C'est ce que font les habitants des Antilles et de l'île de la Réunion ; ils vont chercher la fraîcheur dans les montagnes de leurs îles ; les Anglais du Bengale vont dans l'Hymalaya, ceux des côtes de Coromandel et de Malabar dans les Nyggheries.

L'état que je viens de dépeindre est le type classique de ce que les auteurs désignent sous le nom d'acclimatement. Il est certain qu'il est compatible avec un état de santé relatif et qu'il ne compromet pas la vie ; mais ce n'est pas une heureuse modification de l'économie acquise par un long séjour dans le pays, puisque l'Européen se portait mieux quand il y est arrivé et que sa santé est d'autant plus précaire qu'il y réside depuis plus longtemps.

L'anémie tropicale est sans danger dans les pays chauds salubres, c'est-à-dire dans ceux où l'Européen ne lutte que contre la chaleur et l'humidité de l'air ; il n'en est pas de même dans les régions où les émanations du sol viennent se joindre à ces influences dépressives. Elles facilitent l'invasion des maladies infectieuses, à l'égard desquelles il n'y a pas d'acclimatement. Les auteurs qui ont dit le contraire ont confondu l'immunité qu'on acquiert pour les maladies qu'on ne contracte qu'une fois avec l'assuétude à l'empoisonnement miasmatique qui ne s'acquiert pas. C'est ainsi que Rochoux fixe à deux années le temps que réclame l'acclimatement aux Antilles ; il dit qu'on le perd par un long séjour en Europe, que les créoles après une absence prolongée sont, à leur retour, dans le cas des nouveaux débarqués, il ajoute que l'habitation des montagnes n'a d'influence préservatrice que pendant le temps qu'on y passe. Tout cela, sauf le terme de deux ans qu'il a fixé d'une manière tout à fait arbitraire, est vrai pour la fièvre jaune aux Antilles et pour la peste dans le Levant ; mais ne s'applique guère qu'à elles. Or, ces maladies sont essentiellement épidémiques et ne constituent que des accidents pathologiques dans les pays où elles règnent, tandis que les fièvres paludéennes, la dysenterie, l'hépatite en forment le fond. Ce sont les véritables endémies des régions intertropicales et, pour celles-là, il n'y a pas d'acclimatement.

Fonssagrives admettait l'assuétude pour le miasme des marais, et l'appelait le *mithridatisme palustre;* mais c'était une erreur de cet excellent esprit. Le paludisme se transforme, mais il ne cède pas. La fièvre diminue d'intensité, les accès s'éloignent, s'atténuent ; mais la cachexie les remplace et la chloro-anémie, les engorgements viscéraux, les hydropisies conduisent lentement le malade au tombeau, à moins que le dénouement ne soit hâté par un accès pernicieux. Il en est de même pour la dysenterie et pour l'hépatite. Une première attaque en appelle pesqu'inévitablement une seconde si le malade ne quitte pas le pays.

L'acclimatement, on le voit, n'est guère possible dans les régions insalubres de la zone intertropicale. Les garnisons européennes y perdent d'autant plus de monde que le séjour s'y prolonge davantage ; aussi les renouvelle-t-on d'autant plus souvent que le pays est plus malsain. On les relève tous les trois ans dans les colonies salubres, tous les deux ans dans celles qui le sont moins et tous les ans à Mayotte. Pendant la dernière expédition de Madagascar, les échanges entre cette île et celle de la Réunion étaient incessants.

Altitudes. — Dans les colonies dont le sol est montagneux, on a pris le parti, pour mettre les troupes à l'abri des maladies endémiques, de les établir dans des camps établis sur des lieux élevés. Les miasmes infectieux ne s'élèvent pas à une grande hauteur. Celle-ci varie avec le pays et la latitude, comme nous l'avons vu en étudiant les climats partiels. La limite des émanations palustres ne dépasse pas 800 mètres, et il suffit le plus souvent de s'élever à 400 ou 500 pour s'en préserver. La fièvre jaune, suivant de Humboldt, ne dépasse pas au Mexique l'altitude de

924 mètres ; aux Antilles, elle s'arrête beaucoup plus bas. A la Guadeloupe, elle respecte les soldats casernés au camp Jacob, dont l'élévation n'est que de 545 mètres. A la Martinique, elle n'atteint pas ceux qui habitent au camp de Balata, qui n'a pas 440 mètres d'altitude. Les Européens se portent à merveille dans les pays de montagne. Ceux qui vont se refaire dans les *sanatoria*, vantent à l'envi la pureté vivifiante de l'air et le charme des stations élevées. Il en est pourtant qui dépassent 2.000 mètres. Celui de Darjeling, dans l'Himalaya, n'a pas moins de 2.668 mètres, et le plateau des Nilgherrys dans les Ghates orientales, atteint 2.200. C'est une altitude exagérée, et mieux vaut ne pas monter aussi haut. Il y a souvent, dans ces *sanatoria*, un écart de 25 degrés entre les températures extrêmes de la nuit et du jour ; de semblables variations ne sont pas sans danger pour des gens qui viennent du Bengale ou de la côte de Malabar. Aussi les Européens y sont-ils sujets à des affections rhumatismales et à une diarrhée particulière que les médecins des Indes ont décrite sous le nom de *Hills diarrhea*. Quant aux indigènes qui les accompagnent, ils ont la plus grande peine à supporter ce changement de résidence.

3° *Influence de l'âge, du sexe, de la constitution.* — Les enfants s'acclimatent plus difficilement que les adultes dans les régions intertropicales. Leur mortalité y est beaucoup plus forte qu'en Europe. Dans l'Inde, il meurt deux fois plus d'enfants anglais, de la naissance à 15 ans, que dans la Grande-Bretagne. Il en est de même dans les autres colonies. Il y a toutefois une distinction importante à faire au sujet de l'âge. Un enfant européen qu'on emmène aux colonies, avant le sevrage et l'époque de la première dentition, peut être considéré comme ayant à peu près quatre chances sur cinq de ne pas y résister. S'il ne meurt pas d'athrepsie pendant la traversée, parce que le lait de sa mère, de sa nourrice ou de sa chèvre se sera tari en route, il succombera probablement aux convulsions dentaires ou à la diarrhée du sevrage. C'est pour cela que, dans les pays chauds, on prolonge l'allaitement jusqu'à deux ans. Cette époque franchie, les chances de vie augmentent comme en Europe, et lorsque la première enfance est passée, elles sont égales à celles des adultes. On remarque même que, dans les pays chauds salubres, les enfants européens, quand ils sont bien soignés, se développent plus rapidement que dans le pays natal. Je ne parle ici que de ceux qui sont venus aux colonies tout jeunes, qui ont résisté aux premiers assauts et sont par conséquent le résultat d'une sélection. Ceux qui arrivent aux colonies à 7 ou 8 ans ne sont pas dans le même cas, et les adolescents eux-mêmes résistent moins bien que les adultes. C'est dans la plénitude de la vie qu'on est dans les meilleures conditions pour émigrer et pour se rendre utile dans le pays qu'on va habiter. Les enquêtes anglaises ont prouvé qu'au-dessous de 16 ans et au-dessus de 40, les immigrants étaient plutôt une charge qu'une ressource pour une colonie. La limite extrême, dit

Mahé, ne devrait pas dépasser 50 ans. Cela ne veut pas dire que les vieillards ne se portent pas bien aux colonies. Avec des ménagements, du repos et du bien-être, ils s'y trouvent très bien. La chaleur leur est favorable ; les maladies endémiques, les épidémies les respectent d'habitude, et ils atteignent souvent un âge très avancé ; mais ce sont des non-valeurs.

Si les hygiénistes sont unanimes sur ce qui concerne les difficultés de l'acclimatement pour les enfants, ils ne sont pas aussi bien d'accord à l'égard des femmes. Les uns soutiennent qu'elles s'habituent encore plus difficilement que les hommes aux pays chauds ; d'autres affirment qu'en raison de leur sobriété, de leurs fatigues moindres, de leurs occupations qui leur permettent de rester à la maison, elles payent un moindre tribut à la maladie et à la mort. Les deux opinions ne sont pas aussi inconciliables qu'elles le paraissent. En réalité, les femmes souffrent plus que les hommes dans les colonies ; mais elles y meurent moins. Elles y mènent une existence affreusement pénible. La traversée pour s'y rendre les éprouve davantage. Si elles sont enceintes, l'avortement est probable ; si elles sont nourrices, leur lait se tarit le plus souvent. Elles arrivent aux colonies fatiguées par le mal de mer et déjà affaiblies. La chaleur et l'humidité leur paraissent plus insupportables qu'à nous. Les moustiques les tourmentent davantage et les empêchent de dormir ; les sueurs profuses, la dyspepsie, l'ennui, la nostalgie les achèvent ; elles maigrissent, tombent dans l'anémie et les accidents névropathiques, les troubles de la menstruation arrivent à la suite. Tout cela ne les fait pas mourir, mais elles mènent aux colonies un existence misérable et sont le plus souvent forcées de retourner en France. Il y a sans doute de très nombreuses exceptions ; mais, en général, l'influence des pays chauds exaspère les troubles qui forment le fond de la pathologie de la femme. En revanche, elle résiste mieux que l'homme aux maladies endémiques et il en meurt moins.

Les tempéraments qui se rapprochent le plus de celui des hommes du Midi, sont ceux qui se prêtent le mieux à l'acclimatement dans les régions torrides. Les hommes robustes, sanguins, les blonds au teint rosé, sont ceux que la fièvre jaune frappe de préférence. La dysenterie et l'hépatite ne les épargnent pas davantage. Les hommes grands, lymphatiques, un peu mous, ne résistent pas mieux. Dans les troupes de marine, les artilleurs, qui sont des hommes de haute taille, succombent dans une plus forte proportion que les fantassins qui n'ont pas été choisis. Les hommes qui résistent le mieux sont ceux qui sont bruns, secs, bien musclés et de taille moyenne. Il est inutile de dire qu'il faut qu'ils soient exempts de toute tare organique.

3° *Hygiène de l'acclimatement.* — Lorsqu'on va se fixer dans un climat plus froid que le sien, ou dans des lieux élevés, on n'a d'autre précaution à prendre que celle de se couvrir plus chaudement et d'éviter les refroidissements nocturnes. L'émigration vers les pays chauds exige plus de précautions ; il ne faut pas toutefois les exagérer comme le font beaucoup d'hygiénistes, il faut surtout se bien garder de donner les mêmes conseils à l'individu isolé qui se rend aux colonies pour ses affaires et aux chefs de corps qui y envoient des troupes, aux gouvernements qui y expédient des condamnés ou des convois d'émigrants.

L'individu qui se rend dans les contrées équatoriales, ne quitte pas l'Europe pour changer d'air, il y va parce que ses affaires ou les obligations de son emploi l'y contraignent. Il ne peut par conséquent pas choisir sa résidence, et souvent il lui est impossible de fixer l'époque de son départ et le lieu de son habitation. Il est donc un peu puéril de lui conseiller de graduer la transition d'un climat dans un autre, par une halte prolongée dans les régions intermédiaires, d'éviter le séjour des localités insalubres, d'aller passer l'hivernage dans les montagnes, de ne pas sortir pendant les heures chaudes de la journée, etc. Il part quand on le lui ordonne, se loge où il peut et sort quand ses affaires l'y contraignent. Toutefois, quand il lui est loisible de fixer l'époque de son départ, il faut qu'il s'arrange de façon à n'arriver à sa destination qu'à l'époque de la saison fraîche, qu'il laisse passer l'hivernage et surtout qu'il n'y débarque pas au moment d'une épidémie.

Habitation. — S'il est libre de choisir sa résidence, si ses occupations ne l'enchaînent pas dans une ville située au bord de la mer, près d'un fleuve ou d'un marécage, il faut qu'il se fixe sur une hauteur, comme le font les négociants dans la plupart des colonies. Ils ont leurs bureaux dans la ville basse et leurs habitations sur les collines qui entourent celle-ci. C'est ce que les Hollandais font à Batavia, et depuis qu'ils ont pris cette habitude, leur mortalité a diminué dans une proportion considérable. Si le nouveau venu ne peut pas s'éloigner du centre de la localité, il faut qu'il évite de se loger dans les parties basses, près d'endroits marécageux, d'eaux croupissantes.

Les habitations les plus saines sont celles qui n'ont qu'un étage élevé sur un rez-de-chaussée servant de cave ou de réserve, avec un grenier bien ventilé, recouvert d'un toit en briques fortement incliné pour favoriser l'écoulement des pluies torrentielles. Les toits en bardeau, très usités dans les colonies, sont trop hygrométriques ; ils se fendillent sous l'action du soleil et laissent passer la pluie. Quant aux toitures métalliques, il n'y faut pas songer. Elles communiqueraient à l'appartement situé au-dessous une chaleur intolérable.

Autant que faire se peut, il faut éloigner les servitudes, de la maison proprement dite. Celle-ci s'élève d'habitude au centre d'un petit jardin séparé de la rue par une grille et les communs sont relégués derrière. Le point capital pour l'hygiène des appartements, c'est qu'ils soient vastes et bien aérés. Dans les pays véritablement torrides, comme les Indes anglaises, on les ventile avec des *pankas*, sorte d'éventails ou de cloisons mobiles qu'un Indien fait osciller nuit et jour. Dans les riches maisons anglaises de Calcutta, les appartements sont séparés de l'extérieur par de larges galeries supportées par des colonnes. Entre celles-ci sont placées des nattes en vétyver qu'on arrose constamment. L'évaporation de cette eau parfumée, la demi-obscurité qui règne partout et le mouvement perpétuel des *pankas* produisent, dans ces demeures somptueuses, un abaissement de température tel que les Européens qui y entrent, en sortant de leurs navires où la chaleur est intolérable, éprouvent un sentiment de froid désagréable et y contractent des douleurs rhumatismales.

Le mobilier doit être simple, les tapis et les tentures y seraient un non-sens. Les lits doivent être durs, enveloppés dans une moustiquaire, formés d'un seul matelas mince et résistant. Dans certains pays ultra-torrides, on couche sur des nattes, avec une chemise et une mauresque pour tout vêtement, en se plaçant dans un courant d'air.

Lorsqu'il s'agit d'habitations collectives, de campements pour des soldats par exemple, on est libre de choisir son emplacement et il faut se porter sur les hauteurs. C'est une règle sur laquelle les hygiénistes de tous les pays sont aujourd'hui d'accord. La France, à cet égard, est loin d'être dans d'aussi bonnes conditions que l'Angleterre. A l'exception de notre *sanatorium* de la Guadeloupe, nous ne possédons dans les hauteurs de nos colonies, que des établissements précaires, d'un confort douteux, destinés seulement à être occupés pendant quelques mois, en temps d'épidémie, ou pendant la durée des plus fortes chaleurs. Les hommes y sont entassés dans des conditions qui annulent les bons effets de l'altitude. C'est ainsi qu'à la convalescence de Saint-François (île de la Réunion) et à Balata (Martinique), les baraquements sont insuffisants et la fièvre typhoïde s'y est développée à maintes reprises (1). En construisant, comme on le fait aujourd'hui, des casernes dans les plaines, des baraquements sur les hauteurs, des *sanatoria* plus haut encore, on éparpille ses ressources et on multiplie les dépenses. Il faut créer, sur les hauteurs, non des habitations temporaires, mais des casernements définitifs pour loger les troupes en tout temps. Quant au mode de construction, aux matériaux à adopter, à la disposition des annexes, les règles en seront tracées en parlant des habitations en général et des casernes en particulier (2).

Alimentation. — Le régime à suivre en arrivant aux colonies a une importance capitale. Les conseils donnés par les hygiénistes se ressentent un peu des idées théoriques qu'ils se font au sujet de l'acclimatement. D'après Michel Lévy, tant que les nouveaux venus ne participent pas

(1) Docteur G. Reynaud, *L'armée coloniale au point de vue de l'hygiène pratique*, Paris, 1894.

(2) Pour la construction des casernes dans les colonies, voyez G. Reynaud, *L'armée coloniale* (*loc. cit.*), chapitre V, p. 196, et *Manuel d'hygiène coloniale* (*Journal d'hygiène*, 1894, N° 925, p. 286).

encore à la débilité naturelle des indigènes, tant qu'ils pèchent encore contre le climat par l'exubérance des forces et par un état trop fibrineux du sang, leur régime doit être moins substantiel et composé particulièrement d'aliments végétaux (1). Autrefois on allait plus loin; on les saignait à l'arrivée pour les acclimater plus vite. Cette pratique a causé bien des décès. En diminuant brusquement la masse du sang, on active l'absorption, et dans les pays malsains on favorise celle des miasmes; dans les contrées salubres, on diminue la somme de résistance apportée d'Europe par les nouveaux venus, et on hâte l'apparition de l'anémie tropicale. Il ne faut pas affaiblir les gens.

Les conseils que nous avons toujours donnés aux personnes qui vont se fixer aux colonies, sont les suivants : Il faut vivre avec sobriété, ne pas contraindre son appétit ni changer brusquement ses habitudes. Il faut se rapprocher peu à peu du genre de vie que l'expérience a fait adopter aux Européens habitant depuis longtemps dans le pays. Quant aux indigènes, dont certains hygiénistes conseillent d'adopter l'alimentation, elle serait absolument insuffisante pour faire vivre un Européen. Un Indien se soutient avec une pinte de riz, les noirs d'Afrique se contentent d'un peu de racine de manioc, vivent de millet ou de bananes; un blanc qui voudrait les imiter, ne résisterait pas un mois à un pareil régime.

Il est certain que, dans les pays chauds, on a besoin de moins de nourriture, puisqu'on n'a pas à fournir la même quantité de chaleur; mais si les aliments respiratoires sont moins utiles, ceux qui fournissent à la réparation sont toujours indispensables, et c'est pour cela qu'une diète exclusivement végétale est un non-sens. D'un autre côté, on ne peut pas insister fortement sur l'usage des viandes, parce que la digestion est moins active; le suc gastrique est moins acide, son pouvoir peptonisant est amoindri. Du reste, il suffit de se régler sur ses impressions. L'appétit est moins exigeant dans les colonies. La viande ne l'excite pas. Les volailles, les œufs, le poisson, les coquillages, les légumes, les fruits, le stimulent davantage et conviennent mieux dans des pays où l'alimentation n'a pas besoin de fournir à l'entretien de la chaleur. Les nouveaux venus doivent éviter l'abus des fruits qui sont cause de diarrhée ou de dysenterie. Le goût des condiments se développe promptement. On recule dans les premiers temps devant le piment, le kari, les achards; mais on s'y habitue vite et l'excès seul est à éviter. Il faut se défier toutefois de l'abus des condiments acides; beaucoup de dyspepsies chroniques ne reconnaissent pas d'autre cause.

L'abus des boissons alcooliques est encore bien plus dangereux; il contribue pour une forte part à la mortalité des hommes du Nord dans les colonies. L'alcool tue plus d'Anglais dans l'Inde que les maladies.

(1) Michel Levy, *Traité d'hygiène* (*loc. cit.*), t. II, p. 519.

Les spiritueux ont dans les pays chauds un attrait auquel il est difficile de résister. Ce sont les seules boissons qui désaltèrent et qui réveillent l'activité. Les personnes les plus sobres éprouvent cette tentation en arrivant aux colonies. L'absinthe, le tafia étendus d'eau sont surtout à redouter, parce qu'on augmente toujours la quantité du principe alcoolique et qu'on en boit sans cesse. Les boissons aqueuses, les limonades ne font que tromper la soif et exciter la transpiration. Les boissons amères, la bière principalement, sont préférables ; mais les bières qu'on prépare pour l'exportation sont alcoolisées et il faut les couper avec de l'eau.

Le vin de bonne qualité convient pour les repas et il faut préférer les vins rouges de France aux vins blancs alcoolisés dont on fait un si grand usage dans les colonies. Les infusions légères de café et de thé conviennent également pour étancher la soif ; mais il faut les boire aussi chaudes que possible, comme le fond les Chinois, lorsqu'on ne peut pas les refroidir à l'aide de la glace.

Les boissons glacées, lorsqu'on n'en fait pas abus, qu'on ne les ingurgite pas en trop grande quantité à la fois, sont très hygiéniques dans les pays chauds, et elles procurent un soulagement considérable ; aussi leur usage s'est-il généralisé, depuis que la facilité des communications et le perfectionnement des appareils a permis de s'en procurer à peu près partout. Les boissons très froides désaltèrent sous un petit volume et favorisent la digestion, par l'action tonique qu'elles exercent sur la tunique musculeuse de l'estomac et par l'effet sédatif qu'elles produisent sur son système nerveux.

L'absorption des boissons froides produit un abaissement de la température générale qui peut aller à plus d'un degré et qui se communique au corps tout entier ; elle ralentit la respiration sans en changer le rythme : elle augmente la tension du pouls et, si son action se prolonge, elle finit par en ralentir les battements. Il est inutile de dire que l'ingurgitation brusque d'une grande quantité d'eau glacée pendant que le corps est en sueur, est aussi dangereuse sous les tropiques qu'en Europe, qu'il peut en résulter des congestions intérieures, des pleurésies, des péricardites, des vomissements incoercibles ou des flux cholériformes. On attribue ces accidents à l'augmentation de la pression sanguine.

Vêtements. — Dans les colonies, les vêtements doivent remplir deux indications : préserver le corps de l'ardeur du soleil, absorber la sueur et la vaporiser. Ils doivent être amples, légers et mauvais conducteurs du calorique. La laine et le coton sont pour cela préférables à la toile. Il est indispensable de porter, sur la peau, un gilet de flanelle légère ou un tricot de coton et de s'envelopper le ventre d'une large ceinture de flanelle. La chemise doit être en coton aussi fin que possible. Le linge de corps doit être changé très fréquemment. C'est une mesure détestable que celle qui consiste à le faire sécher, lorsqu'il est imprégné de sueur, pour le remettre ensuite, sans passer par le blanchissage. Quant aux habits de drap, il faut les réserver pour les matinées et les soirées fraîches. Dans le jour, ils sont avantageusement remplacés par un pantalon blanc, une jaquette ou une veste blanches. Il est indispensable de changer de vêtement, lorsque la nuit approche. Sans cette précaution, on contracte des refroidissements qui ne sont pas sans danger. Il est rare que les habitants aient besoin de se couvrir de vêtements imperméables, quand ils restent en ville ; mais en voyage et dans les longues courses, surtout à cheval, il est bon de s'en munir. Le chapeau de paille est la meilleure coiffure qu'on puisse adopter. Il faut laisser le casque aux militaires.

Les femmes, pour leur toilette, se conforment aux mêmes principes généraux. Lorsqu'elles sont à la maison, et elles y passent la majeure partie de leur vie, elles portent pour tout vêtement, dans la plupart des colonies, une ample robe de chambre sans taille, en mousseline ou en foulard. Pour les petits enfants, il faut renoncer au maillot qui cause des rougeurs, des excoriations et des sueurs profuses. Une chemisette et une robe longue suffisent pour les couvrir. Nous parlerons du costume des troupes, dans les colonies, lorsque nous nous occuperons de la profession militaire.

Bains, ablutions. — La propreté rigoureuse est plus indispensable dans les pays chauds que partout ailleurs : elle y est aussi plus facile. On voudrait vivre dans l'eau. Les bains froids, les douches et les ablutions froides nettoient la peau et la rafraîchissent ; ils tempèrent même la soif. Les créoles ont fait usage des affusions froides longtemps avant que Priessnitz n'inventât l'hydrothérapie. Les bains froids pris dans l'eau courante ou à la mer sont une excellente pratique et la natation vient y joindre les bienfaits d'un exercice pris dans un milieu qui exclut la transpiration. Seulement, il faut se défier des caïmans et des requins. Le meilleur moment pour se plonger dans l'eau, est le matin. On s'y dépouille de la sueur de la nuit et on y puise de la vigueur pour les premières heures de la journée. Le bain du soir a l'avantage de préparer au sommeil par le calme qu'il procure ; mais il faut éviter le milieu du jour.

Travail, exercices. — Dans les pays chauds, tout travail demande un effort. On a de la tendance à se laisser vivre dans l'immobilité et il faut réagir contre elle, tout en évitant l'excès de fatigue qui est plus dangereux encore. L'existence dans les colonies n'est plus ce qu'elle était avant l'émancipation des noirs. Les propriétaires sont obligés aujourd'hui de surveiller eux-mêmes leurs exploitations ; les nouveaux venus sont des commerçants, des industriels qui ont leur temps pris par leurs affaires, ou des fonctionnaires dont les occupations sont les mêmes qu'en Europe. Il faut courir sous le soleil, ou séjourner dans un bureau, pendant le moment le plus chaud de la journée, et ce n'est pas sans inconvénient.

Dans les pays extrêmement chauds, comme le Bengale, on ne sort pendant le jour, que dans les cas d'absolue nécessité. On s'enferme alors dans une voiture hermétiquement close, et un Indien vous tient un parasol au-dessus de la tête, pendant qu'on passe de la voiture dans la maison.

Les Européens qui en ont le loisir, font bien de rester chez eux, pendant la grande chaleur et de faire la sieste qnand ils le peuvent. C'est, quoi qu'on en ait dit, une excellente habitude. Une heure de sommeil au milieu du jour repose, rafraîchit, redonne de l'énergie et compense l'insomnie trop fréquente des nuits. Pendant la sieste, la température du corps s'abaisse et la fréquence du pouls diminue ; la respiration seule s'accélère légèrement. Le besoin de sommeil à l'heure de midi est partagé par tous les êtres vivants. Tout dort dans la nature à cette heure torride. C'est le moment du profond silence dans les grands bois ; les fauves se cachent et s'endorment ; les oiseaux font silence et les insectes eux-mêmes partagent l'immobilité générale. L'Européen, quand il ne dort pas, reste étendu, dans un demi-sommeil qui lui laisse à peine la liberté de penser et de sentir.

Il faut respecter ce besoin et se ménager un temps de repos au milieu de la journée, toutes les fois qu'on le peut. C'est ce qu'on fait généralement. Le matin est l'heure de la grande activité aux colonies. On y traite toutes les affaires urgentes, celles qui se font au dehors et on réserve pour le travail de cabinet les heures qui suivent la sieste et précèdent le dîner. La soirée est en général consacrée aux repos et aux distractions.

L'exercice est nécessaire dans les pays chauds comme partout ; mais il exige plus de ménagements. Tout déploiement exagéré de force musculaire amène des transpirations abondantes et inutiles sinon nuisibles. L'exercice même modéré élève la température, accélère la transpiration et le pouls. D'après des observations prises au Sénégal, la chaleur augmente de près d'un degré par la marche au soleil. La promenade à pied ou en voiture, l'équitation à la condition de ne pas adopter une allure trop fatigante, les occupations qui ne demandent pas de mouvement trop énergique, suffisent en général à ce besoin d'action physique qui demande à être satisfait.

Les pays chauds ne sont pas plus favorables au travail intellectuel. Il faut le même effort, la même force de volonté pour s'y livrer et il élève également la température. On ne peut pas le continuer pendant un temps aussi long qu'en Europe, sans courir plus de danger. La lecture est cependant une distraction des plus salutaires ; c'est plutôt une récréation qu'un travail et c'est un puissant remède contre l'ennui, le spleen et la nostalgie, dont il est bien difficile de se garer dans certains postes coloniaux où tout contribue à rendre la vie insupportable.

II. **Acclimatement de la race.** — La distinction que nous avons établie entre les pays salubres et ceux qui ne le sont pas, s'applique à la race aussi bien qu'à l'individu. Les Anglais et les Hollandais prospèrent au cap de Bonne-Espérance ; la population européenne se maintient sans effort à la Réunion et à Maurice ; les Espagnols ont fondé des colonies florissantes dans toute l'Amérique du Sud, et le courant d'émigration qui se dirige depuis quelques années vers les bords de la Plata a fait de la Confédération Argentine un Etat important. Les Allemands eux-mêmes ont formé nne colonie agricole au Brésil, dans la province de Rio-Grande-do Sul. 25 familles y ont produit, en 45 ans, une population de 120.000 âmes. Enfin rien ne s'oppose à la libre expansion de la race européenne dans la plus grande partie de l'Océanie. Elle ne se maintient au contraire qu'à la faveur de l'immigration dans les contrées où règnent les redoutables endémies des pays chauds. La mortalité y dépasse la natalité dans des proportions considérables, tant qu'on n'est pas parvenu à assainir le pays.

L'Algérie nous offre un exemple frappant de la transformation que peuvent amener la culture et l'hygiène. La mortalité était telle, dans les premières années de l'occupation, que les médecins de l'armée désespéraient de voir la race française s'y maintenir et s'y livrer à la culture du sol. Cependant l'exemple de ces Kabyles blonds de l'Auress, de ces représentants de la race caucasienne qui sont établis dans le nord de l'Afrique et s'y maintiennent depuis plus de deux mille ans, celui des Romains qui s'y sont implantés peu de temps après, auraient dû les rassurer sur l'avenir de notre colonie; mais ces exemples étaient oubliés. En présence de tous les faits connus jusqu'à ce jour, écrivait Boudin en 1857, l'acclimatement du Français en Algérie *à l'état d'agriculteur* n'a que la valeur d'une simple hypothèse, en d'autres termes il reste à prouver (1). Les généraux de l'armée partageaient cette défiance, contre laquelle protestait M. de Quatrefages et l'évènement a donné raison au savant. L'assainissement et l'amélioration progressive du sol, la ténacité des colons, l'accroissement progressif du bien-être, ont changé la face des choses. La mortalité a diminué pendant que la natalité augmentait; aujourd'hui le nombre des naissances l'emporte notablement sur celui des décès et le développement de la population européenne est assuré même en dehors de l'immigration.

En sera-t-il de même des colonies situées sous la zone torride ? Il est permis de l'espérer : c'est une question de temps, de prudence et de moyens d'action. Jusqu'ici on n'a fait en matière de colonisation que des essais qui devaient conduire à des désastres. Il est inutile de rappeler ce lugubre passé ; mais il faut qu'il reste à l'état d'expérience, pour qu'on n'ait plus la tentation de recommencer.

L'assainissement des contrées insalubres de la zone torride est une

(1) BOUDIN, J.-C.-M., *Traité de géographie et de statistique médicale*, Paris, 1857, t. II, p. 193.

œuvre qui dépasse la puissance des moyens d'action dont nous disposons aujourd'hui ; mais c'est en pareille matière qu'il ne faut jamais désespérer de l'avenir. A la façon dont marchent les sciences et l'industrie, ce qui nous paraît impossible aujourd'hui peut devenir praticable demain. Il faudrait avoir une foi bien robuste dans les progrès scientifiques pour espérer qu'ils permettront d'assainir un jour le globe tout entier, mais la terre est encore si faiblement peuplée que l'Europe pourra, pendant bien des siècles, déverser son excédent de population sur des contrées habitables pour elles. En attendant, il faut se tenir sur la réserve et se persuader que l'acclimatement définitif des races européennes entre les tropiques ne peut pas être l'affaire d'un jour. Les mouvements migratoires, pour aboutir à l'acclimatement, doivent s'opérer de proche en proche et sont l'affaire des siècles. Si les premiers âges du monde nous avaient légué l'histoire de leurs souffrances, ils nous apprendraient ce qu'il a fallu de temps, d'efforts et de sacrifices pour transformer l'Europe et ce qu'a coûté à nos ancêtres l'héritage qu'ils nous ont laissé.

Avec le temps, les changements physiologiques qui préparent l'adaptation de la race au climat, s'opèrent peu à peu. La stérilité des femmes et la mortalité des enfants diminuent ; l'équilibre entre les naissances et les décès s'établit peu à peu, jusqu'au jour où les premières l'emportent définitivement. Les aptitudes des émigrés augmentent en même temps. Au début, c'était déjà beaucoup de ne pas mourir ; avec les années, ils parviennent à surveiller les travaux des champs et à la fin à cultiver le sol. Déjà les petits blancs y parviennent, dans les hauteurs, aux Antilles, comme à Maurice et à la Réunion. Les colons de l'Algérie franchissent l'Atlas et vont se fixer à l'entrée du Sahara, à Laghouat, à Geryville. Les Espagnols cultivent la terre à la Havane et dans leurs colonies des mers du Sud. Les Boërs, les Hollandais repoussés du Cap par les Anglais résistent sous le ciel du Sud de l'Afrique, à côté des rejetons de l'émigration française qui porta la vigne au Cap et qui l'y cultive encore.

Il faudra bien des années, des siècles peut-être, avant que nous puissions faire de même dans les régions équatoriales les plus insalubres ; mais il ne faut pas douter de l'avenir de notre race. Elle a plus de vitalité que les autres, comme nous l'avons montré dans le premier chapitre.

(1) A. Jousset, *De l'acclimatement et de l'acclimatation* (*loc. cit.*), p. 399.

CHAPITRE III

L'HABITATION

ARTICLE I. — LES VILLES

En France, on donne le nom de *ville* à tout centre de population qui a plus de 2.000 habitants. L'ensemble de ces agglomérations constitue la population urbaine ; la population rurale comprend tout ce qui se trouve au-dessous de ce chiffre. Nous avons vu dans le premier chapitre quelle était la proportion respective de ces deux éléments, comment le premier s'accroissait sans cesse aux dépens du second dans la plupart des pays civilisés et notamment en France. Toutefois, le nombre des grandes agglomérations est assez restreint chez nous. Nous n'avions en 1894 que 117 villes dont la population dépassait 20.000 habitants et 12 seulement dans lesquelles elle excédait 100.000 âmes. Elles se sont formées et accrues lentement ; les progrès de l'hygiène n'ont pas suivi ce développement d'assez près pour conjurer les dangers que de pareilles concentrations ne pouvaient pas manquer de faire naître. Elle s'efforce aujourd'hui de regagner le temps perdu ; elle y parviendra sans nul doute si l'opinion et les pouvoirs publics la secondent dans sa tâche.

Le fait de se réunir pour vivre en société et de grouper les habitations pour rendre les relations plus faciles, crée des conditions nouvelles et des causes d'insalubrité que ne connaissent pas les populations rurales. Aussi l'hygiène des villes est-elle plus compliquée que celle des campagnes, et les règles qu'elle impose doivent être d'autant plus sévères, que les habitants sont plus nombreux et plus agglomérés. Tous les éléments prennent dans les grands centres de population une importance de premier ordre et doivent être étudiés avec le même soin. C'est ce que nous allons faire en nous occupant successivement de la topographie urbaine, de la voie publique, de la canalisation souterraine, des maisons, des habitations collectives et des établissements publics.

§ Ier. — TOPOGRAPHIE URBAINE

Nous comprenons sous ce titre, avec le professeur Arnould, les considérations relatives à la situation des villes, à leur assiette géologique, à leurs conditions climatériques.

I. **Situation.** — Les villes sont très inégalement répandues sur le globe depuis le 70e degré de latitude Nord jusqu'au 46e degré de latitude Sud. Cette différence tient à ce que l'hémisphère Sud est plus froid, moins peuplé et plus largement envahi par la mer que l'hémisphère Nord. La zone géographique dans laquelle les villes sont placées exerce une influence prépondérante sur leurs modes de construction, et la manière de vivre de leurs habitants ; mais cette question se rattache à celle des climats qui a été traitée dans le chapitre précédent. Leur emplacement influe également sur leur salubrité. Sous ce rapport, Fonssagrives (1) les a divisées en six groupes.

1° *Les villes de plaine* qui reposent sur un sol peu élevé, peu accidenté, d'un niveau sensiblement horizontal, largement ouvertes à tous les vents et éloignées des grands cours d'eau.

2° *Les villes de vallées ;* insalubres lorsqu'elles sont resserrées entre des montagnes trop hautes, comme cela s'observe dans certaines régions des Alpes et des Pyrénées, où le goître et le crétinisme sont endémiques.

3° *Les villes pélagiennes*, en général bien aérées, baignées par un air vif et pur et par conséquent salubres ; mais le plus souvent humides et parfois en butte à des vents violents et froids qui en rendent le séjour dangereux pour les organisations faibles et pour les poitrines délicates.

4° *Les villes fluviatiles* situées sur les rives des grands cours d'eau. Elles bénéficient de ce voisinage, pour leurs transports, pour leur approvisionnement en eau potable et trop souvent pour se débarrasser de leurs déjections ; elles lui doivent aussi leur humidité et leurs brouillards. Celles qui sont placées près de l'embouchure des fleuves, subissent de plus l'influence de la mer, des alluvions qu'elle forme, des marais mixtes qu'elle engendre. Dans les régions intertropicales, ce sont les localités les plus insalubres.

5° *Les villes lacustres* bâties sur le bord des lacs et sur pilotis, ou sillonnées par des canaux nombreux comme Venise, Amsterdam, Livourne. L'humidité constante et les brumes fréquentes sont la caractéristique de leur climat.

6° *Les villes palustres* enfin subissent l'influence des marais près desquelles elles sont situées et dont nous avons longuement étudié les pernicieux effets dans le précédent chapitre.

(1) J.-B. FONSSAGRIVES, *L'hygiène et l'assainissement des villes*, 2e édition, p. 36.

II. **Altitude.** — Les villes les plus élevées se rencontrent dans la chaîne des Cordilières. Potosi, dans la Bolivie, est à 4.165 mètres et Portugalete à 4.290 ; mais ce sont là de rares exceptions. On ne rencontre de villes situées au-dessus de 2.000 mètres que dans l'Amérique du Sud, et celles qui dépassent 1.000 mètres se comptent. Fonssagrives désigne les premières sous le nom de villes de *hauts plateaux*, les secondes sous celui de *villes alpestres*, il donne le nom de *villes de montagnes* à celles qui sont échelonnées entre 1.000 et 300 mètres au-dessous, ce sont des *villes de collines* ou de plaines.

L'altitude n'a pas en hygiène l'importance qu'on lui a attribuée. Il est certain que les villes situées sur des plateaux de quelque élévation sont plus salubres que celles qui sont au niveau de la mer, exposées à l'influence nuisible des cours d'eau, à l'humidité des vallées, aux émanations qui s'y rencontrent. D'une autre part, il n'est pas sans inconvénient d'habiter à des hauteurs où le baromètre tombe à 50 ou 60 cent.; mais il est inutile de revenir sur cette question que nous avons longuement traitée à l'occasion de l'atmosphère (1).

III. **Orientation et plan.** — Les villes se sont primitivement élevées sans grand souci de la salubrité, sur les routes suivies par les armées, sur le bord des cours d'eau et l'hygiène, forcée d'accepter le fait accompli, ne peut qu'améliorer des conditions qu'elle n'a pas créées. Ce n'est guère qu'en Amérique que de grandes cités s'élèvent encore comme par enchantement sur des terrains vierges et qu'on peut en déterminer à l'avance l'orientation et le plan.

1° *Orientation.* — Hippocrate s'en occupe longuement, dans son *Traité des airs, des eaux et des lieux;* mais les règles qu'il pose sont relatives à la Grèce et ne peuvent pas se généraliser. D'ailleurs, si les premières maisons peuvent choisir leur emplacement, celles qui viennent ensuite sont forcées de se ranger auprès d'elles, et toutes ne peuvent pas jouir à la fois de la lumière, du soleil et de l'abri. Il est peu de villes de quelqu'importance qui n'ait qu'un noyau unique, il s'y forme nécessairement des centres secondaires pour lesquels l'orientation est bien rarement consultée.

La configuration des villes est déterminée par des considérations analogues. La forme en éventail prédomine lorsqu'il y a un point d'attraction qui a déterminé le groupement. Telle est Marseille, où la plupart des rues convergent vers le vieux port. Dans les villes modernes, c'est la division en îlots de forme carrée qui l'emporte et qui leur donne souvent une désagreable monotonie. A Paris, toutes les dispositions s'observent. Dans les quartiers de l'Europe, de l'Arc de Triomphe, autour de la place d'Eylau, les rues convergent sur un point central et forment une étoile ;

(1) Chap. II, p.

presque partout ailleurs elles se croisent à angle droit; dans quelques vieux quartiers, c'est l'irrégularité qui domine ; mais ces questions n'intéressent que très médiocrement l'hygiène et nous ne nous y arrêterons pas davantage.

§ II. — LA VOIE PUBLIQUE

Les rues sont des chemins bordés de maisons, des voies de communication qui servent également à la ventilation de la ville, et représentent, avec les places, les quais, les promenades et les jardins, les espaces non bâtis qui compensent les agglomérations d'édifices et servent à renouveler l'air de celles-ci. Plus ces espaces libres sont étendus par rapport aux constructions et plus la salubrité de la ville est assurée. On pense généralement qu'ils doivent représenter le tiers de la surface bâtie. Flügge trouve que cela ne suffit pas. Il faudrait, d'après les calculs de Baumeister, que l'ensemble des rues, places, cours et jardins fut égal à la moitié de la surface totale de la ville.

« La rue, dit Fonssagrives, est l'unité hygiénique de la ville. Celle-ci » vaut, comme salubrité, ce que valent les rues qui la constituent ». Il faut donc en étudier successivement les dimensions, le revêtement, les accessoires et l'entretien.

1° *Dimensions des rues.* — Pour répondre aux vues de l'hygiène, les rues ne doivent pas être trop longues, à moins qu'elles ne soient entrecoupées, de distance en distance, par des squares, des places qui sont de véritables réservoirs d'air, ou par des rues transversales qui facilitent la circulation et la ventilation. C'est une condition qu'on trouve réalisée dans toutes les grandes villes, dans la rue de Rivoli dont la longueur est de 2.575 mètres, comme dans Oxford Street qui mesure 17 kilomètres avec ses prolongements.

La largeur a plus d'importance. Il faut en effet que l'air et la lumière pénètrent largement dans les habitations, et cela n'est pas possible dans les rues étroites bordées de hautes maisons. Dans les villes d'autrefois, ce défaut de proportion se rencontrait presque partout. Les rues de l'ancienne Rome avaient de $1^{m},75$ à $2^{m},40$ de largeur, tandis que les maisons s'élevaient jusqu'à 20 mètres (1). On trouve encore dans le midi des rues d'une étroitesse extrême. Montpellier en a quelques-unes de $1^{m},75$. La Kasba d'Alger est un labyrinthe de ruelles enchevêtrées, tortueuses, au-dessus desquelles les maisons se rejoignent en formant des voûtes,

(1) Auguste, au dire de Strabon, avait déjà limité cette élévation à 70 pieds romains ($20^{m},66$) ; Néron la réduisit à 60 pieds ($17^{m},7$). (FRIEDLANDER, *Mesures romaines du règne d'Auguste à la fin des Antonins*. Trad. VOGEL, Paris, 1865, t. I, liv. Ier, p. 11).

des couloirs obscurs ; ce sont de véritables sentiers praticables pour les seuls piétons et dans les parties les plus larges par les petits ânes du pays.

Ces dispositions se comprennent dans les pays chauds où il faut avant tout se garer du soleil ; on respire à l'aise au fond de ces petites rues où l'atmosphère est tranquille, où le soleil ne pénètre pas, tandis qu'on évite les nouveaux boulevards, comme celui du Pérou, à Montpellier, où le mistral fait rage, où la poussière vous aveugle, où le soleil vous poursuit de ses implacables rayons ; mais ce bien-être ne s'achète qu'au prix de la salubrité et les villes auxquelles nous faisons allusion, sont en général très malsaines. On peut toutefois concilier les exigences du bien-être avec celles de l'hygiène, en tenant compte du climat et Fonssagrives, qui s'est occupé de cette question avec une autorité incontestable, pose en principe que dans les villes du Midi, les rues nouvelles ne doivent pas avoir moins de 8 mètres et plus de 12. Lorsqu'elles dépassent cette mesure, il faut qu'elles soient pourvues d'arcades, comme la *via di Po* à Turin qui a $20^m,30$ de largeur avec des galeries de $6^m,20$. Dans les villes du Nord, la largeur de 12 mètres doit être un minimum et on peut aller sans inconvénients jusqu'à 14, 15 et 20 mètres (1).

Cette fixation a l'inconvénient de ne pas tenir compte du second élément de la question, c'est-à-dire de la hauteur des maisons. Les législateurs se sont attachés à diverses reprises à établir ce rapport. La loi de 1792, confirmant l'ordonnance du 10 avril 1783, fixait la hauteur des maisons à 54 pieds dans les rues de 30 pieds de largeur et à 45 pieds dans les rues moins larges. Des règlements locaux sont intervenus depuis dans les principales villes de France. Nous donnons ci-dessous les dimensions fixées pour les deux plus grandes (2) :

	Largeur de la rue.	Hauteur maxima des maisons.
PARIS (Règlement du 23 juillet 1874).	Au-dessus de $7^m,80$.......	12^m
	De $7^m,80$ à $9^m,74$........	15^m
	De $9^m,75$ à 20^m.........	18^m
	Au-dessus de 20^m........	20^m
LYON (Règlement de voirie de 1874).	Au-dessus de 8^m..........	18^m
	De 8 à 10^m..............	19^m
	Au-dessus de 10^m........	20^m50
	Quais et places de 50^m....	22^m

Les hygiénistes trouvent encore ces largeurs insuffisantes. Pour les Allemands, les deux dimensions doivent être égales, C'est aussi le vœu qui a été formulé en 1894, au Congrès international d'hygiène de Budapest, sur la proposition de M. Corfield (de Londres). Pour M. Trélat, la largeur de la rue doit être égale à une fois et demie la hauteur des cons-

(1) FONSSAGRIVES, *Hygiène et assainissement des villes* (*loc. cit.*), p. 101.
(2) ARNOULD, *La voie publique, Encyclopédie d'hygiène et de police sanitaire*, t III, p. 62.

tructions en bordure. C'est aller un peu trop loin à notre sens. Le maximum de l'exigence ne doit pas dépasser l'égalité et, pendant de longues années, dans les villes anciennes, il faudra se contenter de dimensions moindres, lorsqu'il s'agira d'établir de nouveaux alignements dans les vieilles rues. Quant aux ruelles, aux impasses, ils sont destinés à disparaître. Les passages si commodes pour les communications, si agréables pour les promeneurs, sont également insalubres. Leur toiture vitrée y entretient une chaleur pénible pendant l'été et empêche le renouvellement de l'air en toute saison.

L'orientation des rues a son importance au point de vue de l'aération et de la lumière. Il faut éviter celle qui expose aux vents violents, comme le mistral dans les villes de Provence, ou bien aux brises malsaines qui ont passé sur des marécages.

Il est bon qu'une rue ait un peu de pente, pour faciliter l'écoulement des eaux ; mais, si elle en a trop, sa marche y est pénible. La pente de fatigue, dit Fonssagrives, commence à 15 millimètres par mètre et 5 millimètres sont nécessaires pour l'écoulement des eaux, mais ce sont là des conditions qui sont imposées par la configuration des lieux et que les ingénieurs ne peuvent qu'atténuer par des nivellements, ou pallier à l'aide d'escaliers faisant communiquer les voies qui présentent entre elles des différences de niveau trop considérables.

II. **Revêtement.** — C'est la partie de la voie publique qui a fait le plus de progrès de nos jours. Le pavage des rues ne remonte qu'à Philippe Auguste et à l'année 1185. L'historien Rigord raconte que le roi s'étant un jour approché des fenêtres de son palais, aperçut des voitures traînées par des chevaux qui remuaient la boue de la cité et qu'il s'en exhalait une telle puanteur, que le roi ne put la supporter. Il conçut alors le projet d'y porter remède. Il convoqua à cet effet les bourgeois et le prévôt de la ville, et leur ordonna de paver avec de fortes pierres toutes les rues et voies de la cité. On se borna toutefois à paver ce qu'on appela la *Croisée du Roi*, c'est-à-dire deux rues se croisant à angle droit et qui furent recouvertes de grosses dalles en grès qu'on appela des *carreaux* (1). On en a exhumé quelques-uns, dans la rue Saint-Jacques en 1839.

Nous étions bien en retard sur la civilisation romaine ; car Rome avait été pavée quatorze siècles auparavant, à l'imitation de Carthage, et on admire encore, aujourd'hui, dans les rues de Pompéi, de larges dalles en lave réunies entre elles par des crampons de fer et sur lesquelles les roues des chars ont laissé leur empreinte ; les trottoirs sont élevés et reliés par des séries de petites bornes placées de distance en distance, pour permettre aux piétons de passer d'un côté à l'autre sans mettre le pied

(1) DULAURE, *Histoire de Paris*, t. Ier, p. 356.

sur la chaussée. Il nous a fallu bien du temps, avant d'arriver à un pavage aussi parfait. L'édit de 1609, sur la propreté des rues, donne une idée de ce qu'était la voie parisienne sous Henri IV. Du temps de Louis XIII, la plupart des rues n'étaient pavées que d'un côté et sous Louis XIV, il n'y en avait que trois qui fussent accessibles aux voitures du commerce. Ailleurs, on circulait à pied, en litière, ou à cheval, et dans beaucoup d'endroits le sol, dépourvu de tout revêtement, n'étant même pas nivelé, ressemblait aux chemins boueux qui traversent aujourd'hui les villages. C'était encore pis en province. Le pavage s'est généralisé depuis cette époque. Toutes les villes en ont été dotées, et de nombreux procédés ont été mis en usage.

1° *Pavage en pierres.* — On s'est servi d'abord de gros pavés cubiques de 22 centimètres de côté ; mais on s'est aperçu qu'ils basculaient trop facilement sous les lourdes charges, et on les a remplacés par des parallélipipèdes rectangles de 16 centimètres sur 23, de 13 sur 20 et de 10 sur 16. Telles sont du moins les dimensions adoptées à Paris. En France, on les place par rangées perpendiculaires à la chaussée ; en Autriche, on les pose en diagonale. Chez nous, on les met sur un lit de sable de 15 à 20 centimètres d'épaisseur dans lequel on les enfonce à coups de masse. En Angleterre, on établit le pavage sur des fondations en béton ou en ciment sur lesquelles les pavés sont posés à plein bain de mortier hydraulique. Ce revêtement est plus dispendieux. Il revient à 23 fr. par mètre carré au lieu de 17 fr. ou 18 fr.; mais il finit par être économique, parce qu'il dure beaucoup plus longtemps que l'autre. Les pavés doivent être en pierre assez résistante pour ne pas s'user trop vite, et pourtant il ne faut pas qu'elle soit assez dure pour se polir et devenir glissante. Le porphyre a cet inconvénient. Les pieds des chevaux glissent sur lui comme sur la glace. C'est pour cela qu'on lui préfère le grès.

Le pavage en pierre est bruyant ; il cause des vibrations dans le sol qui ébranlent les maisons voisines. Dans les quartiers très fréquentés, c'est un roulement incessant, une trépidation continuelle qui impressionnent péniblement les organisations nerveuses ; mais il est solide, dure très longtemps et est par conséquent économique. Il est presque exclusivement employé dans les villes de province où la circulation est peu active et dont les ressources sont bornées. A Paris même, il est encore en usage dans plus des deux tiers des rues (1).

(1) Les divers modes de revêtement en usage à Paris couvraient, en 1891, les surfaces suivantes :

1°	Chaussées	pavées en pierre	6 362.600	mètres carrés.
2°	id	empierrées	1.476.100	id.
3°	id.	asphaltées	323.300	id.
4°	id.	pavées en bois	596.200	id.
5°	id.	en terre	46.000	id.
		TOTAL	8.804.200	mètres carrés.

(*Annuaire statistique de la ville de Paris* 1891, p. 96).

Dans quelques villes de l'Est et du Midi, on se sert de cailloux roulés provenant du lit des fleuves ; on les plante debout, en les enfonçant par leur extrémité la plus aiguë. Il en résulte une surface raboteuse dont les aspérités sont extrêmement désagréables pour les piétons et presqu'aussi incommodes pour les voitures.

Chez nous, on n'emploie la brique que pour les trottoirs ; mais en Hollande, son usage est imposé, même pour les chaussées, par le manque de pierre. Ce pavage est commode pour la marche et agréable à l'œil ; mais il s'use vite, par places, et l'eau s'amasse dans ses dépressions. Il convient dans les rues où il ne passe pas de voitures, comme on en trouve à Malte et dans les villes comme Venise où leur usage est inconnu.

2° *Empierrement.* — L'application de ce mode de revêtement aux grandes voies urbaines est de date récente. Il fut imaginé, comme on le sait, pour les grandes routes. On fait honneur de cette invention à John Mac Adam, surintendant des routes d'Ecosse, qui l'a préconisé en 1820 ; mais, en réalité, il est d'origine française et c'est l'œuvre de Trésaguet qui l'appliqua aux routes en 1775 (1). Quelques rues ont été empierrées à Londres en 1824 ; mais ce n'est qu'en 1849 que le macadam a été appliqué à Paris. Son usage s'est généralisé lors de la transformation que la ville a subie sous le second Empire.

Les matériaux préférés pour l'empierrement des rues sont le silex pyromaque, la meulière compacte et les porphyres. L'expérience a fait classer les voies de Paris, suivant leur fréquentation, en trois catégories auxquelles correspondent ces trois ordres de matériaux. Leurs dimensions doivent être les mêmes. Les fragments doivent pouvoir passer par un anneau de 6 centimètres de diamètre et être arrêtés par un anneau de 2 centimètres. On en pose à la pelle une couche de 20 à 25 centimètres. Lorsqu'elle est bien égalisée, on l'arrose, puis on y fait passer le cylindre à vapeur qui l'écrase et la nivelle. A Paris, l'usure de l'empierrement est si rapide, qu'on a renoncé aux réparations partielles pour procéder à des rechargements généraux, lorsque l'usure atteint 10 centimètres.

Le macadam coûte à Paris par mètre carré, 8 fr. pour son établissement et 2 fr. 50 à 3 fr. pour son entretien annuel, tandis que celui du mètre carré de pavage ne dépasse pas 0 fr. 48. Cette dépense considérable n'est pas compensée par des avantages suffisants. Aucun système ne produit autant de poussière. Elle est fine, irritante, cause des ophtalmies et nécessite un arrosage continuel qui la transforme en boue ; celle-ci, lorsqu'elle est délayée par les pluies, vient encombrer les égouts, y gêne la circulation des eaux, des immondices et ensable le lit de la Seine d'où on ne la retire qu'à grands frais. Aussi, y a-t-on renoncé en principe, à Paris du moins.

(1) ARNOULD, *La voie publique* (*Encyclopédie d'hygiène et de médecine publique*, t. III, p. 71.

3° *Pavage en bois.* Ce mode de revêtement est originaire de Russie; il avait été déjà mis en œuvre en Angleterre, lorsqu'on fit les premiers essais à Paris, il y a une vingtaine d'années, dans les rues de Richelieu, Croix des Petits-Champs, place Saint-Michel et rue Saint-Georges. Le système consistait alors dans un assemblage de blocs rhomboïdaux, réunis en panneaux par des chevilles transversales et posés sur une couche épaisse de sable, de chaux et de ciment. Cet essai ne réussit pas, mais le procédé fut perfectionné en Angleterre et définitivement adopté en 1870. Dix ans après, les paveurs de l'*Improved Wood Pavement Company* vinrent le mettre en œuvre à Paris, et les résultats furent tellement satisfaisants que le conseil municipal prit, en 1883 et en 1884, des arrêtés pour en généraliser l'emploi et désigner les rues destinées à en être pourvues. Au 1er janvier 1892, nous avions 596.200 mètres carrés de pavage en bois.

Ce revêtement, tel qu'on l'applique à Paris depuis dix ans, consiste dans une fondation rigide de 15 à 20 centimètres d'épaisseur sur laquelle on pose des blocs de bois de sapin en forme de parallélipipèdes de 22 centimètres de hauteur sur 22 centimètres de long et 8 de large. On les pose debout, de façon à ce que les fibres du bois soient verticales et par rangées perpendiculaires à la chaussée, de façon à ce que l'ensemble représente une surface bombée, dont la courbure ait pour flèche le soixantième de la largeur de la voie. On laisse, entre les files, un intervalle d'environ un centimètre, au fond duquel on coule d'abord un mélange de goudron et de créosote et qu'on achève de remplir avec un coulis de sable fin et de ciment de Portland, puis on brosse les bavures du mortier et l'on projette à la surface de petits cailloux arrondis ayant environ un centimètre de diamètre, que les roues des voitures enfoncent entre les fibres du bois. Comme cet épandage de gros graviers se renouvelle souvent, il se forme à la surface une incrustation pierreuse très serrée qui ralentit l'usure des pavés sous-jacents. Celle-ci est pourtant assez rapide. On l'estime à 1 ou 2 centimètres par an dans les voies très fréquentées; elle peut aller jusqu'à 5 ou 6 centimètres sans nécessiter de réfection. En Angleterre, la durée est de 5 à 10 ans; à Paris, elle est moindre, si l'on en juge par les réparations partielles qu'on voit opérer tous les jours.

Le pavage en bois coûte un peu plus cher que le pavage en pierres. A Paris, l'établissement revient à 23 fr. par mètre carré et le prix s'élève à 25 fr., lorsqu'on y comprend les frais de démolition des anciennes chaussées. Son entretien, concédé à forfait à différentes sociétés, varie de 2 fr. à 2 fr. 95 par mètre carré et par an, suivant que la détérioration est plus ou moins rapide.

Lors des premiers essais du pavage en bois, on lui a fait des objections dont la plupart étaient théoriques. On lui reprochait d'assourdir le bruit; on craignait les déformations par l'action de la chaleur et des gelées;

enfin on redoutait, pour la salubrité de la ville, ce revêtement constitué par une substance poreuse constamment imprégnée de liquides infects. L'expérience a fait justice de ces appréhensions. Bien des étés et bien des hivers ont déjà passé sur le pavage en bois de nos boulevards et de nos rues et on n'a pas vu survenir les déformations rédoutées, et les trottoirs n'ont eu à résister à aucune pression excentrique. Le petit intervalle ménagé entre eux et les pavés reste invariablement le même à toutes les époques de l'année. L'absence de bruit est plutôt un avantage qu'un inconvénient; cependant, il rend les accidents un peu plus communs. Il résulte des recherches de M. Jacques Bertillon que, depuis son installation à l'intersection de la rue Montmartre et du boulevard Poissonnière, les accidents de piétons y ont triplé ; ceux de voiture ont également augmenté de fréquence.

Le pavé en bois a une élasticité et une égalité de surface très favorables à la circulation. Le pied des chevaux y est assuré ; toutefois les cochers d'omnibus préfèrent le pavage en pierre ; mais ils aiment mieux le bois que le macadam et l'asphalte. Le seul reproche qu'on puisse adresser au nouveau mode de revêtement, c'est celui de s'imprégner des liquides souvent fétides qui se répandent sur la chaussée et de dégager ensuite des odeurs nauséeuses. Cet inconvénient est très sensible dans l'été, surtout auprès des stations d'omnibus. Les chevaux profitent de ces arrêts pour s'exonérer; le pavé macère constamment dans leur urine ; il sent l'écurie et le fumier.

En résumé, le pavage en bois a fait ses preuves ; il est élégant, commode, silencieux et facile à nettoyer. Quand les râteaux y ont passé, il ressemble à un parquet ; mais son prix élevé en fera toujours un revêtement de luxe.

4° *Asphalte.* — L'asphalte est un calcaire contenant de 7 à 15 p. 100 de bitume. On y ajoute du bitume fondu et du goudron minéral, puis on le mêle à une proportion déterminée de sable et on l'applique à chaud sur une couche bien unie de béton au mortier de ciment. Cette application peut se faire par *coulage* ou par *compression*. Dans le premier cas, on étend sur le béton une couche d'asphalte chaud et à l'état pâteux sur une épaisseur de 2 à 3 centimètres et on lisse la surface. Dans le second, on répand sur la fondation l'asphalte réduit en poudre fine, après l'avoir chauffé assez fortement pour le dessécher sans le brûler. On en dépose une couche de 7 à 8 centimètres qu'on réduit à 5 par la compression. Celle-ci s'exerce avec des pilons de fer chauds et la surface est lissée avec des plaques chauffées. Après refroidissement on a une surface unie et dure comme la pierre. Les deux procédés sont en usage à Paris, mais le second est préférable, parce qu'il n'entraîne pas comme l'autre la nécessité de transporter, dans les rues, la chaudière en fonte dans laquelle on ramollit le produit et qui répand une mauvaise odeur dans le voisinage.

Le revêtement des chaussées en asphalte est le plus parfait au point de vue de l'hygiène. Sa surface est ferme, unie, réfractaire à l'usure ; il est imperméable, facile à nettoyer et le bruit des voitures y est presque nul ; mais il a aussi ses inconvénients. Par la pluie et les temps humides, il est extrêmement glissant et les chevaux s'abattent à chaque instant. L'expérience a prouvé que ce revêtement est incompatible avec les pentes un peu prononcées. Il est gênant dans les rues courtes qui obligent à tourner souvent (1). Il se ramollit sous l'influence des hautes températures et on le sent céder sous le pied. Enfin, il ne résiste pas aux lourdes charges. Pour toutes ces raisons, il est plus usité en Angleterre qu'en France. Les chaleurs de l'été y sont moins prononcées, les fondations mieux bétonnées, la qualité des asphaltes est meilleure et le travail mieux exécuté. A Paris, dit M. Barabant, ce revêtement ne donne que des résultats médiocres (2). On le réserve pour les trottoirs, les passages, les refuges des grandes places et les rues où ne passent ni omnibus ni fardiers ; Il n'est pas assez solide pour résister aux larges roues de ces pesantes voitures ; ce sont elles qui usent et détruisent tous les modes de revêtement de la voie publique. On trouve cependant encore l'asphalte dans des endroits très fréquentés, tels que la place Beauveau, la place de la Ville-Levêque, la rue des Petits-Champs, etc. En 1892, il y avait encore à Paris 323.300 mètres carrés de chaussées asphaltées (3).

Le prix de l'asphalte est moins élevé que celui du pavé en bois. Les frais de premier établissement sont de 18 à 20 fr., et l'entretien annuel de 2 fr. par mètre carré (4).

Nous ne parlerons que pour mémoire des autres modes de revêtement, parce qu'ils sont très peu usités. Le ciment n'est employé que sur un petit nombre de points. On en applique une couche de 4 centimètres sur 10 centimètres de béton. Il coûte 5 francs du mètre carré. On a tenté en Allemagne d'employer le caoutchouc. Un industriel de Linden, M. Busse, a introduit ce mode de revêtement dans la ville de Hanovre, dans deux rues et sur une surface de 2.500 mètres carrés. Cet essai a été imité à Berlin, puis à Hambourg. On lui a trouvé tous les avantages : solidité, élasticité, résistance à l'usure, à la gelée et au soleil ; cependant son usage ne s'est pas répandu, peut-être à cause du prix élevé de ce pavage.

On a fait l'essai, il y a deux ans, en Angleterre, d'un pavage en liège (*Cork pavement*) dont on a dit le plus grand bien. C'était un mélange de liège en poudre grossière et de composés bitumineux qu'on chauffait et

(1) ARNOULD, *La voie publique*, (*Encyclopédie d'hygiène*, *loc. cit.*, t. III, p. 385).

(2) BARABANT, ingénieur en chef de la voie publique de Paris, *Notes sur les questions de viabilité*, *Voyage d'études à Londres*, Paris, 1894.

(3) *Annuaire statistique de la ville de Paris*, 1893, p. 25.

(4) Au Congrès de Budapest, en 1894, M. Jules OLAH, dans une communication sur le revêtement des rues, a donné la préférence à l'asphalte.

qu'on moulait en cubes sous de hautes pressions. Ces blocs étaient réunis par un ciment spécial et possédaient toutes les qualités désirables de résistance, d'élasticité et d'imperméabilité. C'est du moins ce qu'affirmait le journal anglais qui nous l'a fait connaître (1).

Tous les modes de revêtement que nous venons de passer en revue ne semblent que des expédients transitoires. L'avenir appartient vraisemblablement au pavage métallique, bien qu'il n'ait pas réussi jusqu'à ce jour, dans les grandes villes où il a été mis à l'essai (Varsovie, Saint-Pétersbourg, Londres et Berlin). Le principal argument qu'on lui oppose, c'est qu'il est impraticable pour les chevaux ; mais le cheval, comme moyen de traction, est appelé à céder le pas petit à petit, aux moteurs métalliques. Le préfet de la Seine a autorisé, il y a deux ans, avec l'approbation du conseil municipal, l'inventeur d'un système de pavage métallique dit *anti-ornière*, à en faire à ses frais, l'essai, sur le boulevard Sébastopol et dans la rue Saint-Antoine.

Quel que soit le pavage qu'on adopte, il doit se prêter au libre écoulement des eaux. On a renoncé, pour cette raison, à la forme horizontale qu'on donnait à la chaussée dans les villes romaines, ainsi qu'au double plan incliné partant du pied des maisons pour aboutir au ruisseau placé au milieu de la rue. Cette disposition ne se retrouve plus que dans les rues de moins de 6 mètres où elle est de rigueur. Partout ailleurs, on donne aux rues la forme bombée à voussure légère qui permet aux eaux pluviales de s'écouler des deux côtés dans les ruisseaux placés près des trottoirs.

III. **Accessoires de la voie publique.** — Nous désignerons sous ce nom, les arcades, les trottoirs et les ruisseaux, les plantations et les promenades, les fontaines, les latrines et les urinoirs.

1° *Arcades.* — Les arcades ou porches sont, comme nous l'avons dit, indispensables, dans les villes du Midi, pour les rues un peu larges ; mais, dans le Nord, où la lumière a moins d'éclat, elles ont l'inconvénient d'assombrir les rez-de-chaussées. Elles n'ont d'avantages que pour les passants auxquels elles offrent un abri contre le soleil et contre la pluie. On pourrait leur procurer cet agrément sans les inconvénients qui s'y attachent à l'aide de marquises, comme celles qu'on établit aujourd'hui devant les grands magasins et qui, tout en protégeant le trottoir, laissent passer l'air et la lumière.

2° *Trottoirs.* — Ils sont devenus indispensables à la sécurité du piéton, depuis que la circulation des voitures s'est développée. Ils leur offrent une surface unie et régulière sur laquelle ils marchent sans fatigue. Tous les systèmes de revêtement ont été essayés pour les trottoirs ; mais on a

(1) *Cork Pavement* (*The Sanitory Record*, 15 novembre 1892, p. 240) (Analysé dans la *Revue d'hygiène*, t. XV, p. 354).

presque complètement renoncé au pavage et à la brique, pour adopter le ciment ou l'asphalte. Le ciment est moins cher et n'est pas impressionné par la chaleur, ce qui le fait préférer dans les villes du Midi. De quelque façon qu'il soit constitué, il faut qu'il soit homogène. Dans les villes où les règlements de voirie imposent aux riverains la construction des trottoirs, ceux-ci présentent une variété très désagréable à l'œil et très fatigante pour la marche.

La largeur du trottoir varie suivant celle de la rue ; ils doivent avoir une pente légère, dans le sens de la chaussée, et leur bord plus élevé qu'elle de 15 à 20 centimètres, s'abaisse verticalement sur la partie la plus déclive de sa courbure, en formant ainsi avec elle un angle ouvert où coule le ruisseau.

3° *Ruisseaux.* — Dans un grand nombre de rues modernes, les ruisseaux sont placés sous le trottoir qui les surplombe et dont le bord est creusé d'une sorte de gouttière, de façon à leur constituer une voûte. Cette disposition a l'inconvénient d'affaiblir la résistance du trottoir et de rendre le balayage plus difficile ; aussi y a-t-on renoncé. On se borne à ménager un encorbellement de la dalle au-dessus des bouches d'égout.

Le fond du ruisseau est formé par la dernière rangée de pavés. Comme elle n'est ni mieux jointe ni plus lisse que les autres, le canal présente des aspérités où s'arrêtent les immondices. Il serait préférable que le fond du ruisseau fut régulièrement concave, qu'il fut formé par des dalles un peu longues, bien jointes, bien lisses et faciles à balayer.

Dans les rues anciennes et dans celles qui n'ont pas d'égout, le ruisseau reçoit les eaux ménagères qui y sont conduites par des caniveaux ou par des rigoles à ciel ouvert. Ces liquides imprégnés de matières organiques, ayant servi souvent à laver le linge de phthisiques ou de typhiques, se putréfient, se dessèchent au grand air et répandent leurs odeurs et leurs émanations dans l'atmosphère. Les caniveaux ont un aspect moins sordide que les rigoles ; mais ils ne sont pas plus hygiéniques ; malgré la fente que présente la plaque de fer qui les surmonte et qui est destinée à laisser passer une tringle pour le nettoyage. On ne s'en sert que dans le cas d'obstruction, et en réalité le caniveau n'est jamais nettoyé.

Les eaux ménagères, comme la pluie qui tombe sur les toits, doivent être conduites directement à l'égout ; le ruisseau ne doit recevoir que la pluie de la rue et les eaux de lavage et d'arrosage. La salubrité de la voie publique implique donc la nécessité d'un égout et toutes les villes soucieuses de leur hygiène doivent s'empresser de créer leur réseau ou de le compléter.

4° *Plantations.* — Les arbres plantés sur la voie publique sont tout à la fois un agrément et un élément de salubrité. C'est un luxe tout moderne et qui tend à se répandre partout. On a sans doute exagéré l'importance des plantations pour la purification de l'atmosphère. Il faudrait, comme l'a montré M. Jeannel, un hectare de forêt pour compenser la viciation de l'air produite par deux hommes (1) ; mais il est certain que les arbres assainissent le terrain dans lequels ils plongent leurs racines. Celles-ci, suivant l'heureuse expression de Chevreul, agissent comme des drains verticaux ; elles aspirent l'humidité et provoquent un mouvement ascendant de l'eau souterraine très favorable à la salubrité du sol (2).

On reproche aux arbres d'assombrir les maisons qu'ils avoisinent et de les rendre humides. C'est un inconvénient dans les villes du Nord, mais, dans celles du Midi, les plantations tempèrent l'ardeur du soleil, procurent une ombre agréable aux passants et protègent les maisons contre la poussière de la chaussée. Marseille doit à ses allées de platanes une partie de son charme et, dans les colonies, la végétation fait l'ornement et la salubrité de la voie publique. D'ailleurs, comme le dit Fonssagrives, tout n'est pas une question d'oxygène et la vue des arbres est une source de jouissances pour les gens que leurs occupations retiennent en ville. Toutefois, dans le Nord, il faut les éloigner des maisons. Dans nos climats, la règle est de border d'une rangée d'arbres, les contre-allées des voies ayant plus de 26 mètres de largeur ; à partir de 36 mètres, on en place deux rangées dans chaque contre-allée ; enfin, au-delà de 40 mètres, on dispose, au milieu de la voie, un plateau planté d'arbres et séparé de la façade des maisons par une chaussée et un trottoir. Un intervalle de 5 mètres doit exister entre les rangées et la façade des maisons. Les arbres doivent être à 1m50 de la bordure des trottoirs.

L'entretien de ces plantations est dispendieux. Ils ont à souffrir de l'emprisonnement de leurs racines, de l'insuffisance de l'air et de la lumière qui les force à monter sans cesse, et des fuites de gaz qui empoisonnent le sol dans lequel ils sont plongés. Il faut les remplacer souvent et ce n'est pas sans frais. On estime qu'à Paris chaque arbre revient en moyenne à 175 fr., et comme il y en a 86.555 dans les vingt arrondissements (3), l'ensemble de ces plantations représente un capital de quinze millions et demi. Les essences qu'on y remarque sont en première ligne, le platane recherché pour sa croissance rapide, son élévation, l'élégance de son port et le marronnier dont le feuillage paraît de bonne heure, fournit une ombre épaisse et qui prend un aspect éminemment décoratif lorsque ses innombrables thyrses sont en fleur. L'orme, l'acacia, l'érable, le paulownia, se retrouvent également dans les plantations ; on y voit figurer des tilleuls et des sycomores, mais très clairsemés.

(1) Jeannel, *Mémoires sur les plantations d'arbres dans l'intérieur des villes* (*Annales d'hygiène*, 1850, t. XLIII, p. 49).

(2) Chevreul, *Mémoire sur plusieurs réactions chimiques qui intéressent la salubrité des cités populaires* (*Annales d'hygiène*, 1853, t. I, p. 5).

(3) *Annuaire statistique de la ville de Paris pour* 1891, p. 31).

5° *Espaces libres, places, squares.* — Les plantations sont surtout précieuses sur les espaces libres, dont ils accroissent l'agrément et la salubrité. On éprouve partout aujourd'hui le besoin de respirer de l'air pur et frais sans être obligé d'aller le chercher à la campagne. Partout les villes font tomber leurs vieilles masures pour élargir leurs places et leurs squares, et en accroître le nombre.

La question des espaces libres a été traitée avec une grande compétence par lord Meath, au Congrès international d'hygiène de Londres au mois d'août 1891 ; il a tracé les règles que devraient suivre les conseils municipaux pour arriver à donner aux promenades et aux places, dans chaque ville, une superficie en rapport avec leur population, en faisant observer que la loi de 1877 sur les espaces libres, amendée en 1881, 1887 et 1890, donnait tous les pouvoirs nécessaires aux autorités locales pour faire ces améliorations. Il a rappelé les services rendus par l'*Association des Jardins publics métropolitains* (1). L'intéressant débat qui s'est établi à la suite de cette communication a donné la mesure de l'intérêt que nos voisins attachent à cette question d'hygiène. C'est eux qui ont imaginé ces parcs si bien aménagés, qui rappellent en petit la campagne, ces bosquets, ces pelouses artistement disposées qui sont à la fois un embellissement et une condition de salubrité pour le quartier qui les possède. Les squares servent en effet de refuge aux vieillards et aux convalescents des classes pauvres qui y trouvent l'illusion de la campagne ; les enfants viennent s'y ébattre et, pendant les soirs d'été, ils sont des points de réunion pour les familles du voisinage, mais ils constituent un luxe coûteux et qui n'est accessible qu'aux grandes villes. Il est vrai que ce sont les seules qui en aient besoin ; les autres ont la campagne à leurs portes. A Paris, l'entretien et la surveillance des promenades publiques étaient assurés en 1889 par 86 gardes, et ce service figurait au budget de la ville pour une somme de 824,148 fr. 23 (2). L'arrosement des arbres, des gazons et des plates-bandes consomme 6.000 mètres cubes d'eau par jour.

6° *Fontaines.* — L'eau, dans les villes, est comme la verdure une nécessité et un luxe tout à la fois. Les fontaines monumentales sont un des éléments les plus gracieux de l'ornementation des grandes cités. On en compte 78 dans Paris, contre 1.021 fontaines de puisage, dont l'espèce la plus commune est la *borne-fontaine* isolée au bord des trottoirs ou accolée au mur. Sa hauteur est combinée de façon à ce que l'orifice soit au niveau convenable pour remplir un seau placé sur le trottoir, soit à 60 ou 70 centimètres du sol. Une petite cuvette, recouverte ou non

(1) Le 7e Congrès international d'hygiène et de démographie tenu à Londres du 10 au 17 août 1891 (Compte-rendu dans la *Revue d'hygiène et de police sanitaire*, 1891, t. XIII, p. 784).

(2) *Annuaire statistique de la ville de Paris pour* 1894, p. 41.

d'une grille et placée au-dessous de l'appareil, reçoit l'eau déversée sur le sol et la conduit au ruisseau ou à l'égout. Les *bornes-fontaines* se sont tellement multipliées aujourd'hui, qu'il est impossible de les laisser couler en tout temps, comme on le faisait autrefois, et on les munit d'un système qui arrête automatiquement l'écoulement lorsque le puisage est terminé. Un bouton à repoussoir, une manette ou un levier servent à manœuvrer la soupape et à la maintenir ouverte pendant que le vase se remplit. Un ressort ou un contrepoids la ferme aussitôt après. Nous ne décrivons pas les divers systèmes imaginés pour réaliser cette occlusion automatique, sans donner lieu à des coups de bélier, parce que cela n'intéresse pas l'hygiène (1).

Les fontaines qui sont uniquement destinées à permettre aux passants de se désaltérer, peuvent être à écoulement continu à la condition de ne laisser passer qu'un mince filet d'eau et d'être en petit nombre. C'est le cas des fontaines que sir Richard Wallace a fait construire à Paris, en 1871. Il y en a deux modèles également gracieux, dans l'un l'appareil est isolé, dans l'autre il est accollé contre un mur. Des gobelets de métal y sont appendus par des chaînettes. Le débit est réglé de manière à ne pas dépasser quatre mètres cubes par jour. Ces gobelets qui servent à tout le monde ne sont pas le comble de la propreté et pourraient peut-être transmettre les affections contagieuses de la bouche. Je n'en connais pas d'exemple depuis plus de vingt ans que fonctionnent les fontaines Wallace ; mais le docteur Arnould cite une caserne dans laquelle le médecin-major crut devoir demander la suppression de ces gobelets d'un usage banal (2).

Indépendamment des *bornes-fontaines*, on trouve sur la voie publique des *bouches d'eau sous trottoir* qui sont à Paris au nombre de 6.786, les *bouches d'incendie* pour pompes à vapeur dont on compte 4.025. Les *poteaux et les bouches d'arrosement* au nombre de 6.051, sans compter les *bouches de puisage* pour marchés forains, les *effets d'eau* pour bouches d'égout et pour urinoirs, etc.

7° *Urinoirs et latrines.* — Ces édicules sont indispensables dans les grandes villes où la circulation est active, où affluent les étrangers. Partout où ils font défaut, les coins de rue, les ruelles peu fréquentées, les terrains vagues, parfois les cours des maisons servent à satisfaire des besoins auxquels il est impossible de résister. Dans les villes de Bretagne où l'on boit beaucoup de cidre et pas mal d'eau-de vie, les trottoirs sont parcourus par des ruisseaux d'urine qui forcent les passants à se détourner et qui infectent. La nécessité de remédier à cette souillure de la voie publique, est aujourd'hui bien comprise ; toutes les villes ont

(1) Voyez G. Bechmann, *Salubrité urbaine, distribution d'eau, assainissement*, Paris, 1888, p. 389.

(2) *Encyclopédie d'hygiène* (*loc. cit.*), t. III, p. 104

leurs urinoirs publics; mais ils ne sont nulle part en assez grand nombre. A Paris même, il y a des quartiers où ils sont séparés par de grandes distances et l'étranger ne sait où les trouver. On y compte pourtant 1.450 urinoirs à rosace ou à cuvette de déversement, et 2.124 cases supplémentaires ; total 6.051, ce qui, pour une longueur de voie publique de 939.005 mètres, donnerait un refuge tous les 155 mètres (1), s'ils étaient bien répartis ; mais ils sont très multipliés sur certains points et trop rares dans les autres.

Ces édicules ont été bien perfectionnés depuis leur création. Dans le principe, ils étaient fort malpropres et exhalaient une odeur d'urine qui se répandait au loin ; aujourd'hui, grâce aux effets d'eau, la propreté s'y entretient d'elle-même. On a adopté dans la plupart des villes le modèle en usage à Paris sur les boulevards et les places. Il se compose d'un axe central autour duquel rayonnent les cellules protégées contre les regards par un écran circulaire en tôle qui ne descend pas jusqu'au sol, mais qui suffit pour soustraire les visiteurs à la vue des passants et des habitants des maisons voisines. On y accède par le bord du trottoir contigu à la chaussée ; l'ensemble ne manque pas d'élégance et ne dépare pas le trottoir. Sur les promenades et dans les squares, ces petits refuges sont dissimulés par des massifs d'arbustes, on s'y rend par des sentiers détournés.

La propreté de ces urinoirs s'entretient d'elle-même. Les parois des cellules sont en matériaux imperméables, les surfaces en sont lisses et incessamment parcourues par une mince lame d'eau qui descend le long de leur paroi, entraîne l'urine, au moment même où elle y est projetée, jusque dans une cuvette recouverte d'une grille, munie d'une soupape et en communication directe avec l'égout.

Les urinoirs ne suffisent pas à assurer la propreté de la voie publique, il faut des cabinets d'aisance où les étrangers, les personnes prises à l'improviste par un besoin impérieux, puissent s'exonérer, sans souiller la voie publique. Les femmes ont droit à cet abri au même titre que les hommes et les *châlets de nécessité* y donnent aujourd'hui satisfaction à Paris et dans les très grandes villes ; mais il n'en existe encore que là. Partout ailleurs, les latrines publiques sont ignobles, infectes, dépourvues d'eau et rarement nettoyées. Les châlets de nécessité d'installation récente ne laissent rien à désirer. Les sièges sont en chêne ciré, les parois des cellules en carreaux vernissés, les effets d'eau, l'obturation hydraulique, l'évacuation immédiate y fonctionnent aussi bien que dans les maisons les mieux tenues. Les visiteurs peuvent même y disposer d'un lavabo avec savon et essuie-mains. Les châlets gratuits eux-mêmes sont aujourd'hui d'une propreté satisfaisante. C'est encore un des progrès de l'hygiène moderne.

(1) *Annuaire statistique de la ville de Paris pour* 1889.

§ III. — ENTRETIEN ET POLICE DE LA VOIE PUBLIQUE

I. **Nettoyage des rues.** — Les immondices que le service de la voirie est chargé d'enlever de la voie publique sont de deux sortes : celles qui se produisent sur la rue même et celles qui proviennent des maisons ; en d'autres termes les *boues* et les *ordures ménagères*.

1° *Les boues.* — Elles sont la réunion de tout ce qui tombe sur la voie publique et proviennent de l'usure du revêtement, des feuilles des arbres, des débris d'aliments que les marchands ambulants y jettent, des excréments des animaux et parfois de ceux des hommes, de la terre qu'apportent les pieds des passants et des chevaux. Tout cela constitue une masse malpropre, pulvérulente pendant l'été, gluante et visqueuse pendant l'hiver. Il s'en produit trois ou quatre fois plus quand il pleut que lorsque le temps est sec. Heisser a montré, au Congrès de Francfort, que le pavé en bois en fournit cinq fois et demi plus que l'asphalte, le pavé de pierre cinq fois et le macadam douze fois plus. On estime que, pour une longueur de rue de 50 kilomètres, il y a chaque jour à enlever de 35 à 45 tonnes de boue par les temps secs et de 100 à 180 tonnes par les mauvais temps.

Balayage des rues. — L'enlèvement des ordures, comme l'arrosage des rues, doivent être assurés par le service de la voirie. C'est ce qui se fait à Paris, à Brême, à Mayence, à Hambourg, à Berlin et c'est le seul système qui assure la propreté de la voie publique. Elle est toujours imparfaite dans les villes comme Francfort, Hanovre, où les particuliers sont tenus de nettoyer le trottoir ; dans celles où ils sont chargés en même temps de balayer une partie de la chaussée comme à Munich, Breslau, Dresde, Leipzig, Stuttgard, Magdebourg, Cologne, Carslruhe, Wurzbourg, elle est encore moins assurée. A Londres, où le nettoyage s'opère d'une façon différente suivant les quartiers, les rues sont malpropres, tandis que celles de Paris où l'administration municipale se charge de tout, sont les mieux soignées du monde entier (1).

Le nettoyage des rues s'opère à la main, avec des balais, des râteaux, des pelles, ou à l'aide des balayeuses mécaniques. Ce sont de grandes brosses placées obliquement à l'arrière d'une charrette attelée d'un cheval et que la progression de celle-ci fait tourner. L'obliquité de la brosse repousse la boue sur les côtés de la chaussée. C'est la balayeuse *Tailberg*, celle qui est en usage à Paris. La ville en a 345 à son service et emploie 3.290 balayeurs. Le fonctionnement est aidé par les torrents d'eau que répandent à ce moment sur la voie publique les *bouches de*

(1) ARNOULD, *La voie publique* (*Encyclopédie d'hygiène*, *loc. cit.*, p. 108).

lavage placées sur les trottoirs. Le balayage commence à quatre heures du matin et doit être terminé à sept ; mais les *bouches de lavage* sont de plus ouvertes le matin de 8 à 10 et le soir de 2 à 4, pour le nettoyage des ruisseaux ; de plus, après qu'il a plu, on voit les grands râteaux se promener sur l'asphalte et le pavage en bois, en poussant la boue plus ou moins liquide dans les bouches d'égout.

L'enlèvement de la neige exige des mesures particulières. On estime qu'il faudrait 11.000 voitures pour en enlever une épaisseur de 15 centimètres tombée sur 50 kilomètres de rue ; il en faudrait par conséquent, en pareil cas, 198.000 pour déblayer les rues de Paris. C'est impraticable ; aussi se borne-t-on à balayer les trottoirs, à pratiquer des sentiers sur la chaussée, en amoncelant la neige dans l'intervalle et en attendant que l'élévation de la température en amène la fusion. Cette disparition naturelle se fait quelquefois attendre longtemps. Alors toutes les ordures de la voie publique viennent grossir et infecter les *tas de neige*, comme nous l'avons vu dans le rude hiver de 1879, et, lorsque vient la débâcle, les émanations qui s'en exhalent ne sont pas sans danger.

On emploie, depuis quelques années, à Paris, pour hâter la fonte de la neige, le sel marin à raison de 50 grammes par mètre carré de surface et par centimètre de hauteur. On obtient ainsi une boue fluide qu'on peut faire cheminer dans les caniveaux et passer par les bouches d'égout ; mais ce mélange réfrigérant glace les pieds des passants et les sabots des chevaux ; il imprègne le cuir des chaussures, le bas des pantalons et des robes qu'on ne parvient pas à faire sécher ensuite, parce qu'ils demeurent imprégnés de sel. Il est inutile d'insister sur les inconvénients hygiéniques de cette humidité glacée. Aussi a-t-on renoncé à ce procédé, assez dispendieux du reste, en Angleterre et en Allemagne. On a essayé, à New-York, un moyen bien plus coûteux encore et qui consiste à faire fondre la neige sur des plaques de fonte chauffées au gaz d'éclairage (1). Le plus simple est encore de faire comme à Milan et à Turin et de confier l'enlèvement des neiges à un entrepreneur auquel on fournit les pelles, les balais et les brouettes et qui y emploie des légions d'ouvriers sans travail, comme il y en a tant en hiver.

Arrosage des rues. — La poussière est un des fléaux des villes. Elle pénètre partout et est aussi nuisible aux personnes qu'aux objets. Elle cause des ophthalmies, des bronchites ; elle salit la peau et sert de véhicule aux germes des maladies infectieuses. On la combat par l'arrosage qui se fait au *tonneau* ou *à la lance*.

Les tonneaux d'arrosage fonctionnent comme les balayeuses mécaniques. Au lieu d'une brosse, ils ont à l'arrière un tube métallique en communication avec un réservoir et qui laisse tomber l'eau en pluie fine par les petits trous dont il est percé, ou sous forme d'une nappe extrê-

(1) *The sanitary Engineer*, New-York, 31 mars 1888 et *Revue d'hygiène*, t. X, p. 538.

mement mince et développée en éventail, qui s'obtient par la projection de l'eau sur un disque plan faisant office de soupape (1).

L'arrosage *à la lance* est plus économique et plus simple ; mais il nécessite l'installation de *bouches d'eau* analogues aux *bouches de lavage*, noyées comme elles dans le trottoir et auxquelles on adapte un tuyau flexible armé à son extrémité de la lance de projection, tube conique en cuivre pourvu d'un robinet et dont on dirige aisément le jet avec le doigt. L'arrosage à la lance s'emploie surtout sur les grandes voies macadamisées ou pavées en bois ; il sert également à l'irrigation des plantations et des pelouses. Pour ces dernières, on substitue parfois à la lance des appareils automatiques qui pulvérisent l'eau et la font tomber en pluie fine sur le gazon (2).

L'arrosage des rues doit être pratiqué plusieurs fois par jour en été, surtout sur les chaussées macadamisées. A Paris, l'arrosage coûte 18 centimes par mètre carré et par an, mais il est beaucoup mieux réussi qu'à Londres où il ne coûte que 10 centimes. Dans cette immense ville, le service public d'eau est parcimonieux; pas de lavage des ruisseaux, peu d'arrosement, pas de fontaines publiques (3). A Paris, malgré le luxe d'arrosage, les chaussées sont souvent très sèches et la poussière incommode pendant l'été, tant l'évaporation est rapide. Pour remédier à cet inconvénient, on a proposé à diverses reprises de se servir, au lieu d'eau pure, d'eau de mer ou d'une solution de sels déliquescents. L'eau de mer qui est encore recommandée par Manfredi (4), a été mise en usage dans quelques villes du Midi et de l'Algérie, notamment à Bône et à Alger ; mais on a renoncé à son emploi. On a également eu recours au chlorure de calcium dont l'avidité pour l'eau est connue et que les fabriques d'acide pyroligneux livrent à très bas prix. Des essais dans ce sens ont été faits à Dieppe, dès 1854 et à Glascow dans l'été de 1863. L'arrosage au chlorure de calcium a été mis en usage à Rouen pendant quelques années ; des essais ont été tentés à Paris de 1855 à 1863 et, en 1881, le docteur Vallin a proposé de les recommencer. Il n'a pas été donné suite à cette proposition et on a renoncé à des procédés qui ont pour effet de substituer à la poussière une boue gluante et ne séchant jamais.

2° *Les ordures ménagères*. — Elles comprennent les balayures de la maison, les débris culinaires et alimentaires et les déchets de toute sorte que produit la vie domestique. Le volume de ces détritus s'élevait, à Paris, en 1891, à 1.021.562 mètres cubes par an (5), soit 2.798 par jour.

(1) G. Bechmann, *Salubrité urbaine, Distribution d'eau, Assainissement*, Paris, 1888, p. 395.

(2) Voir pour tout ce qui tient aux appareils d'arrosage et à leur fonctionnement, Bechmann, *Distribution d'eau* (*loc. cit.*), p. 395 et suivantes.

(3) Barabant, *Note sur les questions de viabilité* (Extrait de la *Revue d'hygiène*, 1885, p. 342).

(4) Luigi Manfredi, *Sulla contaminazione della superficiale stradelta nelle grande cita, dal punto di vsta dell'igiene et dell ingegniora saritaria*, Napoli, 1891.

(5) *Annuaire statistique de la ville de Paris pour* 1891, p. 30.

L'administration se charge de les faire enlever, en même temps que les boues. Elle a traité avec 16 adjudicataires qui emploient, pour ce travail, 550 tombereaux, et ce service coûte près de deux millions par an. Les récipients sont déposés de grand matin sur le trottoir par les concierges ; les tombereaux passent au moment où le balayage vient de finir, et les ordures y sont chargées.

Les entrepreneurs sont tenus, par leur cahier des charges, de les transporter hors de la ville, à cent mètres des routes et à deux cents mètres des habitations. Ces distances sont insuffisantes et cependant elles ne sont pas respectées. Les boues sont versées, dans la banlieue, sur le bord des chemins, au milieu des centres de population. Elles s'y putréfient à l'air libre, pendant cinq ou six mois, en attendant qu'elles passent, de l'état de *gadoue verte* à l'état de *gadoue faite* pouvant servir de fumier et, pendant ce temps là, on les arrose avec l'eau de vidange pour augmenter leur richesse et leur donner le parfum que recherchent les agriculteurs (1).

Ce sont là les *dépôts de voirie* qui, de concert avec les dépotoirs, soufflent sur Paris les exhalaisons empestées dont tout le monde souffre pendant l'été. Toutes les communes de la banlieue se plaignent de cette infection ; à diverses reprises, le Conseil de salubrité de la Seine a signalé ces infractions, et la préfecture de police a cherché à les réprimer ; mais elle a toujours échoué devant la force d'inertie des entrepreneurs et l'insuffisance de la pénalité qui pouvait leur être appliquée (2).

En 1884, au Congrès de Blois, le docteur O. Du Mesnil proposait de transporter les ordures ménagères au loin, chez les cultivateurs, soit par eau, soit par voie de terre, au fur et à mesure de l'enlevage, ainsi que cela se pratique à Bordeaux et à Bruxelles (3). La *commission d'assainissement de Paris* reprit la question en 1885, et quelques-uns de ses membres émirent l'avis qu'il y avait lieu d'organiser le transport des *gadoues* par chemin de fer dans la direction des plaines de la Beauce, de la Sologne et de la Champagne. A la suite des travaux de cette commission, des démarches furent faites près des compagnies de chemins de fer pour obtenir de transporter les gadoues à prix réduits jusqu'aux régions de grande culture de la Champagne et de la Beauce, où ces matières auraient pu être utilisées. La Compagnie d'Orléans avait consenti à transporter ces produits à une distance de 103 kilomètres, au prix de 2 fr. 50 la tonne ; mais l'application de ce tarif était subordonnée

(1) Du Mesnil, *Les dépôts de voirie, dans la banlieue de Paris* (*Revue d'hygiène et de police sanitaire*, 1882, t. IV, p. 37).

(2) *Revue d'hygiène et de police sanitaire*, 1882, t. IV, p. 69.

(3) O. Du Mesnil, *Nettoiement de la voie publique, enlèvement des ordures ménagères* (*Comptes-rendus de la 13e session de l'Association française pour l'avancement des sciences*, 1884, p. 285.

à une garantie de transport d'un tonnage déterminé, et la ville n'a pas pu fournir cette garantie.

En 1892, les Compagnies d'Orléans, de l'Est, du Nord et de l'Ouest ont consenti à transporter les *gadoues* à 100 kilomètres de Paris, d'après un tarif réduit, à la condition que la ville se chargerait d'établir, à ses frais, les gares d'embarquement. La dépense prévue était de 300.000 francs, et le conseil municipal a ratifié cette convention le 18 juillet 1892 (1).

On exporte aussi les *gadoues* par les voies fluviales sur différents points du territoire ; mais les moyens de transport qu'on possède aujourd'hui ne suffisent pas pour enlever des quantités aussi formidables que celles que la ville de Paris produit chaque jour, et on a cherché d'autres procédés.

Dans ces dernières années, on a fait de nombreux essais pour détruire les immondices ou pour les transformer. Le faubourg d'Ealing, à Londres, a le premier tenté d'incinérer ses ordures ménagères en même temps que la vase produite par les procédés d'épuration chimique. Cet exemple a été suivi dans d'autres villes d'Angleterre, telles que Manchester, Birmingham, Brackburn, etc. On a inventé pour cet usage des fours spéciaux qui portent les noms de Frijer, de Healey, de Thwaiter, etc. En 1893, cinquante-cinq villes anglaises détruisaient par le feu et en totalité les produits du balayage et les ordures ménagères à l'aide de 570 fours de ces différents modèles. Les *destructors* servent également à brûler les objets de literie contaminés et les cadavres d'animaux suspects.

L'incinération des immondices s'est également répandue en Amérique. A New-York, on se livre d'abord à un lavage et on ne brûle que les substances qui restent à la surface de l'eau, telles que la paille, les cuirs, les débris végétaux. A Nottingham, on fait avec les matières végétales et les débris animaux un *compost* qui est enlevé tous les jours. On sépare les chiffons et les métaux ; les débris de faïence, de porcelaine sont utilisés pour la fondation des *chaussées ;* le reste est mis dans un *destructor* à tirage énergique et converti en une masse pierreuse qui sert à revêtir les routes.

A Saint-Louis on a poussé plus loin l'industrie de la transformation des détritus. La ville vient de dépenser plus d'un million pour installer un four sur lequel l'*American Journal* donne les renseignements suivants : Les tombereaux chargés de gadoues arrivent par un plan incliné au sommet de l'appareil et versent leur contenu dans d'énormes cylindres verticaux entourés d'une enveloppe dans laquelle arrive un courant de vapeur surchauffée. Lorsque les ordures sont desséchées sous l'influence de cette température, on remplit les cylindres de pétrole. Celui-ci dissout les matières grasses, puis il est pompé et distillé pour servir de

(1) *Bulletin municipal officiel de la ville de Paris*, 29 juillet 1892, p. 1778.

nouveau. Son résidu graisseux et brunâtre est mis en barriques et sert à la fabrication des savons. Ce qui reste ensuite dans les cylindres en est extrait sous la forme d'une masse brune sans odeur qui contient encore de l'azote et des phosphates. C'est un excellent engrais qui est vendu au prix de 45 à 60 francs la tonne aux agriculteurs qui en font un très grand cas.

A Chicago on avait établi, il y a quelques années, un crématoire municipal qui avait coûté 10.000 dollars et on s'apprêtait à en construire d'autres, lorsqu'on fût arrêté par le nombre de tombereaux qu'il faudrait avoir pour y transporter les immondices d'une ville aussi étendue ; mais le superintendant, M. Weller, a tourné la difficulté en imaginant des appareils crématoires ambulants qui vont brûler les ordures sur place (1).

Paris a bien tardé à imiter l'Angleterre et l'Amérique. Cependant, en 1885, un entrepreneur de voirie, M. Alasseur, proposa à la ville un procédé d'incinération qui permettait d'utiliser les cendres et les résidus. Il fut repoussé, parce que les ingénieurs, MM. André et Journet, prouvèrent qu'il faudrait 200 fours, à 30.000 fr. chacun, pour brûler toutes les ordures ménagères de Paris et que la dépense annuelle de leur fonctionnement s'élèverait à 3.500.000 fr.

En 1892, le conseil municipal, revenant sur sa décision, autorisa un ingénieur, M. Gustave Delafosse, à incinérer, à titre d'essai, les immondices du Xe et du XIXe arrondissement. Enfin, au mois de juillet 1894, le préfet de la Seine a demandé à la ville un premier crédit de 25.000 fr. pour installer un appareil d'incinération dans l'usine de Javel, où l'administration a déjà établi la fabrication des pavés de bois et des balayeuses mécaniques.

Tout ces procédés sont ingénieux ; mais comme nous l'avons vu déjà, il est impossible de leur confier la destruction ou la transformation des 2.800 mètres cubes que Paris fournit chaque jour. On peut en dire autant des autres méthodes. Il faut donc en employer plusieurs et celle qu'il faut développer, même au prix de quelques sacrifices, c'est l'utilisation agricole. Il faut que les détritus des villes servent à fertiliser les campagnes qui en ont fourni les éléments et, pour opérer cette restitution, il suffit d'en faciliter le transport. Ce système est en vigueur à Bruxelles, à Lyon, à Bordeaux ; les gadoues y sont immédiatement utilisées. L'intermédiaire des dépôts de voirie n'est en effet qu'une complication fort inutile et l'hygiène doit les repousser d'une façon absolue.

II. **Police des rues.** — L'administration municipale n'a pas seulement pour devoir de nettoyer la voie publique, elle doit également assurer la sécurité des passants et la tranquillité des habitations.

1° *Accidents.* — La circulation dans une grande ville expose à des

(1) Ces appareils sont décrits et figurés dans le *Cosmos* du 20 janvier 1894, p. 235.

dangers contre lesquels il est bien difficile de prémunir les passants. Les piétons ont sans doute les trottoirs pour leur usage exclusif ; mais il leur faut souvent traverser la chaussée ou les places sur lesquelles ils ne trouvent que des refuges insuffisants et cela au milieu de voitures lancées à fond de train, de tramways, d'omnibus, de fiacres, de voitures de maître, sans compter les lourds tombereaux, les fardiers, les véhicules de toute sorte qu'emploie l'industrie, sans compter les chevaux emballés qui renversent tout sur leur passage et les innombrables vélocipèdes qui glissent rapidement et sans bruit au milieu de tout le reste. Ce mouvement est surtout dangereux pour les vieillards, pour les infirmes, pour les femmes faciles à s'effrayer, pour les gens de la province qui ne sont pas habitués à louvoyer au milieu de ces écueils.

La police fait ce qu'elle peut pour protéger les passants. Sur les boulevards, aux carrefours très fréquentés, ses agents forcent les voitures à suivre la file et les arrêtent de temps en temps pour laisser passer les piétons ; mais il leur est impossible de conjurer tous les dangers qui les menacent. Cependant, les accidents sont plus rares qu'on ne serait porté à le croire. A Paris, on en compte chaque année de mille à quinze cents, dont le tiers à peu près est suivi de mort. Cela ne fait guère plus d'un décès par jour. Mais les écrasements causés par les voitures ne sont pas les seuls accidents de la voie publique ; il faut y joindre les chutes de cheval, celles qui ont lieu par les fenêtres ou du haut d'un échafaudage, les victimes des attentats, des rixes, de l'ivresse, les suicides, les morts subites par suite d'apoplexie, de rupture d'anévrismes, et enfin les noyades, qu'elles soient volontaires ou le résultat d'un accident (1).

2° *Secours aux blessés et aux noyés.* — Dans presque toutes les grandes villes, un service de secours est organisé pour remédier à ces accidents. A Paris, tous les postes de police sont munis d'une boîte de secours, dont la composition a été déterminée par une commission du Conseil d'hygiène

(1) Pendant les années 1885, 1886 et 1887, la préfecture de police a enregistré 11.275 accidents dont 1.152 suivis de mort. Ils se décomposent comme il suit :

RELEVÉ DES ACCIDENTS SURVENUS A PARIS, PENDANT LES ANNÉES 1885, 1886 ET 1887.

NATURE des accidents.	1885.		1886.		1887.		TOTAUX.	
	Blessés.	Morts.	Blessés.	Morts.	Blessés.	Morts.	Blessés.	Morts.
Voitures	1.394	76	1.635	57	1.570	75	4.599	208
Machines	81	4	66	4	95	7	242	15
Chutes de haut	177	77	219	63	237	89	633	229
Accidents en rivière	220	31	185	36	181	37	586	104
Divers	1.194	179	1.431	177	1.438	240	4.063	596
TOTAUX	3.066	367	3.536	337	3.521	448	10.123	1.152

et de salubrité de la Seine, et à laquelle est annexée une instruction rédigée par cette même commission (1). Les gardiens de la paix ont été exercés à donner les premiers soins aux blessés, dont il a été reçu 681, dans les postes, en 1889.

Des boîtes de secours pour les noyés et les asphyxiés sont également déposées dans les postes de secours situés sur les berges de la Seine, à bord des bateaux-lavoirs, dans les établissements de bain et sur les bateaux à vapeur. Une instruction semblable à la précédente et émanant de la même source y est annexée. De plus, en 1887, le préfet de police a fait élever, sur les berges de la rivière, seize petits pavillons munis de tous les appareils reconnus efficaces. Devant chacun d'entre eux, est amarré un bateau de sauvetage muni de ses agrès, et les gardiens de ces pavillons ont été exercés par les médecins de la préfecture de police aux manœuvres à l'aide desquelles on peut secourir les noyés. Ces seize pavillons ont reçu en 1889, 370 noyés, dont 359 ont été rappelés à la vie.

Des secours analogues ont été organisés dans la plupart des grandes villes de l'étranger. En 1881, Esmarch a fondé à Kiel, la *Société des Samaritains*, qui compte aujourd'hui 73 comités affiliés dans le reste de l'Empire. Il existait à Berlin, en 1883, six corps de garde de santé (Saintätswachen) renfermant les appareils et médicaments nécessaires pour secourir les malades et les blessés; mais ces établissements ne sont pas municipaux et ne fonctionnent que la nuit. Il existe aussi à Berlin des *caisses de secours* et, il y a quelques années, la police royale a provoqué la création de stations de sauvetage pour les noyés, qui sont très nombreux dans cette ville que traverse la Sprée et que sillonnent de nombreux canaux (2).

A Bruxelles, le service de secours en cas d'accident et de maladie subite, est placé sous la direction du bureau d'hygiène; il comprend huit postes de secours avec cabinet médical et matériel complet, et quatre postes qui n'ont qu'une boîte de secours et un hamac roulant (3).

Londres, Francfort-sur-le-Mein, Gothenbourg, Amsterdam ont des services de secours organisés de différentes façons, mais destinés surtout aux noyés.

A Vienne, les secours sont donnés dans les postes de police qui sont au nombre de 78. Ils renferment un brancard, une caisse de médicaments et des objets de pansement. Quatorze de ces postes sont en rapport avec les ponts du Danube et disposent d'une barque munie de ses agrès et d'appareils pour réchauffer les noyés.

3° *Ambulances urbaines.* — Ce service qui fonctionne depuis longtemps en Amérique et notamment à New-York, a été importé à Paris, il y a

(1) Cette commission était composée de MM. les docteurs Brouardel, Léon Colin, Levraud, Voisin et J. Rochard, rapporteur. Ses conclusions ont été adoptées à la séance du 7 août 1891.

(2) Arnould, *La voie publique* (*Encyclopédie d'hygiène* (*loc. cit.*), p. 144).

(3) Exposition universelle d'Anvers (*Catalogue spécial de la ville de Bruxelles*, p. 75).

quelques années, par le docteur Henri Nachtel qui, à force de persévérance, est arrivé à le faire adopter. Il s'est adressé à l'Académie de médecine, au Conseil municipal de Paris, au Conseil de salubrité de la Seine, qui ont émis des avis favorables; mais cette approbation platonique n'a pas eu de résultat, et l'œuvre a été créée par l'initiative privée.

En 1888, l'assistance publique a autorisé l'installation de ce service. L'hôpital Saint-Louis a été relié par des lignes téléphoniques spéciales avec vingt-sept postes avertisseurs placés dans les différents quartiers de Paris et dans un périmètre de huit kilomètres, chez les pharmaciens et dans les bureaux de police. Lorsqu'un accident a lieu sur la voie publique, les passants en informent le poste avertisseur le plus voisin ; avis est donné par le téléphone à l'hôpital Saint-Louis, où des internes se tiennent en permanence. La voiture spéciale, toujours attelée, part au premier signal avec l'un d'eux, et le malade est soigné, transporté à l'hôpital ou à son domicile, dans un laps de temps très court. Ce service a fonctionné par lui-même jusque dans ces derniers temps et d'une façon très satisfaisante ; il a recueilli de 1888 à 1893, 14.000 personnes.

En 1894, l'*Œuvre des ambulances urbaines* a proposé au conseil municipal de lui faire la remise complète de son service, avec ses frais et charges et le conseil municipal, après avoir entendu le rapport de M. Paul Strauss (1), a accepté cette offre, en s'engageant à développer le fonctionnement de l'institution par la création de deux postes nouveaux, l'un sur la rive droite, l'autre sur la rive gauche de la Seine et à maintenir la séparation absolue qui existe aujourd'hui entre le service des ambulances urbaines et celui du transport des contagieux qui a été organisé en 1881. La remise du service à la ville a eu lieu le 1er janvier 1895.

Aujourd'hui la ville de Paris est pourvue de trois services de secours : 1° La Préfecture de la Seine a les ambulances municipales et les ambulances urbaines ; 2° la Préfecture de police a les postes de secours des mairies, des commissariats de police, les voitures de l'Hôtel-Dieu et de l'hôpital Saint-Louis pour le transport des contagieux, les pavillons de secours aux noyés ; 3° l'Assistance publique a les brancards déposés dans les hôpitaux, les hospices, les maisons de secours, etc.

2° *Bruits et fêtes foraines.* — Le bruit des rues est produit par des causes très variées. Le retentissement des pieds des chevaux et des roues des voitures sur le pavé en forme le fond et la trépidation des édifices y participe. A ce murmure sourd et monotone viennent se joindre les cris de la rue, les musiques qui passent, les instruments à l'aide desquels les industriels ambulants signalent leur présence, le claquement des fouets et les jurons des cochers, le sifflet ou la trompe des tramways, etc., etc.

(1) Rapport présenté par M. Paul STRAUSS, au nom de la 5e Commission, sur la remise de l'Œuvre des ambulances urbaines à la ville de Paris, 1894, n° 20.

A Paris, ce charivari commence avant le jour et ne cesse qu'à une heure fort avancée de la nuit. Entre la sortie des spectacles et l'entrée des voitures des maraîchers, c'est à peine si la grande ville se tait pendant trois ou quatre heures.

Ce tapage continu est particulièrement désagréable dans les rues populeuses. Ce n'est pas seulement une incommodité, c'est une cause de fatigue et d'ébranlement nerveux pour les personnes impressionnables ; c'est un danger pour les blessés, les malades, les femmes en couches qui ont besoin de repos, de calme et de sommeil. Dans les cas graves, la police autorise la famille à faire étendre de la paille sur la chaussée, devant la maison, pour assourdir le bruit des voitures ; mais en dehors de ces circonstances exceptionnelles, il faut bien endurer ce supplice et beaucoup de gens, de femmes surtout, s'en trouvent sérieusement incommodés. J'ai eu l'occasion d'observer des accidents nerveux d'un caractère assez grave, chez des jeunes filles élevées dans le calme et le silence des petites villes et que les circonstances avaient amenées à vivre dans le centre de Paris. Elles ne pouvaient pas s'habituer à ce tapage, à cette trépidation incessante et il fallut changer de quartier.

Toutefois ces bruits, auxquels les Parisiens sont acclimatés, ne sont rien à côté du tapage infernal que font les *fêtes foraines*. Le bruit est pourtant encore le moindre de leurs inconvénients. Ces réunions se tenaient autrefois dans la banlieue, mais en 1860, on leur permit de s'établir à l'intérieur de Paris, pour donner satisfaction aux communes qu'on venait d'annexer et dans lesquelles elles avaient lieu auparavant. Pendant dix ans, elles ont été organisées par les soins des municipalités ; mais, depuis 1870, ce sont des comités locaux qui s'en chargent et qui paient une redevance à la Caisse des écoles.

Sous ce nouveau régime, elles se sont multipliées dans des proportions nuisibles à la santé publique et ont envahi les boulevards extérieurs ainsi que les places excentriques. A diverses reprises, le Conseil d'hygiène publique et de salubrité de la Seine s'en est ému. J'ai moi-même adressé en son nom, au Préfet de police, un rapport tendant à les supprimer (1). Des tentatives ont été faites depuis pour en réduire le nombre ; mais elles se sont heurtées à la mauvaise volonté du conseil municipal.

Les fêtes foraines sont des foires permanentes qui maintiennent les lieux où elles se tiennent dans un état d'insigne malpropreté. Les ordures s'amassent et se décomposent autour des ménageries, des théâtres forains, sous les voitures des saltimbanques. Les déjections des bêtes féroces, les urines, les eaux ménagères s'infiltrent dans le sol, y croupissent, baignent le pied des arbres, les font mourir et la ville est obligée de les remplacer. Les riverains réclament surtout contre le vacarme que

(1) Rapport sur les fêtes foraines à Paris, présenté au Conseil d'hygiène et de salubrité, par le docteur J. ROCHARD et approuvé le 18 février 1887.

font les tambours, les orgues à vapeur (1), les hurlements des bêtes fauves et les cris de la foule. Ce tapage qui se prolonge jusqu'à une heure avancée, trouble le sommeil des riverains qui exercent pour la plupart des professions matinales. Il faut ajouter à ces inconvénients, le danger d'incendie dans les théâtres en planches très insuffisamment machinés, celui des tirs dont les parois ne sont pas assez résistantes pour empêcher les balles de s'égarer. Si l'on tient compte de plus des dépenses inutiles qu'y font les ouvriers et des détestables fréquentations qu'y rencontrent les jeunes gens des deux sexes, on comprendra l'insistance que mettent les hygiénistes à demander la suppression de ces réunions malsaines.

§ IV. — LA VILLE SOUTERRAINE. — LE SOUS-SOL

La voie publique n'est pas la partie la plus importante de la viabilité urbaine ; c'est dans leur sous-sol que les villes renferment les organes principaux de leur vitalité ; c'est là que se trouve la double canalisation à l'aide de laquelle elles reçoivent l'eau qui leur est nécessaire et se débarrassent de leurs immondices, c'est là que sont posés les fils télégraphiques, téléphoniques et ceux qui servent à l'éclairage électrique.

La plupart des villes sont situées sur des terrains d'alluvion, sujets aux infiltrations provenant des cours d'eau et des sources qui les traversent. La nappe souterraine est à une profondeur qui varie suivant l'épaisseur de la couche perméable et elle est soumise aux fluctuations dont nous avons indiqué le mécanisme dans le chapitre précédent. Cette nappe ne reçoit pas seulement les eaux pluviales chargées de toutes les impuretés qu'elles entraînent, en lavant les toîts des maisons, les cours et la voie publique ; elle est souillée par les infiltrations des fosses d'aisance, des puisards, des égouts qui ne sont pas toujours étanches, ainsi que par les résidus des usines. Lorsque son niveau s'élève, elle imbibe un sol desséché et lorsqu'il s'abaisse l'air qui vient prendre la place des eaux souillées provoque, dans ce marais souterrain, des fermentations et des décompositions organiques plus dangereuses encore que celles qui s'opèrent à ciel ouvert ; aussi le drainage des villes est-il une nécessité que tous les hygiénistes ont comprise.

Il est en usage en Angleterre depuis un demi siècle (2) et la mortalité a baissé d'une manière sensible dans les villes qui y ont eu recours. Le docteur Buchanam en a cité 25 qui ont vu diminuer notablement, après avoir été drainées, le chiffre de leur décès par fièvre typhoïde. Simon et Corfield ont cité un certain nombre d'autres villes, comme Salisbury,

(1) L'usage de ces orgues a été interdit par la police.

(2) *Health of Towns, second report of the commissionners inquiring in to the state of large towns populous districts London*, 1845.

Ely, Rugby, Bansburg, etc., où le chiffre des phthisiques a diminué du tiers ou de la moitié à la suite du drainage. A Leicester, il s'est abaissé de 41 pour 100, tandis que, dans les localités où les travaux d'assèchement ont été nuls ou incomplets, les victimes de la phthisie ont augmenté de nombre (1). Il est évident qu'il y a beaucoup d'exagération dans les allégations qui précèdent ; il n'en est pas moins certain que le drainage assainit les villes et les quartiers humides ; car, ainsi que le fait observer M. Ch. de Freycinet, il ne suffit pas, pour les rendre salubres, de les débarrasser de leurs eaux impures, il faut encore les affranchir par le drainage de l'humidité dont leur sol est imprégné (2).

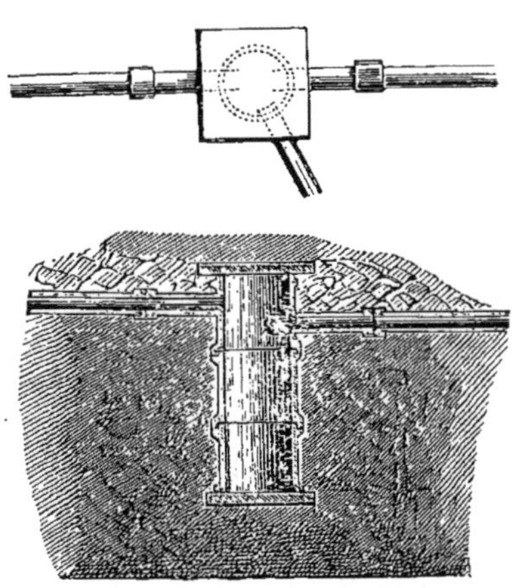

Fig. 8. — Drains collecteurs avec regards.

A Paris, la Commission des logements insalubres n'a pas cessé de réclamer l'application du drainage aux quartiers humides dont les maisons ont souvent leurs caves inondées. Fonssagrives a prêté l'appui de son autorité à cette pratique et nous ne saurions trop l'encourager. Il faut reconnaître toutefois qu'elle n'est pas toujours applicable. Il est rare que les villes se construisent de toutes pièces ; cela n'arrive guère qu'aux Etats-Unis où elles sortent de terre comme par enchantement. On peut alors drainer le sous-sol partout où cette opération est nécessaire, avant de bâtir les maisons ; mais, dans la vieille Europe, les villes remontent à une époque où on n'avait guère souci de l'hygiène et l'on ne peut pas les raser pour drainer le terrain qui les supporte. La seule chose que l'on puisse faire, c'est d'appliquer le drainage à la voie publique et aux terrains sur lesquels on élève des constructions nouvelles.

Pour la voie publique on peut établir, de chaque côté de la chaussée, une rangée de drains. Nous avons décrit, dans le deuxième chapitre, les règles qui doivent présider à leur placement ; dans les villes, ils doivent être plus rapprochés, et il est parfois nécessaire, pour assurer la régularité de leur écoulement, de placer, aux points d'intersection des collecteurs, des regards formés de gros tuyaux disposés verticalement sur une base en pierre ou en terre cuite, où viennent aboutir les drains opposés. Ces regards (fig. 8) sont couverts, à peu de distance du sol, par

(1) W. H. Corfield, *A Digests of facts eccltive to the treatment and utilisation of sewage*, 2e édition, London, 1871, p. 168.

(2) Ch. de Freycinet, *Rapport sur l'assainissement industriel et municipal en France*, Paris, 1886, p 197.

une plaque en pierre ou en terre cuite pouvant être facilement déplacée.

Lorsqu'on ne peut pas diriger les eaux vers un canal ou une rivière voisine, force est bien de les déverser dans le réseau d'égouts. Cet écoulement nécessite un dispositif spécial pour empêcher le reflux ; mais, comme le fait observer M. Léon Faucher, lorsque les égouts sont bien faits, ils constituent, par eux-mêmes, un drainage assez puissant pour que la nappe souterraine ne puisse pas dépasser le niveau de la canalisation (1).

§ V. — LES EAUX URBAINES

L'impureté de la nappe souterraine ne permet pas d'y puiser sans danger l'eau destinée à la boisson et aux usages culinaires. Cette notion est de date récente et, depuis qu'elle s'est vulgarisée, les villes s'imposent les plus grands sacrifices pour aller chercher au loin des eaux abondantes et de bonne qualité. De 1884 à 1892, le Comité consultatif d'hygiène de France a étudié 455 projets d'amenées d'eau (docteur Brouardel, président du comité : rapport au ministre, séance du 14 novembre 1892). Cependant, il résulte d'une enquête faite par M. Bechmann et dont il a communiqué les résultats à la Société de médecine publique, qu'il n'y avait encore à cette époque que 308 villes en France sur 588 qui possédassent une distribution d'eau quelconque (*Revue d'hygiène et de police sanitaire*, 1892, t. XIV, p. 514). On a pris l'habitude d'user largement de l'eau, non seulement pour les usages domestiques, mais pour la propreté des habitations et de la voie publique, pour l'arrosage des rues et des promenades ; nous aurons donc à nous occuper des besoins auxquels les eaux sont destinées à faire face, de la quantité que chacun d'eux réclame, des moyens de se les procurer, de les amener en ville et d'en opérer la distribution.

I. **Usages des eaux.** — La nature des besoins que les eaux doivent satisfaire, varie suivant l'importance des localités. Plus les villes sont grandes, et plus l'eau doit y être prodiguée. On peut admettre, sans exagération, que l'insalubrité des villes croît comme le carré de leur population. On se demande d'après cela comment le chiffre des habitants peut s'élever à plusieurs millions, comme à Paris et à Londres, sans les transformer en d'immenses foyers d'infection, ainsi que l'étaient les grandes villes du moyen-âge. C'est le triomphe de la civilisation et de l'hygiène ; c'est le fait de la propreté dont l'habitude se répand partout et qui a pour condition essentielle l'usage abondant, j'allais dire le gaspillage de l'eau.

(1) Léon FAUCHER, *Encyclopédie d'hygiène et de médecine publique*, t. III, p. 330.

L'emploi de l'eau dans les villes, comprend la distribution dans la maison, dans la rue et dans les usines. C'est ce qu'on nomme, en langage technique, le *service privé*, le *service public* et le *service industriel*.

1° *Le service privé* comprend : l'alimentation, les usages culinaires, la propreté individuelle, le lavage de la vaisselle, des vêtements, des appartements et des cours, les bains, les water-closets, l'entretien des jardins et le jeu des ascenseurs.

2° *Le service public* comprend le lavage des ruisseaux et des égouts, l'arrosage des chaussées, trottoirs, pelouses et jardins publics, l'alimentation des fontaines, des urinoirs publics, des établissements de bains, des piscines de natation et des bouches d'incendie.

3° *Le service industriel* comprend la distribution de l'eau à toutes les industries qui l'emploient comme dissolvant, ou comme véhicule (sucreries, teintureries, etc., etc.), comme matière première (brasseries, fabriques d'eaux minérales), comme moyen de lavage ou comme force motrice.

La plupart de ces usages sont inconnus des petites villes ; elles ont donc besoin d'une quantité d'eau proportionnellement moindre : elles ont aussi moins de ressources pour s'en procurer.

II. **Quantité nécessaire.** — Pour la déterminer, il faut tenir compte d'abord du chiffre de la population, de son augmentation future et de ses exigences croissantes, puis du climat, des habitudes et des différents genres d'industrie. Partout la consommation augmente dans des proportions imprévues et qui trompent toutes les prévisions. En 1789, Paris distribuait à sa population 13 litres d'eau par jour et par tête, et personne ne se plaignait ; aujourd'hui, il en délivre 300 et nous ne trouvons pas que ce soit assez.

1° *Mode d'évaluation.* — On a l'habitude d'évaluer la quantité d'eau fournie à une ville, en divisant le nombre de litres dont elle dispose chaque jour, par le chiffre de ses habitants. Cette base n'est pas rigoureuse, parce qu'elle ne tient pas compte des exigences éminemment variables du *service public* et du *service industriel* ; mais elle est commode, et l'usage a consacré ce mode d'évaluation.

2° *Statistique.* — M. Bechmann, dans un ouvrage auquel je ferai plus d'un emprunt (1), a dressé le tableau de l'alimentation en eaux potables de 84 villes de la France et de l'étranger. La moyenne est de 185 litres par jour et par habitant. Les différences sont considérables. Elles vont de 1.000 litres pour Rome, à 15 litres pour Madrid. C'est l'Amérique qui est la plus richement dotée, Washington distribue 700 litres d'eau par jour à ses 112.000 habitants ; la France vient ensuite. Marseille donne

(1) G. Bechmann, *Salubrité urbaine, distribution d'eau, assainissement*, Paris, 1888, p. 61.

500 litres par tête. Paris en distribue aujourd'hui 300 et Grenoble 1.000, autant que Rome (1). L'Allemagne vient en troisième lieu et l'Angleterre en quatrième; l'Espagne arrive au dernier rang. En somme, sur les 84 villes qui figurent au tableau de M. Bechmann, il n'y en a que 24 qui distribuent plus de 200 litres d'eau par jour et par tête à leur population et on en compte 22 qui en donnent moins de 100.

On se demande comment les habitants d'une capitale comme Madrid peuvent, à notre époque, se contenter de 15 litres d'eau par tête. Cette pénurie est incompatible avec la propreté de la voie publique, des maisons et des personnes. On admet aujourd'hui que, pour les grands travaux d'approvisionnement à entreprendre, il faut tabler sur un chiffre de 200 litres par jour et par habitant. Il est bien entendu que cela ne suffit pas dans les grands centres de population pour lesquels l'eau est un luxe, et que les petites localités sont souvent forcées de se contenter à moins; j'estime toutefois que lorsqu'elles font les frais d'une amenée d'eau, elles ne doivent pas, dans leurs prévisions, descendre au-dessous de 100 litres par jour et par tête. Il faut en effet tenir compte des pertes résultant de l'étanchéité imparfaite des conduites et des appareils. On ne connaît pas, dit M. Bechmann, de système de joints qui résiste indéfiniment à la pression de l'eau, pas de robinet ou d'appareil qui ne s'use et, au bout d'un certain temps, l'eau s'échappe par une foule de petites fissures. La perte résultant de ces fuites varie du quart à la moitié de la quantité d'eau dépensée.

Il faut également tenir compte du gaspillage qui est d'autant plus grand que la distribution est plus large. Le système du compteur ne l'empêche jamais complètement. C'est à l'époque des chaleurs, au moment où l'eau commence à se faire rare, que le gaspillage est au summum; il en résulte une pénurie qui survient partout au même moment.

III. Recherche et captage des eaux. — Les travaux à exécuter pour fournir aux villes les eaux qui leur sont nécessaires, sont du ressort des ingénieurs; toutefois les hygiénistes ne doivent pas y être étrangers, parce qu'ils ont à émettre leur avis sur tout ce qui concerne ces entreprises. Le décret du 30 septembre 1884, en réorganisant le Comité consultatif d'hygiène publique, a placé le régime des eaux sous sa surveillance (2), et la circulaire du ministre du commerce, en date du 29 octobre de la même année, a tracé la marche à suivre pour exercer ce contrôle d'une manière efficace (3). Aux termes de cette législation,

(1) Rapport de M. Langlet à la Chambre des députés, séance du 13 juillet 1892, N° 2334.

(2) Pour le texte de ce décret, voyez le *Journal officiel* du 1er octobre 1884 et le *Recueil des travaux du Comité consultatif d'hygiène publique*, pour l'année 1884, t. XIV, p. 648.

(3) Mode d'instruction à suivre pour les affaires qui se rapportent au régime des eaux (Circulaire ministérielle du 29 octobre 1884, *Recueil des travaux du Comité consultatif*, t. XIV, p. 670).

tout ce qui concerne les *amenées d'eau* rentre dans les attributions des conseils d'hygiène et de salubrité des arrondissements, et en dernier ressort du Comité consultatif d'hygiène publique. Ils ne sont pas seulement appelés à donner leur avis sur la qualité des eaux, mais aussi sur les travaux de captage, de canalisation, de distribution, etc. Depuis quatre ans que le Comité consultatif est investi de ce contrôle, les questions d'*amenées d'eau* sont au nombre de celles qui tiennent le plus de place dans ses délibérations. Il est donc indispensable d'en dire un mot dans un traité d'hygiène.

1° *Recherche des eaux.* — La première chose à faire consiste à chercher dans le voisinage de la localité qu'il s'agit d'approvisionner, une petite rivière, un ruisseau ou des sources d'un débit suffisant pour fournir, en tout temps, à la population la quantité d'eau nécessaire, en se basant sur les évaluations indiquées plus haut. On est quelquefois forcé d'aller les chercher au loin ; mais il est rare qu'on en soit réduit à s'adresser à des fleuves, à des lacs ou de creuser des puits artésiens.

Pour découvrir les sources, il ne faut pas se contenter d'examiner les cours d'eau apparents, il faut étudier la structure géologique du sol. Les terrains imperméables ne présentent que peu de ressources ; la pluie, les ravine, se creuse un petit lit dans chaque pli de terrain et va rejoindre le ruisseau le plus voisin. Les terrains perméables au contraire absorbent l'eau comme des éponges et la transmettent à la couche souterraine dont la crue est lente et le débit régulier. Les premiers se reconnaissent à la fréquence des ruisseaux, au nombre des ponts, à leur grand débouché ; les autres se signalent par des caractères opposés.

Quand l'examen des eaux apparentes ne donne pas de renseignements suffisants, on peut avoir des présomptions sur l'existence de la nappe souterraine, par l'examen des puits, des travaux accomplis dans la contrée dans un autre but, par la nature de la végétation qui couvre le sol, par les vapeurs qui s'en exhalent, par la présence des grenouilles, des insectes qui fréquentent les cours d'eau. Les anciens étaient experts en ces sortes de recherches. Les Grecs et les Romains, dit M. Bechmann, avaient les plus grands égards pour les chercheurs d'eau ou *aquilèges*, et l'hydroscopie compte encore aujourd'hui de nombreux adeptes. Il y a quarante ans, l'abbé Paramelle, curé de Saint-Céré, s'est fait une réputation dans cet art dont il a exposé les règles dans un ouvrage qui a son intérêt. En Bretagne, les découvreurs de sources ne sont pas rares ; ils se servent d'une baguette de saule ou de coudrier qui se redresse irrésistiblement dans la main du chercheur, lorsqu'il arrive au-dessus d'une source. Je connais deux ou trois de ces sorciers dans mon département. Les ingénieurs qui sont des sceptiques préfèrent recourir à la sonde.

La source découverte, il s'agit de la jauger. On a pour cela recours à des procédés assez délicats, mais qui sont par trop techniques pour nous arrêter ; il suffit à l'hygiéniste de savoir que ce débit est très variable et qu'il faut observer le régime d'une source pendant une année entière, pour connaître le *minimum* de son débit, lequel doit suffire aux besoins de la localité, en vue de laquelle les travaux sont entrepris.

2° *Captage.* — Lorsque la source n'est pas apparente, il faut aller à la recherche des filets d'eau qui courent dans le sol, les dégager, les suivre et en recueillir le produit. On creuse pour cela des tranchées en différents sens, on pose des drains, ou l'on pratique des galeries de nombre et de dimensions suffisantes. Celles-ci doivent être en maçonnerie et le fond en ciment ; on les recouvre habituellement de dalles, puis d'une couche perméable de cailloux concassés et on étend au-dessus un gazon ou une couche de terre pilonnée.

Lorsque la source émerge du sol et coule à sa surface, il suffit d'y plonger une conduite de prise d'eau, sans rien changer aux dispositions naturelles. Lorsqu'il s'agit d'un ruisseau, on le barre à l'aide d'une digue de retenue qu'on élève plus ou moins suivant la quantité d'eau qu'on veut retenir dans le réservoir. On n'obtient ainsi qu'un étang artificiel où l'eau s'altèrerait rapidement, si on n'avait la précaution de le curer à fond dans toute son étendue. On y puise l'eau à l'aide d'une conduite en fonte ou en poterie qui l'amène à sa destination ; le trop plein s'écoule par dessus le barrage.

Ce système est simple et peu coûteux, quand il s'agit de l'alimentation d'un village ; mais on a parfois recours aux réserves et alors ce sont des travaux considérables. Sans parler des lacs d'Egypte et des innombrables réserves de l'Inde, on fait encore des barrages en Algérie et des villes importantes d'Angleterre et d'Amérique ont des distributions d'eau basées sur la constitution de vastes réserves artificielles. Ainsi, New-York a barré le Croton, Washington emprunte l'eau du Potomac, Philadelphie utilise le Tohickon, affluent du Delaware, Memphis la rivière Wolff.

Les digues qu'on établit dans ce cas doivent être en maçonnerie et construites avec le plus grand soin, pour résister aux formidables pressions qu'elles doivent supporter. Elles constituent une menace permanente pour la ville dont elles assurent l'alimentation et que leur rupture peut anéantir en quelques instants. On se souvient encore en Espagne de la rupture du barrage de Guentes, qui détruisit 89 maisons et noya 608 personnes ; l'Angleterre n'a pas oublié l'effondrement de la digue de Sheffield qui engloutit 98 maisons et noya 238 personnes et ces désastres ne sont rien à côté de celui qui est arrivé en Amérique, en 1889, lorsque la ville de Jackson et sa population tout entière furent emportées en quelques instants par la rupture de la digue qui retenait leurs réserves d'eau.

Lorsqu'au lieu de sources ou de petits cours d'eau qu'il importe de recueillir en entier, on a affaire à une rivière ou à un fleuve et qu'on veut se borner à leur faire un emprunt, on dispose un ouvrage partiteur de manière à diviser le courant et à en détourner la partie qu'on veut utiliser.

Dans tous les cas où on capte des eaux courantes, il faut établir la prise au-dessus de toutes les causes de contamination (fermes, villages, lavoirs, usines). Cela n'est possible que lorsque la dérivation a lieu très près de la source. Lorsqu'il s'agit d'une rivière qui a déjà reçu des impuretés de toute sorte, on place à l'ouverture des conduites, des grilles fixes ou mobiles à mailles plus ou moins serrées pour arrêter les corps flottants.

Il est rare, ai-je dit, qu'on soit réduit en France à utiliser l'eau des lacs pour l'alimentation des villes ; mais cela se fait en Angleterre, en Suisse et aux Etats-Unis. C'est ainsi que Glascow est alimenté par le lac Katrin, Boston par le lac Cochituate, Chicago par le Michigan et Zurich par le lac qui porte son nom. La dérivation est toujours abondante et ne présente aucune difficulté ; toutefois, il faut placer la prise d'eau assez bas pour avoir toujours un débit suffisant et pour éviter l'introduction des corps flottants dans les conduites. Quand les lacs reçoivent les eaux d'égout des villes, il faut puiser l'eau à grande distance des rives contaminées. Chicago à dû faire la sienne à plus de trois kilomètres du bord, au moyen d'un tunnel souterrain aboutissant à une énorme tour isolée au milieu du lac et pourvue de vannes à différentes hauteurs. Depuis cette époque, la population de la ville a tellement augmenté (elle est maintenant de 1,500,000 habitants) que la souillure a gagné la prise d'eau et la ville fait creuser, en ce moment, un canal à grand débit qui déversera ses eaux vannes dans le Mississipi, par l'intermédiaire de la rivière des Plaines et de l'Illinois (*Cosmos*, nº du 5 janvier 1895). L'eau des lacs comme celle des rivières est toujours un peu suspecte et ne vaut jamais l'eau de source.

Les puits artésiens, très utiles dans les contrées déshéritées comme le voisinage du Sahara, ne sont guère employés en Europe. Il faut creuser à des profondeurs de 500 ou 600 mètres et on n'obtient qu'une eau minérale par sa température et sa composition. Leur forage est une opération longue, délicate, leur débit est insconstant ; aussi, lorsqu'on y a recours dans les grandes villes, on n'utilise leur produit que pour le *service public* et pour le *service industriel*. C'est à cet usage que sont consacrées les eaux des quatre puits artésiens de Paris (1).

IV. **Épuration des eaux.** — Il n'est pas toujours possible de se procurer, en quantité suffisante, des eaux claires et limpides. Lorsqu'on dérive celles d'une rivière ou d'un fleuve, elles sont souvent troublées par des sables, des graviers, des dépôts vaseux et il est indispensable de

(1) Le puits de Grenelle, le puits de Passy, celui de la barrière de Fontainebleau et celui de La Chapelle.

les clarifier avant de s'en servir. L'épuration de ces grandes masses d'eau ne peut s'obtenir que par deux moyens : la décantation et la filtration (1).

1° *Décantation.* — Ce procédé a été appliqué aux eaux de la Durance. Avant leur arrivée à Marseille, elles traversent quatre bassins, de 84.132 mètres cubes de capacité chacun. On les nettoie tous les quatre mois, et le dépôt a de 35 à 40 centimètres d'épaisseur. A Londres on a creusé, sur les bords de la Tamise, d'immenses bassins suffisants pour emmagasiner la quantité d'eau nécessaire à l'alimentation de la ville, afin de ne pas faire d'emprunt au fleuve pendant les crues qui durent deux ou trois semaines au moins par an.

L'épuration par le repos est très lente à s'opérer. Il faut de sept à dix jours pour qu'elle soit complète, ce qui oblige à donner aux réservoirs des proportions qui les rendent très dispendieux. D'un autre côté, l'eau s'altère par l'immobilité prolongée jointe à l'action de l'air et de la chaleur, par le développement des végétaux et la putréfaction des insectes qui y tombent de l'atmosphère ; aussi n'a-t-on recours à la décantation que comme opération préliminaire et pour débarrasser les eaux des corps lourds, des matières grossières, avant de les soumettre à la filtration.

2° *Filtration.* — Celle-ci s'opère au moyen de bassins semblables aux précédents, mais dont le fond est couvert de couches superposées de sable fin, de gravier fin, de gros gravier de cailloux et de moëllons. Tous ces éléments ne sont pas réunis dans les mêmes bassins Ceux de Londres qui ont servi de modèle depuis 1839, époque à laquelle M. Simpson, ingénieur de la compagnie de Chelsea, les a installés (2) ont trois ou quatre couches filtrantes seulement, et cela suffit pour épurer de 1^{m3},500 à 3^{m3} par jour et par mètre carré de surface (3). Ce procédé s'est répandu depuis en Europe et en Amérique. Une application des plus intéressantes en a été faite, il y a quelques années, par la *Compagnie générale des eaux pour l'étranger*, dans les travaux qu'elle a faits pour amener à Venise les eaux de la Brenta. Ces eaux ne sont pas toujours limpides et, avant de les introduire dans la conduite sublagunaire, la Compagnie jugea convenable de les soumettre à une filtration artificielle. Elle creusa, à cet effet, à Moranzani, quatre bassins contigus communiquant deux à

(1) Les différents procédés de filtration à domicile des eaux destinées à l'alimentation seront exposés dans le chapitre suivant à l'article des « eaux potables » ; il n'est question ici que de l'épuration en grand et avant la distribution.

(2) Londres ne boit guère que de l'eau de rivière. Les machines élévatoires qui la prennent dans la Tamise remontent à 1582, les grandes compagnies datent : Chelsea de 1724, Lambeth de 1785, Grand-Junction de 1798. C'est depuis une trentaine d'années seulement que la compagnie Kent fournit de l'eau puisée à Deptfort à l'aide de puits profonds (ARNOULD, *Encyclopédie d'hygiène*, t. III, p. 25).

(3) Voyez pour la description de ces filtres : BECHMANN, *Salubrité urbaine, distribution d'eau, assainissement*, Paris, 1888, p. 179.

deux et dont le fond est recouvert de deux couches filtrantes. La plus superficielle est formée de sable pur, la plus profonde est constituée par du gravier de rivière (fig. 9).

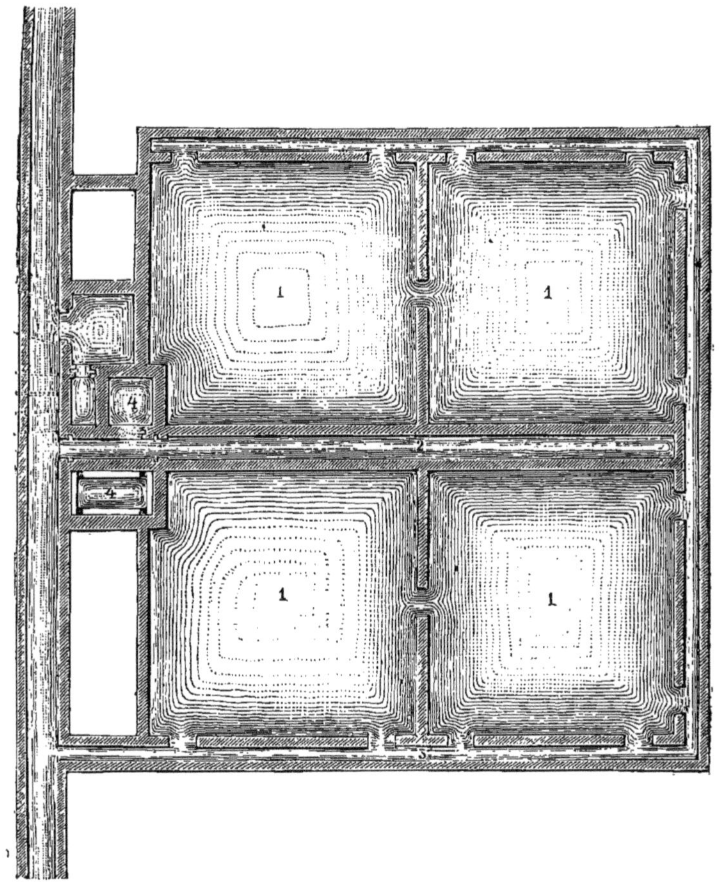

Fig. 9. — Bassins de Moranzani.

Les quatre bassins ont ensemble une surface de 1.224 mètres carrés, mais on admet que l'un d'eux sera toujours inactif, ce qui réduit la surface utile à 918 mètres carrés (1).

Les bassins filtrants ont l'inconvénient de s'encrasser rapidement, et le dépôt qui se forme à la surface empêche bientôt l'eau de passer ; si

(1) *Notice sur la distribution d'eau de Venise*, publiée par la Compagnie générale des eaux pour l'étranger, Paris, 1889.

on augmente la pression, le liquide se creuse, dans le sable, des fissures à travers lesquelles il s'écoule sans être filtré.

M. Charles Garnier a exposé, il y a quatre ans, devant la Société d'hygiène, un nouveau système de bassins filtrants qui repose sur un principe très ingénieux. Ils sont divisés en un certain nombre de compartiments par des cloisons verticales, dont les unes sont pleines et les autres percées inférieurement d'une ouverture (fig. 10).

L'eau les parcourt successivement en descendant dans l'un et remontant dans l'autre jusqu'à l'extrémité du bassin. Dans ce système, la pression atmosphérique se fait opposition à elle-même, le cours de l'eau est lent

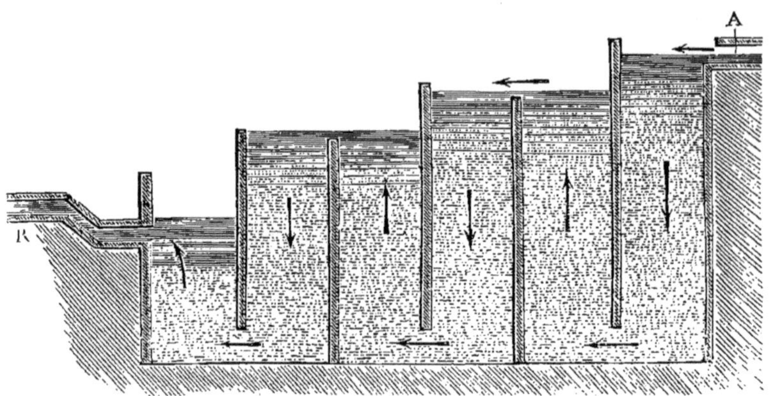

Fig. 10. — Bassin filtrant de Ch. Garnier. — A, conduite d'amenée ; — R, conduite de distribution.

et régulier, et l'encrassement ne se produit que dans le premier compartiment, dont on peut changer le sable sans toucher aux autres (1).

Quelques villes de France, forcées de puiser leurs eaux dans le fleuve qui les traverse, ont recours pour les épurer à des galeries filtrantes, parallèles à son cours, inférieures à son lit et creusées à une petite distance de ce dernier. Ce mode d'épuration a été imaginé, en 1817, par M. d'Aubuisson des Voisins pour la ville de Toulouse et appliqué à la Garonne. La ville de Lyon s'alimente également à l'aide d'une dérivation du Rhône située en amont de la ville. L'eau arrive à travers une couche de gravier d'environ 15 mètres d'épaisseur dans des bassins et des galeries où elle est puisée par des machines élévatoires et versée dans les conduites de distribution.

Les galeries filtrantes ont les mêmes inconvénients que les bassins et sont encore plus défectueuses, parce qu'on ne peut pas les nettoyer. La

(1) *Bulletin de la Société française d'hygiène* (*Journal d'hygiène*, 15 mai 1890, t. XV, p. 237).

couche de gravier et de galets est à la longue minée par les eaux, ainsi que cela est arrivé à Lyon ; il s'y forme des fissures, des *renards* par lesquels tout passe ; dans d'autres cas, la masse de vase et de matières organiques obstrue les pores au point qu'il faut abandonner les galeries et en creuser d'autres. L'eau du Rhône qu'on consomme à Lyon, malgré sa limpidité et sa fraîcheur, laisse déposer sur les filtres Chamberland un limon glaireux, onctueux au toucher, dans lesquels MM. Lortet et Despeignes ont trouvé de nombreuses bactéries qu'il leur a été possible d'isoler les unes des autres par une culture méthodique et le dépôt injecté à des cobayes a causé leur mort (1).

Le Comité consultatif d'hygiène publique s'est toujours prononcé en principe contre le système des galeries filtrantes. Il ne les a jamais autorisées qu'à regret et lorsqu'il s'agissait de petites rivières, de localités de peu d'importance et qu'il leur était impossible de s'approvisionner autrement. Lyon songe à renoncer à ce système et cherche, dans les bassins qui l'entourent, des sources d'un débit suffisant, pour alimenter sa population. Vienne a déjà abandonné les galeries filtrantes du Danube ; en 1873, elle est allée chercher, au pied des Alpes Noriques, les sources de Kaiserbrunnen et de Stixenstein qui sont excellentes, mais d'un débit insuffisant.

Les bassins filtrants ne valent pas mieux. Ceux qui fonctionnent depuis quelques années à Berlin et qui passaient pour supérieurs à tous les autres, ont été de la part de Frænkel et de Piefke l'objet des critiques les plus vives dans un mémoire qu'ils ont inséré dans la *Deutsche Vierteljahreschrift für öffentliche Gesundheilspflege*, t. XXIII, p. 38, 1890 (2), et dans la communication qu'ils ont faite au Congrès des hygiénistes allemands à Brunswick en 1890. Ces bassins laissent passer les bactéries et les champignons. Des végétaux plus élevés, certaines mucédinées franchissent aussi la barrière qu'oppose le sable et il est probable qu'il en est de même des animaux inférieurs ou amibes, qui sont aussi petits et qui entrent dans l'étiologie de la dysenterie (3).

On a fait il y a trois ans, à Nantes, l'essai d'un nouveau système qui paraît avoir donné de meilleurs résultats ; c'est celui des puits filtrants. M. Lefort, ingénieur en chef de la ville, a eu l'idée d'utiliser, pour la filtration des eaux de la Loire, un banc de sable situé au milieu du fleuve

(1) *Recherches sur les microbes pathogènes des eaux potables distribuées à la ville de Lyon*, par MM. Lorder, doyen de la Faculté de médecine, et Despeignes, chef des travaux (*Revue d'hygiène*, mai 1890, t. XII, p. 398).

(2) Voyez l'analyse de cet important Mémoire dans la *Revue d'hygiène*, 1891. Voyez aussi pour tout ce qui tient à la filtration des eaux, l'ouvrage de l'ingénieur Donato Spataro, intitulé *Hygiene delle abitazioni*, Milano, 1891 et 1892, dont le docteur Vallin a fait l'analyse dans la *Revue d'hygiène*, 1893, t. XV, p. 263.

(3) Cornil, *Mode de filtration de l'eau des fleuves* (*Journal des Connaissances médicales*, 1890, n° 24, p. 188).

et à deux kilomètres en amont de la ville. Il a fait construire, sur ce banc, une *tour-puits* bien étanche depuis sa base jusqu'à un niveau inférieur d'un mètre environ à celui des plus basses eaux et percée, à partir de ce point jusqu'à son sommet, d'ouvertures mobiles dites *barbacanes*. La tour fut enveloppée à distance d'une ceinture de rochers, présentant un diamètre d'environ 15 mètres. L'intervalle compris entre la tour et le rempart de pierres fut rempli d'une couche uniforme de sable demi-fin disposé en tronc de cône, et le fond du puits fut mis en communication avec une pompe aspirante et foulante (1).

Après avoir traversé ce grand filtre, l'eau ne présentait plus que 73 bactéries par mètre cube au lieu de 9.530 qu'elle contenait auparavant. Il reste à savoir si le sable ne s'encrassera pas avec le temps et si l'eau du fleuve poussée par le courant n'y creusera pas des fissures.

Le système de la filtration en grand des eaux destinées à l'alimentation des villes est condamné en principe par l'hygiène. Il a cependant trouvé un défenseur dans la personne du docteur Vaillard. Dans un rapport lu à la Société médicale des hôpitaux (2), il a proposé de recourir à la filtration des eaux de la Seine, pour remédier à l'insuffisance de l'eau de source pendant les chaleurs. M. Emile Trélat a combattu ce projet, devant la Société de médecine publique, le 26 mars 1890. Il a montré qu'il faudrait 200 hectares de bassins pour filtrer l'eau nécessaire à la consommation de Paris. « Il serait, dit-il, impossible de les » placer sur les bords de la Seine et ruineux de les établir ailleurs. Il » suffit du reste de se rappeler ce que sont les immenses installations » de Londres, pour comprendre qu'il faut éviter, à tout pris, l'établis» sement d'un filtrage général par bassins, à Paris » (3).

On n'a pas renoncé à ce mode d'épuration des eaux à titre d'expédient et quand on ne peut pas faire mieux. C'est ce qui est arrivé à la suite de la dernière épidémie de choléra qui a surtout sévi dans la banlieue nord-ouest de Paris. Les habitants des cinq communes que dessert la Compagnie des eaux ont fait entendre de nouvelles protestations sur la détestable qualité de l'eau de Seine qu'on leur délivre et qui est puisée en aval de Paris, près du pont de Sèvres.

La Compagnie s'est émue de ces plaintes et elle a pris le parti d'établir trois prises d'eau en amont de Paris, l'une à Choisy-le-Roi, l'autre à Neuilly-sur-Marne, la troisième à Nogent-sur-Marne. Les eaux puisées sur ces trois points seront amenées à destination par deux conduites de 50 centimètres de diamètre et traitées par le procédé Anderson.

(1) *Expériences de la ville de Nantes sur le système filtrant*, LEFORT. Mémoires lus, le 16 novembre 1891, à la Société française d'hygiène (*Journal d'hygiène*, t. XVI, p. 9).

(2) Séance du 26 mars 1890. Voyez aussi : *L'eau filtrée à Nantes et le puits Lefort*, par le professeur JOÜON (*Revue d'hygiène et de police sanitaire*, 1891, t. XIII, p. 119).

(3) Emile TRÉLAT, *L'eau prise à Paris* (*Revue d'hygiène et de police sanitaire*, 1890, t. XII, p. 316).

Ce procédé qui a été adopté à Anvers pour le traitement des eaux de la Nèthe et plus récemment à Boulogne, consiste à faire passer l'eau lentement dans un cylindre tournant nommé revolver et rempli d'une multitude de petits morceaux de fer. L'eau se charge d'une forte proportion de ce métal à l'état de protosel ; on la fait ensuite entrer dans des réservoirs où on l'agite, où le fer se suroxyde et se dépose, en entraînant les impuretés en suspension et les microbes. De là elle passe dans des bassins filtrants qui en épurent cinq mètres cubes par jour et par mètre carré de surface, puis elle se rend dans les réservoirs de puisage (1). Elle y arrive dans des conditions de pureté satisfaisantes. Ce procédé n'est cependant pas l'idéal de la filtration, car le conseil municipal de Paris a ouvert, en 1894, un concours pour le meilleur mode d'épuration des eaux (2).

On a eu recours tout récemment en Amérique à un autre système, celui de la filtration intermittente. La ville de Lawrence (Massachusetts), a installé, le long du Merrimac, un filtre de sable d'un hectare par lequel on ne fait passer l'eau que 16 heures par jour. Pendant les 8 autres, l'air circule librement à travers le sable et fait périr les bactéries dans une très forte proportion (3).

L'approvisionnement de Paris et de sa banlieue est depuis longtemps l'objet des préoccupations de tous ceux qu'intéresse la santé publique. Son alimentation est mixte. Dans l'impossibilité de se procurer de l'eau de source pour tous les usages, elle l'a réservée pour le service *privé* et se contente, pour les autres, de l'eau de Seine et de celle du canal de l'Ourcq. Elle possédait en 1890, cinq dérivations, dont trois considérables, quatre puits artésiens, vingt usines élévatoires, avec quarante-et-une machines à vapeur et vingt-deux moteurs hydrauliques représentant ensemble une force de plus de 4.000 chevaux. Depuis cette époque, elle a fait venir à Paris, en 1893, l'eau de l'Avre qui lui a permis de distribuer 110.000 mètres cubes de plus par jour ; elle s'apprête à y amener les sources des vallées du Loing et du Lunain qui doivent en fournir 50.000 (4), ce qui portera à 300.000 mètres cubes la quantité d'eau de source destinée au service privé, et comme la quantité d'eau de rivière du service public s'élève déjà à 450.000 mètres cubes, et que de nouvelles prises l'augmenteront encore, on pourra disposer dans quelques années de 800.000 mètres cubes d'eau par jour.

(1) Communication de M. Hétier, ingénieur en chef de la ville, au Conseil d'hygiène et de salubrité de la Seine, à la séance du 12 mai 1893.

(2) Le programme du concours a été inséré dans le numéro du 8 août 1894 du *Bulletin municipal officiel de la ville de Paris*.

(3) *Cosmos*, du 1er décembre 1894.

(4) La dépense prévue est de 25 millions. Dans l'emprunt que la ville a été autorisée à contracter par la loi du 12 juillet 1894, figure une dépense de 50 millions pour cette dérivation et pour l'achèvement de la distribution d'eau de Paris.

V. **Amenée de l'eau.** — Lorsque les eaux sont captées, il s'agit de les amener en ville. Il faut souvent pour cela leur faire franchir de grandes distances. Les dérivations de la Dhuys et de la Vanne ont l'une 131 et l'autre 173 kilomètres; celle des sources de la Vigne et de Verneuil en ont 102.

Il faut également tenir compte de la différence de niveau. Si le point de départ est plus élevé que celui d'arrivée, la pesanteur suffit pour faire parcourir à l'eau la distance qui les sépare. C'est ainsi que les eaux de la Vigne et de Verneuil qui émergent à une altitude de 146 à 150 mètres arrivent par une pente naturelle sur le plateau de Montretout, qui n'a que 100 mètres d'élévation. Lorsque le point d'arrivée est plus haut que celui d'émergence, il faut recourir à des machines élévatoires.

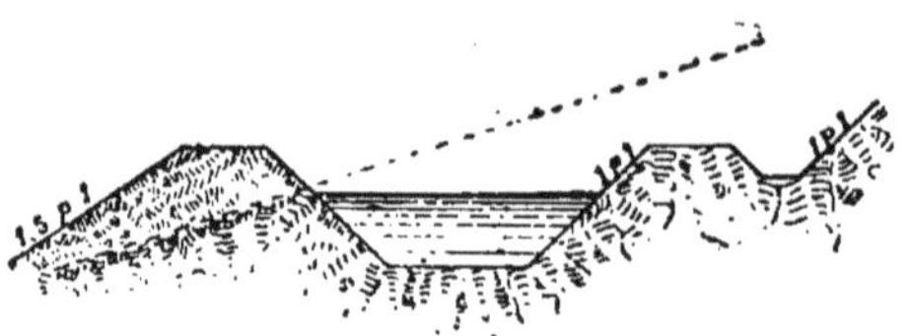

Fig. 11. — Rigole en terre (d'après Bechmann).

Dérivations. — On désigne sous ce nom les conduites à l'aide desquelles on amène l'eau dans une ville par la seule pesanteur. Tantôt les eaux cheminent à ciel ouvert, tantôt elles sont contenues dans des aqueducs couverts.

Rigoles. — Le type primitif des dérivations sont les *rigoles en terre* analogues au lit naturel des rivières (fig. 11). L'exécution en est facile

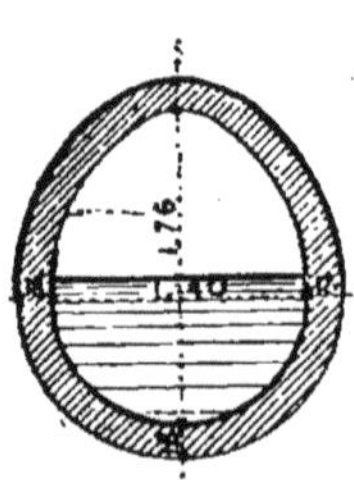

Fig. 12. — Section de l'aqueduc de la Dhuys (d'après Bechmann).

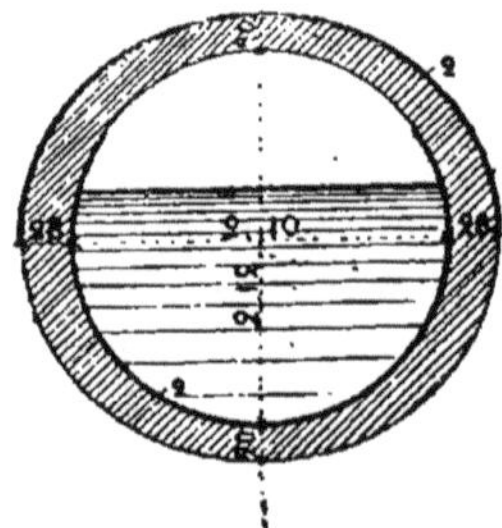

Fig. 13. — Section de l'aqueduc de la Vanne (d'après Bechmann).

et peu dispendieuse ; mais elles ont l'inconvénient de perdre beaucoup d'eau par les infiltrations ; elles sont souillées par les corps étrangers qui tombent de l'atmosphère ou se détachent des parois et, comme elles sont soumises à l'action du soleil et du vent, elles passent par toutes les alternatives de température. Elles glacent pendant l'hiver et s'altèrent à l'époque des grandes chaleurs.

Les eaux qui cheminent dans les rigoles n'ont donc ni la fraîcheur ni la pureté de celles qui sont amenées dans des aqueducs couverts (1). Celles-ci sont toujours limpides et ont une température constante, lorsqu'elles sont ensevelies à un mètre de profondeur dans nos pays et à deux mètres dans les climats très froids. Les eaux de la Dhuys et de la Vanne conservent, à un degré près, leur température initiale pendant leur long parcours. Les aqueducs sont construits en maçonnerie ; leur section est habituellement ovoïde à grosse extrémité comme celle de la Dhuys (fig. 12) ou circulaire comme celle de la Vanne (fig. 13).

Les questions techniques concernant le tracé et la construction de ces galeries sont du ressort des ingénieurs, il suffit à l'hygiène que les enduits soient de bonne qualité, pour que l'eau ne s'échappe pas par des fissures et que les impuretés et les herbes ne s'introduisent pas dans les conduites.

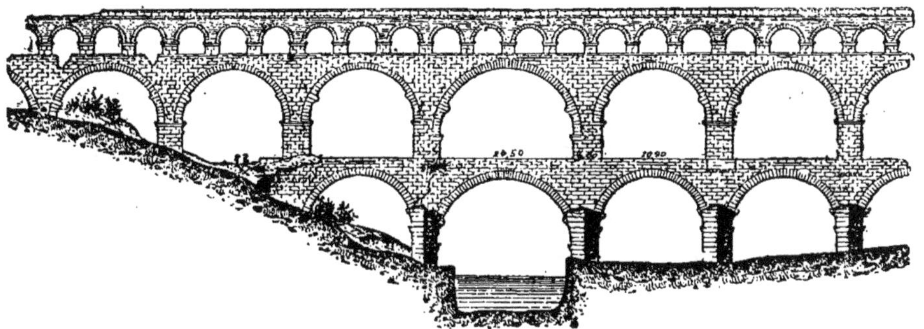

Fig. 14. — Pont du Gard (d'après Bechmann).

On se sert parfois de tuyaux en poterie ou en grès pour les aqueducs de petite dimension. On en fabrique aujourd'hui qui ont depuis 5 jusqu'à 46 centimètres de diamètre et qui sont très résistants.

Si le terrain formait toujours un plan incliné depuis le point de départ jusqu'à l'arrivée, l'aqueduc pourrait être en entier construit à fleur de sol ; mais, pour peu que la distance soit un peu considérable, on rencontre, sur sa route, des vallées et des collines. Pour traverser les premières, il faut construire un pont ou des arcades, pour franchir les secondes, il faut creuser un tunnel.

Arcades. — Les arcades constituaient le moyen le plus usité chez les anciens. La campagne de Rome en est sillonnée; on en trouve également dans tous les pays soumis à la domination romaine, et le pont du Gard, qui supportait l'aqueduc destiné à la ville de Nîmes, est un spécimen devenu classique de ces monuments gigantesques qui ont résisté à l'épreuve des temps (fig. 14).

(1) Les eaux de la Durance sont amenées à Marseille par des rigoles qui n'ont pas moins de 81.754 mètres de longueur. Le même système est employé pour les étangs de Versailles. (BECHMANN, *loc. cit.*, p. 188).

On compte en France un grand nombre de travaux semblables et, pour n'en citer qu'un exemple, les innombrables arcades de la dérivation de la Vanne ne mesurent pas moins de 16.600 mètres de longueur.

Lorsqu'il s'agit de traverser une vallée étroite et profonde, on trouve de l'avantage à construire un pont qui se compose alors d'une seule arche ou d'une poutre métallique.

Conduites forcées. — Les progrès de la métallurgie ont permis à l'industrie contemporaine de s'affranchir de la nécessité de construire des arcades pour traverser les vallées. On se sert aujourd'hui, dans presque tous les cas, de siphons métalliques pour porter l'eau d'un coteau à l'autre, en suivant les inflexions du terrain. Ces siphons sont des conduites forcées dans lesquelles l'eau remonte contre son propre poids, sous l'impulsion de celle qui la suit, jusqu'à ce qu'elle fasse équilibre à celle-ci. Les tuyaux sont donc soumis à une pression considérable et

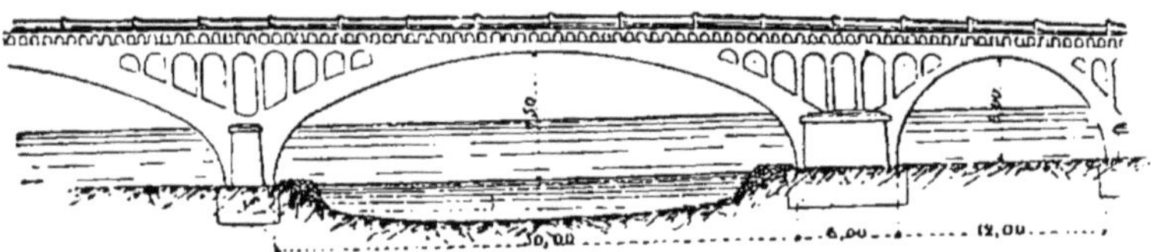

Fig. 15. — Pont-siphon du Loing (d'après Bechmann).

doivent offrir une résistance proportionnelle à l'effort qu'ils ont à supporter. Ils sont en fonte de fer ; on leur donne de 2m,50 à 4m de longueur ; on les réunit par emboîtement et les joints sont faits à la corde goudronnée et au plomb. Le diamètre des tuyaux de fonte va aujourd'hui jusqu'à 1m,30.

Lorsque le terrain n'est pas trop inégal, on se borne à ensevelir les siphons dans le sol ; mais, lorsqu'il se présente une petite vallée très profonde, on élève les conduites au-dessus de la partie la plus basse, en les plaçant sur une substruction quelconque. Ces ponts-siphons, dont nous donnons un exemple (fig. 15), sont tantôt en maçonnerie, tantôt en métal, parfois même on fait porter le tuyau lui-même sur des piliers plus ou moins écartés.

Les siphons, en raison de la pression qu'ils supportent, sont exposés aux ruptures et, comme tout accident arrête immédiatement le service, on a l'habitude, aujourd'hui pour plus de sécurité, de dédoubler la conduite et de la composer de plusieurs files de tuyaux parallèles suffisamment espacés pour être indépendants. La distribution d'eau de Naples qui ne remonte encore qu'à dix ans, présente un des plus beaux exemples de ce genre de travail. Dans la première partie de son cours, l'amenée d'eau traverse deux ravins profonds dont l'un, celui des Tronti, est franchi à l'aide d'un siphon de 588 mètres de long, composé de quatre files de tuyaux de 0m,80 de diamètre (fig. 16).

Dans la seconde partie, c'est-à-dire depuis la colline de Cancello jusqu'à Naples, elle traverse la plaine basse d'Acerra qui a près de 20 kilomètres

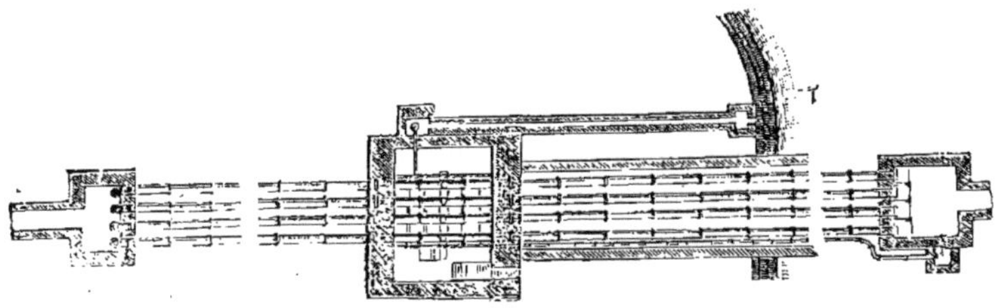

Fig. 16. — Siphon des Tronti.

de longueur, à l'aide d'un système de siphon dont nous donnons ci-dessous la disposition au point de départ (fig. 17).

Les conduites forcées permettent encore de surmonter des difficultés d'une autre nature, de traverser un marais, un fleuve, une lagune, en se posant sur la vase du fond ce qui, sans elles, serait impraticable. C'est par une conduite en fonte de 80 centimètres de diamètre, qu'on a fait parvenir à Venise, à travers la lagune, l'eau des bassins de Moranzani que nous avons décrits plus haut.

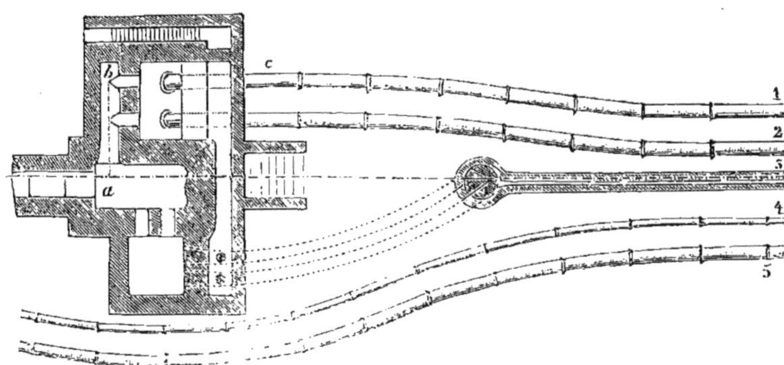

Fig. 17. — Chambre de départ des grands syphons de Cancello (distribution de Naples).

Tunnels. — Quand le tracé d'une dérivation rencontre une colline, il faut la tourner ou passer au travers. Grâce à l'outillage moderne, les ingénieurs préfèrent en général recourir à ce dernier moyen. Toutes les amenées d'eau récentes présentent de nombreux souterrains. Celle de la Durance en a 18 kilomètres, la Dhuys 12 et la Vanne 42. La section d'un souterrain ne peut pas être inférieure à l'espace qu'exige le travail d'un mineur, c'est-à-dire à environ 1m,80 de hauteur sur 0m,80 de largeur et la forme ovoïde s'impose. Si le terrain est friable, on lui donne un revêtement en maçonnerie; on s'en passe, s'il est dur et compact (fig. 18).

Les aqueducs de dérivation comportent un certain nombre d'ouvrages accessoires que nous nous bornerons à énumérer. Ce sont les *puits d'aération*, les *ventouses*, les *bondes,* les *vannes de vidange* et *d'arrêt*, les *rigoles de décharge*, les *enregistreurs de niveau*, les *appareils de jaugeage*, etc. Leur construction est l'œuvre de l'ingénieur, il suffit à l'hygiéniste d'en connaître l'existence et le fonctionnement.

2° *Elévation de l'eau.* — Lorsque le point de départ des eaux est moins élevé que leur point d'arrivée, il faut recourir à l'emploi des machines. Toutes les formes, toutes les dispositions ont été conçues et réalisées dans les siècles antérieurs au nôtre; mais, depuis la généralisation de l'emploi de la vapeur, on y a recours de préférence. Aujourd'hui, pour l'alimentation des villes, on n'emploie plus que les machines hydrauliques et les appareils à vapeur, soit concurremment comme à Paris, soit alternativement comme dans les petites localités. Quant au choix du moteur, à son installation, ce sont des questions qui n'intéressent pas l'hygiène.

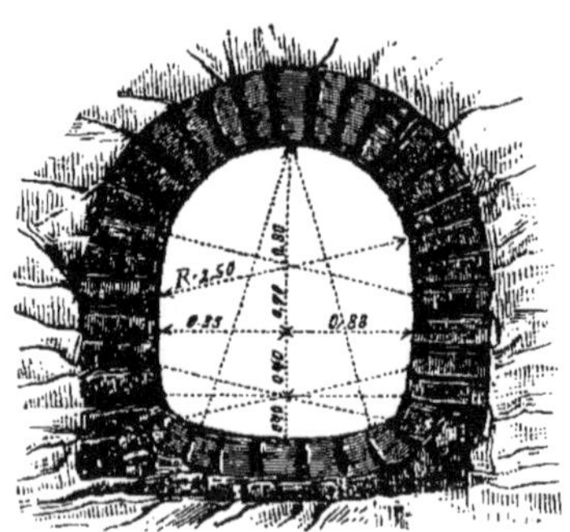

Fig. 18. — Section d'un souterrain

VI. Distribution de l'eau. — L'eau, à son arrivée sur la colline qu'on a choisie pour point de départ de la distribution, est reçue dans des *réservoirs* qui ne sont pas destinés à contenir l'approvisionnement de la ville, mais tout simplement à régulariser la dépense, en permettant d'emmagasiner la quantité d'eau que n'absorbe pas le service quand il est nul ou réduit au minimum, comme cela arrive pendant la nuit.

1° *Réservoirs.* — Il faut qu'ils soient assez vastes pour contenir au moins la moitié de la consommation d'une journée; mais on ne s'en tient jamais là. L'ensemble des réservoirs dont le service des eaux à Paris dispose, renferme un approvisionnement un peu supérieur à la consommation d'une journée, et ceux de la Dhuys, à Ménilmontant, peuvent contenir deux fois et demi le volume que peut fournir l'aqueduc coulant à plein débit. Ces grands réservoirs sont extrêmement dispendieux et l'élévation artificielle de l'eau permet de s'en passer, parce qu'on peut régler le volume d'eau élevé par les pompes sur les exigences de la consommation, arrêter leur jeu pendant la nuit et se contenter de petits réservoirs.

L'emplacement, la forme et la construction de ces grands ouvrages ne nous intéressent pas ; mais, lorsque les hygiénistes sont appelés à émettre leur avis, ils doivent demander que les réservoirs ne soient pas trop profonds pour éviter les changements de niveau et les différences de pression trop considérables, qu'ils soient couverts pour que l'eau soit à l'abri des poussières et des débris de toute sorte, que les conduites de départ soient placées à une distance suffisante du fond pour ne pas entraîner la vase qui s'y dépose et assez loin de la conduite d'entrée pour qu'il n'y ait pas, dans les bassins, de partie stagnante et qu'on puisse compter sur un renouvellement complet et continu. Ils doivent veiller à ce que les bassins soient vidés et nettoyés d'autant plus fréquemment que les eaux sont plus troubles ; mais, quant à la manœuvre des vannes, des bâches de distribution, des robinets et des flotteurs, ils n'ont pas à s'en occuper.

2° *Canalisation.* — En sortant des réservoirs, l'eau pénètre dans le réseau de conduites destinées à la répandre dans la ville tout entière. Le service est dit *constant*, lorsqu'elle coule incessamment, que les conduites sont toujours pleines et en pression. Lorsque l'eau n'est lancée dans les conduites qu'à certaines heures, il est dit *intermittent*. Le premier de ces systèmes est sans contredit le meilleur ; c'est le seul usité en France et sur le continent. Il n'a qu'un inconvénient, c'est de consommer une quantité d'eau considérable par suite des fuites inévitables dans des conduites toujours en pression et du gaspillage que facilite la possibilité de se procurer de l'eau à tout instant ; mais ces inconvénients ne sont rien à côté de ceux du service intermittent.

Il n'est guère en usage qu'en Angleterre. Dans quelques villes du Royaume-Uni, l'eau n'est versée, dans le réseau, qu'à certaines heures et, dans certaines localités, qu'à certains jours de la semaine. Le plus souvent, la distribution est suspendue pendant la nuit. Dans tous les cas, chaque famille est obligée de faire sa provision au moment où l'eau coule et d'avoir pour cela un récipient où elle s'échauffe et s'altère. Tout service régulier de lavage et d'arrosage de la voie publique est impossible, avec ce système, sans parler des entraves qu'il apporte à l'extinction des incendies et à l'alimentation des fontaines d'ornement. Pour toutes ces raisons, il est aujourd'hui admis en principe que, dans les distributions d'eau à créer, il faut baser ses prévisions et ses calculs sur le service constant. Il faut également s'arranger de façon à obtenir une pression suffisante pour faire monter l'eau à tous les étages. On ne peut plus se contenter d'un service de rez-de-chaussée.

Tout réseau de canalisation se compose de *conduites maîtresses* destinées à porter de grandes quantités d'eau et de *conduites accessoires* chargées de la répartir entre les *conduites de service*, sur lesquelles se font les branchements qui aboutissent aux orifices de puisage. Tantôt ce réseau est constitué comme l'arbre artériel par un tronc commun qui se divise en branches régulièrement décroissantes, il porte alors le nom de *réseau ramifié ;* tantôt la canalisation se compose de conduites périphériques dites de *ceinture* et de conduites *transversales*. Leur ensemble forme un *réseau maillé* dans lequel l'eau n'a pas de sens déterminé. Cette dernière disposition est généralement préférée, parce qu'elle répartit plus également la pression, qu'elle n'expose pas à l'interruption du service dans tout un quartier, quand un accident arrive à la conduite qui l'alimente, et qu'elle empêche la stagnation et les dépôts qui en sont la conséquence.

Le diamètre des conduites doit être en rapport avec la quantité d'eau qu'elles transportent et, comme la vitesse de l'écoulement est en raison inverse du diamètre, il ne faut ni exagérer ce dernier, ce qui expose à des dépôts, ni le trop réduire de crainte de donner lieu à des *coups de bélier*, en augmentant trop la vitesse. Celle-ci ne doit pas dépasser $0^{m},75$ par seconde dans les petites conduites et 2 mètres dans les plus grosses.

On ne se sert guère aujourd'hui, pour les conduites de fort calibre, que de tuyaux en fonte de fer. Lorsque la métallurgie était encore dans son enfance, on employait à peu près exclusivement le plomb pour les tuyaux. On en coulait de 4 mètres de long et de 20 centimètres de diamètre ; il y en a même de plus gros à Versailles. On n'y a plus recours aujourd'hui que pour les branchements de prise qui vont des conduites aux maisons, pour les colonnes montantes et la distribution intérieure. C'est le seul métal assez flexible pour s'accommoder à toutes les courbures, et comme il fond à une basse température, il est précieux pour les raccordements et les réparations par voie de soudure ; mais c'est un métal dangereux et toujours suspect aux hygiénistes. Bien que les tuyaux de plomb aient été employés pour les conduites d'eau depuis qu'elles existent (1), ils n'inspirent pas une confiance complète. On redoute surtout les conduites mixtes de fer et de plomb. Les deux métaux juxtaposés forment un couple hydro-électrique qui doit faciliter l'action de l'eau. Dès 1833, Bouchardat avait établi que deux métaux mis en contact sont plus vivement attaqués que quand ils sont isolés, et plus récemment M. Gabriel Pouchet a démontré le fait pour les tuyaux de fer et de plomb (2). Les petites épidémies de colique saturnine causées par l'usage des tuyaux en plomb ne se comptent plus, et M. Armand Gautier, qui a fait une étude spéciale de cette question, estime que les branchements

(1) BELGRAND fait remonter, d'après Naron, à l'an de Rome 442, la construction du premier aqueduc amenant l'eau dans la voie Appienne et les conduites étaient en plomb (Comptes-rendus de l'Académie des sciences, 20 novembre 1873). Il en était de même dans toutes les villes anciennes. On a également employé le bois et en particulier le sapin. On trouve encore des conduites de ce genre à Londres et aux Etats-Unis. On en fait en béton de ciment, comme à Nice, en tôle plombée comme les tuyaux *Chameroi*, en fer asphalté ou revêtu de ciment, et enfin en grès.

(2) Gabriel POUCHET, *Rapport sur les dangers présentés par les conduites mixtes de fer et de plomb dans la canalisation des eaux destinées à l'alimentation des villes* (*Recueil des travaux du Comité consultatif d'hygiène*, t. XVI, p. 289, 1886).

en plomb qui conduisent l'eau de la rue dans nos appartements, ne doivent pas nous inspirer une sécurité absolue. Il faut remarquer toutefois que cette association du fer et du plomb pour les conduites d'eau existe à Paris et dans presque toutes les villes qui ont, depuis quarante ans, développé leur canalisation et qu'on n'y entend cependant pas parler d'intoxication saturnine. Cependant, il est prudent, lorsqu'on a une conduite de plomb neuve et sur laquelle l'eau n'a pas encore formé de dépôt protecteur, de la laisser couler quelque temps avant de la boire. La même précaution est bonne à prendre quand on s'est absenté de son appartement, pendant un certain temps.

Pour éviter toute chance d'intoxication, MM. Hamon en France et Haine en Angleterre, ont proposé d'étamer les tuyaux en plomb à l'intérieur ; mais cette opération en double le prix et ne donne pas une sécurité parfaite. Bouchardat pensait même qu'elle pouvait accroître le danger. « Je n'ai pas voulu, dit il, d'accord avec Belgrand, encourager » l'usage, pour les conduites d'eau, de tuyaux de plomb recouverts d'une » lame d'étain. Je redouterais une attaque plus vive dans les parties » présentant des fissures » (1).

Les conduites de distribution posées sous la voie publique sont ensevelies en terre ou placées dans des galeries, ou logées dans les égouts comme à Paris. Quand on les place en terre, il faut les ensevelir à une profondeur suffisante pour qu'elles ne soient pas écrasées et que l'eau n'y gèle pas.

Les conduites doivent être pourvues de vannes et de robinets, elles doivent avoir des appareils de décharge dans les parties les plus déclives de la canalisation et des tuyaux d'évent dans les points les plus élevés ; elles doivent enfin être l'objet d'une surveillance incessante. Il s'y forme des dépôts dans les endroits où le courant se ralentit et dans les parties où il se termine en cul-de-sac ; il suffit alors du moindre changement dans la direction des filets liquides pour remuer ces petits amas de boue et troubler l'eau. D'un autre côté, les sels calcaires forment, à l'intérieur des canaux, une couche d'un blanc jaunâtre à surface rugueuse qui augmente les frottements, favorise les dépôts et gêne le jeu des robinets. Parfois même, quand les eaux sont séléniteuses, elles produisent des incrustations qui diminuent le calibre des tuyaux et finissent par les oblitérer.

L'eau n'attaque que très difficilement les tuyaux de fonte ; elle se borne à y produire un peu de rouille et prend un aspect rougeâtre et une saveur atramentaire ; mais, dans quelques cas rares, elle y produit une altération particulière qui les fait ressembler à de la plombagine ; il se produit en même temps, à la surface intérieure, des excroissances qui vont parfois jusqu'à les obstruer. Ces tubercules ont été

(1) A. BOUCHARDAT, *Traité d'hygiène publique et privée*, 2e édition 1883, p. 753.

observées à Grenoble, à Cherbourg, à Saint-Etienne, à Utrecht, à Boston. On n'en connaît pas bien la cause ; on sait seulement que leur formation est favorisée par la présence des matières organiques. Certaines eaux saumâtres déterminent également le ramollissement de la fonte. Il se développe parfois des végétaux et des organismes microscopiques dans les points où l'eau reste stagnante. C'est ainsi qu'à Berlin et à Lille, on a observé une véritable invasion de *crénothrix* ayant communiqué à l'eau une couleur analogue à celle de la rouille. Cette pullulation n'est possible que dans les eaux impures et chargées de matières organiques. Notons enfin la présence de mollusques dans certaines conduites.

La mise en valeur d'un organisme aussi délicat et aussi compliqué que celui d'une distribution d'eau nécessite l'emploi d'un personnel nombreux et bien dirigé. Les manœuvres y sont incessantes ; la moindre erreur cause des dégâts, entraîne des fuites, nécessite des réparations coûteuses et interrompt le service. Quoiqu'on fasse, il faut, comme nous l'avons dit, compter sur une perte considérable ; M. Deacon estime qu'en Angleterre, il n'y a pas plus de 30 p. 100 de l'eau d'utilisée ; il faut donc en amener le plus possible et l'économiser de son mieux.

VII. **Emploi de l'eau.** — Le terme de la canalisation est représenté par les branchements qui conduisent aux orifices de puisage et aux colonnes montantes des maisons. Nous avons énuméré en commençant les différents emplois auxquels cette eau est destinée. La distribution pour le service public a été indiquée dans l'article précédent, celle des maisons le sera dans le prochain, et quant aux questions administratives que soulève la vente et la livraison de l'eau, l'hygiène ne doit s'en occuper que pour réclamer les mesures les plus libérales. Elle doit exiger que l'eau pénètre dans les plus pauvres logements, que l'abonnement soit obligatoire pour les propriétaires et, dans les villes à double canalisation comme Paris, qu'on ne puisse pas introduire dans les conduites du service privé, l'eau de mauvaise qualité destinée au lavage et à l'arrosage de la voie publique.

§ VI. — LES ÉGOUTS

Quand les eaux ont été distribuées dans une ville, qu'elles y ont été employées aux différents services que nous avons énumérés, elles sont souillées et devenues nuisibles ; il faut les évacuer le plus promptement possible et les utiliser pour entraîner les immondices. Dans les villages et souvent dans les petites villes, ces eaux impures s'écoulent à ciel ouvert et se rendent, par les ruisseaux des rues, dans le cours d'eau le plus voisin ; mais ces ruisseaux laissent filtrer les liquides dans le sol et comme leur fond est très inégal, les matières solides s'y arrêtent et se putréfient à l'air et au soleil.

Cet état de choses est à peine tolérable dans les villages, bien que le grand air et le voisinage de la campagne tempèrent quelque peu les dangers de cette incurie, mais dans les villes, l'infection qui en résulte est la principale cause des petites épidémies qu'on y constate si souvent.

I. **Égouts des principales villes.** — Très peu de villes de second ordre ont des égouts convenables. Il résulte d'une enquête faite en 1892 par M. Bechmann et dont j'ai déjà parlé à propos des eaux potables, que sur 588 villes de France, il n'y en a que 397 qui aient des égouts, plus ou moins imparfaits, et 18 seulement accusent l'envoi total ou partiel des vidanges dans leurs égouts. Dans beaucoup de chefs-lieux de département, il n'y en a que quelques tronçons sans écoulement, souvent encombrés de tessons, de cailloux, de détritus de toute espèce et pleins d'une boue noirâtre, qui infecte l'atmosphère, en attendant qu'une pluie torrentielle vienne l'emporter.

Il n'existe de véritables égouts que dans les grandes villes, et encore sont-ils le plus souvent insuffisants. La plupart de celles du Midi en ont de déplorables. J'ai déjà parlé, sous ce rapport, de Marseille, de Toulon et des efforts qu'on fait pour les assainir. Toulouse n'a que 22 kilomètres d'égouts qui se rendent à la Garonne et sont très mal construits. Lyon n'a guère que le tiers de son réseau de terminé. Bordeaux n'a que 52 kilomètres d'égouts pour 220 kilomètres de rues; Rouen, 12 kilomètres d'égouts pour 160 kilomètres de rues; Le Havre, 37 kilomètres sur 119; Saint-Etienne, 37 kilomètres; Mulhouse, Rennes, Arras, Limoges, Montpellier, Nîmes, Cette, Carcassonne sont encore plus mal partagées.

Paris possède le réseau le plus complet et le mieux entretenu de France. Il le doit à Belgrand, comme sa canalisation d'eau de source. Son réseau avait, au 31 décembre 1891, 913.406 mètres de longueur, il lui en reste encore 126.594 mètres à construire pour atteindre le chiffre de 1.040 kilomètres fixé par le projet de Belgrand, mais il faut espérer que ce travail va marcher rapidement, car la ville a consacré à l'achèvement de son réseau d'égout 35.200.000 francs sur les 117 millons qu'elle a été autorisée à emprunter au mois d'août 1894. Le système des égouts publics est complété par environ 400 kilomètres de branchements particuliers. La longueur totale du réseau dépasse le plus grand diamètre de la France. Il a pour base trois grands collecteurs : 1° celui d'Asnières qui va déboucher dans la Seine à côté et en aval d'Asnières ; 2° celui de la rive gauche qui part de la Bièvre qu'il absorbe, longe le quai, franchit la Seine au pont de l'Alma, par un siphon d'un mètre de diamètre, et va rejoindre le précédent, non loin de son débouché ; 3° le collecteur départemental qui se développe au pied des coteaux du Nord-Est, sort de Paris par la porte de la Chapelle et va rejoindre la Seine à Saint-

Denis. Ces trois collecteurs reçoivent tous les égouts secondaires. Ceux-ci sont de quinze types différents et charrient les eaux-vannes, les liquides des urinoirs, les vidanges d'un certain nombre de maisons et d'établissements publics. Ils renferment de plus les conduites d'eau, les fils télégraphiques et téléphoniques, ainsi que les tubes pneumatiques dans lesquels circulent les cartes-télégrammes.

Ce magnifique réseau a ses imperfections. Elles proviennent de ce que toutes ses parties n'ont pas été construites à la même époque. Il en résulte des disproportions de calibre, des différences de niveau, des pentes insuffisantes qui en rendent le nettoyage difficile. Ces défauts se corrigent tous les jours; mais il faudra encore bien des années avant qu'il fonctionne aussi bien que les réseaux, construits d'un seul coup et d'après un plan d'ensemble, comme ceux de Londres et de Berlin par exemple.

Londres avait, il y a quarante ans, des égouts déplorables. Il sortait de la Tamise des exhalaisons empestées. En 1856, on entreprit de l'assainir. Les travaux ont été dirigés par Bazalgett. Le réseau actuel a 800 kilomètres de longueur et il en aura 1,100 lorsque les travaux seront terminés. Il se compose de cinq grands collecteurs (trois pour la rive gauche et deux pour la droite). Leur développement total est de 132 kilomètres. Ils ont de 1m,20 à 3m,10 de diamètre et toutes les conduites accessoires viennent y aboutir. Ils reçoivent tous les produits liquides, toutes les déjections de la plus grande ville du monde et vont les déverser, dans la Tamise, à 30 kilomètres au-dessous de Londres, à Barking-Creek et à Crossness-Point. En cet endroit, elle a 700 mètres de largeur; les eaux d'égout sont noyées dans la masse énorme de celles du fleuve que le jeu des marées agite incessamment (1).

Berlin, dont la population a décuplé depuis un siècle, a subi la même transformation depuis 1873. Le réseau commencé à cette époque, a été rapidement terminé. Sa disposition est différente de celle de Londres et de Paris. On a adopté le système dit *radial*. La ville a été divisée en cinq segments ayant chacun leur collecteur. Ceux-ci reçoivent tous les égouts accessoires, amènent les eaux-vannes et les déjections à cinq usines élévatoires, qui les refoulent dans les conduites, par lesquelles elles parviennent aux champs d'épuration situés au nord et au sud de Berlin (2).

Dantzig et Breslau ont subi des transformations analogues. On y a également appliqué le système du *tout à l'égout*, et la mortalité y a diminué de plus d'un quart (3).

(1) A. DURAND-CLAYE, *Situation de la question des eaux d'égout en France et en Angleterre* (*Annales des ponts et chaussées*, février 1873).

(2) A. PROUST, *Les champs d'épuration de Berlin* (*Revue d'hygiène et de police sanitaire*, 1888, t. X, p. 281).

(3) DURAND-CLAYE, *Les travaux d'assainissement de Dantzig* (*Revue d'hygiène*, 1881, t. III, p. 10). — *Les travaux d'assainissement de Breslau* (*Revue d'hygiène*, 1881, t. III, p. 112).

Le réseau de Bruxelles est une combinaison de ceux de Paris et de Londres. Il se compose d'un émissaire de cinq kilomètres de longueur divisé dans la traversée de la ville en deux branches parallèles, prises dans le même massif de maçonnerie. Les travaux datent d'une trentaine d'années (1).

L'Autriche n'est pas aussi avancée que l'Allemagne. A Vienne, la question des égouts a moins d'importance, parce que les eaux du Danube emportent tout dans leur cours rapide. Un projet récent prévoit pourtant un canal collecteur sur la rive droite. Il ira de Wissdorff à Simmering et coûtera 12 millions de francs (2).

L'Italie est également en voie de transformation sanitaire. Rome ne se contente plus de ses égouts remontant aux Tarquins; elle a développé sa canalisation et l'a reliée à deux grands collecteurs placés sur les deux rives du Tibre et sous ses quais récemment construits (3).

Turin a commencé son réseau en 1726 sous le règne de Victor Amédée II. Il a maintenant 35 kilomètres d'égouts. Ils reçoivent eaux-vannes et déjections et versent leur contenu dans le Pô et dans la Doire. Milan en est encore aux canaux à ciel ouvert qui remontent à 1176 et ont été à peine améliorés en 1457. Ils vont se rendre dans la *Vetabbia* qui conduit les eaux par un canal tortueux sur des prairies qu'elles fertilisent (4).

Nous avons parlé des travaux qui sont en cours d'exécution à Naples et qui en feront une ville de premier ordre au point de vue de la salubrité, s'ils répondent à la belle distribution d'eau que nous avons décrite. Le projet prévoit en effet un magnifique réseau d'égouts destiné à tout recevoir. Le *tout à l'égout* est déjà appliqué à Coni, il est à l'étude à Florence, à Bologne, à Brescia, à Palerme, à Messine, à Catane, etc.

L'Espagne et le Portugal n'ont pas encore suivi le mouvement qui entraîne l'Europe dans la voie du progrès sanitaire. Quant à la Turquie, le sultan a fait un effort dans ce sens lors du choléra de 1892. Il a consacré une forte somme à l'assainissement de Constantinople. On a répandu le phénol à flots dans le réseau très imparfait de la ville ; mais le grand égout de Kassim-Pacha continue à rouler, sous un soleil de plomb, la boue noire et fétide provenant des déjections et des immondices de toute sorte qui tombent des masures surplombant cet affreux ravin. Sur ce flot fangeux nagent des cadavres d'animaux sans nombre, et il s'en exhale une insupportable odeur de putréfaction et de vidange.

Aux États-Unis, la question des égouts a reçu les solutions les plus

(1) Charles TERRIER, *Etude sur les égouts de Londres, de Bruxelles et de Paris*, Paris, 1878, p. 17.

(2) C ZÜBER, *L'Exposition d'hygiène à Berlin* (*Revue d'hygiène*, 1883, t. V, p. 738).

(3) Jacinthe PACCHIOTTI, *Note sur les avantages du système du tout à l'égout*, Paris, 1889, p. 6.

(4) Jacinthe PACCHIOTTI, *Note sur les avantages du tout à l'égout*, Paris, 1889.

variées. Toutefois les systèmes qui ont prévalu sont ceux qui se recommandent, par la simplicité de l'exécution et par l'économie.

II. Disposition générale des égouts. — Nous avons déjà indiqué les principales dispositions qu'on peut adopter, lorsqu'il s'agit de créer un réseau d'égouts de toutes pièces. Dans les villes traversées par un fleuve comme Paris, on établit sur chaque rive un ou plusieurs collecteurs qui reçoivent les égouts accessoires. Pour celles qui se composent d'une série de vallons, comme Marseille, on établit dans chacun d'eux un égout principal qui va déboucher dans un collecteur unique, lequel se rend à la mer ou sur des champs d'épandage; enfin les villes situées en plaine comme Berlin, à défaut de pente naturelle, peuvent adopter le système radial avec une usine élévatoire pour chaque secteur.

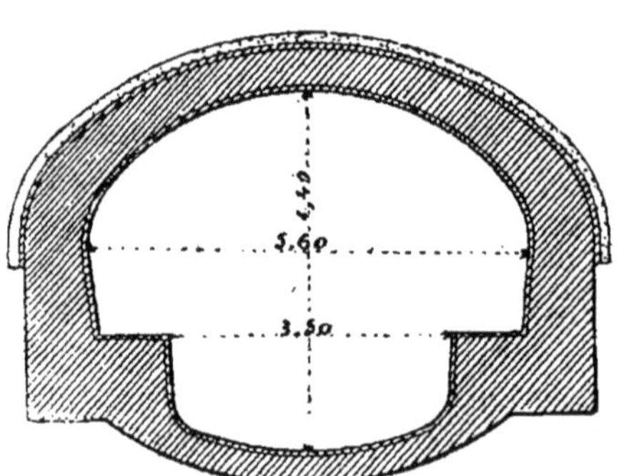

Fig. 19. — Section du collecteur d'Asnières (d'après Bechmann).

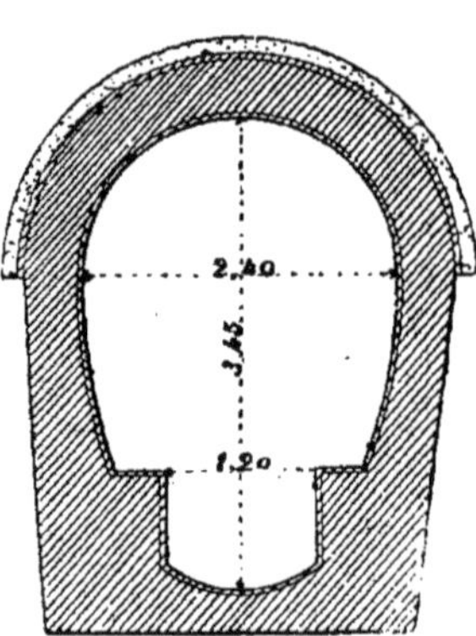

Fig. 20. — Section de l'égout de la rue de Rivoli (d'après Bechmann).

1° *Pente.* — Quelle que soit la disposition du tracé, il faut que les canaux aient une pente suffisante pour que les liquides y circulent avec une vitesse de $1^m,15$ par seconde dans les petits, 1 mètre dans les moyens et de 70 centimètres dans les grands. Les pentes les plus favorables sont comprises entre un et trois centimètres par mètre. Les sables commencent à se déposer quand la déclivité du radier est inférieure à 15 millimètres, les vases, quand elle s'abaisse à cinq, et les dépôts se forment rapidement quand elle tombe au-dessous de trois. Un excès de pente supérieure à trois centimètres rend le radier glissant, et au-dessus de cinq, il devient impraticable pour les ouvriers. On éprouve des difficultés considérables pour ménager des pentes suffisantes dans les villes dont le sol a partout le même niveau ; mais elles sont trop techniques pour nous y arrêter.

La disposition des égouts est toujours commandée par le tracé des rues. Celles qui sont larges en ont un sous chaque trottoir ; dans les rues étroites, il n'y en a qu'un qui suit le milieu de la chaussée et reçoit, de chaque côté, les embranchements qui lui viennent des maisons.

2° *Forme et dimensions.* — La forme arrondie est celle qui convient le mieux pour résister à la pression latérale des terres, à la pression

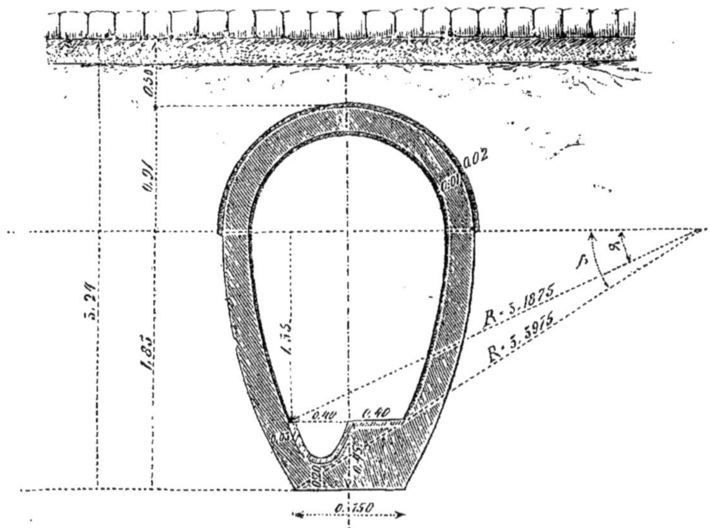

Fig. 21. — Section d'un égout du type n° 12 bis (réseau de Paris).

verticale du remblai, et pour rendre la vitesse de l'écoulement uniforme, malgré les variations du débit ; aussi les sections des égouts modernes sont-elles généralement circulaires ou ovoïdes (fig. 19 et 20).

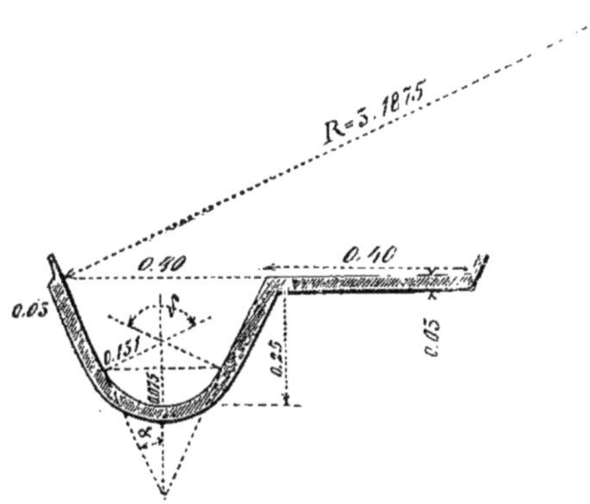

Fig. 22. — Section de la cuvette de l'égout du type n° 12 bis.

La forme circulaire est préférable pour la résistance, la section ovoïde, à grosse extrémité supérieure, donne une surface mouillée plus avantageuse dans les faibles débits (fig. 21 et 22).

La dimension des égouts varie suivant les villes et le système adopté. A Paris, il y en a aujourd'hui 15 types (1). Les égouts des maisons ont, en général, moins de 50 centimètres, ceux des rues n'ont jamais moins d'un mètre. Les collecteurs de rue ont 2^{m},30 de hauteur

(1) Voyez tableau des égouts au 31 décembre 1891 (*Annuaire statistique de la ville de Paris*, 1893, p. 94, 95).

sur 1m,30 de largeur ; le grand collecteur a 4m,40 de hauteur sur 5m,60 de largeur. Il est par conséquent plus grand que la *cloaca maxima* de Rome qui n'a que 4m,25 de diamètre.

3° *Matériaux.* — Les égouts sont faits en maçonnerie de pierre ou de briques, en tuyaux de grès, de poterie et parfois de métal. A Paris, tous les égouts sont en maçonnerie et faits avec de la meulière et du mortier de ciment à prise rapide. La paroi intérieure est recouverte d'un enduit lisse sur tout le pourtour, y compris la voûte. On a adopté, en France, le principe de l'étanchéité complète et on l'obtient. Il se produit même un fait assez curieux que Wibel a constaté. Lorsque les égouts ne sont pas complètement imperméables, l'eau du dehors y pénètre, mais l'inverse ne se produit pas et, autour de canaux, qui servent depuis vingt-cinq ans, on n'a pu, ni par la vue, ni par l'analyse, décéler la moindre souillure du sol. Wibel explique cette anomalie apparente par un phénomène physique qu'il a également découvert ; c'est que, lorsque deux liquides sont séparés par une membrane, si l'un des deux est en mouvement, c'est l'autre qui va vers lui (1). Les canaux construits en briques et en ciment, comme on les fait en Allemagne, ne sont pas étanches au début, mais ils le deviennent au bout de quelques années. Le fait a été constaté par Wolffhügel pour les égouts de Munich. Ceux qu'on fait à Paris, en maçonnerie et en béton sont, non seulement imperméables, mais capables de travailler en pression comme des tuyaux de métal.

A Londres, le tiers du réseau est constitué par des conduites en grès émaillé ou en métal. En Allemagne, on emploie presque partout les tuyaux en poterie. A Berlin, les collecteurs seuls sont en briques. A Dantzig, à Breslau, il en est de même ; enfin le système Waring dont nous parlerons plus loin, n'emploie que des conduites en terre vitrifiée de 6 à 20 pouces de diamètre. Les tuyaux en poterie réalisent une économie considérable et font un bon service, quand il n'y a pas de très grandes masses d'eau à éconduire. M. Masson, inspecteur de l'assainissement de Paris, a proposé, en 1887, un système d'égout basé sur l'emploi presque exclusif de conduites de ce genre (2).

4° *Ouvrages accessoires.* — La plupart des égouts qu'on perce aujourd'hui en France sont visitables. Tout le réseau de Paris est dans ce cas. Il n'en est pas de même de ceux de Londres et de Berlin. A Londres les collecteurs seuls sont accessibles.

On descend dans les égouts à l'aide de regards ou de trous d'hommes. Ce sont des puits verticaux qui donnent accès dans les galeries souterraines. Ils s'ouvrent de distance en distance sur les trottoirs et sont

(1) Jules ARNOULD, *Nouveaux éléments d'hygiène*, 2e édition, Paris, 1889, p. 742.

(2) Louis MASSON, *Quelques indications sur l'assainissement des villes* (Comptes-rendus de l'Association française pour l'avancement des sciences, 16e session, 1887, 2e partie, p. 1027). — *Conférences sur les villes assainies* (Compte-rendu du 4e Congrès provincial des architectes, Toulouse, 1888, brochures avec atlas).

recouverts par une plaque de fonte pleine ou à jours qui sert de tampon. Lorsqu'ils sont ouverts, on entoure l'entrée du puits d'un garde-corps mobile et on y place un gardien pour prévenir les passants.

Indépendamment de ces ouvertures habituellement fermées, il en est d'autres qui sont constamment ouvertes et destinées à donner accès à l'eau des ruisseaux ; ce sont les *bouches d'égout*. Ces larges fentes, placées sous la bordure du trottoir, communiquent avec la galerie souterraine par un branchement cimenté dont la pente doit être suffisante pour que les ordures et les sables y soient entraînés rapidement par l'eau des ruisseaux. Pour retenir les corps volumineux, on les garnit à Berlin d'une grille mobile autour d'un axe et située à 18 centimètres en contre-bas du trottoir. A Paris, on a pris une disposition analogue pour les Halles centrales où les débris végétaux sont très abondants. Au-dessous de chaque bouche d'égout est appendu un panier en tôle percé de trous, qu'une trappe mobile permet d'enlever facilement et qu'on vide tous les jours.

Un réseau d'égouts complets et bien établi coûte des sommes énormes, et son entretien est très dispendieux. Celui de Londres a coûté 180 millions. Le grand collecteur de Paris revient à 300 francs le mètre courant ; les égouts de 2m,30, à 100 et 120 francs le mètre ; les plus petits, à 80 fr. en moyenne ; ce qui fait plus de 100 millions pour le réseau tout entier ; mais l'hygiène n'exige pas qu'on puisse se promener dans les égouts en bateau ou en wagon, et y faire des parties de plaisir. Il suffit qu'ils aient les dimensions nécessaires pour laisser passer la masse de produits qu'ils doivent éconduire, qu'ils aient des pentes suffisantes, qu'ils soient lisses, étanches et bien entretenus. On peut obtenir ce résultat sans dépenses exagérées, surtout en ayant recours aux tuyaux en poterie. Le réseau de Dantzig n'a coûté que 2.625.000 francs, celui de Breslau, 2.500.000 francs, et les grandes villes de France peuvent supporter aisément de pareils sacrifices.

III. **Nettoyage des égouts.** — Quelque bien fait que soit un réseau, il est impossible qu'il ne se produise pas des dépôts dans quelques points de son étendue. Les matières que charrient les eaux flottantes sont : 1° des corps flottants de toute sorte qui suivent le fil de l'eau ; 2° des boues ou vases très légères qui se tiennent en suspension tant que l'eau est agitée ou animée d'une vitesse de 15 à 30 centimètres par seconde ; 3° des sables fins qui se déposent immédiatement, mais qui sont entraînés quand la vitesse acquiert 30 centimètres ; 4° enfin des sables et des cailloux qui exigent, pour être mis en mouvement, une vitesse de 30 à 60 centimètres. Les parties lourdes, formées de sables mêlés de pierres et de cailloux dans lesquelles viennent s'enchevêtrer d'autres matières, finissent par constituer de véritables bancs d'immondices (1).

(1) Rapports et avis de la Commission d'assainissement de Paris, instituée par le Ministre

Les ingénieurs classent tous ces dépôts en trois catégories, les *fumiers* qui sont plus légers que l'eau, les *vases* qui ont à peu près la même densité qu'elle, les *sables* provenant de l'usure des chaussées qui ont une densité à peu près double. Les *sables* sont les plus difficiles à enlever et c'est là ce qui rend le réseau de Paris si coûteux à entretenir. Il reçoit en effet une quantité considérable de sable provenant du macadam. M. Humblot en estimait, il y a dix ans, la quantité à 80.000 mètres cubes par an ; mais elle diminue depuis lors par la substitution progressive du pavage en bois au macadam.

Les sables sont une cause d'insalubrité par l'encombrement qu'ils causent. Les eaux souillées, ainsi retenues, laissent déposer les matières fétides qu'elles tiennent en suspension, et les sables eux-mêmes s'en imprègnent. L'encombrement qu'ils causent se produit au moment des orages et surtout pendant les crues de la Seine (1). En 1883, la commission de l'assainissement de Paris demanda qu'il fut placé 2.000 réservoirs mobiles sous les bouches d'égouts pour diminuer la quantité de sable à extraire.

1° *Curage*. — Pour entraîner les dépôts formés dans les égouts, on a deux moyens : le premier consiste à y opérer des chasses à l'aide d'un courant d'eau qui entraîne tout dans son tourbillon ; le second, à enlever les dépôts à la main ou à les pousser jusqu'au bout du ruisseau à l'aide d'appareils spéciaux.

Les chasses s'opèrent soit à l'aide des eaux d'égout qu'on retient par des barrages, soit par l'ouverture brusque d'un réservoir alimenté par l'eau de la distribution, soit enfin par le jeu de réservoirs automatiques. La Commission de l'assainissement de Paris décida qu'il serait établi des réservoirs de cette sorte en tête et le long des égouts, à des distances maxima de 250 mètres. On en mit immédiatement 800 en service. Ils contiennent chacun dix mètres cubes d'eau fournis par le *service public* et se vident automatiquement toutes les vingt-quatre heures. On y dispose à la fois deux appareils distincts. L'un (fig. 23) se vide de lui-même, lorsque le niveau de l'eau s'élève assez haut pour amorcer le siphon ; l'autre présente une petite vanne que les égoutiers ouvrent pour s'aider dans leur travail (fig. 24).

Les chasses ne suffisent pas toujours pour entraîner les sables et les matières adhérentes, il faut alors recourir à des moyens plus directs.

Les égouts trop petits pour laisser passer un homme, se ramonent

de l'agriculture et du commerce, par arrêté en date du 28 septembre 1880, en vue d'étudier les causes de l'infection signalée dans le département de la Seine, ainsi que les moyens d'y remédier, Paris, 1883, p. 49.

(1) M. Humblot a vu, lors d'une crue survenue en 1882, un dépôt de 40 à 50 centimètres de vase se former sur les banquettes du collecteur d'Asnières. La quantité de sable accumulée dans les collecteurs et leurs affluents s'élevait à 20.000 mètres cubes. Il fallut deux mois et demi de travail pour remettre le réseau dans son état normal, et cela coûta 85.000 francs (Léon Colin, article *Paris*, du *Dictionnaire Encyclopédique*).

comme les cheminées avec des brosses, des rabots portés sur une longue tige; les autres se nettoient à la pelle et au balai, et les dépôts sont emportés par des wagonnets ou par des seaux qu'on remonte par les regards et qu'on vide dans des tombereaux. Les égouts de grande dimension sont curés par des vannes-mobiles portées par des bateaux en fer, par des wagons-vannes ou des wagonnets; les égouts moyens sont nettoyés par des *brouettes-mitrailleuses* qui portent la vanne; dans les

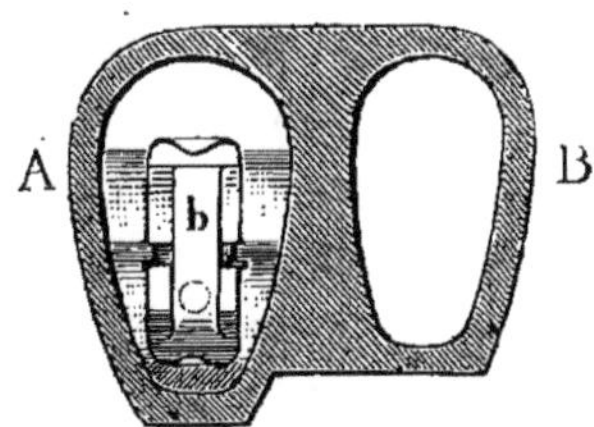

Fig. 23. — Appareil de chasse à fonctionnement automatique.

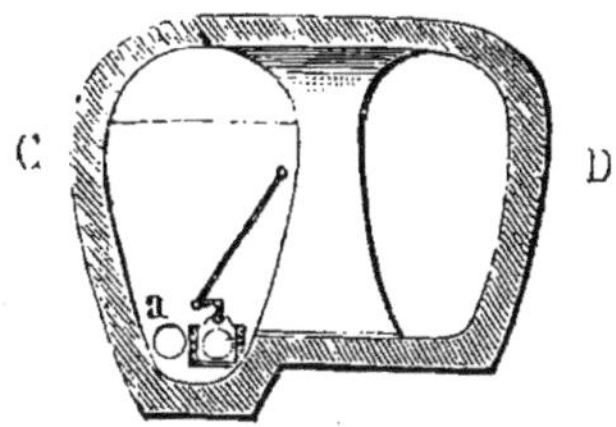

Fig. 24. — Réservoir avec vanne mobile se manœuvrant à la main.

petits, celle-ci est placée au bout d'un manche et prend le nom de *mitrailleuse*. Le double siphon du pont de l'Alma est nettoyé par une boule en bois qu'on abandonne au fil de l'eau et qui, poussée par celle-ci, chasse devant elle les sables jusqu'à l'autre extrémité.

Les dépôts arrivent dans les collecteurs poussés par les vannes et pourraient être conduits par elles jusqu'à leur débouché; mais, pour diminuer la distance à parcourir, on a ménagé de distance en distance des *réservoirs à sable* formés de deux bassins accolés et mis alternativement en service (fig. 25). On vide l'un pendant que l'autre se remplit.

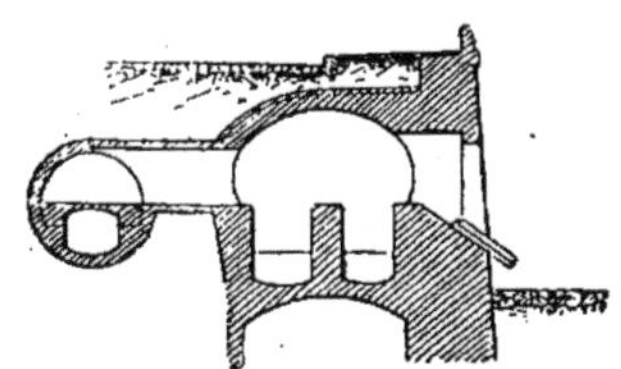

Fig. 25. — Réservoir à sable de la place du Châtelet (d'après Bechmann).

Le curage s'opère deux fois par semaine dans les collecteurs et les grands égouts.

2° *Ventilation.* — Tout le monde est convaincu aujourd'hui de la nécessité de renouveler l'air des égouts pour empêcher le méphitisme. On a pourtant prétendu le contraire. Cornfield a soutenu que des égouts bien construits n'ont pas besoin d'être ventilés, et qu'on peut impunément fermer les bouches et les orifices des rues. Il suffit de sentir l'odeur qui s'exhale de ceux de Paris, lorsqu'on lève la plaque d'un regard, pour se faire une idée de ce qui se passerait si on les tenait toujours clos.

L'air des égouts ne diffère pas sensiblement de la normale par sa composition chimique. Il renferme un peu moins d'oxygène et d'azote, et un peu plus d'acide carbonique (1); mais il est imprégné de gaz délétères. La Commission de l'assainissement de Paris y a trouvé de l'ammoniaque, de l'acide sulfhydrique et du sulfhydrate d'ammoniaque, à l'état libre, mais en très petite quantité. Des papiers imbibés d'un sel de plomb, mouillés et tenus à la main, pendant une visite de trois heures, n'ont éprouvé qu'une légère modification dans leur teinte. Cela tient à ce qu'une partie de l'acide sulfhydrique s'oxyde dans l'air humide; et que le reste se dépose sur les parois et sur les tubes métalliques imprégnés d'eau que renferment les égouts. Ce qui le prouve, c'est que le papier de plomb mis en contact avec les gouttelettes de liquide qui couvrent ces tuyaux, brunit immédiatement.

L'air des égouts est très pauvre en microbes. M. Miquel a démontré qu'on peut évaporer, jusqu'à siccité, de l'eau chargée de matières organiques en putréfaction, sans qu'un seul des micro-organismes qu'elle renferme passe dans l'atmosphère L'air des égouts, toujours humide, n'en contient que très peu. M. Miquel en a trouvé 880 par centimètre cube dans celui de la rue de Rivoli (2). Fut-il sec qu'il en serait encore de même. Wernich a prouvé qu'il n'existait pas de courant d'air assez fort pour enlever à des amas de micro-organismes compacts et desséchés des germes reproductibles (3). Les expériences faites à Londres ont donné des résultats semblables. Le professeur Koch n'a trouvé qu'une ou deux bactéries dans cinquante ou soixante litres d'air pris, dans un collecteur, près de la porte de Postdam. Soyka, de son côté, a démontré depuis longtemps la pauvreté en organismes de l'air des égouts. Les microbes qui se trouvent dans l'eau courante y restent et ceux qui sont contre les parois y demeurent accolés par l'humidité (4). Le professeur Poincaré, de Nancy, a pourtant trouvé des quantités notables de bactéries dans l'air des égouts de cette ville. Les chiffres qu'il produit dans son mémoire (5) oscillent entre 48.456 bactéries pour un litre d'air pris dans l'égout de la rue Stanislas et 2.401 par litre d'air pris dans celui de la rue Charles III. En somme, si l'air des égouts n'est pas aussi dangereux

(1) L'air des égouts de Londres a donné à l'analyse 78.79 d'azote, 20.71 d'oxygène et 0.51 d'acide carbonique. Erismann a trouvé comme moyenne d'un grand nombre d'analyses ayant porté sur de l'air pris dans différents égouts de Londres, dans ceux de Piddington et de Munich, 0.352 pour 100 d'acide carbonique, pour maximum 0.522, pour minimum 0.106.

(2) Miquel, *Etude générale sur les bactéries de l'atmosphère* (*Annuaire de Montsouris pour l'année* 1881, p. 40, 56).

(3) Wernich, *Die Luft als Triegerin Entwickelungs fahiger Keine* (*Virchow's Archiv.*, t. LXIX, p. 824).

(4) Cornil, Rapport fait au Sénat au nom de la Commission chargée d'examiner le projet de loi ayant pour objet l'utilisation agricole des eaux d'égout de Paris et l'assainissement de la Seine, Paris, 1888, N° 108, p. 23.

(5) Poincaré, *Etude sur les circonstances qui peuvent faire varier la richesse des égouts en microbes et leur action nocive* (*Revue d'hygiène et de police sanitaire*, 1889, t. XI, p. 894).

qu'on pourrait le croire, il est cependant important de le renouveler, ne fût-ce que pour les odeurs qu'il répand.

Tout le monde a remarqué la buée infecte qui s'échappe, par les temps secs et froids, des égouts sans courant sérieux ; il n'en sort pas des canaux où l'eau circule abondamment, et cela tient à ce que le courant liquide détermine un courant de même sens dans l'air qui le surmonte. Cette question a été posée par la neuvième réunion des hygiénistes allemands qui s'est réunie à Vienne le 15 septembre 1881. Le docteur Rozsahigyi qui lui avait déjà consacré un important article dans le *Journal de Pettenkofer* (1), l'y a traitée de nouveau. Ses recherches avaient porté sur les nouveaux égouts de Munich. Les observations avaient été faites à l'aide de l'anémomètre d'une part, et de l'autre en dégageant de l'hydrogène sulfuré dans un égout et en suivant sa marche, à l'aide de l'odorat et du papier réactif. Ces deux genres de recherches ont donné le même résultat. Elles ont démontré l'existence du courant d'air suivant la marche du liquide et montré que l'air se dirige habituellement de la rue vers les maisons et que, lorsque deux conduites de maisons sont très rapprochées, l'air y circule en sens inverse, descendant dans l'une et montant dans l'autre. Lissauer, à la suite d'expériences faites en 1879 à Dantzig, a constaté au contraire que le courant d'air marchait des maisons vers l'égout (2). Lindley (de Francfort-sur-le-Mein) a observé un courant ascendant dans les conduites, mais cela n'a rien de surprenant, puisque le réseau de cette ville a une pente très forte et se termine à sa périphérie, par une série de tours de ventilation.

Les gaz qui sortent des égouts sont-ils aussi malfaisants qu'on le pense? Bouchardat professait qu'ils sont plus désagréables que malsains (3). Cette opinion a été fortement combattue en Angleterre. C'est la patrie de Murchison qui fait jouer un rôle prépondérant aux gaz délétères dans la production des maladies zymotiques et en particulier de la fièvre typhoïde.

La doctrine de la nocivité des gaz d'égout, *sewer gases theory*, a été défendue par Drysdale au Congrès d'hygiène de 1878, et par M. Gueneau de Mussy à l'Académie de médecine de Paris. Elle a été combattue au Congrès des hygiénistes allemands par des observateurs appartenant à l'école d'hygiène pratique de Munich. Le docteur J. Soyka notamment s'était chargé de réfuter les arguments de Buchanan qui qualifie la fièvre typhoïde de fièvre des égouts (*sewer fever*), et il a conclu de ses

(1) *Ueber Die Lufrœwegung in den Münchener Sielen* (*Zeitschrift für Biologie*. t. XXV, 1881, p. 23).

(2) *Ueber Das Eindrigen von Canalgasen in die Wohraume* (*Deutsche Vierteljahrsschrift für öffentliche Gesundheitspflege*, t. XIII, p. 346, *Analyse* dans la *Revue d'hygiène*, 1882, t. IV, p. 345).

(3) A. Bouchardat, *Traité d'hygiène publique et privée basée sur l'étiologie*, Paris, 1883, p. 807.

longues recherches, que la démonstration positive d'un rapport de cause à effet entre les gaz d'égouts et la propagation des maladies épidémiques n'est pas faite. C'est également la conclusion à laquelle est arrivée le docteur Zuber (1).

Quoi qu'il en soit, il faut empêcher les gaz d'égout de remonter dans les maisons en protégeant celles-ci par des occlusions aussi parfaites que possible, et il faut neutraliser leur influence sur l'air des rues par une bonne ventilation. Elle s'opère d'elle-même dans les villes qui possèdent un réseau en bon état et bien entretenu ; mais, dans les autres, il faut recourir à un moyen artificiel. Dans certaines villes on place, sur les points les plus élevés du réseau, des cheminées d'appel munies de fourneaux sur lesquels se brûlent les matières organiques et les gaz combustibles. En Angleterre, on a remplacé les fourneaux par des appareils mécaniques. En 1870, il y avait, à Liverpool, 1.200 tours en fer de cette sorte, munies d'une vis d'Archimède. Parkes et Sanderson en ont constaté les bons effets à l'aide de l'anémomètre. A Penzance on ventile les embranchements à l'aide de tuyaux d'évent, indépendants des tuyaux de chute qui sont munis de syphons hydrauliques. Les ingénieurs américains simplifient ce système en supprimant le syphon, ce qui fait du tuyau de chute un tuyau d'évent ; enfin on a proposé de produire un fort courant d'air dans les égouts, à l'aide de ventilateurs mécaniques.

Tous ces moyens artificiels n'ont produit que de médiocres résultats et n'ont pu prévaloir sur la ventilation naturelle qui s'effectue par les bouches d'égout lorsqu'elles sont bien disposées et suffisamment multipliées.

IV. **Eaux d'égout**. — Les eaux d'égout, le *sewage* anglais, représentent la réunion de tous les liquides et d'une partie des solides impurs que produit une ville. Même dans celles qui ne pratiquent pas le tout à l'égout, les eaux renferment les excréments des animaux, les liquides des urinoirs et les matières fécales qui y sont jetées clandestinement par les vidangeurs. Cette petite quantité d'excréments est tellement diluée dans la masse énorme des eaux qu'emportent les collecteurs qu'elle n'en augmentent pas notablement la souillure. La composition chimique des eaux des villes qui pratiquent le tout à l'égout ne diffère pas sensiblement de celles des localités qui ont des fosses fixes. Fried Sander a dressé le tableau de 15 villes anglaises à fosses fixes et de 16 à water-closets, et la proportion des matières dissoutes dans leurs eaux d'égout est à peu de chose près la même (2). Les eaux que Londres, où l'on

(1) Zuber, *Des gaz d'égout et de leur influence sur la santé publique* (*Revue d'hygiène*, 1881, t. III, p. 648). — *De l'influence pathogénique des gaz d'égout* (*Revue d'hygiène*, t. IV, p. 410).

(2) Arnould, *Nouveaux éléments d'hygiène* (*loc. cit.*), p. 572.

pratique le tout à l'égout, verse dans la Tamise, ressemblent beaucoup à celles que le collecteur d'Asnière jette dans la Seine (1).

1° *Volume et propriétés physiques.* — La quantité d'eau que charrient les égouts est toujours de beaucoup inférieure à celle que reçoivent les villes. A Paris, les collecteurs en éconduisent chaque jour de 250.000 à 260.000 mètres cubes représentant environ 70 p. 100 de l'entrée en ville. A Londres, pour une population d'environ 4 millions d'habitants, on admet un volume de 400.000 mètres cubes, soit 100 litres par tête. Cette quantité varie suivant la saison, l'heure du jour et les circonstances telles que la sécheresse, les pluies, les orages. En somme on admet qu'elle varie entre 100 et 150 litres par habitant, pour les villes ordinaires et qu'elle s'élève à peu près au double, dans les cités industrielles (2).

Les eaux d'égout sont troubles et grisâtres dans les collecteurs, noirâtres dans les petites conduites et quand elles sont stagnantes. Elles se recouvrent alors d'une écume que traversent de grosses bulles de gaz et qui est très riche en matières grasses. Traitée par l'éther après avoir été desséchée, elle lui en cède jusqu'à 10 p. 100 (3).

La densité des eaux d'égout varie de 1.005 à 1.002, dans les collecteurs qui représentent la synthèse de toutes les eaux-vannes de Paris. Leur température ne descend jamais au-dessous de + 4° et ne s'élève jamais au-dessus de + 20°.

2° *Analyse chimique.* — D'après les examens faits, depuis de longues années dans le laboratoire des ponts et chaussées, elles contiennent par mètre cube, au moment où elles arrivent dans la Seine (4).

Azote	45 gr.	723 gr.	2.908 gr.
Autres matières combustibles ou volatiles (organiques en grande partie)	678		
Acide phosphorique	19	2.185	
Potasse	37		
Chaux	401		
Soude	85		
Magnésie	223		
Résidu insoluble dans les acides (silice spécialement)	728		
Matières minérales diverses	893		

M. Charles Girard, directeur du laboratoire de la préfecture de police,

(1) Voyez l'analyse comparative faite par Frankland, dans le rapport de MM. Schlœsing et Durand-Claye au *Congrès international d'hygiène*, tenu à Paris en 1878. (Compte-rendus du Congrès, t. I, p. 310).

(2) SCHLŒSING et DURAND-CLAYE, *Rapport au Congrès international d'hygiène* (*loc. cit.*. (Compte-rendus, t. I, p. 308).

(3) WÜRTZ, *Etudes chimiques sur les eaux d'égout* (Rapport de la Commission d'assainissement de Paris).

(4) SCHLŒSING et DURAND-CLAYE (*loc. cit.*), p. 308.

en distillant l'eau des égouts de Paris et en essayant le produit au moyen du réactif de Nessler, a trouvé, par litre, en moyenne (1) :

Ammoniaque libre	8 gr.	0214
Ammoniaque albuminoïde	0	0018
Permanganate de potasse réduit	2	5000

Le dosage des sulfures par la liqueur d'iode titrée a donné par litre 0gr,0009 d'hydrogène sulfuré. Les nitrates, dosés par l'aluminium en présence de la soude, ont donné après réduction en vases clos 0gr,0009 pour l'ammoniaque correspondant aux nitrates. Le métaphénylène dianime a déidé de faibles traces de nitrites.

Les eaux d'égout sont, comme on le voit, très riches en matières organiques. Les deux tiers environ des matières qu'elles contiennent sont solides et formées de sables ou de débris enlevés à la voie publique ; les substances dissoutes formant le troisième tiers renferment la moitié de l'azote et des matières organiques, ainsi que la presque totalité de la potasse. Les eaux de Londres sont moins chargées de matières solides que celles de Paris et plus riches en azote (2). Cela s'explique par la présence des sables provenant du macadam dans la deuxième et des matières de vidange en plus grande quantité dans les autres.

3° *Analyse bactériologique.* — Les eaux d'égout, d'après le professeur Cornil, renferment environ 80.000 bactéries par mètre cube. La plupart sont inoffensives. Lorsqu'un égout est bien ventilé, ce sont les microbes *aérobies* qui prédominent ; dans les égouts soustraits à l'air, ce sont les microbes *anaérobies* ; les fermentations qu'ils déterminent ont pour résultat le dégagement d'ammoniaque et la formation de sulfures.

Le professeur Poincaré, dans les recherches que nous avons citées plus haut, a trouvé pour maximum 93.120 microbes par centimètre cube dans l'eau de l'égout de la rue de la Boucherie à Nancy, et pour minimum 4.166 dans celui de la Visitation (3). L'abondance des microbes est d'autant plus grande que les égouts ont moins de pente et sont plus mal entretenus : M. Poincaré a pratiqué sur des cobayes 58 injections avec de l'eau d'égout et 58 avec de l'eau de lavage de l'air d'égout. Sur les 116 cobayes inoculés, il n'en a succombé que 7. Les animaux sont morts de septicémie.

Le degré de nocuité ne paraît pas tenir autant à la quantité des microbes qu'à leur qualité, car les liquides à effet mortel ne sont pas les

(1) Charles GIRARD, *Analyses d'eaux et de boues d'égout, exécutées sur la demande de la commission d'assainissement de Paris* (Rapports et avis de la Commission, note C, p. 123).

(2) SCHLŒSING et DURAND-CLAYE, Rapport cité, p. 309.

(3) POINCARÉ, *Étude sur les circonstances qui peuvent faire varier la richesse des égouts en microbes et leur action nocive* (*Revue d'hygiène et de police sanitaire*, 1889, t. XI, p. 902).

plus chargés. La difficulté consiste toujours à reconnaître les microbes pathogènes de ceux qui ne le sont pas. Le docteur Karlinski croit avoir trouvé un caractère. Il a reconnu, dans ses expériences, que les bacilles pathogènes sont détruits, dans les eaux de source, à la température de + 8°, par les bactéries aquatiques qui pullulent en leur présence et semblent s'en nourrir. Dans les eaux souillées, c'est-à-dire nourricières, c'est encore aux bactéries banales que cette nourriture profite et non aux bacilles pathogènes. Karlinski a ensemencé de l'eau d'égout avec des bacilles typhiques, à raison de 30.000 par centimètre cube, et le lendemain il n'en restait plus de traces (1).

Les eaux d'égout sont, comme on le voit, profondément souillées ; il faut que les villes s'en débarrassent le plus promptement possible ; soit en les rejetant dans la rivière la plus voisine ou à la mer, soit en les répandant sur des terrains arides qu'elles fertilisent en s'épurant.

4° *Déversement aux rivières ou à la mer.* — C'est le procédé le plus simple et le plus anciennement employé ; mais il a de graves inconvénients.

Les eaux d'égout empoisonnent les cours d'eau dans lesquels on les déverse, à moins que ceux-ci ne soient de grands fleuves à cours rapide, comme le Rhin, le Rhône, le Danube qui peuvent, sans grave inconvénient, recevoir les immondices des villes qu'ils traversent ; mais il n'en est pas de même de la Tamise et de la Seine. Bien que Londres déverse comme nous l'avons dit ses eaux dans le fleuve à trente kilomètres au-dessous de la ville, on se plaint encore de l'envasement de la rivière en ce point et du refoulement fréquent des eaux d'égout jusqu'à Londres par les grandes marées. La *Corporation* de Londres, comme autorité sanitaire, est en tête des attaques dirigées contre le conseil des travaux de la Métropole pour avoir pollué les eaux de la Tamise avec des matières de vidanges (2).

La Seine est bien autrement souillée quand elle sort de Paris. Avant d'y entrer, elle a reçu les déjections de toutes les localités situées sur les bords et sur ceux de la Marne, et dont la population dépasse 100.000 âmes. Dans son cours à travers la ville, elle reçoit les eaux-vannes et les vidanges de la cité et de l'île Saint-Louis qui n'ont pas d'autre déversoir ; enfin, une fois sortie de Paris, elle reçoit en aval du pont d'Asnières la presque totalité des eaux d'égout de Paris, puisque c'est à peine s'il en est versé le quart sur les terrains d'épandage.

A partir de ce moment, l'eau qui pouvait encore nourrir les poissons

(1) Justin KARLINSKI, *Ueder dass Verhalten einiger pathogener Bactesien in Trinkwasser* (*Archiv für hygiène*, t. IX, p. 113, 1889).

(2) *The Lancet*, 31 mars 1883. Londres songe, dit M. Arnould, à épurer chimiquement ses eaux et à transporter à 75 kilomètres au large les gâteaux de vase sortant des filtres-presse, sur un bateau du prix de 400.000 fr. Cette solution est désavouée d'avance par Corfield et Frankland.

et des végétaux d'un ordre élevé change brusquement de caractère. Le courant noirâtre qui étend sur la Seine sa courbe parabolique en couvre à peu près la moitié. Cette eau d'un aspect répugnant est couverte d'une couche graisseuse sur laquelle flottent des détritus de toute sorte et des cadavres d'animaux. Une vase grise tapisse le lit de la rivière et forme sur la rive droite des bancs de trois mètres d'épaisseur. La fermentation qui se produit dans ces amas fétides se traduit par la formation d'énormes bulles de gaz et, quand le passage d'un bateau à vapeur remue ces eaux empestées, il se produit dans le sillage une véritable ébullition. L'eau va ensuite en s'épurant et en se troublant alternativement au passage de chaque ville jusqu'à Meulan où toute trace d'infection a disparu.

Chemin faisant, les matières organiques sont transformées par l'oxygène que l'eau contient, mais lorsqu'elles l'ont consommée, la décomposition putride s'en empare, et l'eau exhale une odeur de croupi. La quantité d'oxygène, qui en amont du pont d'Asnières est encore de plus de 5 centilitres par litre d'eau, devient presque nulle après le débouché du collecteur, puis remonte peu à peu. Elle est déjà de 1cent,91 à Marly et en arrivant à Rouen elle est remontée à 10cent,42. La proportion d'azote suit une marche inverse. Il se développe en même temps des germes nombreux d'organismes animaux et végétaux.

Le déversement à la mer n'est pas plus hygiénique. Dans les ports de la Manche et de l'Océan, où les marées sont très fortes, le mouvement de flux et de reflux entraîne toutes les impuretés au large et opère deux fois par jour un nettoyage suffisant. Toutefois, la mer en se retirant laisse, devant le débouché des égouts, de petits bancs de vase infecte et, quand le vent souffle de ce côté, il s'engouffre dans les ouvertures en refoulant les gaz dans la ville et jusque dans les maisons. C'est bien autre chose dans la Méditerranée, où la mer ne marne pas, surtout lorsqu'on verse les eaux souillées dans les ports. Ceux-ci sont bientôt transformés en fosses d'aisances, où les matières croupissent sous une couche d'eau infecte. Une odeur *sui generis* règne en tout temps sur les quais. Le Port-Vieux de Marseille, et la petite darse de Toulon ont, à cet égard, une réputation méritée.

Lorsqu'on transporte les eaux loin de la ville, sur un point éloigné de la côte, comme dans le projet de M. Cartier pour Marseille, l'inconvénient est moins grave, mais les villages qui avoisinent le lieu de déversement n'en deviennent pas moins inhabitables. Parmi les solutions qui ont été proposées pour mettre un terme à l'infection de la Seine, il en est une qui consiste à conduire à la mer les eaux d'égout de Paris et de la banlieue. Cette idée a de tout temps hanté les ingénieurs et cinq projets ont été successivement proposés Comme aucun d'eux n'a été suivi d'exécution et que pas un n'a la chance de l'être, je ne les énumérerai pas. La solution elle-même est impraticable pour deux raisons. La première, c'est qu'il n'y a pas sur le littoral de la Manche un seul point qui ne soit habité. Toutes les plages sont couvertes de villages, de maisons de campagne, de stations de bain de mer qu'il faudrait déserter sur le champ. Le Havre, qui n'a pas le vingtième de la population de Paris, déverse ses eaux d'égout à Saint-Adresse et infecte le rivage à grande distance.

La seconde raison est d'ordre technique. Léon Faucher a calculé que pour contenir les eaux d'égout de la capitale, pendant le temps où le déversement serait empêché par la marée, il faudrait construire des bassins d'attente pouvant en contenir 180.000 mètres cubes. Il faudrait leur donner un kilomètre de longueur (1). En laissant en dehors la question des réservoirs, le canal lui-même coûterait 120 millions pour sa construction, d'après l'estimation d'Alphand, et 6 à 7 millions par an pour faire fonctionner les machines élévatoires.

Il faut donc renoncer à tout projet consistant à conduire à la mer la totalité des eaux d'égout de Paris. Quant à ceux qui consistent à faire un canal se dirigeant vers la mer, avec utilisation agricole sur le parcours, ce n'est qu'un mode d'épandage et nous en parlerons plus loin.

5° *Épuration artificielle.* — On a proposé pour épurer les eaux d'égouts, les mêmes moyens que pour clarifier les eaux potables et on y a renoncé pour les mêmes motifs.

La décantation a été essayée surtout en Angleterre. A Birmingham, à Blackburn, à Newcastle, on a creusé de grands bassins dans lesquels on laissait séjourner les eaux ; mais on a reconnu partout l'imperfection et le danger de ce système. Les eaux décantées conservent en effet toutes les substances dissoutes, et on ne sait que faire des masses énormes de dépôts formés au fond des bassins. La filtration plus difficile encore a les mêmes inconvénients.

L'épuration par les procédés chimiques n'a pas mieux réussi. Le but qu'on se propose consiste à produire, dans les eaux, un précipité gélatineux ou floconneux qui tombe lentement au fond des bassins en entraînant, comme un filet, toutes les parties solides, tandis que l'eau clarifiée s'échappe par un déversoir. Le nombre des réactifs proposés pour atteindre ce résultat est considérable. En Angleterre seulement on en a breveté 421 de 1856 à 1876 (2) et le nombre s'en est accru depuis. Les plus employés sont la chaux, le sulfate et le phosphate d'alumine.

La chaux est le plus efficace des réactifs. L'eau reste limpide tant qu'elle en renferme en excès, mais lorsqu'elle est saturée par l'acide carbonique, les bactéries de la putréfaction y reparaissent et y pullulent, ainsi que l'ont démontré les recherches de Märckner, Degener, F. Cohn, Weigmann et Kœnig, sans compter qu'elle contient encore de la chaux

(1) Léon FAUCHER, Communication au Conseil d'hygiène et de salubrité de la Seine. Séance du 16 mars 1888.

(2) Voyez l'énumération de ces réactifs dans le rapport déjà cité de MM. Schlœsing et Durand-Claye (*Comptes-rendus du Congrès d'hygiène de* 1878, p. 320).

libre, des matières minérales et de 30 à 45 milligrammes par litre d'azote organique ou amoniacal (1).

L'expérience en grand a, du reste, confirmé les recherches de laboratoire. Le système Wickssed, basé sur l'emploi du lait de chaux et d'appareils mécaniques perfectionnés, a complètement échoué à Leicester. Celui de l'ingénieur Le Chatelier qui employait le sulfate d'alumine a été essayé à Gennevilliers et n'a pas mieux réussi. En Angleterre, toutes les entreprises fondées sur l'emploi des réactifs chimiques pour l'épuration des eaux d'égout, ont discontinué leurs opérations après avoir subi des pertes considérables. En Belgique, après une enquête consciencieuse, on y a également renoncé (2).

Il n'en est pas de même en Allemagne. La question y a été reprise à la *Réunion des hygiénistes allemands* qui s'est tenue à Breslau en 1886 (3) et au *Congrès des hygiénistes allemands* qui a eu lieu à Francfort-sur-le-Mein, au mois de septembre 1888 (4). Les rapporteurs étaient choisis parmi les ingénieurs qui avaient exécuté les travaux et dirigé le fonctionnement des systèmes mis en usage à Francfort, à Wiesbaden, à Essen, à Halle-sur-la-Saale (5).

Tous ces systèmes sont mixtes et reposent tout à la fois sur l'emploi des réactifs et des appareils mécaniques, tous sont compliqués, dispendieux, ne produisent qu'une épuration incomplète et amènent l'accumulation de monceaux de boue dont on ne peut pas se débarrasser.

En 1894, on a fait l'essai à La Rochelle d'un procédé dû à deux professeurs, MM. C. Piettro et J. Dumas. Ils font agir successivement, sur les eaux-vannes, la chaux, l'hypochlorite de soude ou de chaux, du chlore résultant de l'électrolyse du sel marin, et enfin un fort courant d'acide carbonique (6). Il est certain que les microbes ne peuvent pas résister à l'emploi de moyens aussi compliqués, mais je doute qu'un pareil système fasse fortune.

Dans ces dernières années, on a essayé en Angleterre, de l'électricité pour purifier les eaux d'égout. Le procédé imaginé par M. William Webster consiste à faire traverser les eaux par un courant de 370 ampères

(1) DE FREYCINET, *Emploi des eaux d'égout en France et à l'étranger*, Paris, 1868 p. 129).

(2) *L'épuration des eaux urbaines*, par M. le docteur Jules ARNOULD, professeur d'hygiène à la faculté de Lille (*Revue d'hygiène*, 1888, t. X, p. 319).

(3) *Des moyens d'épuration des eaux urbaines* (Voir le compte-rendu dans la *Revue d'hygiène*, 1888, t. X, p. 322).

(4) *Vierteljarsschrift f. öffentl, Gesundheitspflege*, 1889, p 71.

(5) M. LINDLEY, ingénieur à Francfort-sur-le-Mein, a rendu compte des résultats obtenus dans cette ville ; M. Winter, directeur du service des eaux de Wiesbaden, a fait de même pour cette ville, et M. Wiebcr pour Essen, dont il est l'ingénieur (Voyez, pour l'exposé détaillé de ces systèmes, le compte-rendu fait par M. RICHARD, dans la *Revue d'hygiène*, 1889, t. XI, p. 277).

(6) *Génie civil*, N° 608, 3 février 1894.

(23/00 d'ampère par gallon et par heure). Ce courant réduit de 61 p. 100 la quantité des matières en solution et fait périr la presque totalité des micro-organismes (1). En 1892, M. Max de Nansouty a entrepris une campagne, dans le *Génie civil*, en faveur de l'électrolyse des eaux-vannes, et l'année suivante, une application de ce principe a été faite au Havre, dans le quartier Saint-François, le plus malsain de la ville, à l'aide du système *Hermitte*.

Ce système est basé sur l'emploi d'un liquide désinfectant très énergique, obtenu par l'électrolyse de l'eau de mer, dans une machine appelée *électroliseur*. Dans les villes éloignées de la mer, on peut remplacer cette eau par une solution de chlorure de sodium ou de magnésium. Le composé chloré qui se forme sous l'influence du courant électrique, jouit d'un pouvoir désinfectant très énergique ; l'eau de mer électrolysée décompose les matières organiques et tue les microbes. MM. Duclaux et Chantemesse ont montré qu'en la faisant agir sur un liquide infecté de bacilles, on pouvait constater, au bout de quelques instants, leur disparition complète.

L'électrolyse est employée en Amérique pour désinfecter les eaux d'égout déversées par la ville de Brewsters et qui venaient souiller les eaux potables de New-York. C'est le système Wolf qui y est en usage. Il a été décrit par l'*Electrical Enginer* en 1893, et Edison, en face des résultats obtenus, en recommande l'application.

Tous les systèmes que nous venons de passer en revue ne sont que des expédients ingénieux, mais peu pratiques. Ils entraînent des frais considérables et sont complètement inapplicables quand il s'agit de masses d'eau comme celles que charrient les égouts de Paris.

6° *Epandage.* — L'épuration par le sol est le seul moyen pratique de se débarrasser des eaux-vannes des grandes villes. L'*épandage* est de tous les systèmes le plus simple, le plus économique et le plus sûr. Il a été mis en usage, il y a six cents ans, en Espagne et en Italie ; on y a recours depuis un demi-siècle en Angleterre, où 134 villes l'avaient adopté dès 1881. En France, les premiers essais ne remontent qu'à 1867. Ils ont eu lieu à Clichy sous la direction de Mille et de Durand-Claye (2). Ce dernier les a poursuivis depuis à Gennevilliers, il a fait sienne cette question de l'épandage et il en a démontre les avantages avec un incomparable talent.

Aujourd'hui 800 hectares sont consacrés à l'épandage dans la presqu'île de Gennevilliers. Les terrains d'Achères qui ont fini par être concédés à la ville après de longs et regrettables débats, fourniront 800 nouveaux hectares pour l'irrigation, lorsque les travaux d'adduction qui

(1) M. William Webster a décrit son procédé dans un mémoire dont il a donné lecture à l'Association britannique, à Newcastle-sur-Tyne, en 1889 *Journal d'hygiène*, 20 février 1890, p. 95).

(2) Pour l'historique de l'épandage, voyez l'*Encyclopédie d'hygiène*, t. III, p. 261-275.

sont en cours seront terminés. On s'occupe déjà d'approprier à la même destination le plateau sablonneux des Muraux et les grands terrains que la ville possède à Méry-sur-Oise. Ces derniers, dont l'altitude est plus élevée, exigeront l'emploi d'une machine élévatoire. On arrivera à épurer ainsi la plus grande partie des eaux d'égout, et le reste du sol nécessaire se trouvera dans la vallée de la Seine. M. Adolphe Carnot, ingénieur en chef des mines et membre de la Commission d'assainissement de Paris, a prouvé qu'il existait dans les environs de la ville 30.000 hectares de terrains propres aux irrigations (1).

La province a profité des études que la question de l'épandage a provoquées. Poitiers, Montélimart, Saint-Léonard, Reims, Montpellier, Aurillac, Dijon, Limoges, etc., ont installé des champs d'épandage que fertilisent leurs eaux d'égouts. Le progrès a été aussi rapide en Allemagne et dans la plupart des pays civilisés.

L'épuration par le sol est en effet la véritable solution du problème. C'est la seule qui permette de profiter du fumier liquide que renferment les eaux d'égout. On estime qu'à Londres, la matière jetée chaque année à la Tamise représente une valeur de quarante millions. Partout où on pratique l'épandage on voit des terrains sablonneux et jusqu'alors improductifs se couvrir de gazons splendides ou d'une riche culture maraîchère ; les terrains ainsi fertilisés augmentent de valeur et tous les propriétaires riverains demandent à jouir de ces avantages. A Gennevilliers les terrains ont décuplé de prix et rien n'égale la beauté des légumes qu'on y récolte. Les champs d'épandage de Berlin, cultivés en prairies, donnent deux récoltes par an, nourrissent 600 à 700 têtes de bétail et font l'admiration des visiteurs. A Dantzig, les terrains d'irrigation sont transformés en jardins qui produisent des fruits qu'on vend à la ville et des fleurs qu'on expédie à Paris.

La terre est le filtre par excellence ; le système de l'irrigation ne fait qu'imiter la nature qui, par l'intermédiaire des pluies, entraîne à travers le sol toutes les impuretés atmosphériques et autres, pour les soumettre à l'oxydation progressive, à la transformation lente que nous avons étudiée dans le chapitre précédent (2).

On choisit de préférence les terrains sablonneux, quoique l'épuration y soit plus lente à se produire, parce qu'ils sont improductifs et que l'épandage les met en valeur. Il suffit d'une couche de 2 mètres pour que l'épuration soit complète. Frankland a reconnu par des expériences directes qu'un mètre de sable épure par jour de 25 à 33 litres d'eau des égouts de Londres et qu'un mètre de sable mêlé de craie produit le même effet. Des terres sableuses, argileuses, tourbeuses lui ont fourni des résultats égaux et même supérieurs.

(1) *Etude sur les terrains propres à recevoir les eaux d'égout de la ville de Paris*, présentée par M. Ad. Carnot à la troisième sous-commission de l'assainissement de Paris.

(2) Chapitre II, article 1er, § 3, p. 74.

Les expériences faites à Gennevilliers ont confirmé celles de Frankland. Durand-Claye et M. Schloesing ont de plus reconnu qu'un sol caillouteux, comme celui de la presqu'île, retient encore 150 litres d'eau par mètre cube après avoir été égoutté. Lorsque la couche filtrante a 2 mètres, cela fait par conséquent 300 litres. Ils ont constaté de plus qu'il fallait vingt jours pour une épuration complète et en ont conclu qu'on ne doit pas déverser dans ce laps de temps plus de 300 litres d'eau sur chaque mètre de surface, ce qui donne 54.750 mètres cubes par an et par hectare. Jamais on n'en a versé plus de 45.000 à Gennevilliers et l'Etat, pour répondre à toutes les objections, a fixé à 40.000 la quantité maximum à répandre sur les terrains d'Achères. Pour que l'épuration soit complète, il faut que l'eau soit, autant que possible, versée à intervalles réguliers et par petites quantités chaque jour, comme le demande Frankland. Cependant, dans les essais faits à la station expérimentale de Lawrence (Massachussets), M. Hiram Mils est arrivé à la faveur de l'irrigation intermittente à épurer 1.350 mètres cubes d'eau d'égout par hectare et par jour, ce qui donne la quantité invraisemblable de 492.000 mètres cubes par hectare et par an (1).

L'eau qui s'écoule par les drains est limpide, sans odeur et sans saveur désagréable, ainsi que je m'en suis assuré en visitant, avec Durand-Claye, les champs de Gennevilliers. La pureté est attestée par les analyses suivantes que j'emprunte au rapport de M. Cornil.

I. **Analyse chimique des eaux d'égout, de drainage, de la nappe hydrotimétrique souterraine de Gennevilliers** (Mois de février 1888, A. Lévy).

EAUX.	DATE.	DEGRÉ hydrotimétrique.	CHAUX.	CHLORE.	MATIÈRE organique	AZOTE. Ammoniacal.	AZOTE. Albuminoïde.	AZOTE. Nitrique.
			Par litre millig.	Par litre millig.	Par litre millig.	Par litre millig.	Par litre millig.	Par litre millig.
Drain des Grésillons...	2	53	291	73	1 0	0.0	0.2	22.6
	6	53	291	78	1.1	0.0	0.5	11.9
	13	53	289	73	1.5	0.0	0.2	18.9
	28	55	294	74	1.6	0.0	0.3	22.4

(1) *Experimental investigations upon the purification of sewage by filtration and by chemical precipitation, and upon the intermitent filtration of water* (Boston, 1890, analysé dans la *Revue d'hygiène* du 20 avril 1892).

II. Analyse micrographique des eaux d'égout, de drainage, de la nappe souterraine (Mois de février 1888, docteur Miquel).

EAUX.	DATE.	BACTÉRIENS par centimètre cube.		PROPORTION SUR 100 des espèces reconnues.			
		Semaine sus-indiquée.	Moyenne.	Micrococus.	Bacilles.	Bactériens	Vibrions.
				EAUX DES DRAINS.			
Drain d'Asnières...	10	150	54	60	14	20	0

Le chiffre moyen de 54 bactéries par centimètre cube indiqué dans le tableau précédent est inférieur à celui de la plupart des eaux de source. En effet, celle de la Vanne, quand elle entre à Paris, en renferme 115 et celle de la Dhuys 595. « On peut s'assurer, dit M. Cornil, que les microbes » qu'on observe à la sortie des drains, n'ont aucun rapport avec ceux » des liquides répandus à la surface du sol dans les terrains irrigués. » J'ai fait, dans mon laboratoire, avec mes préparateurs, MM. Chantemesse et Widal, des expériences qui nous ont prouvé que les microbes pathogènes ne peuvent pas traverser deux mètres de terre » (1). M. Grancher, pour répondre à un questionnaire adressé par le Sénat au Comité consultatif d'hygiène publique, a fait des recherches analogues et il a reconnu que les bacilles de la fièvre typhoïde ne descendent pas à plus de 40 centimètres de profondeur, dans des tubes remplis de terre de Gennevilliers, malgré un arrosage quotidien pratiqué pendant trois mois. Il n'est donc plus permis d'accuser les eaux filtrées par le sol de contaminer la nappe souterraine, ni les puits, ainsi qu'on le prétendait au début des irrigations de Gennevilliers.

Dans tous les pays où on pratique l'épandage, on a accusé ce système de rendre les champs d'irrigation insalubres, et d'y faire naître des maladies infectieuses. Ce reproche n'est pas plus juste que le précédent. Frankland a montré que les habitants des maisons particulières, des écoles, des casernes situées au milieu des champs, n'avaient jamais eu à en souffrir. A Berlin, les 1.800 personnes employées sur les terrains d'irrigation se portent à merveille. Il n'y a pas eu un seul cas de fièvre typhoïde, et les fièvres intermittentes ont diminué (2). Le seul effet désagréable qu'on ait constaté à Gennevilliers, c'est une odeur fade quand le temps est calme, et l'abondance des moustiques (Léon Colin, Rapport au Conseil d'hygiène, février 1895). A Dantzig, la santé des habitants s'est notablement améliorée dans les deux villages qui bordent

(1) Rapport de M. Cornil au Sénat (*loc. cit.*), p. 61.
(2) A. Proust, *Progrès médical*, 26 mai 1888.

les champs d'épuration (1). A Gennevilliers, la Commission de l'assainissement de Paris a reconnu également que la population n'avait pas eu à souffrir de ce voisinage. Elle a doublé depuis qu'on pratique l'épandage (2).

Un reproche plus spécieux a été adressé à cette méthode par M. Pasteur. Il a exprimé la crainte que les légumes cultivés à Gennevilliers ne rapportassent, dans Paris, les germes des maladies infectieuses charriés par les eaux d'égout. M. Cornil a répondu à cette objection théorique dans son rapport au Sénat. Les microbes pathogènes, a-t-il dit, sont rapidement détruits par l'air et la lumière, et mieux vaut les livrer à ces modificateurs, sur les champs d'épandage que de les garder dans les maisons et les rues ou de transformer la rivière en un grand égout à ciel ouvert. Quant à la crainte de voir les légumes s'en imprégner, il suffit de rappeler que les eaux d'égout ne servent pas à l'arrosage. Elles coulent dans des rigoles profondes et n'arrivent qu'à la racine des plantes qui ne laissent passer ni les matières en suspension ni les microbes.

MM. Cornil, Chantemesse et Widal se sont assurés que la pulpe vivante des légumes n'en renferme jamais. Il suffit d'ailleurs, pour dissiper toute crainte, de laver ou de gratter ceux qu'on mange sans les faire cuire. Si les germes contagieux pouvaient se transmettre ainsi, il faudrait interdire tous les engrais, car les vidanges, les gadoues et les fumiers de toute provenance sont bien autrement riches en microbes pathogènes que les eaux d'égout.

La crainte de voir se produire à la longue le colmatage du terrain ne s'est pas justifiée davantage. Depuis quatre-vingts ans, Edimbourg répand ses eaux-vannes, à raison de 40.000 mètres cubes par an et par hectare, sur la même prairie, sans que celle-ci ait perdu ses propriétés épuratrices. Il en est de même des terrains de Gennevilliers qui servent déjà depuis 27 ans.

Toutefois, les expériences poursuivies en 1891 et en 1892 à la station d'expériences de Lawrence (Massachusetts), pour l'épuration des eaux d'égout par le sol (3), a prouvé que sa propriété épuratrice n'était pas indéfinie. Le gros sable et le gravier sont les seuls terrains qui durent; la terre arable chargée d'humus n'a qu'un pouvoir épurateur restreint et de courte durée. Même avec le gros sable, il est nécessaire de remuer de temps en temps la couche superficielle des dépôts organiques et de la mêler aux couches sous-jacentes pour empêcher le colmatage et l'obstruction. L'enlèvement de la couche la plus superficielle, sur une profondeur de cinq centimètres, est quelquefois nécessaire quand l'épandage a été trop intensif et sans période de chômage.

(1) P. Arnould, *Epuration des eaux urbaines* (*Revue d'hygiène*, 1888, t. X, p. 325).

(2) Rapport de M. le sénateur Cornil (*loc. cit.*), p. 87.

(3) *Thibty-Third*, *Annual report of the State Boar of healh of Massachusets*, Boston-Wright et Poter, 1892.

Dans les contrées septentrionales, on a pu craindre qu'il fut nécessaire de suspendre l'irrigation pendant l'hiver ; mais Fadejef et Gregorief, de l'Académie agricole Petrowski ont montré qu'on peut la continuer en disposant le terrain par arêtes et rigoles alternantes. Du reste, voilà quatorze ans qu'on pratique, en toute saison, l'irrigation à Dantzig, par 54°,21 de latitude nord, et la moyenne hibernale y est de — 1°,2, et il y gèle pendant plusieurs mois par an. Dans l'hiver de 1887, la température oscilla, pendant dix jours, de — 6° à – 25° ; l'eau d'égout resta entre + 6° et + 8° et put être répandue sur les champs d'irrigation (1).

Le système de l'épandage a donc l'avantage de débarrasser les villes de leurs immondices, d'éviter la pollution des cours d'eaux et de fertiliser des terrains improductifs. A tous ces titres, il constitue la meilleure solution du problème, comme je l'ai dit en commençant ; mais il n'est pas partout possible de trouver, au voisinage des villes et dans de bonnes conditions économiques, des champs assez étendus pour accomplir cette épuration. Dans les pays où le sol est riche, le terrain très cher, la culture très avancée, on peut avoir du profit à sacrifier la matière fertilisante contenue dans les eaux-vannes, à renoncer à leur utilisation agricole et à se borner à les faire filtrer tout simplement par le sol. Ce système, imaginé par Frankland et appliqué pour la première fois par Bailey-Denton, est assez répandu en Angleterre ; une quinzaine de villes trouvent de l'avantage à faire absorber leurs eaux par un sol improductif drainé à $1^m,30$ ou $1^m,50$ de profondeur. Il suffit d'un hectare pour 2.500 habitants, le terrain est divisé en quatre parts, dont chacune reçoit l'eau pendant 10 heures sur 24.

Knauff a préconisé ce système en Allemagne où les terrains improductifs ne font cependant pas défaut. En France, on n'y a pas songé. Bien qu'aux environs de Paris, le sol soit admirablement cultivé et d'une grande valeur, on y trouve encore, comme nous l'avons vu, beaucoup plus de champs sablonneux qu'il n'en faut pour épurer les eaux-vannes dans le présent et dans l'avenir.

Il n'est donc pas nécessaire, pour économiser le terrain, de jeter à la Seine des produits précieux pour l'agriculture. Ce n'est pas d'ailleurs une simple question d'économie ; l'hygiène y est également intéressée. En noyant le sol, on le sature vite et l'oxydation de la matière organique s'y ralentit ; le colmatage survient alors et l'eau qui passe ne se débarrasse plus que de ses matières en suspension ; les substances dissoutes, les microbes pathogènes y restent et l'épuration n'est qu'apparente.

Nous avons soigneusement évité de compliquer la question de l'épandage de celle du *tout à l'égout*, comme on a souvent l'imprudence de le faire ; nous verrons plus tard si la projection des vidanges dans les eaux d'égout peut être un obstacle à leur épuration naturelle par le sol.

(1) *Report on water supply and sewage*, Part. 11, 1890 (*A general view of resultats*, p. 756). Twenty-Third, *Annual report*, Boston, 1892, p. 425 (Analysé dans la *Revue d'hygiène*, t. XV, p. 390).

ARTICLE II. — LES MAISONS

Le plus impérieux des besoins de l'homme, après celui de se nourrir, est celui de se créer un abri contre les intempéries et contre les agressions extérieures. Ce serait sortir de notre sujet que de faire l'historique de l'habitation depuis la caverne du troglodyte, jusqu'à la maison élégante, confortable et hygiénique dont notre époque a réalisé le type. En perfectionnant sa demeure, en rendant son séjour de plus en plus agréable, l'homme en a augmenté l'importance et aussi le péril. Autrefois sa vie se passait au dehors ; l'habitation n'était qu'un refuge pour dormir en sûreté et se mettre momentanément à l'abri de la neige ou de la pluie ; aujourd'hui, on y passe la majeure partie de son existence ; les femmes, les enfants, les vieillards en sortent peu ; les malades, les infirmes y demeurent à poste fixe et beaucoup d'hommes eux-mêmes ne donnent à la vie extérieure que le moins de temps possible.

En concentrant notre existence dans nos maisons, nous y avons réuni tous les objets nécessaires à la satisfaction de nos besoins et de nos goûts ; nous en avons fait un milieu factice, artificiel, où toutes les conditions de la vie sont changées, où le redoutable problème de l'altération de l'air se pose à chaque instant, où l'hygiène doit intervenir sans cesse pour sauvegarder la santé de ceux qui y résident.

§ Ier. — CONSTRUCTION

L'emplacement des habitations est d'une importance capitale pour leur salubrité. On sait à quel point sont malsains les quartiers situés trop près des rivières, sur des terrains marécageux, combien le voisinage des grands établissements insalubres est à éviter ; mais il est rare qu'on ait le choix de l'emplacement, lorsqu'il s'agit de construire une maison. On ne peut que préparer le sol sur lequel elle s'élèvera, se mettre en garde contre l'humidité et faciliter le renouvellement de l'air par la bonne disposition des ouvertures.

I. **Assainissement du sol.** — Nous ne reviendrons pas sur ce que nous avons dit plus haut, de la perméabilité du sol et de l'influence de la nappe souterraine. Avant de creuser les fondations, il faut déblayer le terrain, enlever la terre végétale, les dépôts argileux, marneux et les matériaux de démolition toujours suspects. Si la nappe souterraine est trop rapprochée de la surface, si le sol est humide, il faut le drainer comme nous l'avons exposé précédemment, et si cette opération n'est pas possible, il faut le couvrir d'une couche imperméable d'argile ou mieux encore de béton hydraulique appliqué par couches successives. Dans les fouilles noyées, on remplit de béton un des coins de l'emplacement jusqu'au dessus de la surface des eaux, qu'on refoule ensuite de proche en proche par des couches successives formant redans (fig. **26**).

Les précautions sont surtout nécessaires dans les villes anciennes où le sous-sol a été converti en une sorte de fumier où pullulent les germes des maladies infectieuses.

II. **Matériaux.** — Les matériaux dont on se sert pour les constructions sont les pierres, les briques, la chaux, le plâtre, le bois pour les murs; le bois et le fer pour les charpentes; les ardoises, les tuiles, le zinc et le plomb pour les toitures.

Le fer tend de plus en plus à remplacer le bois et même la pierre; on s'en sert aujourd'hui pour les palâtres, les colonnes qui servent de

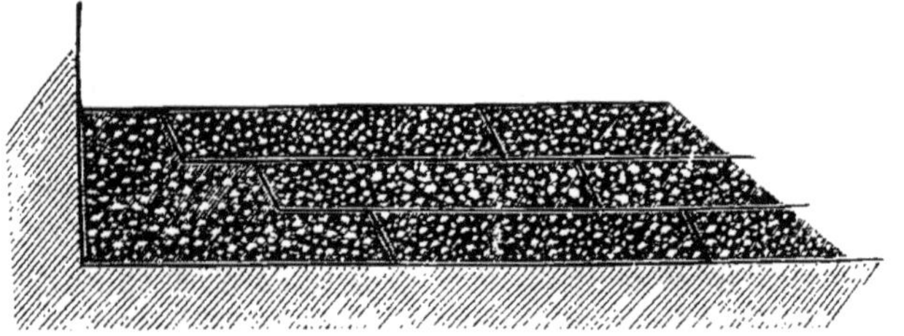

Fig. 26.

support. Cette substitution s'opère surtout en Amérique. On espérait obtenir ainsi des maisons incombustibles, mais récemment, à Chicago, le feu a dévoré une maison de dix étages en acier et en pierre, qui n'était pas encore terminée. La façade en pierres calcaires surchauffées, s'est effritée au contact de l'eau lancée par les pompes; les poutres métalliques en se dilatant par la chaleur se sont allongées, ont repoussé les murs et les ont fait tomber.

En France on a eu une idée plus radicale. En 1884, le docteur Jules Félix a proposé de construire des maisons en tôle d'acier galvanisées et embouties, à double paroi et avec matelas d'air. La Compagnie des mines de Lens (Pas-de-Calais) a mis tout récemment cette idée à exécution. Elle a fait bâtir à Hautmont (Nord) une église complètement en tôle d'acier. Les éléments de la construction sont des caissons emboutis et assemblés de manière à renfermer, entre leurs parois opposées, un matelas d'air de 16 à 50 centimètres d'épaisseur. Des fers en T entrecroisent les panneaux et donnent à l'ensemble la rigidité nécessaire; l'air circule ou reste immobile à volonté. Ces constructions sont solides et promptes à édifier; mais, si l'on en juge par les navires à coques métalliques, elles doivent être humides, glaciales dans l'hiver et très chaudes en été.

Citons encore, à titre de curiosité, les maisons en verre et à température constante du médecin hollandais Van der Heyden. Il vient d'en faire construire une à Yokohama où il réside. Les murs et les plafonds sont formés par des caissons de verre qu'on remplit d'un liquide spécial, dont la faible conductibilité entretient l'égalité de la température dans l'édifice.

A Chicago, on a construit également un groupe de maisons en verre, mais ce ne sont pas des caissons ; ce sont de simples briques qu'on obtient en soufflant du verre dans un moule et qu'on fait recuire ensuite. Leur assemblage ne présente aucune difficulté ; les joints sont faits au ciment.

Si nous avons cité ces bizarreries, c'est parce qu'il faut enregistrer tous les essais qui se produisent. L'un d'eux peut renfermer une idée que l'avenir se chargera de féconder.

Le choix des matériaux n'intéresse l'hygiène que sous le rapport de

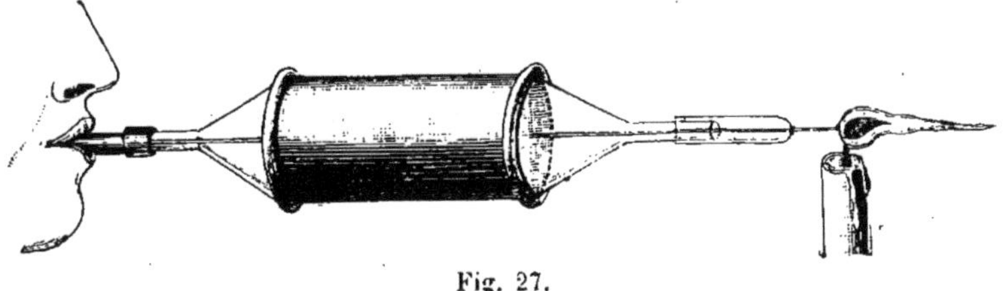

Fig. 27.

leur perméabilité pour l'air et pour l'eau et sous celui des altérations qu'ils peuvent subir.

1° *Perméabilité pour l'air.* — Tous les matériaux de construction, sauf les métaux et l'asphalte, sont perméables à l'air. Pettenkofer l'a prouvé par une expérience très simple. Elle consiste à découper un cylindre dans le bloc de pierre, dans la brique ou dans la pièce de bois qu'on veut expérimenter, à recouvrir sa surface extérieure d'une couche de cire et à adapter un entonnoir en verre à chacune de ces bases. L'appareil ainsi disposé, on souffle dans l'un des tubes en plaçant une bougie allumée devant l'extrémité de l'autre, et l'on voit la flamme s'allonger et s'éteindre sous l'impulsion du courant d'air qui a passé à travers le cylindre (fig. 27).

Märker (1), et Schürmann (2), en Allemagne, ont déterminé le degré de perméabilité des différents matériaux ; MM. Hudelo et Somasco ont fait des expériences analogues que M. E. Tretat a exposées au Congrès

(1) Marker, *Unter suchungen über die naturalische ventilation*, cité par J. Uffelmann, *Handbuch der Hygiene Wien uud*, Leipzig, 1889, p. 342.

(2) Schürmann, *Jahresbericht Der chemischen Central stelte für offentliche gesund haitspflege,* Dresde, 1874, p. 45-80.

d'hygiène de Genève en 1882 (1) ; elles ont conduit à des résultats semblables et l'on peut en tirer les conclusions suivantes (2) :

Les quantités d'air qui passent à travers les murs sont proportionnelles aux pressions initiales. Elles diminuent très faiblement quand l'épaisseur traversée augmente. Un mur de pierre tendre de cinquante centimètres d'épaisseur, sous des pressions variant de 1 à 30 millimètres d'eau, laisse passer de 12 à 350 litres d'air par mètre et par heure. Quand les matériaux sont mouillés, ils ne laissent plus passer que 40 à 50 p. 100 de l'air qui les traverse à l'état sec (Hudelo). Les marbres et le bois ne sont pas perméables sous des pressions inférieures à 30 millimètres d'eau. Le plâtre sec, qui est aussi perméable que le calcaire tendre, est rendu presque imperméable par deux couches de peinture (Somasco).

La perméabilité des murs est notablement diminuée par la peinture à la chaux et surtout à la colle, plus encore par les tentures en papiers glacés et même par les papiers ordinaires quand ils sont posés avec une forte couche de colle. La peinture à l'huile supprime presque complètement la perméabilité des murs, lorsqu'elle est appliquée en couches bien couvrantes qu'on laisse bien sécher. Il est inutile de faire ressortir l'importance de ces observations au point de vue de l'hygiène des appartements.

2° *Perméabilité pour l'eau.* — Elle est aussi variable que l'autre. La quantité d'eau que peuvent absorber les matériaux a été déterminée expérimentalement par Schürmann (3), par Lang (4) et par Poincaré (de Nancy) (5). Elle varie de 50.9 p. 100, quantité retenue par le plâtre, à 17.9 que conservent les briques moulées à la main ; elle tombe à 0 avec les briques émaillées (6).

La gelée supprime la perméabilité des murs humides ; mais elle a de plus la propriété de fendre certaines pierres dites pour cela *gelives*. Il en est même qui s'égrènent complètement et qui compromettent ainsi la solidité de la construction. D'autres pierres ont la propriété de se salpêtrer, c'est-à-dire qu'elles peuvent, en raison de leur extrême perméabilité, donner accès à l'air et à l'eau chargée de matières organiques. Elles deviennent ainsi le foyer d'une fermentation nitrique et de la formation d'une proportion notable de salpêtre. La gélivité et le salpêtrage des pierres intéressent l'hygiène au même titre, ces deux propriétés ayant pour effet commun d'entretenir, dans les murs, une humidité qu'il

(1) Congrès international d'hygiène et de démographie de Genève (*Comptes-rendus et mémoires*, t. II, p. 36).

(2) F. et E. Putzeys, *L'Hygiène dans la construction des habitations privées*, p. 25.

(3) Schürmann, *Jahresberecht der Chemischen* (*loc. cit.*).

(4) Lang, *Zeitschrift für Biologie* (*loc. cit.*).

(5) L. Poincaré, *Sur l'hygroscopité des matériaux de construction* (*Annales d'hygiène*, t. VI, 1881, p. 36).

(6) Pour les tableaux et les chiffres relatifs à la perméabilité des matériaux (Voyez Léon Faucher et Richard (*Encyclopédie d'hygiène*, t. III, p. 335).

est presque impossible de faire disparaître. Il faut donc proscrire l'emploi de pareils matériaux.

2° *Propriétés thermiques.* – Pour conserver une température uniforme à l'intérieur des habitations, les matériaux doivent être mauvais conducteurs du calorique.

La conductibilité de tous les matériaux usités pour les constructions a été étudiée expérimentalement par Péclet (1), par D. Galton (2), par les frères Putzeys (3). Les tableaux qu'ils ont dressés sont très intéressants pour les architectes, mais les hygiénistes n'ont besoin d'en connaître que les résultats principaux qui sont les suivants :

Les pierres compactes, comme les marbres, les calcaires, figurent au premier rang parmi les matériaux qui sont bons conducteurs du calorique ; le verre vient ensuite ; les bois, le liège en troisième lieu ; les tissus de chanvre, de laine, de coton, le papier sont au dernier rang de l'échelle. L'expérience de tout le monde avait à cet égard devancé les observations des savants. Chacun sait en effet combien les murs nus sont froids et combien les boiseries, les planches, les tentures conservent la chaleur des appartements.

La faible conductibilité de l'air stagnant est moins généralement connue, et pourtant c'est une des grandes ressources de l'architecture contemporaine pour assurer l'égalité de température dans les habitations. Les briques creuses sont très précieuses sous ce rapport et l'établissement de deux murs parallèles séparés par un matelas d'air immobile, préserve mieux l'intérieur qu'un mur solide d'une égale épaisseur. Les toitures doubles et les doubles tentes rendent des services analogues en arrêtant l'ardeur des rayons du soleil. De tous les matériaux, ce sont les métaux qui sont les meilleurs conducteurs du calorique, et leur emploi dans les constructions augmente chaque jour. Le fer tend à remplacer partout le bois. Il y a avantage pour la légèreté et pour l'incombustibilité, mais non pour l'équilibre de la température. Les toitures de zinc notamment rendent les mansardes presque inhabitables.

4° *Matériaux toxiques.* — Parmi les substances suspectes qu'on emploie dans les constructions, il faut citer en première ligne le plomb dont nous avons déjà parlé à l'occasion des conduites d'eau. Si le plomb métallique peut être considéré comme inoffensif, avec les précautions que nous avons indiquées, il n'en est pas de même de ses composés. La céruse qu'on emploie encore couramment pour la peinture à l'huile, malgré les anathèmes des hygiénistes, et qui sert à la fabrication des papiers blancs veloutés, dont elle recouvre la surface comme une poussière, la céruse est la cause la plus fréquente de l'intoxication saturnine ; le minium est aussi dangereux, mais on l'emploie plus rarement ; il sert

(1) PECLET. *Traité de la chaleur*, 3e édition, Paris, 1878, t. I, p. 553.
(2) D. GALTON, *Heathy Dwellings*.
(3) E. et P. PUTZEYS, *L'hygiène dans la construction* (*loc. cit.*), p. 73.

pourtant à recouvrir les réservoirs métalliques et à peindre la carène des navires en fer.

Les couleurs arsénicales et notamment le vert de Schweinfurt servent aussi pour les peintures murales et pour la coloration des papiers de tenture. Sous cette dernière forme elles sont d'autant plus dangereuses que les papiers sont posés depuis plus longtemps et des accidents très graves en ont été maintes fois la conséquence (1). La poussière qui s'en détache n'est pas seule à redouter. Fleck a prouvé que l'air des appartements dont les tentures sont peintes au vert de Schweinfurt, renferme de l'arsenic en quantité notable par suite de la décomposition de la colle d'amidon qui produit de l'hydrogène sulfuré et ultérieurement de l'hydrogène arsénié (2).

Les dangers provenant des peintures vénéneuses sont faciles à conjurer. Elles peuvent toutes être remplacées par des couleurs inoffensives aussi vives, aussi solides et d'un coloris aussi riche, ainsi que l'a prouvé M. Turpin, dans un mémoire qu'il a adressé au Comité consultatif d'hygiène publique et sur lequel j'ai fait un rapport le 29 juillet 1879.

5° *Antisepsie des matériaux.* — Dans certaines circonstances, des microbes peuvent se développer au sein des matériaux de construction. Les premières recherches à ce sujet ont été faites en France par le professeur Layet (3) et par M. Poincaré (4); mais c'est surtout en Allemagne qu'on s'en est occupé. On y a signalé les dangers que le bois présente, par sa perméabilité et sa décomposition facile qui en font un terrain propice au développement des moisissures et des microbes. Les observateurs de ce pays ont découvert un champignon particulier, le *merulius lacrymans*, qui se développe surtout dans le bois des conifères, en longs filaments qui atteignent à la maturité plusieurs mètres, et finissent par transformer toute la masse ligneuse en une poudre dont l'action sur la santé est signalée comme dangereuse (5).

D'autres auteurs allemands, tels que Emmerich, Utpadel, Bonome ont reconnu l'existence de micro-organismes pathogènes, dans la masse des matériaux de construction, et même dans le mortier, où la chaux ne suffit pas à détruire ces germes dangereux (6).

Cette question a été reprise récemment en France par M. Victor Bovet (7).

(1) *Annales d'hygiène publique*, 2e série, t. XXXIX, p. 427, et *Revue d'hygiène*, 1879, p. 411.

(2) Fleck, *Zeitsschrift für Biologie*, résumé dans la *Revue d'hygiène*, 1879, p. 77.

(3) Layet, *De la porosité des matériaux considérée au point de vue de l'hygiène* (*Revue d'hygiène*, 1881, p. 461).

(4) Poincarré, *Recherches sur les conditions hygiéniques des matériaux de construction* (*Annales d'hygiène*, t. VIII, p. 193).

(5) Uffelmann, *loc. cit.*, p. 346.

(6) *Id.*, *ibid.*

(7) *Annales de micrographie*, décembre 1889. Résumé dans la *Revue scientifique*, t. XLV, p. 252.

Dans une série d'expériences fort complètes, il a établi que le gypse en poudre, dont on fait le plâtre de nos murs et de nos plafonds, n'est pas stérile avant d'être gâché, et qu'en plus, il laisse intacte la vitalité des microbes introduits presque forcément dans l'eau servant au gâchage.

Tous les matériaux de construction poreux peuvent, en s'imbibant des liquides, absorber les germes qui y sont contenus. Le bois neuf est assez réfractaire à l'absorption des organismes, mais lorsqu'il est criblé de fissures, il peut renfermer des microbes vivants dans des particules de bois, prises à 1 ou 2 millimètres de profondeur.

Les draperies et les tapisseries, ainsi que les papiers peints, peuvent également donner asile à de nombreux microbes.

Finalement, Bovet propose de n'employer, dans le gâchage du plâtre et la préparation des mortiers, que de l'eau saturée (à 5 p. 100) de salicylate de zinc, antiseptique réellement efficace. La même solution peut être également employée pour rendre antiseptiques les papiers de tentures, les draperies et les tapisseries dont elle n'altère pas les couleurs. Pour les matériaux d'entrevous, Bovet propose d'ajouter de 3 à 4 p. 100 de naphtol carbonique en poudre fine au sable ou au coke employé pour le remplissage, ce qui garantirait ces matériaux de toute infection et aurait l'avantage de prévenir l'invasion des souris, des insectes, des moisissures et autres parasites.

Les résultats des expériences de M. Bovet ont été récemment contestés par le docteur Alfonso Montefusco, de Naples (1). Il a reconnu d'abord, comme Pettenkofer l'avait fait dès 1874, que l'hydrate de chaux tue tous les micro-organisme; il a constaté que le mortier, grâce à la chaux qu'il contient, est complètement privé de micro-organismes un mois après sa préparation, et qu'il détruit ceux qui se trouvent dans l'eau qu'il absorbe ultérieurement. Il s'est assuré que l'air qui passe à travers les matériaux est absolument dépouillé de ses germes en arrivant dans l'intérieur des maisons. Il en conclut qu'il n'y a pas lieu de stériliser les matériaux de construction comme le conseille M. Bovet.

III. **Fondations.** — Elles constituent la partie de la construction la plus importante pour l'hygiène. Il est indispensable de les prémunir contre l'humidité du sol qui tend à remonter par capillarité dans leur épaisseur, lorsqu'on n'y oppose pas un obstacle.

En Angleterre, le *règlement relatif à la construction des rues et des maisons*, en fait une obligation aux propriétaires et la formule dans les termes suivants :

« Toute habitation sera isolée du sol par une couche d'asphalte ou de béton de 15 centimètres d'épaisseur au moins.

» Les fondations reposeront sur un sol ferme, sur une couche de béton ou de toute autre matière convenable.

(1) Docteur Alfonso Montefusco, *I materiali da contruzione in rapporto ai micro-organismi*, Napoli, 1891. Analysé dans la *Revue d'hygiène*, 1892, t. XIV, p. 719.

» Afin d'empêcher que l'humidité ne monte à travers les murs, ceux-ci seront isolés, par des feuilles de plomb, de l'asphalte, de l'ardoise ou autres substances imperméables. Cette couche isolante sera placée au-dessous des poutres du plancher inférieur, et au moins à 15 centimètres au-dessus de la surface du sol voisin » (1).

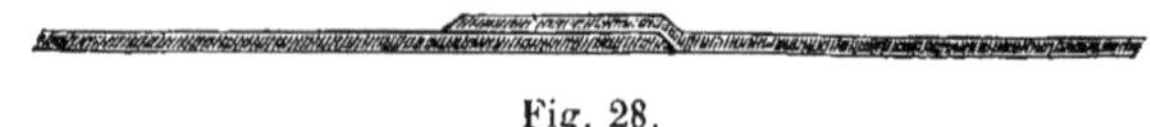

Fig. 28.

En Belgique, on a recours pour atteindre le même but à des plaques d'isolation à base d'asphalte comprimé (fig. 28).

On les remonte sur leurs faces latérales, lorsque le terrain est très humide, de manière que le bâtiment se trouve placé dans une cave imperméable (fig. 29).

Quand les eaux souterraines exercent une trop forte pression, on

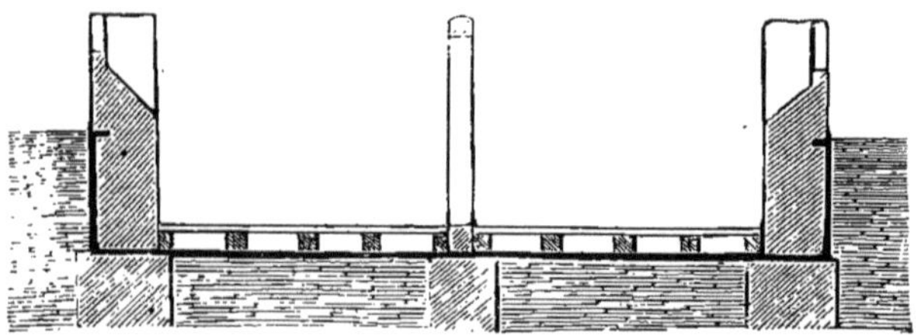

Fig. 29.

dispose des voûtes renversées entre les murs de fondation et les plaques d'isolation se placent dessus et en épousent les courbures (fig. 30).

Lorsque l'ensemble de la construction doit être établi sur un plateau de béton, avant de couler la dernière couche, on fait remonter les plaques d'isolation le long des parois verticales (fig. 31).

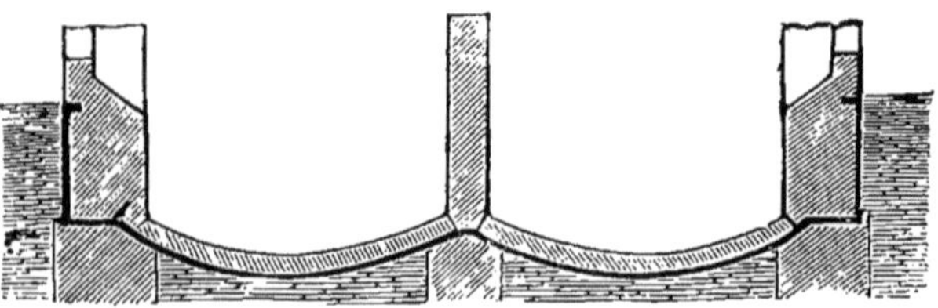

Fig. 30.

On se sert aussi, en Belgique, de feutres asphaltiques qui s'emploient de la même façon.

En Angleterre et en Allemagne, on a l'habitude de laisser, entre les

(1) Albert PALMBERG, *Traité de l'hygiène publique*, d'après ses applications dans différents pays de l'Europe. Traduit du suédois par M. A. HAMON. Paris, 1891, p. 69.

fondations et le sol environnant, un espace libre qu'on désigne sous le nom d'*area*. Ce fossé recouvert d'une grille et dont le fond est bétonné est muni d'un égout spécial avec siphon. Lorsque cette disposition ne peut pas être adoptée, on élève une seconde muraille à côté de la première, pour ménager un canal plein d'air, tout autour des fondations (fig. 32). Cassie a également imaginé de construire à ce niveau des murs creux avec des briques en argile vitrifiée reliées au mur principal par d'autres briques creuses mises en travers (fig. 33).

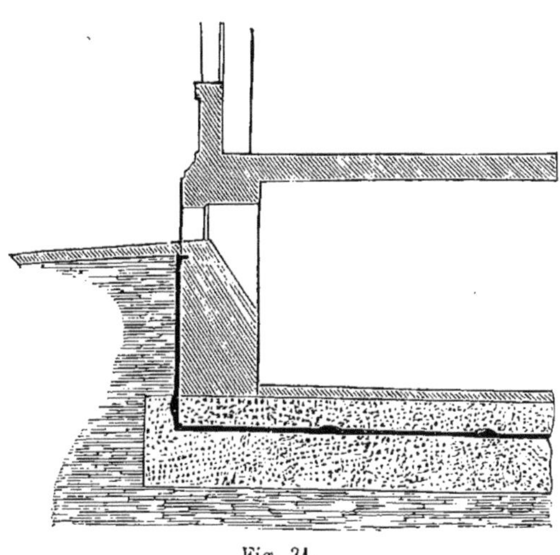

Fig. 31.

En Angleterre, les doubles murailles doivent être réunies par des crochets en fer; une couche isolante doit être placée à la base et une seconde à la partie supérieure de la double muraille (2).

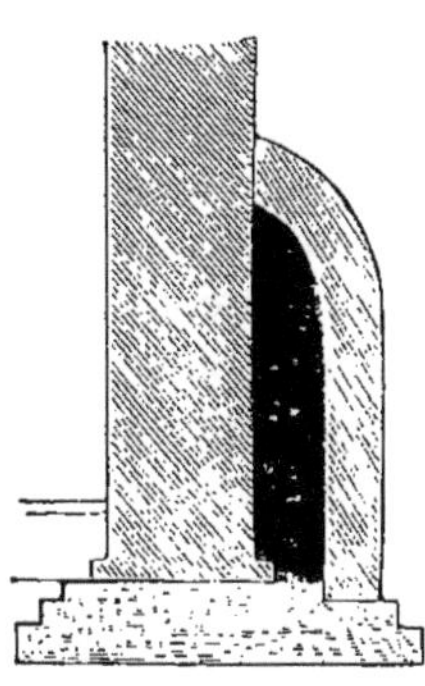

Fig. 32.

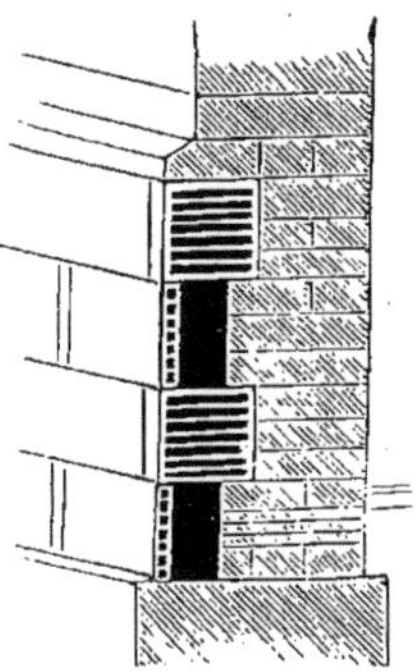

Fig. 33.

Ces précautions ne sont en usage que dans les pays où le sol est plat et la nappe souterraine voisine de la surface. En France et notamment à Paris, on se borne à couler dans le fond de la tranchée, une couche de

(2) Art. 17 du Règlement, relatif à la construction des rues et des maisons. (A. PALMBERG, *Traité de l'hygiène publique*, d'après ses applications dans différents pays de l'Europe (*loc. cit.*).

béton de $0^m,50$ à $0^m,80$; on maçonne par dessus, en pierres meulières, jusqu'au niveau du sol et on place les pierres de taille par dessus, sans intermédiaire.

IV. **Murs**. — L'épaisseur des murailles a sur la température intérieure une influence qui se comprend sans peine. Lorsqu'elles sont trop minces les habitants ont trop froid en hiver et trop chaud en été. Autrefois on donnait aux parois des maisons l'épaisseur des murs d'une forteresse; aujourd'hui, pour économiser sur les frais de construction, on donne dans l'excès opposé. On voit s'élever des maisons de cinq étages dont les murs n'ont que cinquante centimètres d'épaisseur quand on les construit en pierres calcaires, et de trente-cinq quand on les fait en briques. M. E. Trélat s'est élevé contre cette tendance au Congrès international d'hygiène de Londres. Pour assurer, a-t-il dit, l'uniformité de température intérieure dans nos climats, il faudrait donner aux murs deux mètres et plus d'épaisseur (1).

Il est possible d'élever des constructions légères, en maintenant la température intérieure dans un équilibre satisfaisant; il suffit pour cela de prolonger jusqu'au sommet de l'édifice la disposition adoptée pour les fondations dans les maisons anglaises. Ces murs à double paroi ont été mis en usage dans la construction des casernes élevées par M. Tollet. Les pavillons ont un double mur en briques, avec matelas d'air dans l'intervalle, et comme l'air est très mauvais conducteur du calorique, on a pu, grâce à cette disposition, réduire l'épaisseur de la paroi à 22 et même à 15 centimètres. Pour les maisons d'habitation cette pratique ne s'est pas généralisée; probablement parce qu'elle est trop dispendieuse.

Les murs une fois construits sont habituellement revêtus d'un crépissage qui a pour but d'en assurer la durée et de les préserver de l'humidité. Ils sont de plus recouverts à l'intérieur d'enduits, de peintures, de papiers qui les protègent et en masquent la nudité. Autrefois on les doublait d'une boiserie intérieure, mais aujourd'hui cela coûterait trop cher. Ces revêtements rendent les appartements moins froids, moins humides; ce qui est incontestablement un avantage quoique Nageli ait dit le contraire; mais, ainsi que nous l'avons vu plus haut, ils diminuent la porosité des murs, et la plupart des hygiénistes regardent cela comme un inconvénient. Suivant M. E. Trelat, cette respiration intrapariétale entretient des échanges utiles à la santé et prévient l'infection des vieux murs. On ne peut pourtant pas dans les maisons confortables laisser les murs nus à l'intérieur ou les badigeonner à la chaux ; M. Trelat lui-même recommande pour en diminuer la conductibilité, de les revêtir à l'intérieur d'une doublure faite en matériaux très isolants (2). Il faut bien

(1) Compte-rendu du Congrès international d'hygiène de Londres (*Revue d'hygiène et de police sanitaire*, 1891, t. XIII, p. 792).

(2) E. TRÉLAT, *Sur la construction hygiénique des habitations*. Communication au Congrès de Londres (*Revue d'hygiène*, 1891, t. XIII, p. 791).

d'ailleurs les peindre ou les tapisser, et dans les deux cas, les échanges entre l'air du dehors et l'atmosphère extérieure sont supprimés; seulement on peut laver les peintures à l'huile, tandis qu'on n'a pas de moyens de nettoyer les papiers de tapisserie. Il faut éviter surtout ceux qui sont veloutés ou peints à relief, parce que les poussières s'y attachent. Cet inconvénient est encore plus à craindre avec les tentures qui sont à la mode aujourd'hui; ce sont de véritables réceptacles pour les poussières et les miasmes qui flottent dans l'appartement, et comme elles ont du prix on n'ose pas les nettoyer à fond, et encore moins les envoyer à l'étuve.

E. Esmarch (de Berlin) a cherché à déterminer la quantité de microorganismes qui se déposent ainsi sur les parois des appartements. Il a trouvé qu'on pouvait en compter à peu près un million sur les murs d'une pièce de 3 mètres de hauteur et de 5 mètres dans les autres dimensions. Ils comprennent des moisissures et des schizomycètes. Les écuries, les laboratoires sont les endroits où on en trouve davantage. Les cabinets d'aisances qu'on ne fréquente que rarement, en renferment peu. Les tentures lisses, les parois polies n'empêchent pas le dépôt des germes. Ils deviennent de plus en plus rares, à mesure qu'on se rapproche du plafond. C'est exactement comme pour les poussières.

Les murs de refend et les cloisons doivent être imperméables surtout dans les habitations collectives, pour ne pas permettre l'échange des atmosphères viciées.

V. **Planchers et plafonds.** — Les planchers conviennent dans les habitations privées, parce qu'ils ne sont pas soumis aux lavages fréquents et aux efforts qu'ils doivent supporter dans les habitations collectives. Pour les appartements, les meilleurs sont les parquets en bois de chêne assemblés avec soin et cirés. Ils sont moins froids que le dallage et ne s'imprègnent pas de liquides fermentescibles comme les planchers de sapin. On peut, il est vrai, rendre ceux-ci imperméables, à l'aide d'une couche d'encaustique ou tout simplement en les passant à l'huile de lin bouillante, comme le professeur Morache le conseille pour les planchers des casernes, ou bien encore en les imprégnant de paraffine comme on l'a proposé plus récemment (1).

Le carrelage est préféré pour les rez-de-chaussée et les sous-sols. On y a recours aussi pour les chambres, dans les pays chauds, où le froid des dalles n'est pas à craindre. Les carreaux rouges, polis, non poreux sont ceux qu'il faut choisir, quand on ne peut pas faire les frais des carreaux céramiques plus élégants et plus artistiques.

Les tapis dont on recouvre aujourd'hui le parquet dans toutes les maisons aisées, ont les mêmes avantages et les mêmes inconvénients

(1) *Revue d'hygiène et de police sanitaire*, 1892, t. XIV, p. 38.

que les tentures en étoffes. Ils constituent un luxe et un confort très appréciables; mais il faut les faire battre souvent au grand air et les envoyer à l'étuve toutes les fois qu'une maladie contagieuse a été traitée dans la pièce où ils sont étendus.

Les plafonds en plâtre blanc uni, sans renfoncement ni saillies sont, au point de vue de l'hygiène, préférables aux plafonds historiés, aux caissons multicolores que l'usage remet à la mode. Leurs moulures ne servent qu'à retenir les miasmes et à nuire à l'aération.

VI. **Toitures.** — Le toit est le couronnement de l'édifice. Il doit le protéger contre la pluie, la neige et le vent, et cependant permettre à l'air vicié de s'échapper librement.

L'inclinaison du toit doit être suffisante pour permettre l'écoulement des eaux pluviales et pas assez forte pour l'accélérer au point de rompre les tuyaux de conduite. Elle doit être proportionnelle à la perméabilité des matériaux employés. Ceux dont on se sert sont les tuiles, les ardoises, le zinc, le plomb et la tôle. Les matériaux combustibles comme le bois, le chaume, le carton bitumé doivent être proscrits.

Les tuiles très poreuses, sont favorables à la ventilation, mais se laissent facilement traverser par la pluie. Elles exigent une inclinaison de 40 à 60 degrés. Avec les ardoises moins perméables, on peut se contenter d'une pente de 28 à 45 degrés et même de 15 à 23°, si l'on emploie le grand modèle. En revanche, comme elles laissent moins bien passer l'air, il faut multiplier ou agrandir les ouvertures. Cette précaution est encore plus indispensable avec les métaux dont l'emploi se répand de plus en plus, parce qu'ils ont l'avantage de ne pas nécessiter d'aussi fréquentes réparations. Le zinc et la tôle galvanisée sont les seuls qu'on emploie aujourd'hui. Le zinc a partout remplacé le plomb ; il est moins cher et permet de recueillir dans des citernes et d'utiliser l'eau de pluie. Il n'exige qu'une charpente légère et ne nécessite qu'une pente de 18 à 21 degrés. Il en est de même pour la tôle galvanisée. Tous deux se dilatent fortement par la chaleur et pour obvier à l'extension et au retrait qui résultent des changements de température, on a eu l'idée d'en canneler les feuilles. La conductibilité des métaux pour le calorique est un inconvénient grave ; elle rend les combles peu habitables ainsi que nous l'avons dit.

On emploie en Allemagne pour les édifices publics, un mode de toiture un peu compliqué qui a été récemment adopté pour le grand hôpital de Hambourg. C'est la couverture en *holzcement*. Elle se compose d'un chevronnage assez résistant pour supporter le plafond, et on le recouvre d'un voligeage jointif en sapin léger de 1 centimètre : On déroule sur le voligeage des plaques de *holzcement*, sorte d'aggloméré de sciure de bois et de brai de goudron ; les joints de ces plaques posées à recouvrement sont scellés au bitume et à chaud. Une gouttière en forme de V fait le tour du toit et est bordée à l'intérieur par un rebord en zinc de

8 à 10 centimètres percé de trous. On recouvre les plaques de holzcement d'une couche de terre de 6 centimètres maintenue par le rebord en zinc.

Au bout d'un certain temps, la couche de terre se recouvre d'une végétation qu'on laisse se développer. On trouve à ce mode de toiture l'avantage d'être bien isolant et de pouvoir durer quinze ans sans réparation. Je ne crois pas que son usage se répande en France.

Les ouvertures du toit sont des fenêtres ou des lucarnes ; leur dimension doit être en rapport avec celle des pièces qu'elles desservent et avec les exigences de la ventilation de l'édifice. Le toit est de plus traversé par les cheminées et par les tuyaux de ventilation. Enfin, dans es usines, pour donner issue à la fumée et aux gaz, on laisse un intervalle libre entre les deux plans qui composent la toiture et on recouvre cette fente à l'aide d'un surtoit. Dans les habitations privées, on surmonte également la cage de l'escalier d'un lanterneau qui la ventile et l'éclaire.

Les eaux pluviales se rendent dans les gouttières placées sous les bords du toit ; celles-ci les transmettent aux tuyaux de chute ou de décharge qui les déversent dans l'égout ou dans le ruisseau quand on ne les recueille pas dans une citerne. Les gouttières se font en zinc ou en tôle, les tuyaux de décharge également ; parfois cependant ces derniers sont en fonte. Dans tous les cas, ils doivent être placés à une distance de 5 à 8 centimètres du mur contre lequel ils sont appliqués ; ils doivent avoir de 8 à 16 centimètres de diamètre et être munis d'un siphon hydraulique quand ils vont à l'égout (1). L'entretien des gouttières est d'une grande importance pour la salubrité et pour la conservation des édifices. Lorsqu'elles sont obstruées ou percées par l'oxydation, l'eau s'infiltre dans le mur et rend la maison humide.

Enfin les toitures des édifices publics, des palais, des châteaux, sont surmontées d'un paratonnerre.

VII. **Humidité des constructions récentes.** — Les matériaux de construction sont pour la plupart employés à l'état humide. Le mortier, le plâtre, le ciment, les peintures renferment une quantité d'eau qu'on a estimée à 83.500 litres pour une maison ordinaire de trois étages. Il faut que la plus grande partie en soit expulsée avant qu'on puisse l'habiter sans inconvénient. Tout le monde connaît l'inconvénient d'*essuyer les plâtres*. Le temps qu'exige le dessèchement varie suivant la saison et le climat ; mais, d'après les calculs d'Arnould, il faut un mètre cube d'air pour enlever $2^{gr},4$ d'eau, il en faudrait par conséquent près de 35 millions pour dessécher une maison de trois étages. L'été, il suffit de laisser les portes et les fenêtres ouvertes pour sécher les appartements ; mais l'hiver il faut bien plus de temps. Rien ne sert de chauffer si l'on ne ventile pas ; on ne fait que déplacer l'humidité. A Paris, dans les mai-

(1) Arrêté du préfet de police du 10 novembre 1886, art. II.

sons en construction, on installe le calorifère le plus tôt possible et on le fait fonctionner pendant que l'édifice s'achève. On sèche ainsi les murs pendant qu'on termine les aménagements intérieurs et c'est toujours du temps de gagné.

On estime qu'il faut un an pour sécher une petite maison et deux ans pour une grande bâtisse; mais nulle part on n'attend aussi longtemps pour occuper les appartements. On estime qu'on peut s'y loger lorsqu'un été tout entier a passé sur la construction ; mais c'est toujours une imprudence que de venir sécher les plâtres.

§ II. — DISPOSITION DES DIFFÉRENTES PARTIES

Les habitations particulières varient dans leur étendue et leurs dispositions suivant le climat, les habitudes et la position sociale de ceux qui doivent y vivre.

Dans les pays du Nord, tout est sacrifié à la solidité, à la protection contre le froid, le vent et la neige : murs épais, maisons spacieuses, portes solides, doubles fenêtres, poêles immenses allumés tout l'hiver et chauffant tout l'édifice. Dans les pays à bourrasques, les maisons sont bâties en vue des assauts qu'elles sont destinées à subir. C'est en Suisse surtout qu'on remarque ce genre d'habitations.

Sous les tropiques, au contraire, le but qu'on se propose est de se préserver de la chaleur et du soleil. Dans l'Inde, à Calcutta par exemple, les palais de l'aristocratie anglaise sont d'immenses bâtisses garanties contre le soleil par de larges galeries sur lesquelles s'ouvrent toutes les pièces. Des stores de vetiver sont tendus entre les colonnes qui supportent ces galeries; on les arrose tout le jour et l'évaporation de cette eau parfumée rafraîchit l'air des appartements ventilés jour et nuit à l'aide de grands éventails en forme de cloisons mobiles appelées *pancas*, auxquelles un Indien invisible imprime un mouvement de pendule.

Dans nos colonies et à Bourbon notamment, les maisons situées au milieu d'un emplacement séparé de la rue par une grille sont ensevelies sous la verdure et sous les fleurs. Dans le Nord de l'Afrique, les dispositions sont différentes, mais tendent au même but. A Alger les maisons arabes sont un modèle de confortable et d'élégance originale. Ces maisons carrées, à toits plats, sans fenêtres extérieures, n'ont rien de séduisant quand on les regarde du dehors ; mais lorsqu'on entre dans la cour intérieure silencieuse, intime, entourée d'une galerie et égayée par un jet d'eau, on éprouve une sensation de fraîcheur, de calme et de bien-être qui contraste avec l'atmosphère étouffante des maisons européennes bâties par la spéculation.

La disposition des habitations est parfois commandée par des conditions toutes locales. On ne peut pas construire en pierres dans les pays sujets aux tremblements de terre, parce que les murs en maçonnerie s'écroulent comme des châteaux de carte, lorsque le volcan fait trembler le sol. Aux Antilles, les toits sont emportés par les ouragans quand ils ne sont pas bien solides et les murs en pisé ne résistent pas aux inondations. Un modèle de construction uniforme ne saurait donc convenir dans tous les pays.

I. **Dimensions.** — Les dimensions et la distribution des habitations privées se règlent sur la position sociale de ceux auxquelles elles sont destinées. Les hôtels, les maisons des familles riches sont confortables, et l'hygiène peut s'en désintéresser. Il n'en est pas de même des maisons de rapport bâties par la spéculation, pour loger de nombreux habitants. La place y fait toujours défaut, et les dispositions intérieures laissent souvent à désirer.

La dimension des maisons varie aussi suivant les localités. Quand les villes peuvent s'étaler, on a de la tendance à bâtir de petites maisons, à élargir les cours, à se donner le luxe d'un petit jardin. Lorsque la cité est entourée de murailles et qu'elle ne peut plus s'accroître qu'en hauteur, on est forcé de construire d'immenses bâtiments pouvant contenir de nombreuses familles. Ainsi, tandis qu'à Londres où le terrain ne fait pas défaut, on ne compte que 8 habitants par maison, il y en a 28 à Paris, 32 à Berlin, 52 à Saint-Pétersbourg et 55 à Vienne.

Cet encombrement, dans des logements superposés, est une grande cause d'insalubrité. Il vicie l'air et favorise la propagation des maladies infectieuses. La statistique l'a démontré.

Les recherches faites en 1886 à Glascow, par Russel (1), lui ont prouvé que la mortalité augmente proportionnellement au nombre des habitants que contiennent les maisons. Körosi est arrivé aux mêmes conclusions, dans un travail sur la mortalité causée à Buda-Pest par les maladies infectieuses en 1872 et 1873. Sur 1.000 individus atteints, on en compta 20 dans les logements contenant une ou deux personnes par chambre, 29 quand il y en avait de 3 à 5 par pièce, 32 quand elles en renfermaient de 6 à 10, et 79 quand le nombre d'habitants s'élevait au-dessus de 10 par chambre (2). Il est évident que dans ce cas l'encombrement n'était pas seul en cause, mais il faut reconnaître qu'il était la principale cause de ces différences.

Lorsque les villes sont resserrées dans un espace étroit, que la population y est très dense, les maisons sont forcées de gagner en hauteur ce

(1) Russel, *Vital Statistics of Glascow*, 1886.

(2) Körösi, *Die Sterblichkeit-Verhälhnith von*, Budapest, cité par S. Uffelmann, *Handbuch der Hygiene*, *Wien und* Leipzig, 1889, p. 551).

qui leur manque en surface. Dans les grandes villes, les règlements municipaux fixent, comme nous l'avons vu, un maximum d'élévation proportionnel à la hauteur des rues. En Prusse, les maisons ne doivent pas avoir plus de 22 mètres de hauteur et plus de 18 de largeur. A Paris, la hauteur maximum est de 20 mètres, à Lyon de 22, à Bruxelles de 21, à Vienne elle peut aller jusqu'à 25, en Suède elles ne doivent pas dépasser 20m,25. A Londres, on ne voyait autrefois que des maisons basses, mais à présent, la population s'augmentant sans cesse, on a été obligé de les élever ; on en fait à présent qui ont jusqu'à 13 et 14 étages, ce qui leur donne une hauteur de 40 à 50 mètres (1).

C'est en Amérique qu'on trouve les plus grandes maisons. A New-York on en voit qui dépassent 50 mètres et qui ont jusqu'à 15 étages. A Chicago, il y en a de 22 étages qui ont 85 mètres de hauteur, comme le Temple maçonnique. Une compagnie immobilière a fait bâtir un groupe de maisons de 18 étages qui s'appelle le *Manhattan-Bloch*, et compte généraliser ce mode de construction. L'*hôtel du Nord*, le *théâtre de Schiller* ont également 18 étages. Des ascenseurs placés aux quatre angles de la bâtisse donnent accès à tous les étages. Les constructions sont en pierre et en fer, surtout en fer et éclairées à l'électricité (2).

Dans un certain nombre de villes, les règlements ont également déterminé l'étendue maximum que doivent occuper les édifices sur un terrain d'une dimension déterminée. Les hygiénistes estiment que les bâtisses ne doivent pas couvrir plus de 65 p. 100 de la surface totale.

II. **Distribution.** — Chacun des éléments de l'habitation a son hygiène et demande une étude particulière.

1° *Caves et sous-sol.* — Les caves sont la condition indispensable de la salubrité d'une maison. Elles protègent le rez-de-chaussée contre l'humidité et servent de magasin. Elles sont toujours, quoiqu'on fasse, humides, froides, sombres et insuffisamment ventilées. Ce n'est pas un milieu habitable. Les familles qui sont forcées de s'y loger s'éteignent dans l'anémie et la tuberculose. Les caves de Lille ont laissé de tristes souvenirs ; celles de Londres, d'Amsterdam, abritent encore une population hâve et maladive, décimée par les maladies infectieuses. A Berlin, où le dixième de la population totale loge encore dans des caves, la mortalité est plus forte dans ces régions souterraines que dans les étages plus élevés, les combles exceptés (3). Cet excédant devient surtout sen-

(1) E. TRELAT, Communication au Congrès d'hygiène de Londres (*Revue d'hygiène*, 1891, t. III, p. 794).

(2) Le journal l'*Illustration* dans son numéro du 11 février 1893 a donné la description et le dessin de sept de ces maisons colossales.

(3) Le docteur SCHWABE a communiqué aux Congrès des hygiénistes allemands, à

sible au moment des épidémies : A Budapest, Fodor et Rözsahegyi ont constaté que les épidémies de choléra et de fièvre typhoïde faisaient moins de ravages dans les maisons élevées sur des caves que dans celles qui en étaient dépourvues. Dans la même ville Körösi a constaté que l'habitation des caves abrège de deux à trois ans l'existence (1).

Les résultats sont moins désastreux dans les contrées méridionales où la population passe sa vie dehors, où le climat est plus sec. Ainsi, à Naples, où en 1882, sur 86.713 familles composant la population, il y en avait 50.000 logées dans des caves sans air et sans lumière, on n'a pas signalé une mortalité égale à celles que nous venons d'indiquer.

Le projet de règlement pour la ville de Paris (2) interdit formellement d'habiter les caves. A New-York, on exige, pour permettre d'y loger, qu'elles aient au moins 2m,15 du sol au plafond et qu'elles présentent les conditions de salubrité imposées aux logements ordinaires (3).

Les sous-sols des hôtels et des grandes maisons qu'on élève aujourd'hui sont dans de meilleures conditions. Une partie de leur hauteur est au-dessus du niveau de la rue ; le sol est dallé, les voûtes plafonnées ; les murs sont stuqués ou peints à l'huile et les soupiraux sont de véritables fenêtres fermant bien, munies de vitres et de rideaux. D'une autre part les fourneaux des cuisines, la flamme des becs de gaz qu'il faut allumer pendant une partie de la journée pour suppléer à l'insuffisance de la lumière solaire, entretiennent dans les sous-sols une température suffisante et y produisent une certaine ventilation. Toutefois, ce n'est pas un milieu salubre et, bien qu'ils n'y couchent pas, les cuisiniers s'y anémient et y contractent des rhumatismes.

2° *Rez-de-chaussée.* — L'humidité et le défaut de lumière sont les inconvénients habituels des rez-de-chaussée. Lorsqu'il n'y a pas de caves sous la maison, il faut ménager un intervalle de 50 à 60 centimètres entre

Dantzig, la statistique suivante de mortalité suivant les étages, recueillie à Berlin de 1860 à 1870 :

Habitations.	Décès pour 1.000 habitants.
Caves	25 3
Rez-de-chaussée	22.0
Premier étage	21.6
Deuxième étage	21.8
Troisième étage	22.6
Quatrième et au-dessus	28.2

Si la mortalité est plus forte dans les étages supérieurs, c'est qu'ils sont habités par des pauvres, tandis que les caves donnent asile à des gens plus aisés, à des boutiquiers, des marchands de comestibles et de boissons.

(1) ARNOULD, *Nouveaux éléments d'hygiène* (*loc. cit.*), p. 536.

(2) Voyez pour tout ce qui touche à la réglementation des constructions : Gustave JOURDAN, *Pouvoirs des maires en matière de salubrité des habitations*, Paris, 1890, p. 75.

(3) A.-J. MARTIN et Louis MASSON, *Réglementation des habitations à New-York* (*Revue d'hygiène et de police sanitaire*, 1886, t. VIII, p. 317).

le sol et le parquet et le remplir avec des scories, des graviers bien secs ou des fragments de briques ; jamais le plancher ne doit reposer sur le sol ni être placé sur des lambourdes encastrées dans la terre. Cette disposition est réglementaire en Angleterre. Un espace vide d'au moins 8 centimètres doit exister sous la maison et communiquer librement avec l'air extérieur.

Les parquets doivent être plus solides et mieux joints que dans le reste de la maison, et il est de règle de donner 20 ou 30 centimètres en hauteur de plus au rez-de-chaussée qu'aux étages, ce qui rend l'éclairage et l'aération plus faciles. A Paris, toute loge de concierge doit avoir au moins 30 mètres cubes.

3° *Etages*. — A Paris le décret du 24 juillet 1884 limite le nombre des étages à sept y compris l'entresol. En Prusse, les maisons ne doivent pas en avoir plus de cinq, y compris les mansardes. A Edimbourg celles qui en ont dix ne sont pas rares et nous avons vu qu'en Amérique on allait beaucoup plus loin.

La hauteur des étages est fixée par des règlements dans la plupart des Etats de l'Europe. En Prusse, elle doit être de $2^{m},75$ au moins dans les villes de plus de 7.000 âmes et de $2^{m},60$ dans celles qui sont moins peuplées. En Belgique, la limite est de $2^{m},60$ à $2^{m},80$, sauf pour les entresols qui doivent avoir 3 mètres de hauteur. A Paris, le rez-de-chaussée ne doit pas avoir moins de $2^{m},80$ sous plafond et les autres étages $2^{m},60$, entresol compris (1).

Dans les constructions récentes, l'espace est si parcimonieusement ménagé qu'on fait en général les chambres beaucoup trop petites. Tout est sacrifié à la réception, au salon et à la salle à manger. Dans les familles peu aisées, on fait souvent coucher plusieurs personnes dans la même pièce. Les hygiénistes pensent que les chambres à coucher devraient toujours avoir au minimum 25 mètres cubes par personne, sans compter l'espace occupé par les meubles et les objets de toute sorte dont on a la mauvaise habitude d'encombrer les appartements. Il est rare que cette règle soit respectée.

La dimension des fenêtres doit être en rapport avec celle des pièces qu'elles éclairent. A New-York, elles doivent avoir dans leur ensemble au moins le dixième de la superficie totale. Les fenêtres doivent avoir leur partie supérieure à $2^{m},28$ au minimum au-dessus du plancher et s'ouvrir entièrement. La plus petite chambre à coucher doit avoir une fenêtre au moins d'un mètre carré.

Les alcoves sont condamnées par l'hygiène. Les Anglais les proscrivent d'une manière absolue dans leurs habitations ouvrières. Rien n'est plus insalubre que ces recoins où l'air ne se renouvelle pas, où le dormeur vit dans une atmosphère confinée. Du reste, la mode en est

(1) Décret du 23 juillet 1884, article VIII.

passée. On n'en fait plus dans les maisons neuves et, dans les chambres à coucher élégantes, on place le lit perpendiculairement au mur, pour qu'il soit accessible des deux côtés. Les placards sont également proscrits par l'hygiène, parce que l'air ne s'y renouvelle pas et que les provisions s'y altèrent. Les armoires mobiles sont préférables.

Les cheminées, malgré les progrès du chauffage, sont encore nécessaires dans les chambres à coucher. En France, les règlements exigent qu'elles soient en matériaux incombustibles ; ils déterminent la hauteur à donner aux tuyaux de fumée et défendent de les pratiquer dans les murs donnant sur la voie publique (1). L'ordonnance de police du 15 septembre 1875, concernant les incendies, prescrit de disposer les cheminées et les autres appareils de chauffage, de façon à ce qu'ils puissent être visités et nettoyés facilement ; elle interdit de les adosser à des pans de bois ou cloisons, sans les en isoler par une charge de plâtre d'au moins 16 centimètres et prescrit de placer, sous leurs foyers, des trémies en matériaux incombustibles, dont ils fixent la largeur (2).

Tous les tuyaux de cheminée doivent s'élever isolément jusqu'au faite de l'édifice. Lorsqu'ils s'abouchent, comme cela arrive encore dans les vieilles maisons, ils rendent les deux pièces solidaires ; lorsqu'on fait du feu dans l'une, la fumée et les gaz de la combustion peuvent redescendre dans l'autre, en renversant le courant à partir du point de jonction. Des accidents mortels ont souvent eu lieu de cette façon, ainsi que nous le verrons, lorsqu'il sera question du chauffage.

Dans les appartements confortables, chaque chambre à coucher doit avoir son cabinet de toilette, c'est-à-dire une petite pièce à côté de la grande, avec armoires, garde-robes, toilette et *lavabo*, avec arrivée d'eau au-dessus de la cuvette et décharge directe. Nous reviendrons sur ce dernier point à l'occasion de la distribution d'eau dans la maison.

Dans les appartements complets, on ferait bien d'installer une *chambre de malade*, bien isolée des autres, donnant sur la cour ou le jardin, ayant au moins les 30 mètres cubes exigés dans les hôpitaux et pourvues de deux fenêtres avec vasistas ou vitres perforées. Les angles de la pièce seraient arrondis, au point d'intersection des murs et du plafond ; les murs seraient stuqués et le plancher imperméabilisé comme dans les hôpitaux (3). Cette chambre serait occupée en temps ordinaire et ne recevrait sa destination spéciale qu'en cas de maladie infectieuse.

4° *Combles*. — Les mansardes et les greniers sont aussi indispen-

(1) Arrêts de la Cour de cassation des 16 novembre 1837, 13 avril 1849, 30 mai 1841, 14 mars 1833, 17 janvier 1845, 13 mars 1852, 6 avril 1867 (Gustave JOURDAN, *Pouvoir des maires* (*loc. cit.*), p. 22.

(2) Ordonnance de police du 15 septembre 1875, concernant les incendies (Gustave JOURDAN, *Pouvoir des maires* (*loc. cit.*, p. 77).

(3) F. et E. PUTZEYS, *L'hygiène dans la construction des habitations privées* (*loc. cit.*), p. 94.

sables dans une maison bien installée que les caves et le sous-sol. Ils l'assèchent par le haut, comme les autres par le bas et laissent circuler au-dessus des étages une couche d'air qui les ventile et y maintient une température uniforme ; mais ce sont de mauvais logements, trop chauds en été, trop froids en hiver et cela surtout dans les habitations modernes qui ont des toits métalliques à faible pente. On peut pallier cet inconvénient en disposant entre la toiture et le plafond de la mansarde, un vasistas d'air ou une couche de *laine de scories*. Cette substance isolante recommandée par M. Bourrit (de Genève), est légère et ne charge pas les plafonds. Elle a la même composition que les scories des hauts fourneaux, résiste comme elles aux températures les plus élevées et constitue un moyen de protection peu dispendieux. Le calfeutrage en laine de scories coûte de 3 fr. 50 à 4 fr. 50 le mètre carré (1). Le ciment ligneux de M. C. F. Weber (de Leipzig) ou celui de M. Hausler (de Hirrschberg), peuvent atteindre le même but.

La ventilation des combles est facile à réaliser. Il suffit de multiplier les ouvertures et, comme on n'est pas gêné par la symétrie, on peut choisir entre les fenêtres, les lucarnes et les tabatières, ou les employer concurremment.

Quoiqu'on fasse, les mansardes constituent toujours de mauvais logements. On y relègue les domestiques dans les grandes maisons ; on les loue à de pauvres familles dans les autres et cela ne vaut pas mieux. Il est inhumain de faire loger sous les toits et d'exposer à tous les extrêmes de température des femmes qui passent leur journée à la cuisine, à l'office ou dans les chambres à coucher ; il est immoral de les exposer à la promiscuité de cette partie de la maison où toute surveillance est impossible, où elles se perdent très souvent. En France comme en Angleterre on se préoccupe de cet état de choses, et il est convenu en principe que les ingénieurs installeront à l'avenir le logement des domestiques à côté de celui des maîtres.

Quand les mansardes sont louées à des familles pauvres, il en résulte des dangers d'une autre nature ; c'est l'encombrement, la viciation de l'air, la malpropreté et la propagation des maladies infectieuses qui en est la conséquence. Nous avons vu plus haut combien la mortalité y est élevée, à Berlin, d'après la statistique de Schwabe. Virchow a émis l'opinion que la nécessité de gravir plusieurs fois par jour quatre ou cinq étages devaient compromettre la grossesse des femmes qui habitent à cette hauteur, et Sommerbrodt a constaté que le chiffre des mort-nés avait augmenté à Berlin, en même temps que le nombre des maisons de quatre étages. Il est impossible de leur éviter cette fatigue, car le moment où toutes les maisons seront pourvues d'ascenseurs est encore loin de

(1) H. BOURRIT (de Genève), *Communication au Congrès international d'hygiène et de démographie de Genève* (Comptes-rendu du Congrès, t. II, p. 373).

nous ; mais on peut diminuer les dangers de l'encombrement en augmentant la hauteur des combles, en revenant, comme le proposent les frères Putzeys, à la conception de Mansard, et en leur donnant au minimum 2^{m},50 de hauteur.

5° *Cuisines.* — Il y aurait grand avantage pour l'hygiène à ce que la cuisine put toujours être placée en dehors de l'appartement. C'est ce qui se fait aux colonies. Dans quelques cottages anglais on la place sous le toit. Dans les grands hôtels, on l'installe dans le sous-sol avec toutes ses dépendances. Elle est au rez-de-chaussée, à côté de l'office et de la salle à manger, dans les petites habitations bourgeoises. Dans les grandes maisons de rapport, où chaque étage loge une ou plusieurs familles, chaque appartement a sa cuisine à l'étage et c'est toujours la pièce sacrifiée. Petite, sombre, mal aérée, donnant sur la cour, elle devient une cause d'insalubrité par la vapeur d'eau, la fumée, l'oxyde de carbone qui se dégagent des fourneaux, par l'odeur des débris alimentaires. Pour pallier ces inconvénients, il faut que les cuisines soient éloignées des chambres à coucher, qu'elles aient un cubage de 40 mètres pour un appartement ordinaire, et une large fenêtre dont la partie supérieure puisse s'ouvrir isolément. Il faut que le fourneau et le foyer aient un tirage puissant.

Pour faciliter l'évacuation des vapeurs et des gaz, Degen recommande l'emploi d'un manteau de cheminée en maçonnerie enveloppant le tuyau de fumée, séparé de lui par un intervalle de 25 centimètres environ et d'une hotte en tôle couvrant tout le fourneau. L'espace compris entre le manteau et le tuyau de fumée étant toujours chauffé, il s'y établit un courant ascendant qui entraîne les gaz et les vapeurs (1). Quand la pièce est chauffée au gaz, on peut, suivant le conseil du général Morin, l'utiliser pour le tirage, en allumant un ou deux becs au bas de la cheminée, pendant la cuisson des aliments (2).

Les pierres d'évier sont une cause d'infection, lorsqu'elles ne sont pas bien installées et tenues avec soin. Il faut qu'elles soient surmontées d'un robinet à eau et que leur tuyau de chute soit muni d'un siphon hydraulique. Il doit en être de même des vidoirs.

6° *Salles de bains.* — Toutes les maisons confortables qu'on bâtit aujourd'hui dans les grandes villes sont pourvues d'une salle de bains par appartement. Cette petite pièce doit cuber au moins 25 mètres et avoir au minimum 3 mètres de hauteur. Elle doit être bien éclairée et bien ventilée pour que les buées soient facilement entraînées. F. et E. Putzeys conseillent de la placer près de la chambre de malade, de la daller et d'en revêtir les murs jusqu'à la hauteur de 1^{m},50, avec des plaques d'ardoise, des carreaux ou du stuc. L'eau du bain et le linge

(1) F. et E. PUTZEYS (*loc. cit.*), p. 100.
(2) Général MORIN, *Manuel du chauffage et de la ventilation*, Paris, 1868, p. 107.

sont chauffés à l'aide d'appareils dont nous nous occuperons plus tard, le tuyau qui sert à vider la baignoire doit être muni d'un siphon hydraulique comme celui de l'évier.

7° *Cabinets d'aisances.* — Ce réduit qui laissait tant à désirer dans les vieilles maisons, est la partie de l'appartement qui a le plus bénéficié des progrès de l'hygiène contemporaine. Autrefois, on le reléguait dans un coin de la cour ou du jardin. C'est ce qui se fait encore en Amérique. Il faut pour s'y rendre s'exposer aux regards, braver les intempéries, et cette relégation a pour conséquence presqu'inévitable l'abus de la chaise percée.

En France, le cabinet fait partie de l'appartement. Chaque logement a le sien, même dans les habitations ouvrières qu'on bâtit aujourd'hui, et c'est la condition à laquelle les hygiénistes tiennent le plus. Dans les grandes maisons, il est éloigné des pièces de réception, placé au fond d'un petit corridor spécial et précédé d'un petit vestibule; mais on ne va pas, comme le demandent les frères Putzeys, jusqu'à exiger une séparation absolue entre ce réduit et le corps du bâtiment. Il est plus ou moins spacieux suivant les maisons; mais il doit toujours être éclairé et ventilé par une fenêtre de dimensions suffisantes. C'est une condition *sine qua non* pour qu'il soit tenu proprement et qu'il ne répande pas de mauvaises odeurs. Ce double résultat peut être atteint aujourd'hui grâce aux appareils perfectionnés que nous décrirons plus loin.

8° *Escaliers. Paliers. Corridors. Ascenseurs.* — Ces moyens de communication entre les différentes parties d'une même maison sont sacrifiés dans les habitations bâties à l'économie, mais on y attache au contraire un soin particulier dans les maisons de luxe. Au point de vue de l'hygiène, ils accroissent la surface habitée et servent à renouveler l'air des chambres. Ils représentent dans leur ensemble un appareil de ventilation destiné à assainir l'édifice tout entier. Il faut pour cela qu'ils soient suffisamment spacieux et éclairés par de larges fenêtres ou couronnés par des lanterneaux à parois mobiles. Ces conditions sont trop rarement remplies, même dans les maisons modernes.

Les escaliers doivent être larges et faciles à gravir. Cette dernière condition est indispensable dans les grandes villes à population dense, où il faut monter chaque jour un grand nombre d'étages : C'est une fatigue pour tout le monde, un danger pour les personnes atteintes d'affections du cœur ou des poumons. L'action de monter, indépendamment de la dépense de force musculaire qu'elle exige, accélère les mouvements respiratoires et les battements du cœur, comme le fait la course. Nous avons vu que Virchow considérait l'ascension de nombreux étages, comme une cause possible d'avortement. Les architectes doivent donc adoucir la pente des montées, en multipliant les paliers et en abaissant la hauteur des marches. Plus il y a de hauteur à gravir et moins il doit y avoir d'escarpement.

Les marches se font généralement en bois par économie. Les degrés de pierre donnent moins de poussière, offrent moins de danger en cas d'incendie, mais ils coûtent plus cher. Quant aux escaliers de marbre, on n'en voit que dans les palais. Dans les habitations collectives où les escaliers sont très fréquentés, on garnit quelquefois le bord des marches d'une lame de métal pour en empêcher l'usure. Cette précaution les rend glissantes et multiplie les chutes.

Depuis quelques années, toutes les maisons neuves de quelqu'importance, sont pourvues d'un ascenseur qui épargne, aux habitants et aux visiteurs, la peine de monter les étages. C'est une excellente innovation, et l'hygiène ne peut qu'y applaudir. Elle n'a contre elle que la frayeur qu'elle inspire aux personnes timorées, les accidents qui deviennent de plus en plus rares, et la consommation d'eau qu'il faudra faire entrer en ligne de compte lorsque ces appareils se généraliseront, ainsi que cela ne peut pas manquer d'arriver, dans un avenir prochain.

IV. **Dépendances.** — Les habitations particulières sont toutes pourvues de cours plus ou moins spacieuses ; les grandes maisons ont de plus des remises, des écuries et parfois des jardins.

1° *Cours*. — La dimension des cours est essentiellement liée à la salubrité des habitations. Dans les villes où la population est très dense, les maisons hautes et rapprochées, les cours ne sont souvent que des puits, de simples fentes entre d'énormes bâtisses, ne laissant parvenir que de l'air vicié et une lumière insuffisante dans les pièces situées sur le derrière. A Paris, un grand nombre de cours ne présentent pas le dixième de la surface des bâtiments qui les entourent (1). Dans presque tous les pays cependant, la législation sanitaire a pris des dispositions à cet égard. En Ecosse, les cours doivent être ouvertes par derrière, de manière à ce que le soleil donne en plein sur le mur dossier. En Suède, la cour doit avoir une surface au moins égale à la moitié de l'espace couvert par les bâtiments, lequel ne doit pas être inférieur à 180 mètres carrés. A Vienne, les courettes situées devant un mur ou une cuisine doivent avoir au moins 12 mètres carrés de surface ; celles qui éclairent un corridor ou un cabinet d'aisances, au moins 6 mètres. En Belgique, on laisse au Collège des bourgmestres et aux échevins, le soin de déterminer la dimension des cours.

Le décret du 23 juillet 1884 (2) a fixé pour Paris les dimensions des cours par les articles 16, 17, 18, 19 et 20. Il exige qu'elles aient au moins 30 mètres de surface dans les immeubles dont les bâtiments ont moins de 18 mètres, 40 mètres quand ils dépassent cette élévation et

(1) Rapport sur la salubrité des habitations, par une Commission composée de MM. A. Petit, Trébuchet et Rohault, rapporteur. Paris, 1832.

(2) Voir pour le texte de ce décret, J. JOURDAN, *Pouvoir des maires en matière de salubrité des habitations* (*loc. cit.*), p. 67.

60 lorsque les ailes de ces bâtiments ont également une hauteur de plus de 18 mètres. Les courettes servant à éclairer et à aérer des cuisines doivent avoir au moins 9 mètres de surface et 4 mètres lorsqu'elles sont exclusivement destinées à donner l'air et la lumière à des cabinets d'aisance, à des vestibules ou des couloirs. Des dispositions analogues se retrouvent dans les règlements municipaux des principales villes de France.

En 1875, la Société allemande d'hygiène publique s'est occupée de la question et a fixé avec le plus grand détail les rapports qui doivent exister entre la surface des cours et la dimension des édifices (1). Elle s'est efforcée de concilier les exigences de l'hygiène avec la situation des villes anciennes dans lesquelles aucune règle n'a été antérieurement observée.

Le général Morin a proposé pour ventiler les cours trop étroites, de les couvrir, à la hauteur du premier étage, d'une toiture vitrée formée par un seul plan incliné et munie à sa partie la plus élevée d'une haute cheminée au bas de laquelle on établirait un bec de gaz brûlant jour et nuit et déterminant, par son tirage, un courant d'air suffisant pour renouveler celui de la cour (2).

Cette partie de l'habitation doit être entretenue avec le plus grand soin, elle doit être lavée fréquemment à grande eau et pour cela, il faut qu'elle soit dallée, pavée ou asphaltée, qu'elle présente une pente suffisante pour que les eaux s'écoulent facilement jusqu'au caniveau, qui doit les conduire à la rue ou jusqu'à la conduite de l'égout.

2° *Ecuries.* — Les hôtels et les maisons particulières ont rarement plus de trois ou quatre chevaux, luxueusement installés dans d'élégantes écuries, où l'hygiène ne trouve rien à redire et n'a pas de surveillance à exercer. Il n'en est pas de même de celles qui renferment une véritable cavalerie, comme on en trouve chez les loueurs de voitures et de chevaux, dans les manèges et les cirques, dans les grands magasins comme ceux du Louvre et du Bon-Marché, et enfin dans les dépôts des Compagnies d'omnibus et de petites voitures. Ces écuries-là sont dans les mêmes conditions que celles des quartiers de cavalerie et demandent la même surveillance. Elles sont très nombreuses à Paris. En 1887, Armand Goubaux fut chargé par le Préfet de police de faire une enquête sur les grandes écuries du département de la Seine. Il visita les 44 dépôts de la Compagnie des Omnibus, 11 des 19 dépôts des petites voitures, les écuries des principaux manèges, celles de la Société du gros camionnage et de la Cie Lesage. Ces dépôts renferment chacun de 300 à 1.000 che-

(1) *Ueber die hygienischen Anforderungen an Neubauten zunächst in neuen Quartieren grosserer Städte. — Bericht des Ausschusses über die 3te versamml des deustch. Vereins für offentl. Gesundheitspflege zu München (Deutsche Vierteljahr, für off. Gesundh,* VIII, 1876.

(2) Général MORIN, *Manuel pratique du chauffage et de la ventilation* (*loc. cit.*), p. 287.

vaux ; la plupart sont situés au rez-de-chaussée, il y en a pourtant quelques-uns dans le sous-sol et d'autres au premier étage. Presque tous laissent à désirer sous le rapport de l'hygiène. Les cours, les écuries, les dépôts de fumier sont pavés, mais ne sont pas imperméables. Les chevaux, placés sur deux rangs, sont attachés à la mangeoire par des chaînes qui font du bruit, quand les animaux secouent la tête. Il y a souvent, notamment dans les écuries des Omnibus, des soupentes où couchent des palefreniers, quoique cette dangereuse pratique soit absolument interdite par l'art. 12 de l'Ordonnance du préfet de police du 31 août 1842 (1).

A. Goubaux, en terminant son rapport, émettait le vœu que les écuries fussent mises, comme les vacheries, au nombre des établissements classés et rangés dans la seconde ou dans la troisième classe, suivant le nombre des chevaux (2). Cette proposition est pleinement justifiée, car les inconvénients pour la santé publique sont les mêmes des deux parts.

Les règles d'hygiène qui doivent présider à la construction des écuries ont été tracées par F. et E. Putzeys de la manière suivante : Les bâtiments doivent être complètement isolés ; le pavé doit être résistant, imperméable, facile à nettoyer et ne pas être glissant. Du râtelier à l'arrière train, le sol doit avoir une inclinaison totale de 7 à 8 centimètres vers la rigole parfaitement lisse, qui doit se diriger, par le plus court chemin, vers un regard muni d'un siphon hydraulique pour s'opposer au reflux des gaz et d'une grille pour empêcher la paille de pénétrer dans le canal souterrain cimenté qui aboutit à l'égout (3).

La capacité des écuries doit être, d'après le général Morin, de 50 mètres cubes par cheval. C'est le cubage adopté par le ministère de la guerre depuis 1841. La largeur est de $1^m,45$ par cheval. Partout où ces dimensions ont été adoptées, la mortalité générale et les pertes causées par la morve ont diminué des quatre cinquièmes. Il serait dans l'intérêt des grandes administrations de service public, comme la Compagnie générale des omnibus et celle des chemins de fer, de suivre cet exemple, au lieu de réduire à 20 ou 25 mètres cubes par cheval la capacité de leurs écuries. La surface réservée sur le sol, à chaque animal, varie avec la hauteur de l'écurie, mais il faut, dans tous les cas, que l'air puisse circuler librement autour des animaux, qu'ils soient debout ou couchés, afin que chacun d'eux ait son volume d'air et ne soit pas forcé de respirer celui du voisin.

La ventilation des écuries doit particulièrement attirer l'attention. Les

(1) Ordonnance concernant les chevaux et autres animaux vicieux, ou attaqués de maladies contagieuses, par G. Delessert (*Recueil de médecine vétérinaire*, 1842, p. 821).

(2) Armand Goubaux, *Rapport sur les écuries des grandes administrations, de transport, de camionnage*, adressé au préfet de police le 30 novembre 1887.

(3) F. et E. Putzeys, *L'hygiène dans la construction des habitations privées* (*loc. cit.*), p. 104.

anglais qui sont passés maîtres en tout ce qui touche à l'élève du cheval, ont appliqué à Woolwich, un système qui paraît excellent. Le toit est visible et sa pente est faible, mais il est couronné par un *surtoit* avec jalousies latérales toujours ouvertes. De plus, chaque stalle a une fenêtre d'un mètre sur 0m,76, percée assez haut pour que l'air et le soleil ne frappent pas sur la tête des chevaux. Des briques creuses sont intercalées dans la muraille à 15 centimètres du sol, pour que l'animal puisse respirer un air pur, quand il est couché.

Les écuries sont le plus souvent surmontées par des greniers à fourrages qui ne permettent pas de les aérer par le toit ; il faut alors établir, dans chacun des angles, un ventilateur s'élevant jusqu'à la hauteur des souches des cheminées voisines, et percer au-dessous du plafond des ouvertures aératoires de 25 à 30 centimètres de largeur.

On ne doit jamais amonceler le fumier contre les murs extérieurs, car il attire la vermine, corrompt l'air et produit la carie des murailles. Il faut le recueillir dans une fosse étanche et cimentée ; tandis que le purin doit s'écouler à l'égout le plus voisin par des canaux imperméables.

Les remises n'ont aucun intérêt pour l'hygiène et nous n'en parlerons pas.

3° *Jardins.* — Ce luxe confortable et hygiénique tout à la fois est extrêmement dispendieux dans les grandes villes ; mais il est à la portée de toutes les personnes un peu aisées dans les petites localités. Il accroît notablement la salubrité d'une habitation, en augmentant sa surface totale, en lui donnant plus d'air et de lumière, en permettant aux rayons du soleil d'arriver jusqu'au pied des murs. Le jardin est pour la maison ce que le square est pour la ville ; il contribue surtout à entretenir la santé des vieillards et des enfants. Les premiers peuvent venir y prendre l'air, s'y chauffer au soleil ; les seconds peuvent y jouer tant qu'il ne pleut pas, au lieu de rester enfermés dans l'air vicié de l'appartement. Ce séjour leur est surtout nuisible, le matin au moment où les domestiques font le ménage et mettent en mouvement toutes les poussières et tous les miasmes.

La disposition du jardin doit être telle qu'on puisse s'y promener à l'aise et que les enfants y trouvent un espace libre pour leurs jeux. Les arbustes ne doivent pas y être trop multipliés, par crainte de l'humidité qu'ils causent, et les grands arbres doivent être relégués dans le fond. Dans tous les cas, il faut les éloigner de la maison d'une quantité égale à leur hauteur, pour ne pas la priver de la lumière et du soleil.

§ III. — LOGEMENTS INSALUBRES

Les règles que nous venons de formuler ne peuvent être rigoureusement appliquées que dans les constructions neuves ; et toutes les villes ont de vieux quartiers qu'on ne peut assainir qu'avec de grandes difficultés; elles renferment toutes un nombre considérable de maisons bâties à une époque où on n'avait aucun souci de l'hygiène, dont on ne connaissait même pas les principes et que le temps a encore rendues plus malsaines. Les familles aisées s'éloignent peu à peu de ces habitations qui ne peuvent plus leur convenir; elles sont alors occupées par les classes pauvres qui achèvent de les détériorer. Parmi celles qui ont encore bonne apparence, le plus grand nombre réclamerait un véritable assainissement. L'élégance et l'hygiène ne marchent pas toujours de front, et des habitations tout à fait semblables à l'extérieur peuvent offrir, sous le rapport de la salubrité, des différences considérables.

La démonstration en a été faite d'une façon saisissante à l'Exposition de 1889. Dans le pavillon de la ville de Paris, on avait construit deux petites maisons du type le plus répandu dans les arrondissements excentriques. Elles étaient complètement semblables à l'extérieur; mais dans l'une on avait réuni toutes les défectuosités qui peuvent rendre une habitation malsaine, tandis que dans l'autre on avait réalisé toutes les conditions propres à en assurer la salubrité. Les deux petites maisons se joignaient par en haut, à l'aide d'une passerelle. Les visiteurs montaient par l'une, descendaient par l'autre et pouvaient ainsi comparer, en quelques instants, les bonnes dispositions aux mauvaises.

Cette leçon de choses fait le plus grand honneur aux ingénieurs de l'assainissement de Paris, MM. Bechmann et Masson; mais le principal mérite en revient à leur maître, Durand-Claye, qui a donné le premier l'exemple de ce genre de démonstration.

En visitant la maison insalubre du Champ-de-Mars, beaucoup de gens ont pu croire qu'on était tombé de parti-pris dans l'exagération, en réunissant tant de dispositions vicieuses. Ce serait une erreur. On trouve des maisons tout aussi peu hygiéniques dans les faubourgs habités par les ouvriers et dans les quartiers du centre occupés par la petite bourgeoisie et le commerce de détail. On y voit des rues étroites, bordées par des maisons trop hautes, dont les allées humides, obscures et les escaliers sombres conduisent à des appartements qui ne sont ni plus clairs ni mieux aérés. Une odeur fade, nauséeuse, monte du fond des cours en forme de puits, s'exhale des pierres d'évier, des cuisines, des lieux d'aisances surtout; on n'y trouve ni les siphons *disconnecteurs,* ni l'eau nécessaire. Les tuyaux sont mal joints, parfois obstrués, les fosses sont mal entretenues. Toutes ces imperfections sont assurément regrettables; toutefois les maisons auxquelles nous venons de faire allusion ne sont pas encore ce qu'en hygiène urbaine on appelle des logements insalubres. Il faut descendre à un degré au-dessous pour les rencontrer.

Les logements des classes pauvres sont de deux sortes : les uns sont loués par des familles possédant un mobilier et qui y installent parfois leur atelier; les autres consistent en chambres meublées qui sont occupées par des gens de passage, par des ouvriers qui vivent et travaillent au dehors et ne rentrent chez eux que pour se coucher. Les uns sont loués au terme, les autres au mois. Cette distinction a son importance, surtout à Paris, où ces deux ordres de logements sont placés sous une autorité différente. Les premiers dépendent de la préfecture de la Seine; les autres, les *garnis*, sont dans les attributions de la préfecture de police.

I. **Logements au terme.** — Le nombre des logements habités par les ouvriers est considérable dans toutes les grandes villes. A Paris, le chiffre de la population ouvrière dépasse la moitié de la population totale; les loyers des trois quarts des logements sont au-dessous de 500 francs par an et ont été affranchis d'impôts par le conseil municipal (1). Les trois quarts des loyers dégrévés sont au-dessous de 300 fr. De pareils prix donnent la mesure de la misère profonde des familles ouvrières et de l'insalubrité de leurs logements.

Les travaux d'embellissement qu'on entreprend dans presque toutes les grandes villes ont certainement pour résultat de les assainir; mais ils ont pour effet de refouler les ouvriers et les pauvres dans les quartiers excentriques et de les séparer de la population aisée. C'est un inconvénient au point de vue social, comme sous le rapport de l'hygiène; il y a intérêt à ce que les différentes classes de la société se rapprochent, se pénètrent et ne s'isolent pas.

Cette population d'émigrés repoussée du centre ne trouve le plus souvent d'asiles que dans d'immenses bâtisses construites pour elle par l'industrie, ou dans des bouges où les plus misérables sont forcés de se refugier.

1° *Cités-casernes.* — On a donné le nom de *cités-casernes* aux habitations de la première espèce. Elles le méritent en effet par leur aspect, leurs proportions et le nombre de gens qui s'y entassent. Le type de ces habitations est représenté à Paris par la cité Jeanne d'Arc située dans le XIIIe arrondissement. C'est un groupe de dix grandes maisons semblables, de 17[m],50 de hauteur, séparées par une ruelle de 5 mètres de largeur et couvrant une surface de 4.500 mètres carrés. Elle abrite une population de plus de 2.000 personnes et, quoique de création récente, elle a été construite avec le mépris le plus absolu des lois de l'hygiène. La rue et

(1) Le recensement fait en 1890, par la préfecture de la Seine, a donné les résultats suivants :

Loyers supérieurs à 10.000 fr.	2.419
— de 10.000 à 5.000 fr.	7.555
— de 5.000 à 2.000 fr.	28 435
— de 2.000 à 1.000 fr.	47.999
— de 1.000 à 500 fr.	113.307
— au-dessous de 500 fr.	604.106
Total	803.821

les trottoirs sont dégradés; les eaux pluviales et ménagères y croupissent. Les cages des escaliers, les couloirs étroits et obscurs exhalent une odeur de renfermé à laquelle se joignent les émanations des tinettes filtrantes, dont quelques-unes débordent et versent leur contenu dans les caves. Les cabinets d'aisances, à la turque, à trous béants, manquent d'eau et parfois de portes. Ils sont infects ; les courettes sur lesquelles ils donnent sont immondes et des haillons pendent à toutes les saillies qu'elles offrent. L'intérieur des innombrables pièces ouvrant sur les couloirs sont dans le même état de malpropreté et de dégradation (1).

Les épidémies font toujours de sérieux ravages dans cette grande agglomération et la Commission des logements insalubres a maintes fois appelé sur elles l'attention de l'autorité, mais ses efforts sont venus se briser contre l'impuissance de la législation. La cité Jeanne d'Arc est le type le plus complet de ce genre de logement, mais il en existe d'autres dont l'insalubrité n'est pas moindre, bien que leurs dimensions soient plus restreintes.

2° *Cours des miracles.* — Les *cités-casernes*, bien que malsaines, ont encore une certaine apparence extérieure ; elles sont habitées par des familles qui payent régulièrement leur loyer ; ce n'est pas encore là ce que M. Raffalovich appelle la *lie de l'indigence.* Il faut descendre un degré de plus dans l'échelle de l'insalubrité pour trouver les taudis qu'habitent les épaves de la classe ouvrière, les ménages que les vices, que des malheurs immérités ou des charges de famille trop lourdes ont plongés dans ce bourbier de la misère duquel on ne sort plus. Ceux-là vivent dans des bouges infects, dans des collections de masures, comme la cité Doré, ce dédale de ruelles et d'impasses, ce labyrinthe de baraques en bois, en terre, en torchis, où grouille tout un monde de chiffonniers et d'industriels de même sorte.

D'autres plus fantaisistes et plus ingénieux vont camper sur des terrains vagues et s'y construisent leur demeure, avec des platras, des planches pourries, de vieux volets, des matériaux de démolition abandonnés sur la voie publique. Telle était cette légendaire cité des Kroumirs dont la commission des logements insalubres a obtenu la destruction à la suite d'un rapport du docteur O. Du Mesnil (2). Tel était le Clos-Macquart, cette autre Cour des Miracles située contre les Buttes-Chaumont et qu'habitait encore en 1882 une agglomération de 200 chiffonniers ; telle la cité Gand ou 1.700 individus s'abritaient dans les trous d'un bâtiment en ruines. Tout ce monde grouillait sur les tas d'ordures professionnelles grossis chaque jour par l'apport de ces travailleurs nocturnes ; les femmes et les enfants y cherchaient leur nourriture en compagnie des

(1) O. Du Mesnil, *L'habitation du pauvre*, Paris, 1890, p. 99.

(2) Rapport adressé au maire du XIIIe arrondissement par la Commission d'hygiène, le 17 mai 1881.

chiens et des rats. Les plus immondes de ces repaires ont disparu ; mais il en reste encore un grand nombre. En 1881, la statistique officielle de la ville de Paris mentionnait 46.815 locaux occupés par des indigents inscrits sur les listes de l'assistance publique. Dans ce nombre, 24.633 se composaient d'une seule pièce, 12.734 avaient en plus une toute petite cuisine. MM. Cacheux et Langlois estiment que le tiers de la population ouvrière occupe des logements insalubres, que pour l'abriter il faudrait construire 100.000 chambres et dépenser 200 millions de francs.

La même situation se rencontre dans toutes les grandes villes. Toutes ont des cloaques habités par une population suspecte, dans laquelle la police fait d'incessantes captures, où les épidémies débutent et d'où elles se répandent sur la ville toute entière, en affirmant ainsi la solidarité hygiénique qui relie entr'elles toutes les classes de la société.

Dans tous les grands centres de population, les quartiers infects, mal tenus subissent une mortalité beaucoup plus considérable que les autres. A Paris, toutes les épidémies débutaient par la rue Sainte-Marguerite avant qu'elle ait été démolie. Le quartier Martainville à Rouen, la rue de l'Hôtel-de-Ville à Marseille présentaient une mortalité d'un quart plus élevée que le reste de la ville. Tout récemment enfin, à l'occasion de l'épidémie de choléra du Havre, M. J. Siegfried a fait une enquête qui lui a montré que les quartiers et les maisons salubres avaient été presque complètement épargnés. Ses recherches ont prouvé que, tandis que la mortalité moyenne du Havre était de 31 p. 1.000, que celle des quartiers insalubres s'élevait de 50 à 100 p. 1.000, les 66 petites maisons entre cour et jardin, construites par la *Société Havraise des cités ouvrières,* n'avaient perdu, pendant une période de dix années, que 27 de leurs habitants sur 1.000 par an (1).

3° *Logements insalubres à l'étranger*. — La France n'a pas le monopole des logements insalubres ; la plupart des capitales de l'Europe sont encore plus mal partagées que Paris.

Londres présente le spectacle de la plus épouvantable misère qui se puisse imaginer (2). Elle y est plus repoussante qu'ailleurs, parce que le climat est plus triste et les mœurs plus brutales. Des souffrances inouïes se cachent dans ses ruelles, dans ses impasses où la partie saine de la population ne pénètre jamais, où la police elle-même ne se hasarde qu'avec hésitation. L'air et la lumière n'y entrent jamais. Il se dégage des maisons une odeur de moisi qui prend à la gorge. Les ordures s'entassent devant les maisons, sur les escaliers pourris. Le sol y est toujours boueux, quelque temps qu'il fasse. Dans les chambres, le méphitisme est à l'avenant. La saleté des générations successives s'étale en couches épaisses

(1) Jules SIEGFRIED, Rapport fait à la Chambre des députés, au nom de la Commission chargée d'examiner la proposition de loi relative aux habitations ouvrières, 20 octobre 1892, N° 2.375, p. 5.

(2) A. RAFFALOVICH, *Le logement de l'ouvrier et du pauvre*, Paris, 1887, p. 47.

du plafond au parquet. Elle suinte le long des murs avec l'humidité que jamais un rayon de soleil, une bouffée d'air pur ne viennent combattre.

Pêle-mêle, dans ces bouges, vivent des voleurs, des assassins, des filles publiques et d'honnêtes ouvriers avec leurs familles. La moralité et la décence y sont inconnues. Peu de gens sont mariés et personne ne s'en soucie. L'inceste et pire encore y sont péchés mignons. Dans une rue de 35 maisons, il y a 32 lupanars; dans une autre, 43 maisons sont habitées par 428 filles publiques dont beaucoup n'ont pas plus de douze ans. La misère et le crime y sont aggravés par l'alcoolisme, et le nombre des cabarets en donne la mesure. Dans le quartier d'Easton-Road, il y a un débit de boisson pour cent personnes. On compte cent *ginpalaces* autour d'Orange-Street (1).

Dans la plupart des grandes villes d'Allemagne, une partie de la population vit dans des chambres qu'on ne peut pas chauffer. Le tiers des familles n'a qu'une seule pièce. Berlin, dont la population a quadruplé depuis un demi-siècle, renferme 75.000 logements qui n'ont qu'une pièce et qui abritent 270.000 personnes. Ces taudis sont le repaire de la débauche, de l'ivrognerie et du crime. On y trouve même un degré de promiscuité qui n'existe pas chez nous. Les ouvriers allemands, célibataires, sont habitués à loger chez des camarades mariés, soit en permanence, soit à la nuit. En Silésie, dans la Prusse rhénane, en Westphalie, c'est une coutume générale. Parfois le sous-locataire loge dans la même pièce que la famille, même quand celle-ci compte de grandes filles et, dans les pays miniers, on assiste à des scènes qui rappellent celles de la Californie (2). Enfin, dit M. G. Picot, l'Allemagne est le seul pays de l'Europe où la statistique officielle, relevant le nombre et la situation des logements ouvriers, ait été obligée d'introduire une colonne pour les demi-lits (3).

La situation n'est pas beaucoup plus satisfaisante en Belgique. Une enquête récente faite à Bruxelles donne à cet égard des chiffres concluants. Sur 19.284 maisons recensées, on a trouvé que :

491	familles occupaient	toute une maison.
1.371	—	3 chambres ou plus.
8.058	—	2 chambres.
6.978	—	1 chambre.
2.186	—	1 mansarde.
200	—	1 cave.
19.284		

L'enquête donne des détails navrants sur la promiscuité qui en est la

(1) A. Raffalovich, *Le logement de l'ouvrier et des pauvres* (*loc cit.*), p. 54.

(2) D.-J. Bex, *Les logements ouvriers en Allemagne* (*Annales d'hygiène et de médecine légale*, août 1882, p. 97).

(3) Georges Picot, *Un devoir social et les logements d'ouvriers*, Paris, 1885, p. 51.

conséquence fatale. Elle cite une seule pièce où vivaient dix personnes et où il n'y avait qu'un seul lit à l'usage des parents. Le reste, quatre jeunes gens et quatre filles, couchaient sur un immense sac de paille qu'on remisait le jour dans un coin. Trois des quatre filles étaient enceintes du fait de leurs frères et l'avouaient avec un cynisme révoltant (1).

Il est inutile de continuer cette revue ; elle nous montrerait les mêmes horreurs. Toutes les agglomérations humaines nourrissent une population malsaine, entassée dans des taudis infects, décimée par les maladies infectieuses et agitée par les mauvaises passions. Aucun bon sentiment ne peut germer et s'entretenir dans de pareils bouges. L'esprit de famille s'y perd, l'ivrognerie, la débauche y croissent comme les champignons sur le fumier. Les souffrances qu'on y endure s'en exhalent sous forme de malédictions et de menaces. « Ce n'est pas seulement de la vertu, dit le docteur O. Du Mesnil, c'est de l'héroïsme qu'il faudrait à tout ce monde pour ne pas contracter, dans ces bouges, la haine de la société. L'ouvrier laborieux, honnête, sentant qu'il ne peut pas se soustraire, avec sa famille, à de pareilles souffrances, se révolte contre un état de choses dont il est la victime, et l'explosion de ces haines farouches n'est plus qu'une affaire de circonstances ». L'insalubrité de l'habitation, disait Blanqui, est le point de départ de toutes les misères, de tous les vices des familles ouvrières. Il n'y a pas de réforme qui mérite au plus haut degré l'attention et le dévouement des amis de l'humanité. Pour accomplir cette réforme, il faut assainir les logements insalubres quand la chose est possible et les fermer quand elle ne l'est pas. Il faut, en second lieu, créer pour les ouvriers des habitations saines, propres et confortables.

4° *Législation relative à la salubrité des habitations.* — Les premières dispositions légales prises à ce sujet sont comprises dans l'arrêté du 18 décembre 1848 qui fonda les Conseils d'hygiène publique et de salubrité et qui inscrivit en tête de leurs attributions l'assainissement des habitations et des localités. La loi du 13 avril 1850 a complété cette réglementation et c'est elle qui nous régit encore ; mais elle est restée à l'état de lettre morte dans la plupart des départements. Son application facultative, les formalités interminables dont elle est entourée, les échappatoires qu'elle laisse aux délinquants pour l'esquiver, les délais qu'elle leur accorde pour s'y soumettre rendent son action presque nulle (2). Lors d'une épidémie qui régna en 1879, dans la cité Jeanne d'Arc, la Commission des logements insalubres décida qu'il y avait lieu de procéder à un nettoiement complet des immeubles ; le propriétaire épuisa toutes les juridictions et ce ne fut qu'au bout de sept ans de lutte qu'il

(1) *Enquête sur les habitations ouvrières en* 1890, par Ch. LAGASSE et de QUÉKER, Bruxelles, p. 8.

(2) LANGLET, Rapport à la Chambre des députés sur plusieurs projets de loi relatifs à la santé publique (Séance du 13 juillet 1892, N° 2334, p. 3).

se décida à l'exécuter après avoir été condamné à 100 francs d'amende (1)! L'insuffisance de cette loi avait déjà frappé tous les yeux et nombre de projets ont été déposés depuis sur le bureau de la Chambre des députés pour porter remède à un état de choses si préjudiciable à la santé publique. Les quatre derniers sont : 1° Le projet de loi pour la protection de la santé publique ; 2° les propositions de loi de M. Edouard Lockroy relatives à l'organisation des services de l'hygiène publique ; 3° la proposition de M. Lockroy relative à l'assainissement des logements et habitations insalubres ; 4° la proposition de loi de MM. J. Siegfried, Labrousse et plusieurs de leurs collègues, sur l'organisation et l'administration de la santé publique. En présence de ces propositions, le Gouvernement a pensé qu'il y avait lieu de réunir, dans un même projet, les éléments divers qu'elles renfermaient et, au mois de janvier 1892, le Ministre de l'Intérieur a soumis à son tour à la Chambre un projet embrassant l'ensemble des mesures propres à sauvegarder la santé publique. Tous ces projets ont été renvoyés à une Commission composée de 24 membres, au nom de laquelle M. Langlet a fait à la Chambre, le 13 juillet 1892, un rapport remarquable, dans lequel il reproduit presque toutes les propositions contenues dans le projet du Gouvernement (2).

Aux termes de la loi projetée, aucune maison ne peut être construite sans un permis du maire, constatant que les conditions de salubrité prescrites par le règlement sanitaire ont été remplies et ne peut être occupée qu'après autorisation du maire délivrée sur le rapport du service sanitaire (art. 8).

Lorsqu'un immeuble, bâti ou non, attenant ou non à la voie publique est dangereux pour la santé des occupants ou des voisins, le maire invite la Commission sanitaire instituée par le projet de loi à délibérer sur l'utilité et la nature des travaux à effectuer pour l'assainir. En cas d'avis contraire à l'exécution de ces travaux, le maire en réfère au préfet qui soumet la question au Conseil départemental d'hygiène et sur l'avis du Conseil, le maire met le propriétaire en demeure d'exécuter les travaux dans un délai de deux mois, pendant lequel il peut exercer un recours près du juge de paix du canton où est situé l'immeuble. A l'expiration des délais légaux, le maire a le droit de faire effectuer les travaux, d'office et aux frais du propriétaire, sans préjudice des amendes et dommages-intérêts auxquels ce dernier pourra être condamné.

Ces dispositions nouvelles auront pour effet d'armer l'autorité municipale de pouvoirs plus sérieux et de la mettre en demeure d'en user.

(1) Pour l'historique de ce point de législation, voyez : *Encyclopédie d'hygiène et de médecine publique*, t. III, p. 402.

(2) Rapport fait au nom de la Commission chargée d'examiner les projets de loi relatifs à la santé publique, proposés par MM. E. Lockroy, J. Siegfried, Labrousse, etc., par M. Langlet, député (Séance du 13 juillet 1892, N° 2334).

Elles simplifient la procédure et abrègent les délais. Il est donc à désirer qu'elle soit votée prochainement par les Chambres.

Une mesure importante a été prise à la même époque pour la ville de Paris par le conseil municipal. Il a rattaché à la Direction des affaires municipales les établissements hospitaliers, l'assainissement et la salubrité de l'habitation. Le préfet de la Seine a constitué alors une Commission spéciale, nommé un inspecteur général pour ce service (1) et leur a tracé leur programme dans une allocution prononcée à l'ouverture de la première séance le 3 août 1892 (2).

Au nombre des innovations que comporte ce programme, il en est une qui intéresse l'hygiène de l'habitation, c'est la création d'un *casier sanitaire* pour chacune des maisons de Paris. Ce casier, établi par le docteur A.-J. Martin, comprend sous huit chefs différents tout ce qui concerne la salubrité de l'immeuble (3). Cette excellente mesure a déjà fait ses preuves dans un certain nombre de villes, notamment à Bruxelles, à Moscou, au Havre, à Saint-Etienne, à Nice, à Amiens, etc., et pour Paris le travail est très avancé.

L'Angleterre nous a devancés dans la voie de l'assainissement. La première loi (The Housing of the Working classer Act) porte la date du 18 août 1890. Elle embrasse, dans ses sept parties et ses cent trois articles, tout ce qui concerne le sujet et pourtant elle a été suivie d'une foule d'autres (4). La législation anglaise est plus sévère que la nôtre, et, malgré le respect qu'on professe dans ce pays pour la propriété, elle arme l'autorité de pouvoirs qui nous sembleraient démesurés.

La Belgique a conservé notre ancienne législation sanitaire ; elle se borne à user des pouvoirs de police confiés aux bourgmestres par la loi communale qui n'est autre que notre loi du 14 décembre 1789 et elle trouve les moyens d'agir d'une façon tellement efficace qu'à Bruxelles, le bureau d'hygiène, qui a le contrôle sanitaire des habitations, en a fait assainir 11.000 en l'espace de quinze années.

En Amérique, les premières mesures contre l'insalubrité des habitations remontent à la création du Board of Health, qui a eu lieu au mois de mars 1866. Ce bureau a rencontré au début bien des obstacles ; il a eu à lutter contre les habitants des immeubles mal entretenus et contre leurs propriétaires ; mais ses pouvoirs ont été augmentés par une loi

(1) Cette Commission se composait de MM. Sauton, Levraud, Brousse, Navarre, Vaillant, Lopin, Roussel, Strauss, conseillers municipaux ; de MM. Brouardel, Proust, Dujardin-Beaumetz, L. Colin, Du Mesnil, Josias, Menout et A.-J. Martin, inspecteur général.

(2) Pour l'allocution du préfet de la Seine, voyez : *Revue d'hygiène et de police sanitaire*, 1892, t. XIV, p. 723.

(3) Rapport de M. le docteur A.-J. Martin, inspecteur général de l'assainissement et de la salubrité de l'habitation, sur l'établissement d'un casier sanitaire pour les habitations de Paris (*Bulletin municipal officiel de la ville de Paris*. N° du 25 octobre 1892).

(4) Pour l'énumération de ces textes de lois, voyez *Encyclopédie d'hygiène et de médecine publique*, t. III, p. 406.

nouvelle ; maintenant il reçoit environ 6.000 plaintes par an et lorsqu'elles lui paraissent fondées, il oblige les propriétaires à exécuter les réparations nécessaires.

L'Allemagne ne possède pas encore de loi générale sur les logements et l'autorité y est désarmée (1).

II. Logements. Garnis. — Leur nombre s'accroit dans la plupart des villes, grâce au mouvement qui porte les ouvriers vers les grands centres de populations. Ils sont habités surtout par des célibataires, par des travailleurs nomades qui viennent s'y établir pour un temps limité, parfois pour une saison. L'affluence se produit surtout lorsque de grands travaux publics y attirent les ouvriers et ce sont ceux du bâtiment qui en règlent la proportion. Ces hommes jeunes, vigoureux, venant souvent de la campagne, constituent une proie assurée pour la fièvre typhoïde, dont ils trouvent le germe dans les garnis insalubres qu'ils viennent occuper. Les ravages de cette maladie sont en général proportionnels au chiffre de la population qui s'installe dans ces logements mal tenus.

Autrefois les garnis étaient disséminés dans les maisons bourgeoises; aujourd'hui, par suite de la démolition des vieux quartiers, ils sont groupés dans des immeubles qui sont un diminutif des cités-casernes et portent le nom prétentieux d'*hôtels*. Il y a dans les villes industrielles des rues ou presque toutes les maisons sont affectées à des locations en garni. Ces habitations présentent le même état de délabrement, d'incurie et de malpropreté que les autres, et ils sont encore plus encombrés. L'ameublement est à la hauteur des chambres ; il se compose en général d'une sorte de lit branlant couvert d'un mauvais matelas, d'une chaise et d'un débris de commode. Le reste de l'emplacement est rempli de chiffons, de loques, de détritus, au milieu desquels on trouve souvent des animaux domestiques et surtout des chiens qui vivent fraternellement avec les locataires.

Cette malpropreté, ce méphitisme ne paraissent pas inspirer à ceux qui vivent dans ces bouges la même horreur qu'à nous. Ils rentrent le soir dans leur galetas, fatigués et ne demandant que le sommeil ; mais c'est précisément pendant la nuit que cet air vicié les empoisonne. Si les privations s'en mêlent, leur force de résistance décline, et des jeunes gens qui ont quitté leur village pleins de force et de santé, sont enlevés en quelques jours par la fièvre typhoïde, ou vont mourir phthisiques dans quelque hôpital.

Les logements garnis sont l'objet d'une législation spéciale dans la plupart des Etats de l'Europe. La Suisse a donné l'exemple, il y a trente-cinq ans ; Bâle, depuis 1860 et Gênes depuis 1867 ont des règlements

(5) Pour ce qui concerne la législation allemande, voyez : A.-J. MARTIN, *Administration sanitaire civile à l'étranger*, Paris, 1884.

spéciaux qui déterminent les conditions d'établissement et de surveillance des garnis. Celui de Copenhague, du 26 janvier 1866, est aussi minutieux et aussi sévère. A Londres, à la suite de l'acte sanitaire de 1866, le *Board of Works* a fait appliquer un règlement détaillé pour la police de ces logements. Il en existe d'analogues dans les autres pays (1) et tous se ressemblent.

En France, les logements garnis sont restés soumis aux mesures prescrites pour les habitations en général ; mais, à Paris, le préfet de police, par ordonnance du 7 mai 1878, les a soumis à une réglementation qui reproduit, en les complétant, les mesures prises à l'étranger. Elle a été modifiée par celle du 25 octobre 1883 qui a été complétée elle-même par l'arrêté du 17 juin 1889, actuellement en vigueur. Cette réglementation impose la déclaration et l'autorisation préalables, fixe à quatorze mètres cubes par personne le volume d'air que chaque chambre doit contenir, prescrit le lavage fréquent des parquets, des dallages, des peintures, le nettoyage fréquent et la bonne tenue des cabinets d'aisances, dont il doit y avoir un par vingt habitants et la distribution d'eau en quantité suffisante. Elle impose enfin aux logeurs la déclaration à la police des maladies infectieuses survenant dans leur établissement.

L'exécution de ces mesures est confiée à des inspecteurs dont le nombre successivement accru s'élève maintenant à 14 titulaires et 4 suppléants pour Paris, à 5 titulaires pour la banlieue. Chacun des titulaires a sa circonscription, qu'il doit visiter au moins une fois par an. Ils rendent compte de leurs visites à la préfecture de police qui se charge de prendre les mesures et de faire exécuter les réparations exigées par l'hygiène.

Ce service a déjà produit des résultats très sensibles et il a puissamment contribué à la diminution des décès par fièvre typhoïde, qui s'est manifestée depuis douze ans.

§ IV. — HABITATIONS OUVRIÈRES

La question du logement n'intéresse que les grands centres de population. Dans les campagnes tout le monde trouve à se loger ; dans les petites villes les maisons ne font pas défaut ; mais dans les grandes, le terrain et la main-d'œuvre coûtent cher, les charges sont considérables, le prix des loyers est élevé et les familles ouvrières en sont réduites à se loger dans les conditions déplorables d'insalubrité que nous avons exposées dans le paragraphe précédent.

(1) Voyez le rapport fait au Congrès international d'hygiène de Paris (août 1878), par MM. Emile Trélat et O. Du Mesnil.

I. Les maisons ouvrières à l'étranger (1). — La nécessité de remédier à un pareil état de choses, de conjurer ce péril social, s'est manifestée tout d'abord dans les pays de grande industrie. L'Angleterre qui occupe à cet égard le premier rang, s'est préoccupée la première de la solution du problème. Le prince Albert en prit l'initiative en 1841 et se mit à la tête du mouvement en faveur de la création de logements ouvriers. Malgré la juste influence dont il jouissait, il rencontra des obstacles qui nous étonnent aujourd'hui, et ce fut à grand peine qu'il réussit à fonder une association qui se constitua le 15 septembre 1841. Elle reçut, par l'entremise de Sire Robert Peel, sa charte d'incorporation, et le 14 juillet 1848, après sept ans d'efforts, le prince Albert eut la joie de visiter la première maison construite par l'*Association métropolitaine pour l'amélioration des logements des classes ouvrières*. L'impulsion une fois donnée, d'autres compagnies ne tardèrent pas à se former : A la fin de 1890, on comptait en Angleterre 2.752 *Building Societies* avec 605.388 membres et 50.582.365 livres, soit 1.264.559.125 francs (2).

Ces sociétés sont régies par la loi du 18 août 1890, qui a abrogé le *Public Health Act* de 1875, et la loi de 1885, étendu le pouvoir des autorités locales, et codifié, dans ses 103 articles, tout ce qui concerne le logement des classes ouvrières.

La Belgique, bien qu'elle fut aussi intéressée que l'Angleterre à la solution du problème, a mis bien longtemps à l'imiter. Il fallut les grèves du Borinage survenues en 1886 pour appeler l'attention du gouvernement sur les habitations ouvrières. Il nomma alors une importante commission dite *du travail*, dont les études ont abouti à la loi du 9 août 1889 (3). Des sociétés de construction s'étaient déjà formées; elles avaient construit 2.768 maisons renfermant 13.035 habitants, et il y en avait 173 autres en construction. Depuis, le nombre en a considérablement augmenté. Le 29 mars 1890, M. Bemaert, ministre des finances belges, annonça à la Chambre des députés qu'il venait de relever le nombre des ouvriers devenus propriétaires de leur petite maison, et qu'il s'élevait à 113.684 (4).

En Hollande, les faubourgs de la plupart des villes manufacturières, renferment une foule de maisonnettes habitées par des ouvriers et, dans les environs, on voit des villages ouvriers remarquables par la propreté, l'ordre et le confortable qui y règnent.

(1) Pour l'historique de la question, voyez : A. RAFFALOVICH, *Le logement de l'ouvrier et du pauvre*, Paris, 1887.

(2) Les principales compagnies anglaises sont : 1° *Metropolitan Association for improving the dwellings of the industrious classes ?* 2° *The improved industrial dwellings Company.* 3° *Artisans labourers and general dwelling Company.* 4° *Peabody Trusees Corporation of the city of London.* 5° *East end dwellings Company.*

(3) Pour le texte de cette loi et l'exposé des motifs, voyez le *Bulletin de la Société française des habitations à bon marché*, 1892, N° 2, p. 211.

(4) *Bulletin de la Société française des habitations à bon marché*, 1890, N° 2, p. 177.

En Allemagne, la question s'agite depuis cinquante ans, mais d'une manière purement spéculative. Elle a été soulevée par Victor-Aimé Huber vers 1840, et maintes fois reprise depuis lors, dans les Congrès des économistes. En 1871, lorsque l'Allemagne s'imagina que Berlin allait devenir la capitale du monde civilisé, elle se lança dans des entreprises qui ont abouti à des désastres financiers. Les sociétés de construction qui se formèrent à cette époque sombrèrent comme les autres, et les ouvriers de Berlin ont continué à être les plus mal logés de l'Europe (1). On n'y construit plus que pour la classe moyenne, et lorsque la disette des logements se fait trop vivement sentir, les gens qui n'ont pas d'abri s'adressent à l'Etat qui met à leur disposition des bâtiments dans lesquels ils s'entassent. En 1856, on leur a livré la caserne Witting qui a reçu 800 ménages. En 1873, on a permis à 63 familles de camper hors de la porte de Cottbus, où elles se construisirent une cité en planches dans le genre de celle des Kroumirs. Quant à la construction des logements ouvriers, la question est restée dans le domaine des enquêtes et des vœux platoniques, ainsi qu'on a pu en juger par les discussions qui ont eu lieu en 1891 au Congrès de Leipzig (2).

La Suisse et le Danemark sont entrés depuis longtemps dans la bonne voie. L'esprit d'association si puissant en Suisse y a servi la cause des ouvriers. Maisonnettes, maisons-casernes, petites cités ouvrières s'y sont développées comme par enchantement (3). Les sociétés de construction ont pris au Danemark un développement tel qu'à Copenhague, elles ont pu fournir des logements à 13 p. 100 de la population indigente. A Christiania (Norwège), la société des habitations ouvrières est fondée depuis 1851 ; elle possède aujourd'hui sept grandes maisons qui renferment 464 logements (4).

En Amérique, des sociétés de construction existent dans la plupart des grandes villes. A New-York, c'est l'*Improved Dwellings Association* qui s'est fondée en 1879 et qui abrite 1.200 personnes dans un vaste édifice renfermant 218 appartements et 12 boutiques. A Philadelphie, c'est l'association des petits capitaux qui a permis de construire des milliers de maisonnettes dont les ouvriers sont devenus propriétaires (5). A Chicago, c'est *Pulmann City* qui s'est élevée à côté de la célèbre manufacture Pulmann et qui représente une petite ville à côté de la grande. On considère *Pulmann City* comme la meilleure solution qu'on ait encore trouvée pour le problème de l'habitation ouvrière. La société

(1) *Encyclopédie d'hygiène et de médecine publique*, t. III, p. 429.

(2) Em. CACHEUX, *Les habitations ouvrières en Allemagne*, note lue à la séance du 8 avril 1892, à la Société française d'hygiène (*Journal d'hygiène*, 17e volume, N° 829).

(3) Georges PICOT, *Un devoir social* (*loc. cit.*), p. 53.

(4) La Société des habitations ouvrières de Christiana (*Bulletin de la Société française des habitations à bon marché*, 1891, p. 375).

(5) RAFFALOVICH, *Le logement de l'ouvrier et du pauvre* (*loc. cit.*), p. 37.

de *Washburn-Park* opère au nord de la ville, près du lac Michigan, dans des conditions financières toutes spéciales (1).

II. Les logements ouvriers en France. — La première tentative pour doter les ouvriers d'habitations salubres a été faite à Mulhouse, en 1835, par M. André Kœchlin ; mais cette heureuse pensée ne reçut tout son développement qu'en 1851, lorsque la société Mulhousienne des cités ouvrières se fonda sous l'inspiration de M. Jean Dolfus. Trente ans après elle avait construit 996 maisons, dont 672 étaient entièrement payées.

Des maisonnettes semblables se sont élevées depuis au Havre et à Bolbec sous l'inspiration de M. Jules Siegfried, au Creuzot, à l'usine de M. Menier à Noisiel, près des grandes usines et des mines du Nord, dont la plupart ont construit des maisons pour leurs ouvriers, dans des conditions de confortable et de bon marché remarquables (2).

Les cités ouvrières qui s'élèvent auprès des grandes usines ne représentent qu'un des côtés du problème, et ce n'est pas le plus intéressant, car les ouvriers des grandes villes sont dans des conditions d'hygiène bien plus défavorables, et c'est pour eux surtout qu'il importe d'édifier des maisons salubres et à bon marché. La première tentative dans ce sens a été faite à Paris en 1851, par le président de la République qui fit bâtir, rue Rochechouart, la cité Napoléon. Cette innovation ne réussit pas pour des raisons qu'il serait trop long d'énumérer (3). Il en fut de même des essais faits par la Société coopérative, à Grenelle, à Belleville, etc. La première entreprise qui ait réussi est celle de la *Société anonyme des habitations ouvrières de Paris-Auteuil*, qui s'est développée et est en pleine prospérité.

Depuis, M. Cacheux a fait bâtir près de Paris, la cité des Lilas qui couvre 9.000 mètres de terrain, et sur d'autres points de Paris des maisons qui sont toutes louées. Enfin, au mois de janvier 1888, la *Société philantropique* ayant reçu, en don gracieux, de M. Michel Heine une somme considérable dans ce but, fit bâtir successivement deux maisons, l'une rue Jeanne-d'Arc, N° 45, et l'autre boulevard de Grenelle, N° 65 (4).

La plupart des grandes villes de France ont suivi le mouvement. Lille, Rennes, Le Havre, Orléans, Rouen, Lyon, Marseille, Bordeaux, Amiens, Saint-Quentin, Nancy, Nîmes, etc., etc., ont édifié des maisons ouvrières

(1) Jules SIEGFRIED, *Les habitations ouvrières à Chicago* (*Bulletin de la Société française des habitations à bon marché* (*loc. cit.*), 1892, p. 147).

(2) En 1875, dans la région du Nord seulement, 18 établissements de mines sur 23 avaient élevé 7.000 maisons, occupées par 31.500 personnes, dont 11.500 ouvriers Le loyer de ces habitations est inférieur de 70 p. 100 à la moyenne des locations du pays.

(3) *Encyclopédie d'hygiène et de médecine publique*, t. III, p. 437.

(4) La première a été terminée le 18 juin 1888, elle contient 35 logements La seconde a été achevée en novembre 1889, et elle contient 44 logements.

dans des conditions de salubrité et de bas prix qu'il était difficile d'espérer lorsqu'on a commencé cette campagne.

Ces entreprises faites isolément, sans unité de vues et sans direction, avaient souvent donné lieu à des mécomptes; la nécessité d'une entente, d'une union entre les bonnes volontés se faisait sentir; l'Exposition de 1889 vint offrir aux économistes, aux financiers et aux hygiénistes, l'occasion de se concerter en vue d'une action commune (1). En se séparant, ils convinrent de fonder des sociétés nationales pour encourager l'œuvre commencée, et cette résolution a donné naissance à la *Société française des habitations à bon marché*, fondée par M. Jules Siegfried, le 1er mars 1890, et reconnue d'utilité publique par le décret du 29 mars de la même année (2).

Cette société continue son œuvre; elle fournit des renseignements à celles qui sont en voie de se former, les dirige et leur vient en aide; elle se tient au courant de toutes les fondations nouvelles qui ont lieu à l'étranger; elle institue des concours et récompense les plans reconnus les meilleurs et les combinaisons les plus avantageuses. Enfin, le 5 mars 1892, M. J. Siegfried a présenté à la Chambre des députés un projet de loi pour créer dans les départements des habitations ouvrières, pour autoriser les caisses publiques à faire des avances de fonds aux sociétés de construction, pour affranchir les maisons qu'elles bâtissent. Le rapport de la commission chargée d'examiner ce projet a été fait par M. J. Siegfried, le 29 octobre 1892, et la loi a été votée le 30 novembre 1894.

III. Rôle de l'Etat, des communes et des Sociétés de construction. — La solution du problème posé, il y a à peine un demi-siècle, peut être considérée comme résolue, depuis le jour où les économistes et les architectes réunis sont parvenus à édifier, pour les travailleurs, des logements salubres et confortables, et à les leur livrer à un prix inférieur à celui des taudis qu'ils habitent, tout en assurant aux capitalistes un intérêt suffisant des sommes qu'ils avancent. Ce point capital n'est décidément acquis que depuis une dizaine d'années, et ne peut manquer de devenir le point de départ d'un mouvement général dans le sens de l'application. Nous avons beaucoup à faire. Après un demi-siècle d'efforts, c'est à peine si Londres peut loger d'une manière convenable le dixième de sa population pauvre. En France les villes les plus avancées ne vont pas au centième. Il faut donc que le mouvement s'accélère et pour cela, il ne faut compter ni sur le Gouvernement, ni sur l'initiative des ouvriers. L'Etat ne doit pas plus se faire constructeur et propriétaire

(1) Compte-rendu du Congrès international des habitations à bon marché, tenu à Paris les 26, 27 et 28 juin 1889, par M. Antony ROUILLET, secrétaire du Congrès, Paris, 1889, p. 194.

(2) Les statuts de la Société ont été publiés en 1889; son siège est à Paris rue de la Ville-l'Evêque, N° 15.

d'immeubles qu'il ne doit être industriel, commerçant ou agriculteur. C'est un axiome en économie politique que l'intervention de l'Etat décourage l'initiative privée, favorise l'inertie et arrête le mouvement. Toutes les fois que la ville de Paris a fait entrevoir aux entrepreneurs la perspective d'une subvention quelconque, les travaux se sont arrêtés net. Toutes les fois que la collectivité nationale ou communale intervient en matière de production, elle crée la disette au lieu de l'abondance. L'école socialiste, en méconnaissant ces vérités fondamentales, soulève contre elle le bon sens public et fait beaucoup de tort aux classes pauvres. Il faut laisser le *socialisme d'Etat* aux pays autocratiques où le gouvernement est tenu de tout faire. Dans les démocraties, son rôle se borne à encourager l'initiative privée, à veiller à l'application des lois et à en provoquer au besoin de nouvelles. Celui des municipalités doit être plus actif. Sans construire elles-mêmes, ce qui aurait exactement les mêmes inconvénients que si c'était l'Etat, elles peuvent et doivent dégrever les habitations ouvrières de certaines charges et prendre à leur compte les travaux de voirie.

Il ne faut pas compter davantage sur les ouvriers, pour mener à bonne fin une œuvre de cette importance. Ils n'ont pour cela ni les connaissances ni les capitaux nécessaires. Un jour viendra sans doute où ils pourront faire leurs affaires eux-mêmes ; mais ils n'en sont pas encore là et la façon dont ils comprennent aujourd'hui les problèmes sociaux le prouve surabondamment.

L'œuvre que ni l'Etat ni les intéressés ne peuvent accomplir, c'est à l'association qu'il convient de s'en charger. Les Sociétés de construction ont pour cela des facilités qui font défaut aux individus. Elles ont pour elles les dotations qui leur sont faites par des personnes généreuses, le concours des caisses d'épargne qui leur fournissent les fonds nécessaires à un taux d'intérêt très avantageux, et enfin la confiance des capitalistes qui trouvent, dans ces entreprises, un placement assuré et suffisamment rémunérateur pour leur capitaux (1).

IV. **Les différents types d'habitations ouvrières.** — Le problème du logement ouvrier comporte plus d'une solution. Il faut que l'habitation soit en rapport avec l'aisance du travailleur, sa profession et le nombre de ses enfants.

Les petites maisons avec ou sans jardin occupées par une seule famille, comme celles de Mulhouse, du Havre, de la Société d'Auteuil, comme celles de Shaftesbury-Park, de Philadelphie, etc., constituent le mode d'habitation le plus avantageux au point de vue de l'hygiène et de l'économie sociale ; mais c'est aussi le plus dispendieux. Il n'est accessible

(1) Les Sociétés de construction donnent à leurs actionnaires un intérêt moyen de 4 p. 100 garanti par des immeubles,

que pour l'élite de la population ouvrière. Dans toutes les classes de la société, c'est un grand luxe que d'habiter seul, que ce soit un hôtel ou une maisonnette et M. Cacheux estime que le vingtième des ouvriers tout au plus peut se le permettre.

Le type d'habitations qui convient à l'immense majorité des familles ouvrières, c'est la maison commune à plusieurs locataires, non pas la cité-caserne type Jeanne d'Arc, non pas même les immenses bâtisses de la fondation Peabody à Londres, mais la maison commune avec logements tout à fait isolés, comme celles que la *Société anonyme immobilière des petits logements* a construites à Rouen, comme celles qui ont été élevées à Lyon par la *Société anonyme des logements économiques*, sous la direction de MM. Aymard, Gillet et Mangini, comme celles qu'on voit à Marseille quartier des Catalans, rue Saint-Lambert ; enfin, comme les deux maisons de la rue Jeanne-d'Arc et du boulevard de Grenelle dont nous avons parlé. Dans ces maisons, chaque appartement est isolé, il a sa porte ouverte sur l'escalier, avec un numéro indicateur, il a son cabinet d'aisances à part, condition capitale pour l'hygiène comme pour les mœurs.

Dans ces grandes bâtisses, il n'y a de commun que la buanderie, le lavoir et le séchoir. Les petits appartements sont propres, gais, hygiéniques et relativement confortables. Les gens qui les habitent sont en somme dans la condition des bourgeois aisés qui demeurent dans les grandes maisons des quartiers riches ou plusieurs familles habitent sous le même toit. Ces maisons ont de plus pour l'ouvrier l'avantage d'être centrales et de ne pas lui imposer, pour se rendre au travail, une dépense et une perte de temps que doivent subir les habitants des maisonnettes toujours situées dans les quartiers excentriques. A Londres comme à New-York, les ouvriers préfèrent habiter au centre de la ville, même alors que le loyer est plus cher et ils y trouvent de l'économie.

Ces locations sont accessibles à tous les ouvriers qui ont de la conduite et ne sont pas trop chargés de famille ; mais ils ne peuvent pas être occupés par les malheureux que leurs infirmités, leur inaptitude aux professions lucratives, l'étendue de leurs charges ou leurs vices mettent dans l'impossibilité d'acquitter régulièrement le prix de ces loyers quelque modique qu'il soit. Ceux-là constituent ce que les Anglais appellent le *residuum* et M. Raffalovich la lie de l'indigence. Les Anglais, qui sont des gens pratiques, ont renoncé à s'en occuper. Un des administrateurs de la donation Peabody disait au marquis de Salisbury : « Nous n'avons aucun moyen de donner des chambres au-dessous de » 2 fr. 50 par semaine. Celui qui gagne 2 fr. 50 par jour peut payer ce » loyer. Quant à ceux dont le salaire est inférieur, cela regarde miss » Octavia Hill » (1).

(1) G. Picot, *Le Devoir social* (*loc. cit.*), p. 124.

L'œuvre de cette femme généreuse consiste à acheter les maisons les plus sales, les plus délabrées, à les faire assainir et réparer pour les louer ensuite aux plus pauvres des indigents, à la condition qu'ils se conduisent bien et paient régulièrement leur très minime loyer. Elle a trouvé des imitatrices dans tous les quartiers de Londres et même à New-York, où miss Collins poursuit avec le même succès une œuvre semblable.

En France, où les difficultés sont moins grandes, les Sociétés de construction n'ont pas renoncé à créer des abris pour le *residuum*. A Marseille, M. E. Rostand, après avoir acheté un terrain sur lequel s'élevaient les masures d'une véritable cour des Miracles, les a rasées et a bâti à la place des maisons dans lesquelles il loge des familles pauvres à raison de 95 francs par an. C'est un véritable tour de force, dans une ville de cette importance, où les constructions coûtent cher.

Il y a pourtant des gens qu'on ne peut pas recevoir dans de pareilles habitations, parce que leur profession, immonde et malsaine, s'y oppose. Les chiffonniers sont de ce nombre. Placez-les dans un local propre et salubre, ils y entasseront les rebuts, les détritus qui font l'objet de leur commerce; ils vivront en famille sur ce fumier et leur logement deviendra un foyer d'infection pour la maison toute entière. Ceux-là sont fatalement voués aux taudis, aux bouges de la spéculation. Il en est de même des familles qui ont un ivrogne pour chef. On a beau leur venir en aide, pour les retirer de leur abjection, c'est peine perdue; elles retournent fatalement aux cloaques et tout ce que la société peut faire dans son propre intérêt, c'est d'exercer une surveillance sévère sur leurs taudis, de les assainir, de les désinfecter, quand le cas l'exige, sans les consulter, de même qu'on nettoie les égouts sans se préoccuper des rats qui y ont élu domicile.

V. **Le familistère de Guise**. — Je ne peux pas quitter ce sujet sans dire un mot d'une sorte de phalanstère, fondé en 1859 par Godin, près de son usine dans le département de l'Aisne. Il se compose de trois édifices et loge 1.800 ouvriers. Le palais social est construit au milieu d'un terrain de dix hectares traversé par l'Oise. Une partie de la propriété est convertie en promenades, squares et jardins d'agrément; une autre est consacrée à la culture des légumes et cultivée par les membres de l'association.

Le *familistère de Guise* compte 1.200 portes ou fenêtres. Sa façade a 180 mètres d'étendue. Il se compose de trois parallélogrammes dont chacun renferme une cour intérieure couverte d'un vitrage à la hauteur des toits. Les logements sont disposés autour de ces cours sur lesquelles ouvrent les rez-de-chaussée; les étages prennent accès sur des galeries extérieures et communiquent entre eux par des escaliers placés aux quatre angles des parallélogrammes où se trouvent également les lieux d'aisances, les chambres de débarras et les prises d'eau. Les magasins coopératifs comprenant la boucherie, l'épicerie, les étoffes, la mercerie, les combustibles sont situés dans des bâtiments spéciaux. Les bains, les lavoirs, la pharmacie, les écoles, la nourricerie, le pouponnat, le théâtre, le restaurant et les autres dépendances sont placés dans des annexes.

Je n'ai pas à m'occuper des combinaisons économiques et financières de cette association phalanstérienne (1); je ne rechercherai même pas jusqu'à quel point cette vie en commun est compatible avec le bon ordre, l'indépendance de la famille et la liberté de son chef, je n'envisagerai le *familistère* qu'au point de vue de l'hygiène et, sous ce rapport, sa conception est déplorable. Ces trois grands édifices, dans lesquels vivent 1.800 personnes, prennent leur air dans les cours vitrées où son renouvellement est impossible, où toutes les émanations doivent s'accumuler. La promiscuité des lieux d'aisances, leur situation dans les escaliers placés aux angles des bâtiments sont également des causes d'insalubrité évidentes. Le familistère est le type de la *cité-caserne,* avec son encombrement, ses fréquentations forcées et tous les inconvénients que nous avons signalés plus haut (2). Ce n'est donc pas un exemple à suivre et cela ne touche en rien à la valeur de la conception économique d'une entreprise qui a fourni de bons résultats et qui fonctionne encore d'une manière satisfaisante, malgre la mort de Godin et de son fils.

En résumé, la question des habitations ouvrières est aujourd'hui résolue en théorie comme dans l'application. Partout où on a construit des logements à bon marché, on a vu s'améliorer la condition morale et physique des ouvriers qui y ont trouvé place. Partout on a constaté une notable diminution dans le chiffre des maladies et des décès. Il y a treize ans déjà que ce résultat a été signalé par M. Douglas Galton, président du Congrès de l'Institut sanitaire tenu à Newcaste-sur-Tyne en 1882. En rendant compte de la situation hygiénique des habitations construites par la Compagnie des logements perfectionnés de Londres, il dit que, d'après ses calculs, sur les 50.000 personnes composant les 11.000 familles ainsi logées, il y avait 1.000 décès de moins par an et que les cas de maladies étaient réduits de 20.000 à 15.000. Les économies réalisées sur la mort, la maladie et les frais d'inhumation, représentaient une somme de beaucoup supérieure à l'intérêt du capital de 47.500.000 francs dépensés pour construire les nouveaux logements. Il estimait en outre que la vie des habitants de ces quartiers serait prolongée de dix ans et qu'il en

(1) Voyez pour l'organisation et le fonctionnement du *familistère :* Urbain GUÉRIN, *Monographie de l'usine et du familistère de Guise* (*Aisne*). Paris, 1884.

(1) Le *familistère de Guise* figurait à l'Exposition universelle de 1889. Il y était représenté par un plan, des dessins et un petit modèle en relief où l'on voyait les trois palais, l'usine et ses dépendances.

résulterait une économie de 116.000.000 (1). Nous avons vu plus haut que, dans les 66 maisonnettes bâties par la *Société havraise des cités ouvrières*, la mortalité n'était que de 27 p. 1.000 par an, tandis qu'elle s'élevait à 50 à 100 p. 1.000 dans les quartiers insalubres de la ville.

ARTICLE III. — HABITATIONS COLLECTIVES

Les habitations dont nous nous sommes occupés jusqu'ici, quelques vastes qu'elles soient, n'en constituent pas moins des logements particuliers où chaque famille vit à sa guise. Les cités-casernes elles-mêmes ne sont que des réunions d'appartements individuels; les habitations dont nous avons à nous occuper maintenant sont au contraire éminemment collectives, car les personnes qui y résident sont soumises à la même règle, livrées aux mêmes occupations et vivent par conséquent dans des conditions hygiéniques semblables. Ce sont : 1° les établissements hospitaliers (hôpitaux, hospices, maternités, asiles d'aliénés, etc.); 2° les casernes; 3° les maisons d'éducation (lycées, collèges, pensionnats, institutions, séminaires, couvents); 4° les établissements pénitentiaires (prisons départementales, maisons centrales, pénitenciers agricoles, colonies pénitentiaires, établissements d'éducation correctionnels).

Les habitations collectives diffèrent des édifices publics dont nous aurons à nous occuper plus tard, en ce que ceux qui y demeurent, y passent leur vie, comme dans les maisons particulières, tandis que les églises, les salles de cours, les écoles, les théâtres ne sont fréquentés qu'à certaines heures de la journée, qu'on n'y mange et qu'on n'y couche pas. Au point de vue de l'hygiène, la différence est capitale.

§ Ier. — CONDITIONS HYGIÉNIQUES COMMUNES AUX HABITATIONS COLLECTIVES

Ces habitations ont un caractère commun, c'est d'être plus ou moins encombrées et par ce fait exposées aux maladies infectieuses. Les épidémies y sont fréquentes et y prennent souvent un caractère grave; aussi doivent-elles être l'objet d'une surveillance particulière de la part de ceux qui sont chargés de la santé publique.

Dans le nombre des édifices, il en est d'ancienne date qui ont plus d'une fois changé de destination et qui ne sauraient remplir toutes les conditions exigées par l'hygiène contemporaine; il en est d'autres qui

(1) DOUGLAS GALTON, *President of the Congress at Newcastle upon Tyne*, 1882 (*Transactions of the sanitary Iustitute of Great Britain*, t. IV, 1882-1883).

ont été construits plus récemment et en vue du but qu'ils sont appelés à remplir. Ceux-là laissent moins à désirer, et c'est surtout en vue des constructions à venir que nous allons envisager la question.

Quelle que soit leur destination spéciale, les édifices dont il s'agit doivent remplir certaines conditions d'emplacement, de dimensions et de dispositions intérieures qui leur sont communes.

I. **Situation.** — Les habitations collectives doivent s'élever en dehors des villes au centre desquelles on ne peut pas trouver les grands espaces, l'air pur et l'isolement nécessaires à de pareilles agglomérations ; il ne faut pas qu'elles en soient trop éloignées, pour ne pas compromettre la facilité des communications. On trouve facilement les emplacements nécessaires dans les faubourgs des petites villes et dans la zone suburbaine des grandes.

Il faut, autant que possible, choisir un coteau et s'établir sur une de ses pentes, en évitant la proximité des rivières, des étangs, des marécages et des prairies où les eaux séjournent. L'orientation varie suivant le climat. Dans les contrées septentrionales, il faut s'abriter des vents du nord, des bourrasques et de la neige, et on se place, quand on le peut, sur le penchant d'une colline exposée au midi, ou derrière un bois, un rideau d'arbres faisant écran du côté du nord. Dans les pays chauds, c'est contre le soleil qu'il faut se prémunir et l'orientation est dirigée en conséquence.

II. **Superficie.** — L'étendue du terrain doit être proportionnelle au nombre des personnes qui doivent occuper l'établissement et en rapport avec sa destination. Il faut plus de place, à nombre égal, pour un hôpital que pour une caserne ou une prison ; mais, quelle que soit l'étendue du terrain dont on dispose, il faut éviter d'une part de disséminer les bâtiments sur toute sa surface, ce qui rendrait le service difficile et dispendieux ; de l'autre, de les serrer les uns contre les autres, ce qui les rendrait insalubres.

Aujourd'hui le principe qui domine dans les constructions de ce genre consiste à multiplier les bâtiments plutôt que les étages, à les étendre en surface plutôt qu'en hauteur, et cela pour permettre à l'air de circuler librement dans leurs intervalles, et aux rayons du soleil d'arriver jusqu'au pied des murs.

III. **Capacité cubique.** — On donne de nos jours et dans le même but des dimensions beaucoup plus considérables qu'on ne le faisait autrefois, aux locaux habités en permanence. On n'admet pas que les pièces où l'on couche aient moins de 14 mètres cubes par personne, quand il s'agit de gens en santé, et moins de 30 quand ce sont des malades. Nous verrons plus loin que, dans les constructions nouvelles, ces dimensions sont largement dépassées. Il ne faut rien exagérer. Lorsque l'espace cubique dépasse une certaine mesure, il devient gênant pour le service, et cela sans compensation. On ne peut pas non plus accroître l'une des trois dimensions aux dépens des deux autres. La hauteur notamment ne peut pas compenser la surface. Au-dessus de 4 à 5 mètres, c'est de l'espace perdu. L'acide carbonique de la respiration, les miasmes, les poussières, tout cela est plus lourd que l'air et tombe dans les couches inférieures de l'appartement, où se trouvent les personnes. Ainsi dans les églises, où les fenêtres sont très hautes et les voûtes très élevées, les fidèles respirent une atmosphère chaude et viciée, tout en ayant au-dessus de leurs têtes, un volume énorme d'air pur. C'est pour cela que ces édifices sont impropres à servir d'hôpital, ainsi qu'on en a fait maintes fois l'expérience pendant les guerres. Il faut de plus que le carré d'aération, c'est-à-dire la surface totale des ouvertures, soit en rapport avec l'espace cubique. Une salle immense qui ne serait aérée que par des meurtrières, constituerait un logement fort insalubre.

IV. **Services généraux.** — Leur importance croît avec le chiffre de la population logée dans les habitations collectives. La nécessité de lui fournir de bonne eau potable domine toutes les autres. Presque toutes les épidémies qui surviennent dans ces établissements reconnaissent, comme nous l'avons vu, la mauvaise qualité de l'eau.

Il faut, pour les mêmes raisons, que l'évacuation des matières usées soit rapide, complète et qu'elles ne séjournent pas dans l'établissement; que les eaux ménagères, les eaux de lavage, les déjections soient entraînées sur le champ jusqu'à l'égout le plus prochain à l'aide d'une canalisation spéciale.

Les cabinets d'aisance doivent être partout tenus avec une propreté irréprochable. C'est la partie la plus défectueuse de tous les établissements publics. Dans les vieux édifices, ils sont le plus souvent immondes. On aurait vainement cherché, il y a trente ans, un lycée, une caserne, une prison, une école, ou les latrines fussent tenues proprement. Une transformation commence à s'opérer. Le signal en a été donné par Durand-Claye à la caserne Schomberg, dont les cabinets d'aisance peuvent servir de modèle et le même progrès se remarque dans les lycées et les hôpitaux récemment construits.

Le chauffage et l'éclairage exigent également une attention particulière ; mais nous leur consacrerons des articles spéciaux.

Les habitations collectives sont, avons-nous dit, de quatre espèces, suivant qu'elles sont destinées à abriter des malades, des soldats, des écoliers ou des prisonniers. Les casernes nous occuperont à l'occasion de la profession militaire (chap. VII, art. II, § 5), les lycées et les écoles quand il sera question de l'éducation (chap. VI, art. II, § 1er). Nous ne parlerons donc en ce moment que des établissements hospitaliers et des établissements pénitenciers.

§ II. — ÉTABLISSEMENTS HOSPITALIERS

Ils se divisent en *hôpitaux* où sont traités les malades curables, en *hospices* qui reçoivent les vieillards, les infirmes, les incurables, les enfants assistés, et en *hôpitaux-hospices* où l'on reçoit les uns et les autres. Les hôpitaux eux-mêmes se divisent en hôpitaux généraux où sont admis les malades de toute espèce et en hôpitaux spéciaux destinés à recevoir des catégories spéciales de malades : Hôpitaux de contagieux, d'enfants, de phthisiques, de vénériens; hôpitaux militaires où sont traités les soldats ; hôpitaux maritimes pour les matelots; hôpitaux marins, pour le traitement des scrofuleux et des tuberculeux sur le bord de la mer; maternités pour les femmes en couches, et enfin les asiles d'aliénés.

Les hôpitaux et les hospices sont confondus dans la législation, et soumis aux mêmes règlements. Au point de vue de l'hygiène, ils donnent lieu à des considérations un peu différentes. Ses règles exigent dans les hospices une application moins rigoureuse. Les vieillards, les infirmes, les enfants assistés sont pour la plupart bien portants; les incurables eux-mêmes ne vicient pas l'atmosphère des salles, ne donnent pas lieu à une infection comparable à celle qu'y dégagent les blessés porteurs de plaies plus ou moins compliquées, les malades atteints d'affections aiguës et surtout de maladies transmissibles. Il en résulte qu'on peut sans inconvénient les réunir en plus grand nombre, comme on le fait par exemple à la Salpêtrière et à Bicêtre qui ont la population d'une petite ville. On peut leur consacrer des bâtiments moins vastes, moins bien éclairés, leur attribuer un moindre cubage et, tout en les soumettant à la plus rigoureuse propreté, se montrer moins sévère, moins méticuleux à l'endroit de la désinfection et des pratiques de l'antisepsie.

Le nombre des établissements hospitaliers va partout croissant. En France, on n'en compte que 483 qui soient antérieurs au XVIe siècle; il n'y en avait que 1.196 à la fin du XVIIIe. En 1847, le chiffre s'en élevait à 1.270; la statistique dressée le 1er janvier 1869 en signale 1.557 ; à la fin de 1888, il y en avait 1.684, gérés par 1.514 commissions administratives et renfermant 170.223 lits (1).

(1) Les 1.684 établissements se subdivisaient ainsi :

Hôpitaux-hospices	838
Hôpitaux	361
Hospices	485

Les 170.223 lits comprenaient :

Lits de malades	73.868
Lits d'infirmes et de vieillards	55.399

Tous ces établissements n'ont pas la même valeur hygiénique. M. H. Napias, auquel sa qualité d'inspecteur général des établissements de bienfaisance donne une compétence toute spéciale, signalait, en 1892, à la Société de médecine publique (1), l'état déplorable dans lequel se trouvent encore plus de la moitié des hôpitaux de province, l'incurie avec laquelle un grand nombre d'entr'eux sont tenus, l'insouciance qui y préside à l'isolement et l'ignorance qui s'y professe à l'endroit de la désinfection. Il n'y a, en France, que 75 étuves pour 1.700 hôpitaux et Paris à lui seul en a 26 ; quant aux pulvérisateurs à levier pour le lavage et l'assainissement des parois et des plafonds, on n'en compte que 79 en tout, dont 24 sont à Paris. Le reste est à l'avenant ou pire encore.

L'assistance hospitalière n'est sérieuse que dans les grandes villes ; ainsi Paris compte à lui seul et entretient 32 établissements hospitaliers avec un total de 23.975 lits, sans compter les aliénés, les enfants en dépôt, les hôpitaux militaires et ceux qui sont entretenus par des particuliers. La France, pour ses services hospitaliers, dépense annuellement, sans compter Paris, 68.627.012 francs et Paris 50.722.828 francs (2). Cela ne suffit pas cependant pour faire face à tous les besoins de cette grande ville, il lui faudrait un millier de lits de plus.

I. **Hôpitaux généraux.** — L'hôpital doit être le type de l'habitation hygiénique. Le malade est un sujet affaibli, d'une réceptivité particulière et de plus il est un sujet de contamination pour tout ce qui l'entoure.

L'air se vicie, dans les hôpitaux, avec une promptitude dont les expériences ont donné la mesure. Les recherches de Lavoisier, de Séguin, celles de Gay-Lussac, de Humbold, de Cadet, de Gassicourt, de Darcet et plus récemment celles de Leblanc, ont prouvé que l'acide carbonique augmente dans des proportions considérables dans les salles occupées par les malades. Ce dernier en a trouvé de 3 à 8 p. 1.000 dans les salles de la Salpêtrière (3). Poumet, à l'Hôtel-Dieu et à la Charité (4), Chalvet à l'hôpital Saint-Louis, sont arrivés à des résultats analogues, lesquels ont été confirmés par les expériences faites en 1876, par Edward

Lits d'enfants	16.656
Lits du personnel	24.300

De 1888 au mois de mai 1892, il a été fondé 19 établissements nouveaux, dont plus de la moitié sont des hôpitaux-hospices (H. NAPIAS et A.-J. MARTIN, *Hôpitaux et Hospices*, in *Encyclopédie d'hygiène et de médecine publique*, t. V, p. 342).

(1) H. NAPIAS, *Sur les conditions de l'hygiène hospitalière en France*, Mémoire lu à la ociété de médecine publique le 26 octobre 1892 (*Revue d'hygiène*, t. XIV, p 945).

(2) Ces chiffres se rapportent à l'année 1885.

(3) LEBLANC, *Recherches sur la composition de l'air confiné* (*Annales de chimie et de physique*, 1842).

(4) POUMET, *Mémoire sur la ventilation dans les hôpitaux* (*Annales d'hygiène*, 1844).

S. Wood à Barnes-Hospital, Soldiers-House et en 1880 par Aristide Brand (1).

Ces proportions d'acide carbonique dénotent une grande viciation de l'air puisque nous avons montré qu'on devait le considérer comme insalubre lorsqu'il renferme plus de 1 p. 1.000 d'acide carbonique. Cette quantité de 8 p. 1.000 signalée par Leblanc n'a jamais été dépassée si ce n'est dans les écoles où on ne couche pas. Il est inutile de répéter que dans ces conditions l'acide carbonique n'est pas dangereux par lui-même ; mais parce que son augmentation coïncide avec la diminution de l'oxygène et avec une quantité proportionnelle du poison septique que renferme l'air expiré. C'est de cette façon que la quantité d'acide carbonique donne la mesure de sa viciation.

L'air des salles de malades contient de plus de l'oxyde de carbone provenant des appareils de chauffage et d'éclairage ; il renferme enfin les microbes pathogènes propres aux maladies qui y sont traitées. On a trouvé, dans les poussières recueillies en lavant les murs des salles, en grattant les parquets, des microcoques, des diplocoques, des microbactéries, des cellules épithéliales, la matière colorante du sang, des globules de pus, etc. M. Miquel a montré que l'air des salles d'hôpital renferme beaucoup plus de micro-organismes que l'air extérieur. Il a trouvé, par mètre cube, 600 bactéries dans une salle de médecine à l'Hôtel-Dieu, et jusqu'à 15.000 dans le service chirurgical à la Pitié (2).

L'observation clinique avait à cet égard devancé les découvertes de la bactériologie. L'infection nosocomiale a fait de tout temps le désespoir des chirurgiens et, lorsque les progrès des sciences physiques leur ont fait découvrir la cause de la mortalité effrayante qui pesait sur leurs blessés, sur leurs opérés surtout, lorsqu'ils ont reconnu que ces derniers mouraient empoisonnés par le milieu, ils ont réclamé l'assainissement des hôpitaux avec une ardeur qui ne s'est pas démentie.

C'est à cette époque que remontent les discussions mémorables, dont l'Académie de médecine, la Société de chirurgie et la Société de médecine publique ont été successivement l'objet (3). Elles ont fixé les règles qui doivent présider à la construction des hôpitaux : mais elles en ont un peu exagéré les rigueurs. En attribuant l'intoxication nosocomiale à la viciation de l'air, on était naturellement conduit à exiger de grands

(1) A. Brand, *Recherches sur l'air confiné* (Thèse de Paris, 1880).

(2) Miquel, *Les poussières organisées de l'atmosphère* (*Annuaires de l'Observatoire de Montsouris*, 1881 et 1882).

(3) A l'Académie de médecine, la discussion commença le 15 octobre 1861 et finit le 22 avril 1862 (*Bulletin de l'Académie de médecine*, t. XXVII, p. 53 à 738). — A la Société de chirurgie, la discussion commencée le 12 octobre 1864, finit le 12 décembre (*Bulletin de la Société de chirurgie*, 2e série, t. V). — La discussion sur la construction des hôpitaux a eu lieu à la Société de médecine publique en 1883 (*Revue d'hygiène et de police sanitaire*, 5e année, p. 294 à 825).

espaces, une ventilation puissante et le plus d'isolement possible pour les malades. En dépit de ces conditions, l'infection purulente et la fièvre puerpérale continuaient leurs ravages et l'on en venait à se demander s'il ne fallait pas renoncer aux constructions durables et remplacer les hôpitaux en pierre par des baraquements qu'on brûlerait aussitôt qu'ils deviendraient contaminés, ou par des baraques démontables, susceptibles d'être lavées pièce par pièce avec des liquides antiseptiques et exposées ensuite à l'air pendant le temps nécessaire à leur purification.

Depuis cette époque, les idées se sont modifiées ou plutôt les esprits se sont éclairés. Les chirurgiens, comme les accoucheurs, ont reconnu que, dans l'immense majorité des cas, la contagion se transmettait par leurs mains, leurs vêtements ou par ceux de leurs aides et de leurs infirmiers, par les instruments, par les objets de pansement dont ils se servaient, et ils en sont venus à se déclarer avec Lister, indépendants du milieu. Dès lors, les conditions rigoureuses exigées jusque-là pour les salles de malades, ont inspiré moins d'intérêt. On a même vu des chirurgiens accepter, pour soigner leurs blessés, de vieilles salles qui avaient contenu des varioleux, tant ils étaient confiants dans l'infaillibilité de l'antisepsie, telle qu'ils savaient l'appliquer et ils n'ont pas eu à se repentir de ce qui eut été une témérité de la part de praticiens moins habiles.

On a donc renoncé à demander aux hôpitaux des conditions de dimensions et d'espace qui devenaient ruineuses à réaliser ; on n'a plus parlé de les détruire périodiquement ; on se contente de les tenir propres et de les désinfecter avec soin. On a renoncé aux baraques comme moyen normal d'hospitalisation, on les réserve pour les cas d'épidémie, de guerre, pour les circonstances dans lesquelles le besoin de lits augmente subitement. Il est bon, dans les grands hôpitaux, d'en avoir de démontables pour les cas où le chiffre des malades dépasse les prévisions, même en dehors des calamités publiques. Toutefois, les règles relatives à leur construction ont été posées à l'époque où on ne songeait qu'à la pureté de l'air, et elles n'ont pas été revisées depuis ; mais on ne les applique plus avec toute la ferveur qu'on y apportait dans le principe. Ces réserves faites, nous allons les exposer méthodiquement :

1° *Situation.* — L'orientation à laquelle on attache peu d'importance quand il s'agit d'édifices destinés à contenir des personnes bien portantes, en a davantage pour les hôpitaux. Ainsi M. E. Trélat estime qu'il faut, dans la région du Nord, exposer les flancs des bâtiments à l'Est et à l'Ouest et les tourner au Nord et au Midi dans les régions méridionales, parce que, dans ces climats, le soleil est tellement haut à l'heure où il est le plus ardent, que ses rayons presque verticaux ne pénètrent pas dans les salles, tandis qu'ils sont fort incommodes le soir et le matin, lorsqu'ils plongent presque horizontalement jusqu'au fond des pièces. Dans le Nord, au contraire, cet inconvénient n'en est pas un, parce que le temps est habituellement terne et gris (1). Les conditions d'abri, d'isolement doivent être aussi plus rigoureusement observées. Nous avons dit qu'en principe, toutes les habitations collectives devaient être éloignées des villes; cette règle peut fléchir en ce qui concerne les casernes, les lycées ; elle doit être inflexible quand il s'agit des hôpitaux à construire pour l'avenir. Il ne faut plus recommencer les fautes commises à cet égard. Avec les millions que l'Hôtel-Dieu de Paris et Lariboisière ont coûté, on aurait pu construire, autour de la ville, 25 hôpitaux de 500 lits, parfaitement salubres (2) tandis que les deux monuments que nous possédons ne le sont pas et qu'ils sont de plus une cause d'insalubrité pour les quartiers populeux au milieu desquels ils s'élèvent.

2° *Dimensions.* — Dans mon rapport à la Société de médecine publique, j'avais émis l'avis qu'il fallait un hectare de terrain pour 100 malades; Léon Le Fort fit prévaloir une autre opinion, d'après laquelle la surface d'un hôpital doit croître non pas proportionnellement au nombre des malades, mais progressivement. Pour un hôpital de 100 malades, on peut d'après lui se contenter de 2.500 mètres carrés, mais il en faut 37.500 pour un hôpital de 500 malades et 100.000 pour un hôpital de 800. M. Tolet, plus rigoureux, proposait de fixer la surface minima à 100 mètres par lit pour un hôpital de 100 lits, et à 150 mètres par lit pour un hôpital de 600 lits, ce qui conduirait à un total de 9 hectares, étendue de terrain qu'il n'est pas facile de se procurer. Ces grands chiffres ne doivent pas être atteints désormais, parce qu'il est reconnu que les grandes agglomérations de malades sont toujours dangereuses en quelque endroit qu'on les place et que la mortalité y augmente en proportion.

On estime aujourd'hui qu'il ne faut jamais réunir dans le même hôpital plus de 500 malades. C'est le chiffre maximum fixé par la Société de chirurgie et par la Société de médecine publique, à la suite des discussions auxquelles cette question a donné lieu.

3° *Dispositions générales.* — Tout hôpital, quelles que soient ses dimensions, se compose de trois parties : les salles de malades, les pavillons d'administration et les annexes. Dans les anciens hôpitaux tous ces éléments étaient confondus et réunis dans des constructions massives disposées en carré ou en rectangle et resserrées dans le plus petit espace possible, par économie et pour la facilité du service. Aujourd'hui, tout le monde reconnaît que ces différentes parties doivent être séparées et que plusieurs salles de malades ne doivent pas être renfermées dans le même bâtiment. Le système des pavillons isolés a prévalu depuis près d'un demi-siècle.

(1) E. Trelat, Discussion sur le rapport de M. Jules Rochard, relatif à la construction des hôpitaux (*Revue d'hygiène et de médecine publique*, 1883, p. 830).

(2) Jules Rochard, *Rapport sur la construction des hôpitaux* (*Revue d'hygiène et de police sanitaire*, 1883, p. 297).

4° *Pavillons pour malades.* — Ces pavillons ne doivent, autant que possible, avoir qu'un rez-de-chaussée avec un soubassement. Cette condition est absolue, lorsqu'ils sont destinés à contenir des blessés ou des contagieux ; mais on tolère un étage pour les autres malades, lorsque le terrain l'exige, à la condition que les bâtiments soient séparés par une distance égale au double de leur hauteur.

La façon dont les pavillons sont groupés sur le terrain n'a pas pour l'hygiène une importance capitale, pourvu qu'ils soient à une distance convenable les uns des autres et qu'ils ne soient pas trop distants des cuisines, de la pharmacie, des bains et des bâtiments de l'administration.

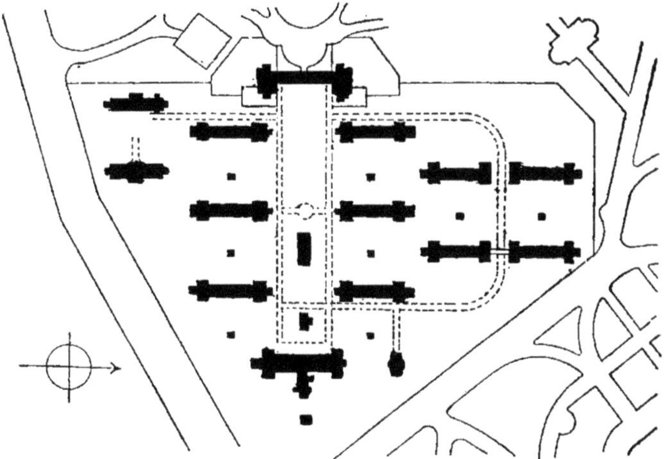

Fig. 34. — Plan de l'hôpital de Berlin.

Toutes les dispositions imaginables ont été appliquées, tous les modes d'agencement ont leur spécimen. Dans le chapitre *Hôpitaux*, de l'*Encyclopédie d'hygiène*, MM. H. Napias et A.-J. Martin en ont représenté trente-sept formes différentes (1). Cette fécondité fait honneur à l'imagination des architectes, mais elle n'intéresse guère les médecins ; aussi nous bornons-nous à reproduire le plan de l'hôpital de Berlin, qui représente la disposition la plus simple et la plus usitée (fig. 34).

Le nombre des pavillons de malades dépend du chiffre de la population que l'hôpital doit desservir ; mais il faut qu'il y ait toujours plus de salles que le mouvement habituel ne l'exige, afin qu'on puisse, en dehors du temps d'épidémie, avoir des salles de rechange rendant possible l'évacuation alternative, le nettoyage et la désinfection de celles

(1) *Encyclopédie d'hygiène et de médecine publique*, t. V, p. 405 et suivantes.

qui sont en service. Il faut de plus qu'on puisse séparer complètement les deux sexes ainsi que les différentes catégories de malades. Les fiévreux, les blessés, les vénériens, ceux qui ont des maladies de peau, doivent être traités dans des salles différentes. Dans les hôpitaux généraux, il faut également isoler les enfants. Toutes ces divisions rendent nécessaires la construction de nombreux pavillons; et, pour cela, il faut qu'ils soient petits.

La dimension des salles n'est pas arbitraire. Chacune d'elles ne doit pas contenir plus de 30 lits, s'il s'agit de fiévreux, plus de 20 si ce sont des blessés. Miss Nightinhale fixe le chiffre de 22 lits pour les salles communes, mais comme le fait observer M. Arnould, ces chiffres sont presque toujours dépassés (1).

Dans mon rapport à la Société de médecine publique, j'avais proposé, pour les pavillons, les dimensions suivantes qui ont été acceptées. Longueur 30 mètres, largeur 9 mètres, hauteur 5 mètres : total 1.350 mètres cubes, ce qui donne 67 mètres cubes d'air par lit, quand il y en a 20 et 45 quand il y en a 30. Ces chiffres sont bien rarement atteints. MM. H. Napias et A.-J. Martin ont fait à cet égard une enquête dans la plupart des pays de l'Europe. Elle a porté sur 80 hôpitaux étrangers. Ils ont trouvé pour moyenne, dans les salles contenant des malades ordinaires, 35 mètres cubes et dans les salles de contagieux, 37 mètres. Les chiffres les plus élevés sont ceux de l'hôpital de Varsovie, où les salles ont de 150 à 200 mètres cubes par malade (on compte même 300 mètres par lit à l'hôpital de l'Enfant-Jésus de cette ville), celui de l'hôpital de Mons, où les malades ordinaires ont 125 mètres et les contagieux 130, et l'hôpital de Malaga où la moyenne est de 110 mètres. Les chiffres les plus faibles sont fournis par l'hôpital de Looz (Belgique), 15 mètres cubes par lit, et par celui de Stockolm, 14 à 20 mètres pour les malades ordinaires, 20 à 25 pour les contagieux (2).

Les hôpitaux récemment construits en France ont des moyennes plus élevées. Ceux de Paris ont 47 mètres ; le nouvel hôpital Tenon, 53 mètres ; La Charité, à Lille, 55 mètres ; Saint-Eloi de Montpellier, 56 mètres ; l'hôpital militaire de Bourges, 50 mètres ; l'hôpital Hertford, de Levallois-Perret, 60 mètres.

La construction des pavillons n'offre rien de spécial. Toutefois, il faut donner plus d'épaisseur aux murs que dans les maisons particulières, pour épargner aux malades les variations atmosphériques. M. E. Trélat demande qu'on leur donne 2 mètres d'épaisseur. Quelques hygiénistes ont proposé dans le même but de les doter d'un contre-mur ; mais le surcroit de dépense qui en résulterait n'a pas fait adopter cette proposition.

(1) J. Arnould, *Nouveaux éléments d'hygiène*, 2e édition (*loc. cit.*), p. 1324.
(2) *Encyclopédie d'hygiène*, t. V, p. 416 et suivantes.

Quoique nous ayons pu dire des avantages de la porosité des murs, ceux des hôpitaux doivent être enduits et peints à l'huile ou stuckés, pour pouvoir être lavés fréquemment. Les parois, au lieu de se rencontrer à angle droit, doivent s'arrondir au point de contact pour éviter les recoins où s'accumule la poussière. Les plafonds doivent être lisses et sans moulures. Les planchers en bois dur, scellé à bain de bitume, sont préférables, pour les hôpitaux, aux planchers en bois blanc imprégné de créosote (Marjolin), d'huile de lin bouillante (Morache), de paraffine (Dr Langstaff). C'est du moins l'avis de la Société de médecine publique. Dans les hôpitaux de la marine, les planchers sont à lames très étroites, parfaitement jointes ; ils sont encaustiqués et cirés, et on s'en trouve très bien.

La forme des pavillons est rectangulaire. Les fenêtres sont percées des deux côtés et se font opposition. Quand la salle est disposée de façon à contenir deux lits par trumeau, comme c'est l'ordinaire, elles sont larges de $1^m,20$; elles n'ont qu'un mètre de largeur lorsqu'il n'y a qu'un lit par trumeau, et il n'a lui-même que $1^m,60$ de largeur. La première disposition est préférable. Dans tous les cas, les fenêtres sont percées à un mètre du sol et montent jusqu'à la corniche. La partie supérieure s'ouvre isolément ; en se rabattant, elle permet d'aérer la salle sans refroidir les malades dans leurs lits. Des ouvertures pratiquées dans le haut et dans le bas des murs complètent la ventilation.

La porte des pavillons doit être placée à l'une des extrémités plutôt qu'au milieu de l'un des côtés. Chaque pavillon doit contenir quatre cabinets, un à chacun des angles. Il est préférable qu'ils soient en saillie de façon à dégager les pignons et à permettre la ventilation longitudinale de la salle, à l'aide de deux larges baies pratiquées dans les pignons.

L'un de ces cabinets est réservé aux médecins ; un autre est destiné à contenir le petit mobilier de la salle, un petit fourneau pour les tisanes et la baignoire ; le troisième sert de cabinet d'isolement ; le quatrième renferme les lavabos, les water-closets et un urinoir dans les salles d'hommes. De toutes ces dépendances, les water-closets sont les plus importants au point de vue de l'hygiène ; nous nous en occuperons quand nous traiterons des installations complémentaires de l'habitation (1).

Mobilier des pavillons. — Le mobilier des salles de malades doit être aussi simple que possible ; il ne doit rien renfermer qui puisse inutilement diminuer le cube d'air, augmenter les surfaces infectables, favoriser la formation des recoins et des angles obscurs.

« On ne saurait croire, disent MM. H. Napias et A.-J. Martin, à quel » point dans beaucoup de petits hôpitaux-hospices, cette règle élémen- » taire d'hygiène est méconnue. Souvent les salles sont encombrées de

(1) Voyez chapitre III, article IV, § 3.

» vieilles armoires de bois sculpté, de crédences et de bahuts anciens, » de chaises de paille, de fauteuils tapissés et raccommodés qu'on secoue » à grands coups de baguettes, les jours de nettoyage, et dont il s'élève » des nuages de poussières opaques, composites et fort peu aseptiques. » On trouve sur le sol des tapis variés faits de bouts d'étoffe ingé- » nieusement découpés en étoiles. Les lits sont en bois, quelquefois » avec un ciel plein, supporté par quatre montants solides. On les » trouve le plus souvent encore drapés de rideaux, voire de rideaux » de couleur. La literie est composée de paillasses, de lits de plume, » de matelas dont la laine a appartenu à des moutons depuis longtemps » fossiles (1). »

Les lits d'hôpital doivent être en fer, longs de 2 mètres, larges de 0m,80 à 0m,90; assez hauts pour permettre aux médecins d'examiner et de panser les malades sans se courber; ils doivent être facilement démontables pour pouvoir être lavés, désinfectés et au besoin mis à l'étuve. Les sommiers élastiques doivent être partout substitués aux paillasses. On en a essayé bien des modèles. Depuis trente ans on se sert dans les hôpitaux de la marine de sommiers Saint-Alban, en ressorts à spirale; ils rendent d'excellents services et n'ont jamais besoin de réparation. MM. Napias et A.-J. Martin recommandent celui du système Herbet. En Allemagne, en Autriche, on emploie, au lieu de sommiers, des toiles métalliques, doubles, tendues sur un cadre de fer; elles sont très difficiles à nettoyer. Un matelas de crin et de laine par moitié, un traversin, deux draps, deux couvertures de laine en hiver et une en été complètent la literie. Il doit y avoir dans chaque salle un certain nombre d'oreillers de plume pour les malades les plus graves.

Les rideaux doivent être supprimés. Ils ne servent qu'à empêcher l'aération, à emmagasiner des poussières et des miasmes. Presque partout on les conserve dans les salles de femmes, et Michel Lévy réclame pour elles ce privilège (2). Quelques puissantes que soient les raisons sur lesquelles on s'appuie pour le leur accorder, je crois qu'elles doivent céder le pas aux exigences de l'hygiène qui réclame cette suppression d'une manière absolue.

Les tables de nuit en bois, à fermeture, qu'on trouve encore dans les hôpitaux, toujours imprégnées d'urine et exhalant une odeur particulière, doivent être remplacées par de petits meubles, formés de trois tablettes lisses en métal ou en verre supportées par des colonnettes métalliques. L'urinoir qui devrait être en verre suivant le conseil du professeur Guyon, est posé sur la tablette inférieure, les potions et les objets à l'usage du malade sur les deux autres. De petits meubles semblables doivent servir

(1) H. Napias et A.-J. Martin, *Hygiène hospitalière* (*Encyclopédie d'hygiène et de médecine publique*, t. V, p. 438).

(2) Michel Lévy, *Traité d'hygiène publique et privée*, 5e édition 1869, t. II. p. 535.

à transporter les médicaments et l'appareil de pansement à l'heure des visites. Les pieds doivent être munis de roulettes en caoutchouc pour se mouvoir facilement et sans bruit.

5° *Galerie et réfectoires.* — Les pavillons pour malades doivent être reliés entr'eux et rattachés au pavillon central par une galerie ayant au moins 6 mètres de largeur, bien aérée, éclairée et chauffée pendant l'hiver.

C'est là que les malades doivent se tenir et se promener pendant la journée. On peut même la convertir en réfectoire, en y plaçant des tables comme celles qui sont en usage dans les hôpitaux de la marine. Les côtés se rabattent, dans l'intervalle des repas, et diminuent ainsi des deux tiers l'espace occupé. Les bancs se placent en dessous. Qu'on choisisse cette place pour installer les réfectoires où qu'on les mette ailleurs, il faut toujours qu'il y en ait dans un hôpital moderne. On ne peut plus faire manger les malades dans les salles comme autrefois. L'odeur des mets incommode ceux qui sont alités et fébricitants, elle vicie l'air de la salle, et il y a tout avantage à ce que les malades qui peuvent se lever s'en éloignent le plus longtemps possible. Il leur suffit parfois de passer dans une autre pièce pour sentir renaître leur appétit.

6° *Bâtiment d'administration et annexes.* — Le bâtiment d'administration qui renferme les bureaux et le logement du personnel en santé, doit être à la portée des salles de malades ; le bureau des entrées et la salle où se tient le médecin de garde doivent être au rez-de-chaussée et précédés d'une salle d'attente. Pour la construction et l'agencement de cet édifice, l'imagination des architectes peut se donner carrière. Il y a avantage à réunir dans un seul bâtiment la cuisine, la pharmacie et la salle de bains. La cuisine doit être vaste ; le fourneau central doit être muni d'une large hotte, les fenêtres doivent être grandes, hautes et pourvues de vasistas. Il doit y avoir des guichets pour la distribution des aliments, les infirmiers ne devant jamais entrer dans la cuisine. Celle-ci doit être dallée ou carrelée, ainsi que ses dépendances, c'est-à-dire la panneterie, l'office avec armoires servant de magasin pour les provisions de petit volume et la pièce où on lave la vaisselle. Dans le sous-sol se trouve la cave ; le soupirail en est fermé par une toile métallique.

La pharmacie se compose de deux pièces : l'une où se préparent les médicaments, l'autre munie d'un fourneau qui sert de laboratoire. Il faut de plus un cabinet pour le pharmacien. C'est là qu'il tient sa comptabilité et que se trouve l'armoire aux poisons. Il faut également une petite pièce pour renfermer l'approvisionnement de drogues simples.

Les salles de bains doivent se composer de cabinets séparés ; les uns, les plus nombreux, pour les bains ordinaires, les autres pour les bains de vapeur et les bains médicamenteux. Une pièce plus grande est réservée aux appareils hydrothérapiques et doit contenir une douche en cercle, une douche écossaise, deux couches ascendantes et des jets directs de formes et de dimensions variées. Les salles de bains doivent être dallées et les murs revêtus de carreaux de faïence. Des paillassons faciles à nettoyer préservent les pieds des baigneurs du froid contact du dallage.

Le logement du personnel en santé ne donne pas lieu à des considérations spéciales. Le parloir et la bibliothèque doivent être près des salles, les deux pièces sont chauffées pendant l'hiver. Il en est de même de la chapelle. Elle doit être peu élevée au-dessus du sol, pour ne pas contraindre les blessés à gravir un perron. Il faut que les fenêtres ferment bien et que les portes soient garnies de tambours. Elle ne doit pas être accessible au public.

7° *Pavillon d'opération.* — Les conditions dans lesquelles se fait aujourd'hui la chirurgie et les exigences de l'antisepsie nécessitent des dispositions particulières. Indépendamment des proportions plus grandes des salles, de la suppression plus rigoureuse de tout ce qui est inutile et peut devenir infectant, il faut que le service soit complètement isolé. Les malades en y arrivant doivent être reçus dans une première salle, baignés et revêtus de vêtements hospitaliers stérilisés à l'étuve; puis ils sont divisés en trois catégories, suivant la nature de leur lésion et dirigés sur trois salles différentes. (1) M. Terrier qui a tracé à cet égard les règles les plus pratiques voudrait qu'à chacune d'elles, il fût annexé un cabinet d'opérations; c'est peut-être pousser un peu loin les choses; mais il en faut au moins deux, un dans le service des hommes et un dans le service des femmes. C'est ce que j'avais prévu dans mon rapport à la Société de médecine publique. Les modèles de salles d'opérations ne manquent pas. Il en existe de très bien installées dans plusieurs hôpitaux, à Paris, à Lyon, à Lille, à Chartres; mais ce sujet est plutôt du ressort de la chirurgie que de celui de l'hygiène.

8° *Pavillons d'isolement.* — Il n'est plus permis aujourd'hui de traiter, dans les salles communes, les malades atteints d'affections qu'ils peuvent transmettre à leurs voisins. Depuis 1816, époque à laquelle Tenon, dans ses remarquables mémoires à l'Académie des Sciences (2), formula les règles qui concernent ce point d'hygiène, les médecins font tous leurs efforts pour convaincre les administrations de cette vérité élémentaire; ils ne sont pas encore parvenus à obtenir une séparation si nécessaire.

Nous sommes en retard sur les nations étrangères, l'Espagne excepté. L'isolement est pratiqué dans presque toutes les grandes villes d'Europe et des Etats-Unis. Le docteur Johanny Rendu en a passé la revue en 1878 et elle n'est pas à notre avantage (1). Dix ans après, les Drs Dubrisay et

(1) F. Terrier, *Progrès médical* du 2 août 1890.

(2) Tenon, *Quatrième mémoire sur les hôpitaux de Paris* (*Bulletin de l'Académie des sciences* 1816, p. 193).

(3) Johanny Rendu, *De l'isolement des contagieux à l'étranger et en France*, Paris 1878.

Napias, ont refait le même travail et le résultat a été le même. (1) Cependant, dans les hôpitaux récemment construits, on élève des pavillons pour les contagieux, témoin l'hôpital de Montpellier.

A Paris, on a établi des pavillons de contagieux à l'hôpital Saint-Antoine et à l'hôpital Trousseau. Le premier consiste dans trois vieilles baraques qu'on avait construites en 1870 pour recevoir des varioleux et qu'on utilise aujourd'hui pour isoler les érysipèles, les scarlatines et les rougeoles, sans distinction d'âge, que les hôpitaux de Paris, la préfecture de police et les familles lui adressent directement. Elles contiennent 76 lits, répartis en trois services. Les deux grandes baraques en contiennent chacune 30 et sont réservées l'une aux scarlatineux et morbilleux du sexe masculin, l'autre aux femmes atteintes des mêmes maladies, la petite qui n'a que 16 lits est réservée aux érysipélateux et divisée en deux pour séparer les sexes. (2) Le second est un pavillon neuf construit par M. O. André en 1889, d'après toutes les règles de la prophylaxie moderne. Il contient 24 malades, 12 garçons et 12 filles et leur donne à chacun 50^{m^3} d'air. Le pavillon est pourvu de tout ce qui est nécessaire à l'isolement et à la désinfection (3).

Enfin, au mois de novembre 1894, à la suite des succès obtenus par M. Roux, dans le traitement du croup par la sérothérapie, le conseil municipal vota le crédit nécessaire pour construire à l'hôpital des enfants huit chambres d'isolement pour les diphtéritiques.

Dans les hôpitaux à construire, les pavillons d'isolement doivent être relégués au fond de l'établissement, séparés des autres bâtiments par un mur de clôture et par une distance de 70 à 80 mètres. Des bosquets et des bouquets d'arbres en isolent les constructions. Les maladies qui exigent l'isolement, en dehors des grandes épidémies, sont la variole, la scarlatine, la rougeole, la diphtérie et la coqueluche ; on ne peut pas les réunir. Il faudrait donc à la rigueur cinq pavillons pour chaque service de contagieux ; mais il est rare que ces maladies sévissent ensemble et les ressources de la désinfection permettent aujourd'hui de pouvoir les faire servir successivement pour des maladies différentes. Au sanatorium de Giens, on a installé un service d'isolement comprenant : 1° deux pavillons d'observation sans étages, contenant trois lits, une tisanerie, des water-closets et un cabinet pour le médecin ; 2° deux pavillons d'isolement contenant chacun deux salles de 6 lits et les annexes que nous avons indiqués plus haut ; 3° un pavillon de désinfection dont je parlerai plus loin (4).

(1) *Enquête sur les hôpitaux d'isolement en Europe*, par MM. les docteurs Dubrisay et H. Napias, mémoire lu à la Société de médecine publique, le 22 février 1888 (*Revue d'hygiène*, 1888, p. 406).

(2) Voyez le plan et la description de ce pavillon dans la *Revue d'hygiène*, 1890, p. 1074.

(3) O. André, *Note sur un pavillon d'isolement pour scarlatineux*, construit à l'hôpital Trousseau et aux Enfants malades (*Revue d'hygiène*, 1889, p. 613).

(4) E. Vidal, *Les bâtiments d'isolement au sanatorium Renée-Sabran à Hyères-Giens*, Hyères, 1892.

Les dimensions des pavillons d'isolement doivent être proportionnellement plus grandes que celles des salles ordinaires. Nulle part en effet le cube d'air ne doit être plus considérable, les fenêtres plus grandes, le mobilier plus facile à désinfecter et l'évacuation des résidus plus parfaite.

Les pavillons des contagieux doivent avoir leur personnel et leur mobilier à part ; ils doivent se suffire à eux-mêmes et constituer un petit hôpital dans le grand. Quant aux précautions à prendre par les médecins, les infirmiers et les visiteurs, nous en parlerons au Chapitre VIII.

9° *Femmes en couches.* — Dans les hôpitaux généraux, un pavillon doit être ménagé pour les femmes en couches. Il doit être complètement isolé des autres salles de malades et surtout des contagieux. Quant à la disposition intérieure, elle doit être semblable à celle des maternités dont nous parlerons bientôt.

10° *Aliénés.* — Il doit y avoir également dans les hôpitaux mixtes une ou deux cellules pour les aliénés ; il faut en effet qu'on puisse les recevoir, les observer et les garder avant que les démarches nécessaires à leur transfèrement dans un asile aient été terminées.

11° *Pavillon de désinfection.* — Tous les hôpitaux doivent avoir maintenant les moyens de désinfecter les linges, vêtements et objets de literie ayant servi à des malades atteints d'affections transmissibles. Un petit pavillon contenant une étuve et ses dépendances est donc une nécessité qui s'impose. Sa place naturelle est au fond de l'établissement près des pavillons de contagieux auxquels il doit servir. Les dimensions sont en rapport avec l'importance de l'hôpital qu'il dessert (1).

12° *Pavillon mortuaire.* — Il doit être relégué au fond de l'établissement, adossé au mur d'enceinte et communiquer avec l'extérieur par une porte percée dans ce mur, afin que les inhumations se fassent sans être vues des malades. Dans le même but, on dérobe ce pavillon aux regards en l'entourant de plantations. Il doit comprendre : 1° une salle de dépôt pour recevoir les cadavres, lorsqu'ils ont passé dans la salle où ils sont morts le temps prescrit par les règlements ; 2° une petite salle mortuaire tendue de noir, avec d'épais rideaux aux fenêtres et des sièges. C'est là que le corps est transporté, quand la famille désire le voir ; 3° une pièce pour les autopsies et les dissections, éclairée par le haut, pourvue de deux tables d'amphithéâtre, d'une vasque en pierre avec son robinet, d'un système d'irrigation commode avec un écoulement facile pour les eaux ; 4° un appentis pour les bières, la sciure de bois, les serpillières, les liquides désinfectants, etc.

13° *Buanderie.* — Dans la plupart des hôpitaux de province, on tient

(1) Emile VIDAL, *Les bâtiments d'isolement au Sanatorium Renée-Sabran à Hyères-Giens*. Hyères, 1892, pl. 2, fig. 3.

à blanchir le linge dans l'établissement même. Le petit bâtiment qui doit contenir les lavoirs, les lessiveuses, les essoreuses, le séchoir à air chaud, doit être à grande distance des pavillons de malades qu'il pourrait incommoder par ses buées, et assez près de la porte d'entrée pour être facilement accessible. La buanderie est généralement placée près du vestiaire des malades, des remises, des écuries, des ateliers de réparation, de la matelasserie, de toutes les dépendances de l'hôpital dont nous n'avons rien dit parce qu'elles n'intéressent l'hygiène que d'une façon très indirecte.

II. **Hôpitaux d'isolement.** — Les pavillons d'isolement dont nous avons parlé plus haut ne sont qu'un expédient ; dans les grandes villes, il est beaucoup plus sûr et plus hygiénique d'élever pour les contagieux des hôpitaux spéciaux. Les Anglais sont entrés les premiers dans cette voie ; il y a de cela près d'un siècle. Ils commencèrent par séparer les varioleux et les scarlatineux des autres malades ; puis, ils en vinrent aux trois maladies désignées par nos voisins, sous le nom de typhus (typhus pétéchial, fièvre typhoïde, fièvre à rechutes) que Murchinson sépara les unes des autres, en les plaçant dans des bâtiments spéciaux. Puis vint l'enquête confiée par le *Privy Council* à MM. Bristowe et Holmer, à la suite de laquelle parurent le *Sanitary Act* de 1866, puis le *Public Act* de 1875 qui conférèrent aux autorités sanitaires le droit de faire construire des hôpitaux d'isolement.

En 1879, on comptait déjà 296 districts sanitaires dans lesquels l'isolement s'opérait d'une façon plus ou moins complète. C'est alors que le *Local government Board* chargea M. le docteur Thorne-Thorne de faire une nouvelle enquête sur la question. Le mémoire de cet hygiéniste est un des documents les plus remarquables qu'on puisse consulter à ce sujet. (1)

En France, la Société de médecine publique a soulevé la question en 1877, à l'occasion d'un mémoire de M. Vidal (2). L'année suivante, le même sujet a été traité devant le Congrès international tenu à Paris du 1er au 10 août 1878 et la discussion s'est ouverte sur le rapport magistral de Fauvel et Vallin (3). Elle a reparu au Congrès international d'hygiène

(1) *The use and influence of hospitals for infections diseases by Thorne-Thorne and Fower. Tenths annual Report of the Local government Board*, London, 1882 (*Analyse in Revue d'hgyiène et de police sanitaire*, 1883, p. 517.

(2) E. VIDAL, *L'isolement des maladies contagieuses devrait être obligatoire dans les hôpitaux*. Discours prononcé le 28 novembre 1877 à la Société de médecine publique (*Bulletin de la Société*, t. I, p. 234).

(3) Rapport de MM. FAUVEL et VALLIN sur la sixième question : *Quelles sont les maladies transmissibles qui nécessitent l'isolement des malades, dans les hôpitaux généraux et spéciaux, et comment concilier cet isolement avec les exigences pratiques du service.* (*Comptes-rendus du Congrès international d'hygiène*, séance plénière du 10 août 1878, t. Ier, p. 656).

de Vienne en 1887 et partout elle a donné lieu aux mêmes conclusions. Les efforts des hygiénistes français n'ont pas été complètement perdus ; des pavillons d'isolement existent, comme nous l'avons vu, dans tous les hôpitaux de construction récente et des hôpitaux de contagieux se créent maintenant dans les grands centres. Nous ne sommes pas cependant à beaucoup près aussi avancés qu'en Angleterre. Là ce ne sont pas seulement les grandes villes qui ont pris ce moyen de préservation ; les petites localités elles-mêmes ont leurs hôpitaux de contagieux (1). Ils ne reçoivent parfois qu'un ou deux malades par an ; mais ils n'en sont pas moins utiles. Ce sont de petits cottages à l'aspect riant et agréable ; on y trouve des appartements propres et bien disposés dans lesquels une famille aisée peut placer son enfant et aller le soigner, sans crainte de voir ses frères et ses sœurs contracter la maladie.

A Londres, la création des hôpitaux d'isolement a rencontré plus de difficultés. Le Conseil des asiles métropolitains en avait construit cinq pour les varioleux sur des points opposés de la ville. (*Homerton* à l'Est, *Deptford* au Sud-Est, *Stockwell* au Sud-Ouest, *Fulham* à l'Ouest, *Hampstead* au Nord-Ouest) ; mais des plaintes s'élevèrent ; les propriétaires des maisons voisines qui voyaient déserter leurs locataires réclamèrent des dommages et intérêts ; la Cour suprême leur donna raison et, en 1884, on se décida à remplacer les cinq *smal-pox-hospitals* par un hôpital flottant établi à *Long-Reach*, sur la Tamise. On a utilisé pour cela trois vieux navires, l'*Atlas*, la *Castalia* et l'*Endymion*. Les deux premiers ont été installés pour 350 varioleux, le troisième est occupé par les services administratifs.

Les malades sont transportés en camion de leur domicile à un des trois embarcadères construits à cet effet sur la Tamise. On les fait passer sur le steamer le *Red-Cross* qui peut en recevoir trente. Le trajet jusqu'à *Long-Reach* dure une heure et demie. A leur arrivée, les malades sont tranportés sur des brancards à bord d'un des navires-hôpitaux et, quand ils sont guéris, on les ramène à l'un des embarcadères de Londres par un autre bateau à vapeur l'*Albert-Victor*. Les deux services de transport restent constamment séparés. Du 9 février 1884 à la fin de juillet 1885, l'hôpital flottant de *Long-Reach* a reçu 9,900 varioleux et en a perdu 600. Les malades une fois guéris ne rentrent pas immédiatement à Londres ; ils vont passer leur convalescence au camp de *Darenth* situé à quatre kilomètres de *Long-Reach*. On y a installé des baraques et des tentes pour 1,000 convalescents. Ils n'en sortent qu'après avoir pris un bain et endossé des vêtements neufs (2).

(1) Au congrès international d'hygiène de Londres, le docteur Thorne-Thorne a annoncé que sur 1,500 autorités sanitaires provinciales urbaines, rurales et maritimes d'Angleterre, environ 400 avaient établi des hôpitaux d'isolement autres que ceux qui dépendent de l'assistance publique (*Revue d'hygiène*, 1892, p. 707).

(2) A. Lutaud et Douglas Hogg, *Etude sur les hôpitaux d'isolement en Angleterre*, Paris, 1866.

On n'a pas rencontré en France les mêmes résistances du côté de la population, mais il a fallu vaincre l'inertie administrative. En 1856, l'Académie de médecine, à la suite d'un rapport de Bousquet, transmit au ministre de l'agriculture, du commerce et des travaux publics, les conclusions de ce rapport qui demandaient l'isolement des varioleux. Le ministre en référa au préfet de la Seine qui s'adressa à l'administration de l'Assistance publique, laquelle consulta les médecins des hôpitaux. Sur 38 réponses, 36 furent favorables à la proposition Bosquet ; mais ce fut l'avis des deux dissidents qui l'emporta. En 1884, le conseil municipal nomma une Commission pour étudier la question de l'isolement des contagieux dans les hôpitaux et, le 13 juin 1887, M. Chautemps lui lut un rapport qui fera époque dans l'histoire de l'organisation sanitaire de Paris. Il y faisait ressortir les imperfections sans nombre de ce service et proposait un ensemble de mesures très bien comprises pour y mettre un terme (1). La première consistait dans la création, en dehors des fortifications, de quatre hôpitaux d'isolement, deux pour la variole, deux pour la rougeole et la scarlatine et d'un cinquième pour les teigneux ; il proposait de plus d'élever des pavillons de contagieux à l'hôpital Trousseau et à celui des Enfants malades.

Ces propositions furent adoptées par le conseil municipal à la séance du 17 juin 1887 (2). Elles ont reçu un commencement d'exécution. Un hôpital a été créé pour les varioleux sur le talus des fortifications près de la porte d'Aubervilliers ; cet hôpital isolé de toutes parts et composé de baraques fut ouvert le 23 mai 1887 et, à la fin de l'année, il avait reçu 831 varioleux sur lesquels il en était mort 115. L'hôpital d'Aubervilliers a été consacré aux cholériques de la banlieue Nord de Paris, pendant la petite épidémie de choléra de 1892. On a construit, comme nous l'avons vu, un pavillon de contagieux à l'hôpital Trousseau et on a donné la même destination à des baraques de l'hôpital Saint-Antoine. Enfin le système proposé par M. Chautemps a été complété par l'organisation d'un service de voitures pour transporter les contagieux et par la création d'un service de désinfection avec étuves à vapeur, près des deux stations de ces voitures. Nous reviendrons sur ce sujet en traitant de la prophylaxie des maladies contagieuses.

Les règles relatives à la construction des hôpitaux d'isolement sont les mêmes que celles que nous avons formulées à propos des pavillons de contagieux qui en sont la représentation exacte, en petit. Comme ils répondent à des exigences très variables, qu'ils sont tantôt presque vides et tantôt encombrés, il faut qu'ils soient pourvus de baraques démontables qu'on puisse élever au besoin. Lorsqu'ils sont destinés à renfermer

(1) Dr Chautemps, *Rapport au nom de la Commission sanitaire sur le traitement hors de Paris des malades atteints d'affections contagieuses* (*Bulletin municipal officiel* du 14 juin 1887, p. 1423).

(2) *Revue d'hyhiène et de police sanitaire*, 1887, p. 621,

des maladies contagieuses des différentes espèces que nous avons indiquées, il faut qu'il y ait pour chacune d'elles un pavillon avec des annexes et un service complètement séparés ; il faut de plus un pavillon d'observation pour les cas douteux.

A côté des établissements réservés aux maladies qui précèdent, il faut placer une autre catégorie d'hôpitaux spéciaux. Ce sont ceux qui sont destinés à contenir des malades appartenant à certaines catégories sociales, comme les soldats, les marins, les enfants, et ceux qui sont réservés au traitement d'une seule maladie comme la tuberculose, la syphilis, l'alcoolisme, la morphinomanie. Ces derniers n'ont pas pour raison d'être la nécessité de préservation sociale, ils sont destinés à permettre d'appliquer certains modes de traitements particuliers, de prendre certaines précautions spéciales.

Les premiers ne donnent pas lieu à des considérations d'un grand intérêt, il faut cependant les exposer.

III. **Hôpitaux d'enfants.** — « Il n'est pas d'hôpitaux, dit Michel Lévy, » où l'air pur soit plus nécessaire que dans ceux de l'enfance. A cet âge » la respiration est plus active, plus fréquente ; les excrétions abondantes » et fétides, au milieu desquelles les jeunes enfants sont plongés, vicient » rapidement l'atmosphère et, comme ils absorbent avec facilité, ils » s'imprègnent, en quelque sorte, de leur propre méphitisme (1) ». Ils sont plus exposés que les adultes à contracter les maladies contagieuses ; les fièvres éruptives sont on le sait des maladies de l'enfance, on ne saurait donc prendre trop de soins pour les préserver. Ce genre d'établissements réclame, aussi impérieusement que les hôpitaux d'isolement, des pavillons et un service tout à fait séparés pour les différentes maladies transmissibles. C'est le seul moyen d'éviter que le même enfant contracte successivement toutes les maladies infectieuses, pendant un même séjour à l'hôpital. Il faut de plus qu'ils ne puissent pas échanger leurs maladies dans les salles de consultation, en attendant l'examen du médecin et l'admission à l'hôpital. Il est donc indispensable de séparer les différentes catégories de malades, dès leur arrivée et en les examinant sur le champ. Enfin, il serait à désirer que tout hôpital d'enfants soit doublé d'une maison de convalescence, à la campagne, pour que les petits malades, avant de rentrer dans leurs demeures insalubres, aient au moins quelques semaines de bien-être, de bonne nourriture et d'air pur.

IV. **Hôpitaux militaires et maritimes.** — Les hôpitaux de l'armée et de la marine ne reçoivent, à de très rares exceptions près, que des hommes jeunes, soumis au même régime, à la même discipline et aux mêmes exercices. Il y a donc peu de variétés dans les maladies qu'on

(1) Michel LÉVY, *Traité d'hygiène publique et privée*, 5e édition, t. II, p. 551

y observe. Les hommes y sont partagés en quatre catégories : fiévreux, blessés, vénériens et galeux. On englobe toutes les maladies de peau sous cette dénomination d'un autre âge, car les galeux sont assez rares aujourd'hui dans nos hôpitaux. Les quatre catégories de malades sont traitées dans des services séparés, indépendamment de celui des fièvres éruptives dont nous avons parlé plus haut.

Les hôpitaux de l'armée et de la marine renferment, indépendamment des malades, les hommes en observation au point de vue de l'aptitude au service militaire; mais les indispositions, les blessures légères n'y sont pas admises; on les traite dans les hôpitaux régimentaires.

V. **Hôpitaux pour les tuberculeux.** — On en distingue trois espèces, les hôpitaux ordinaires, les sanatoria et les hôpitaux marins. Les uns et les autres sont encore en très petit nombre et de date récente.

Le premier hôpital de phthisiques construit en France a été celui de Sainte-Marie-de-Villepinte, bâti en 1880, par l'*Œuvre des jeunes filles poitrinaires*, fondée en 1878. Il est situé au milieu d'un parc de 14 hectares. Il contient 100 lits répartis dans des salles de 10 à 20 lits avec des chambres d'isolement. Le séjour de l'hôpital est gratuit.

Le second, l'hôpital d'*Ormesson* (Seine-et-Oise) a été fondé en 1888, par l'*Œuvre des enfants tuberculeux* qui remonte à la même époque et a été autorisée par arrêté du 27 avril 1889 (1). Il est situé au haut de la côte de Champigny, sur un plateau qui domine la Marne. Il a commencé avec douze lits, il en renferme aujourd'hui 80, installés dans des pavillons construits d'après les derniers principes de l'hygiène hospitalière (2). Il a déjà une succursale, l'hôpital de *Villiers-sur-Marne*, qui a été inauguré le 10 décembre 1893. Situé sur un terrain de sept hectares, dans une excellente situation, il réalise toutes les conditions exigées par l'hygiène contemporaine Lorsque le pavillon dont on a posé la première pierre le 10 décembre sera construit, il pourra contenir 120 enfants (3). Tous deux reçoivent gratuitement les garçons de 2 à 16 ans atteints de tuberculose, sans distinction de culte ni d'origine. On obtient dans ces établissements des résultats remarquables.

Enfin l'administration de l'Assistance publique de la ville de Paris se propose d'élever prochainement un hôpital de phthisiques de cent lits dans le département de Seine-et-Oise, à l'aide des fonds qui lui ont été concédés sur le pari mutuel.

L'Angleterre possède un hôpital de phthisiques plus important que

(1) Voyez pour les statuts de la société : *Annales de l'Œuvre des enfants tuberculeux* N° 6. *Annuaire* 1891.

(2) Léon DERECQ, Rapport médical sur l'hôpital d'Ormesson pour l'année 1891, lu au comité médical des enfants tuberculeux, le 23 décembre 1891 (*Annales de l'Œuvre des enfants tuberculeux*, N° 6).

(3) Pour la description de cet hôpital, voyez l'*Union médicale* du 19 décembre 1893.

ceux-là. C'est celui de Ventnor (*The Royal national Hospital for consumption*), fondé, il y a 25 ans, dans l'île de Wight. Il est situé sur l'un des points les plus pittoresques et les mieux abrités de cette île renommée par la douceur de son climat. Presque tous les pavillons ont été construits par des particuliers dont ils portent le nom. Chacun d'eux contient douze ou quinze malades; tous ont leur chambre particulière, spacieuse, éclairée par deux fenêtres et bien chauffée. L'établissement est ventilé artificiellement. Des salons particuliers réunissent les pensionnaires qui se rencontrent dans une salle commune. On y trouve une bibliothèque, des pianos, des harmoniums, des billards, etc. Les cottages sont entourés de jardins, de plantations (1). C'est en un mot un lieu de délices. Mais son entretien coûte cher et le nombre des malades est limité par les ressources de l'établissement. Il en a reçu 763 en 1890; c'est bien peu de chose si l'on songe au chiffre effrayant des tuberculeux d'Angleterre.

Sanatoria. — Les *Sanatoria* sont un peu plus nombreux et leur chiffre s'accroît sans cesse. Ils répondent en effet aux aspirations des doctrines contemporaines. Après avoir fait vivre les phthisiques en serre chaude, dans une atmosphère confinée, à l'abri des variations de température et de courants d'air, on les a promenés de l'équateur aux pôles et du bord de la mer au sommet des montagnes. On les envoyait entre les tropiques, il y a un demi siècle; on les expédiait dans l'Engadine, il y a dix ans, pour les faire passer l'hiver sous la neige; aujourd'hui, c'est la pureté de l'air qu'on prise avant tout, parce que les recherches bactériologistes ont prouvé que le bacille de la tuberculose la redoute et se plaît dans l'atmosphère confinée des chambres de malades. Le rêve des médecins qui sont dans le mouvement, c'est de faire vivre les phthisiques au grand air, hiver comme été.

Cet idéal a été réalisé pour la première fois à l'*Institut de Falkenstein* situé près de Francfort-sur-le-Mein à une altitude de 400 mètres, au milieu des bois de hêtres, de châtaigniers et de chênes. Le climat froid et humide du Taunus ne convient guère aux poitrinaires, et pourtant le Docteur Detweiler qui dirige l'établissement, se flatte d'y obtenir les plus magnifiques résultats. Il dit guérir plus ou moins complètement le quart de ses malades. Le *Sanatorium* est exposé au Midi entouré de halles ouvertes, de terrasses abritées par des marquises, sous lesquelles les malades passent de 7 à 10 heures par jour : Ils sont étendus sur des chaises longues, chaudement emmaillotés dans des couvertures et ils restent là par tous les temps, parfois par des froids de 12°. La nuit on les fait coucher dans des chambres où on entretient un courant d'air.

Les succès obtenus à Falkenstein ont provoqué la création de cinq établissements semblables en Allemagne. Il s'en est également fondé

(1) *L'hôpital des phthisiques de Ventnor* (Ile de Wight), par le docteur Ch. BILLET, médecin en chef de l'hôpital militaire de Saint-Omer.

un dans les Pyrénées-Orientales, près du Vernet. C'est le *sanatorium* du *Canigou* dirigé par le docteur Sabourin. Il est beaucoup mieux situé que Falkenstein au point de vue du climat. Son altitude est de 700 mètres et la température y est telle que le palmier, l'aloès et le laurier rose y croissent en pleine terre. Il a été inauguré au mois d'août 1890 et ouvert aux malades le 1er novembre de la même année. Le docteur Sabourin a constaté, comme M. Detweiler, la facilité avec laquelle les phthisiques supportent l'air froid et la promptitude avec laquelle il fait tomber la fièvre. Les sueurs nocturnes disparaissent avec l'ouverture des fenêtres ; au bout de peu de temps l'appétit renaît, l'embonpoint revient et les bacilles diminuent dans les crachats (1).

Ces résultats, en admettant même que les médecins, qui les ont constatés y aient apporté un peu trop de bonne volonté, sont assez encourageants pour motiver la création d'établissements semblables ; aussi songe-t-on à en établir de nouveaux. Il est question de créer un sanatorium de montagnes à Magny, près d'Amblepuis (Rhône) pour les enfants scrofuleux et tuberculeux de ce département ; mais les créations de ce genre rencontrent une concurrence redoutable dans les hôpitaux marins, qui s'adressent à la même catégorie de petits malades et qui ont fait leurs preuves depuis plus d'un siècle.

VI. **Hôpitaux marins.** — Le premier établissement maritime pour le traitement des scrofuleux a été élevé en Angleterre, à Margate, en 1791. Ce fut le *Royal Sea bathing infirmary for scrofula*. Berck-sur-Mer et les hôpitaux marins d'Italie ne sont venus que soixante ans après. Dans ce dernier pays, la persévérance et l'énergie de Giuseppe Barellai, le talent avec lequel il a pendant trente ans dirigé sa campagne de propagande à travers l'Italie (2), ont produit d'admirables résultats. Aujourd'hui, plus de vingt-deux utiles établissements s'élèvent sur les côtes de la péninsule (3) et cinquante-deux mille enfants y ont trouvé la guérison.

La France est entrée plus tard dans la voie tracée par l'Angleterre. Malgré les efforts du docteur Saramea de Bordeaux qui, devançant Barellaï, avait en 1850, proposé au Gouvernement de fonder à Arcachon, une colonie agricole pour les jeunes détenus scrofuleux ou tuberculeux, malgré l'initiative prise à Cette par Coraly Hinsen en 1832 (4), le

(1) Ch. Sabourin, *Le sanatorium du Canigou*, Paris, 1891, p. 22.

(2) Barellaï a commencé sa croisade en 1853 et est mort en 1884, sans avoir cessé de la poursuivre.

(3) Vareggio, Livourne, Voltri, Sestri-Levante, Porto d'Anzio, Rimini, Lido, Nervi, Celle, Bocca-d'Arno, Fano, Riccione, Porto-San-Stefano, San-Benedetto del Tronto, Cecina, Barletta, Pesaro, San Cesaria, Naples, Palerme et Cagliari.

(4) Le petit hôpital de 24 lits fondé par elle en 1832, s'est transformé en 1884, et on compte maintenant à Cette, trois établissements où on reçoit des malades et des valitudinaires, pendant la saison des bains.

premier hôpital marin qui ait été fondé sur les côtes de France est celui de Berck-sur-Mer. Il a sa légende ; je l'ai racontée ailleurs (1) mais ce serait un hors d'œuvre que de la reproduire ici. Aujourd'hui Berck-sur-Mer est un grand hôpital appartenant à l'Assistance publique de Paris, et digne en tout de cette grande administration. Il peut contenir 734 malades qui, joints au personnel en santé, font monter la population à 880 personnes. La plage de Berck est devenue le siège d'une véritable colonie hospitalière ; on y trouve quatre maisons de santé dirigées par l'Assistance publique de Paris et l'hôpital élevé par la famille Rotschild pour les enfants israélites.

Depuis trente ans que l'hôpital de Berck-sur-Mer fonctionne, il s'est fondé des établissements semblables sur les bords de l'Océan et de la Méditerranée. M. Friedland en a fondé un à Nice en 1880 (*Etablissement Mont-Boron*) ; Jean Dolfus (de Mulhouse) en a fait construire un à Cannes (1882) ; le docteur Armaingaud a créé celui d'*Arcachon* (1887) ; M. Pallu celui de *Pen-Bron*, près du Croisic, entre l'embouchure de la Loire et celle de la Vilaine (1888) ; M. Lafargue, alors préfet des Pyrénées-Orientales, celui de Banyuls-sur-Mer (1888) ; Mme Desjobert a bâti celui de Port-Breton, au fond du golfe de Gascogne (1889) ; le Conseil général des hospices de Lyon, sous l'inspiration du docteur Vidal, d'Hyères, a créé, sur la presqu'île de Giens, le sanatorium Renée Sabran, qui a été inauguré au mois de septembre 1892 ; le docteur Ardouin a fondé, avec l'aide de souscriptions, le sanatorium de Fouras, près de Rochefort ; enfin le docteur Cazenave de la Roche s'efforce de faire adopter la plage de Saint-Raphaël, par l'administration de l'Assistance publique, pour y fonder l'*Arcachon de la Méditerranée*.

Ces créations ont été encouragées et quelques-unes ont été soutenues par l'*Œuvre nationale des hôpitaux marins* autorisée par un arrêté du ministre de l'intérieur en date du 15 novembre 1887 et reconnue établissement d'utilité publique par décret du 9 septembre 1890. Cette œuvre, aux termes de ses statuts, a pour but d'assurer ou de seconder la création ou le fonctionnement, sur les côtes de France, d'établissements destinés au traitement des enfants et des adultes scrofuleux des deux sexes. Elle a déjà contribué à la création de deux hôpitaux dont l'un, celui de Pen-Bron, s'est affranchi de sa tutelle et dont l'autre est complètement à sa charge ; c'est celui de Banyuls-sur-Mer qui lui a été cédé par le Conseil général des Pyrénées, d'après les avis de M. Lafargue et dont elle a pris possession le 1er octobre 1888. Elle s'occupe en ce moment d'en créer un autre à Oléron.

Dans tous ces établissements, les enfants passent la plus grande partie de leur temps sur la plage et prennent des bains de mer tous les jours

(1) Jules ROCHARD, *Les Hôpitaux marins* (*Revue des Deux-Mondes*, du 15 août 1890, t. C, p. 917).

quand le temps le permet. Les effets de ce traitement hygiénique ne sont plus contestés aujourd'hui. Le chiffre des guérisons continue à être un sujet d'étonnement pour les médecins habitués à voir évoluer la tuberculose dans les hôpitaux encombrés des villes. On ne saurait donc trop encourager la création d'établissements semblables. Il faut que l'idée fasse son chemin ; il faut que les hôpitaux de l'intérieur se débarrassent de tous leurs petits scrofuleux, pour les envoyer dans ceux qu'on a construits pour eux sur le littoral ; il faut que les administrations municipales prennent l'habitude d'y diriger leurs petits pauvres et qu'il se crée, autour de ces établissements, des maisons de santé dans lesquelles les familles aisées conduiront leurs enfants menacés de tuberculose, pour profiter des conseils et de l'expérience des médecins qui dirigent les hôpitaux marins. L'importance toute pratique de cette question justifie l'étendue des développements que je lui ai donnés.

VII. **Hôpitaux de vénériens.** — Dans tous les hôpitaux généraux les vénériens sont séparés des autres malades. Ce n'est pas un isolement rigoureux comme celui que nécessitent les fièvres éruptives, c'est plutôt une mesure d'ordre et de convenance. La syphilis toutefois peut se transmettre par les objets dont les malades se servent ; il est donc nécessaire de les traiter à part et de prendre à leur égard des mesures spéciales, sans les séquestrer comme des lépreux et sans les traiter comme des coupables, ainsi qu'on le fait encore dans certains hôpitaux civils de province où ils sont l'objet de mesures d'exception humiliantes et inutiles.

En ce qui a trait aux locaux, on peut sans inconvénient leur consacrer des salles moins vastes, moins bien éclairées que les autres ; les bâtiments qui les reçoivent peuvent avoir plusieurs étages, il suffit qu'ils soient d'une rigoureuse propreté. De même, dans les villes assez importantes pour qu'on puisse y établir des hôpitaux de vénériens, on leur attribue de préférence les vieux édifices et ils ne s'en trouvent pas plus mal.

VIII. **Hôpitaux d'alcooliques.** — Les premières maisons pour le traitement de l'ivresse ont été fondées en Amérique sous le nom d'*Inebriete home*. La plus ancienne est à Boston, elle remonte à 1858. Celle de Chicago, *Washington-House*, peut contenir 70 pensionnaires ; mais c'est l'asile de Fort Hamilton à New-York qui a le plus d'importance.

En Angleterre, il existe également des maisons destinées à recevoir les buveurs incorrigibles ; on les désigne sous le nom de *Drun Kards Homes*. Il y a des établissements spéciaux pour les femmes ; on en compte neuf (1).

L'Allemagne et la Suisse ont quelques hôpitaux du même genre. En 1879, l'établissement de Lintorf, près de Düsseldorf, est devenu un asile

(1) Docteur BERTHELOT, *Sur les maisons de santé pour les buveurs habituels Drun Kards Homes*) en Angleterre et en Amérique (*Revue d'hygiène*, 1882, p. 126).

d'ivrognes (Trinkerasylum). Depuis cette époque, il s'en est ouvert d'autres à Wilmersdorf près de Berlin, à Marvach sur le lac de Constance, à Zwischessahn (Oldenbourg) ; il y en a même un pour les dames du meilleur monde (1).

L'entrée de ces établissements est facultative. En Angleterre, à diverses reprises, on a réclamé l'internement des buveurs ; mais on a reculé devant cette atteinte à la liberté individuelle et l'Act du 1er janvier 1880, oblige seulement les buveurs qui ont pris l'engagement de séjourner dans un asile de ce genre à y rester jusqu'à l'expiration du temps qu'ils ont fixé. En Amérique, on les soumet à un traitement assez sévère et on obtient, dit-on, de nombreuses guérisons. A Chicago, sur 1.104 buveurs traités en quatre ans, 106 seulement se sont montrés rebelles (2). Dans le bulletin de la Société française de tempérance, on se loue également des bons effets obtenus dans ces asiles. La question est de savoir si ces guérisons sont solides. Il est permis d'en douter lorsqu'on connaît les alcooliques, la tyrannie que leur vice exerce sur eux et la facilité avec laquelle il rentre en possession de ses victimes.

Nous ne possédons pas encore d'hôpitaux d'ivrognes en France ; mais nous ne tarderons pas à égaler sinon à dépasser les autres nations. Le Conseil général de la Seine, à l'instigation des docteurs Magnan, médecin de Sainte-Anne, Deschamps et Dubois, conseillers municipaux de la ville de Paris, a voté, le 29 juin 1894, la création, sur le domaine de Ville-Evrard, d'un asile pour les aliénés ivrognes. Il comprendra 700 places (500 pour les hommes, 200 pour les femmes), et coûtera 4.200.000 francs. La construction commencera cette année. Le docteur Magnan ne s'est pas contenté de cette satisfaction. Il a présenté au ministre de l'intérieur un rapport dans lequel il propose de généraliser la mesure. Le projet, renvoyé à la quatrième section du conseil supérieur de l'Assistance publique, a été examiné le 14 février 1895 ; la section a exprimé l'avis que les aliénés alcooliques devaient être traités dans des établissements spéciaux et qu'en attendant la création de ces derniers, on pouvait les isoler dans les asiles existant déjà, en les plaçant dans des quartiers séparés. Comme conséquence de cette mesure, il a émis le vœu que des articles additionnels aux lois sur l'ivresse et sur les aliénés autorisassent la séquestration des ivrognes atteints d'aliénation et leur maintien dans les asiles jusqu'à leur guérison.

IX. **Hôpitaux pour les morphinomanes.** — Les premiers asiles de ce genre se sont élevés en Allemagne sous le nom d'*Herlanstalt für Morphium suchtige*. Le plus ancien est celui de Schœnberg-Berlin fondé

(1) J. Arnould, *Nouveaux éléments d'hygiène* (*loc. cit.*), p. 1070.

(2) Docteur Berthelot, *Sur les maisons de santé pour les buveurs habituels* (*Revue d'hygiène*, 1882, p. 136).

par le docteur Edouard Levinstein. Il s'en est créé un autre à Gratz en Styrie ; en 1889, il renfermait 300 malades et il y en avait bien davantage en ville qui y étaient venus pour se faire soigner. Il existe en Amérique plusieurs établissements semblables (1). En France nous n'en avons pas. Cependant, il s'est fondé tout récemment à Neuilly une maison de santé qui reçoit des morphinomanes ; on les y traite par la suppression graduelle et les injections substitutives. Elle ne renferme encore qu'une douzaine de malades. Il est à désirer que cette maison se développe et qu'il s'en forme d'autres ; c'est le seul moyen de guérison (2).

X. **Asiles d'aliénés.** — Ils se rapprochent quelque peu de ceux qui précèdent ; l'alcoolisme et l'aliénation mentale se touchent de si près, qu'ils arrivent à se confondre. La population des asiles d'aliénés renferme 16,3 p. 100 d'alcooliques et nous venons de voir qu'il était question de les séparer.

Au 1er janvier 1889, il existait en France 55,713 aliénés répartis dans 112 établissements (3). Tous ces asiles sont placés sous la surveillance et le contrôle de l'État. Ils doivent réaliser les conditions d'hygiène imposées aux établissements hospitaliers. Il en est encore bon nombre qui laissent à désirer sous ce rapport ; mais le progrès accompli depuis un siècle est tel qu'on peut tout espérer de l'avenir. Les premiers asiles qu'on a construits pour renfermer les fous ressemblaient à des prisons ; leurs cabanons avaient l'air de cachots. On les y traitait avec la plus implacable rigueur. On les enchaînait comme des bêtes féroces et cette barbarie a duré jusqu'en 1792, époque à laquelle Pinel fit, comme on le sait, tomber leurs fers (4). Depuis lors ils sont partout traités avec humanité et douceur. La loi du 30 juin 1838 et l'ordonnance du 18 décembre 1839 les protège d'une façon efficace (5). Pour ce qui concerne les établissements, seul côté de la question qui nous intéresse en ce moment, l'ordonnance du 18 décembre s'en occupe dans son titre II. Elle exige que toute cause d'insalubrité en soit écartée, qu'ils soient alimentés en eau de bonne qualité et en quantité suffisante, que la disposition des locaux permette de séparer les sexes, d'établir un classement régulier entre les convales-

(1) Dans celui de Brooklyn (île de Long-Island, près de New-York), on reçoit les morphinomanes, ainsi que les gens qui font abus de l'éther et du chloral.

(2) B. Ball, *La Morphinomanie*, Paris, 1885, p. 67.

(3)

Etablissement national (Charenton)	1
Asiles publics	51
Quartiers d'hospice	15
Asiles privés faisant fonction d'asiles publics	17
Maisons de santé	28
Total	112

(4) Pour l'historique et la législation relative aux aliénés, voyez H. Napias et A.-J. Martin, *Encyclopédie d'hygiène*, t. V, p. 652.

(5) *Encyclopédie d'hygiène*, t. V, p. 659, 667.

cents, les malades paisibles et les agités, et isoler également les épileptiques, les aliénés accidentellement malades et ceux qui ont des habitudes de malpropreté.

Les règles qui doivent présider à la construction et à la disposition intérieure des asiles sont celles que nous avons indiquées en parlant des établissements hospitaliers en général. La disposition adoptée partout est celle de pavillons isolés ; les annexes sont les mêmes ; les dimensions des salles doivent répondre aux mêmes conditions. Les seules particularités spéciales à ce genre d'établissement, sont les cellules pour les agités et les lits pour les gâteux et les épileptiques.

Les cellules ne ressemblent plus aux affreux cabanons d'autrefois. Le rapport adressé au ministre, en 1874, par les inspecteurs généraux, en a réglé l'installation avec les plus minutieux détails. Aux termes du rapport, les cellules doivent être au rez-de-chaussée, construites sur cave ; avoir une capacité de trente à quarante mètres cubes, être pourvues de deux portes s'ouvrant en dehors et percées d'un œil de bœuf avec un verre épais. La fenêtre, de 80 centimètres de hauteur sur 40 de largeur, doit être pratiquée à la partie supérieure d'un des murs et garnie d'un volet fermant en dedans. Les vitres doivent être garanties en dedans par un grillage fixé sur le chassis. Une seconde ouverture plus petite est percée dans le mur opposé pour assurer la ventilation favorisée du reste par des prises d'air ouvertes au ras du plancher, et munies de registres.

Les cellules doivent être garnies d'un parquet en chêne et les murs lambrissés jusqu'à la hauteur de deux mètres. Dans certains établissements, il y a même des cellules capitonnées pour les aliénés furieux, afin qu'ils ne puissent pas se blesser en se frappant contre les murs. Dans tous les cas, elles doivent être chauffées et n'avoir pour tout mobilier qu'un lit en fer et un vase de nuit en caoutchouc sans anse. Le lit doit être très bas, fixé au parquet et garni de fournitures en rapport avec l'agitation ou la malpropreté de l'aliéné qui l'habite.

Les lits pour les gâteux sont en forme de bateau, à fond métallique et garnis de substances absorbantes telles que la paille, le maïs, le varech, la tourbe, etc. Ces substances doivent être renouvelées très souvent. Ceux des épileptiques doivent être garnis latéralement, soit de planches, soit d'une trame d'acier, à la fois solide et élastique, très favorable pour amortir les chocs de la tête pendant les crises.

XI. **Maternités**. — La mortalité légendaire qui pesait naguère encore sur les femmes en couches, dans les hôpitaux, a diminué dans des proportions considérables, grâce aux progrès qui se sont réalisés dans l'installation des maternités, et surtout à l'antisepsie obstétricale. Tenon, auquel il faut toujours remonter, quand il est question d'hygiène hospitalière, disait en 1788 : « A l'Hôtel-Dieu, dans les salles destinées aux accouchées » et aux femmes grosses, on trouve 67 grands lits et 39 petits ; on en

» couche trois ou quatre par grand lit, les femmes enceintes saines avec » les malades, les accouchées malades avec celles qui ne le sont point! (1) »

A la suite de ce rapport, le Conseil général des hospices décida que tous les accouchements se feraient désormais dans une maison spéciale et il ordonna la suppression de la salle des femmes en couches à l'Hôtel-Dieu.

C'est alors que la *Maternité* fut établie dans les anciens bâtiments de l'abbaye de Port-Royal et soumise au régime administratif commun par décret du 15 juillet 1795. La *Maternité* qui s'appelle aussi *Maison et école d'accouchement*, contient 251 lits et 87 berceaux. Depuis, un service d'accouchements a été créé à la Faculté ; c'est la *Maison d'accouchement Baudelocque*, située sur le boulevard de Port-Royal. Enfin on a construit, rue d'Assas, l'importante *Clinique d'accouchements* qui a été inaugurée le 5 mai 1881. Malgré l'amélioration considérable que ces créations avaient amenée dans la situation, la mortalité des femmes en couches n'avait pas diminué. Tandis qu'elle n'était que de 5 p. 1.000, dans la pratique civile, elle s'élevait en moyenne à 82 p. 1.000 dans les hôpitaux (2). Il en était de même dans l'Europe entière, ainsi que le prouve Le Fort dans son beau livre sur les maternités. Ses calculs avaient porté sur près de deux millions d'accouchements et lui avaient donné pour moyenne 34 décès sur 1.000 dans les hôpitaux et 4 sur 1.000 en ville.

Cette disproportion était évidemment due à la contagion. La mortalité des femmes en couches reconnaissait pour cause une infection du même genre que celle qui enlevait les opérés dans les salles de blessés, il fallait lui opposer les mêmes moyens et l'on s'efforça de créer des maternités salubres. La meilleure solution a été donnée à cette époque par la construction du pavillon Tarnier, dans les jardins de la Maternité (3).

Dans ce pavillon, chaque femme en couches a sa chambre particulière, ne communiquant ni avec le vestibule ni avec l'office. Chaque chambre a une porte ouvrant sur la façade, une fenêtre ouvrant sur le pignon et descendant jusqu'au sol, une cheminée et une glace sans tain donnant sur le vestibule pour permettre la surveillance. Les chambres cubent 45^{m3},55 ; elles sont dallées, stuquées, peintes à l'huile et éclairées au gaz. Tous les angles sont arrondis. Le mobilier est simple et conçu de manière à prévenir toute infection. Le service y est fait avec les mêmes précautions antiseptiques que dans les salles de chirurgie. Toutes les fois qu'une chambre est vide, on lave tout à grande eau, les parois comme le mobilier.

(1) TENON, *Mémoires sur les hôpitaux de Paris*, 1788.

(2) MALGAIGNE, Rapport à la commission chargée d'étudier les causes de la mortalité des femmes en couches (*Bulletin officiel du ministère de l'intérieur*, 1864, N° 7, p. 153).

(3) Le plan du pavillon Tarnier, approuvé par la Société médicale des hôpitaux et par le Congrès médical de Bruxelles (1870), fut adopté par l'administration publique en 1875 et inauguré le 3 juillet 1876.

Grâce à ces précautions, sur 710 accouchements pratiqués du 3 juillet 1876 au 8 janvier 1880, il n'y a eu que 6 décès, 4 par péritonite, 2 par infection purulente, proportion 1 sur 118 (1). Le pavillon Tarnier n'était qu'un essai, mais les résultats en furent tellement satisfaisants, qu'il a servi depuis de modèle dans les constructions du même genre (2). On s'en est trop écarté dans celle du grand établissement de la rue d'Assas. Il contient beaucoup trop de malades ; on y trouve 40 lits d'accouchées avec 40 berceaux, 10 lits de nourrices et 10 berceaux, 20 lits de femmes en attente, 13 lits pour la gynécologie. Les salles n'ont pas plus de 8 lits ; il y a en outre 3 petites pièces pour l'isolement ; c'est trop de monde en un seul logis. On a été mieux inspiré dans l'installation du pavillon récemment construit sur les terrains de l'hôpital Beaujon, en bordure de la rue de Courcelle (fig. 35 et 36). Il comprend un bâtiment principal de 52 lits réservés aux femmes enceintes et aux accouchées, un pavillon de 5 lits pour les femmes suspectes et un petit bâtiment renfermant deux laboratoires. Les dépendances sont installées dans les deux ailes. Tous les raffinements de l'hygiène moderne y sont réalisés de la façon la plus satisfaisante. Nous ne saurions entrer dans plus de détails sur cet établissement, sans tomber dans les redites. On en trouvera la description minutieuse dans l'ouvrage déjà cité de MM. H. Napias et A.-J. Martin.

Toutes les villes ne peuvent pas faire les frais de maternités indépendantes ; mais on peut, dans tous les hôpitaux, installer un pavillon ou des salles particulières qui, par une application intelligente des procédés de l'antisepsie, peuvent donner de bons résultats.

XI. **Asiles de convalescents.** — Dans les grandes villes, les hôpitaux sont toujours encombrés ; on ne peut pas y garder les malades aussi longtemps que l'exigerait leur rétablissement complet, et d'ailleurs ils sont là dans un mauvais milieu pour se remettre. On est obligé de les laisser sortir et même de les y engager, avant qu'ils soient en état de reprendre leurs travaux. Il en résulte un grand malaise pour les familles et souvent des rechutes. Aussi serait-il à désirer que tout hôpital important soit doublé d'une maison de convalescence, ou tout au moins que, dans les villes qui ont un certain nombre d'établissements hospitaliers, il y ait assez d'asiles pour recevoir tous les convalescents aussitôt qu'ils sont en état de sortir de l'hôpital.

Paris possède deux asiles nationaux, celui de Vincennes pour les hommes, celui du Vésinet pour les femmes. Tous deux ont été fondés en vertu du décret du 8 mars 1855.

(1) PINARD, *Les nouvelles Maternités et le pavillon Tarnier* (*Bulletin de la Société de médecine publique*, 1880, t. III, p. 143).

(2) Le pavillon Tarnier a été imité dans plusieurs villes de l'étranger et notamment à Bruxelles.

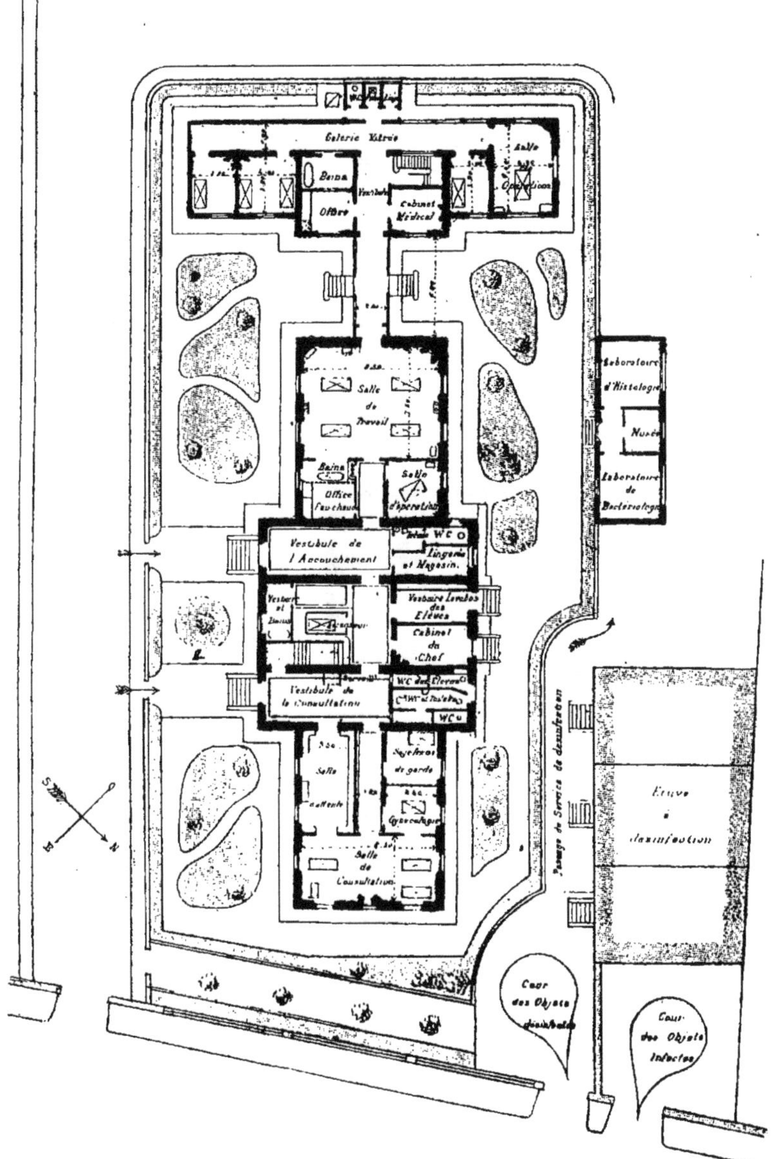

Fig. 35. — Nouvelle maternité de l'hôpital Beaujon. — Rez-de-chaussée.

1° *Asile de Vincennes* (1). — Il a été construit sur une parcelle déta-

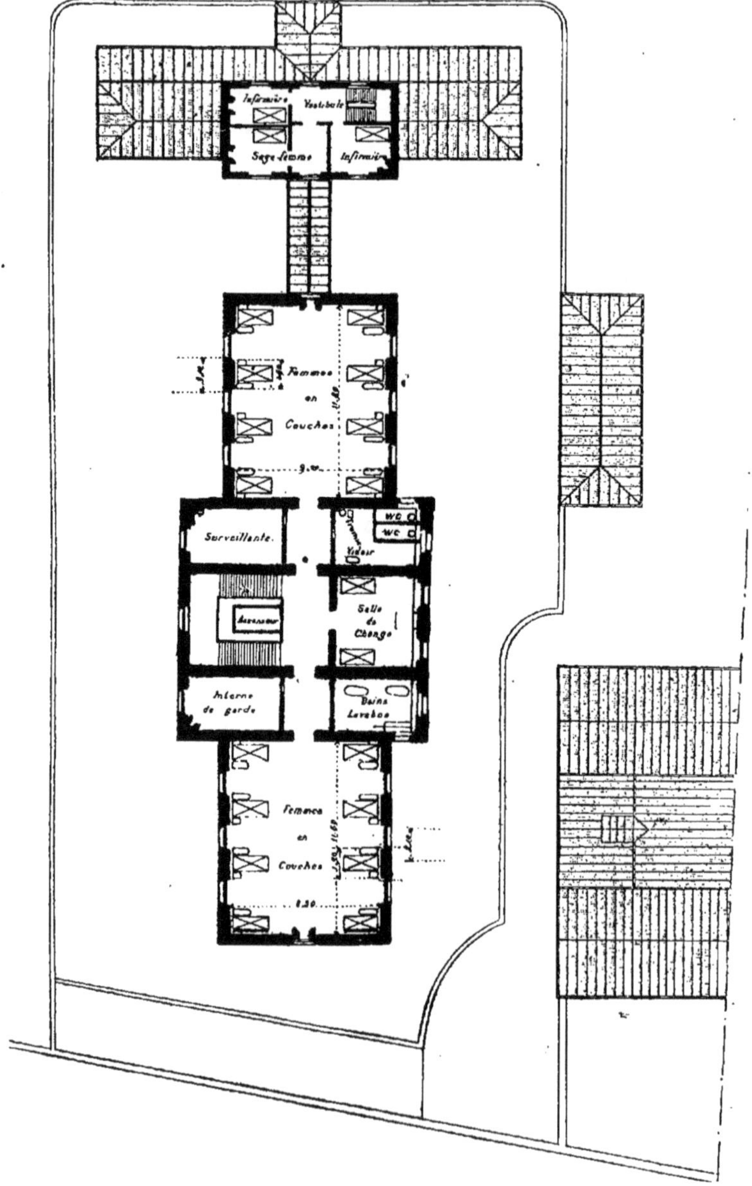

Fig. 36. — Nouvelle Maternité de Beaujon. — 1er et 2e étage.

chée du bois de Vincennes d'une superficie de 16 hectares 73 ares, et

(1) Pour les détails relatifs aux asiles nationaux de Vincennes et du Vésinet, voyez H. Napias et A.-J. Martin (*Encyclopédie d'hygiène*, t. V, p. 475, 479).

inauguré le 31 août 1857. Les bâtiments, y compris les cours intérieures et les parterres, couvrent 24.000 mètres carrés de terrain et ont coûté 2.500.000 fr. Du 1er janvier 1879 au 1er janvier 1892, il y a été reçu 110.724 convalescents. Dans ce nombre, 104.948 provenaient des hôpitaux de Paris, 836 de ceux de la banlieue, 2.600 des bureaux de bienfaisance, 373 des chantiers publics, 44 de la clinique ophthalmologique des Quinze-Vingts; 1.242 étaient des pensionnaires et 373 avaient été admis gratuitement par ordre du ministre.

L'asile de Vincennes est soumis aux mêmes règles que les établissements nationaux. Les convalescents portent l'uniforme de la maison; ils sont bien nourris et jouissent d'une liberté complète, à la seule condition de se soumettre aux heures fixées pour le service. Ils peuvent se promener dans le parc et ont à leur disposition une bibliothèque de 5.000 volumes, des jeux de toute sorte et même une salle de théâtre où ils donnent des représentations.

L'asile de Vincennes renferme un pavillon spécial pour les varioleux venant de l'hôpital d'Aubervilliers et une maison annexe rue de Charenton, contenant une cinquantaine de lits et destinée aux convalescents qui sortent de l'asile, sans domicile et sans ressources. Ils y sont logés et nourris pendant trois jours, afin de pouvoir trouver du travail.

2° *Asile du Vésinet.* — Affecté aux femmes convalescentes par décret du 28 août 1859, il est soumis aux mêmes règles que l'asile de Vincennes dont il est le pendant. Le bel édifice qui le constitue est situé au milieu d'un parc de 30 hectares. Tous les services sont convenablement installés, surtout les bains et les douches. Il a de plus un quartier dit des mères nourrices, où les femmes accouchées dans les Maternités ou chez les sages-femmes de l'Assistance publique, vont se reposer et se refaire pendant vingt jours ou un mois. Ce quartier en reçoit 600 ou 700 par an. L'asile lui-même a reçu en tout, du 1er janvier 1878 au 1er janvier 1892, 68.662 convalescentes, 10.097 nourrices et 10.156 enfants.

3° *Asiles de convalescents en province et à l'étranger.* — On ne trouve guère en province d'établissements semblables à ceux dont nous venons de parler. Rouen et Lyon n'en ont que de très rudimentaires, malgré l'importance de leurs services hospitaliers.

Berlin possède trois maisons de convalescence attenantes aux champs d'irrigation de Blankenburg, de Hemesdorf et de Blankenfeld. La première reçoit 40 hommes, la seconde 40 femmes et la troisième est réservée aux accouchées, qui n'y séjournent que du 10e au 21e jour. Ces établissements sont bien inférieurs, sous tous les rapports, à nos asiles nationaux de Vincennes et du Vésinet.

L'Angleterre ne possède pas non plus d'asiles de cette importance. Le plus considérable est celui de *Darenth* qui est, comme nous l'avons dit plus haut, annexé à l'hôpital flottant de *Long-Reach.* A Londres même, les établissements, pour les convalescents, ne disposent que de 450 lits.

L'assistance aux convalescents se fait à domicile, à l'aide des caisses de secours (*Samaritan Funds*) destinées à venir en aide à ceux qui sortent des hôpitaux. En France, beaucoup de bureaux de bienfaisance ont des fonds ou des crédits spéciaux pour ce genre d'assistance qui se retrouve du reste dans presque tous les pays (1).

XII. **Dispensaires.** — Toute agglomération de malades constitue un danger, en augmentant les causes d'infection et les chances d'épidémie; les hôpitaux constituent donc une nécessité fâcheuse et correspondent à une période de civilisation dont la durée sera probablement très longue encore; mais il est permis d'espérer que lorsque les classes laborieuses seront mieux logées, plus instruites, que leur condition morale et physique se sera améliorée, il deviendra possible de les secourir et de les traiter à domicile, dans la plupart des cas. La population des hôpitaux diminuera d'autant; ils finiront vraisemblablement par ne plus contenir que les contagieux qu'il faut isoler, les blessés, dont le traitement réclame un matériel spécial, et les indigents avec lesquels il faudra toujours compter.

En attendant que ces perspectives souriantes se réalisent, il faut encourager les institutions qui peuvent suppléer aux hôpitaux et diminuer leur clientèle. Les dispensaires sont dans ce cas. Ce sont, suivant la définition de M. Napias (2), des lieux de consultation et de traitement gratuit pour les enfants malades, mais capables d'y être transportés quotidiennement.

Le dispensaire ne fait pas double emploi avec la consultation gratuite qui se donne dans les hôpitaux et les bureaux de bienfaisance et qui consiste dans un conseil souvent banal, dans une prescription écrite et dans la délivrance d'un médicament. Au dispensaire, la prescription est exécutée séance tenante et sur le lieu même. Le médicament est pris sur place. Si l'état du malade exige un bain simple ou médicamenteux, une douche, un pansement, un massage, il y est procédé immédiatement. On y pratique même les petites opérations. On y trouve les appareils nécessaires à l'emploi de l'électricité et à l'application de l'hydrothérapie. On y donne en un mot les mêmes soins que dans un hôpital, avec cette différence qu'on n'y séjourne pas. Dans la plupart des dispensaires, on délivre même aux enfants un repas substantiel qui supplée à l'insuffisance de l'alimentation qu'ils reçoivent chez eux, et vient ainsi compléter le traitement.

Ce mode d'assistance a l'avantage d'être peu coûteux et de ne pas exiger de vastes établissements. Il soustrait les enfants à la promiscuité de l'hôpital, aux chances de contagion; il sauvegarde et maintient la

(1) H. Napias et A.-J. Martin, *Encyclopédie d'hygiène* (*loc. cit.*), t. V, p. 481.

(2) Rapports de l'Exposition de 1889, cl. 64, Imprimerie nationale 1892.

solidarité entre les membres de la famille. On ne saurait trop encourager son développement. Jusqu'ici, il n'a encore été appliqué qu'aux enfants, ainsi que l'indique la définition que nous en avons donnée plus haut.

L'institution des dispensaires est l'œuvre de notre collègue et ami le docteur Gibert, dont tout le monde connaît les travaux en hygiène, C'est lui qui en a eu la première idée et qui l'a réalisée au Havre en 1875, dans un établissement qu'il a créé et qu'il entretient à ses frais et avec le concours de ses clients. Il y avait bien, avant lui, en Angleterre et en Italie, des établissements consacrés au traitement gratuit de telle ou telle maladie de l'enfance ; mais le docteur Gibert est le premier qui ait généralisé la méthode et qui en ait compris toutes les conséquences. Son dispensaire dont nous donnons plus bas le plan (fig. 37) confirme comme on peut le voir tout ce qui peut être nécessaire au traitement des enfants malades. C'est un hôpital moins les lits.

Le nombre des enfants soignés au dispensaire du docteur Gibert s'élève à 2.000 par an. Le prix de la journée revient à 22 centimes par tête et celui du traitement de chaque enfant à 5fr.51. Depuis la création de l'établissement, on a pu constater une diminution sensible dans le chiffre des enfants scrofuleux et de ceux qui sont atteints de maladies de peau.

L'exemple du docteur Gibert a été suivi à Paris. Des dispensaires ont été fondés dans le 1er arrondissemet d'abord, puis dans le 2e, le 4e, le 7e, le 9e, le 16e, le 17e et le 20e. D'autres sont en train de se former. La charité privée a élevé deux dispensaires à Paris. Le plus important est celui de Mme Furtado-Heine. Il est situé rue Delbet dans le quartier de Montrouge, sur un terrain de 2.200 mètres. Aucun sacrifice n'a été épargné et on a réuni, dans ce splendide établissement, tout ce qui peut être utile au traitement des petits malades. Tous les enfants indigents des deux sexes y sont gratuitement admis sans distinction de nationalité ni de religion. Cinq praticiens y donnent des consultations régulières (1). Depuis 1884, époque de sa fondation, le nombre des entrées a été de 711.247, le prix de chacune de 27 à 28 centimes.

Le second dispensaire a été élevé en 1887 par M. Ruel, conseiller municipal. On y trouve la plupart des installations et des perfectionnements qui composent les établissements de ce genre ; mais il se distingue des autres par l'importance des distributions de lait, d'aliments et de vêtements qui y sont faites chaque jour. C'est un véritable bureau de bienfaisance ; mais ce n'est pas pour cela que les dispensaires sont créés et il convient qu'ils ne s'écartent pas trop de leur but. Ils sont faits pour traiter les malades sans les hospitaliser et il y aurait grand avantage à ce que ce mode d'assistance s'étendît également aux adultes. Le docteur

(1) Docteur Leroux, médecin, docteur Bedard, chirurgien, docteur Meyer, oculiste, docteur Ménière, auriste, M. Couillic, dentiste.

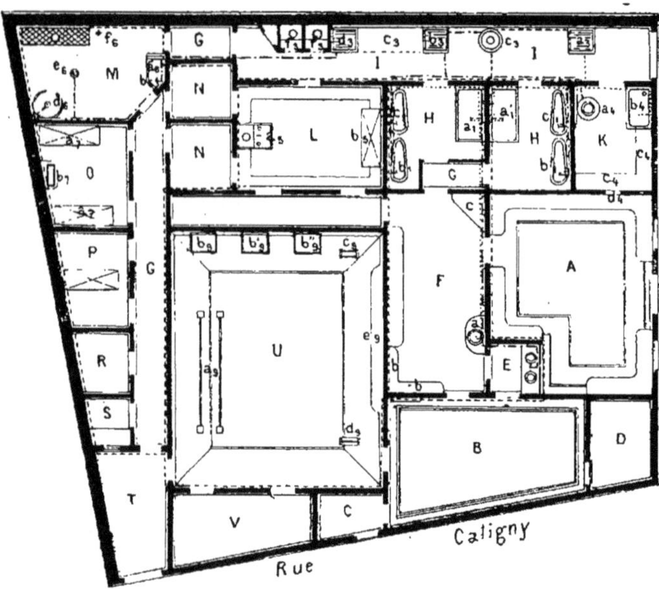

Fig. 37. — Plan du dispensaire de M. le Dr Gibert, pour enfants malades, au Havre.

LÉGENDE

A, *salle d'attente salle à manger.*
B, *cabinet du médecin.*
C, *cabinet noir.*
D, *pharmacie.*
E, *lavabo du médecin.*
F, *salle de pansements.*
 a, lavabos. Douches médicamenteuses d'eau chaude et froide, nasales, oculaires et auriculaires.
 b, médicaments journaliers.
 c, officine, préparation des médicaments.
G, *passages.*
HH, *bains des garçons et des filles.*
 a^1 a^1, bains collectifs.
 b^2 b^2, bains isolés.
 c^1 c^2, bains sulfureux.
 cour de service.
 a^3 b^3, réservoirs d'eau chaude et froide.
 c^3, chaudière à vapeur.
 d^3, réservoir des douches (9m,00 au-dessus du sol).
 e^3, charbon.
 f^3, water-closets.
K, *cuisine alimentaire.*
 a^4, cuisine à vapeur.
 b^4, évier.
 c^4, table.
 d^4, guichet (communication avec la salle à manger A).

.... eau chaude } canalisation.
.... eau froide }

L, *chambre à sudation.*
 a^5, boîte à sudation.
 b^5, lit de repos.
M, *douche froide et à vapeur.*
 a^6, tribune du doucheur.
 b^6, douche en lance.
 c^6, douche en pluie.
 d^6, douche en cercle.
 e^6, lit pour bain de vapeur.
 f^6, douche à vapeur.
NN, *cabinet de toilette.*
O, *salle de massage et d'électricité.*
 a^7 a^7, lit de massage et de repos.
 b^7, appareils d'électricité.
P, *salle de massage.*
 a^8, lit de massage et de repos.
R, *vestiaire des garçons.*
S, *bureau.*
T, *vestibule.*
U, *salle de gymnase.*
 a^9, portique.
 b^9, b'^9 b''^9, machines orthopédiques.
 c^9, échelle dorsale graduée.
 d^9, échelle orthopédique.
 e, divans.
V, *vestiaire des filles.*

Chauffage à la vapeur (tuyaux en cuivre). Bouilloires à vapeur d'eau servant de calorifère.

Nota. — Toutes les pièces sont éclairées par le toit.

Gibert, en analysant le compte moral des deux hôpitaux du Havre, est arrivé à établir que, pour plus de la moitié des malades, le séjour de l'hôpital peut être remplacé par le traitement au dispensaire.

Il est à désirer que la province suive l'exemple donné par Paris et que des dispensaires se forment dans toutes les villes. Le ministre de l'intérieur a envoyé aux préfets une circulaire dans ce sens (1).

§ III. — ÉTABLISSEMENTS PÉNITENTIAIRES

On comprend en France, sous le nom d'établissements pénitentiaires :

1° Les prisons départementales.

2° Les maisons centrales.

3° Les pénitenciers agricoles.

4° Les colonies pénales.

5° Les établissements d'éducation correctionnelle.

Il convient de joindre à cette liste les prisons et les pénitenciers militaires qui relèvent du ministère de la guerre et les prisons maritimes qui dépendent du ministère de la marine. Les conditions d'hygiène de ces établissements présentent quelques différences qu'il convient de signaler.

I. **Prisons départementales.** — Elles comprennent trois divisions et trois catégories de détenus qui sont le plus souvent réunis dans le même établissement. Ce sont :

1° *Les maisons d'arrêt* où sont enfermés les *inculpés* ou *prévenus*.

2° *Les maisons de justice* qui renferment les *accusés* renvoyés devant la cour d'assises par la chambre des mises en accusation.

3° *Les maisons de correction* où les *condamnés* à l'emprisonnement jusqu'à un an et un jour subissent leur peine.

On comptait en France, au dernier recensement 382 prisons et leur population s'élevait à 22,985 personnes dont 18,977 hommes et 4,008 femmes.

Les prisons ont été de tout temps les plus insalubres des habitations collectives et cela se comprend. Les gens qu'on y détient n'ont rien d'intéressant ; l'esprit de justice et d'humanité peut seul plaider en leur faveur. Le moyen-âge auquel ces sentiments étaient étrangers nous a laissé le souvenir de férocités inouïes, et quelques spécimens de cachots dont l'aspect donne le frisson. Il n'y a pas besoin de remonter au moyen-âge pour trouver de ces horreurs-là. Au siècle dernier, le grand Châtelet renfermait encore des cachots où le prisonnier enchaîné ne pouvait se tenir ni debout ni couché, où pénétraient des infiltrations de la Seine, où grouillaient les crapauds et les reptiles (2). En 1820, Villermé fait encore

(1) Circulaire du 31 janvier 1881.

(2) Ad. GUILLOT, *Paris qui souffre*, 1890.

des prisons une peinture effrayante. On y voit figurer des casemates, des souterrains, d'anciennes tours, des châteaux-forts où les détenus étaient entassés dans un air méphitique et dans les ténèbres (1).

A cette époque, on n'avait en vue que l'intimidation et la sécurité. Il fallait que le prisonnier ne pût pas s'évader de la prison et qu'il eût peur d'y revenir. « Tout ce qu'on peut demander à une prison, dit Moreau » Christophe, c'est qu'elle ne tue point (2). » Aujourd'hui on leur demande autre chose. En incarcérant un homme, la société prétend le priver de sa liberté, et non attenter à sa vie ; aussi le régime des prisons s'est-il notablement amélioré ; cependant, comme on ne peut pas transformer en quelques années un nombre d'établissements aussi considérable, il y en a encore beaucoup d'insalubres. On en trouve même à Paris, où l'encombrement est extrême, le cubage insuffisant, la ventilation imparfaite, les latrines infectes ; où les couloirs sombres, humides, ne sont éclairés que par des courettes semblables à des puits (3). Les vieilles prisons, comme le *Dépôt*, la *Conciergerie*, *Sainte-Pélagie*, *St-Lazare* sont très malsaines ; la *grande* et la *petite Roquette*, *Mazas* et la *Santé* qui sont de construction récente sont moins défectueuses (4).

En province, le même contraste se remarque entre les vieilles prisons et les nouvelles. Il y en a parmi ces dernières, où les raffinements de l'hygiène ont été poussés jusqu'au luxe. Je citerai pour exemple la maison municipale de Nanterre que j'ai visitée au mois de juin 1887 sur l'invitation du préfet de police et comme membre du conseil d'hygiène et de salubrité de la Seine (5). On n'y a rien épargné pour le bien-être, la santé et l'agrément des détenus. L'eau seule laisse à désirer ; mais ce n'est la faute de personne. La maison municipale couvre 12 hectares de terrain ; elle est destinée à contenir 1,500 personnes et a coûté une douzaine de millions. En visitant ce palais de la misère et du vice on ne peut s'empêcher de songer à tant de casernes insalubres habitées par de braves soldats qui n'ont fait de mal à personne. Du reste toutes les fois que, dans ma carrière, j'ai été appelé à inspecter des établissements pénitentiaires, j'en ai rapporté cette impression que presque partout, les prisonniers sont mieux logés que les soldats.

Il en sera toujours de même à l'avenir si l'on se conforme au programme arrêté par le conseil supérieur des prisons, le 27 juillet 1877, sur le rapport

(1) VILLERMÉ, *Dictionnaire des sciences médicales*, 1820, t. XLV, p. 209.

(2) A. PROUST, *Traité d'hygiène publique et privée*, 1877, p. 520.

(3) Léon COLIN, Rapport au Conseil d'hygiène et de salubrité de la Seine, lu et adopté dans la séance du 11 novembre 1887.

(4) En 1894, la ville de Paris a décidé la désaffectation de la Grande-Roquette, de Sainte-Pélagie et de Mazas, et autorisé le préfet de la Seine à acquérir un terrain de 18 hectares dans la commune de Fresnes-les-Rungis (Seine), pour y construire un vaste établissement pénitentiaire qui coûtera à la ville 10,600,000 fr. (*Bulletin municipal officiel* des 15 et 27 décembre 1894).

(5) Voyez *Encyclopédie d'hygiène*, t. III, p. 474.

de Lunier et en exécution de la loi du 5 juin 1875, qui prescrit l'application du système cellulaire à tous les détenus. Dans le programme tracé par Lunier, les cellules cubent au moins 30 mètres, sont peintes à l'huile ou à la chaux, chauffées à 15 degrés, éclairées par en haut, ventilées d'après les procédés les plus modernes ; elles sont pourvues d'un lit, d'une tablette, d'une chaise, d'une étagère, d'une baille inodore et d'un lavabo ; on y a prévu des préaux où chaque détenu pourra se promener une heure par jour.

En Allemagne, on pousse encore plus loin le raffinement. Dans la prison de Plotzensée (Berlin), les cellules cubent 35 mètres et celles de l'infirmerie-hôpital ont 38^{m3},2 pour chacun des 118 lits. La ventilation fournit 25 mètres cubes d'air neuf dans les salles communes, 40 dans les cellules, 45 dans les dortoirs et en donne 60 aux jeunes détenus. L'eau est distribuée à raison de 300 litres par tête et chaque détenu prend deux, trois ou quatre bains par mois suivant son travail. Les eaux ménagères et les vidanges sont refoulées par deux machines à vapeur dans un canal souterrain qui les conduit sur un terrain d'irrigation de 8 hectares (1).

Tout cela prouve sans doute une sollicitude très estimable ; mais ce confortable fait monter le prix de la construction à 4.800 fr. la cellule (2) de telle sorte que, pour appliquer la loi du 5 juin 1875 et étendre le bénéfice de l'emprisonnement cellulaire à tous les détenus, il en coûterait environ 80 millions. C'est du reste ce qu'on avait prévu à l'aurore du système. En 1847, le ministre de l'intérieur évaluait la dépense à 101 millions. Cette dépense ne semblait pas effrayer les partisans du système ; moi je la trouve colossale et, avant de montrer tant de sollicitude pour les détenus, on ferait bien d'en avoir un peu davantage pour les écoliers et les soldats qui sont l'avenir du pays et qui doivent l'intéresser plus que les criminels qui ne seront jamais qu'une charge pour lui.

Il faut que les prisons soient salubres, mais rien de plus. Comme l'air n'est pas une question d'agrément, elles doivent en accorder aux détenus la même quantité qu'aux soldats, c'est-à-dire 30 mètres cubes. Les fenêtres doivent être hautes et larges, la lumière suffisante, la ventilation assurée ; il faut surtout que les latrines soient convenablement installées et d'une rigoureuse propreté. Le reste est du superflu.

II. **Maisons centrales.** — Elles sont destinées à contenir les individus des deux sexes dont la peine dépasse un an. On en compte vingt en

(1) Docteur P. Boerner (de Berlin), Compte-rendu de l'exposition générale allemande d'hygiène et de sauvetage (Analysé dans la *Revue d'hygiène*, 1885, t. VII, p. 587).

(2) C'est la moyenne de ce qu'ont coûté les six dernières prisons. La cellule est revenue à 5,460 fr. dans la prison de Sarlat, à 5,112 fr. dans celle de Pontoise, à 7,633 fr. à Corbeil. Les prix ont un peu baissé par suite des plaintes de l'administration pénitentiaire. A Bourges la cellule n'est revenue qu'à 3,781 fr., à Chaumont, à 3,880 fr., et à Besançon on en a été quitte pour 3,500 fr. par cellule.

France (quinze pour les hommes, cinq pour les femmes) et deux en Algérie. Elles sont établies dans de vieux châteaux, dans des couvents abandonnés et n'offrent rien de régulier dans leur construction. En général cependant, elles offrent un aspect plus satisfaisant que les vieilles prisons départementales. Les unes comme la maison centrale de Gaillon, ancien palais d'été des archevêques de Rouen, comme celle de Cadillac, ancienne propriété du duc d'Epernon, sont admirablement situées et répondent aux exigences de l'hygiène ; les autres au contraire laissent à désirer sous le rapport du cubage, de l'éclairage et de l'aération.

Dans les maisons centrales, tout ce qui touche au mobilier, aux vêtements, au régime, est soumis à des règles absolues et uniformes ; tout cela est variable au contraire dans les maisons départementales.

III. **Régime intérieur des prisons.** — Dans les maisons centrales, les lits sont en fer avec fond de treillis en toile métallique ; ils sont garnis d'une paillasse ou d'un matelas, d'un traversin en paille, de draps, d'une couverture de coton en été, de deux couvertures de laine en hiver. A l'infirmerie, la couchette est garnie d'une paillasse, d'un matelas, d'un traversin, d'un oreiller, de deux draps et de deux couvertures. A leur arrivée, les détenus ont les cheveux coupés et la barbe rasée ; ils sont dépouillés de leurs vêtements, prennent un bain et revêtent le costume de la maison. Les femmes sont traitées de la même façon, mais elles conservent leurs cheveux.

L'alimentation n'est pas la même dans les deux espèces de prisons ; mais elle est partout suffisante. Nous reviendrons du reste sur cette question au chapitre de l'alimentation (1).

Les chemises, les mouchoirs de poche et les essuie-mains sont blanchis toutes les semaines, les draps de lit tous les mois, les objets d'infirmerie toutes les fois que cela est nécessaire.

Les soins de propreté laissent à désirer dans presque toutes les prisons. Les lavabos, le savon, le linge y font défaut, et les détenus sont obligés le matin de descendre dans les cours pour se laver dans l'eau des bassins. Aussi, dans l'hiver, s'en abstiennent-ils le plus souvent. Les entrepreneurs sont tenus de donner aux détenus au moins deux grands bains par an et un bain de pieds tous les deux mois ; mais ces prescriptions, quoiqu'insuffisantes, sont rarement observées, parce que, dans les établissements à population nombreuse, on a rarement assez d'eau pour y satisfaire. Il est inutile de fournir aux prisons 300 litres d'eau par jour et par tête, comme dans celle de Plotzensée ; mais il faut qu'il y en ait assez pour entretenir la propreté corporelle et celle de l'établissement.

C'est pour remédier au manque d'eau que M. Merry-Delabost imagina, en 1872 et fit installer dans la prison de Rouen, le système de *bains douches* qui a été depuis adopté par le ministère de la guerre et rendu

(1) Voyez chapitre IV, article IV, § II, *Régimes professionnels*.

réglementaire par les circulaires en date des 31 juillet 1879, 18 mai et 21 mai 1880, 12 août 1882, 8 mars 1886 (1). Nous le décrirons dans le chapitre V.

Toutes les prisons sont astreintes au régime du travail et du silence. Le produit du travail est partagé entre le détenu et l'État, si l'établissement est en régie, entre le détenu et l'entrepreneur s'il en est autrement. La part du condamné ne doit pas être moindre du dixième. Les industries exercées dans les prisons sont très nombreuses et varient suivant les régions. Le travail est le moyen de moralisation sur lequel on compte le plus, mais ce n'est pas le seul. L'instruction est donnée par des instituteurs et l'enseignement religieux par des prêtres des différents cultes attachés à l'établissement. Les détenus ont même des livres à leur disposition pour se distraire et pour s'instruire ; mais tous ces efforts sont le plus souvent stériles. On perd son temps et sa peine à vouloir moraliser les condamnés.

Une discipline sévère est indispensable dans les prisons. En France, les punitions corporelles sont formellement interdites ; mais on ne s'en fait pas faute à l'étranger. La bastonnade est donnée en Allemagne et en Danemarck ; en Angleterre c'est la peine du fouet sous la forme du classique *chat à neuf queues* dont les prisonniers du reste n'ont pas le monopole. Quelques menus supplices sont encore en honneur en Allemagne, ainsi qu'en Amérique. En France les seules punitions en usage sont l'interdiction de la promenade, des visites, de la cantine, la retenue sur le pécule, la mise au pain et à l'eau qui ne doit pas dépasser trois jours consécutifs, la cellule, le cachot et les fers. L'application de ces peines n'est pas laissée à l'initiative des surveillants. Elles sont prononcées par un tribunal intérieur nommé *prétoire* que préside le directeur.

Les médecins sont chargés de veiller à ce que ces punitions n'altèrent pas la santé. Le séjour prolongé au cachot et le régime du pain sec doivent surtout fixer leur attention, parce qu'ils contribuent à augmenter l'état d'anémie qui fait le fond de la constitution de la plupart des détenus. Ce sont des punitions que l'hygiène réprouve.

IV. **Systèmes pénitentiaires.** — Les systèmes pénitentiaires actuellement en expérience chez les différents peuples peuvent se ramener à trois.

1° L'emprisonnement en commun de jour et de nuit (système des maisons centrales et de la plupart des prisons départementales de France);

2° L'emprisonnement en commun pendant le jour et cellulaire la nuit. (Système d'Auburn) ;

3° L'emprisonnement rigoureusement cellulaire. (Système de Philadelphie ou de Pensylvanie).

(1) M. Merry-Delabost a fait connaître son système dans les *Annales d'hygiène et de médecine légale*, 2e série, XLIII, 1875.

Enfin il existe en Angleterre et en Irlande un système mixte dans lequel on fait intervenir tour à tour l'isolement, le travail en commun, les prisons intermédiaires et enfin la libération conditionnelle. C'est le *système des classes* imaginé par Sir Weralt Crofton, directeur des prisons d'Irlande, dans le but de préparer graduellement les détenus à reprendre leur place dans la société. J'ai déjà dit ce que je pensais de ces idées philantropiques appliquées au personnel des prisons ; mais ce côté de la question ne nous intéresse qu'indirectement, c'est au point de vue de l'hygiène seule que nous envisagerons les systèmes pénitentiaires.

L'emprisonnement en commun n'est pas insalubre ; le travail dans les ateliers, les promenades dans le préau, le régime amélioré par les achats à la cantine, constituent un genre de vie qui n'est pas sensiblement inférieur à celui de la plupart des détenus quand ils sont libres.

Le système d'Auburn (1) est encore plus favorable à la santé. Il a sur le précédent l'avantage de soustraire les détenus aux dangers de la contagion morale dans le moment critique et de prévenir les désordres honteux dont les prisons sont le théâtre pendant la nuit. Au point de vue hygiénique, une cellule qui reste vide et qu'on aère tout le jour vaut mieux pour le sommeil et le repos que le dortoir commun dans lequel les condamnés échangent leurs odeurs et leurs miasmes.

Le système cellulaire est le plus pénible de tous, s'il n'est pas le plus meurtrier. L'homme est fait pour vivre en société. La solitude complète, absolue est le pire de tous les supplices. Au début du système, on l'appliqua dans toute sa rigueur. L'essai du *solitary confinment*, c'est-à-dire de l'incarcération dans la cellule, sans travail, sans visites et sans livres, fut fait à Philadelphie, en 1786, sur les condamnés à mort ; mais il leur fut fatal et il fallut y renoncer. Depuis, on est arrivé par des adoucissements successifs à le rendre tolérable et pourtant, malgré tous les soins dont on entoure les condamnés, l'emprisonnement cellulaire, de l'avis de la plupart des médecins, conduit souvent les prisonniers à l'abrutissement ou au suicide et ce n'est véritablement pas la peine de dépenser tant d'argent pour un si piètre résultat (2). Aussi l'État a-t-il reculé devant l'application de la loi du 5 juin 1875 et on a cessé d'élever les prisons dispendieuses que cette application comportait.

V. **Mortalité dans les prisons**. — Les maladies qui règnent dans les prisons sont les mêmes que celles qui sévissent dans toutes les agglomérations de personnes ; mais elles y sont plus fréquentes et plus graves.

(1) On donne le nom d'Auburn à ce système pénitentiaire, à cause de l'essai qui en a été fait en 1821, à Auburn, ville de l'état de New-York ; mais il avait été introduit dans la maison de correction de Gand dès 1772.

(2) La question du système cellulaire et de ses inconvénients a été très controversée. Ce serait m'écarter de mon sujet que de la traiter avec tous ses développements. Je renverra pour cela le lecteur à ce que j'en ai dit dans l'*Encyclopédie d'hygiène*, t. III, p. 485.

Les épidémies y prennent un caractère plus meurtrier; le scorbut y apparaît quelquefois encore, enfin la tuberculose et surtout la phthisie y font plus de ravages que partout ailleurs.

Dans les prisons, le chiffre des malades et celui des décès est notamment plus élevé que dans la population libre d'un âge correspondant. D'après Wappæus, il est de 4 à 5 fois plus considérable. Au calcul de Villermé, d'Engel, tout individu qui entre en prison y a les mêmes chances de mort que s'il avait vingt ans de plus. Selon Chassinat, alors qu'il meurt 10 personnes dans la population libre, il en succombe 50 du même âge dans les prisons centrales (1). Ces proportions paraissent aujourd'hui un peu exagérées. La mortalité a considérablement diminué dans les prisons depuis un demi-siècle. La statistique officielle de la France donne pour la période comprise entre 1831 et 1835 une proportion de 67 décès annuels pour 1.000 détenus et pour les trois années 1877-78-79, 36 pour 1.000 seulement. M. Merry-Delabost a publié une statistique plus récente et un peu moins favorable. La mortalité a varié de 23, 60 à 64, 30 p. 1.000 dans les maisons centrales de 1870 à 1880 ce qui donne une moyenne de 43,45 p. 1.000.

Ces chiffres, même les plus favorables, sont bien supérieurs à ceux qu'on enregistre dans la population libre du même âge. Cela s'explique par le fait de l'incarcération et des conditions dans lesquelles vivent les détenus, mais aussi par leur mauvais état de santé lorsqu'ils entrent en prison. Ils sont le plus souvent épuisés par la vie de misère et de débauche qui a précédé l'internement. M. Merry-Delabost a constaté que sur une population moyenne de 75.569 détenus et sur 49.111 admis aux infirmeries, 4.664 avaient été reconnus malades à l'entrée et 14.122 avaient été désignés comme faibles de constitution. Dans les maisons centrales de femmes, pour une population moyenne de 16.569 détenues et sur 9.631 admissions à l'infirmerie, 795 avaient été reconnues malades et 2.579 désignées comme faibles de constitution.

La plupart de ces décès sont dus à la phthisie. Le docteur Georges Cornet (de Berlin) en a fourni récemment la preuve dans un travail statistique dont M. Jules Arnould a donné un extrait dans la Revue d'hygiène (2). Ses recherches ont porté sur une période de quinze années (1876-1890) et sur 33 établissements renfermant 235.592 prisonniers. La mortalité totale y a été de 7.029 décès masculins et de 906 féminins. La mortalité tuberculeuse a été de 3.221 décès d'hommes et 447 décès de femmes. C'est-à-dire que la tuberculose prend à son compte 45,82 p. 100 de tous les décès masculins et 49,33 p. 100 des décès féminins. De 20 à 40 ans, la mortalité tuberculeuse pour les deux sexes est cinq fois plus

(1) J. Arnould, *Nouveaux éléments d'hygiène* (*loc. cit.*), p. 1306.

(2) Docteur Georges Cornet, *Die Tuberculose in den Strafanstalten* (*Zeitschrift für Hygiène*, X, p. 455, 1891, analysé dans la *Revue d'hygiène*, 1891, p. 1156).

forte que dans la population libre ; de 40 à 70 ans, elle est presque triple chez les hommes, quadruple chez les femmes.

VI. **Pénitenciers agricoles.** — Les pénitenciers agricoles de Corse et d'Algérie sont, au point de vue juridique, assimilés aux maisons centrales. Le régime est semblable ; c'est celui de l'emprisonnement en commun ; mais le travail industriel est remplacé par les travaux des champs, ce qui constitue, au point de vue de l'hygiène, une différence capitale.

Les pénitenciers agricoles de Corse remontent à 1855. C'est à cette époque que M. Thuillier, préfet de la Corse, conçut le projet de combattre les deux fléaux de cette île, le banditisme et l'insalubrité, par l'extension des cultures et le défrichement des maquis, en utilisant pour ce service les bras des détenus. L'administration pénitentiaire s'y prêta de bonne grâce, espérant que les travaux des champs pourraient être un moyen de moralisation.

Trois pénitenciers furent successivement formés : les deux premiers, Chiavari et Castelluccio, au voisinage d'Ajaccio, le troisième Casabianca sur la côte orientale de l'île. Ce dernier a été supprimé, il y a quelques années. La population des pénitenciers de Corse s'élevait, au 31 décembre 1879, à 2.198 détenus.

Ces pénitenciers étaient au début, d'une extrême insalubrité. La presque totalité des terrains était formée par des maquis, des fourrés inextricables dans lesquels les colons ne pouvaient s'avancer que la hache et la torche à la main. Les fièvres paludéennes y régnaient avec une intensité extrême et les décès, presque tous dus à cette cause, s'élevaient chaque année à 10 ou 15 p. 100 de l'effectif. Ils ont même parfois dépassé ce chiffre, et on a été obligé d'abandonner Casabianca parce que la mortalité y était trop forte. Aujourd'hui que les défrichements sont terminés, que des plantations de toute espèce ont remplacé les maquis et les marécages, on a sans doute encore des fièvres intermittentes, mais il n'y a pas plus de décès que dans les maisons centrales de France. Le régime est du reste plus substantiel que dans celles-ci ; on donne aux travailleurs du vin et du café (1).

Ce genre d'établissements ne saurait être trop encouragé, malgré les dépenses qui en résultent. Le travail des champs est hygiénique et moralisateur. Il est productif et couvre une partie des frais qu'il nécessite. Mieux vaut d'ailleurs faire quelques sacrifices dans ce sens que de dépenser des millions à bâtir des prisons cellulaires.

VII. **Colonies pénales.** — L'Angleterre a commencé à déporter ses condamnés en 1607, et ses belles colonies de l'Australie ont dû naissance à ce mouvement. Ce ne sont pas les *convicts* qui les ont créées, car les

(1) Pour cet historique, voyez *Encyclopédie d'hygiène*, t. III, p. 494.

criminels sont impropres à la colonisation, ce sont les travailleurs libres qui sont venus à leur suite, et aussitôt qu'ils ont été en nombre, ils ont refusé de recevoir de nouveaux convois de transportés.

Nous n'avons suivi l'exemple de l'Angleterre que dans la moitié de ce siècle. On avait bien fait auparavant des essais de transportation, mais la première disposition légale qui ait consacré ce mode de répression est la loi du 24 janvier 1850. Après avoir successivement désigné Lambessa en Algérie, les îles Nouka-Hiva et Waïtama en Océanie, on finit par fixer son choix sur la Guyane. Le décret du 8 décembre 1851 autorisa la transportation, pour une période de 5 à 10 ans, dans une colonie pénitentiaire, à Cayenne ou en Algérie, des individus soumis à la surveillance de la haute police qui seraient coupables de rupture de ban, et des individus reconnus coupables d'avoir fait partie d'une société secrète. L'année suivante, on se décida à y envoyer des condamnés de droit commun, en substituant la transportation à la peine des travaux forcés.

Le choix de la Guyane n'était pas heureux. A part la ville de Cayenne et les petites îles du Salut, ce n'est qu'un grand marais de 500 kilomètres de long, borné par des forêts inaccessibles. Sa température moyenne est de 28 degrés, les pluies équatoriales y tombent pendant six ou sept mois de l'année. La fièvre intermittente, les affections du tube digestif y sont endémiques et la fièvre jaune y passe de temps en temps. Il est inutile d'ajouter que les Européens ne peuvent pas y cultiver le sol. Toutes les tentatives faites jusque-là avaient abouti à des désastres. Tout le monde savait cela sauf ceux qui étaient appelés à trancher la question et qui avaient fait le rêve d'*assainir ces parages* et de relever la prospérité territoriale de la colonie.

Le premier convoi de forçats arriva sur l'*Allier* le 11 mai 1852 ; les autres se succédèrent à de courts intervalles ; on créa successivement 17 pénitenciers, qu'il fallut abandonner les uns après les autres, parce que la mort y avait fait le vide ; bref sur 23.087 condamnés envoyés à la Guyane, il en est mort 11.486 ; 3.723 ont été libérés et rapatriés ; 2.815 se sont évadés ou ont disparu ; 1.501 ont achevé leur peine et résident volontairement dans la colonie ; 3.562 sont astreints par la loi à y finir leurs jours (1).

En 1867, on a trouvé l'expérience suffisante, on a cessé d'envoyer les condamnés français à la Guyane ; on n'y déporte plus que les Arabes et les noirs de nos colonies et on n'a conservé que quatre pénitentiers (2).

Pour remplacer la Guyane, on a fait choix de la Nouvelle-Calédonie. Cette colonie pénitentiaire a été instituée par décret du 2 septembre 1863. Au mois de juin 1885, l'administration coloniale évaluait à 14.500 le

(1) J.-L. DE LANESSAN, l'*Expansion coloniale de la France, étude économique, politique et géographique sur les établissements français d'Outre-Mer*, Paris, 1886, p. 857.
(2) Cayenne, les îles du Salut, Kourow et Saint-Laurent du Maroni.

nombre des criminels qui y avaient été transportés (1). La Nouvelle-Calédonie, contrairement à la Guyane, est un pays aussi salubre que splendide. Les condamnés sont répartis dans l'île Nou, la presqu'île Ducos et une vingtaine de pénitenciers établis dans l'intérieur. Ils y cultivent le sol, font les routes et les entretiennent, exploitent les forêts, travaillent aux mines de cuivre et de nickel, sont traités avec beaucoup de douceur et se portent à merveille. Le nombre des malades est en moyenne de 2,61 p. 100 et le chiffre annuel des décès de 2,55 p. 100.

On a tout fait à la Nouvelle-Calédonie pour adoucir les rigueurs de la transportation. La condition des condamnés y est infiniment plus heureuse que celle des détenus des maisons centrales et, à l'infamie près, que le sort de la majorité des paysans français ; aussi n'inspire-t-elle plus de craintes et les voleurs qui autrefois ne tuaient qu'à la dernière extrémité de peur d'aller au bagne, s'en donnent maintenant à cœur joie, parce que l'assassinat conduit à la Nouvelle-Calédonie qui est l'Eldorado des scélérats, tandis que le vol simple mène dans les maisons centrales qui leur inspirent une terreur salutaire.

VIII. **Etablissements d'éducation correctionnelle.** — Au commencement du siècle, les enfants des deux sexes condamnés pour crimes et délits subissaient leurs peines dans les prisons ordinaires et en sortaient irrévocablement pervertis. En 1831, on fit un premier essai à Paris ; plus tard des établissements correctionnels se fondèrent en province ; en 1839, MM. Demetz et Brétignières de Courcelles formèrent la colonie agricole de Mettray dont le nom est connu dans le monde entier. Charles Lucas fonda plus tard la colonie du Val d'Yèvres ; enfin la loi du 5 août 1850 donna à ces expériences la sanction législative (2). Aujourd'hui, il existe trois sortes d'établissements d'éducation correctionnelle : 1° Les *colonies pénitentiaires* pour les garçons condamnés avant l'âge de seize ans, ou acquittés comme ayant agi sans discernement et remis à la tutelle de l'administration, ou bien condamnés à un emprisonnement de six mois à deux ans ; 2° les *colonies correctionnelles* pour les garçons condamnés à plus de deux ans et pour ceux qui sont renvoyés comme insoumis des colonies pénitentiaires ; 3° les *maisons pénitentiaires* pour les filles de toute catégorie.

Le nombre des établissements d'éducation correctionnelle était en 1879 de 41 pour les garçons et de 27 pour les filles. Ils contenaient 9.425 enfants, dont 7.585 garçons et 1.840 filles. Le traitement que subissent les enfants a été fixé par le règlement du 10 avril 1869. Il a été copié sur celui des prisons d'adultes, en tenant compte de l'âge des détenus. Le mouvement des malades, le chiffre des décès et la nature des affections sont à peu

(1) Notices coloniales publiées à l'occasion de l'Exposition universelle d'Anvers, en 1885. Paris, imprimerie nationale, t. III.

(2) Merry-Delabost, *Système pénitenciaire* (*loc. cit.*).

près les mêmes. Les maladies les plus communes sont la phthisie, la scrofule, la fièvre typhoïde et les maladies des voies digestives. En 1879, sur 9.425 enfants, il en est mort 121, ce qui donne une proportion de 12,83 p. 1.000. Dans ce chiffre, la phthisie entre à elle seule pour 45 p. 100, la fièvre typhoïde et les maladies des voies digestives chacune pour 12 p. 100.

ARTICLE IV. — SERVICES COMPLÉMENTAIRES DE L'HABITATION.

Après avoir étudié les habitations en elles-mêmes, il faut nous occuper maintenant des installations qui les animent et les font vivre, et nous allons passer successivement en revue la distribution de l'eau, l'aération, l'évacuation des résidus impurs, le chauffage et l'éclairage.

§ Ier. — DISTRIBUTION DE L'EAU.

Nous avons suivi les eaux urbaines depuis leur source jusqu'aux branchements qui terminent la canalisation et les conduisent aux orifices de puisage et aux colonnes montantes des maisons (1), il faut les accompagner dans leur trajet ultérieur et indiquer leur distribution.

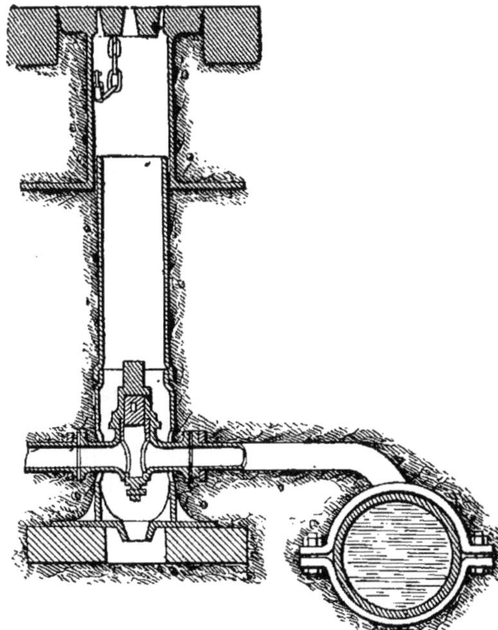

Fig. 38. — Collier à lunette (d'après Richard).

1. Branchements et colonnes montantes. — Pour faire arriver l'eau dans les habitations, on établit, sur la conduite en fonte de la rue, un *branchement* en plomb. La prise se fait au moyen de colliers en fer, dits *colliers à lunettes* (fig. 38).

Le branchement ainsi raccordé pénètre dans la maison, en traversant horizontalement le mur de façade, à un mètre environ au-dessous du niveau du sol ; il se pro-

(1) Voyez chapitre III, article Ier, § V, t. VII, *Emploi de l'eau*, page 280).

longe, dans la même direction, sous la maison, soit en tranchée, soit en traversant la cave, jusqu'au moment où il prend la direction verticale et devient la colonne montante. Dans ce trajet, le branchement porte deux organes importants : le robinet d'arrêt et le compteur.

Le robinet d'arrêt est un robinet à deux eaux, muni d'une clef à tête ou mieux d'un carré. Les bouts sont ordinairement unis et se relient par des nœuds de soudure au tuyau de plomb sur lequel le robinet est disposé.

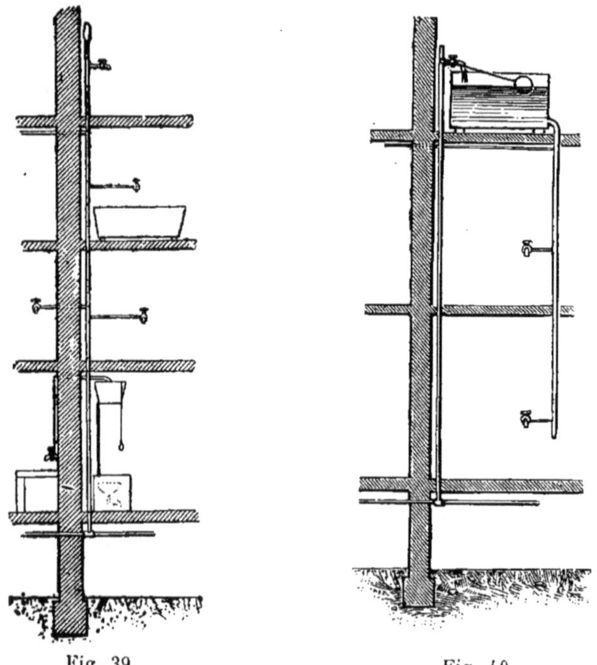

Fig. 39. Fig. 40.

Le compteur est un petit moteur hydraulique qui enregistre automatiquement le volume d'eau qui le traverse. Les compteurs fonctionnent sous pression. Il y en a de deux espèces, les compteurs de vitesse et les compteurs de volume. Ces derniers sont généralement préférés aujourd'hui ; mais nous ne saurions insister sur leur fonctionnement, sans nous écarter de notre sujet (1).

La colonne montante s'élève jusqu'au sommet de la maison et est fermée à son extrémité supérieure ; sur son parcours, sont greffés des branchements horizontaux qui portent l'eau sur tous les points où elle est nécessaire. Cette disposition simple ne convient que pour les villes où l'eau est laissée en tout temps à la discrétion du consommateur (fig. 39).

(1) Voyez Bechmann, *Salubrité urbaine, distribution d'eau, assainissement* (*loc. cit.*) p. 442.

II. **Réservoirs.** — Lorsque la distribution est intermittente, il est nécessaire d'établir des réservoirs pour emmagasiner l'eau aux heures de distribution. L'installation est alors plus compliquée. La colonne montante ne porte pas de branchement. Elle remplit un réservoir à fermeture automatique, muni d'un robinet à flotteur et placé dans les combles. Il en part une colonne descendante qui porte l'eau aux points de puisage (fig. 40).

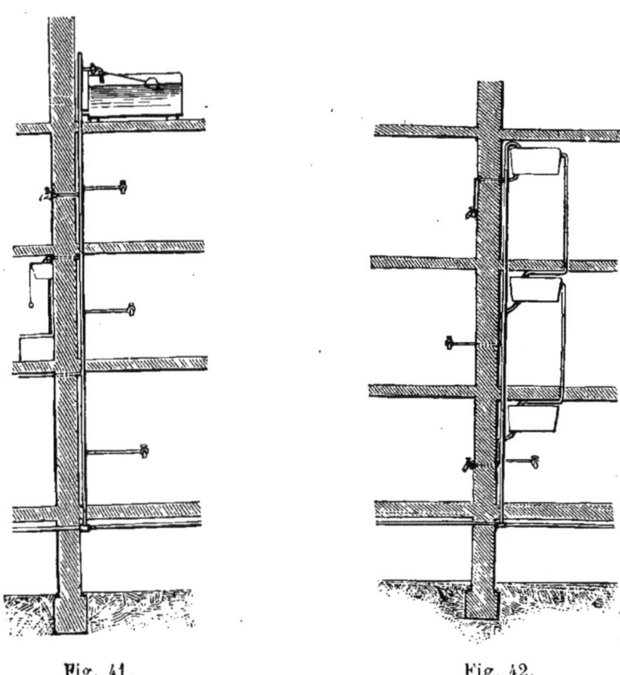

Fig. 41. Fig. 42.

On peut aussi faire servir la colonne montante comme colonne de distribution ; l'eau arrive alors aux robinets, soit directement, soit après avoir passé par le réservoir. Dans ce cas, la pression varie à chaque instant dans la colonne (fig. 41).

On peut encore établir un réservoir à chaque étage. Chacun d'eux est alors alimenté par le trop plein de celui qui est à l'étage au-dessus (fig. 42). Avec cette disposition on n'a jamais qu'une pression très faible, et on ne peut pas se servir du robinet à flotteur, ce qui occasionne une grande perte d'eau aux heures de faible consommation.

Les réservoirs sont habituellement en métal. Le plomb doit être proscrit pour les raisons que nous avons données plus haut ; le zinc ne convient pas parce qu'il est trop rapidement corrodé. La tôle galvanisée est généralement préférée ; cependant le revêtement ne tarde pas à être enlevé et le fer mis à nu donne à l'eau la couleur et même le goût de la rouille : M. Bechmann conseille de recouvrir la tôle d'une couche de goudron appliquée à chaud. La peinture au minium doit être absolument proscrite pour l'intérieur des réservoirs, parce qu'elle a donné lieu à des accidents saturnins. D'après Hellyer, les réservoirs d'eau à boire devraient tous être en ardoise (1).

Les réservoirs doivent pouvoir emmagasiner une quantité d'eau double de la consommation journalière, pour le cas de chômage imprévu ; mais ils ne doivent pas en contenir davantage, car l'eau de boisson perd toujours de ses qualités, aussitôt qu'elle n'est plus en mouvement.

Les réservoirs sont un expédient, et l'un des plus grands inconvénients du service intermittent. Pour pallier ce mal nécessaire, il faut d'abord les tenir constamment couverts. Cette règle n'est que l'application de la loi générale qui veut que l'eau soit toujours aveuglée depuis son point d'origine jusqu'aux appareils de puisage ; mais elle est rarement observée. Les réservoirs qu'on voit, même à Paris, n'ont généralement pas de couvercle, les poussières, les insectes y tombent en liberté ; et, comme on les nettoie rarement, l'eau qu'on boit recouvre une boue infecte. Nombre d'épidémies de maison ne reconnaissent pas d'autre cause.

En 1886, MM. Brouardel et Chantemesse ont trouvé le bacille typhique dans le réservoir d'eau d'une maison où la fièvre typhoïde venait de sévir et qui n'avait pas été nettoyé depuis deux ans. Pour facititer ces nettoyages, il faut que l'accès du réservoir soit facile et qu'il soit muni, à son point le plus déclive, d'une bonde de fond pour la vidange.

On ne saurait prendre trop de précautions pour défendre contre toute souillure l'eau destinée à la boisson et aux usages domestiques. Il faut la mettre à l'abri des infiltrations qui pourraient se produire par les interstices des toits, du contact des gaz délétères qui s'échappent des tuyaux d'évent, des fosses d'aisances, des trop-pleins ou des tuyaux de chute en communication avec l'égout. C'est pour ce motif que les anglais préconisent si hautement la *disconnexion* des water-closets et proscrivent tout raccordement direct de l'orifice d'alimentation de ces appareils avec le réservoir principal de la maison ou avec la canalisation générale. Ils craignent que, cet orifice venant à s'ouvrir à un moment où l'eau n'est pas en pression, l'air vicié ne soit aspiré dans la conduite. Le danger est moindre avec le service constant, tel qu'il existe chez nous ; mais on peut dire qu'il n'est jamais nul, puisqu'il suffit bien souvent d'ouvrir en grand un robinet pour déterminer une aspiration à l'étage supérieur (2).

Pour faciliter la surveillance et les réparations, les tuyaux doivent

(1) Hellyer, *La plomberie au point de vue de la salubrité des maisons*, traduction Poupard, p. 297.

(2) G Bechmann, *Salubrité urbaine, distribution d'eau (loc. cit.)*, p. 461.

toujours être apparents et pourvus de moyens d'arrêt à l'origine de chaque ramification, afin de pouvoir l'isoler à un moment donné.

III. Appareils de puisage. — L'hygiène a le plus grand intérêt à ce qu'on use largement de l'eau ; plus on en consomme dans les maisons plus elles sont propres. Il faut qu'on puisse partout l'avoir à sa portée et pour cela il est nécessaire de multiplier les points de puisage. Ils doivent être établis dans la cour ou dans le vestibule du rez-de-chaussée et à chaque étage dans les cuisines, les offices, les cabinets de toilette, les salles de bains et les water-closets. Il est inutile d'ajouter à cette nomenclature les buanderies et les écuries parce qu'on n'en trouve que dans un petit nombre de maisons.

Quel que soit le point de puisage, les appareils doivent être disposés de façon à empêcher la perte de l'eau tout en facilitant son usage. Le

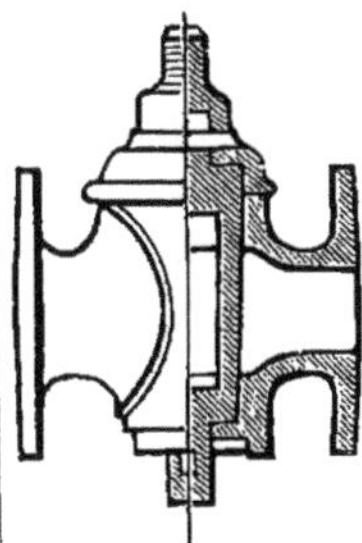

Fig. 43. — Robinet à boisseau (d'après Bechmann).

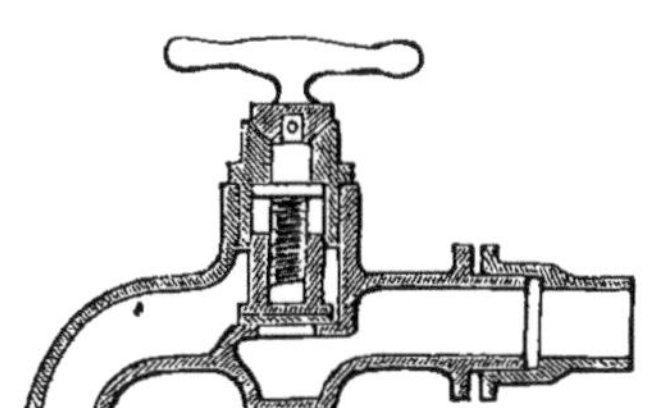

Fig. 44. — Robinet à vis (d'après Bechmann).

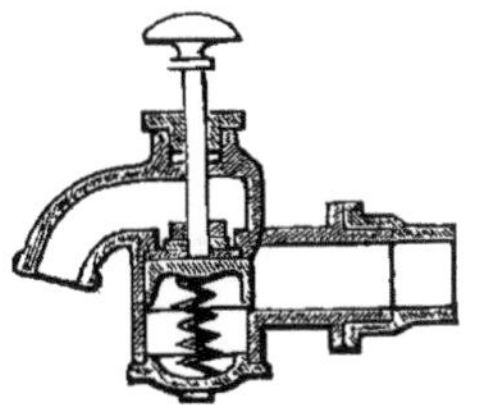

Fig. 45. — Robinet à repoussoir (d'après Richard).

gaspillage de l'eau tient à ce que les robinets ferment mal ou à ce qu'on oublie de les fermer. Ceux qu'on fabrique aujourd'hui remédient à ce double inconvénient. Ils sont étanches et se ferment automatiquement. Le robinet à repoussoir (fig. 43) a ce dernier avantage. Il s'ouvre en pressant sur un piston et débite tant que cette pression continue ; il se ferme par l'action d'un ressort en spirale, aussitôt qu'elle cesse. Pour ce motif il est généralement préféré aux robinets à boisseau (fig. 44) qui donnent lieu à des coups de bélier au moment de la fermeture et aux robinets à vis qui sont encore très répandus (fig. 45) (1).

La distribution de l'eau se fait d'une façon différente suivant les points de puisage.

Dans les cours ou les vestibules, on installe une petite fontaine avec ou sans vasque, parfois ornée de sculptures et fournissant alors un motif de décoration.

Dans les cuisines, le robinet doit être placé au-dessus de l'évier, à une

(1) G. Bechmann (*loc. cit.*), p. 463.

distance suffisante pour qu'on puisse placer un seau dans l'intervalle. Ceux des offices sont semblables, mais la distance peut être moindre, il suffit qu'on puisse placer au-dessous du robinet un vase de 8 à 10 litres.

Les robinets des cabinets de toilette ont un débit beaucoup moindre parce que les cuvettes qu'ils sont appelés à remplir ne contiennent guère plus de 2 à 3 litres. On les place au-dessus de celles-ci de façon à ce qu'on puisse interposer un verre ou un pot à l'eau, tout en évitant qu'en tombant de trop haut le jet ne se brise dans la cuvette et ne produise des éclaboussures. Ils sont plus petits et plus soignés ; parfois même on les argente, on les nickelle et on y met une poignée en métal, en bois ou en cuivre. Le jet doit être dirigé vers le centre de la cuvette. Celle-ci doit être libre et accessible partout à l'inspection et au nettoyage. Il faut de plus qu'elle soit fixe (fig. 46). On doit se défier des lavabos, dans lesquels bascule une cuvette hémisphérique dont le contenu tombe dans une caisse fermée, parce que cette caisse, difficile à nettoyer, s'infecte comme les tables de nuit en bois. Le départ de l'eau se fait par le fond, au moyen d'une soupape qui se manœuvre par l'intermédiaire d'un bouton. Ce mode d'occlusion vaut mieux que la bonde rodée avec chaînette qui est au contraire préférable pour les baignoires.

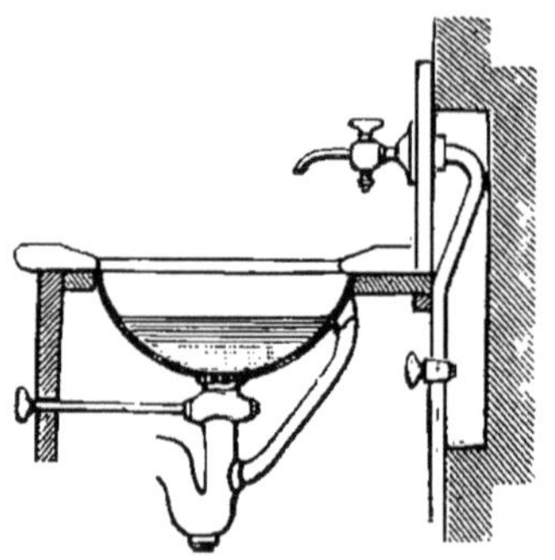

Fig. 46. — Lavabo (d'après Bechmann).

Dans les salles de bains, la distribution de l'eau se fait autrement. L'eau froide est amenée au-dessus du bord de la baignoire par un conduit qui aboutit à un robinet d'une forme spéciale placé à portée de la main. Son jet est dirigé verticalement de manière à éviter les projections désagréables et l'orifice est directement au-dessous de la clef. Quelquefois on fait arriver l'eau par le fond de la baignoire, de manière à ce que la même ouverture serve à l'alimentation et à la décharge, mais cette disposition est mauvaise, parce qu'elle est exposée à faire rentrer l'eau dans la canalisation.

L'eau chaude est amenée par un autre conduit à un robinet semblable au premier et placé à côté de lui. Il y a différents procédés pour l'amener à la température nécessaire. Le plus rudimentaire et le plus imparfait consiste à plonger dans la baignoire un foyer portatif dans lequel on brûle du charbon de bois dont la combustion est entretenue à l'aide de deux conduits montant le long des parois de l'appareil. Ce chauffage est très lent et remplit le cabinet des gaz de la combustion. Dans les salles de bains d'aujourd'hui, l'eau est chauffée dans une petite chaudière placée auprès de la baignoire, ou à l'aide d'un foyer latéral dont la chaudière est mise en communication avec la baignoire par deux tuyaux, l'un supérieur, l'autre inférieur. Une circulation continue s'établit dans ce thermo-siphon en vertu de la différence de température. Un moyen plus perfectionné consiste à faire passer la conduite de distribution près du foyer de la cuisine. On utilise ainsi la chaleur perdue du fourneau, ce qui permet d'établir en outre une circulation d'eau chaude dans d'autres parties de la maison.

L'orifice d'évacuation est percé dans le fond de la baignoire et fermé soit par un large robinet, soit par une bonde rodée qu'on soulève à l'aide de la chaînette qui y est fixée. Le tuyau d'évacuation doit être d'un calibre assez fort pour que les 180 litres d'eau que contient en moyenne la baignoire s'écoulent très rapidement, en opérant une véritable chasse qui nettoie la canalisation. Il est en plomb et porte un petit siphon de même métal muni d'un regard pour les obstructions et d'un tuyau d'aération débouchant à l'intérieur.

Nous avons indiqué la nécessité d'avoir un tuyautage spécial pour faire parvenir l'eau dans les cabinets d'aisances ; elle leur est fournie directement par la canalisation, ou bien elle provient d'un réservoir spécial établi à une certaine hauteur au-dessus du siège. L'alimentation est à haute pression dans le premier cas, à basse pression dans le second. Le fonctionnement de cet appareil est lié d'une manière intime à l'évacuation des matières fécales et des urines ; nous en parlerons dans le paragraphe où il sera question de celles-ci.

IV. **Usages de l'eau dans la maison.** — L'eau sert d'abord comme boisson et pour les usages culinaires ; elle sert ensuite à la propreté des personnes et des choses et enfin elle est utilisée comme moteur pour entraîner mécaniquement au dehors les matières usées.

Comme boisson, elle doit être irréprochable, et nous verrons dans le chapitre suivant quelles conditions elle doit remplir pour cela ; nous étudierons en même temps tout ce qui a trait à la conservation et à l'épuration des eaux d'alimentation. Bornons-nous à dire en ce moment que, lorsqu'il existe dans une maison une distribution d'eau de la ville et que cette eau est de bonne qualité, on ne doit pas en boire d'autre. On se sert trop souvent encore de l'eau des puits dans l'été, parce qu'elle est plus fraîche et les boulangers la préfèrent parce qu'elle fait mieux lever le pain ; mais elle est toujours suspecte parce qu'elle renferme fréquemment des germes de maladies infectieuses. Le plus sûr moyen d'empêcher le développement de ces maladies consiste à condamner le puits, le jour où on introduit dans une maison la canalisation de la ville. Si la distribution est insuffisante et qu'on laisse subsister le puits, on ne doit se servir de son eau que pour les lavages et l'entraînement des détritus, et il est prudent d'appliquer sur les appareils de puisage de l'eau de la ville une étiquette avec cette inscription : *Eau à boire*. Quant à l'emploi de l'eau comme agent de propreté et comme moyen d'expulsion des immondices, nous allons nous en occuper dans le paragraphe suivant.

§ II. — ÉVACUATION DES RÉSIDUS IMPURS

La propreté a toujours été l'un des éléments les plus précieux de l'hygiène, mais, de nos jours, elle en est devenue l'essence même. Les découvertes de la bactériologie ont prouvé quelle était la base de la prophylaxie de toutes les maladies transmissibles, que les poussières, les détritus, les immondices étaient le réceptacle des microbes qui les causent. Elles ont montré en même temps qu'il fallait pousser la propreté jusqu'à la plus extrême rigueur pour qu'elle fut efficace. L'antisepsie chirurgicale nous a fait toucher du doigt l'indispensable nécessité de raffinements qu'on eût considérés comme puérils il y a trente ans. On ne s'étonnera donc pas de la minutie des détails dans lesquels nous allons entrer au sujet du nettoyage des habitations. Il implique l'éloignement immédiat et rapide de toutes les matières usées. Celles-ci sont solides ou liquides. Les premières comprennent les poussières qui flottent dans les appartements et les ordures qui proviennent de la cuisine; les secondes sont les eaux ménagères et les vidanges.

I. **Poussières.** — Les éléments qui constituent les poussières, leurs mouvements et leur action nuisible ont été étudiés à l'article de l'atmosphère (1); il ne nous reste plus à nous en occuper qu'au point de vue du nettoyage des habitations. Le nettoyage peut se faire par deux procédés, la voie sèche et la voie humide.

1° *Nettoyage à sec.* — Il se fait avec les balais, les plumeaux, les brosses, et le plus souvent il se borne à remuer et à déplacer la poussière qui va se déposer ailleurs. On n'en expulse une partie qu'à la condition d'ouvrir largement les portes et les fenêtres pendant qu'on époussète ou qu'on balaie, mais le surplus se dépose sur les tapis, les meubles, les couvertures des lits, les tentures dont les murs des appartements sont aujourd'hui couverts, sur les bibelots qui surchargent les meubles. Dans de pareils appartements, elle est chez elle et s'y éternise avec tous ses dangers. Ceux-ci tiennent à la présence des germes infectieux qui sont pesants et ont une tendance continuelle à retomber sur le sol. Un courant d'air de 20 centimètres par seconde ne suffit ni à les tenir en suspension, ni à les ébranler. Il ne faut donc pas compter sur la ventilation insensible qui s'opère dans les appartements. Sterne a prouvé qu'en renouvelant l'air jusqu'à trois et quatre fois par heure, dans une pièce cubant 85^{m} cubes, il y avait autant de germes après qu'avant. Par contre, en ouvrant les fenêtres opposées et en établissant

(1) Chapitre II, article III, § II. *Éléments accidentels de l'atmosphère*, p. 162.

un courant d'air énergique, il a vu le nombre des germes tomber en deux minutes de 620 à 6; mais les plus forts courants d'air, ceux qui renouvellent l'atmosphère d'une chambre en moins de deux minutes et emportent la poussière *flottante* sont impuissants contre la poussière *dormante* déposée sur les meubles, les parois, les étoffes. Ces observations rendent compte du fait étrange signalé par les bureaux de statistique de Brunswick, de Boston, de Dantzig et de Budapest, à savoir que la diphtérie, la scarlatine et la coqueluche y sont plus répandues dans la classe aisée que dans le peuple.

On peut aussi se rendre compte de la même façon des cas de tuberculose qu'on voit apparaître coup sur coup dans certaines familles riches, en dehors de toute prédisposition, de toute cause apparente et de ceux qui se contractent, en voyage, dans les chambres d'hôtel des villes fréquentées habituellement par les phthisiques.

Le battage et le brossage des tentures et des tapis ne doit jamais se faire dans un local clos. En général, on va battre les tapis dans des lieux peu fréquentés. A Paris, les berges de la Seine, sous les ponts, sont affectés à ce genre de service; les poussières sont entraînées par le vent et tombent dans la rivière. Les glacis et les remparts, dans les places fortes, sont assignés au même usage. Il serait à désirer qu'on substituât au battage à la main, l'emploi des batteuses mécaniques, comme celles que décrit M. Léon Colin dans son livre sur *Paris. Sa topographie et son hygiène*, p. 258. On pourrait imaginer de petits modèles de batteuses pour les usages domestiques. On a déjà fait quelque chose d'analogue par l'invention du *balai mécanique* dont on se sert aujourd'hui pour brosser sur place les tapis d'appartement. Au lieu de faire voler la poussière comme les balais ordinaires, il la recueille et on la projette dans la flamme du foyer après l'opération.

2° *Nettoyage à l'eau.* — Il peut se faire sous forme de lavages, où en essuyant les objets avec un linge humide. Le lavage à grande eau est préférable pour les parquets, partout où ils sont imperméables et lorsqu'on ne redoute pas de laisser séjourner l'humidité dans l'appartement. C'est le cas de la plupart des habitations collectives où la souillure des planchers exige un mode de nettoyage puissant et rapide. L'ancien procédé qui consistait à arroser les planchers avant de les balayer, est détestable; il change la poussière en boue. La projection de sciure de bois mouillée ou de sable fin sur les parquets est préférable, sans valoir le lavage complet.

Le nettoyage au linge humide est le seul qui convienne pour les salons et les chambres à coucher. C'est celui qu'emploie le docteur Lucas Championnière dans son pavillon de chirurgie à l'hôpital Saint-Louis; mais il faut qu'il soit fait avec grand soin, que le linge humide pénètre partout, derrière tous les meubles, dans tous les recoins, toutes les anfractuosités.

II. **Ordures ménagères.** — Nous en avons déjà parlé à l'occasion du nettoyage des rues (1); nous avons dit qu'elles étaient constituées par les déchets de la cuisine et qu'elles devaient être déposées le matin sur le trottoir pour être enlevées par les tombereaux de l'administration.

Au moment où elles se produisent, ces ordures n'ont rien de répugnant ni de nuisible ; ce n'est qu'en se décomposant qu'elles deviennent dangereuses et leur altération n'est pas assez prompte pour qu'on ne puisse pas, même en été, les conserver pendant 24 heures. Pendant ce temps, elles doivent être renfermées dans une boite en métal d'une dimension suffisante pour contenir le produit de la journée et pourvue d'un couvercle. On la remise dans un coin de la cuisine, aussi loin que possible du fourneau. Il est bon de la laver chaque matin après qu'elle a été vidée et de la laisser sécher avant de la remonter dans l'appartement ; il est également utile, avant de la remplir de nouveau, de jeter au fond quelques pelletées de cendres pour absorber les liquides.

Dans la plupart des villes, la municipalité a pris des mesures pour régulariser le transport du contenu de ces boites à la voirie. A Lyon, un arrêté du préfet du Rhône, en date du 6 avril 1878, oblige les locataires à apporter leurs récipients sur le trottoir le matin au passage du tombereau. Ces récipients doivent être en métal ou en bois peint de 50 litres de capacité et porter le nom de la rue, ainsi que le numéro de la maison. A Paris, l'arrêté préfectoral du 24 novembre 1883, mis en vigueur le 16 janvier 1884, oblige les propriétaires à faire déposer chaque matin sur le trottoir, un ou plusieurs récipients de capacité suffisante pour contenir les résidus de ménage de tous les locataires.

En réalité, chaque famille a le sien et la cuisinière le descend le soir dans la cour. Dans les maisons de rapport récemment construites, il y a un récipient commun qu'on remise pendant le jour dans un réduit *ad hoc* et dans lequel les cuisinières viennent vider le soir le contenu de leurs boites. Le matin, avant l'heure du passage des tombereaux, le chiffonnier de la rue vient prendre ces récipients, en vide le contenu sur une toile, y cherche les détritus à sa convenance, reverse le contenu dans les boites et les porte sur le trottoir où les charrettes des entrepreneurs les prennent et les vident dans les tombereaux. Cette façon de faire débarrasse les appartements pour la nuit ; elle est propre et hygiénique.

Dans plusieurs grandes villes d'Allemagne et notamment à Berlin, les maisons ont encore, au fond de la cour, une fosse à ordures (Müllbruge) ; cette fosse était autrefois un foyer d'infection ; aujourd'hui la vidange et le nettoyage de la fosse ont lieu plusieurs fois par semaine. Ailleurs on a substitué à la fosse un récipient qui s'enlève tous les jours ; enfin, dans certaines villes, les ordures ménagères sont reçues dans de grandes boites couvertes et posées sur un camion qu'on traine dans la rue au moment du passage du tombereau.

(1) Chapitre III, article Ier, § III, *Entretien et police de la voie publique*, p. 248.

A Londres, les immondices sont recueillies dans des paniers mobiles déposés dans des soutes aux ordures placées sous le trottoir où les agents de service viennent les prendre. Dans d'autres villes, ce sont des boîtes métalliques pourvues d'anses et reçues dans une cavité de même dimension pratiquée dans l'épaisseur du trottoir et fermée par une trappe (fig. 47).

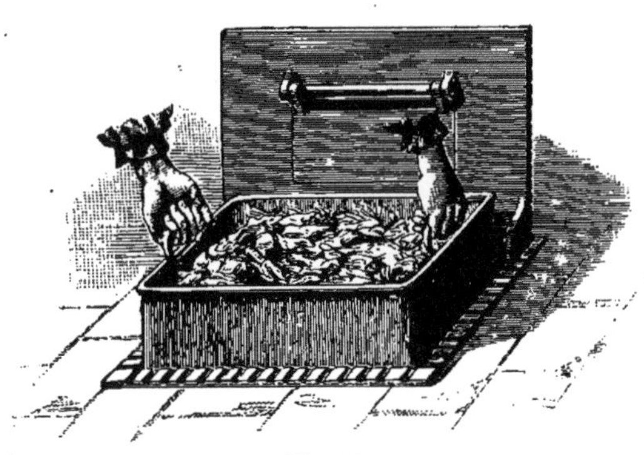
Fig. 47.

Ces dispositions nous semblent préférables aux canalisations en poterie aboutissant à la boîte aux ordures qu'on a installées dans quelques habitations et auxquelles le docteur Du Mesnil a donné son approbation. Nous pensons que ce canal, quoi qu'on fasse, doit retenir quelque chose des ordures qui le traversent et qu'il doit répandre une mauvaise odeur dans la maison. Il faut se méfier en hygiène des recoins qu'on ne peut pas nettoyer facilement.

III. Eaux ménagères. — Ce sont les eaux souillées de la cuisine, des cabinets de toilette et l'eau des bains. Les premières s'évacuent par l'évier, les secondes par les vidoirs ou les lavabos; les dernières par les tuyaux dont nous avons parlé plus haut.

1° *Eviers.* — Les éviers, comme tous les appareils récepteurs, doivent être imperméables. On les fait en pierre et d'une seule pièce, ou en ciment, ou même en grès vernissé. Ils sont solidement fixés dans une encognure et la partie du mur qui les surmonte doit être protégée sur une hauteur de 40 centimètres par un carrelage. Toute espèce de menuiserie doit être proscrite du voisinage de l'évier. A sa partie la plus déclive il porte un siphon de plomb qui se raccorde avec un tuyau également en plomb, du même calibre, lequel est branché sur le tuyau de descente des eaux pluviales (fig. 48). Une grille ferme l'accès du siphon aux corps volumineux.

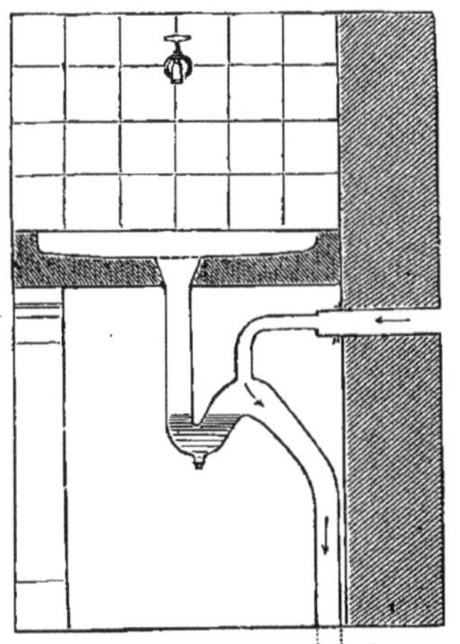
Fig. 48. — Evier avec tuyau de vidange, siphonné et ventilé (d'après Richard).

Les tuyaux de descente des éviers s'encrassent facilement par la graisse qui s'y fige. Les chasses n'enlèvent pas cet enduit, il faut y faire passer de temps en temps et surtout pendant la saison froide, une lessive chaude de soude ou de cendre de bois. Dans certains établissements où les eaux sont très chargées de graisse comme les restaurants et les triperies, etc., on est obligé de recourir à des appareils particuliers destinés à figer et à retenir les graisses à leur passage (1).

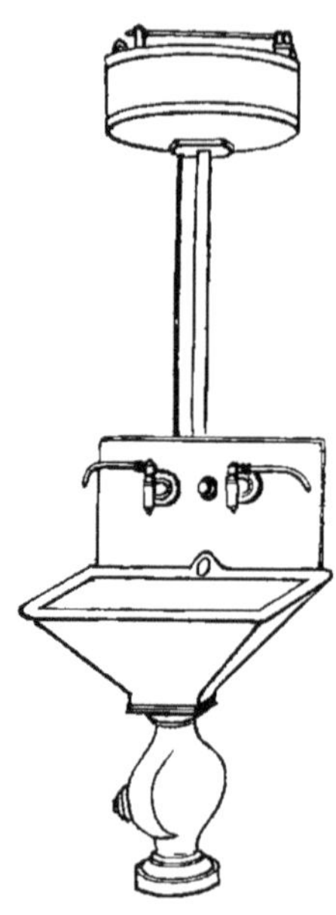

Fig. 49. — Vidoir (système Flicoteaux) d'après E. Richard).

2° *Vidoirs.* — Les vidoirs, comme les éviers, sont des appareils destinés à l'évacuation des eaux ménagères. Ils sont constitués par une cuvette en grès vernissé ou en porcelaine, munie d'un tuyau d'évacuation en plomb siphonné et branché comme celui de l'évier sur le tuyau de chute des eaux pluviales. Un grillage placé au fond de la cuvette arrête les corps volumineux. Il faut faire, dans les vidoirs, des chasses fréquentes ou, ce qui vaut mieux encore, disposer, à deux mètres au-dessus de la cuvette, un réservoir automatique ou à tirage (fig. 49).

Les vidoirs doivent être individuels comme les cabinets d'aisances. C'est-à-dire qu'il en faut un par appartement. L'hygiène proscrit d'une manière absolue les vidoirs communs à plusieurs ménages et placés sur les paliers qu'on désigne sous le nom de *plombs*. Ils sont encore en usage dans beaucoup de maisons d'ouvriers et contribuent pour beaucoup à répandre, dans les escaliers et les couloirs, l'odeur fade et nauséeuse qu'on y ressent.

L'évacuation de l'eau sale des lavabos et des salles de bains se fait de la même manière, c'est-à-dire à l'aide d'un conduit en plomb siphonné et branché sur le tuyau de chute.

3° *Tuyaux de chute.* — Ainsi qu'on vient de le voir, les conduits d'évacuation des eaux ménagères, qu'elles proviennent des éviers, des vidoirs, des lavabos ou des baignoires, vont se rendre dans les tuyaux des eaux pluviales. Ces derniers sont placés à l'extérieur du bâtiment et descendent verticalement à une distance de 5 à 8 centimètres du mur. Ils sont généralement en fonte ; leur calibre ne doit pas être inférieur à 8 centimètres, ni supérieur à 16. En Angleterre on ne dépasse pas 12 centimètres et on descend parfois à 6. Il est d'expérience en effet que les tuyaux de petit diamètre sont beaucoup mieux nettoyés par les chasses

(1) Voyez pour la description de ces *trappes à graisse*, l'*Encyclopédie d'hygiène*, t. III, p. 667.

qu'on y opère. Les tuyaux de chute doivent être ouverts à leurs deux extrémités, pour permettre une large circulation de l'air et se terminer en bas par un siphon de cour. Il existe une grande variété de siphons de cette sorte, mais ils intéressent plutôt l'art de l'ingénieur que l'hygiène. Ils sont décrits et figurés dans l'ouvrage déjà cité du Dr Richard (1).

Les eaux ménagères tombent du tuyau de chute dans l'égout, lorsque la rue en est pourvue ; dans le cas contraire, elles se rendent au ruisseau par un caniveau qui se trouve dans le trottoir. Enfin, quand on ne peut s'en débarrasser ni de l'une, ni de l'autre façon, on les reçoit dans des fosses bien étanches, bien ventilées et vidangées fréquemment. Les fosses quoique bien cimentées doivent être à cinq mètres au moins des habitations, et à six mètres du puits le plus voisin ou de toute conduite servant à l'eau d'alimentation.

IV. **Vidanges**. — Les déjections humaines sont bien plus dangereuses que les eaux ménagères ; il y a le plus grand intérêt à s'en débarrasser rapidement et d'une manière complète. La bactériologie a fait justice de l'erreur qui consistait à regarder les matières fécales comme inoffensives, en s'appuyant sur une prétendue immunité des vidangeurs pendant les épidémies. On sait aujourd'hui qu'elles sont le véhicule habituel du choléra et de la fièvre typhoïde, pour ne parler que de ces deux maladies-là.

L'évacuation des vidanges est le plus difficile des problèmes que l'hygiène urbaine soit appelée à résoudre, et la difficulté croît avec la densité et le chiffre de la population. A la campagne, les paysans s'exonèrent dans leurs champs ou sur leur fumier. Dans les villas, un seau joue le rôle de récepteur ; on le vide chaque matin sur le fumier relégué au fond du jardin, derrière un rideau d'arbres verts et son contenu se mêle aux feuilles mortes, aux débris végétaux, aux ordures ménagères et constitue un engrais dont l'horticulture tire parti. Dans les villes, cette simplification n'est pas possible, et force est bien de recourir à des moyens plus compliqués.

Tous les systèmes des vidanges comportent deux termes : il faut d'abord recueillir les déjections ; il faut ensuite les évacuer.

1° *Appareils récepteurs*. — Ils étaient autrefois des plus simples et consistaient dans des vases qu'on allait la nuit vider dans le ruisseau ou dans l'égout le plus voisin. Le vase de grès, de forme conique, dont on se sert encore en Provence, représente ce type primitif et chacun connaît la façon expéditive dont on se débarrasse la nuit de son contenu. Le meuble élégant qu'on trouvait autrefois dans tous les garde-robes a été le premier perfectionnement de ce système. Au XVIIe siècle, on ne connaissait pas autre chose. Le palais de Versailles ne renferme pas un seul cabinet

(1) E. RICHARD, *Précis d'hygiène appliquée*, 1891, p. 201.

d'aisances et Saint-Simon nous a appris comment ses 25.000 habitants trouvaient le moyen de s'en passer. Aujourd'hui la chaise percée ne se rencontre plus que dans les chambres de malades, et il y a des cabinets d'aisances dans les plus pauvres maisons. Nous avons indiqué les règles qui doivent présider à leur installation (1). L'appareil récepteur doit encore être l'objet d'une attention plus grande. L'hygiène a du reste réalisé à son égard de remarquables progrès.

Les cuvettes à soupape du système Rogier et Mothes ont constitué un premier pas fait dans cette voie. Elles existent encore dans presque toutes les maisons construites il y a une trentaine d'années. Le fond de la cuvette est reçu dans un petit bassin en cuivre et plongé dans une couche d'eau qui y reste en tout temps et empêche les gaz de refluer. Ce bassin est à bascule. Il est mis en mouvement par une tige aboutissant à un bouton qui déborde le siège. Lorsqu'on tire sur cette poignée, le bassin bascule et déverse son contenu dans le conduit qui se trouve au-dessous et qui se rend obliquement et sans inflexion au tuyau de chute. La traction fait en même temps tomber dans la cuvette un jet d'eau provenant du réservoir que nous avons décrit plus haut. L'ouverture qui lui donne issue est dirigée de telle façon qu'il parcourt la cuvette en spirale, en entrainant les matières fécales adhérentes aux parois. Lorsqu'on cesse de tirer sur le bouton, un contrepoids fait remonter le bassin qui s'applique de nouveau sur l'ouverture de la cuvette avec la petite couche d'eau qui sert d'obturateur. Le conduit qui vient du réservoir d'eau se ferme en même temps.

Il existe d'autres modèles de cuvettes à bascule ou à clapet (2), mais celui-là est le plus répandu. Tous ont l'inconvénient de nécessiter des soins sans lesquels la cuvette et le tuyau s'encrassent, la bascule cesse de jouer, l'obturation ne se fait plus et les gaz remontent de la fosse dans l'appartement. Dans les maisons très bien tenues, ces inconvénients sont palliés par une attention soutenue et des réparations fréquentes ; toutefois les hygiénistes préfèrent aujourd'hui les cuvettes à syphon hydraulique. Celles que fournit l'industrie sont de formes très variées ; mais elles peuvent se rapporter à deux types : la cuvette conique et la cuvette à retenue d'eau. La première (fig. 50) a la forme d'un tronc de cône dont la paroi postérieure se rapproche de la verticale et dont le sommet se raccorde avec le siphon. Dans le second (fig. 51) la cuvette a la forme d'un bassin dont le fond très légèrement concave peut retenir une couche d'eau de 35 millimètres de profondeur, au milieu de laquelle tombent les matières fécales qui, de cette façon, n'adhèrent pas aux parois.

Les cuvettes et les siphons sont en grès vernissé, solides et faciles

(1) Chapitre III, article II, § 2, p. 326.

(2) Pour les différents systèmes de cuvettes et d'appareils, voyez J. et E. PUTZEYS, l'*Hygiène dans la construction des habitations privées*, 2e édition, 188[illegible], p. 373 et suivantes.

à nettoyer. L'appareil est muni d'un petit réservoir de chasse à tirage. Comme les personnes peu soigneuses ou les enfants peuvent oublier de tirer sur la chaînette ou le font trop brutalement, on a imaginé des tirages

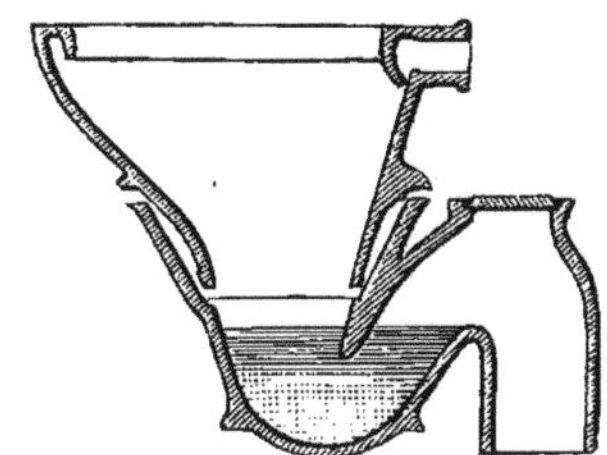

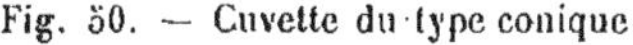

Fig. 50. — Cuvette du type conique.

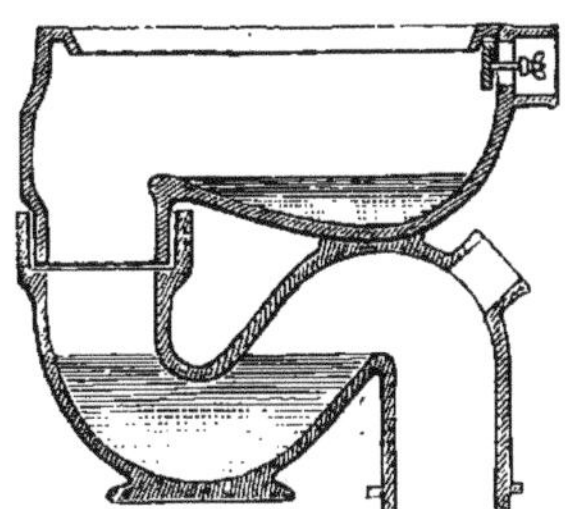

Fig. 51. — Cuvette à revenue d'eau.

qui fonctionnent automatiquement soit par le poids du visiteur lorsqu'il s'assied sur le siège, comme dans le système Sennins, soit lorsqu'il ouvre la porte pour se retirer comme dans les systèmes Aimond, Geneste et Herscher. M. Aimond a également imaginé un mode de tirage qui est actionné par le poids du visiteur lorsqu'il quitte le siège (fig. 52). Ce système ne comporte pas de siège. Il n'en est pas de même des précédents.

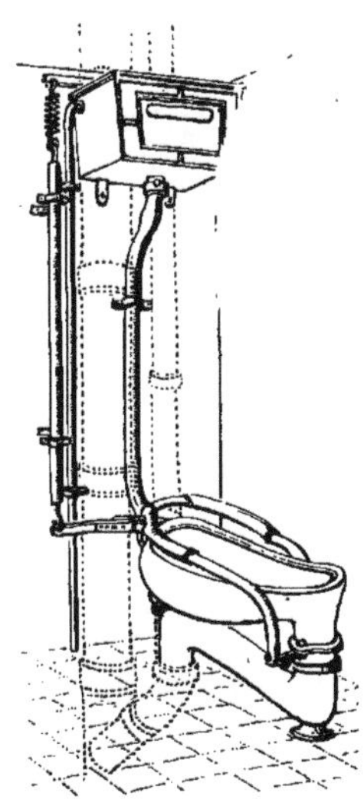

Fig. 52. — Siège muni d'un tirage actionné par le poids du visiteur (système Aimond).

Dans les maisons soignées, la cuvette, quel que soit son type, est contenue dans une caisse dont la partie supérieure sert de siège et est percée d'un trou que recouvre un couvercle à charnière. Le tout est en acajou ou en bois dur et ciré. Cette disposition convient aux habitations privées dont le personnel est peu nombreux et les domestiques bien stylés, où tout le monde a des habitudes de propreté ; mais ce n'est pas le cas des habitations collectives, où il faut des installations plus simples et demandant moins d'entretien.

Autrefois, dans les casernes, dans les hôpitaux, dans les lycées, on ne connaissait que les latrines à la *turque* dans leur immonde simplicité. Leurs trous toujours béants, s'alignaient le long du mur du hangar, en nombre proportionnel à l'effectif (1) et plongeaient, sans intermédiaire, dans une grande fosse, dont les éma-

(1) On admet généralement en France qu'il faut cinq tinettes par 1000 hommes d'effectif dans les latrines de jour. Ce nombre n'est pas suffisant. Il ne faut pas que les hommes soient obligés d'attendre leur tour et qu'ils aient la tentation de se passer d'une place libre. En Allemagne, on prévoit un siège pour 80 hommes et cela vaut mieux.

nations se répandaient dans tout le voisinage. On voit encore quelque chose de semblable dans les cabinets de certaines gares de chemins de fer. On a cependant amélioré ce système trop primitif. Pour la défécation accroupie, on place sur le sol des coquilles en matières dures, inattaquables aux acides, comme le grès vernissé ou émaillé (fig. 53). Elles sont percées d'un trou correspondant à la cuvette qui se trouve au-dessous; des plaques cannelées indiquent la place où il faut mettre les pieds. Ces coquilles sont encastrées dans la paroi par un mortier de ciment recouvert d'un enduit hydrofuge; devant elles est placé un terrasson à retenue d'eau, recouvert d'une grille à panneaux méplats en fer galvanisé. Ce réservoir aplati, peu profond, est lavé d'une manière continue par un petit filet d'eau ou par un réservoir de chasse automatique.

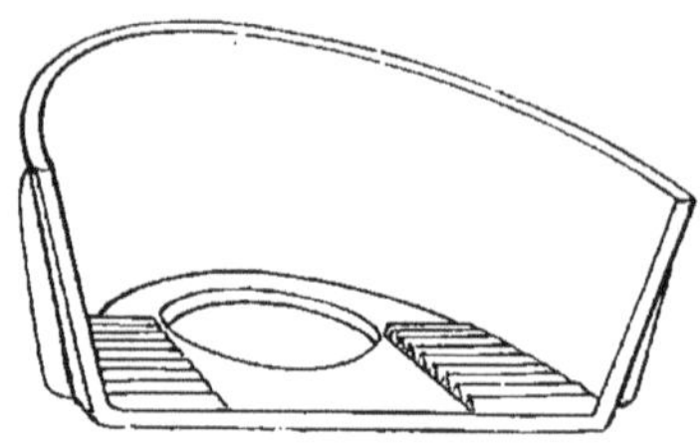

Fig. 53. — Coquille en grès vernissé pour siège de cabinets d'aisance (d'après Richard).

Une disposition encore plus perfectionnée est celle qui a été adoptée par Durand-Claye pour la caserne Schomberg et que représente la figure ci-contre (fig. 54).

Quelque soin qu'on apporte dans la disposition des lieux, les latrines à la turque ne seront jamais qu'un système défectueux. Aussi s'efforce-t-on de les remplacer partout par des sièges sur lesquels on est forcé de s'asseoir. Il en est ainsi dans les casernes d'Allemagne et d'Autriche et les sièges sont inclinés de manière à ce que les hommes ne puissent pas monter dessus.

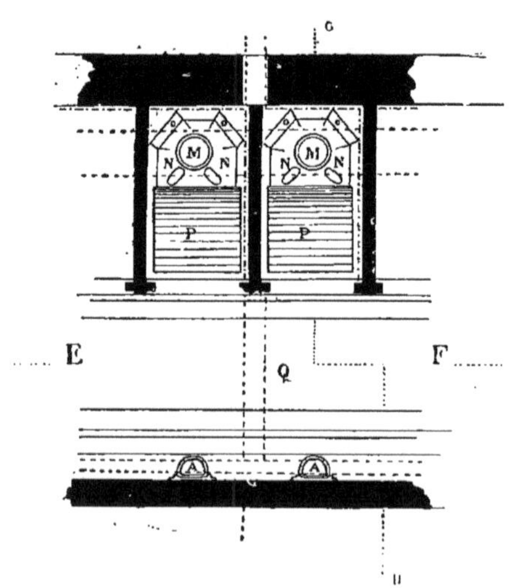

Fig. 54. — Plan des latrines de la caserne Schomberg, à Paris.

M, orifice supérieure du pot aboutissant aux tuyaux d'évacuation ; — N N, place des pieds ; — O O, parois inclinées des cabinets ; — P, grille sous laquelle coule de l'eau et destinée à empêcher la souillure du sol par les urines ; — E Q F, couloir central ; — A A, pots d'urinoirs.

Le Dr Richard est d'avis qu'il y aurait lieu de remplacer les trous à la turque par le système *combinaison* qui fonctionne avec un plein succès à l'hôpital du Val-de-Grâce (1).

(1) E. Richard, *Les nouveaux cabinets d'aisances des établissements militaires* (*Archives de médecine et de pharmacie militaires*, t. IX, 1887, p. 361).

Les sièges habituels sont remplacés par de solides cuvettes en faïence formant un tout avec le siphon obturateur (1). Celui-ci communique avec le tuyau de chute (fig. 55). L'ouverture supérieure de la cuvette a la forme d'un ovale dont la petite extrémité est tournée en avant. Le siège est en chêne épais ; il est mobile et maintenu relevé par deux contrepoids en plomb. C'est le visiteur qui l'abaisse lorsqu'il veut s'en servir. Dans l'intervalle, la cuvette sert d'urinoir. Avec ce système, les cabinets d'aisances sont propres et sans odeur. Au Val-de-Grâce, les portes qui les font communiquer avec les salles restent ouvertes sans inconvénient (2).

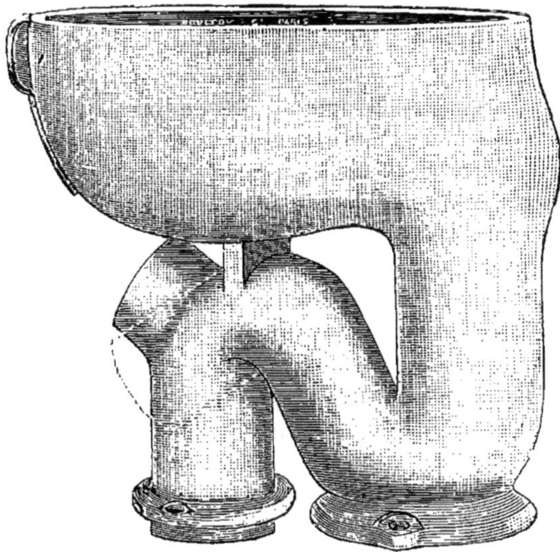

Fig. 55. — Cuvette et siphon réunis en une seule pièce, en faïence unie (Système combinaison Doulton).

Dans les hôpitaux, les sièges à la turque doivent être absolument proscrits. On peut adopter soit la disposition qui a si bien réussi au Val-de-Grâce, soit la forme de siège que j'ai décrite dans mon rapport sur la construction des hôpitaux et qui fut adoptée par la Société de médecine publique (3). Dans ce système, les sièges sont en bois verni ou en ébonite et constitués uniquement par un anneau de cinq à six centimètres de largeur appliqué immédiatement sur le bord de la cuvette. La forme en est ovale ; les dimensions, y compris la largeur de l'anneau, sont

(1) Dans tous les appareils qu'on fabrique aujourd'hui, la cuvette et le siphon sont en faïence unie et d'une seule pièce.

(2) Viry, *Manuel d'hygiène militaire*, 2e édition, 1888, p. 92.

(3) J. Rochard, Rapport sur la construction des hôpitaux (*Revue d'hygiène*, t. V, N° 4, 20 avril 1883).

de 40 centimètres sur 33 ; la hauteur du siège au-dessus du sol est de 40 centimètres et sa direction légèrement inclinée d'arrière en avant, de façon à ce que les malades ne puissent pas monter dessus. C'est la préoccupation constante qui doit guider dans ces installations. Les hommes préfèrent tous la position accroupie et, lorsqu'on ne les met pas dans l'impossibilité de l'adopter, ils souillent le siège, urinent sur le sol et infectent les cabinets. Tout en comprenant cette nécessité, je préfère pour les hôpitaux, le siège horizontal en bois ciré à relèvement automatique ; il est plus hospitalier que la couronne d'ébonite ; les malades y sont plus à l'aise et il faut songer à la faiblesse d'un grand nombre d'entre eux. Quant aux lycées, il est évident qu'il faut en proscrire également les latrines à la turque et les remplacer par un des systèmes que nous venons de décrire.

Urinoirs. — Le système adopté au Val-de-Grâce permet, avons-nous dit, à la cuvette de servir d'urinoir ; mais avec les autres systèmes, il est indispensable d'en installer dans les cabinets. Cette nécessité se fait encore plus vivement sentir dans les latrines des casernes où les sièges sont habituellement accaparés par des besoins plus sérieux. Il existe trois types d'urinoirs : 1° ceux à plaque ; 2° ceux à auge ; 3° ceux à bassin.

L'urinoir à plaque se compose d'une plaque verticale habituellement en ardoise, sur laquelle l'urine est projetée au moment de son émission ; elle coule sur cette surface lisse, tombe dans une rigole placée au-dessous et s'écoule à l'égout par un tuyau d'évacuation siphonné. Une conduite d'eau horizontalement dirigée le long du bord supérieur de la plaque, laisse écouler une petite nappe qui entraîne l'urine et lave la surface qu'elle a souillée. C'est le système des urinoirs placés sur la voie publique ; mais pour les habitations collectives et pour les maisons particulières, il est préférable d'adopter un des deux suivants.

L'urinoir à auge se compose d'une auge horizontale de 15 à 20 centimètres de diamètre fixée dans une boîte en maçonnerie. Elle est constamment pleine d'eau qui se renouvelle à l'aide d'un petit courant et dont le trop plein s'échappe par l'autre bout. La partie de la muraille qui surmonte cette auge et le bâti qui se trouve au-dessous sont revêtus de carreaux de grès vernissé ou couverts de tout autre enduit imperméable. L'auge a l'avantage de servir de *vidoir* et de diminuer d'autant le nombre des appareils récepteurs de liquides dangereux.

L'*urinoir à bassin* se compose d'une cuvette en porcelaine dont l'ouverture regarde en avant et en haut. Elle est appliquée contre la muraille et se continue par un tuyau d'évacuation en plomb portant un siphon à son extrémité. Lorsque plusieurs bassins sont alignés en série, un seul tuyau siphonné suffit pour en évacuer le contenu à l'aide de branchements que chacun d'eux lui envoie. La cuvette est en communication avec un petit réservoir de chasse automatique, dont la capacité est égale à la sienne. Ce système est celui qui convient le mieux dans les cabinets d'aisances des hôpitaux, des hôtels et des maisons particulières (fig. 56).

2° *Système d'évacuation.* — Les tuyaux d'évacuation des cuvettes et des urinoirs viennent aboutir, comme nous l'avons vu, au tuyau de chute des cabinets d'aisances. Ces derniers sont du même calibre que ceux des eaux pluviales, c'est-à-dire de 8 à 16 centimètres. Il est reconnu aujourd'hui que plus ils sont petits, moins ils s'encrassent, parce que les chasses y sont plus actives (1). Il serait à désirer qu'ils fussent en plomb et étirés à la presse hydraulique ; mais ce métal est trop cher ; on les fait presque toujours en fonte et, comme elle est corrodée intérieurement par l'urine et rongée par la rouille au dehors, il faut l'émailler au dedans et la peindre à l'huile extérieurement, ou la rendre inoxydable par les procédés Barffet Bower (2).

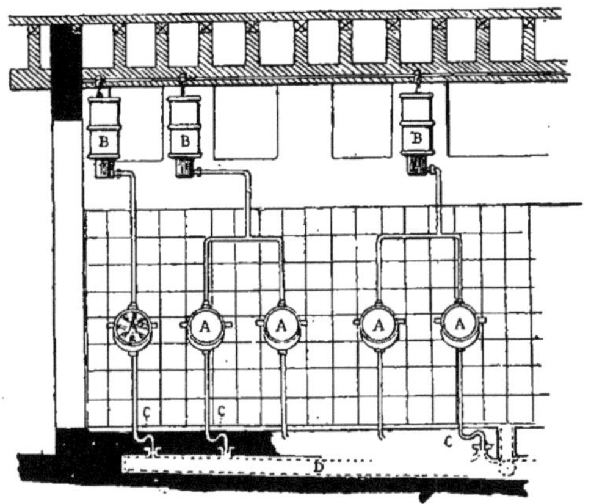

Fig. 56. — Urinoirs de la caserne Schomberg. — Élévation sur E F de la figure 54, p. 410.
A A A, pots d'urinoirs en porcelaine émaillée, appliqués le long de la paroi du cabinet faisant face à la paroi occupée par les lunettes ; — C C C, siphons hydrauliques obturateurs ; — B B B, réservoirs de chasse.

Les tuyaux de chute des cabinets d'aisances s'élèvent jusqu'au faitage où ils s'ouvrent librement : ils sont ventilés par les tuyaux d'aération dont sont munis les siphons placés sous les appareils récepteurs, et se terminent inférieurement d'une façon différente suivant le procédé d'évacuation adopté dans l'édifice dont ils font partie. Ces procédés sont de deux sortes. Les uns consistent à emménager provisoirement les vidanges dans des réservoirs, les autres à les éconduire sur le champ, soit par une canalisation spéciale, soit en les projetant tout simplement dans les égouts.

A. **Réservoirs de vidanges.** — Les uns sont mobiles. Ce sont de grands baquets nommés *tinettes*, qu'on enlève et qu'on va vider au dehors ; les autres sont des fosses creusées dans le sol et dont il faut opérer l'évacuation sur place.

(1) Un tuyau de chute de 4 centimètres mis en essai chez M. Flicoteaux à titre d'expérience et de démonstration, fonctionne très bien depuis plusieurs années.

(2) Pour la fabrication de ces tuyaux, leur mise en place, la formation des joints, voyez : E. Richard, *Précis d'hygiène appliquée* (*loc. cit.*), p. 196.

Tinettes mobiles. — Elles sont en bois goudronné, en zinc ou en tôle galvanisée ; mais les vases métalliques sont préférables aux tonnelets qui sont sujets à fuir et s'imprègnent des liquides excrémentitiels. Leur contenance varie de 80 à 300 litres, suivant le chiffre de la population à desservir. Le tuyau de chute y plonge directement, il est enveloppé à sa partie inférieure par une sorte de chapeau mobile qui glisse sur lui et coiffe la tinette. Ces réservoirs doivent être placés dans un réduit au niveau du sol et facilement accessible. On les en retire en les prenant par les deux poignées latérales dont ils sont munis ; on y applique un couvercle et on les porte sur la voiture couverte et doublée en tôle qui les transporte à leur destination. Une autre tinette vide, lavée et désinfectée leur est substituée sur le champ. Ce renouvellement doit être fréquent.

Lorsque l'enlèvement se fait avec soin, que le matériel est convenable et bien entretenu, ce système est celui qui convient le mieux pour les villes qui n'ont pas d'égouts et qui ne peuvent pas faire les frais d'une canalisation. Pettenkofer l'a conseillé à Munich, en attendant mieux, et il est certainement préférable aux fosses fixes ; mais, dans la plupart des villes où ce système est en vigueur, la vidange se fait mal ; les tinettes débordent souvent ; on répand, en les enlevant, une partie de leur contenu ; les voitures de transport ferment mal et les rues infectent sur leur passage. Ce système est du reste inapplicable dans les grandes villes. M. Brouardel a calculé que, s'il existait dans tout Paris (1), il faudrait chaque jour faire circuler 2.300 voitures sur le pavé de la ville pour transporter les tinettes au dehors (2).

Pour remédier à ces inconvénients, pour supprimer l'odeur, on a eu l'idée d'employer des poudres absorbantes, telles que la terre, la cendre projetées sur les matières fécales ou des désinfectants comme la chaux phéniquée ou chlorurée (3). La cendre ou la terre sont projetées par le visiteur, son acte accompli, soit avec une pelle à main, soit à l'aide d'un mécanisme analogue à celui qui détermine l'écoulement de l'eau dans les water-closets. C'est ce qui a lieu dans l'*earth-closet* ou *earth-commode* qu'on peut à la rigueur introduire dans les appartements (4).

Le système Goux qui a joui longtemps d'une grande faveur et qui existe encore dans un certain nombre de casernes, repose sur le même principe. Il consiste à tapisser la paroi interne de la tinette d'une couche

(1) Il n'existait plus dans Paris en 1892 que 16.879 fosses mobiles (Discours prononcé par M. Poubelle, préfet de la Seine, à la première réunion de la Commission de l'assainissement et de la salubrité de l'habitation).

(2) BROUARDEL, Rapport de la Commission de l'assainissement de Paris. Imprimerie nationale, 1881, p. 41.

(3) A Hull, à Glascow, à Manchester, on se sert des cendres fournies par les foyers domestiques. A Rochdale, où plus de 5.000 latrines sont à fosse mobile, les tinettes sont garnies d'un désinfectant au chlorure de chaux ou à la chaux phéniquée.

(4) J. ARNOULD, *Nouveaux éléments d'hygiène* (*loc. cit.*), p. 729.

épaisse de substance poreuse fortement tassée et mêlée à une petite quantité de sulfate de fer (1). Le système Bonnefin sépare les liquides des matières solides et les utilise d'une manière fort originale (2). Il a été expérimenté à la caserne de la Cité à Paris (3).

Nous n'insisterons pas sur ces procédés et nous ne nous arrêterons pas à les décrire, parce que ce ne sont que des expédients malpropres et mal odorants, et parce qu'ils servent de prétexte pour ne pas appliquer, dans les habitations collectives, les systèmes un peu plus dispendieux dont l'hygiène ne doit pas se lasser de réclamer l'adoption.

Système diviseur. — Il consiste, comme son nom l'indique, à séparer les liquides des matières solides, en les laissant s'écouler au dehors. Il a pour but de rendre la vidange moins fréquente, et par conséquent moins coûteuse; il repose sur la croyance erronée que les liquides sont inoffensifs et peuvent circuler librement. La séparation peut s'obtenir très simplement, comme dans certaines casernes d'Allemagne, en installant les latrines de façon à ce que les excréments tombent dans un récipient, tandis que les urines sont projetées dans un autre. Ce système n'est applicable qu'aux réunions d'hommes. A Paris, la division s'opère à l'aide de *tinettes filtrantes*. Celles-ci firent une révolution dans la vidange, lorsque l'arrêté du 2 juillet 1867 en autorisa l'emploi (4).

Le modèle adopté par la ville de Paris consiste en un double cylindre en métal, dont l'extérieur sert d'enveloppe et dont l'intérieur est criblé de trous pour laisser passer les liquides, un couvercle distributeur s'applique sur le tout (5). Le fonctionnement est très simple. Les matières solides restent dans le cylindre intérieur; les liquides passent par les trous dont il est perforé, dans le cylindre enveloppant, et s'écoulent dans l'égout.

Les tinettes sont placées dans le branchement qui conduit à l'égout, on les enlève par les galeries, les puits de descente et les regards. Il en existait encore à Paris, en 1892, 34,653, et comme le système n'a été appliqué que dans les maisons construites depuis vingt-cinq ans, c'est dans les plus belles rues, dans les quartiers les plus élégants, c'est avenue de l'Opéra, rue des Pyramides, allée des Champs-Elysées, qu'on voit en plein jour extraire ces réservoirs infects, par les regards d'égout, sous les yeux et sous le nez des passants.

(1) Nouveau système de vidanges prévenant la fermentation et les gaz insalubres. Paris, 1868.

(2) BONNEFIN, Communication à la Société de médecine publique, séance du 28 juin 1882.

(3) H. NAPIAS et A.-J. MARTIN, *L'Étude et les progrès de l'hygiène en France* de 1878 à 1882, Paris, 1883, p. 203.

(4) Règlement pour l'écoulement des eaux-vannes dans les égouts publics par voie directe (Arrêté préfectoral du 2 juillet 1867, article II, § 3 (signé Haussmann).

(5) Cet appareil est décrit et figuré dans l'ouvrage de MM. H. NAPIAS et A.-J. MARTIN, *Étude des progrès de l'hygiène en France* (*loc. cit.*), p. 192.

Tous les hygiénistes considèrent aujourd'hui le *système diviseur* comme le plus dangereux de tous, parce qu'il réunit les inconvénients des fosses fixes à ceux du *tout à l'égout*. Comme les premières, il emmagasine les matières fécales et comme l'autre, il mêle aux eaux d'égout les liquides excrémentitiels chargés de tous les principes fermentescibles, de tous les germes susceptibles de transmettre les maladies infectieuses. Le contenu des tinettes est sans cesse remué par l'arrivée de nouvelles matières et répand dans les caves une odeur infecte; enfin, si quelqu'obstruction se produit, c'est une inondation dans le sous-sol.

Le système diviseur comporte quelques variantes. C'est d'abord l'appareil dilueur d'un architecte de Paris, M. Eugène Mourat (1). C'est celui de M. Goldner de Baden-Baden, que le docteur Laborde a exposé devant la Société de médecine publique le 26 avril 1882 (2). C'est enfin la vidangeuse automatique Mouras présentée à l'Institut par l'abbé Moigno, au mois de janvier 1883 (3).

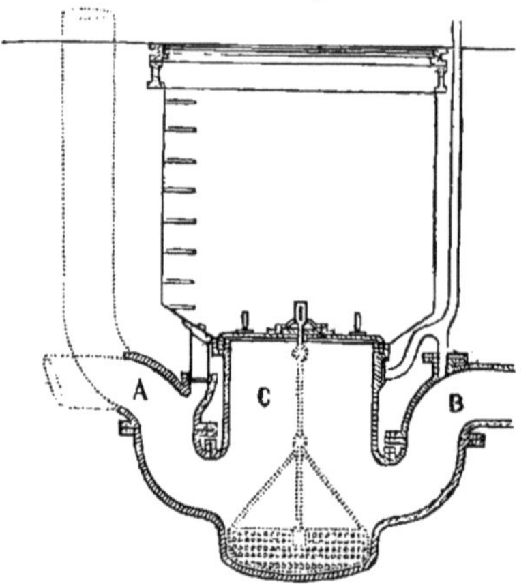

Fig. 57. — Dilueur Herscher.

Nous n'insistons pas sur ces différents systèmes parce qu'ils ont tous les inconvénients que nous avons reprochés aux tinettes filtrantes. S'il fallait faire un choix parmi ces appareils, nous préférerions encore le *dilueur Herscher* (fig. 57), parce qu'il emmagasine peu de matières, qu'il a les angles arrondis et qu'il peut se raccorder à un réservoir de chasse. Les matières arrivent par la tubulure A, elles tombent dans le liquide que contient le réservoir C et le trop plein se déverse à l'égout par la branche B. Les branches d'arrivée et de sortie sont disposées de façon à former occlusion hydraulique et à empêcher le reflux des gaz.

Fosses fixes. — Les fosses fixes ont été le premier système régulier de vidanges qui ait été imposé aux populations des villes (4). C'était assurément un progrès sur le *tout au ruisseau*, au point de vue de la propreté ; mais l'hygiène n'a pas eu beaucoup à s'en louer. Dans la plupart des villes, les fosses d'aisances ont infecté le sous-sol. En province, dans

(1) J. Arnould, *Nouveaux éléments d'hygiène* (*loc. cit.*), p. 586, fig. 142, 143 et 144.

(2) *Revue d'hygiène* 1882, t. IV, p. 438.

(3) H. Napias et A.-J. Martin, L'*Etude et le progrès de l'hygiène en France* (*loc. cit.*), p. 201, fig. 163.

(4) Elles furent rendues obligatoires par un arrêt du Parlement en date du 13 septembre 1533, lequel fut confirmé par un édit de François Ier en 1539. Leurs conditions actuelles sont réglées par l'ordonnance du 24 septembre 1819, modifiée par l'arrêté du 1er août 1862.

toutes les petites localités, ce sont des puisards. On ne les vide jamais et le niveau du liquide reste constant, parce qu'il s'écoule dans la nappe souterraine. Il se mêle à l'eau des puits que cette nappe alimente et qui en sont très peu distants. Beaucoup d'épidémies de fièvre typhoïde et de choléra ne reconnaissent pas d'autre origine que cette souillure du sous-sol.

Dans les grandes villes et à Paris surtout, on fait ce qu'on peut dans la construction pour obtenir l'étanchéité des fosses. Les parois sont en briques et on les enduit à l'intérieur avec du ciment de bonne qualité. On arrondit les angles, on donne au fond la forme d'une voûte renversée et on ne les fait pas trop grandes pour qu'on soit forcé de les vider plus fréquemment ; mais le meilleur ciment est attaqué par les matières fécales et l'urine ; les tassements de terrains et les opérations de vidange sont aussi des causes de détérioration.

L'administration fait visiter les fosses le lendemain de la vidange par des employés spéciaux ; mais la recherche des fuites est tellement difficile qu'on peut la regarder comme illusoire et l'étanchéité est un mythe. Certains propriétaires vont plus loin ; une fois la visite passée, ils font pratiquer un trou dans le fond de la fosse pour favoriser l'écoulement et économiser les frais de vidange (1). Ce qu'il y a de certain c'est que, dans un grand nombre de rez-de-chaussées, surtout par les temps humides, on sent une odeur de matières fécales qui dénonce l'infiltration. Ce qui la prouve encore, c'est que dans les fosses la proportion des matières solides qui ne devrait pas dépasser la sixième ou la huitième partie du tout, en représente le tiers et souvent la moitié (2). Pettenkofer a constaté le fait d'une autre manière. Il a calculé qu'à Munich, les voitures employées au transport des vidanges ne sont pas en nombre suffisant pour enlever plus du dixième de la production totale. Les neuf autres dixièmes passent en majeure partie dans le sol et une petite partie se dégage dans l'atmosphère.

Il n'y a pas lieu, d'après cela, de s'étonner du degré de souillure qu'atteint le sol au voisinage des fosses fixes. L'analyse de ce sol a donné à Wolfhugel les résultats suivants, par mètre cube de terre :

	MATIÈRES SOLUBLES DANS L'EAU FROIDE.				MATIÈRES INSOLUBLES	
	RÉSIDU d'évaporation	PERTE au rouge.	SUBSTANCE organique.	CHLORE.	PERTE au rouge.	AZOTE.
Au voisinage de fosses cimentées.	0 603	0.185	1.257	0.110	5.461	0.060
Au voisinage de fosses non cimentées.	4.710	1.500	2.230	0.330	39.772	0.956
Sol normal	0.211	0.052	0.118	0.010	1 504	0 014

(1) Léon GAUTHIER, *Le tout à l'égout et l'assainissement de la Seine par l'utilisation agricole des eaux d'égout de Paris*. Paris, 1887, p. 17.

(2) BROUARDEL, *Rapport à la Commission de l'assainissement de Paris* (*loc. cit.*), p. 20.

Les gaz qui s'échappent des fosses fixes contribuent également à infecter l'atmosphère. Pour leur donner issue, on a muni ces fosses de *tuyaux d'évent* qui débouchent sur le toit, au niveau de la souche des cheminées ; mais ils ne fonctionnent avantageusement qu'à la condition qu'un courant ascendant se produise dans leur intérieur. Pour renverser le courant, il suffit d'un abaissement de température ou d'un changement dans la direction du vent qui refoule l'air dans le tuyau d'évent et fait remonter les gaz par le tuyau de chute dans les cabinets et dans les appartements. On peut régulariser le tirage par un moyen que nous avons déjà indiqué et qui est recommandé par Pettenkofer. Il consiste à prolonger le tuyau de chute jusqu'au-dessus du toit, en lui conservant une section uniforme depuis le bas jusqu'en haut. Dans le bout supérieur, on maintient allumé soit un bec de gaz, soit une lampe à pétrole. On détermine ainsi un courant ascendant dans le tuyau de chute, transformé en tuyau d'évent.

On peut aussi brûler les gaz avant de les déverser dans l'atmosphère, à l'aide de l'appareil inventé par M. Page, ingénieur à Nantes (1). Cet appareil un peu coûteux n'est utile que dans les habitations collectives où de grandes fosses répandent dans l'air des torrents de gaz délétères. On a également imaginé des ventilateurs mécaniques mus par des ressorts ou par le vent ; mais ce sont là des moyens dispendieux, incertains et peu pratiques.

Dans certains cas, les tuyaux d'évent sont obstrués par des toiles d'araignées, de la poussière, de la suie tombée des cheminées voisines ; dans d'autres, ils se brisent dans un point de leur parcours ; les gaz passent alors dans les chambres voisines et les empestent ; ils peuvent même produire des accidents analogues à ceux qui menacent les vidangeurs. M. Brouardel en a relaté un cas très probant, dans le rapport que j'ai cité plus haut (2). Enfin lorsque les tuyaux d'évent fonctionnent à souhait, ils infectent l'atmosphère à la hauteur des mansardes. Par les temps calmes, dans l'été, les gaz retombent lentement avec la fumée, et pénètrent dans les appartements, par les fenêtres demeurées ouvertes.

Au lieu d'évacuer ou de brûler les gaz, on a essayé de les détruire et on a mis pour cela en usage tous les désinfectants connus. Les uns, tels que l'acide borique, l'acide phénique, le sublimé sont d'un prix trop élevé pour être employés à cet usage ; les seuls pratiques sont : le chlorure de chaux dont la vogue est bien tombée ; le sulfate de fer qui a été très vanté il y a une vingtaine d'années et qui a l'avantage de coûter très peu cher (il en faut, d'après les règlements, 100 kilogrammes à 28° pour une fosse de 14 mètres cubes) ; l'*huile lourde de houille* qui

(1) *Encyclopédie d'hygiène*, t. III, p. 643, et E. Richard, *Précis d'hygiène appliquée* (*loc. cit.*), p. 448.

(2) Brouardel, *Rapport à la Commission de l'assainissement de Paris* (*loc. cit.*), p. 31

a été recommandée par le docteur Emery-Desbrousses, parce qu'elle a l'avantage de former à la surface des matières une couche mince qui empêche tout à la fois, la fermentation et le passage des gaz ; le sulfate de zinc qui coûte bien cher et dont l'emploi est pourtant réglementaire à Paris ; le *crésyl* qui s'emploie en émulsion à 10 p. 100, dont on verse, par le tuyau de chute, 10 litres par mètre cube et le lait de chaux à 20 p. 100 qui est un excellent désinfectant des matières fécales et qui détruit complètement l'odeur, sans dégager d'ammoniaque, lorsqu'on l'emploie journellement et à doses fractionnées (1). Je passe sous silence les désinfectants composés dont les formules sont tenues secrètes et qui ne sont que des mélanges des précédents et je mentionne pour mémoire l'acide sulfurique nitreux que MM. Girard et Pabst ont proposé d'appliquer à la désinfection des fosses à l'aide d'un appareil de leur invention (2).

Aucun de ces moyens ne réalise complètement le but et ne parvient à détruire l'odeur fétide des fosses fixes ; tous peuvent rendre des services, en produisant une désinfection momentanée au moment de la vidange et en permettant aux ouvriers de s'acquitter sans danger de leur répugnante besogne.

Les fosses fixes ont d'autres inconvénients tout aussi graves que ceux qui précèdent ; elles rendent la propreté des cabinets impossible et impliquent l'existence, au voisinage des villes, de ces immondes réservoirs de matières fécales qu'on appelle des *dépotoirs*.

Dans les maisons bien tenues, on peut, avec beaucoup de soins et une petite quantité d'eau, maintenir les cabinets d'aisances dans un état de propreté convenable ; mais il n'en est plus de même dans les habitations louées à des ouvriers et à de pauvres ménages. Les propriétaires de ces immeubles ne veulent pas introduire l'eau dans les lieux d'aisances, parce que les fosses seraient trop vite remplies et qu'il en coûte cher pour les vider. L'eau qui entre dans la maison revient à 35 centimes par mètre cube ; mais celle qui en sort sous forme de vidange paie 8 francs par mètre cube pour l'extraction. De là, la malpropreté et la puanteur des cabinets dont les tuyaux s'engorgent et laissent parfois leur contenu couler dans l'escalier. La fosse fixe a pour conséquence inévitable la guerre à l'eau et l'infection des cabinets.

L'opération de la vidange est tout aussi fâcheuse. Elle se renouvelle d'autant plus souvent que la fosse est plus petite et la maison plus peuplée ; malgré tout le soin qu'on a mis à proscrire l'eau, et malgré les fuites, il faut au moins vidanger une fois par an. On y procède de diverses façons.

(1) Avec le sulfate de fer, la neutralisation des gaz coûte 2 fr. 50 par jour pour 1.000 hommes, 0 fr. 51 avec l'huile lourde de houille, 1 fr. 10 avec le crésyl, 0 fr. 04 avec la chaux, 0 fr. 41 avec le brûleur de gaz et 0 fr. 50 avec un bec de gaz allumé dans le tuyau d'évent.

(2) H. Napias et A.-J. Martin, *L'étude et les progrès de l'hygiène en France* (*loc. cit.*), p. 207 et 208, fig. 164 et 165.

La plus simple, la seule qui existât du temps d'Hallé et de Parent Duchâtelet, est la vidange au seau que nous croyons inutile de décrire, parce qu'elle est en désuétude à peu près partout. C'est la plus immonde et la plus dangereuse pour les ouvriers. Un procédé un peu moins primitif consiste à se servir d'une pompe pour aspirer le contenu des fosses au lieu de l'enlever à la main ; mais il nécessite une opération préalable, le brassage, qui consiste à remuer la matière avec de longues perches jusqu'à ce qu'elle soit bien homogène. Pendant qu'on y procède, les gaz mis en liberté se répandent dans la maison, font tourner le lait et noircissent les dorures. Le docteur Lasgoutte s'est assuré qu'un papier préparé à l'acétate de plomb noircissait à dix mètres de hauteur dans l'escalier, pendant l'opération.

Malgré le brassage, il reste encore dans la fosse des matières que la pompe ne peut enlever et, lorsqu'elle est presque vidée, il faut que les ouvriers y descendent pour terminer le travail. C'est le moment dangereux de l'opération, c'est celui pendant lequel ils sont exposés à être asphyxiés par les gaz.

Les accidents auxquels les vidangeurs sont exposés sont de deux sortes. Les gaz ammoniacaux qu'ils désignent sous le nom de *mitte* déterminent chez eux une ophthalmie particulière caractérisée par une irritation très intense de la conjonctive et de la pituitaire, avec douleurs vives, enchifrènement et obscurcissement de la vue, suivis d'un écoulement abondant de larmes et de mucus nasal. Le tout se termine au bout de quelques jours. Les ouvriers expérimentés s'en préservent en sortant de la fosse aussitôt qu'ils ressentent l'impression irritante des gaz ammoniacaux, en se lavant les yeux à l'eau fraîche et en restant pendant 20 ou 30 minutes à l'abri de la lumière dans un air pur et frais. La *mitte* ne cause en somme que des troubles sans gravité. Il n'en est pas de même du *plomb*. C'est le nom que les vidangeurs donnent aux gaz qui déterminent chez eux des accidents mortels. C'est l'acide sulfhydrique et le sulfhydrate d'ammoniaque qui produisent chez eux cette intoxication. Dans des cas très rares, l'air de la fosse a complètement perdu son oxygène, qui a été remplacé par de l'acide carbonique et de l'azote, c'est alors une asphyxie qu'ils déterminent, mais les accidents types causés par le *plomb* sont ceux de l'empoisonnement par l'acide sulfhydrique.

Je n'ai à m'occuper ni de la symptomatologie ni du traitement de cette intoxication ; le rôle de l'hygiène se borne à la prévenir. Les moyens employés pour cela consistent à faire descendre dans la fosse, avant d'y pénétrer, une chandelle allumée ou un réchaud plein de charbon incandescent. Il est prudent d'attacher le premier ouvrier qui s'y introduit avec une ceinture en cuir à laquelle on fixe une corde tenue par deux hommes. On a imaginé des masques avec des yeux de verre, des scaphandres, pour descendre dans les fosses suspectes, mais les ouvriers ne veulent pas s'en servir. On attache aujourd'hui plus d'importance aux désinfectants dont l'emploi a été rendu obligatoire à Paris par l'ordonnance du 11 novembre 1880.

Les accidents causés par le *plomb* et la *mitte* sont devenus beaucoup plus rares depuis que les procédés de *vidange par aspiration* se sont perfectionnés et que l'usage s'en est généralisé. Les appareils en usage aujourd'hui sont de deux sortes. Le plus répandu consiste dans un grand tonneau métallique placé sur une voiture qui vient se placer devant la maison à vidanger et qu'accompagne une petite pompe à vapeur. Des tuyaux en cuir ou en caoutchouc mettent la fosse en rapport avec le récipient et la pompe ; l'aspiration se produit rapidement. Le tonneau porte une jauge automatique indiquant son degré de réplétion. Les gaz qui s'en dégagent rencontrent, sur leur passage, un petit fourneau dans lequel ils se brûlent.

Dans le second procédé, le vide est fait à l'usine même dans de grandes tonnes de fer à parois solides, qu'une voiture transporte devant la maison. On met la tonne en communication avec la fosse à l'aide d'un gros tuyau et les matières montent dans le récipient, sous l'influence de la pression atmosphérique. Dans les deux cas l'opération se fait proprement et sans écoulement de liquide. Bien que ces appareils ne soient pas complètement inodores, ils constituent un progrès très sensible. La combustion du gaz n'est pourtant pas complète. L'ammoniaque disparaît, mais l'acide sulfureux échappe et d'ailleurs le plus souvent les ouvriers laissent le feu s'éteindre pour ménager le combustible (1). On a essayé de remplacer le fourneau par une caisse désinfectante à deux compartiments renfermant une solution de sulfate de cuivre et du chlorure de chaux ; mais, comme le passage des gaz à travers cette caisse ralentit l'opération, les ouvriers les font passer à côté de l'appareil laveur.

Le dernier inconvénient des fosses fixes, celui qu'elles partagent du reste avec tous les systèmes à réservoirs, c'est qu'on ne sait que faire du contenu des fosses. Dans les petites localités, les paysans viennent les chercher avec leurs tonneaux et leurs charrettes et vont les répandre sur leurs champs ; dans le nord de la France, on les recueille dans des *citernes à engrais* qui sont étanches, cimentées, et qui sont rangées dans la première classe des établissements insalubres ; mais les grands centres produisent de telles quantités de matières, qu'il est impossible de les disséminer ainsi. L'existence des dépotoirs est liée à celle des tinettes, des fosses fixes et de certaines canalisations spéciales. C'est un véritable fléau pour les villes et la condamnation des systèmes qui en nécessitent le maintien. A Paris, leurs inconvénients sont encore plus frappants qu'ailleurs. On peut estimer avec Frankland que le poids moyen des déjections humaines s'élève à 90 grammes de matières fécales et à 1.200 grammes d'urine, par jour. En y ajoutant l'eau des cabinets

(1) BROUARDEL, Rapport à la Commission de l'assainissement de Paris (*loc. cit.*), p. 33.

d'aisances d'une part et en supposant de l'autre que cette addition soit compensée par les fuites des fosses, il n'en reste pas moins par jour environ 3.000 tonnes de matières à enlever ; on comprend par là ce que doivent être les dépotoirs qui les reçoivent. L'établissement de Bondy à lui seul fait passer par ses bassins un million et demi de mètres cubes de vidanges par an. Les eaux-vannes, qui en proviennent, vont à la Seine et la plus grande partie de la matière solide git à l'état pâteux dans des bassins où elle forme un immense cloaque dont le volume dépassait déjà 100.000 mètres cubes en 1877. C'est ce dépôt qu'en langage administratif on appelle le *stock* de Bondy (1).

Indépendamment des dépotoirs, il s'est fondé, autour de Paris, des fabriques de sulfate d'ammoniaque qui lui font une ceinture d'infection et répandent sur lui leur souffle empesté (2).

Les manipulations auxquelles on se livre dans ces établissements diffèrent, mais elles sont aussi dangereuses que répugnantes (3). L'odeur âcre, nauséeuse qui se dégage des usines où on fait cuire les matières fécales est cependant plus odieuse encore que celle qui vient des dépotoirs. Les unes et les autres conspirent pour empoisonner Paris. La région du Nord-Est est celle qui en souffre le plus ; lorsque le vent souffle de cette direction, il transporte les émanations jusque dans les quartiers du centre (4).

Il faut à tout prix faire cesser cette cause d'insalubrité en supprimant les fosses fixes ; mais il y en avait encore, au mois d'août 1892, 64.080 (5) dans Paris, et il faudra bien du temps pour les faire disparaître. Il s'agit maintenant d'exposer les différents systèmes proposés pour les remplacer.

B. **Canalisations.** — L'emploi d'une canalisation spéciale pour conduire les matières de vidange des fosses aux dépotoirs et aux usines comporte plusieurs variantes, suivant que les matières s'y rendent par leur poids ou sous l'impulsion d'une force mécanique. Le premier mode est représenté par le système Waring.

Système Waring. — Il a été défini dans les termes suivants par son inventeur au meeting de Nashville tenu par la Société américaine d'hygiène publique :

1° Emploi, pour la construction des égouts, de conduites à petit diamètre

(1) Aimé GIRARD, Rapport à la Commission de l'assainissement de Paris, p. 154.

(2) En 1881, lorsque M. Aimé GIRARD a rendu compte à la Commission de l'assainissement de Paris, de l'enquête qu'il avait été chargé de faire sur ces établissements, il y avait quatorze dépotoirs à l'air libre, huit dépotoirs avec usine annexée et deux usines sans dépotoir. Cinq de ces établissements étaient antérieurs à 1850, neuf avaient été créés de 1850 à 1870, et neuf de 1870 à 1880.

(3) Pour le service des dépotoirs et les manipulations qui se font dans les fabriques de sulfate d'ammoniaque, voyez : *Encyclopédie d'hygiène*, t. III, p. 290 et suivantes.

(4) Communication du préfet de la Seine à la Commission de l'assainissement des habitations, août 1892.

(5) L. DORRÉ, *L'infection de Paris et de la banlieue*, Paris. 1883.

uniquement affectées à l'évacuation des eaux-vannes et des matières fécales, à l'exclusion des eaux de pluie;

2° Ventilation obtenue, dans les égouts et les branchements des maisons particulières, par un grand nombre de prises d'air et de cheminées s'élevant au-dessus des toits;

3° Communication directe de chaque branchement particulier avec l'égout sans aucun diaphragme ni fermeture hydraulique;

4° Lavage journalier des égouts au moyen de chasses pour lesquelles on utilise l'eau accumulée dans les réservoirs placés à leur origine d'amont. Ce système a été inauguré, en 1878, à Memphis et depuis à Knew, à Norfolk, à Omalia, à Pulmann. On en a fait l'essai à Paris, en 1884, dans la rue Vieille-du-Temple sur une longueur de 735 mètres.

Le système Waring est simple, peu coûteux et s'installe rapidement; mais il expose aux obstructions, à l'encrassement et par suite à la rupture des tuyaux. Cet accident s'est produit à Paris comme à Memphis et en 1886, à la suite d'une de ces obstructions, les caves de l'Imprimerie nationale furent envahies.

Les systèmes dans lesquels on a recours à une force mécanique, agissent par refoulement ou par aspiration. Le système Shöne est dans le premier cas, les systèmes Liernür et Berlier dans le second.

Système Shöne. — Dans ce système, le refoulement est produit à l'aide de grands réservoirs où l'air est comprimé par des pompes et soumis à une pression de plusieurs atmosphères. Ces réservoirs communiquent avec des tuyaux éjecteurs qui donnent dans le réseau d'égout. Lorsqu'on ouvre le robinet de communication, l'air comprimé s'élance dans ceux-ci, et y produit une chasse qui les vide et les nettoie tout à la fois.

Le *Shöne système* est établi depuis six ans dans la ville d'Eatsborn qui a 4.000 maisons et 70.000 habitants; il y donne de bons résultats. Comme en définitive les matières de vidanges sont déversées dans les égouts, ce système n'est qu'une variété du *tout à l'égout*, dans lequel les chasses sont effectuées à l'aide de l'air comprimé au lieu de l'être avec de l'eau accumulée dans des réservoirs. Toutefois, comme le système Waring, il exclut les eaux de pluie de la canalisation.

Système Liernur. — Il a pris naissance en Hollande, il y a une quarantaine d'années. Mis en essai à Amsterdam, il a été ensuite appliqué à Dordrecht et à Leyde. On l'a essayé à Prague, à Hanau, à Brune, à Olmültz et en Amérique. Dans son pays d'origine même, on n'en a pas été satisfait et cela se conçoit.

Le *système différenciateur* du capitaine Liernur se compose de deux canalisations absolument séparées. L'une reçoit les eaux pluviales, ménagères et industrielles, l'autre n'admet que les matières fécales et les urines. Cette dernière est en fonte et forme un réseau branché aboutissant à un réservoir commun à tout un groupe de maisons et relié à l'usine centrale par une conduite expéditionnaire. L'aspiration est produite par des pompes à vapeur qui font le vide dans les réservoirs, y appellent les matières et les refoulent ensuite dans la conduite expéditionnaire. Tout cela se fait à l'aide d'un jeu de robinets facile à comprendre et, quand les vidanges sont arrivées à l'usine, celle-ci les rejette dans des bateaux qui les transportent sur les terrains où elles sont utilisées. On comprend combien ce système est inférieur. Il peut convenir à une ville bâtie sur pilotis où les égouts sont impossibles, où on était réduit auparavant à jeter les vidanges dans les canaux ; mais il est bien inférieur à celui dont nous allons parler.

Système Berlier. — C'est le système Liernur perfectionné. Il prend les matières à leur point de départ et les transporte dans les usines de transformation par une canalisation parfaitement close. L'appareil se compose de deux parties : 1° d'*un récepteur* dans lequel tombent les matières et qui se place sous le tuyau de chute, à la même place que les tinettes ; 2° d'un *évacuateur* relié au *récepteur* par un tuyau de 8 centimètres de diamètre qui reçoit les vidanges et les transmet à un tuyau dans lequel le vide est fait. Cette double transmission s'opère à l'aide d'un jeu de soupapes très ingénieux ; les matières pompées par l'usine d'aspiration y sont reçues dans des réservoirs où le vide est constant et d'où elles sont refoulées par des pompes jusqu'aux usines à transformation (1).

Le système Berlier a été installé à Lyon en 1880 par son inventeur. Il a été appliqué en 1881 à Paris dans deux régions situées dans les IIe et VIIIe arrondissements ; il fonctionne depuis à la caserne de la Pépinière. En 1883, la commission de l'assainissement de Paris fut appelée à se prononcer sur ce système. Le rapporteur, M. Rousselle, conclut en émettant l'avis que les études que M. Berlier avait soumises à la Commission n'étaient pas assez complètes pour permettre d'adopter son système ; qu'il fallait lui fournir les moyens de continuer ses expériences, en bornant leur application aux deux régions qui lui avaient été concédées (2).

La Société de médecine publique s'est également occupée du système Berlier ; elle a entendu, le 28 juin 1882, le rapport de M. Hudelo qui conclut de la même manière. Ce système fonctionne bien à Lyon, à la caserne de la Pépinière et dans le VIIIe arrondissement ; mais il serait imprudent de l'appliquer à toute l'étendue d'une ville de deux millions et demi d'habitants, qui a 240.000 chutes et dont il faut enlever chaque année 8.500.000 mètres cubes de vidanges, d'après l'évaluation de M. Berlier lui-même (3).

(1) Pour les détails relatifs et l'installation du système, voyez : J.-B. BERLIER, *Hygiène et salubrité des grandes villes*, Paris, 1886.

(2) Rapport sur le système Berlier pour la réception et l'élimination des vidanges, par M. ROUSSELLE, imprimerie nationale, 1883.

(3) Rapport sur le système proposé par M. Berlier pour l'enlèvement des vidanges, par M. HUDELO (*Revue d'hygiène*, 1882, t. IV, p. 597).

Le système proposé par la commission de l'assainissement de Paris et exposé dans le rapport déjà cité de M. Brouardel, se rapproche quelque peu du précédent ; mais il comporte des réservoirs provisoires, nécessitant des vidanges périodiques avec l'extraction au seau des matières dures et la proscription de l'eau dans les cabinets. Il aurait les mêmes inconvénients que ceux que nous avons déjà énumérés.

Indépendamment de la malpropreté des cabinets résultant de la proscription de l'eau, les canalisations spéciales reposent sur l'emploi d'appareils mécaniques faciles à se détraquer. Or, on ne peut pas confier à un outillage compliqué un service aussi important que les vidanges d'une grande ville, dont l'assainissement ne peut pas être suspendu parce qu'un levier fonctionne mal, parce qu'un tuyau s'obstrue. Enfin, tous ces systèmes ont un vice radical qui les rend inacceptables, c'est qu'ils exigent le maintien des dépotoirs et des industries immondes qui y sont annexées. Pour les grandes villes, il n'y a réellement qu'un seul système qui convienne, c'est celui que nous allons exposer.

C. **Tout à l'égout.** — Il supprime les fosses, les tinettes, le transport des vidanges, les dépotoirs et les usines à transformation : il les remplace par l'évacuation immédiate de toutes les matières excrémentitielles chassées de la maison par un courant d'eau et par leur entraînement continu, rapide dans le torrent des eaux d'égout, jusqu'aux champs d'irrigation qui les purifient et les utilisent. C'est donc le système le plus simple et le plus rationnel ; mais il exige un ensemble de conditions sans lesquelles il est inapplicable.

Il faut d'abord que toutes les parties du réseau dans lequel on applique le *tout à l'égout* soient parfaitement étanches et qu'elles aient une pente suffisante pour assurer la rapidité de l'écoulement ; il faut de plus que la ville qui l'a adopté soit assez abondamment pourvue d'eau pour la faire monter à tous les étages et pour en pourvoir les cabinets d'aisances, à raison de 10 litres par jour et par tête. Il faut enfin que cette ville ait à sa disposition des champs d'épandage suffisants pour recevoir toutes les eaux d'égout, et qu'elle ne soit pas forcée d'en écouler une partie dans les cours d'eau.

La pente des égouts où les vidanges sont admises doit être au minimum d'un centimètre par mètre ; ils ne doivent présenter ni angles ni recoins, il faut que la cuvette soit lisse et qu'elle ait une forme demi-circulaire. Il faut enfin que l'enduit soit en parfait état. Dans les égouts récemment construits à Paris, on a supprimé les ampoules que les branchements de maison formaient en rejoignant le réseau. Ils se rattachent maintenant à l'aide de raccords courbes et sont murés en prolongement de son conduit latéral.

On a prétendu que l'étanchéité des égouts était un mythe et que les matières finissaient toujours par transsuder comme dans les fosses d'aisances. M. E. Trélat a fait justice de cette objection en prouvant qu'il n'y avait aucune analogie entre les deux cas (1). Avec les matériaux de choix qu'on emploie aujourd'hui et le soin qu'on apporte dans leur construction, les égouts sont étanches ; mais ces conditions faciles à réaliser dans les villes où les ingénieurs sont maîtres du terrain et créent un réseau de toutes pièces comme à Londres, à Berlin, à Breslaw, à Dantzig, à Bruxelles et dans les villes d'Amérique, sont bien plus difficiles à obtenir dans les villes dont le réseau est ancien, a été construit par portions à de longs intervalles et dont quelques parties dépourvues de pente sont au-dessous du niveau des collecteurs, comme cela se voit dans certains quartiers de Paris. Il est évident qu'il n'y a pas à songer à appliquer le *tout à l'égout* dans ces quartiers et que, dans une ville ainsi constituée, le système ne peut être adopté que peu à peu, au fur et à mesure de la réfection des égouts.

La condition de l'eau est tout aussi absolue. Il faut qu'elle produise un effet instantané, qu'au moment où les matières tombent dans la cuvette, les dix litres d'eau s'y précipitent, divisent, brassent et entraînent dans le tuyau tout ce qui vient d'être déposé. Ce nettoyage nécessite des dispositions spéciales dans les cabinets d'aisances. Il y faut d'abord un réservoir de chasse. Il peut être à tirage ou automatique. Ce dernier est de beaucoup préférable ; il en existe de nombreux modèles ; les plus connus sont ceux de Geneste et Herscher, Aimond, Hanoteaux, Doulton, Herbert et Le Breton (2). Les meilleurs sont les plus simples et ceux qui, tout en assurant un lavage parfait, consomment le moins d'eau et n'exposent à aucune déperdition par siphonnage ou trop plein.

La cuvette conique, allongée, se termine par un siphon hydraulique à l'aide duquel elle se continue avec le conduit qui se termine au tuyau de chute. Celui-ci ne doit pas avoir plus de dix centimètres de diamètre, pour que les chasses soient plus efficaces. Il est ouvert par en haut, afin d'être constamment aéré et présente un nouveau siphon hydraulique, à l'endroit de sa jonction avec l'égout domestique qui reçoit en même temps le tuyau de chute des eaux ménagères et des eaux pluviales et transmet le tout à l'égout de la rue (3). Ces différentes dispositions sont représentées dans la figure suivante (fig. 58).

La nécessité de terrains d'épandage suffisants s'impose de même ; mais l'adjonction des vidanges aux eaux d'égout ne la rend guère plus impérieuse. Nous avons vu que ces eaux n'étaient pas notamment plus souillées

(1) E. TRÉLAT, Rapport à la Société de médecine publique sur l'évacuation des vidanges par la voie publique, lu à la séance du 25 janvier 1882 (*Revue d'hygiène*, t. IV, p. 112).

(2) Ces réservoirs de chasse sont décrits et figurés dans le *Traité d'hygiène appliquée* d'E. RICHARD, page 149 et suivantes.

(3) Règlement relatif à l'assainissement de Paris, voté par le conseil municipal dans sa séance du 28 février 1887. — In conférences sur les villes assainies faites par M. Louis MASSON, inspecteur de l'assainissement de Paris, faite au IVe congrès provincial des architectes, à Toulouse, le 24 septembre 1887.

dans les villes qui pratiquent le tout à l'égout que dans les autres (1) et cela se conçoit. Les 2.500 mètres cubes de vidanges, tombant chaque jour dans une masse de 500.000 mètres cubes d'eau d'égout en mouvement n'en représentent que la 200me partie et c'est à peine si on peut s'en apercevoir.

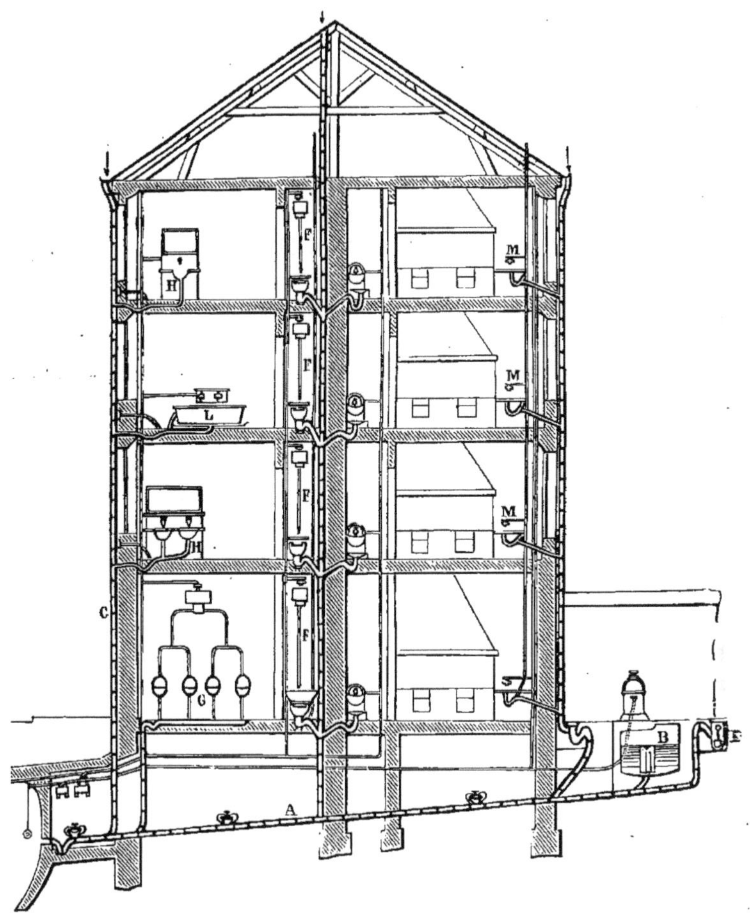

Fig. 58. — Coupe en élévation d'une maison desservie par le tout à l'égout.

On a cependant accusé cette adjonction de tous les méfaits reprochés à l'épandage. Durand-Claye, qui a consacré sa vie à la défense de ce système, qui a mis au service de cette cause son expérience, ses talents

(1) Chapitre III, art. Ier, § 6, t. IV, *Eaux d'égout*, page 292.

et son activité incomparable, a prouvé d'une manière irréfutable l'injustice de ces accusations et cependant cette vieille querelle s'est renouvelée en 1892, à l'occasion de la petite épidémie de choléra qui a régné à Paris et surtout dans la banlieue (1). Cette fois encore, les mêmes intérêts et les mêmes passions étant en jeu, on a persisté à confondre la question du tout à l'égout, avec celle de l'épandage et de la souillure de la Seine. Nous avons déjà montré combien cette confusion était injuste. La souillure de la Seine n'est que trop réelle ; elle est due à l'arrivée des eaux d'égout, cela est certain ; mais ce ne sont pas les quelques mètres cubes de vidanges provenant des 7.898 chutes établies jusqu'à ce jour qui les empoisonnent ; les eaux ménagères, le lavage des rues, le produit des lavoirs et tout ce qu'une grande ville projette d'ordures dans sa canalisation souterraine suffisent pour leur donner un degré de souillure tel, qu'il est impardonnable de les déverser dans le fleuve qui fournit encore à Paris une partie de ses eaux potables.

L'administration municipale l'a compris du reste, et a mis le plus louable empressement à délivrer la ville de cette cause d'insalubrité. En 1894, elle a demandé à contracter un emprunt de 117 millions pour y pourvoir et aussitôt que les Chambres y ont consenti, elle s'est empressée d'augmenter l'étendue de ses champs d'épandage, par l'acquisition de 305 hectares de nouveaux terrains (2) ; elle a poussé activement les travaux d'égout sur les terrains d'Achères et posé le grand siphon à la faveur duquel les eaux traversent la Seine, enfin au mois de décembre de cette même année, elle a publié la liste officielle des rues qui devaient être soumises au régime de l'écoulement direct à l'égout.

En somme, le tout à l'égout est appliqué depuis longtemps dans la plupart des grandes villles de l'étranger (3) et partout la mortalité a baissé dans des proportions notables ; partout les champs d'épandage sont devenus d'une fertilité sans exemple et n'ont rien perdu de leur salubrité. Les craintes de voir les germes des maladies infectieuses et notamment de la fièvre typhoïde et du choléra pulluler et se répandre sur les terrains soumis à l'irrigation est chimérique. La question est jugée ; elle ne se discute plus en Allemagne et, en Angleterre, elle a été tranchée par Franckland d'une façon magistrale.

« Il a été maintes fois démontré, dans notre pays, écrivait-il il y a
» 12 ans, que les eaux d'égout, même infectées par le choléra et la
» fièvre typhoïde, n'ont jamais, tant qu'elles sont employées en irriga-

(1) Voyez les conclusions du comité de défense sanitaire des communes de Seine-et-Oise (*Journal d'hygiène*, 1892, n° 829, p. 374).

(2) *Bulletin municipal officiel* du 6 novembre 1894.

(3) Londres, Bruxelles, Berlin, Breslau, Dantzig pratiquent le tout à l'égout. On l'applique à Naples ; il est à l'étude à Coni, Florence, Bologne, Brescia, Palerme, Messine, Catane, etc. Quelques villes de France, Reims entre autres, l'ont adopté.

» tion, transmis de maladies, soit à ceux qui vivent sur les terres arrosées » soit à ceux qui en consomment les produits (1) ».

On n'a donc rien à craindre pour l'avenir de Paris des nouvelles mesures prises par l'administration municipale.

§ III. — AIR CONFINÉ ET VENTILATION

I. Viciation de l'air. — L'air n'est absolument pur que dans les hautes régions de l'atmosphère et sur le sommet des montagnes ; dans les habitations il est toujours altéré par le mélange de poussières, de vapeurs, de gaz étrangers à sa composition. Parmi ces éléments, les uns viennent du dehors, de la voie publique, des cours, des égouts, ou des usines du voisinage ; les autres se forment, au sein même de l'habitation, ce sont les exhalaisons du sous-sol, des cabinets et des fosses d'aisances, les fuites du gaz d'éclairage, la fumée des cheminées et des fourneaux ; les derniers enfin proviennent de l'homme lui-même.

Par sa respiration, il déverse incessamment dans l'atmosphère du lieu qu'il habite un air saturé de vapeur d'eau et renfermant 4 p. 100 d'acide carbonique. Les gaz complexes qui s'échappent de son intestin sont formés d'hydrogène sulfuré, d'acide carbonique, butyrique et acétique, de phénol, de scatol. Les sécrétions sudorale et sébacée, surtout celles qui proviennent de certaines régions de l'économie, renferment des acides gras volatils, d'une odeur très désagréable. Enfin les excrétions solides, les crachats, le mucus nasal, les squames épidermiques, les exhalaisons qui se produisent à l'état de maladie, viennent compléter la liste des éléments de viciation que l'homme répand dans l'air qui l'entoure. Ce sont les seuls dont nous nous occuperons en ce moment. Nous avons parlé des autres lorsqu'il a été question des éléments accidentels de l'atmosphère, des poussières et du nettoyage des habitations.

1° *Composition de l'air confiné.* — L'air dans lequel un certain nombre de personnes ont résidé, sans qu'il ait été renouvelé, est plus chaud, plus humide et plus riche en acide carbonique que l'air vierge ; il renferme de plus des principes volatils organiques de nature toxique et des bactéries en nombre variable. L'élévation de la température et l'accroissement de la vapeur d'eau peuvent être gênants, mais constituent rarement un danger. C'est l'acide carbonique qui sert de base dans l'appréciation de la souillure de l'air. Nous verrons bientôt que ce n'est

(1) Lettre de M. Frankland à M. Mille, inspecteur général des ponts et chaussées, sur les eaux d'égouts, 17 mai 1881 (Alfred DURAND-CLAYE, *Observations des ingénieurs du service municipal de Paris au sujet des projets.* Rapport présenté par MM. Girard et Brouardel, Extrait des *Annales industrielles*, p. 78).

pas qu'il soit plus dangereux que d'autres produits ; mais on admet que l'augmentation de ces derniers marche parallèlement avec la sienne. Or l'air commence à être vicié, lorsqu'il renferme plus de 4 volumes p. 10.000 d'acide carbonique ; à 7, il est pourtant inoffensif, mais au-dessus de 10 il doit être regardé comme insalubre (Pettenkofer). On ne doit pas tolérer plus de 6 p. 10.000 dans les appartements (De Chaumont).

On peut aller plus loin dans les locaux où on ne séjourne pas, Ainsi, dans les théâtres, à la fin des représentations, l'acide carbonique monte jusqu'à 10 et même 32 p. 10.000 et, dans certaines écoles, il s'élève de 24 à 90 pour 10.000, pendant les classes. Ce sont là des proportions exagérées et éminemment antihygiéniques. Il est vrai qu'on ne passe que quelques heures dans ces salles et qu'on n'y couche pas. On peut, dans ces conditions, supporter sans mourir des atmosphères encore plus chargées. Pettenkofer a séjourné quelque temps, sans être positivement incommodé, dans un air qui contenait 1 p. 100 d'acide carbonique, et Forster, dans une cave où l'air en renfermait 4 p. 100.

Il faut que l'air contienne le quart de son volume d'acide carbonique pour qu'il ne puisse plus entretenir la combustion. Il est mortel pour les reptiles entre 13,5 et 17 p. 100. Les mammifères peuvent aller jusqu'à 30. Il est bien entendu qu'il faut pour cela que l'acide carbonique n'ait pas été produit par la respiration, car dans ce cas, ce n'est pas lui qui tue, ainsi que nous allons le voir.

On croyait autrefois que, dans l'asphyxie par le charbon, la mort était causée par l'acide carbonique ; on sait aujourd'hui que c'est l'oxyde de carbone qui la produit. Quelques auteurs ont conclu de là que l'acide carbonique n'était doué d'aucune propriété toxique : c'est aller trop loin. Les animaux meurent beaucoup plus vite dans l'acide carbonique que dans l'azote qui n'a lui que des propriétés négatives. Ils succombent également dans une atmosphère d'acide carbonique, même alors qu'on y introduit assez d'oxygène pour entretenir la combustion. Paul Bert a démontré que l'acide carbonique est toxique à la façon des anesthésiques. « L'acide carbonique, dit-il, est un poison universel qui tue » animaux et végétaux de grande taille ou microscopiques, qui tue les » éléments anatomiques isolés ou groupés en tissus. Et tout cela n'a rien » d'étonnant, puisqu'il est le produit d'excrétion universelle de toutes » les cellules vivantes. Sa présence empêche l'excrétion et arrête par » conséquent, en y opposant un obstacle terminal, toute la série des » transformations chimiques de la vie qui commencent par l'absorption » d'oxygène et finissent par le rejet d'acide carbonique. La vie végétale, » la germination, le développement des moisissures, la putréfaction, » sont ralentis, suspendus, arrêtés définitivement par l'acide carbonique » sous une tension suffisante ».

Les faits précédents ont sans doute un grand intérêt en ce qu'ils expliquent le mode d'action de l'acide carbonique ; mais il est bien rare qu'on ait l'occasion de le respirer à l'état de pureté. Dans l'air confiné dont nous nous occupons maintenant, il est mélangé aux éléments que nous avons énumérés et notamment à l'élément toxique que contient l'air expiré. Bien que ce principe n'ait pas été isolé, il est démontré par les expériences suivantes : En plaçant une souris dans un flacon muni d'un tube ouvert pour permettre le renouvellement de l'air et contenant des fragments de chlorure de calcium, des éponges imbibées de baryte, pour absorber la vapeur d'eau et l'acide carbonique, Hammond a vu l'animal succomber aussi rapidement que s'il avait été mis dans un flacon bouché.

MM. Brown-Sequard et d'Arsonval ont démontré le même fait d'une autre manière. Ils ont injecté dans la carotide de lapins de 4 à 7 centimètres cubes de liquide obtenu par condensation des vapeurs pulmonaires entraînées avec l'air expiré par l'homme et ils ont obtenu des effets nettement toxiques : dilatation des pupilles, ralentissement très marqué des mouvements respiratoires, abaissement rapide de la température, faiblesse paralytique des membres postérieurs. En injectant à un lapin vigoureux 15 centimères cubes du liquide provenant de l'air expiré par un gros chien, les mêmes expérimentateurs ont vu survenir un tétanos promptement mortel.

Le principe toxique que contient l'air expiré est probablement de la nature des ptomaïnes ; il est soluble dans l'eau car il passe rapidement à travers un filtre de papier (1). Les matières hygroscopiques, telles que la laine, les plumes, les tapisseries et les murailles humides, la paille, s'en imprègnent facilement.

Les principes volatils odorants qui se dégagent des sécrétions cutanées et sudorales sont très désagréables, probablement très nuisibles, mais on n'a pas d'expériences directes pour le démontrer. Ils sont d'autant plus abondants que les locaux sont plus malpropres et que ceux qui les habitent ont moins de soin de leurs personnes. L'expérience permet aujourd'hui de le constater. Dans les casernes où les hommes prennent chaque semaine un bain par aspersion, où les couvertures et les vêtements sont battus toutes les semaines, où les chaussures et la sellerie sont renfermées dans des réduits à part, il suffit d'une ventilation peu active pour avoir une atmosphère exempte d'odeurs, tandis que dans les conditions opposées, au moyen de la ventilation la plus coûteuse, on n'arrive pas à obtenir la pureté de l'air. Roth nous apprend que, dans les casernes saxonnes, l'air est devenu incomparablement meilleur, depuis que les soldats passent régulièrement à la douche (2). On a fait la même remarque dans les hôpitaux et les écoles suivant que les malades sont ou ne sont pas baignés.

(1) Brown-Sequard et d'Arsonval, *Démonstration du pouvoir toxique des exhalaisons pulmonaires provenant de l'homme et du chien* (Comptes-rendus hebdomadaires de la *Société de biologie*, 1887, p. 114).

(2) E. Richard, *Précis d'hygiène appliquée* (*loc. cit.*), p. 455.

Les micro-organismes augmentent également dans l'air confiné et dans les mêmes proportions que les autres éléments accidentels. Il y a bien des années déjà que Lemaire, en analysant l'air de casemates où des soldats avaient passé la nuit, a trouvé, dans le produit de la condensation par la glace de la vapeur d'eau contenue dans cet air, des myriades d'organismes microscopiques et a constaté qu'ils provenaient de la cavité buccale, et des replis malpropres de la peau surtout aux orteils (1). Depuis, la bactériologie a trouvé le moyen de compter ces organismes et les expériences de M. Miquel que nous avons citées, à propos de la composition de l'air (2), ont montré que, tandis que l'air du parc de Montsouris, pris pour type de l'air des champs, compte en moyenne 446 bactéries par mètre cube, on en trouve 36.000 dans un appartement de la rue Monge.

La plupart de ces microbes sont inoffensifs ; mais il suffit qu'une des personnes vivant dans cette atmosphère confinée, soit atteinte d'une affection contagieuse pour que les germes s'en répandent rapidement parmi les autres. D'ailleurs il est démontré que le séjour habituel d'un air confiné étiole les organismes et les prédispose à contracter les maladies infectieuses. Les animaux auxquels on injecte des liquides septiques vivent plus longtemps à l'air libre que quand ils sont enfermés ; et ceux auxquels on inocule la tuberculose résistent dans le premier cas et succombent dans le second (3).

La viciation de l'air par la présence des personnes est beaucoup plus rapide qu'on ne le croit et les appartements, qu'ils soient grands ou petits, seraient promptement inhabitables, si l'air neuf n'affluait pas constamment par les joints des portes et des fenêtres. F. et E. Putzeys ont calculé que, si l'on suppose un homme enfermé dans une pièce cubant 200 mètres mais hermétiquement close, l'air de cette pièce aura atteint le taux de saturation (c'est-à-dire 7 p. 10.000 d'acide carbonique), au bout de 2 h. 39. Ils en concluent que, pour que l'homme soit placé dans de bonnes conditions hygiéniques, il faut qu'il lui soit fourni, par heure, un volume d'air neuf représenté par 75 mètres cubes (4).

2° *Dangers de l'air confiné*. — Il est rare que le séjour dans l'air confiné cause la mort ; il en existe cependant dans la science quelques exemples qui sont cités partout et qui prouvent que le fait n'est pas impossible. Il s'est produit en Angleterre, en 1577, aux assises d'Oxford. Camden et Bacon racontent que le méphitisme détermina, parmi les assistants, des accidents tellement graves, qu'il en résulta une épidémie qui enleva

(1) Lemaire, *Application du microscope à l'étude de l'air confiné.*

(2) Chapitre II, article III, § 1er, *Eléments accidentels de l'atmosphère*, p. 171.

(3) Brown-Séquard et d'Arsonval, *Recherches sur l'importance d'un air vicié par les exhalaisons pulmonaires* (Comptes-rendus de l'Académie des sciences, 1887, t. IV, p. 1058).

(4) F. et E. Putzeys, *L'hygiène dans la construction des habitations privées*, 1885, p. 216.

300 personnes en 40 jours. Aux assises d'Old Bailey, en 1750, d'après le récit de Pringle, quatre juges sur six, trois conseillers, plusieurs jurés et une grande partie des assistants succombèrent ; ceux qui survécurent étaient placés à la droite du président près d'une fenêtre ouverte.

Percy raconte qu'après la bataille d'Austerlitz, on renferma, pendant la nuit, dans une caverne, 300 prisonniers russes pour les mettre à l'abri du froid. Vers le milieu de la nuit, on entendit des hurlements effroyables, et la garde fut sur le point de faire feu. Lorsqu'on enfonça la porte, 40 de ces malheureux se précipitèrent au dehors, jetant de l'écume et du sang par la bouche ; les 260 autres étaient morts ou expirants (1).

Un fait analogue s'était passé en 1756 à Calcutta pendant la guerre des Indes. On avait enfermé pour la nuit 146 personnes dans une pièce beaucoup trop étroite, et quand on ouvrit la porte le lendemain matin à six heures un quart, il n'y en avait plus que 23 de vivantes, encore furent-elles toutes prises de fièvres graves (2). De pareils accidents étaient faciles à prévoir et se reproduiraient difficilement aujourd'hui ; le plus récent a près d'un siècle de date ; mais sans déterminer la mort, l'air confiné produit des troubles dans la santé et peut la détériorer profondément lorsque le séjour en devient habituel. Tout le monde connaît l'état de malaise, d'oppression, d'angoisse qu'on ressent dans les soirées, au théâtre, dans les salles de cours, dans toutes les réunions trop nombreuses où le cubage n'est pas suffisant, où la ventilation n'est pas assurée, où les lumières consomment de l'oxygène et dégagent de l'acide carbonique. Ce malaise peut aller jusqu'à la syncope. Tout cela se dissipe lorsqu'on sort et qu'on respire de l'air frais ; mais à la longue, lors même que la viciation n'est pas portée si loin, l'air confiné détermine de l'anémie ; l'appétit se perd, le sommeil est agité, les grandes fonctions organiques languissent et la prédisposition à contracter les maladies infectieuses se prononce.

Les maisons insalubres ou l'air est impur et insuffisamment renouvelé sont, comme nous l'avons vu, des foyers de fièvre typhoïde, et toutes les formes de la tuberculose sévissent sur ces organismes appauvris. Il est donc du plus haut intérêt pour l'hygiène d'amener le renouvellement de l'air dans les habitations.

II. **Ventilation.** — La ventilation consiste à chasser d'un local donné un certain volume d'air vicié et à le remplacer par un volume égal d'air neuf pris au dehors. Ce résultat peut s'obtenir de deux façons, en ouvrant les fenêtres pour établir un courant d'air, c'est la ventilation naturelle, ou à l'aide d'appareils particuliers, c'est la ventilation artificielle.

1° VENTILATION NATURELLE. — Elle peut être insensible ou tumul-

(1) PERCY, *Journal de médecine*, 1810.

(2) Mémoire de WHITE dans les *Transactions philosophiques*, et le *Journal de physique* de l'abbé ROZIER, t. XVIII, p. 148.

tueuse. Cette dernière constitue une véritable chasse d'air comparable aux chasses d'eau. C'est le meilleur et le plus simple des moyens d'aération. La quantité d'air qui parcourt une salle dans un temps donné, lorsque les fenêtres sont largement ouvertes, est de beaucoup supérieure à celle que pourraient y faire passer les appareils de ventilation les plus puissants.

C'est ainsi qu'un courant d'air de 10^{m} à la minute qui incline à peine la flamme des bougies, s'il traverse un appartement, en passant par deux fenêtres opposées ayant 1^{m},5 de large sur 3^{m} de haut, y introduit en une heure 2,700^{m} cubes d'air (1).

Cette ventilation tumultueuse, la seule qui ait prise sur les poussières et les microbes, ne peut se faire qu'à travers des fenêtres opposées ; si la pièce n'a de fenêtres que d'un côté, le courant d'air frais entre par le bas et sort par le haut de ces ouvertures, il décrit dans la chambre une courbe à convexité intérieure, il ne pénètre pas dans les recoins et le renouvellement de l'air est très incomplet. C'est pour cela que, dans les habitations collectives, on exige que les pièces où l'on couche soient munies de fenêtres opposées.

La ventilation tumultueuse convient parfaitement pour les locaux à occupation intermittente. On profite pour la produire du moment où ils sont inoccupés. Rien de plus facile pour les dortoirs des lycées et les chambres des casernes. Dans les hôpitaux, on peut encore l'obtenir, à moins qu'il fasse un trop grand vent, car la plupart des malades se tiennent en dehors des salles pendant le jour et, quant à ceux qui sont alités, il suffit de bien les couvrir au moment de la ventilation et de maintenir fermées les fenêtres situées près de leurs lits. C'est généralement au moment du nettoyage du matin qu'on se livre à cette opération. C'est également ce qui se passe dans les maisons particulières ; on ouvre les fenêtres en grand pendant qu'on fait les chambres et on laisse le courant d'air produire ses effets pendant quelque temps.

La ventilation insensible est celle qui s'opère en tout temps, à travers les murs, par les fentes, les fissures des portes et des fenêtres qui ne joignent jamais hermétiquement, par le va-et-vient des personnes, par les cheminées. Elle est d'autant plus énergique, que la différence de température entre l'intérieur et l'extérieur est plus grande. Lorsque cette différence est de 10°, la ventilation est double de ce qu'elle est à température égale. Le feu des cheminées l'active considérablement ; les petits courants d'air qui se produisent par les mal-joints des portes et des fenêtres deviennent même gênants, lorsque les cheminées ont un fort tirage ; ces mal-joints sont en effet la source principale du renouvellement de l'air dans les pièces closes. D'après les expériences du général Morin, les trois cinquièmes de l'air neuf s'introduisent par cette voie (2). Dans

(1) Ch. SARAZIN, *Dictionnaire de médecine et de chirurgie pratiques*, t. XVII, p. 728.

(2) Général MORIN, *Manuel pratique du chauffage et de la ventilation*.

une salle d'hôpital de 15 lits, munie d'une porte close, de 8 fenêtres fermées et de quatre orifices d'admission pour l'air neuf, Wisson a trouvé que sur 88$^{m^3}$,800 d'air frais, 24$^{m^3}$,800 seulement entraient par les orifices d'admission, et que les 64 autres s'introduisaient par les fissures de l'encadrement des portes et des fenêtres (1).

Pour faciliter l'évacuation de l'air vicié, sans ouvrir les fenêtres, on a recours, surtout dans les édifices publics et les habitations collectives, à différents artifices. Tantôt, on transforme un des carreaux de la fenêtre en vasistas, qu'on peut fermer ou ouvrir à l'aide d'un cordon, tantôt on y dispose un de ces disques tournants qu'on nomme *moulinet à vent* et qui, pour le dire en passant, font plus de bruit que d'effet. Tantôt on y place un petit ventilateur à mica dont les valves légères sont repoussées à l'intérieur par l'air frais et s'appliquent comme des soupapes sur les petites ouvertures, quand le courant tend à se renverser. On a également essayé dans les casernes de remplacer un ou plusieurs des carreaux de vitre par des toiles métalliques ; mais on y a renoncé parce qu'il passait à travers leurs mailles des courants d'air tellement froids, qu'on avait de la peine à empêcher les soldats de coller du papier par dessus, et au bout de quelque temps la poussière remplissait les mailles et la toile ventilatrice ne fonctionnait plus. En Angleterre, on introduit l'air frais par des *rainures dans le dormant des croisées,* ou en faisant basculer un des châssis mobiles qui les composent, ou bien encore à l'aide de vitres dans lesquelles sont découpés des vides qu'on peut masquer ou démasquer à volonté en faisant glisser dessus un verre plein à l'aide d'un bouton.

En France on préfère aujourd'hui les vitres perforées. On en trouve deux espèces dans le commerce. La plus employée est un verre de 3,2 à 3,5 millimètres d'épaisseur percé de 5.000 trous par mètre carré. Ces trous sont disposés en quinconces; ils ont la forme d'un tronc de cône dont la petite base a 3 millimètres et la grande 6 millimètres de diamètre. La seconde sorte est en verre de 5 millimètres d'épaisseur, percé par mètre carré de 2.000 trous tronconiques de 4 millimètres pour la petite ouverture et de 7,5 millimètres pour la grande. L'ensemble des petits orifices représente, dans les deux cas, 3,5 p. 100 de la surface totale du verre. La disposition tronconique empruntée aux briques Ellison a pour but de rendre le courant d'air aussi peu sensible que possible. On sait en effet que lorsqu'on souffle dans des conduits de cette forme, en faisant entrer l'air par la grande ouverture, le courant est assez intense pour souffler la flamme d'une bougie placée devant l'ouverture, tandis que si l'on souffle par l'ouverture la plus étroite, le courant s'étale, perd de sa vitesse et incline à peine, en sortant, la flamme de la bougie. Toutefois, lorsque le vent est un peu fort, on est obligé de fermer les

(1) *Encyclopédie d'hygiène,* t. III, p. 546.

orifices des vitres perforées, par un vasistas à charnière muni d'un verre plein qu'on ferme à volonté. On arrive au même but, en superposant deux vitres perforées. Par un simple glissement, on peut faire coïncider leurs ouvertures ou en détruire le parallélisme.

Il y a quatre ans, le médecin-major Castaing a imaginé, pour les casernes, un mode de vitrage ingénieux qui permet d'assurer une ventilation automatique sans courant d'air gênant (1). Il consiste dans la juxtaposition de deux carreaux séparés par un petit intervalle. L'extérieur est trop court par en bas et l'intérieur trop court par en haut, de telle sorte que l'air qui passe sous le carreau extérieur s'échauffe au contact de la vitre intérieure, s'élève, passe au-dessus d'elle et entre atiédi dans la chambre (fig. 59).

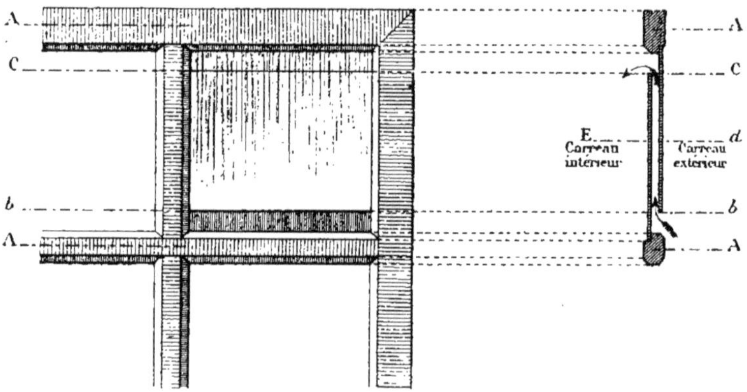

Fig. 59. — Cadre d'une fenêtre munie du dispositif de la ventilation Castaing et coupe montrant les ouvertures d'entrée et de sortie de l'air.
A A, cadre de la fenêtre ; *b*, bord inférieur de la vitre intérieure ; — C, bord supérieur de la vitre intérieure.

Le médecin-major Dardignac, a perfectionné ce mode de ventilation en rendant la vitre intérieure mobile, ce qui permet de les nettoyer toutes deux (2) (fig. 60).

Une autre disposition analogue assez répandue aujourd'hui dans les cafés, les restaurants, les magasins, consiste à remplacer les carreaux les plus élevés des fenêtres, par des jalousies en lames de verre qu'on peut ouvrir ou fermer à volonté par un jeu de bascule.

Dans les habitations collectives qu'on bâtit aujourd'hui, on assure l'aération à l'aide de gaines verticales qu'on pratique dans les murs.

(1) CASTAING, *Nouveau dispositif d'aération pour les chambres de caserne* (*Archives de méd. et de pharm. milit.*, t. XVII, p. 142, 1891).

(2) DARDIGNAC, *Note sur une modification au système de l'aération automatique par les vitres parallèles* (*Revue d'hygiène et de police sanitaire*, t. XV, p. 204, 1893).

L'orifice inférieur est près du parquet et le supérieur débouche dans un grenier qui est en communication avec le dehors. L'air vicié y monte en raison de sa température, et l'air frais pénètre par des bouchées d'introduction pratiquées dans la paroi opposée du local. Les parois de ces gaines doivent être lisses et présenter le moins de coudes possibles. La vitesse de l'air dans leur intérieur dépend de la différence de température entre le dedans et le dehors, de la hauteur du conduit et de la facilité avec laquelle l'air s'y introduit. La première condition est la plus importante. Avec une différence de température de 13 degrés, Recknagel

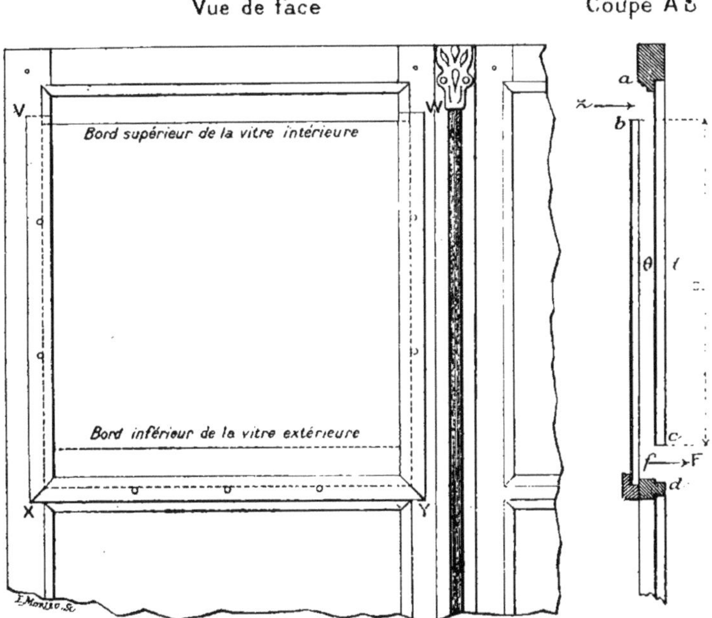

Fig. 60. — Vue de face et coupe du système de ventilation Castaing, modifié par Dardignac.

a obtenu, dans une gaine de 20 centimètres de diamètre, un débit de 90 mètres cubes à l'heure, ce qui suppose une vitesse de $0^{m}75$ par seconde et c'est en effet la vitesse sur laquelle on peut compter comme moyenne (1).

Les orifices d'introduction doivent être placés de façon à ne causer aucune gêne aux personnes qui occupent le local. Pour cela, on multiplie les ouvertures et on en diminue le diamètre. On estime qu'il faut une section d'admission d'un décimètre carré et demi par tête, de telle sorte qu'un orifice de 30 centimètres de côté, dimension qu'on ne doit jamais

(1) Richard, *Précis d'hygiène appliquée* (*loc. cit.*), p. 458.

dépasser, suffit pour six personnes. Il faut de plus que les ouvertures soient placées assez haut pour ne pas incommoder les habitants, tout en imprimant à l'air une direction ascendante et, pour que cette dernière condition soit remplie, il faut que la différence de température entre l'intérieur et l'extérieur de l'appartement ne soit pas trop grande, car si l'air est trop froid, il retombe comme une douche glacée sur la tête des personnes, ce qui met alors dans l'obligation de fermer les ouvertures.

On a imaginé différentes dispositions pour régler cette introduction d'air froid et la rendre inoffensive ; nous n'en indiquerons que quatre :

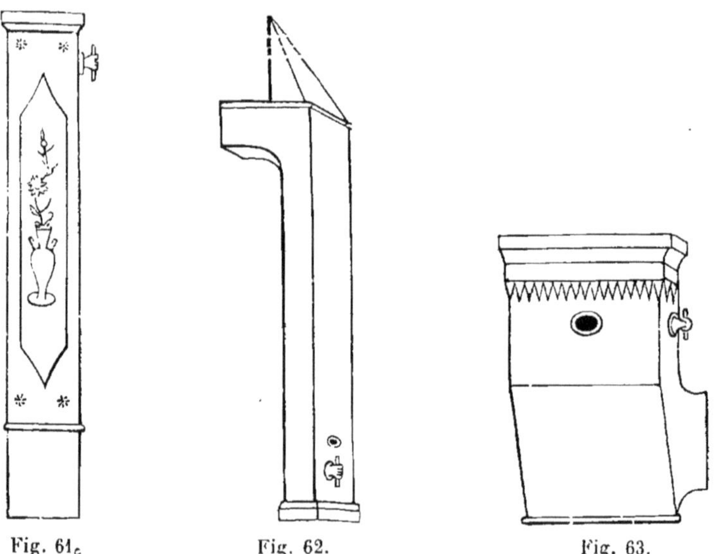

Fig. 61. Fig. 62. Fig. 63.

1° *Les tubes de Tobin* (fig. 61, 62, 63). Ce sont des conduites en métal, en bois ou en terre cuite, de section rectangulaire, ayant de 20 centimètres sur 8c, à 30 centimètres sur 12c. Elles sont coudées en équerre ; la petite branche est horizontale, débouche à l'extérieur et est fermée par un grillage ; la grande monte dans le mur de façade et s'ouvre à 1m,80 ou 2 mètres au-dessus du parquet. L'air neuf, appelé par la dépression que cause le départ de l'air vicié fuyant par les gaines d'évacuation, monte vers le plafond, s'y étale en éventail et s'échauffe en se mêlant à l'atmosphère de la pièce. Les *tubes de Tobin* sont très usités en Angleterre où ils fonctionnent très bien, grâce au puissant mode de chauffage usité dans le pays.

2° *Le ventilateur de Sheringham* (fig. 64). — Il se compose d'une valve mobile sur un cadre de 25 à 30 centimètres de longueur, traversant la muraille. Un cordon de tirage refléchi sur deux petites poulies permet de relever la valve à volonté. Un contrepoids la maintient en équilibre dans la position où elle a été placée. L'appareil doit être encastré assez haut dans le mur de façade, mais jamais au voisinage du plafond.

3° *La corniche ventilatrice* (fig. 65). — Elle est un peu plus compliquée: Elle se compose d'un conduit pratiqué dans le mur et dont l'orifice intérieur peut être maintenu ouvert au degré voulu par une valve à bascule, manœuvrée par un cordon de tirage muni d'un contrepoids. L'air, en sortant de ce conduit, est dirigé vers le plafond par une hotte en zinc, dont la base est tournée vers le haut et qui est perforée de trous nombreux par lesquels l'air pénètre et se divise.

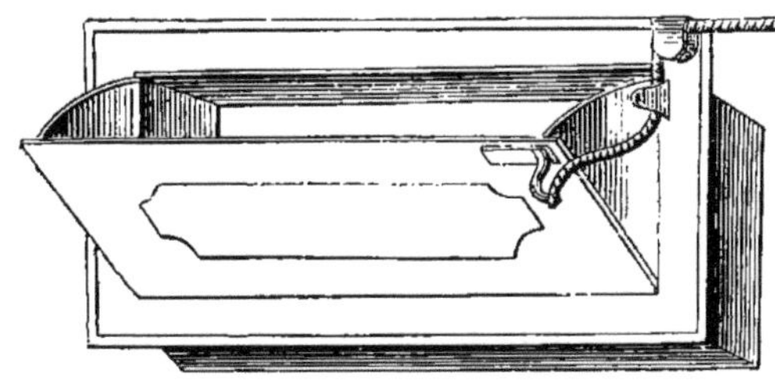

Fig. 64.

4° *Le ventilateur à tiroir* qui se compose, comme son nom l'indique, d'un tiroir disposé horizontalement dans la muraille et dont le fond manque. On règle l'entrée de l'air, en ouvrant plus ou moins le tiroir à l'aide du bouton tourné vers l'intérieur de la pièce.

On a essayé de briser le courant d'air pénétrant par les orifices d'admission de ces ventilateurs, à l'aide de toiles métalliques, qui arrêtaient en même temps les poussières ; mais on y a renoncé parce que ces toiles ne font qu'entraver la circulation de l'air et que les poussières en ont bientôt obstrué les mailles.

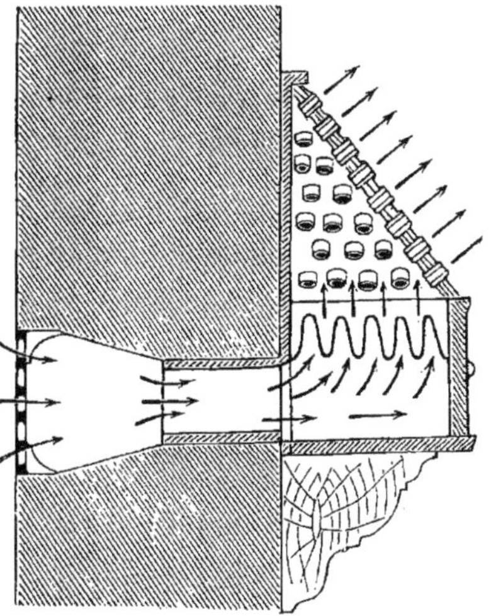

Fig. 65.

2° Ventilation artificielle. — Les moyens de renouveler l'air que nous venons de passer en revue sont simples dans leur application et suffisent aux besoins des maisons particulières ; mais il n'en est pas ainsi des habitations collectives et surtout des édifices publics dans lesquels un très grand nombre de personnes se réunissent pendant quelques heures, comme les théâtres, les salles de cours et de réunions publiques. La viciation de l'air, dans de pareils locaux, est trop rapide pour que la ventilation naturelle puisse suffire et l'on est obligé d'en accélérer le renouvellement à l'aide de moyens artificiels. On peut utiliser pour cela la force du vent, celle de l'eau ou la chaleur dégagée par les appareils de chauffage et d'éclairage.

Ventilation par le vent. — Pour utiliser cette force, on fait déboucher les gaines d'évacuation au-dessus des toits, et on les coiffe de *mitres* ou de *capes à vent*.

L'usage des *mitres* est basé sur la propriété qu'ont les gaz, lorsqu'ils remontent une surface résistante, de s'étaler sur elle et de suivre cette direction nouvelle en entraînant pâr frottement les molécules voisines. Il se produit ainsi un vide qui appelle l'air d'un conduit contigu.

L'emploi des capes à vent repose sur un autre principe qui est le suivant : Lorsqu'un courant atmosphérique passe sur une colonne d'air immobile, il l'entraîne dans sa direction par une raréfaction analogue à celle que nous venons d'indiquer. Ces appareils sont nombreux et chaque jour on en invente de nouveaux. Nous citerons les *capes à vent* de Bayle, de Buchan, de Weaver, de Wolpert, de Brunning, de Hellyer, de Hamilton, mais nous ne les décrirons pas, parce que tous ces petits appareils ont l'inconvénient de ne fonctionner que par un vent assez fort et d'être fort incertains dans leur emploi (1). Les *capes à vent* mobiles se rouillent et ne tournent plus ; toutefois, le capuchon *ventilateur de Banner* et *l'aspirateur ventilateur Levallois* (de Rouen) ont donné de bons résultats.

D'autres ventilateurs agissent en sens inverse des précédents, c'est-à-dire par pulsion. Le vent s'engouffre dans leur orifice supérieur, se répand dans le local et en chasse l'air vicié qui s'enfuit par les gaines d'évacuation, par les fissures ou par les maljoints des portes et des fenêtres. Les ventilateurs de Watson, de Machinell, de Muir, le système de Hammond et celui de Wüttke, fonctionnent de cette manière, et sont disposés de façon à permettre l'introduction de l'air dans l'appartement quelle que soit la direction du vent.

Ventilateurs hydrauliques. — Ils sont d'un emploi très commode dans toutes les villes qui disposent d'une canalisation d'eau sous pression. Il suffit d'un jeu de robinet pour les mettre en action et ils fonctionnent en toute saison. L'eau qui sert à les faire mouvoir peut d'ailleurs être utilisée ensuite pour les usages domestiques.

Il y a deux espèces de ventilateurs hydrauliques, ceux dans lesquels on se sert de l'eau pour faire trompe et ceux où on l'emploie pour mouvoir une turbine. Les premiers s'appellent ventilateurs en U à cause de leur forme. Ils se composent d'un grand tube replié sur lui-même et dont les branches s'ouvrent l'une dans l'intérieur de l'appartement, l'autre au dehors (fig. 66). Chacune d'elles renferme une pomme d'arrosoir (R, R') branchée sur la canalisation. Lorsqu'on ouvre le robinet de l'une des pommes d'arrosoirs, l'eau tombe en pluie fine dans la branche corres-

(1) Ces appareils sont décrits et figurés dans le *Précis d'hygiène appliquée* de E. RICHARD (*loc. cit.*), p. 460 et suivantes.

pondante et entraîne dans sa chute une certaine quantité d'air ; elle fait trompe en un mot. Une fois tombée au fond du coude, elle s'écoule à l'égout par un tuyau siphoné. L'air qu'elle a entraîné continue sa route, remonte dans la branche opposée B et sort par l'ouverture. On peut ainsi, et à volonté, introduire de l'air frais ou extraire de l'air vicié, suivant qu'on ouvre le robinet de la branche qui communique avec le dehors, ou celui de la branche qui donne dans l'appartement.

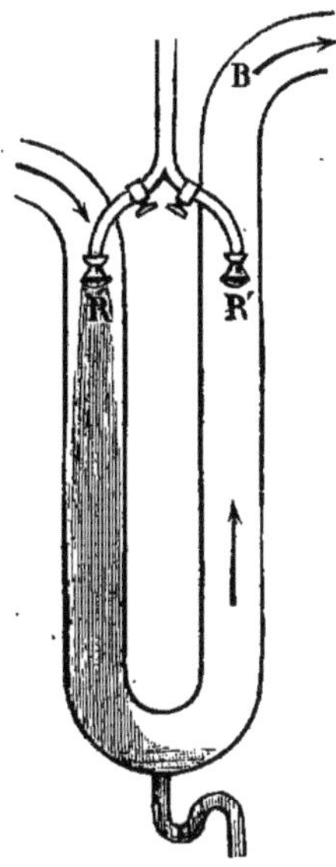

Fig. 66.

L'*aérophore* (fig. 67) est constitué par une roue horizontale, mise en jeu par de l'eau qui s'échappe d'une canalisation sous une pression de quatre atmosphères. Sur l'axe de cette roue est disposée une hélice qui déplace l'air dans une direction ou dans l'autre, suivant le sens dans lequel tourne la roue. L'appareil peut ainsi refouler de l'air neuf ou extraire de l'air vicié, suivant le sens dans lequel on fait tourner la roue.

Le *Cosmos* (fig. 68) est mis en mouvement par une petite turbine sur l'axe de laquelle est fixé un ventilateur à ailettes. Il ne fait pas de bruit et n'est pas encombrant (1). Il y en a deux modèles différents : l'un fonctionne horizontalement et l'autre dans le sens vertical.

La ventilation par l'eau est économique ; un aérophore déplace 1.000 mètres cubes d'air, avec une dépense de 120 à 150 litres d'eau, c'est-à-dire avec une dépense d'environ trois centimes. Le ventilateur en U de l'Institut d'hygiène de Munich injecte 1.200 mètres cubes d'air neuf, pour la somme de quatre centimes (2).

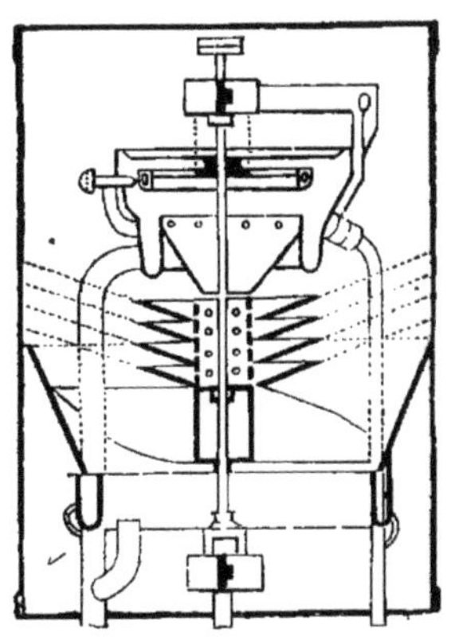
Fig. 67. — (d'après Richard).

Nous ne dirons rien de la ventilation par un jet de vapeur ou d'air comprimé, parce qu'on a reconnu que l'effet d'entraînement est trop faible et le procédé trop dispendieux.

Ventilateurs mécaniques. — La ventilation mécanique dispose d'appareils plus économiques et bien autrement efficaces. Les premiers auxquels on a eu recours consistaient en une roue à palettes tournant dans un tambour. On s'en servait déjà au quinzième siècle, dans les mines

(1) F. et E. Putzeys, *L'hygiène dans la construction* (*loc. cit.*), p. 244.
(2) *Encyclopédie d'hygiène*, t. III, p. 563.

d'Allemagne. Le physicien Désaguliers après avoir, en 1727, construit, pour l'aération des mines, une triple pompe, à la fois aspirante et foulante, inventa, en 1734, sous le nom de roue centrifuge, le premier ventilateur qui ait servi dans les lieux d'habitation (fig. 69). En installant son ventilateur centrifuge au palais du Parlement britannique, il indiquait déjà qu'il pouvait, à volonté, aspirer l'air vicié, ou refouler l'air frais. Cette machine était mue par un homme appelé *ventilator*. Au dire de Parker, le ventilateur de Désaguliers a été introduit, dans l'Inde, par le docteur Rankin. Il y est d'un usage fréquent sous la désignation de *thermantidote*, dans les maisons particulières comme dans les hôpitaux (1).

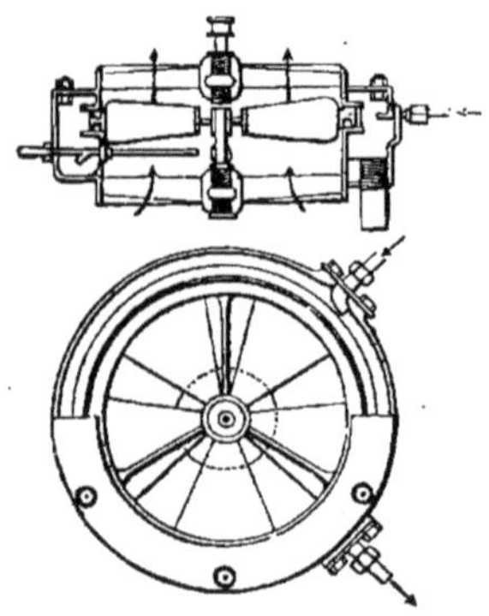

Fig. 68. — (d'après Putzeys).

Après le ventilateur centrifuge, on trouve dans l'ordre chronologique, le *double soufflet* de Hales, construit en 1741 et qui fut appliqué à l'hôpital de Wenchester ; puis les *cloches plongeantes* dont la *pompe d'Arnott* est le type. Elle fonctionna, en premier lieu, à l'hôpital d'York. Elle était mue

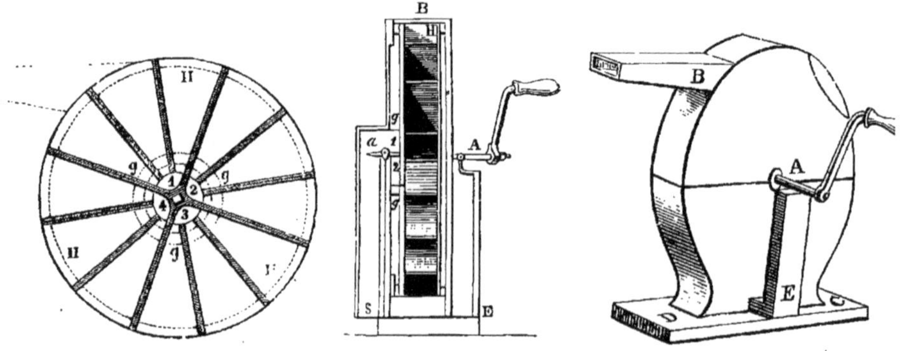

Fig. 69. — Ventilateur Désaguliers.

A a, axe de rotation ; — E, support de l'axe ; — B, tuyau de refoulement : — H, H, H, g, g, g, rondelles d'étoffe destinées à empêcher l'air de s'échapper ailleurs que par le tuyau B ; — 1, 2, 3, 4, ouverture centrale du ventilateur destinée à admettre l'air extérieur (d'après Bez) (*Philosoph. transact*).

mue par une force hydraulique et refoulait 3.809 mètres cubes d'air neuf par heure. Plus tard la *pompe d'Arnott* fut employée à l'hôpital des phthisiques de Londres ; mais on y renonça, à cause de son action saccadée. Enfin à une époque plus rapprochée de nous, on a imaginé les

(1) J. Berr, article *Ventilation du nouveau Dictionnaire de médecine et de chirurgie pratiques*, t. XXXIX, p. 29.

ventilateurs à hélice. En 1834, un ingénieur des constructions navales du port de Toulon, Sochet, eut l'idée d'employer cet appareil à la ventilation des navires. Son idée fut reprise en 1840 par Motte, ingénieur belge et l'appareil a conservé son nom. La vis de Motte appelée aussi vis pneumatique se compose d'un cylindre dans lequel, à l'aide d'un essieu et d'une poulie de renvoi, un moteur quelconque met en rotation une vis d'Archimède. Le cylindre, communiquant par une des extrémités avec les tuyaux d'extraction et s'ouvrant par l'autre dans l'atmosphère libre, attire l'air souillé et le chasse au dehors. On pourrait retourner le travail en renversant les rapports du cylindre, ou la rotation de la vis et faire servir à la ventilation par refoulement cet appareil destiné à la ventilation par appel.

La vis de Motte, dans sa constitution fort simple, mais un peu rudimentaire, présentait des imperfections assez sérieuses. Plusieurs ingénieurs et, dans le nombre, Combes, Pasquet, Guérin, Lesoinne ont cherché les moyens de les faire disparaître ; mais ils n'y sont qu'imparfaitement parvenus, de telle sorte que les appareils à hélice ne se sont pas généralisés. Cependant, en 1853, on a fait en France la première application d'un ventilateur de cette espèce à l'hôpital Lariboisière, dans le service des hommes. Il fut construit par Farcot, suivant le système fusionné des ingénieurs Thomas, Lanvers et Grouvelle. Cet appareil, mis en mouvement par une machine à vapeur de dix chevaux, prend l'air au sommet de la tour qui surmonte la chapelle, pour l'avoir plus frais et plus pur ; il l'injecte dans un tuyau principal qui se ramifie dans toutes les pièces à ventiler.

L'air est porté à chaque étage par des canaux en maçonnerie couverts de plaques de fonte et dans lesquels circulent les tuyaux à vapeur qui vont chauffer les poêles à eau placés dans chaque salle. Il s'échauffe et s'échappe par des grilles ménagées dans les plaques de fonte qui correspondent à l'intérieur des poêles. L'air vicié sort par des ouvertures d'appel percées dans les murs.

Les salles du pavillon N° 1 reçoivent 132 mètres cubes d'air pur par heure et par malade. Le pavillon N° 2 en reçoit 120, le pavillon N° 3, 88. L'air sortant donne à l'analyse 0,0011 d'acide carbonique. Lorsque l'air est trop sec, on augmente son degré hydrométrique en injectant de la vapeur d'eau dans le ventilateur (1).

Le système que nous venons de décrire est le type de la ventilation par propulsion qui est employée dans un grand nombre d'usines. Son application à l'hôpital Lariboisière a été l'objet de critiques sévères émanant d'hommes compétents et notamment du général Morin. On lui reproche surtout la dépense considérable qu'il entraîne. Les frais d'installation ont coûté 480.000 francs, ceux d'entretien montent chaque année à plus de 80.000 francs.

(1) A. Proust, *Traité d'hygiène publique et privée*, 1877, p. 558.

Lorsqu'on construisit l'hôpital Lariboisière, la ventilation artificielle était en grande faveur. On espérait lutter par ce moyen contre l'encombrement, l'amoncellement des étages et le milieu urbain. On discutait sur la valeur comparative de l'appel et de la propulsion, et on voulut mettre les deux systèmes en présence dans le nouvel hôpital, sans tenir compte de ce que pourrait coûter leur installation. On n'a pas regardé à la dépense, pour ce Versailles de la misère, comme l'appelait Malgaigne ; Lariboisière a coûté 10.445.443 francs et comme il renferme 600 lits, cela fait 17.409 francs par lit (1). On comprend que, lorsqu'on entre dans une voie de prodigalité aussi insensée, on ne regarde pas à un ventilateur de 480.000 francs.

Celui que nous venons de décrire a été appliqué aux pavillons du service des hommes ; de l'autre côté fonctionne le système par aspiration qui a été perfectionné par M. Léon Duvoir. Il consiste à faire arriver l'air chaud par le haut de la pièce, afin d'égaliser la température. L'aspiration se fait au niveau du plancher à l'aide d'une bouche d'appel qui communique avec le foyer du calorifère. Les tuyaux de ventilation sont logés dans une enveloppe de zinc percée d'ouvertures au niveau du plancher des chambres. L'air vicié sort par là, se dilate au contact du tuyau d'eau chaude et s'élève jusqu'aux combles où il est rejeté au dehors. Le reflux de l'air vicié d'une chambre dans une autre est empêché par des cloisons qui partagent la cavité intermédiaire à l'enveloppe de zinc et au tuyau, en autant de compartiments qu'il y a de pièces à ventiler. Lorsque la température extérieure n'exige pas de chauffage, le système de Léon Duvoir permet encore de ventiler, l'air frais étant appelé par le déplacement de l'air vicié dont la température est plus élevée ; mais en été c'est surtout par l'ouverture des portes et des fenêtres qu'on renouvelle l'air (2).

Ce système fonctionne, comme on le voit, à l'aide de la chaleur et ne constitue pas une ventilation mécanique ; mais celle-ci a été appliquée en 1855 par l'ingénieur belge Van Hecke, à Beaujon et à Necker. Elle fonctionnait avec une machine de deux chevaux et procédait par pulsion. Ce système a eu son moment de vogue, mais il n'a pas trouvé d'imitateurs. La pulsion n'a jamais séduit les médecins. Elle ne fait que diluer l'air au lieu de le renouveler. Elle a été cependant appliquée au théâtre de la Monnaie à Bruxelles, à l'Opéra de Vienne, à l'Hôtel-Dieu de Paris, à l'hôpital Tenon, à l'Hôtel-de-Ville, et à la maison de détention de Nanterre.

A l'Hôtel-Dieu de Paris, l'air préalablement filtré, est poussé par quatre

(1) Armand HUSSON, *Etudes sur les hôpitaux considérés sous le rapport de leur construction, de la distribution de leurs bâtiments, de l'ameublement, de l'hygiène et du service des salles de malades*. Paris, 1862.

(2) A. PROUST, *Traité d'hygiène publique et privée* (*loc. cit.*), p. 559.

ventilateurs qui en font pénétrer en moyenne 49.000 mètres cubes par heure ; il s'échauffe au contact des poêles à eau et pénètre dans les salles par trois orifices placés au centre des planchers et recouverts tantôt de poêles en fonte, tantôt de simples grilles. L'air vicié, chassé par l'air frais, sort par des bouches d'évacuation placées sur les parois verticales de chaque pièce et qui sont au nombre de 16 par salle de 24 lits. Il s'échappe enfin par six cheminées d'appel qui surmontent les bâtiments (1).

A l'hôpital Tenon, l'injection a lieu par deux ventilateurs centrifuges placés chacun dans une galerie d'arrivée d'air distincte et actionnés par une machine de six chevaux. L'appel se fait par des coffres d'évacuation situés sur le faux-plancher des combles, communiquant avec une cheminée centrale de 6^m de hauteur et de $4^m,50$ de diamètre, à la base de laquelle se trouve un calorifère à tuyau de vapeur (2).

Le *John Hopkins hospital* de Baltimore est ventilé par la réunion de deux cheminées d'appel, avec un ventilateur à pulsion.

On a complètement renoncé à tous ces systèmes compliqués pour les hôpitaux à construire désormais. On a reconnu que pour la ventilation rien ne valait, pendant la belle saison, l'ouverture des fenêtres, à la condition qu'elles fussent grandes, multiples, montant jusqu'au plafond et opposées les unes aux autres, que les hôpitaux fussent situés à la campagne et composés de petits pavillons à un seul étage et suffisamment espacés. Dans l'hiver, on combine la ventilation avec le chauffage par la vapeur ou l'eau chaude, ainsi que nous l'expliquerons dans le paragraphe suivant.

La ventilation mécanique conserve ses avantages pour les édifices dans lesquels on n'habite pas, mais qui sont encombrés pendant quelques heures, comme les théâtres, les salles de cours, dans celles où se tiennent des assemblées délibérantes ; mais ce sujet ne rentre pas dans le cadre de cet article.

§ IV. — CHAUFFAGE

Le chauffage des habitations est une nécessité qui se fait d'autant plus vivement sentir, qu'on s'éloigne davantage de l'équateur. Nulle entre les tropiques, elle commence à se manifester à la limite des pays chauds et des pays tempérés, pendant quelques jours, quelques semaines tout au plus. Elle devient de plus en plus impérieuse à mesure qu'on se rapproche des pôles et que les hivers deviennent plus longs et plus rigoureux. De là l'imperfection du chauffage dans les contrées méridionales

(1) Pour les détails de cette installation, voyez : H. NAPIAS et A.-J. MARTIN, *Hygiène hospitalière* (*Encyclopédie d'hygiène*, t. V, 432).

(2) J. ARNOULD, *Nouveaux éléments d'hygiène* (*loc. cit.*), p. 454.

où on n'y attache pas d'importance et sa supériorité dans les pays du Nord, où c'est une question capitale; de là ce fait étrange et pourtant connu de tous les voyageurs, qu'on ne souffre du froid que dans les pays chauds et réciproquement.

La question du chauffage comprend l'étude du combustible, des appareils et de leur application aux différents genres d'habitation.

I. **Combustible.** — On donne ce nom en hygiène à toute substance qui peut, en brûlant au contact de l'air, dégager une chaleur susceptible d'être utilisée. Pour être d'un bon emploi, il faut que les combustibles laissent peu de résidu et qu'ils ne coûtent pas cher. L'hydrogène et le carbone sont les seuls corps simples qui remplissent ces conditions et ce sont eux qui forment la base de tous les combustibles employés. Péclet a donné dans le tableau suivant la puissance calorifique des principaux combustibles (1).

PUISSANCE CALORIQUE DE QUELQUES CORPS COMBUSTIBLES

1° Hydrogène	34.462	calories (2).
2° Hydrogène protocarboné	13.063	—
3° Hydrogène bicarboné	11.857	—
4° Essence de térébenthine	10.805	—
5° Cire	10.496	—
6° Huile d'olives	10.435	—
7° Suif	10.035	—
8° Ether sulfurique	9.027	—
9° Carbone (passant à l'état d'acide carbonique)	8.080	—
10° Graphite	7.800	
11° Alcool	7.185	—
12° Sulfure de carbone	3.400	—
13° Carbone (passant à l'état d'oxyde)	2.473	

Tout combustible, en brûlant, dégage de la chaleur de deux façons. D'une part, il échauffe les molécules d'air qui sont en contact avec la flamme et qui, devenant plus légères, forment un courant ascendant au-dessus du foyer, de l'autre il émet, dans toutes les directions, des rayons calorifiques qui se comportent comme les rayons lumineux. La chaleur produite par le courant ascendant est bien plus forte que la chaleur rayonnante. D'après Péclet cette dernière ne représente que 25 p. 100 de la chaleur totale pour le bois, 50 pour le charbon de bois, et 18 pour l'huile.

(1) PÉCLET, *Traité de la chaleur considérée dans ses applications*, 3e édition, Paris, 1840.

(2) La calorie est l'unité de chaleur adoptée par les physiciens. C'est la quantité de calorique nécessaire pour élever d'un degré un kilogramme d'eau. La puissance calorifique d'un combustible est le nombre de calories qu'un kilogramme de ce combustible est susceptible de développer en brûlant.

Quand la combustion est complète, ses produits gazeux sont l'eau et l'acide carbonique; mais un grand nombre d'éléments pyrogénés y échappent et se mêlent à l'atmosphère. Il s'y répand aussi du charbon divisé. C'est lui qui rend la fumée visible, et qui forme la suie par laquelle les tuyaux sont parfois obstrués. Les meilleurs combustibles sont ceux qui brûlent le plus complètement. Les combustibles sont solides, liquides ou gazeux.

1° Combustibles solides. — Les seuls usités sont : le bois, le charbon de bois et la tannée; la tourbe et le charbon de tourbe; la houille, la lignite et l'anthracite; le coke et les agglomérés.

Bois. — Le bois est formé, d'après Payen, d'une trame commune à tous les végétaux, c'est la cellulose, plus abondante dans le cœur que dans l'aubier, dans les essences dures et lourdes que dans les bois légers. Tous les bois contiennent à l'état frais de 38 à 45 p. 100 d'eau. Après un an de coupe, époque à laquelle on les livre à la consommation, ils en conservent encore 25 p. 100. Les bois secs, les bois blancs, légers, brûlent mieux, donnent une flamme plus vive, plus intense et dégagent moins de fumée que les bois humides et durs qui brûlent plus lentement et conservent plus longtemps leur chaleur. La fumée du bois est formée d'eau, d'acide acétique, d'une essence empyreumatique et de goudron qui se retrouvent dans la suie. Les cendres ne représentent que quelques millièmes du poids du bois qui les a produites. Le bois est le combustible le plus agréable, le plus hygiénique et le plus cher.

Charbon de bois. — Il résulte de la combustion incomplète du bois. On l'obtient en soumettant le bois, à l'abri de l'air, à une température inférieure à 450 degrés. Il y a pour cela deux procédés : celui de la meule ou des charbonniers et la distillation en vases clos. Lorsqu'il est bien préparé, le charbon de bois se présente sous forme de petits cylindres noirs, fragiles, sonores et d'une cassure brillante. Le charbon de bois renferme de 87 à 88 p. 100 de carbone, un peu d'eau et un léger excès d'hydrogène. Il brûle à l'air avec une petite flamme bleue d'oxyde de carbone et laisse très peu de résidu. Le charbon de bois n'est pas employé pour le chauffage. On s'en sert pour la cuisson des aliments, pour certaines industries telles que le repassage, et dans les laboratoires de pharmacie et de chimie où le gaz tend cependant à le remplacer.

La braise s'obtient en éteignant dans un étouffoir des fragments de menus bois légers. Sa calcination est plus avancée que celle du charbon et, d'après Ebelmen, c'est le combustible qui dégage le plus d'oxyde de carbone.

Tannée. — Lorsqu'on a employé l'écorce de chêne dans les tanneries et qu'on l'a épuisée de son acide tannique, on utilise le résidu ligneux en le comprimant dans des moules annulaires. Il prend la forme de disques qu'on fait sécher à l'air libre et qui portent dans le commerce le nom de *mottes*. Celles-ci brûlent lentement, presque sans flamme, en dégageant une fumée âcre et épaisse avec une forte odeur de tannerie. Les mottes renferment sur 100 parties, 30 d'eau et 10 de cendres. Leur pouvoir calorifique est égal à 2.380. Elles brûlent lentement et on les emploie pour entretenir le feu. C'est un moyen de chauffage très économique.

Tourbe. — La tourbe est un intermédiaire entre les combustibles végétaux et les houilles. Elle est constituée par des plantes aquatiques, herbacées, encore reconnaissables ; on l'extrait du sol comme la houille. L'importance de ce combustible est considérable dans certains pays ; on l'exploite au printemps sous forme de briquettes. Elle brûle mal, donne une fumée épaisse, suffocante, fétide, qui irrite les bronches et la conjonctive. Sa puissance calorifique est d'après Péclet de 5.349. On fait avec la tourbe un charbon très poreux, qui s'enflamme facilement et continue à brûler jusqu'au bout avec une flamme légère et sans odeur. Le *charbon de tourbe* d'Essones donne 18,2 p. 100 de cendres. Son pouvoir calorifique est de 6.610.

Charbon de terre. — Le combustible le plus important de tous, celui qu'on nomme avec raison le pain de l'industrie, est pour l'Europe une conquête moderne. Les Chinois s'en servent depuis plusieurs siècles ; mais c'est en 1769 qu'on a commencé à l'employer pour le chauffage en France. Aujourd'hui, elle en consomme environ trente millions de tonnes dont la moitié lui vient de l'étranger. On distingue trois espèces de combustible minéral : les *lignites*, les *houilles* et l'*anthracite*. Ces trois formes correspondent vraisemblablement à des périodes géologiques différentes. Les plus jeunes sont les lignites qui confinent à la tourbe. Des tourbes les plus légères aux anthracites les plus compactes, la dégradation se fait d'une manière insensible. La tourbe appartient aux terrains d'alluvion, les lignites aux terrains tertiaires et aux couches les plus superficielles des terrains secondaires ; la houille ne se trouve que dans les parties les plus profondes de ces derniers et l'anthracite se rencontre dans les premières couches sédimentaires déposées à la surface du globe.

Les *lignites* sont bruns ou noirs à structure fibreuse homogène et compacte. Ils donnent par la potasse de l'acide ulmique ce qui les distingue des houilles. Ils s'allument facilement, brûlent avec une flamme longue, fumeuse et répandent une odeur fétide. Leur pouvoir calorifique varie de 5.000 à 6.800. Ils conviennent au chauffage des poêles.

Les houilles sont de deux sortes : les houilles *grasses* qui s'agglutinent pendant la combustion, donnent une flamme très vive, une chaleur intense, et dont le pouvoir rayonnant est double de celui du bois ; les houilles *maigres* qui brûlent plus difficilement que les précédentes et ont un pouvoir calorifique plus faible, qui décrépitent au lieu de s'agglutiner et laissent un résidu pulvérulent. Les houilles dégagent une fumée épaisse qui contient les mêmes produits que celle du bois et de plus de l'hydrogène sulfuré et de l'acide sulfureux provenant de la combustion des pyrites qu'elles renferment. Ces gaz la rendent beaucoup plus suffocante que la fumée du bois et ne permettent d'en faire usage que dans des appareils doués d'un excellent tirage.

L'anthracite est un charbon noir à cassure brillante, compacte. Il produit peu de flamme et brûle difficilement. Cette propriété qui l'avait fait rejeter jusqu'ici des usages domestiques, le fait rechercher aujourd'hui pour les poêles à combustion lente dont l'usage s'est répandu depuis quelques années. Il renferme de 80 à 94 p. 100 de carbone, mais il se délite et répand dans les appartements une poussière impalpable, même avec des appareils bien fermés.

La puissance calorifique des différentes espèces de charbon de terre oscille autour du chiffre de 8.000, qui correspond exactement à 82 p. 100 de carbone, 4 d'hydrogène, 12 d'oxygène et d'hydrogène en proportion convenable pour faire de l'eau et 2 de cendre (1).

Les houilles constituent le plus puissant des combustibles ; elles conviennent parfaitement pour les habitations collectives, mais elles sont moins agréables dans les appartements, parce qu'elles exigent un fort tirage, un feu ardent et qu'on ne peut pas en obtenir la douce chaleur que procure un petit feu de bois.

Coke et agglomérés. — Le coke est le résidu que la houille laisse dans les cornues où on la distille pour produire le gaz d'éclairage. Il renferme de 45 à 75 p. 100 du combustible primitif. Il est formé de carbone presque pur et des substances fixes que renferme la houille ; ses fragments irréguliers, légers, sonores ne tachent pas les doigts et brûlent avec une petite flamme bleue. Il s'allume difficilement et s'éteint aussitôt qu'on en éparpille les morceaux. Sa valeur calorifique varie de 6.800 à 7.900, suivant la quantité de cendres qu'il renferme. D'après des expériences récentes faites par M. Gréhant, sa combustion vive ne dégage pas d'oxyde de carbone (2).

Les *agglomérés de houille* s'obtiennent en agglutinant la poussière de houille avec du brai sec. On comprime le mélange dans des moules et on en forme des briquettes qui brûlent moins bien que la houille, mais beaucoup mieux que la tourbe. Leur pouvoir calorifique oscille entre 7.289 et 7.362 calories. Les matières goudronneuses qu'ils renferment irritent la peau et les muqueuses des ouvriers qui les fabriquent. L'usage des briquettes se répand de plus en plus pour le chauffage des appartements. Elles ont l'avantage de pouvoir être employées dans les cheminées ordinaires, en même temps que le bois et produisent une chaleur intense qui permet de chauffer convenablement de grandes pièces où l'usage du bois seul serait ruineux.

Le *charbon de Paris* est fabriqué avec du goudron et des débris de

(1) P. COULIER, article *Chauffage* du *Dictionnaire Encyclopédique des sciences médicales*, 1re série, t. XV, p. 537).

(2) *Journal des connaissances médicales*, 10 août 1893, p. 250.

charbon de bois. On en forme des briquettes qu'on calcine en vases clos jusqu'au rouge pour enlever tous les produits volatils. Elles brûlent lentement, ne donnent pas d'odeur, mais dégagent de l'oxyde de carbone. Nous y reviendrons à propos du chauffage des voitures.

Mentionnons enfin les préparations résineuses, les boules pyrogénées, les *allume-feux*, dont on fait aujourd'hui grand usage. Ils n'ont pas d'inconvénient pour la santé ; mais la fumée épaisse et fuligineuse qui s'en dégage remplit les conduites de fumée d'une suie très inflammable qui cause fréquemment des feux de cheminée.

2° COMBUSTIBLES LIQUIDES ET GAZEUX. — Les seuls liquides employés pour le chauffage sont le pétrole et l'huile lourde de houille. Les huiles végétales, les alcools ne servent qu'à l'éclairage.

Le pétrole dont le pouvoir calorifique est considérable (1) n'a guère été utilisé jusqu'ici que pour les locomotives et les machines des bateaux à vapeur. Son emploi vient d'être rejeté comme trop dangereux pour le chauffage des torpilleurs. Sainte-Claire Deville a pourtant prouvé qu'on peut employer, pour le chauffage des habitations, tous les pétroles qui distillent au-dessus de 280 degrés. Le prix élevé de ce produit, la difficulté de son transport et le danger de son maniement démontré par les accidents que causent si souvent les lampes, a empêché jusqu'ici son usage de se répandre comme moyen de chauffage.

Les gaz employés pour le chauffage sont le gaz d'éclairage et l'oxyde de carbone. Beaucoup de salons, de chambres à coucher sont chauffés soit par une rampe de becs allumés dans une caisse en cuivre ouverte par devant, soit dans les cheminées ordinaires à l'aide d'un appareil en fonte simulant des bûches enflammées. Ces deux dispositifs sont seuls employés en France ; mais il en existe d'autres à l'étranger. On les trouve figurés et décrits dans l'ouvrage déjà cité de F. et E. Putzeys (2).

Le chauffage au gaz est commode parce que le feu peut être allumé et éteint instantanément. Il ne laisse ni cendres ni fumée ; il supprime les frais de transport et les récipients ; il a un pouvoir calorifique des plus élevés (13.000 calories). Tout cela compense en partie le prix de ce combustible (3). Il brûle complètement mais en dégageant de la vapeur

(1) Sainte-Claire DEVILLE a trouvé, pour son pouvoir calorifique, des chiffres qui oscillent entre 9.963 (huile légère de Pensylvanie) et 11.400 (huile du Caucase).

(2) F. et E. PUTZEYS, *L'hygiène dans la construction des habitations privées* (*loc. cit.*), p. 159 et suivantes.

(3) Un mètre cube de gaz coûtant de 20 à 30 centimes élève, en brûlant, de 31°,6 la température de mille mètres cubes d'air (GALLARD, article *Chauffage* du *Nouveau dictionnaire de médecine et de chirurgie pratiques*, t. VII, p. 206.

Dans une communication faite en 1880, à Hambourg, au 8e congrès des hygiénistes allemands, FISCHER (du Hanovre) a avancé que le gaz d'éclairage était, après l'hydrogène, le plus économique de tous les combustibles, qu'il fallait, pour obtenir 1.000 calories, dépenser :

Avec les poêles	16 fr. 25 cent.
Avec l'hydrogène	13 75 —

d'eau, un peu d'acide carbonique, d'acide sulfureux, d'acide sulfhydrique et quelques vapeurs de carbure de soufre, des traces d'acides azotique, sulfurique et de cyanure d'ammonium. Il serait imprudent de laisser tout cela se dégager dans les appartements. Il faut donc s'assurer que les appareils dans lesquels on le brûle tirent convenablement et il faut leur fournir 53 mètres cubes d'air neuf par mètre cube de gaz brûlé (Peclet).

L'oxyde de carbone n'a pas encore été employé au chauffage des habitations ; mais on s'en sert dans l'industrie pour obtenir à bas prix de hautes températures. C'est lui qui sert à incinérer les cadavres dans le crématoire installé au Père-Lachaise et dont il sera parlé plus tard.

II. **Appareils de chauffage** — Les systèmes de chauffage sont de deux sortes suivant que la source de calorique se trouve dans la pièce même ou en dehors de celle-ci. Dans ce dernier cas l'appareil peut desservir plusieurs appartements à la fois. Le premier mode porte le nom de chauffage *local*, et se fait au moyen des *braseros*, des cheminées, des poêles. Le second est le chauffage *central* : il a pour organes des calorifères et des installations compliquées que nous examinerons plus loin.

1° *Braseros*. — Ce sont des réchauds dans lesquels on brûle du charbon de bois ou de la braise. Cet appareil très élémentaire et très imparfait suffisait aux Romains, grâce à la douceur de leur climat. La clôture imparfaite des appartements, l'absence de vitres aux fenêtres en diminuaient les dangers. Le *brasero* est encore en usage en Espagne, en Italie, en Corse, et dans le Levant où il s'appelle *mangal*. En Espagne et en Italie on l'alimente avec de la poussière de charbon qu'on étale en couches minces. Ce feu ne donne pas de fumée, mais il dégage de l'acide carbonique et de l'oxyde de carbone ; ce dernier gaz est éminemment toxique et causerait de graves accidents, sans le mauvais état des fermetures. C'est en somme un détestable mode de chauffage et on souffre cruellement du froid pendant l'hiver, dans les pays où on n'en a pas d'autres.

La *chaufferette* qu'on alimente avec de la braise ou de la poussière de charbon, n'est qu'un brasero renfermé dans une boîte. Elle en a tous les dangers, aussi la remplace-t-on aujourd'hui par des boules d'eau chaude, ou par des carreaux céramiques faits exprès, et qu'on fait chauffer au feu de la cuisine.

Depuis quelques années, on se sert, pour les voitures de place, de chaufferettes dans lesquelles on brûle des briquettes de *charbon de Paris*

Avec le gaz	32 fr. 50 cent.
Avec la vapeur	58 00 —

C. ZUBER, Compte-rendu du huitième congrès des hygiénistes allemands (*in Revue d'hygiène*, 1881, t. III, p. 882).

dont nous avons donné plus haut la composition (1). Ces briquettes dégagent de l'oxyde de carbone qui remplit rapidement la petite capacité de la voiture et cause parfois des accidents graves malgré le maljoint et parfois même l'ouverture des portières. L'attention du Conseil d'hygiène a été appelée à plusieurs reprises sur cette question, par le préfet de police. Elle a été l'objet de trois rapports très détaillés de M. A. Gauthier, le premier en 1882, le second en 1885 et le troisième en 1889. L'éminent chimiste y signale plusieurs cas de mort survenus chez des cochers qui avaient eu l'imprudence de s'endormir dans leur voiture, avec leur chaufferette allumée, ou de l'emporter avec eux dans leur chambrette, pour se réchauffer pendant la nuit. Il relate en même temps des faits plus nombreux d'accidents passagers ou d'intoxications chroniques produits par ces chaufferettes chez des personnes ayant séjourné longtemps dans des voitures qui en étaient munies (2).

En 1882, comme en 1889, à la suite de ces rapports, deux ordonnances de police sont intervenues pour interdire ce mode de chauffage. Celle du 5 décembre 1889 était ainsi conçue : « Les charbons ou briquettes ne » pourront plus être utilisés, comme modes de chauffage des voitures » de place et de remise, à moins que les chaufferettes ne soient disposées » de telle façon que les gaz de la combustion se dégagent directement » à l'extérieur. » Quelques loueurs de voitures se conformèrent à l'ordonnance et adaptèrent à leurs chaufferettes de petits tuyaux conduisant les gaz au dehors ; mais les grandes compagnies trouvèrent plus simple et moins dispendieux de supprimer le chauffage.

C'était au plus fort de l'épidémie de grippe de 1889, le froid était rigoureux et, pendant dix-huit jours, les voyageurs souffrirent cruellement dans les voitures publiques. Les réclamations s'élevèrent de toutes parts et le préfet de police, plus sage et plus humain que les loueurs de voitures, suspendit l'exécution de son ordonnance, en raison de l'épidémie qui régnait alors.

La question a été reprise en 1894, à la suite d'une communication de M. Brouardel, à l'Académie de médecine (3). De nouveaux cas de mort s'étaient produits dans des atmosphères non confinées. Des accidents sérieux étaient survenus après un très court séjour dans des voitures

(1) En 1889, M. Armand Gautier fut chargé, par le préfet de police, d'examiner un nouveau système de briquettes faites avec de la sciure de bois, agglomérées avec du carbonate de soude et cuites deux fois à une haute température. Ces briquettes produisent moins d'oxyde de carbone ; mais elles en dégagent encore assez pour qu'on doive en redouter l'emploi (Armand Gautier, Rapport sur les appareils destinés au chauffage des voitures) (*Bulletin municipal officiel* des 21 et 22 février 1889).

(2) Voyez les rapports de M. Armand Gautier sur les appareils destinés au chauffage des voitures, dans les comptes-rendus des séances du Conseil d'hygiène publique et de salubrité de la Seine (séances des 23 janvier 1882, 13 octobre 1885 et 17 janvier 1889) publiés par le *Bulletin municipal officiel* de la ville de Paris.

(3) Académie de médecine, séance du 16 janvier 1894.

chauffées avec le charbon de Paris et la discussion prouva que, sans déterminer la mort, l'oxyde de carbone qui se dégage des poêles à combustion lente, rend l'atmosphère des appartements malsaine et cause des troubles qu'on n'observait pas auparavant. Enfin à la fin de l'année 1894, le préfet de police a fait appliquer, non sans peine, son ordonnance du 5 décembre 1889 (1).

2° *Cheminées.* — La première mention des cheminées remonte au XIVe siècle (2); elles consistaient alors dans une sorte de réduit haut, large et profond, situé à l'une des extrémités de la salle, surmonté d'un puits vertical et quadrangulaire presque aussi large que lui, s'élevant jusqu'au-dessus du toit de l'édifice. Dans ce vaste foyer, où l'on pouvait se tenir debout, on entassait des bûches énormes; l'air qui s'engouffrait par les portes et les fenêtres mal jointes entretenait la combustion de ce brasier dont la chaleur rayonnait à deux ou trois mètres, sans élever d'une manière notable la température de l'appartement. Il existe encore en province bon nombre de cheminées semblables à celles du moyen-âge, aux dimensions près; elles fument souvent, lorsqu'on ne tient pas la fenêtre entr'ouverte, et alors on est en proie à des courants d'air perfides, dont nos pères se préservaient tant bien que mal à l'aide de vastes paravents. De plus on n'y utilise guère que le dixième du calorique produit.

Les cheminées fument pour bien des raisons. Franklin en avait indiqué six; F. et E. Putzeys en donnent douze; nous ne les énumérerons pas, parce que ces détails intéressent plutôt l'art du fumiste que l'hygiène; nous nous bornerons à exposer brièvement les perfectionnements à l'aide desquels on est parvenu à faire disparaître ce grave inconvénient.

Cheminées modernes. — Les progrès les plus importants sont dus à Rumfort. Il a eu le premier l'idée de rétrécir le passage de l'âtre à la cheminée, pour augmenter le tirage et diminuer la perte de calorique. Il a incliné à 45 degrés les parois latérales du foyer pour accroître le rayonnement. Lhomond a inventé le tablier mobile qui permet de régler la colonne d'air pénétrant dans le foyer et par conséquent le tirage. Bronzac a imaginé les foyers mobiles qui s'avancent dans la pièce à chauffer et rayonnent dans tous les sens; enfin Joly, s'appuyant sur les principes posés par le général Morin (3), a construit une cheminée réalisant déjà un progrès considérable (fig. 70 et 71).

Elle se compose d'un âtre en fonte, en forme de dôme surmonté d'un conduit rectangulaire qui aboutit au tuyau de la cheminée. Lisse à l'intérieur, cette coquille est ondulée à l'extérieur et munie de nervures qui

(1) Jules ROCHARD, *Chronique de l'hygiène* (*Union médicale*, du 11 décembre 1894).

(2) C'est une inscription de 1347 dans laquelle il est question d'un tremblement de terre survenu cette année là à Venise, et qui renversa un grand nombre de cheminées.

(3) Général MORIN, *Manuel pratique du chauffage et de la ventilation* (*loc. cit.*), p. 64.

augmentent les surfaces de transmission et empêchent le métal d'être porté au rouge. Une trappe permet de régler le tirage (1).

Cheminées ventilatrices. — Malgré ces perfectionnements, les cheminées du système Joly chauffent peu et ventilent mal ; les constructeurs sont parvenus à corriger ces défauts, à tirer meilleur parti du combustible et à répandre de l'air chaud dans l'appartement. Ce dernier principe a été posé en France par le capitaine du génie Belmas et appliqué en Angleterre, d'une façon simple et pratique, par Douglas-Galton (fig. 72 et 73).

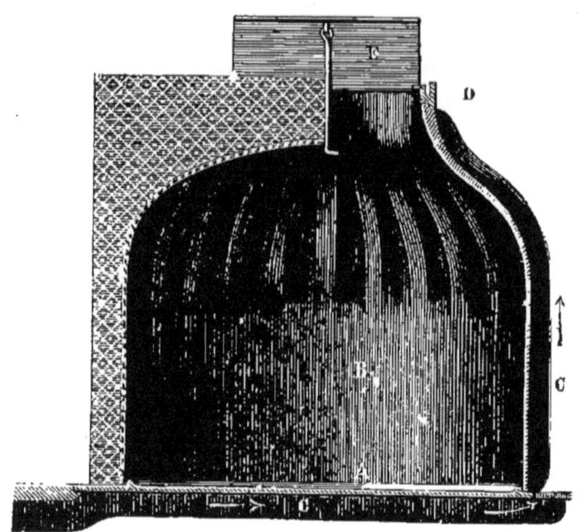

Fig. 70. — Cheminée Joly. Coupe verticale (d'après Putzeys).

Dans la cheminée Douglas-Galton, l'air neuf, pris à l'extérieur, arrive dans une chambre placée derrière le foyer, il s'y échauffe, s'élève dans une gaine en maçonnerie, au centre de laquelle monte le tuyau de fumée et vient se déverser dans la chambre par une ouverture garnie d'une

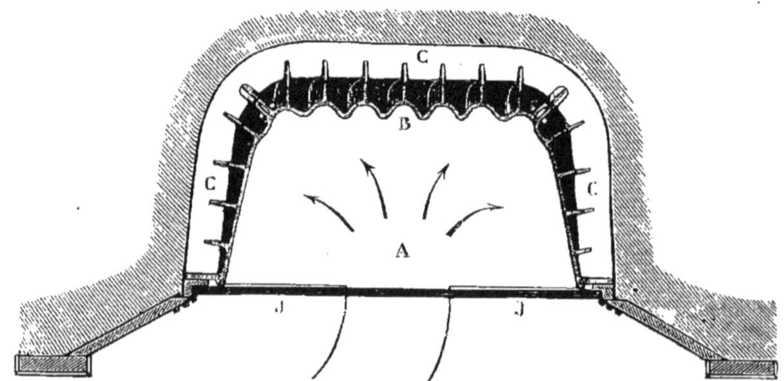

Fig. 71. — Cheminée Joly. Coupe horizontale (d'après Putzeys).

valve ou de jalousies mobiles qui permettent de l'ouvrir et de la fermer.

En France, le système de cheminée ventilatrice le plus répandu, est le système Fondet (fig. 74). Il consiste dans une série de tubes en

(1) F. et E. Putzeys (*loc. cit.*), p. 128.

métal, prismatiques, creux et ouverts par leurs deux extrémités dans une traverse également creuse. Le tout forme un ensemble qui se place au fond de l'âtre, dans une direction oblique, afin que la fumée et la flamme soient forcées de passer entre les prismes creux pour se rendre du foyer dans le corps de la cheminée. Cette direction est indiquée par des flèches ponctuées dans la fig. 74. L'air neuf entre par une ouverture

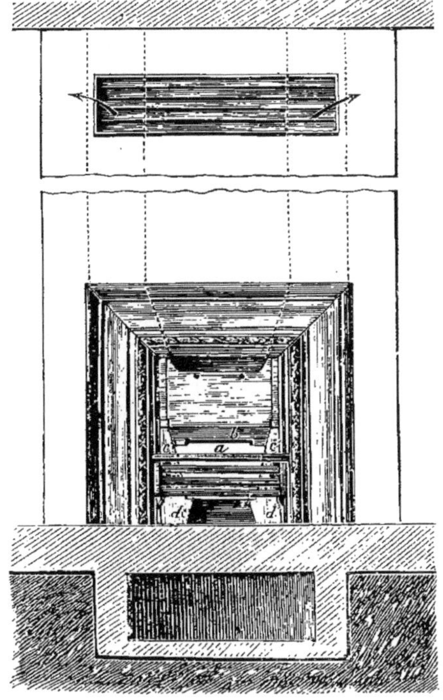

Fig. 72. — Cheminée Douglas-Galton (d'après Putzeys).

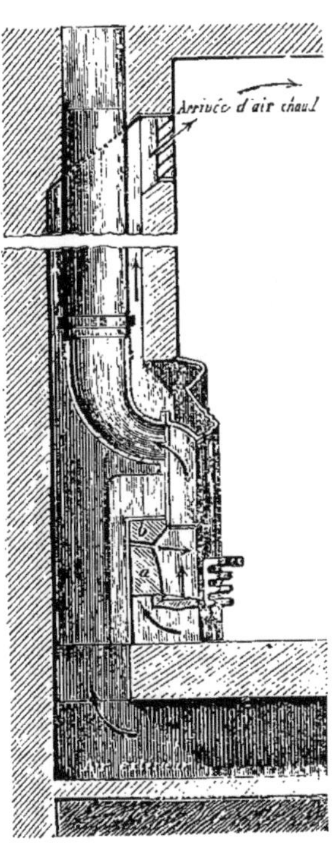

Fig. 73. — Cheminée Douglas-Galton (coupe verticale).

spéciale A passe dans l'intérieur des prismes où il se chauffe et pénètre dans l'appartement par les deux bouches de chaleur D. Les cheminées Fondet constituent un bon appareil de chauffage ; elles utilisent de 33 à 35 p. 100 de la chaleur produite, au lieu de 10 à 12, d'après les calculs du général Morin.

Notons en passant les cheminées à la prussienne qui étaient très à la mode, il y a une trentaine d'années et qui servent de transition entre les cheminées et les poêles dont nous allons nous occuper.

3° Poêles. — Ils diffèrent des cheminées, en ce que la combustion s'opère dans un appareil fermé. La fumée et l'air brûlé s'échappent par un tuyau en tôle qui se rend à l'extérieur ou qui débouche dans le coffre d'une cheminée. Ils chauffent par le rayonnement de leurs parois et en élevant la température de l'air qui les enveloppe ainsi que leurs tuyaux.

Les matériaux qui servent à construire les poêles sont la fonte, la tôle doublée à l'intérieur par une cloison en briques réfractaires, ou bien la faïence. La disposition intérieure est la même. Le combustible repose sur une grille en fer dont les interstices laissent passer l'air et tomber les cendres. L'air brûlé s'échappe par un long tuyau muni d'une clef qui permet de régler le tirage, mais qui expose à faire passer dans la pièce les gaz de la combustion. Nombre d'asphyxies ou plutôt d'intoxications

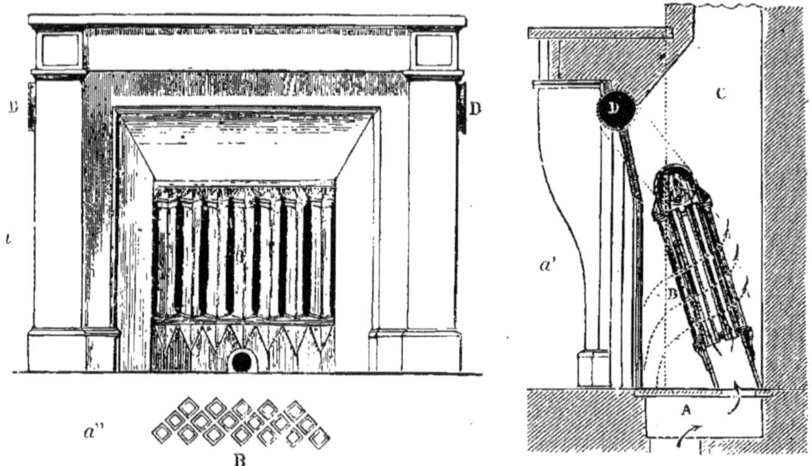

Fig. 74. — Cheminées avec bouches de chaleur (système Fondet).

a représente l'appareil vu de face ; — *a'* la coupe verticale ; — *a''* la coupe horizontale des tubes à air ; — A, prise d'air extérieur ; — B, tuyaux ou tubes prismatiques disposés en quinconces, dans lesquels circule l'air à chauffer ; — C, coffre de la cheminée ; — D, bouches de chaleur (d'après Gallard).

par l'oxyde de carbone sont causées par l'imprudence des personnes qui, pour ménager le combustible et conserver la chaleur, tournent la clef de leur poêle de façon à en osbtruer complètement le tuyau, avant de se mettre au lit. Pour parer à ces accidents, il faudrait supprimer ce dangereux diaphragme ou tout au moins l'échancrer.

Poêles en métal. — Les poêles en fonte sont ceux qui perdent le moins de la chaleur produite. Quand ils sont bien construits, ils peuvent en utiliser 94 p. 100; mais ils ont de graves inconvénients. Lorsqu'ils s'échauffent, qu'ils passent au rouge sombre, ils dégagent une odeur de roussi due à la combustion des poussières organiques contenues dans l'air qui se dessèche. En même temps, il passe dans l'atmosphère de la pièce une très petite quantité d'oxyde de carbone qui traverse la fonte rouge comme un gaz soluble pénètre dans l'eau. Il faut un certain temps pour que cette transsudation s'opère (1). Les classes des lycées et des écoles, les chambres des casernes ont été très longtemps chauffées avec des poêles en fonte, sans qu'il en soit jamais résulté d'accidents sérieux; mais le séjour de salles ainsi chauffées est désagréable. L'oxyde de carbone cause du malaise, des nausées, des douleurs de tête, des vertiges chez les personnes très impressionnables ; aussi a-t-on proposé de substituer à la fonte la tôle et le fer laminé qui ne sont pas perméables aux gaz. Quant à la sécheresse de l'air, il suffit pour y remédier de placer sur le couvercle du poêle, un vase en métal à fond plat ; mais, pour que la vaporisation soit suffisante, il faut, d'après les calculs de P. Coulier, que la surface du liquide soit égale au quart de la surface de chauffage active de l'appareil.

Poêles en faïence. — Les poêles métalliques se refroidissent aussi facilement qu'ils s'échauffent. C'est le contraire pour les poêles en faïence. Grâce au peu de conductibilité et à la grande épaisseur de leurs parois en maçonnerie, ils sont lents à s'échauffer ; mais ils emmagasinent de la chaleur pendant le jour et la dépensent pendant la nuit. On obtient ainsi une température douce et soutenue. Ces appareils sont très répandus dans le nord de l'Europe et surtout en Russie. On les construit en même temps que les maisons. Ce sont des prismes à base rectangulaire de 2 à 3^m de hauteur sur $1^m,25$ de superficie. La grande capacité du foyer lui permet de recevoir beaucoup de combustible. On y fait un grand feu le matin, quand tout le bois est transformé en braise, on ferme la porte du foyer, on tourne presque complètement la clef du tuyau de fumée et la chaleur se conserve pendant 24 heures.

Poêles perfectionnés. — Les principes que nous avons exposés à l'occasion des cheminées modernes, ont été également appliqués aux poêles, pour augmenter leur puissance calorifique et contribuer à la ventilation de la pièce. Dans ce but, on a installé, dans les poêles en maçonnerie, des tubes qui traversent le foyer et la paroi pour venir s'ouvrir au dehors et déverser, par des *bouches de chaleur*, l'air qui s'est échauffé en les parcourant. On obtient le même résultat dans les poêles en fonte, en leur donnant une double enveloppe. L'air circule dans l'espace compris entre le poêle et sa gaine, s'y échauffe et sort par les trous percés au-dessous du couvercle.

Une foule d'autres dispositions ont été mises en usage pour améliorer ce mode de chauffage (2). Elles sont sans intérêt pour l'hygiène ; aussi nous bornerons-nous à représenter ici le poêle *thermo-conservateur* de Geneste et Herscher (fig. 75), parce qu'il est adopté pour les écoles de la ville de Paris et qu'il réalise les perfectionnements que l'industrie

(1) SAINTE-CLAIRE, DEVELLE et TROOST, Comptes-rendus de l'Académie des sciences, 13 janvier 1868.

(2) Voyez F. et E. PUTZEYS (*loc. cit.*), p. 151 et suivantes.

moderne a introduits dans ce mode de chauffage. Les deux figures que nous reproduisons et la légende qui les accompagne suffisent pour en faire comprendre le mode de fonctionnement.

Poêles mobiles à combustion lente. — Les appareils de chauffage dont nous avons parlé jusqu'ici ont tous pour but d'obtenir l'échauffement rapide et le renouvellement de l'air, à l'aide d'un fort tirage. Les anciens poêles avaient, pour l'entrée de l'air neuf, de très grandes ouvertures. d'Arcet, en 1829, demandait qu'elles eussent 40 centimètres sur 30. On

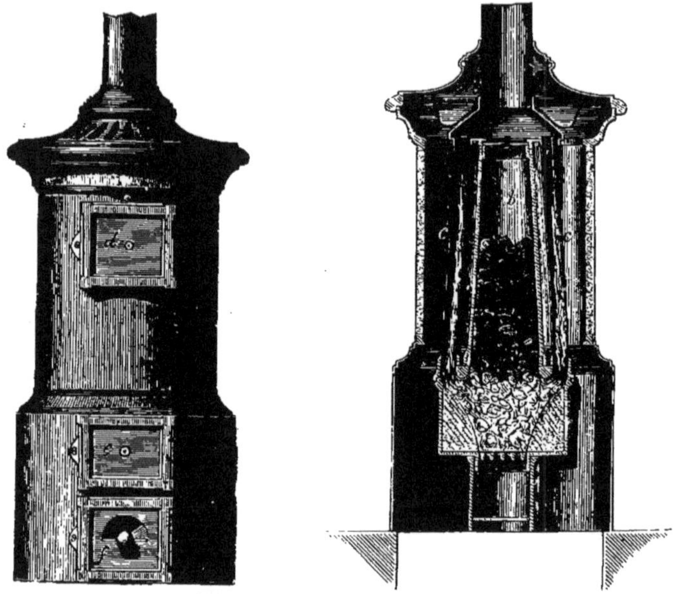

Fig. 75. — Poêles thermo-conservateurs (système Geneste).
a, foyer ; — *b*, réservoir du combustible ; — *c*, *c*, tubes de chaleur traversant la chambre à air et servant de tuyaux de fumée ; — *d*, porte de chargement ; — *e*, porte d'allumage ; — *f*, cendrier avec coulisse d'air (d'après Gallard).

faisait passer ainsi, à travers le foyer, des quantités d'air considérables, qui allaient perdre dans l'atmosphère extérieure d'innombrables calories, sans aucun profit pour la température de l'appartement. Ce gaspillage de combustible était un inconvénient sérieux ; les ingénieurs ont cherché le moyen de chauffer les habitations particulières avec le moins de frais possible, en sacrifiant l'hygiène à l'économie, et ils y sont parvenus à l'aide des poêles à combustion lente et à faible tirage.

Les premiers se sont montrés en France, il y a une vingtaine d'années, sous le nom de *poêles américains*. Le modèle le plus répandu à Paris est aujourd'hui le poêle Choubersky. Il consiste en un cylindre à double enveloppe, dans l'intérieur duquel on met de l'anthracite. Il se charge par le haut et est bouché par un couvercle pesant qui s'enfonce dans une rainure pleine de sable fin. On l'allume en plaçant, au-dessous de la colonne d'anthracite, une pelletée de charbon de bois incandescent. Après cela, il suffit de le charger une fois par vingt-quatre heures, pour qu'il marche, indéfiniment, jour et nuit, en dépensant pour 50 centimes de combustible par jour. La fumée s'élève dans le cylindre intérieur, redescend ensuite entre la paroi de celui-ci et la gaine, puis s'échappe par un court tuyau placé très bas et qu'on met en communication avec la cheminée de l'appartement.

Ce poêle repose sur des roulettes qui permettent de le faire passer d'une pièce dans l'autre et de chauffer ainsi celle qu'on occupe dans le moment. Avant d'opérer ce transport, on bouche le petit bout de tuyau avec un couvercle. Lorsqu'il est arrivé à sa destination, on débouche le tuyau et on l'introduit dans la cheminée de la pièce où on se trouve, en le faisant passer par le trou de la plaque d'obturation dont cette cheminée doit être garnie. Le réglage s'opère à la sortie des gaz à l'aide d'une clef que porte le tuyau de fumée. On active la combustion en ouvrant le cendrier et en manœuvrant le *machefer* qui glisse sur la grille et la nettoie. Lorsque le tirage devient trop actif, un large clapet que présente la plaque d'obturation se soulève et modère le courant d'air.

Le poêle Chouberski s'est répandu *très* rapidement. En 1887 et 1888, on en a vendu de trente à trente-cinq mille dont le tiers environ est resté dans Paris. Aujourd'hui, on en trouve dans la plupart des maisons bourgeoises. Il est commode, séduisant par la modicité de son prix et chauffe les appartements avec une dépense très minime ; mais il n'est pas sans danger. Comme tous les poêles mobiles et à combustion lente, il expose aux empoisonnements par l'oxyde de carbone. Cela n'a pas empêché son succès et, pour lui faire concurrence, on a inventé une foule d'appareils construits d'après les mêmes principes, dans lesquels on s'est efforcé de remédier à ce danger. Nous avons vu successivement apparaître : la *Salamandre*, l'*Orientale*, la *Française*, la *Sénégalienne*, le *Pluton*, l'*Eclair*, le *Flamboyant*, le *Volta*, le *Parisien*, les poêles *Cadé*, *Viville*, etc., etc. Tous ces modèles s'éloignent plus ou moins du type primitif, pour se rapprocher des poêles ordinaires ; mais on a diminué les avantages en même temps que les inconvénients. Le danger de ces appareils en effet réside uniquemnt dans leur mobilité et dans la lenteur de la combustion et ce sont les conditions qui en font la commodité et l'économie.

Les accidents mortels ont été assez communs au début. En 1889, M. Michel Levy, ingénieur en chef des ponts et chaussées, en estimait le nombre à 15 ou 20 par an (1). Ils sont devenus moins fréquents par suite

(1) *Révision de l'instruction sur le chauffage des habitations*. Rapport au préfet de police lu le 25 février 1889, au conseil d'hygiène et de salubrité de la Seine, par M. Michel Lévy, au nom d'une commission composée de MM. Lancereaux, Armand Gautier, Bunel et Michel Lévy, rapporteur.

des avertissements qui ont été donnés par les journaux et les revues. L'Académie de médecine, le Conseil d'hygiène et de salubrité de la Seine s'en sont occupés à plusieurs reprises, et notamment en 1889. Ils ont formulé une série de conclusions très pratiques que nous regrettons de ne pouvoir reproduire *in extenso*, mais dont nous allons donner la substance en résumant la question (1).

L'oxyde de carbone, comme nous l'avons vu plus haut, est un gaz éminemment toxique. Claude Bernard a montré par quel mécanisme il détermine la mort. Les globules sanguins l'absorbent avec avidité ; il se substitue à l'oxygène de façon à ne plus permettre à celui-ci de s'unir à l'hémoglobine d'où il l'a chassé et s'oppose à l'hématose. Il en résulte par conséquent ce que les anciens appelaient l'*asphyxie positive* par opposition à l'*asphyxie négative* due à la privation de l'air. Cette intoxication s'accompagne d'une sorte de paralysie qui met ses victimes dans l'impossibilité de fuir le danger, d'ouvrir une fenêtre, parce que les jambes leur refusent le service. Lorsqu'elle n'est pas immédiatement mortelle, elle laisse après elle des troubles cérébraux et de l'anémie (2). L'absorption continue de l'oxyde de carbone à doses très faibles, donne lieu à une intoxication chronique spéciale.

Il se dégage de l'oxyde de carbone dans tous les appareils de chauffage ; mais les poêles à combustion lente en dégagent plus que les autres à cause de la faiblesse de leur tirage, laquelle est due à l'étroitesse des orifices qui donnent accès à l'air. M. Vallin a constaté, par des recherches anémométriques très précises, que, dans un poêle mobile du modèle ordinaire, le tirage ne fait arriver au foyer que quatre mètres cubes d'air par kilogramme de coke brûlé, tandis que cette quantité de combustible en exige au moins neuf pour que tout son carbone soit transformé en acide carbonique. Il n'est donc pas étonnant que l'oxyde de carbone prédomine dans les gaz de la combustion (3).

On a fait de nombreuses analyses pour déterminer la proportion relative des gaz qui sortent de ces appareils. MM. E. Boutmy (4) Gabriel Pouchet, Dujardin-Béaumetz et G. de Saint-Martin, Marié Davy se sont successivement livrés à cette étude ; mais les résultats auxquels ils sont parvenus concordent tellement peu entre eux que nous ne croyons pas nécessaire

(1) LANCEREAUX, Communication sur l'empoisonnement oxycarboné par les poêles mobiles et discussion à l'Académie de médecine à ce sujet (*Bulletin de l'Académie*, 1889, t. XXI, p. 161, 425, 461, 531, 558). E. VALLIN, *Les poêles mobiles à combustion lente* (*Revue d'hygiène*, 1889, t. XI, p. 385).

(2) LABORDE, communication à l'Académie de médecine, séance du 2 avril 1889 (*Bulletin de l'Académie*, 3e série, t. XXI, p. 477).

(3) E. VALLIN, *Autour d'un poêle, recherches anémométriques* (*Revue d'hygiène*, 1884, n° 6, p. 457).

(4) E. BOUTMY, *Le poêle mobile américain, ses dangers* (*Annales d'hygiène publique et de médecine légale*, 1880, 3e série, t. III, p. 480).

de les reproduire ici (1). Dans toutes les expériences du reste, la quantité d'oxyde de carbone trouvée est assez considérable pour expliquer les cas de mort qui surviennent, lorsque les gaz de la combustion produits par les appareils passent dans la pièce qu'ils sont destinés à chauffer. Il s'en forme presqu'autant dans les cheminées et dans les anciens poêles, mais il est rapidement entraîné au dehors par l'air qui s'engouffre dans leurs énormes foyers. Dans les poêles à combustion lente au contraire, le tirage est presque nul, les gaz toxiques ne sont pas dilués, comme dans le cas précédent par une énorme quantité d'air et entraînés par elle ; ils sont plus denses et plus froids. Lorsque rien ne s'y oppose, ils montent dans la cheminée ; mais le moindre reflux les refoule dans l'appartement. Il suffit pour cela que la température de la pièce soit plus élevée de quelques degrés que la cheminée dans laquelle on introduit le court tuyau du poêle, car la grande colonne d'air que renferme celle-ci ne peut pas être échauffée par la petite quantité de gaz presque froid que ce tuyau lui transmet. La nuit, quand la marche est très lente et le tirage au minimum, il suffit, pour renverser le courant, d'un abaissement de la température extérieure ou d'un coup de vent qui fait rabattre la cheminée. Lorsque les tuyaux de fumée se rejoignent comme cela arrive dans les vieilles maisons, on peut être asphyxié par le poêle mobile de son voisin dont les gaz remontent de son côté jusqu'au point de jonction, puis descendent dans la pièce voisine, par le conduit de celle-ci qui, se trouvant plus froid, ne leur oppose aucune résistance.

Les accidents de voisinage peuvent être produits par tous les appareils de chauffage ; mais ils sont plus communs avec les poêles à combustion lente. Leur mobilité est une nouvelle cause de danger. Ils vont semant l'oxyde de carbone sur leur route et, quand on les place dans une cheminée froide, ils ont de grandes chances pour y trouver un courant descendant qui refoule leurs gaz dans la pièce. Il faut aussi tenir compte de l'usure de ces appareils, de l'application incomplète du couvercle, du mauvais état ou même de l'absence des plaques d'obturation et enfin des imprudences commises.

En somme, ce sont des appareils dangereux ; mais il ne faut pourtant pas exagérer le péril qu'ils font courir. Les accidents sont rares, si on les compare au nombre des poêles mobiles actuellement en service. Les lampes au pétrole en causent bien davantage et d'ailleurs, ce mode de chauffage est trop commode, trop économique, il rend trop de services aux familles qui n'ont qu'une modeste aisance, pour qu'on puisse songer à le proscrire ; il faut seulement éclairer ceux qui s'en servent sur les dangers qu'ils courent et leur indiquer les précautions à prendre pour y parer.

(1) Voyez pour ces analyses : *Encyclopédie d'hygiène et de médecine publiques*, t. III, p. 596 et suivantes.

Il faut que tout le monde sache qu'on ne doit jamais garder un poêle mobile la nuit dans une chambre à coucher, qu'il faut en éviter l'emploi dans les pièces petites, mal ventilées dont les cheminées tirent mal ou rabattent. Il est bon quand on allume un de ces poêles de le tenir pendant un certain temps en grande marche ; il faut prendre garde aux perturbations atmosphériques et surveiller avec attention le jeu des soupapes qui indiquent le sens dans lequel le tirage s'opère. Les orifices de chargement doivent être clos d'une façon hermétique et il est bon de ventiler largement le local, lorsqu'on vient de procéder à un chargement de combustible.

4° Calorifères. — Ce sont les agents du chauffage central, comme les cheminées et les poêles sont les agents du chauffage local. Ce qui les caractérise c'est le transport de la chaleur à distance et, comme ce transport peut s'opérer par l'intermédiaire d'un gaz ou d'un liquide, on en distingue quatre espèces :

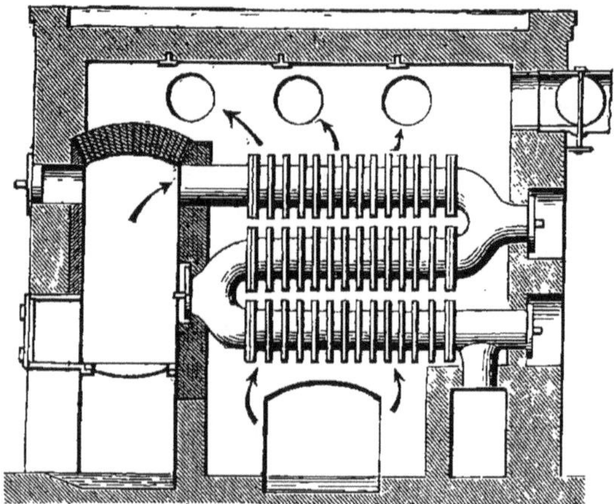

Fig. 76. — Calorifère à air chaud.

Les calorifères à air chaud.

Les calorifères à eau chaude.

Les calorifères à vapeur.

Les calorifères mixtes.

Ils ont l'avantage commun de ne point dégager de fumée dans les appartements, de permettre avec un seul foyer d'échauffer toutes les pièces d'un grand établissement, d'entraîner une dépense minime et de maintenir jour et nuit une température constante.

a). Calorifères à air chaud. — Ce sont de grands poêles placés dans les caves et composés de quatre éléments : un foyer avec son tuyau de fumée, une chambre de chauffe, une prise d'air et des conduites pour l'air chaud. Cet appareil présente ainsi une double circulation : celle de l'air pris dans la cave qui entre dans le foyer, alimente la combustion, et s'échappe, avec les gaz qu'elle produit, par le tuyau de fumée ; puis celle de l'air pur qui entre dans la chambre de chauffe par le conduit ouvert à l'extérieur, s'y échauffe, se répand dans toute la maison par une canalisation spéciale et s'y distribue par des bouches de chaleur munies de valves qu'on peut ouvrir et fermer à volonté (fig. 76).

Les calorifères, comme les poêles peuvent être en fonte ou en poterie ;

ils ont les mêmes avantages et les mêmes inconvénients. La fonte, quand elle est portée au rouge, brûle les poussières organiques de l'air et lui donne une odeur de roussi ; il suffit pour cela que la température de la chambre de chauffe soit portée à 150 degrés. On n'obvie qu'imparfaitement à cet inconvénient, en appliquant à l'intérieur un revêtement en terre réfractaire. Les calorifères céramiques ne donnent pas d'odeur, mais ils sont fragiles, lents à s'échauffer et exigent un espace considérable.

La prise d'air ne doit jamais se faire dans la cave où l'air est vicié, ni au ras du sol dans la cour ou le jardin, parce qu'elle entraînerait, dans les conduites, des poussières, des feuilles mortes ou des détritus. Il faut prolonger le conduit assez haut pour qu'il recueille un air pur et qu'il soit assez large pour fournir à la chambre de chauffe un courant suffisant. La prise d'air, comme la chambre de chauffe, doit être fréquemment nettoyée.

Les conduites d'air chaud doivent s'écarter le moins possible de la verticale et offrir peu de coudes. Il y a avantage à les faire en poterie vernissée, parce que les conduites en métal s'oxydent à la longue. Lorsqu'on les peint au minium, pour les préserver de l'oxydation, cet enduit s'écaille, la poussière qui en résulte se répand avec l'air chaud dans les appartements et peut causer des intoxications saturnines à ceux qui la respirent. M. Fonsny (de Verviers) a recueilli en 18 heures 15 centigrammes de plomb en appliquant un linge devant une des bouches de chaleur d'un calorifère dont les tuyaux étaient peints au minium (1). Les conduites en poterie ont l'avantage de pouvoir être nettoyées, comme les cheminées, à l'aide d'une brosse circulaire qu'on tire avec une corde.

La disposition des orifices qui répandent l'air chaud varie suivant les habitations. Dans les églises, les musées, les salles de réunion, ils s'ouvrent dans le plancher, parfois dans le mur au niveau du parquet ou à la hauteur de la cimaise ; dans les appartements, les hygiénistes ne sont pas d'accord. Les uns, comme F. et E. Putzeys placent les ouvertures d'entrée en bas et celles de sortie en haut, ce qui a l'inconvénient d'établir un courant direct entre elles et de laisser de côté l'air du reste de la pièce (2) ; d'autres préfèrent placer les bouches de chaleur à 2 mètres ou $2^{m},50$ de hauteur pour qu'elles passent au-dessus de la tête des personnes ; mais alors le courant laisse stagnante et sans l'échauffer toute la couche d'air dans laquelle elles vivent.

Les dimensions des calorifères sont calculées de façon à pouvoir chauffer convenablement l'habitation par les froids les plus rigoureux ; il en résulte qu'en temps ordinaire, il faut modérer l'activité du chauffage, soit en réglant le tirage du foyer, soit en faisant arriver de l'air froid

(1) *Annales de la Société médico-chirurgicale de Liège*, 1883, p. 12.

(2) F. et E. PUTZEYS, *L'hygiène dans la construction des habitations privées* (*loc. cit.*), p. 170.

dans une chambre de mélange placée à côté de la chambre de chauffe. On peut aussi juxtaposer deux conduites l'une d'air chaud, l'autre d'air froid, en plaçant à l'orifice d'abouchement une valve permettant de doser le mélange.

L'air chauffé par les calorifères est encore plus desséché que celui des poêles ; on lui rend en partie son humidité, en plaçant un vase plein d'eau dans la chambre de chauffe, et en plongeant dans cette eau des mèches pour favoriser l'évaporation. On peut aussi recourir à des appareils mécaniques dans la description desquels il serait trop long d'entrer (1) et qui n'atteignent d'ailleurs que très incomplètement le but. Quoi qu'on fasse, l'air chauffé par les calorifères est sec, poudreux et sent mauvais. Dans les vieux édifices surtout, le réglage est presque impossible, et on arrive à produire des températures dangereuses. Dans des locaux ainsi chauffés, on éprouve un malaise indéfinissable, de l'oppression, de la céphalalgie, parfois des nausées, et on ne sait s'il faut attribuer tout cela à la siccité de l'air, aux matières organiques brûlées, ou à l'oxyde de carbone qui se glisse parfois par des fissures dans les conduites d'air chaud. Les calorifères à air chaud ont enfin l'inconvénient d'exposer à l'incendie et d'exiger la présence constante d'un chauffeur expérimenté. Comme on en fait habituellement l'économie, ces appareils marchent généralement fort mal.

Malgré tous leurs inconvénients, les calorifères à air chaud sont encore les plus répandus et c'est pour cela que nous nous y sommes arrêtés quelque temps.

b). Calorifères à eau chaude. — Ils sont à basse ou à haute pression. Le *thermosiphon* qu'on emploie pour chauffer les serres est le type de la première espèce. Dans les habitations, le système se compose d'une chaudière placée dans le sous-sol, et du sommet de laquelle part le tuyau d'*ascension* qui monte directement au sommet de l'édifice. L'eau est ramenée à la chaudière par la conduite de *retour*, après avoir circulé dans les tuyaux de *distribution* et abandonné une partie de son calorique aux surfaces chauffantes. A la partie supérieure du circuit est un *vase d'expansion* qui permet la dilatation du liquide et le dégagement de l'air : en bas se trouve un robinet de vidange.

Pour chauffer les appartements, on donne différentes formes aux tuyaux de distribution. Tantôt on les coutourne en spirale, tantôt on y ménage des dilatations et on obtient ainsi des appareils de chauffage désignés sous le nom de *poêles d'eau*, de *registres*, de *tuyaux*.

Les *poêles d'eau* sont cylindriques ou tubulaires. Les premiers sont constitués par deux enveloppes en tôle, dans l'intervalle desquelles circule l'eau chaude, et qui présentent ainsi deux surfaces de chauffe. Leur diamètre varie entre 40 et 55 centimètres et la hauteur est proportionnelle.

(1) Voyez E. RICHARD, *Précis d'hygiène appliquée* (*loc. cit.*), p. 499.

BIBLIOTHÈQUE NATIONALE

L'eau y entre par le haut et en sort par le bas ; des robinets adaptés aux tuyaux d'arrivée et de départ règlent la dépense.

Les *poêles d'eau tubulaires* sont constitués par des tuyaux réunis en faisceaux cylindriques.

Les *registres* sont des tuyaux en fer forgé, horizontaux ou verticaux, réunis dans une caisse en fonte qu'on applique contre la muraille, dans une niche ou dans une embrasure de fenêtre.

Les *tuyaux* s'appliquent dans les endroits où la disposition des lieux ne permet d'employer ni *poêles*, ni *registres* ; on les remplace alors par des tuyaux à ailettes qui portent le nom de *batteries* (1).

Le thermosiphon a de grands avantages. L'eau chaude, grâce à sa capacité pour le calorique, est très propre à remplir le rôle de réservoir de chaleur. Celle qu'elle fournit est douce, agréable ; c'est un mode de chauffage très hygiénique. Comme la température de la surface de chauffe est toujours inférieure à 100 degrés, la distillation des poussières organiques est impossible ; il n'y a à craindre ni la sécheresse de l'air, ni les infiltrations d'oxyde de carbone ; mais il faut très longtemps pour obtenir une température suffisante, parce que l'eau, entre 20 et 100 degrés, ne peut emmaganiser que 80 calories par litre et que, d'un autre côté, elle circule très lentement dans la canalisation. La vitesse de progression ne dépasse pas 3 ou 4 centimètres par seconde et n'est parfois que d'un centimètre Cette lenteur force à exagérer le diamètre des conduites qui deviennent encombrantes et difficiles à dissimuler. La mise en train est très lente ; il faut souvent de six à douze heures pour échauffer convenablement cette grande masse d'eau. Enfin le poids de la colonne qu'elle forme et qui va parfois jusqu'à deux ou trois atmosphères peut faire éclater la canalisation ainsi que cela est arrivé à l'église Saint-Sulpice et à l'hôpital de Munich (2).

Les *calorifères à eau chaude* et à *haute pression* diffèrent des précédents en ce que la canalisation est close et le vase d'expansion fermé. L'eau est emprisonnée dans des tuyaux en fer forgé de 15 à 25 millimètres de calibre, de 4 à 6 millimètres d'épaisseur qui sont essayés à 200 atmosphères. Dans ce système, la chaudière est remplacée par une partie de la canalisation enroulée en serpentin et encastrée dans un foyer en maçonnerie ou en métal, dont les dimensions et la disposition diffèrent suivant l'importance de l'édifice (3).

Dans le système primitif inventé par Perkins, on chauffait sans se préoccuper de la tension intérieure qui pouvait aller jusqu'à 60 kilogrammes ; mais on se tient aujourd'hui à une pression moyenne de

(1) Pour les détails de construction, les différentes dispositions à adopter, voyez F. et E. PUTZEYS (*loc. cit.*), p. 185 et suivantes.

(2) A Saint-Sulpice, un poêle d'eau placé dans la chapelle de la Vierge vint à céder et projeta un jet d'eau bouillante sur les personnes voisines dont quelques-unes succombèrent.

(3) Voyez pour ces détails : E. RICHARD, *Précis d'hygiène appliquée* (*loc. cit.*), p. 506.

6 kilogrammes. Cette limitation s'obtient au moyen d'une double soupape imaginée par Bacon et faisant communiquer le circuit avec le vase d'expansion. L'une s'ouvre pour laisser échapper une certaine quantité d'eau, quand la pression atteint 8 ou 10 kilogrammes, l'autre s'ouvre au moment du refroidissement, pour laisser rentrer l'eau dans le circuit. La température de l'eau oscille entre 158 degrés (pression de 5^{kilg}) et 183 degrés (pression de 10^{kilg}). La circulation de l'eau se fait comme dans le *thermosiphon*, mais elle est beaucoup plus rapide et s'élève en moyenne à 80 centimètres par seconde. La mise en train est rapide ; il suffit de trois quarts d'heure pour élever l'eau à la température nécessaire. Le système est d'un fonctionnement simple, facile ; il suffit, pour l'entretenir, de mettre de temps en temps un peu d'eau dans le vase d'expansion. Il est sans danger, grâce à la force de résistance des tuyaux et utilise jusqu'à 90 p. 100 de la chaleur du combustible.

c.) Calorifères à vapeur. — La vapeur est l'agent le plus puissant du transport de la chaleur. Tandis qu'un kilogramme d'air porté à 100 degrés, n'emmagasine que 24 colories, que dans les mêmes conditions, un kilogramme d'eau n'en absorbe que 100, ce même kilogramme, pour passer à l'état de vapeur, en emmagasine 537 qu'il abandonne en se condensant. Le chauffage à la vapeur utilise donc la chaleur latente, qui est une réserve bien autrement riche que la vapeur sensible. Il permet de transporter la chaleur à de grandes distances. Dans certaines installations, la vapeur est portée à 2.000 mètres, sans déperdition sensible, dans des tuyaux de très petit diamètre, et sous une pression très peu supérieure à celle de l'atmosphère, de sorte que la température des surfaces de chauffe est au minimum de 120 degrés et que l'air qui les touche n'en a que 40 ou 50.

Les appareils comprennent : 1° un générateur de vapeur ; 2° des conduites de distribution ; 3° des condensateurs où la vapeur abandonne son calorique ; 4° des tuyaux de retour de l'eau condensée au générateur.

Les générateurs tubulaires inexplosibles doivent être préférés comme contenant moins d'eau. Les tuyaux sont en fer étiré, quelquefois en cuivre ; pour les préserver du refroidissement, on les garnit de lisières de drap, de feutre, de tresses de paille. Le tuyau principal se rend directement des chaudières aux combles, il répartit ensuite la chaleur dans des conduites horizontales qui la distribuent par des tuyaux verticaux aux appareils de chauffe. L'eau condensée dans le tuyau principal retombe dans la chaudière, celle du reste de la canalisation est ramenée au générateur par des conduites en fonte.

Pour éviter les effets dangereux de la dilatation longitudinale, on a recours à de petits appareils en cuivre nommés *compensateurs* (fig. 77 et 78) dont la courbure se prête au rapprochement et à l'écartement des deux extrémités des conduites.

Pour expulser l'air de tout le système, au moment de l'arrivée de la vapeur, on place, à l'extrémité des grandes lignes de tuyaux, des *souffleurs* garnis de robinets (fig. 79), qu'on ferme aussitôt que la vapeur se dégage. Pour faire rentrer l'air au moment où le chauffage est inter-

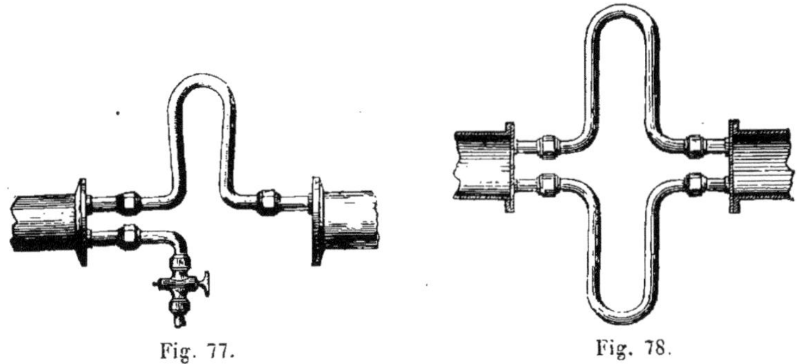

Fig. 77. Fig. 78.

rompu ou ralenti, on dispose sur quelques points du trajet des *soupapes à air* ou *reniflards*. Enfin, l'évacuation de l'eau de condensation est obtenue par des tuyaux garnis de robinets. MM. Geneste et Herscher placent entre chaque surface de chauffe et de retour d'eau un *purgeur automatique d'air et d'eau* qui garantit le fonctionnement indépendant des surfaces de chauffe (fig. 80 et 81). Les mêmes constructeurs ont imaginé des *détendeurs* très ingénieux qu'ils placent en tête des conduites principales pour régler la pression (1).

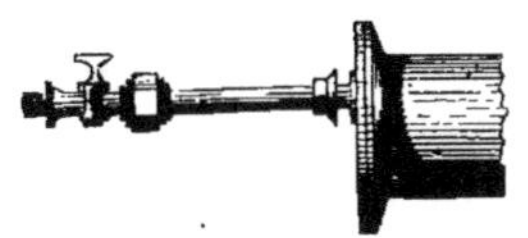

Fig. 79.

Les appareils de condensation sont, comme pour le chauffage par l'eau, des *poêles* (fig. 82), des *registres* ou des *tuyaux* avec ou sans ailettes, qu'on dispose de la même manière, suivant les locaux à chauffer.

Les calorifères à vapeur se prêtent facilement au chauffage des parois, ils permettent de supprimer les gaînes malpropres en laissant apparaître les surfaces de chauffe. Avec ce système on peut élever rapidement et graduer à volonté la température. Il supprime toute cause d'incendie et a une portée presqu'illimitée. Il est économique, puisqu'une chaudière pouvant faire marcher une machine d'un cheval suffit pour chauffer un espace de 1.400 mètres cubes. En revanche, l'installation des appareils est coûteuse; leurs rouages sont délicats, se dérangent facilement, nécessitent de fréquentes

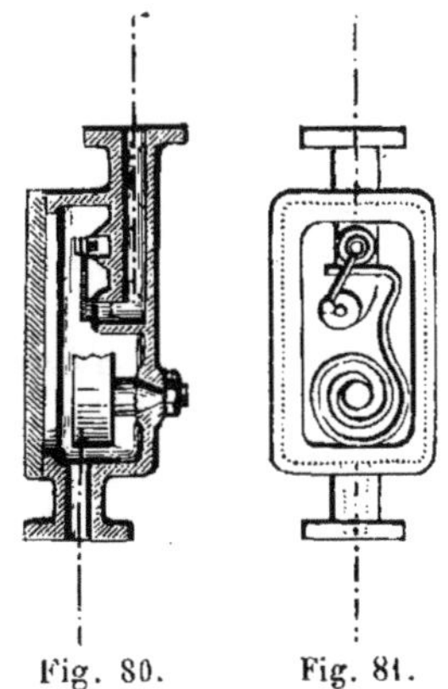

Fig. 80. Fig. 81.

(1) Voyez pour ces appareils : F. et E. Putzeys (*loc. cit.*), p. 198, fig. 47, 48 et 49.

réparations qui entraînent des chômages et exigent la présence constante d'un chauffeur. Ces inconvénients disparaîtront avec le perfectionnement et l'extension du système ; les frais seront moindres lorsqu'un même appareil chauffera tout un groupe d'habitations. Il y a déjà des villes d'Amérique où ce mode de chauffage en grand est appliqué. A New-York, il existe une distribution de chaleur et de force à domicile au moyen d'une canalisation de vapeur à haute pression établie dans les rues. En 1887, on a installé à Boston une distribution surchauffée qui atteignait 4.000m de développement l'année suivante. Elle se compose de deux tuyaux parallèles, dont l'un porte l'eau à domicile et dont l'autre la ramène à l'usine. Son refroidissement, dans le trajet, ne lui fait perdre que 2 pour 100 de la chaleur ; mais on ne sait que faire de cette énorme matériel, pendant les six mois où on ne chauffe pas.

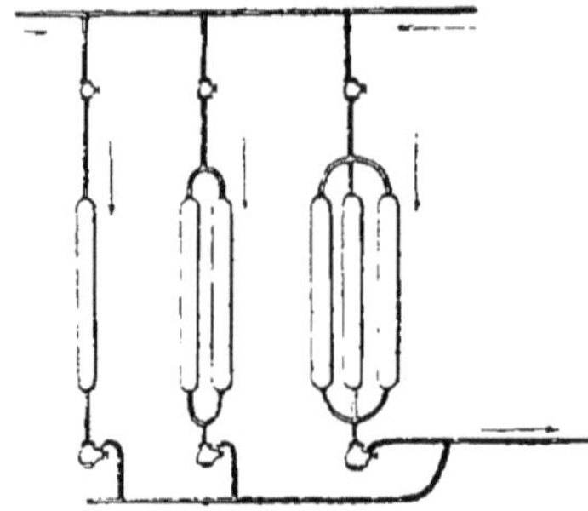

Fig. 82. — Schéma des appareils de chauffage. — Poêles simple, double et triple. — Les flèches indiquent le sens de la circulation de la vapeur dans la canalisation d'arrivée, dans les poêles et dans les tuyaux de purge.

Pour éviter le refroidissement trop rapide qui suit l'extinction des feux dans le chauffage à la vapeur, on a imaginé des *calorifères mixtes* de deux espèces. Dans les uns, la vapeur circule dans les tubes où l'on a conservé l'eau de condensation, l'échauffe et s'y mêle en se refroidissant ; dans l'autre, la vapeur ne se mêle pas à l'eau ; elle circule dans un serpentin au milieu des poêles remplis d'eau qu'elle échauffe et qui conserve la chaleur plus longtemps qu'elle. Le système mixte a été appliqué pour la première fois à l'hôpital Lariboisière et depuis à Mazas. L'hôpital Tenon est également chauffé par un calorifère à eau chaude et à vapeur du système Gaillard-Haillot.

III. **Appréciation des différents systèmes de chauffage.** — Pour faire un choix entre les différents systèmes que nous venons de passer en revue, pour indiquer leurs avantages respectifs et leurs indications particulières, il faut d'abord déterminer quel est le degré de température le plus convenable pour le bien-être et la santé, dans les différentes espèces d'habitations. Ce degré varie avec l'âge, la susceptibilité individuelle, l'habitude, l'état de santé ou de maladie. Aujourd'hui, on est porté à exagérer le chauffage dans les appartements et surtout dans les lieux publics. Fleury a signalé, il y a longtemps déjà, l'influence fâcheuse qu'exerce sur la constitution le séjour habituel dans un appartement surchauffé comme le sont la plupart de ceux de Paris. Cette influence se traduit par la diminution du ressort de la vitalité de la peau, l'alanguissement des fonctions respiratoires, de l'hématose, de la calorification, par l'affaiblissement de la circulation capillaire périphérique et par l'altération du sang. Les névroses, l'anémie si répandues chez les femmes dans les classes élevées de la société, sont dues en grande partie à ce séjour malsain. Il est vrai que l'excès de température n'est pas la seule cause de ces troubles, et qu'il faut aussi faire la part de la sécheresse et de l'impureté de l'air.

Quoi qu'il en soit, nous pensons qu'une température de 15 degrés suffit comme moyenne dans les habitations privées, sauf à élever d'un ou deux degrés celle des pièces dans lesquelles on passe de longues heures dans l'immobilité, comme les cabinets de travail et à l'abaisser d'un ou deux dans les chambres à coucher, en ouvrant les fenêtres pendant quelques minutes, pour renouveler l'air, au moment de se mettre au lit. On peut le faire sans craindre de trop les refroidir, parce que les parois chauffées tout le jour et le feu qui se meurt dans la cheminée ont bientôt rétabli l'équilibre.

Dans les habitations collectives, la question demande à être serrée de plus près. On a peu à peu augmenté la température demandée aux appareils. Autrefois on se bornait à 14 degrés; puis on a exigé, 15, 16, 17, 18, 19 et aujourd'hui, dans certains cahiers des charges, on va jusqu'à 20 et 21 degrés. C'est beaucoup trop. Le général Morin, qui fait autorité en cette matière, donne les chiffres suivants pour les établissements publics :

Crèches, salles d'asiles, écoles	15	degrés.
Hôpitaux	16 à 18	—
Ateliers, casernes, prisons	15	—
Salles de spectacles, d'assemblées, amphithéâtres	19 à 20	—

Michel Lévy fait observer qu'il vaudrait mieux abaisser de deux degrés le chiffre de cette dernière catégorie et élever d'autant celui des crèches; mais il est presqu'impossible de régler la température des locaux habités d'une façon intermittente, tant elle s'élève rapidement sous l'influence de la chaleur dégagée par les assistants et par les lumières. Les soirées et les bals donnent la mesure de cette difficulté. Lorsqu'on ne chauffe pas les salons, les femmes y grelottent en arrivant, dans leurs robes décolletées, et lorsqu'on y fait du feu, quoiqu'on le laisse s'éteindre après l'arrivée des invités, l'air, au bout de quelques heures, devient irrespirable et la chaleur accablante. On ne peut pas songer à ouvrir les fenêtres, ni même les vasistas, parce que l'air glacé qui s'y engouffre, devient un véritable danger pour les personnes placées dans le voisinage. Il faudrait trouver, pour les salons de réception, un mode de ventilation particulier, permettant de renouveler l'air d'une façon graduelle et insensible. C'est une lacune que les ingénieurs devraient s'appliquer à combler.

Pour chauffer convenablement une habitation, il faut d'abord qu'elle s'y prête. Les vieilles maisons aux portes mal jointes, aux cheminées mal construites, les maisons modernes bâties à l'économie avec des murs trop peu épais, avec d'immenses baies vitrées sont d'un chauffage très difficile, parce que le calorique se perd aussitôt qu'il est produit; on peut pallier en partie l'inconvénient des fissures et des mal joints à l'aide de bourrelets, remédier à la minceur des murs par des tentures et des tapis; mais il est préférable d'éviter ces inconvénients, lors de la construction des édifices.

Quant au mode de chauffage, il diffère suivant qu'il s'agit de maisons ordinaires ou d'habitations collectives. Pour les premières, rien ne vaut le feu de la cheminée. Sa chaleur est franche, lumineuse et gaie. On s'en éloigne ou on s'en rapproche à volonté, on peut y exposer les parties du corps refroidies par l'air du dehors. Le coin du feu est plein de charmes pendant les longues soirées d'hiver; mais la cheminée est un chauffage de luxe qui dévore des quantités considérables de combustible pour donner peu de chaleur. Les poêles constituent le seul système abordable pour les familles de petite aisance; nous ne reviendrons pas sur leurs inconvénients et sur les moyens d'y remédier.

Les habitations collectives réclament d'autres moyens. On peut chauffer les écoles, les classes, les chambres des casernes, avec des poêles ventilateurs; mais on préfère, lorsqu'on construit ces édifices, les doter d'un chauffage central commun à toutes leurs parties. Les idées ont bien changé sous ce rapport depuis que l'hygiène a approfondi ces questions. Il y a trente ans, on ne trouvait rien de mieux que de souffler dans les locaux de l'air chauffé par des calorifères et de faire marcher, en même temps et à l'aide des mêmes appareils, la ventilation et le chauffage. Nous vivons encore sous le règne de ce système, et la plupart de nos établissements publics y sont soumis. On en a pourtant reconnu les inconvénients. La plupart des hygiénistes se sont ralliés aux idées de M. E. Trélat. Ils admettent avec lui qu'il faut chauffer les parois de l'appartement et non l'air qu'il renferme. Il faut vivre, dit-il, entre des murailles dont la température ne s'abaisse pas au-dessous de 18 à 25 degrés et se chauffer à leur rayonnement, tout en respirant un air frais puisé immédiatement dans l'atmosphère extérieure, introduit par les voies d'accès les plus larges, les plus directes et dont la température ne dépasse pas 8, 10 ou 12 degrés (1).

Pour obtenir ce résultat, il faut renoncer aux calorifères à air chaud qui ne font pénétrer dans les habitations qu'un air sec, sali et poussiéreux, et préférer ceux qui fonctionnent avec l'eau chaude ou la vapeur. Ces derniers surtout conviennent parfaitement, parce que leurs petits tuyaux s'accommodent avec la plus grande facilité à la forme des appartements.

(1) Emile Trélat, *L'aérage et le chauffage des habitations* (*Revue d'hygiène*, 1886, t. VIII, p. 471). *Théorie du chauffage des habitations* (*Revue d'hygiène*, 1891, p. 1066).

Ces rubans de chaleur se contournent, serpentent, se multiplient et permettent de graduer la température à volonté.

On peut aussi chauffer les habitations par l'intérieur même des murailles, en leur donnant une double paroi. C'est ce qu'a fait M. Somasco dans la petite maison qu'il s'est fait construire à Creil en 1885, et qui se compose de deux étages et d'un comble servant de *hall*. Il en est très satisfait, mais c'est un moyen de chauffage fort coûteux par la nécessité de la double muraille et par la perte du calorique qu'absorbe l'extérieur.

Il existe un troisième procédé de chauffage en grand proposé par M. Trélat, mais qui n'est applicable qu'aux locaux occupés d'une manière intermittente. Celui là permet d'utiliser les calorifères à air chaud. Il consiste à fermer toutes les ouvertures et à faire arriver dans la salle de l'air chauffé à 75 ou 80 degrés. On chauffe ainsi les parois, et quand le résultat est obtenu, on ferme la circulation et on ouvre les fenêtres. Lorsque les occupants y arrivent, ils ont la satisfaction de respirer un air frais et pur au milieu de murailles qui les réchauffent.

Ce procédé est conforme à la règle absolue posée par M. E. Trélat et d'après laquelle l'aérage et le chauffage doivent être deux opérations *distinctes, séparées et indépendantes*. Arnould a également adopté ce principe : « Le chauffage, dit-il, peut être l'auxiliaire de la ventilation, » mais ne doit jamais en être la condition ni le moyen. Le mieux est de » rendre ces deux opérations indépendantes l'une de l'autre (1) ».

Nous sommes bien loin, on le voit, des idées qui régnaient en hygiène, il y a vingt-cinq ans. « La ventilation continue et régulière, disait Michel » Lévy, c'est-à-dire établie à l'aide d'appareils qui assurent en même » temps et régularisent le chauffage, est désormais la condition fonda» mentale de la salubrité des habitations publiques.

Le problème qui se posait alors consistait à déterminer le volume d'air qu'il convenait d'allouer à chaque homme sain ou malade. Les évaluations avaient toujours été en grandissant ; on était parti de 10 mètres cubes d'air par heure et par personne, et on était arrivé à 60 et 70 mètres pour les hôpitaux. On parlait d'aller à 100 mètres et personne ne sait où on se serait arrêté, si l'on n'avait pas fini par reconnaître que l'atmosphère factice que l'on entretenait ainsi était incompatible avec la salubrité des habitations ; que pour l'aération rien ne vaut l'ouverture des fenêtres, et que par conséquent la ventilation et le chauffage doivent être indépendants l'un de l'autre, comme nous l'avons dit plus haut. Le résultat de ces constatations a été l'abandon de ces grandes machines à double effet dont nous avons parlé dans le paragraphe précédent. Dans les établissement hospitaliers les plus récemment construits, le chauffage est assuré par des poêles à vapeur. Au dispensaire Furtado-Heine par exemple, ce sont des batteries à ailettes placées sous tous les appuis des fenêtres.

(1) J. Arnould, *Nouveaux éléments d'hygiène* (*loc. cit.*), p. 630.

Derrière ces batteries sont des prises d'air pur qui s'échauffe à leur contact et est sollicité par des appels d'aération situés dans les combles. La ventilation naturelle est fournie par de grandes fenêtres et par des impostes donnant sur les galeries (1).

A l'hôpital de Hambourg, le chauffage est assuré par des appareils à vapeur à basse pression. Il est individuel pour chaque pavillon et fourni par une chaudière à vapeur à réglage automatique, dont la pression est de 3 atmosphères et d'où partent deux ordres de tuyaux. Les uns rampent dans des caniveaux en briques de $0^m,75$ de côté situés sous le plancher qu'ils échauffent par l'intermédiaire de l'air qu'ils contiennent, les autres se terminent dans l'intérieur des chambres par des foyers à ailettes recouverts d'enveloppes en tôle contre lesquelles vient s'échauffer l'air extérieur, en s'introduisant par des ouvertures pratiquées dans les murailles au voisinage de ces foyers (2).

IV. **Réfrigération.** — Elle constitue le contre-pied du chauffage et s'adresse aux habitations des pays chauds. Dans toutes les colonies, on entoure les maisons de grands arbres, on abrite les appartements derrière des galeries et on dispose au voisinage des fontaines, des jets d'eau pour donner de la fraîcheur et de l'humidité. Dans nos climats, on se borne à fermer les fenêtres, les persiennes et les rideaux, pendant les heures chaudes de la journée ; mais alors on se condamne à vivre dans une demi-obscurité et dans une atmosphère non renouvelée. Les physiciens qui ont étudié le chauffage se sont également occupés du refroidissement. Péclet indique quatre moyens pour l'obtenir : l'évaporation de l'eau, le passage de l'air sur la glace ou à travers un conduit souterrain, enfin la compression de l'air.

L'évaporation de l'eau est le moyen le plus simple et le plus banal. A bord des navires, on arrose le pont et les tentes. Dans les habitations on arrose les planchers. Le général Morin a proposé de faire passer l'air à travers un jet d'eau pulvérisée avant son entrée dans les conduits de ventilation; Baumhauer (d'Amsterdam) a présenté, à l'Exposition de 1885, un appareil basé sur les mêmes principes. Dans *l'appareil ventilateur et rafraîchisseur d'air* de Garlandat et Nezereaux qui fonctionne à l'usine de Noisiel, pour rafraîchir les caves à chocolat, l'air insufflé par le ventilateur passe à travers les innombrables trous d'une plaque métallique, sur laquelle l'eau fraîche glisse en nappe mince et uniforme. L'*hydro-ventilateur* de Geneste et Herscher est actionné par un filet d'eau et joint à volonté, le rafraîchissement par pulvérisation à la ventilation d'une salle d'assemblée (3).

(1) *Encyclopédie d'hygiène*, t. V, p. 560.
(2) *Ibidem*, p. 587.
(3) J. Arnould, *Nouveaux éléments d'hygiène*, 2e édition, p. 662.

La glace est un moyen plus coûteux. On y a pourtant recours dans certaines fêtes. Aux bals de l'Hôtel-de-Ville, on disposait autrefois d'énormes blocs de glace, sur lesquels se réfléchissait la lumière électrique et qui étaient tout à la fois un élément de décoration et de réfrigération.

Je ne pense pas qu'on ait encore eu recours à l'air comprimé pour rafraîchir les habitations dans un but d'hygiène ; mais l'usage qu'on en fait aujourd'hui, pour la conservation des viandes à bord des paquebots qui en apportent des chargements d'Australie et de la Plata, ainsi que dans les magasins destinés à les contenir à l'arrivée, permettent de supposer qu'on emploiera un jour le même moyen pour abaisser la température des maisons, au moins sous la zone torride.

§ V. — ÉCLAIRAGE

La lumière exerce une influence favorable sur presque tous les êtres vivants. Son action bienfaisante est incontestable pour les animaux supérieurs et notamment pour l'homme. Les ouvriers qui vivent dans l'obscurité et qui travaillent à la lumière artificielle comme les mineurs, les égoutiers, les caliers sont d'une pâleur caractéristique qui les fait reconnaître à première vue. Les familles qui vivent dans des rez-de-chaussée obscurs, dans des caves, sont la proie de la tuberculose ; il est vrai que l'humidité et la viciation de l'air y contribuent beaucoup plus encore que le manque de lumière ; mais enfin, il est incontestable qu'une des conditions que l'hygiène a le plus d'intérêt à rechercher dans les habitations, c'est qu'elles soient convenablement éclairées.

La lumière artificielle à laquelle l'homme a recours pour suppléer celle du soleil quand elle fait défaut, ne peut pas la remplacer au point de vue de l'hygiène. Bien que de Candolle ait remarqué que la lumière des lampes a quelqu'action sur les fonctions de l'économie ; bien que Siemens et Deherain aient prouvé que la lumière électrique active les phénomènes de la végétation, tout le monde peut constater que les personnes qui, par suite de leur profession ou de leurs habitudes, vivent dans des milieux artificiellement éclairés, n'ont pas le coloris, la fraîcheur et l'air de santé de celles qui vivent en plein air et à la lumière du soleil.

Nous n'insisterons pas sur ce sujet, pas plus que sur l'étude de la lumière en elle-même. Cette dernière est du ressort de la physique, et l'action de la lumière sur les êtres vivants appartient à la physiologie, il suffit à l'hygiène de constater que son influence est indispensable à la santé, pour pouvoir exposer d'une façon utile les lois de l'éclairage, qu'il soit naturel ou artificiel.

A. **Eclairage naturel.** — I. Sources de l'éclairage naturel. — L'éclairage diurne est produit par le soleil seul, l'éclairage nocturne par la lune et les étoiles.

1° *Lumière solaire.* — Son intensité, son éclat, sont incomparables. L'éclairement qu'elle produit est égal à celui de soixante mille bougies placées à un mètre de distance (Wollaston et Thompson). Cette intensité est à son summum à midi et lorsque le temps est très clair. Ses variations ont pour cause unique l'atmosphère céleste qui absorbe la lumière, par les gaz, les vapeurs et les poussières qu'elle contient. Leur effet est d'autant plus prononcé que la couche atmosphérique traversée par les rayons solaires est plus épaisse, ou en d'autres termes, que ces rayons sont dirigés plus obliquement par rapport à la surface du sol. C'est pour cela que la lumière du soleil est d'autant plus vive qu'il est plus près du zénith, et qu'on se rapproche davantage de l'équateur. Son summum d'intensité est à midi sous la ligne. C'est le lieu et l'instant où les rayons tombent perpendiculairement sur la terre, où la mâture des navires ne fait plus d'ombre.

Les nuages interceptent une quantité de lumière d'autant plus grande qu'ils sont plus épais.

L'action du soleil n'est pas toujours directe. Elle peut s'exercer par l'intermédiaire de la voûte céleste et par diffusion.

L'éclat de la voûte céleste est incomparablement moindre que celui du soleil ; on peut s'en convaincre lorsque cet astre est encore au-dessous de l'horizon. Au moment où son disque apparaît, l'intensité de la lumière augmente subitement et elle diminue de même lorsqu'il se cache. Ce contraste est surtout sensible dans les régions intertropicales.

L'éclairement par diffusion est le résultat de l'action des surfaces sur lesquelles tombe la lumière solaire. Elle est d'autant plus vive que la couleur de ces surfaces se rapproche davantage du blanc. Elle a surtout une grande importance dans les villes où la presque totalité de la voûte céleste est cachée par les maisons, où les rayons directs sont presque partout interceptés, où l'éclairement des habitations ne se produit guère que par la diffusion sur les bâtiments voisins.

2° *Eclairage nocturne.* — Il est dû à la lumière de la lune et à celle des étoiles. Cette dernière n'est pas une quantité négligeable, ainsi qu'on peut s'en rendre compte lorsque la lune n'est pas au-dessus de l'horizon. La lune, d'après les calculs de William Thomson, éclaire 300.000 fois moins que le soleil. Il estime sa lumière à 0,19 bougies-mètres, alors qu'elle brille de tout son éclat ; mais il faut que l'atmosphère soit limpide et le plus souvent la clarté est masquée par les nuages ; cependant il ne fait jamais complètement nuit en rase campagne. L'action de la voûte céleste ainsi que la réflexion du sol, sont presque nulles, la nuit ; aussi, les objets qui ne reçoivent pas directement la lumière lunaire ne sont-ils pas éclairés ; les ombres sont crues, et les couleurs peu distinctes. Celle qui domine est le bleu et c'est de là que provient la teinte générale de l'éclairage lunaire.

II. Conditions de l'éclairage naturel. — En rase campagne, l'éclairement est le produit complexe de l'action directe du soleil, de celle de la voûte céleste et de la réverbération du sol. Il est toujours suffisant et souvent il faut se garantir contre son excès d'intensité ; dans les habitations, au contraire, c'est contre l'obscurité qu'il faut lutter. La première condition à remplir pour cela consiste à donner assez de largeur aux cours et aux rues pour que la lumière émanant de la voûte céleste et les rayons du soleil puissent arriver dans les appartements et qu'on ne soit pas réduit, comme cela se voit si souvent, à se contenter de la lumière diffuse, de celle qu'Emile Trélat appelle la lumière *morte*. La seconde consiste à donner aux édifices des ouvertures suffisantes et bien disposées. Nous sommes à cet égard dans une voie de progrès manifeste. Les larges baies des maisons modernes ne ressemblent pas plus aux fenêtres étroites d'autrefois que leurs grandes glaces sans tain ne ressemblent aux petits vitraux sertis de plomb dont il fallait se contenter jadis (1), que nos larges voies ne ressemblent aux ruelles du moyen-âge. Nos appartements seraient très suffisamment éclairés, si l'on ne prenait pas à tâche de les assombrir avec des rideaux épais et des tentures de couleur foncée.

1° *Habitations privées*. — On se contente, en général, dans nos maisons, des fenêtres verticales pratiquées dans la façade et le mur dossier. M. Emile Trélat veut qu'elles occupent le quart de leur surface (2) et que le linteau soit placé le plus haut possible, parce que la lumière la plus favorable est celle qui vient d'un point intermédiaire au zénith et à l'horizon, sous un angle de 35 à 40 degrés. Or, pour que la lumière arrive avec cette incidence, jusqu'au fond d'une chambre de $4^{m},50$ de profondeur, il faut que la fenêtre ait trois mètres de haut.

Le tableau ci-dessous, tracé par M. E. Trélat indique l'influence de la hauteur et de la largeur d'une fenêtre dans une pièce ayant 5 mètres de profondeur sur 2 mètres de hauteur.

FORMES DE LA FENÊTRE.	HAUTEUR	LARGEUR	SURFACE de la baie d'éclairage.	SURFACE du plancher éclairé.	SURFACE du mur éclairé.	VOLUME traversé par la lumière
Baie étroite et basse........	2^{m}	$1^{m}20$	$2^{m2}40$	$4^{m2}20$	0^{m2} »	$1^{m3}71$
Baie élargie.	2	1 80	3 60	5 40	0 06	3 80
Baie exhaussée.	3	1 20	3 60	8 »	0 36	8 »

(1) La somme de lumière que fournit une fenêtre dépend beaucoup de la qualité du verre. Les expériences de Douglas-Galton ont prouvé qu'une glace polie de 7 millimètres d'épaisseur intercepte 13 p. 100 de la lumière ; le verre en feuilles, 22 pour 100 ; la glace coulée 30 pour 100 et la glace laminée (4 corrugations par 27 millimètres) 53 p. 100.

(2) Il est généralement reconnu que la surface des fenêtres doit représenter le cin-

L'action des rayons solaires est trop intense pour qu'on puisse les laisser entrer librement dans les pièces qui y sont directement exposées. Pour en atténuer les effets on a recours à des persiennes qu'on peut ouvrir ou fermer, à des jalousies dont on peut incliner plus ou moins les lames, à des stores, à des rideaux. Nous avons déjà dit l'abus qu'on fait de ces derniers, il faudrait se contenter de simples rideaux de mousseline, et lorsqu'on a recours à des stores, les dérouler de haut en bas, pour laisser entrer la lumière par la partie supérieure. Cela se fait, d'après Arnould, dans quelques écoles en Autriche (1). M. Trélat a décrit et figuré un arrangement de draperies assez gracieux, dans lequel un rideau unique, glissant dans toute la largeur de la fenêtre, peut se ramener d'un côté de manière à ne boucher que la moitié inférieure de la baie d'éclairage.

Quoi qu'il en soit et quoi qu'on fasse, la lumière directe des rayons du soleil est gênante lorsqu'elle pénètre jusqu'au fond des appartements au milieu de la journée ; aussi dans notre hémisphère préfère-t-on, pour les pièces où l'on travaille, l'exposition au nord, qui ne les expose qu'aux clartés de la voûte céleste. Elle est de rigueur pour les ateliers des peintres, qui ont besoin d'une lumière uniforme, abondante, tombant d'en haut, entrant par une large baie élevée au-dessus du plancher et que ne trouble aucune réverbération venant des parois ou du parquet. Elle convient également au cabinet de l'homme d'études, aux bureaux du négociant, du banquier, à la chambre de couture, tandis que les chambres à coucher, les salons, la salle à manger seront plus avantageusement exposées au soleil dont les rayons sont des agents d'assainissement pour ces pièces dans lesquelles l'air est soumis à des causes périodiques de viciation (2).

2° *Habitations collectives.* — Les habitations collectives, comme les casernes, les prisons, les hôpitaux, peuvent recevoir la lumière de tous les côtés ; pour ces derniers, il est nécessaire d'avoir des rideaux aux fenêtres ; on peut s'en passer pour les autres. Les seuls locaux pour lesquels il y ait lieu de s'occuper sérieusement de l'éclairage sont les ateliers et les écoles.

Ateliers. — Les ateliers où s'accomplissent des opérations délicates ont besoin de beaucoup de lumière, mais il faut qu'elle soit à l'abri des perturbations causées par les rayons directs du soleil se croisant en divers sens et amenant des changements incessants dans l'éclairage. Pour obtenir ce résultat, on a renoncé aux fenêtres latérales, on éclaire les grandes salles par le haut. Dans le principe, on avait eu recours à une

quième, ou au moins le sixième du plancher. R. Baumeister estime que les fenêtres doivent avoir au moins un mètre carré par 30 mètres cubes de capacité (F. et E. PUTZEYS, *loc. cit.*, p. 255).

(1) J. ARNOULD, *Nouveaux éléments d'hygiène* (*loc cit.*), p. 668.

(2) F. et E. PUTZEYS, *loc. cit.*, p. 352.

toiture en verre dépoli couverte par un lanterneau en verre transparent; mais aujourd'hui on préfère le toit en *dents de scie* (fig. 83). Il est peu flatteur pour le coup d'œil, mais très satisfaisant pour l'éclairage ; il ne l'est pas autant pour l'aération et Arnould regrette, au point de vue de la salubrité, les grandes fenêtres latérales par lesquelles l'air et la lumière se précipitent à la fois.

Ecoles. — Pour les écoles, la question a plus d'importance encore. La myopie scolaire est une des conséquences les plus regrettables de notre mauvais système d'éducation, et l'insuffisance de la lumière dans les classes, est une des causes qui contribuent le plus à la produire. Le fait a été démontré par la statistique en Suisse, en Angleterre, en Amérique et surtout en Allemagne, le pays classique de la myopie ; il a été constaté

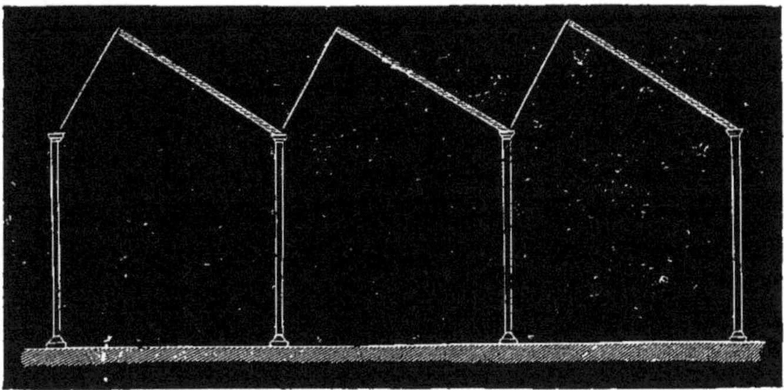

Fig. 83.

directement à bord des vaisseaux-écoles de la marine, le *Borda* et l'*Austerlitz*, où le peu de hauteur des batteries, le ciel sombre qui pèse presque en tout temps sur la rade de Brest, rendent l'éclairage diurne difficile.

Pour qu'une classe soit suffisamment éclairée, il faut que, dans les points les plus obscurs, on puisse lire sans difficulté un livre imprimé en caractère *diamant*. La commission de l'hygiène des écoles de 1882 a demandé qu'un œil placé au niveau de la table, à l'endroit le moins favorisé, puisse voir directement le ciel dans une étendue verticale de 30 centimètres au moins comptée à partir de la partie supérieure des fenêtres.

Il ne suffit pas que la lumière soit suffisante, il faut encore qu'elle vienne dans une bonne direction. On ne peut pas la faire tomber d'en haut, comme dans les ateliers, parce que la tête des écoliers projetterait son ombre sur leurs livres et leurs cahiers. On ne peut pas, pour le même motif, la faire venir par derrière. Si on plaçait la fenêtre devant les élèves, la lumière les aveuglerait et les empêcherait de voir la figure du maître, les cartes de géographie, les tableaux placés sur le mur du fond. Il faut donc que la lumière vienne de côté et la question se pose entre l'éclairage unilatéral et le bilatéral. Le premier a pour lui l'autorité de M. Trélat et de presque tous les hygiénistes allemands (Réclam, Varrentrapp, Erisman, Gros, Fahrner, Cohn, Zwez, Wiel et Gnem), le second a pour défenseurs MM. Gariel et Javal ; nous ne pouvons reproduire ici la discussion un peu théorique qui eut lieu sur ce sujet à la Société de médecine publique en 1877 (1), il nous suffira de dire que l'éclairage unilatéral a prévalu et qu'on y a recours partout où il est applicable, car il exige certaines conditions qu'on ne peut pas toujours réaliser dans tout un groupe scolaire. Il faut d'abord que la lumière vienne degauche, pour que les enfants n'aient pas la main dans leur jour ; il faut de plus que ce côté de la salle ne soit pas exposé directement aux rayons solaires, afin qu'on ne soit pas obligé de manœuvrer incessamment des rideaux ou des stores ; il faut enfin que la salle ait une hauteur suffisante pour que la lumière puisse arriver jusqu'aux places les plus éloignées des fenêtres. Pour avoir une section d'éclairage aussi grande que possible, M. E. Trélat les réunit toutes en une seule baie, en supprimant les trumeaux. Quant à la ventilation, on l'obtient à l'aide de fenêtres pratiquées dans la paroi opposée, fermées avec des volets pendant les classes et qu'on ouvre largement dans l'intervalle de celles-ci pour laisser entrer l'air et le soleil.

B. **Eclairage artificiel.** — La lumière artificielle n'a ni la puissance, ni l'éclat, ni les propriétés hygiéniques de la lumière naturelle ; elle élève la température et vicie l'atmosphère confinée dans laquelle on l'entretient ; toutefois, avec l'éclairage électrique, cet inconvénient est réduit au minimum. Les moyens de produire la lumière artificielle sont de deux sortes : la combustion, l'électricité.

I. Eclairage par les flammes. — Tous les corps qui peuvent en brûlant produire une lumière vive sont des carbures d'hydrogène. Ils ne brûlent qu'à l'état gazeux ; il faut au préalable qu'ils fondent s'ils sont solides et qu'ils se gazéifient s'ils sont primitivement liquides. Sous l'influence de la chaleur et de l'oxygène de l'air, le carbure d'hydrogène se décompose, le carbone brûle d'abord, l'hydrogène ensuite.

La flamme se compose de trois parties : l'une centrale sombre, et froide, l'autre moyenne lumineuse, la troisième la plus extérieure très chaude, mais peu lumineuse. Lé carbone brûle dans la zone brillante et l'hydrogène dans la zone chaude. On a cru pendant longtemps et certains physiciens professent encore que la luminosité est due aux molécules de charbon qui existent dans la flamme en particules très ténues et devien-

(1) *Bulletin de la Société de médecine publique et d'hygiène professionnelle*, 1877, p. 32, 112.

nent incandescentes avant de passer à l'état d'acide carbonique ; mais Frankland, Tyndall, Landolt, Hilgard, Erismann ont prouvé le contraire. L'éclat de la flamme est produit par des vapeurs denses d'hydrocarbures supérieurs (1). L'intensité de la lumière est en rapport avec la température de la flamme et le degré de pression de l'air.

Les substances employées pour l'éclairage sont solides, liquides ou gazeuses.

1° *Substances solides.* — On emploie, pour l'éclairage, le suif, la stéarine, la cire, le blanc de baleine, la paraphine et la résine.

Chandelle. — C'est la forme sous laquelle le suif est brûlé (2). Une chandelle des six (à la livre) perd en brûlant 11 grammes de son poids par heure ; elle chauffe, en une heure, 3^{mc} 560 d'air de 0° à 100°. Un kilogramme de suif réclame pour brûler 10^{mc} 352 d'air. La combustion est très incomplète ; elle laisse passer des gaz d'une odeur désagréable et irritants pour les bronches, ainsi que du carbone divisé qui teint en noir les crachats des personnes qui font usage de chandelle. La flamme est vacillante, la mèche a souvent besoin d'être mouchée. C'est un mode d'éclairage désagréable et malpropre ; aussi y a-t-on presque complètement renoncé depuis l'invention de la bougie stéarique

Bougie stéarique. — Cette conquête de l'industrie moderne remonte au commencement du siècle ; elle est due aux travaux de Chevreul. Il a donné le moyen pratique de séparer l'oléine de la margarine et de la stéarine, en montrant que ces substances sont des sels organiques composés d'une base commune la glycérine, unie à des acides gras, ou en d'autres termes des stéarates, des oléates, des margarates de glycérine. On obtient le principe solide des corps gras (l'acide stéarique) en les saponifiant à l'aide de la chaux et en enlevant cette dernière avec un acide minéral. La première fabrication économique de la bougie stéarique a été instituée en 1831, par de Milly. Depuis lors, cette industrie s'est perfectionnée ; le produit a diminué de prix et maintenant il est répandu partout, même dans les classes pauvres.

La bougie stéarique éclaire mieux que la chandelle (3) ; elle est moins fusible, moins salissante, et ne donne pas d'odeur ; sa flamme est moins large, plus blanche et ne vacille pas ; elle n'a pas besoin d'être mouchée, parce que la mèche tordue, nattée, et imprégnée d'acide borique, s'incurve de manière à ce que son extrémité atteigne la partie extérieure de la flamme, s'y brûle complètement et tombe en cendres. La bougie stéarique perd de 8^{gr},91 à 10^{gr},4 par heure, et elle consomme la même

(1) F. et E. PUTZEYS (*loc. cit.*), p. 260.

(2) On s'en sert également pour la confection des lampions, des verres de couleur avec lesquels on illumine dans les fêtes publiques.

(3) L'intensité lumineuse d'une lampe Carcel de 29 millimètres étant représentée par 100, celle de la chandelle des six est de 10.66 et celle de la bougie stéarique de 14.30.

quantité d'oxygène qu'une chandelle. Un gramme d'acide stéarique fournit 9.700 calories.

Cire, spermacèti, paraffine. — Avant l'invention des bougies stéariques, celles de cire constituaient un éclairage de luxe, très agréable, mais très cher. Aujourd'hui la cire ne sert plus qu'à faire des cierges et des rats de cave, encore la mélange-t-on de suif. Les bougies de spermacèti ou blanc de baleine sont en usage en Angleterre et dans les colonies; elles perdent 7gr,32 par heure. Celles de paraffine existent aussi dans le commerce; elles ont des mèches plus minces que celles des bougies stéariques, le point de fusion de la paraffine étant de 44 degrés, tandis que celui de la stéarine est de 68. Elles perdent par heure 7gr,7 de leur poids.

La résine servait autrefois à faire de petites chandelles avec lesquelles s'éclairaient les pauvres gens. L'usage s'en est encore conservé dans quelques campagnes bretonnes.

2° *Substances liquides.* — On employait presque exclusivement autrefois les huiles grasses d'olive, de colza, d'œillette, d'arachide, et dans certains pays les huiles de poisson; aujourd'hui les huiles volatiles tendent à les remplacer et prennent une part de plus en plus importante dans l'éclairage.

Huiles grasses. — La quantité d'huile brûlée en une heure varie dans des limites très étendues suivant le système de lampe et les dimensions du bec. Nous n'avons pas à faire ici l'historique des perfectionnements par lesquels les lampes ont passé (1), mais nous allons indiquer, d'après F. et E. Putzeys, les quantités d'huile consommées par celles qui sont en usage aujourd'hui. Ils en ont dressé le tableau suivant:

Lampe à mèche plate	11gr »	par heure.
— astrale	26 71	—
— Carcel (de Paris)	42 »	—
— à réservoir supérieur	45 »	—
— à pression mécanique	60 »	—

Un kilogramme d'huile de colza consomme en brûlant l'oxygène contenu dans 11mc,219 d'air; une lampe modérateur élève en une heure la température de 20mc,167 d'air de 0 à 100.

Huiles volatiles. – L'emploi du pétrole a causé, depuis quelques années, une véritable révolution dans l'éclairage. Il y a longtemps déjà qu'on s'en sert dans les pauvres ménages à cause de l'économie qui en résulte; mais il a été longtemps repoussé par les classes élevées, en raison du danger qu'il présente; aujourd'hui, grâce à la sécurité que donnent les appareils perfectionnés, on en use presque partout et les salons les plus élégants sont éclairés par des *lampes-phares* montées sur de puissants

(1) Voir pour cet historique *Encyclopédie d'hygiène*, t. IV, p. 233.

supports et qui projettent une lumière très vive avec beaucoup de chaleur.

Le pétrole, tel que nous l'expédient le Caucase et l'Amérique du Nord, est un mélange variable de substances solides à la température ordinaire comme la paraffine, et de gaz dissous dans un liquide d'où se dégagent des vapeurs. Il est surtout formé d'hydrocarbures. Lorsqu'on le soumet à la distillation fractionnée, on en retire : 1° des huiles légères très volatiles ; 2° des huiles lourdes moins volatiles ; 3° une huile riche en paraffine et impropre à l'éclairage ; 4° un résidu charbonneux ou poisseux. Le pétrole rectifié a une densité de 0,795. A 0,804, il est essentiellement constitué par des huiles lourdes, avec des traces de naphte. Il bout entre 26 et 72 degrés centigrades.

En France, le décret du 19 mai 1873 établit deux catégories de ce produit. La première comprend les huiles qui émettent des vapeurs inflammables à une température inférieure à 35°. Celles-là sont désignées sous le nom d'*essences inflammables* et sont l'objet de prescriptions rigoureuses. Les autres, dites *huiles minérales*, ont plus de liberté. En Amérique on interdit l'usage des pétroles qui entrent en ébullition au-dessous de 43°,5 C. En Allemagne, toute huile qui, à la pression de 770 millimètres, donne des vapeurs inflammables à moins de 21° C, est considérée comme dangereuse et ne peut être employée à l'éclairage qu'avec des précautions spéciales. Les vapeurs de pétrole ne s'enflamment qu'à la condition d'être mélangées à l'air ; avec trois volumes d'air, elles brûlent tranquillement ; entre 4 et 8 volumes d'air, elles donnent lieu à une explosion violente.

L'intensité lumineuse du pétrole est considérable. Pour obtenir une clarté égale à celle de cent bougies, il suffit d'en brûler 280 grammes par heure dans une lampe munie d'un grand bec rond (1).

Les lampes à pétrole sont d'un mécanisme plus simple que celles qui consomment des huiles grasses. Il y en a maintenant de toute dimension et de toute forme ; nous ne les décrirons pas plus que les précédentes. Elles ont le danger commun de produire un incendie lorsqu'on les renverse sur un tapis, sur un lit, sur des étoffes. Le liquide imprègne ces tissus, s'étale en surface, donne des vapeurs, s'enflamme et met le feu aux vêtements des personnes qui n'ont pas la précaution de s'en éloigner immédiatement. Il arrive tous les jours des accidents de ce genre. L'explosion est également à craindre, bien que les huiles les plus communes, celles qui entrent en ébullition entre 51 et 52 degrés, n'y donnent lieu que si l'on agite vivement la lampe de manière à mélanger intimement l'air et les vapeurs, et lorsque celles-ci sont chauffées.

3° *Gaz*. — Son emploi ne remonte qu'au commencement du siècle ; bien que Dalsénius ait prouvé en 1686 qu'on pouvait obtenir un gaz

(1) F. et E. Putzeys (*loc. cit.*), p. 262.

inflammable en distillant les matières organiques. Clayton et Halley avaient fait connaître celui qu'on extrait de la houille, et Volta avait proposé, en 1777, de substituer l'hydrogène à l'huile. Le savant auquel nous devons l'éclairage à l'aide du gaz tiré de la houille, est l'ingénieur français Philippe Lebon, qui fournit à l'Institut, en 1799, un projet pour son emploi. Son mémoire sur les *thermo-lampes* parut en 1801. L'idée née en France devait passer en Angleterre pour être appliquée. Winsor reprit le projet de Lebon ; en 1802 l'éclairage au gaz apparut dans une manufacture de Birmingham, dans un quartier de Londres, et se généralisa bientôt dans cette ville. En 1820, l'anglais Pawels l'introduisit à Paris ; mais ce ne fut qu'après la Révolution de 1830 que son usage s'y généralisa, grâce au préfet de la Seine, M. de Rambuteau. De Paris, il se répandit dans toutes les villes de France et en un demi-siècle, elles furent toutes pourvues de ce mode d'éclairage si supérieur à ceux qu'il remplaçait. Aujourd'hui la lumière électrique est à son tour en voie de remplacer celle du gaz et cette substitution marche à grands pas.

Fabrication. — On peut obtenir le gaz d'éclairage par la distillation d'une foule de substances, mais celle qu'on emploie partout est la houille. On la chauffe dans des cornues en fonte qu'on lute avec soin et qu'on place sur des fourneaux où elles sont soumises à un feu très vif. Les produits de la distillation, en sortant de la cornue, passent par une série de tubes froids où ils abandonnent le goudron qu'ils tenaient en suspension ; ils traversent ensuite les *épurateurs* dans lesquels ils rencontrent des lits de chaux hydratée à laquelle ils abandonnent les acides volatils dont ils sont chargés ; enfin ils sont amenés sous les *gazomètres* à travers une couche d'eau à laquelle ils cèdent un peu de sulfure de carbone, de sulfhydrate d'ammoniaque et de l'huile pyrogénée qui communiquent à ce liquide une extrême fétidité (1).

Distribution. — Les *gazomètres* servent à emmagasiner le gaz et à lui donner, pendant la consommation, une pression régulière, sous l'influence de laquelle il chemine dans la canalisation et arrive par des conduits particuliers dans les habitations. Il traverse alors un compteur et vient terminer sa course en s'échappant par d'étroites ouvertures dans des appareils où il est allumé. Ces derniers sont de différents modèles. Les principaux sont le bec papillon, le bec Argant et le bec à récupération, dont il existe également plusieurs types pour la description desquels nous renverrons aux ouvrages spéciaux (2).

Composition. — Le gaz d'éclairage, après épuration, contient pour 100 parties :

(1) A. Bouchardat, *Traité d'hygiène publique et privée basée sur l'étiologie*, 2e édition, 1883, p. 736.

(2) Gariel, *Eclairage des villes* (*Encyclopédie d'hygiène*, t. III, p. 245).

Hydrogène bicarboné	8
Hydrogène protocarboné	72
Oxyde de carbone	13
Acide carbonique	4
Acide sulfhydrique	3
	100

Intensité lumineuse. — Le pouvoir éclairant du gaz est considérable. Pour obtenir une intensité lumineuse égale à celle de la lampe Carcel de 29 millimètres que nous avons prise précédemment pour terme de comparaison, il faut en brûler des quantités qui varient, avec le genre d'appareil, dans les proportions suivantes :

	Consommation par heure.	Nombre de calories.
Becs bougies	200 litres.	1.040 calories.
Becs papillons	127 —	660 —
Becs Argand	105 —	546 —
Becs Vioche	80 —	468 —
Lampes à récupération	31,5 —	156 —

Chaleur produite. — La lampe à récupération, comme on le voit, est celle qui donne le moins de chaleur à lumière égale ; c'est un avantage considérable car le vice capital de l'éclairage au gaz est l'élévation de la température. Dans les salles de cours, de spectacles, où la lumière doit être intense, la température s'élève rapidement et devient très gênante, et la flamme du gaz y contribue pour une bien plus large part que les personnes qui y sont réunies. La fraîcheur relative qui règne dans ces locaux, depuis qu'on les éclaire à l'électricité, en a fourni la preuve.

Pour remédier à cet excès de chaleur qui n'est pas sans danger, on est forcé d'élever les becs de gaz, de les éloigner de la tête des assistants. Les becs à récupération du petit modèle doivent être placés à 2m,50 du sol et les grands à 3 mètres. Il en résulte une grande perte de lumière, car l'intensité lumineuse décroît en raison directe du carré des distances. On parvient également à modérer la chaleur rayonnante, à l'aide de globes ou d'écrans de verre, qui laissent passer les rayons lumineux et interceptent une partie des rayons calorifiques, car on sait que les deux spectres ne se superposent pas exactement (1). Ainsi, le verre, le mica, absorbent une partie de la chaleur dégagée. A l'aide d'un écran en verre mince placé obliquement devant la cheminée en verre d'un bec de gaz, et composé de deux feuilles séparées par un intervalle de trois ou quatre millimètres dans lequel l'air circule librement, on parvient à absorber de 45 à 60 p. 100 de la chaleur rayonnée et, en appliquant à leur surface une couche mince de gélatine blanche, on peut porter leur puissance d'absorption jusqu'à 72 p. 100 (2).

(1) E. Richard, *Précis d'hygiène appliquée (loc. cit.)*, p. 544.

(2) Coindet, *Etude sur le rayonnement de la chaleur considéré dans ses applications à l'éclairage et au chauffage.*

Viciation de l'air. — Le gaz, comme les autres moyens d'éclairage par la flamme, a l'inconvénient de vicier l'air, en absorbant l'oxygène et en dégageant de l'acide carbonique et de la vapeur d'eau ; mais il répand de plus dans l'atmosphère des éléments nuisibles. On y trouve du carbone non brûlé, de l'azote, et des traces de cyanure d'ammonium, d'acide azotique et d'acide sulfurique. Quant à l'oxyde de carbone, il est complètement brûlé dans les appareils bien construits. Quoiqu'il en soit, il faut que ces produits de la combustion soient évacués comme ceux des appareils de chauffage et que les becs soient ventilés. Diverses dispositions sont mises en usage pour cela. La plus simple consiste à les surmonter d'une cloche prolongée par une conduite qui les dirige vers l'extérieur, soit en traversant le plafond ou la muraille, soit en débouchant dans une cheminée. Dans les théâtres, on dispose, au-dessus du lustre, une cheminée d'évacuation, dans laquelle montent, avec les produits de la combustion, l'air chaud et vicié de la salle. L'éclairage devient ainsi un puissant moyen de ventilation. Un mètre cube de gaz en brûlant peut évacuer de 120 à 1.200 mètres cubes d'air, suivant que les dispositions sont plus ou moins favorables. Flugge dit qu'un brûleur Bunsen enlève de 600 à 750 mètres cubes d'air par mètre cube de gaz qu'il consomme. On peut, dans la pratique, compter sur une moyenne de 200 mètres cubes d'air évacués par mètre cube de gaz dépensé (1).

Fuites de gaz. — Les produits de la combustion du gaz d'éclairage sont en somme assez peu dangereux ; il n'en est pas ainsi du gaz lui-même lorsqu'il se mélange à l'air sans avoir été brûlé.

Les fuites de gaz peuvent se produire dans les maisons ou dans les conduites. Dans le premier cas, elles résultent d'une négligence. Il suffit pour cela d'oublier de fermer un robinet ; dans le second cas, elles sont la conséquence d'érosion de mal-joints ou de ruptures dans la canalisation.

Les fuites qui ont lieu dans les maisons peuvent produire des intoxications ou des explosions. Les cas d'intoxication mortelle ne sont pas rares ; ils sont dus à l'oxyde de carbone. Le meilleur moyen de les prévenir consisterait à épurer le gaz avec plus de soin. On peut le dépouiller de son oxyde de carbone en le traitant par le protochlorure de cuivre dissous dans l'acide chlorhydrique, ainsi que l'a prouvé le docteur Layet, et dans cet état, il peut être respiré impunément ; mais ce moyen n'est ni simple ni pratique, et en réalité on n'y a pas recours. Il n'est pas plus facile d'éviter les explosions. Elles sont possibles, lorsque l'air renferme de 10 à 20 p. 100 de gaz ; elles ont leur maximum de violence entre 15 et 20 p. 100. Il suffit pour les produire d'entrer dans la pièce où le mélange s'est fait, avec une bougie allumée et c'est ainsi que les accidents ont le plus souvent lieu.

(1) E. Richard, *Précis d'hygiène appliquée* (*loc. cit.*), p. 555.

Lorsque les fuites de gaz se font par les conduites, il s'infiltre dans le sol qu'il noircit et auquel il communique l'odeur caractéristique qu'on ressent dans les rues lorsqu'on y fait des fouilles. Il fait mourir les arbres dont il empoisonne les racines ; enfin il parcourt parfois un assez long trajet sous terre et il pénètre dans le sous-sol ou dans des caves d'habitations parfois fort distantes. On a proposé, pour parer à ces dangers, des tuyaux de dégagement, des avertisseurs, mais ils ne sont pas passés dans la pratique.

Gaz d'air carburé. — On l'obtient en faisant passer un courant d'air à travers un liquide connu dans le commerce sous le nom de *gazoline*, et qui n'est autre chose que de l'essence de pétrole à la densité de 0.650. Le gaz d'air carburé sert aux mêmes usages et se brûle dans les mêmes appareils que le gaz à la houille. Sa lumière est plus blanche et plus belle que celle du gaz ordinaire ; son pouvoir éclairant est double ; il produit aussi plus de chaleur rayonnante ; enfin il ne renferme pas d'oxyde de carbone. Le gaz est économique puisque le mètre cube ne revient qu'à 20 ou 25 centimes ; mais il est plus difficilement transportable, et pour le faire entrer dans la consommation usuelle, les industriels auront à vaincre des difficultés qui ne sont pas encore surmontées (1).

Gaz à l'eau. — On l'obtient en faisant passer de la vapeur d'eau sur du charbon chauffé à blanc. L'eau se décompose ; l'oxygène se combine avec le charbon pour former de l'oxyde de carbone et de l'acide carbonique et l'hydrogène se dégage en entraînant une forte proportion de ces gaz et surtout du premier, ce qui doit le faire proscrire de l'éclairage. La flamme qu'il produit est du reste peu éclairante et très chaude. Pour obtenir une lumière suffisante, on y place une sorte de corbeille en fil de platine qui devient rapidement incandescente. Les applications du gaz à l'eau ont été étudiées en 1846, par Gillard ; mais il n'est pas entré dans la pratique pour les raisons que nous venons de donner (2).

Lumière oxhydrique. — C'est l'application du chalumeau oxhydrique à l'éclairage. Si l'on projette le jet du chalumeau sur un bloc de chaux, celui-ci est porté à l'incandescence et devient une source de lumière blanche très éclairante. C'est la lumière de *Drummond*. En substituant le gaz d'éclairage à l'hydrogène, on obtient la lumière *oxhydrique* qu'on a essayé d'utiliser pour l'éclairage de la voie publique. En 1869, on a fait un essai de ce genre sur le boulevard des Italiens. L'éclairement était suffisant, la teinte acceptable quoiqu'un peu bleuâtre ; mais les points lumineux étaient de trop petite étendue et produisaient des ombres dures. Le procédé ne fut pas jugé pratique à cause du prix élevé de

(1) E. RICHARD, *Précis d'hygiène appliquée* (*loc. cit.*), p. 534.

(2) Nous ne dirons rien du *gaz acétylène* parce qu'on n'est pas encore bien fixé sur ses propriétés.

l'oxygène, ainsi que de la nécessité d'une double canalisation, et l'essai n'eut pas de suites.

Le bec Auër a beaucoup mieux réussi. Il se compose d'un bec circulaire où le gaz brûle à bleu par suite de l'introduction de l'air à la pression ordinaire. Cette flamme peu visible, mais très chaude, est surmontée d'un chape conique supportée par un cercle métallique, fixé au bec lui-même par une tige verticale. Cette chape est constituée par un tissu de coton à trame très lâche qui a été plongé dans une solution saturée d'oxalate de zircone et desséchée ensuite. Lorsqu'on allume le gaz, ce qui, pour le dire en passant, réclame quelques précautions, la flamme détruit la trame de coton, réduit l'oxalate et il ne reste plus que la zircone conservant la forme de la chape et constituant une toile si légère, si peu consistante, que le moindre attouchement la fait tomber en poussière. C'est cette trame qui, portée à l'incandescence par la flamme du gaz, répand la lumière éclatante particulière à ce système.

Le bec Auër est très avantageux au point de vue de la consommation du gaz, ainsi que le prouve le tableau suivant que nous empruntons à M. Gariel :

	Consomm. de gaz par heure.	POUVOIR ÉCLAIRANT		CONSOMMATION par bougie.	
		horizont.	à 45°	horizont.	à 45°
Brûleur à double courant...	239	21,9	19,4	101. 9	121. 4
Brûleur Siemens n° 3......	460	65,3	46,9	7 05	9 75
Brûleur Wenham..........	256	28,4	44,5	8 77	5 77
Brûleur Auër.............	100	14,4	10,5	6 60	9 88

Dans ce tableau, le pouvoir éclairant a été déterminé dans le plan horizontal passant par la flamme et dans une direction inclinée à 45° au-dessus de ce plan.

Le bec Aüer a encore un autre avantage, c'est que, tout en répandant une lumière éclatante, il dégage moins de chaleur que les brûleurs ordinaires à éclairement égal.

On lui a reproché de dégager de l'oxyde de carbone dans les appartements. M. N. Gréhant a institué, pour vérifier le fait, des expériences dont il a rendu compte à l'Académie des sciences. Dans une première communication, il annonçait en avoir trouvé des traces dans les produits de la combustion de cet appareil. Il estimait la quantité contenue à 1/4300 environ ; mais de nouvelles recherches, dont il a communiqué le résultat à l'Académie le 30 juillet 1894, lui ont prouvé que la quantité d'oxyde de carbone répandue par le bec Aüer dans une atmosphère confinée, n'est pas suffisante pour que ce gaz puisse être fixé par le sang. Il n'y a donc pas d'accidents d'intoxication possible.

L'avantage qu'a le bec Aüer de produire moins de chaleur que les becs ordinaires à éclairement égal est considérable ; aussi son usage se répand-il de plus en plus. Je ne crois pas toutefois qu'il puisse rivaliser avec celui dont il nous reste à parler surtout pour les théâtres, les salles de bal, etc.

II. Éclairage électrique. — Les premiers essais de lumière électrique ont été faits par Davy au commencement du siècle, et pendant longtemps ils ont été du domaine exclusif des cours de physique. Puis on y a eu recours pour éclairer, pendant la nuit, de grands travaux d'utilité publique ; enfin, les appareils s'étant perfectionnés peu à peu, on les a employés pour l'éclairage des villes. Cette généralisation a été rendue possible par la substitution des machines magnéto-électriques de Gramme, aux piles de Bunsen et par l'invention des bougies fonctionnant mieux comme électrodes que les cylindres de charbon réfractaire que Léon Foucault avait substitués aux cônes de charbon de bois de Davy.

Les crayons Carré ont fait naître les bougies Jablochkoff, qui sont en usage depuis 1876, et ont fait adopter la lumière produite par l'*arc voltaïque*, développé entre les pointes de leurs deux électrodes. Cette lumière, éclatante, un peu violette, ne convient qu'aux larges espaces, à l'éclairage des rues, des places, des gares de chemins de fer, des ateliers.

Pour employer l'électricité à l'éclairage domestique, il fallait arriver à produire de petits foyers peu dispendieux. C'est en cherchant la divisibilité de cette lumière qu'Edison a trouvé les *lampes à incandescence*. Elles reposent sur la propriété qu'ont les conducteurs de s'échauffer jusqu'à l'incandescence quand ils sont traversés par un courant électrique d'une intensité considérable. Le conducteur qu'on emploie est un filament de coton ou de fibre végétale carbonisé. Il brûlerait et disparaitrait en un instant, sous l'influence du courant, s'il était dans l'air ; mais on l'enferme dans une ampoule de verre dans laquelle on fait le vide. Ses deux extrémités sont fixées à deux fils de platine qui traversent le verre et se relient aux conducteurs dans lesquels circule le courant.

La lumière produite par les lampes à incandescence est douce au regard et ne vacille pas. Elle peut se fractionner à volonté. Les plus petites lampes ont une intensité lumineuse égale à 8, 12 ou 16 bougies. On en fabrique aujourd'hui qui vont de 50 à 500 bougies. Quand elles sont bien faites, elles marchent pendant 600 à 1,000 heures sans que le filament soit usé. Ce mode d'éclairage s'est répandu rapidement. Aujourd'hui, l'électricité se produit industriellement au moyen de *dynamos* mus par la vapeur ou par des moteurs hydrauliques situés parfois à de grandes distances. Un assez grand nombre de villes exploitent déjà, pour s'éclairer, la force motrice de cours d'eau situés à 20 ou 30 kilomètres.

La ville de Rome est, depuis quelque temps, éclairée à l'électricité à l'aide de machines mues par la cascade de Tivoli. Les eaux utilisées représentent un volume de 4 mètres cubes avec une chute de 50 mètres ;

(1) Gariel, *Eclairage des villes* (*Encyclopédie d'hygiène*, t. IV, p. 256).

elles mettent en action six turbines de 350 chevaux chacune et un nombre égal de *dynamos* produisant un courant alternatif de 5,000 *volts*. La ligne électrique, longue de 25 kilomètres, se compose de quatre cordons de cuivre pur et est soutenue par 707 poteaux à double T, en acier. La distribution se fait à la Porte *Pia*.

Quel que soit le moteur, les torrents de fluide produits par les usines, sont amenés par des conducteurs isolés jusqu'aux appareils qu'ils actionnent et alimentent à volonté des bougies Jablochkoff ou des lampes à incandescence.

La lumière électrique est d'une intensité extrême. Les lampes Edison qui ont remplacé les becs de gaz ont un pouvoir éclairant cent fois plus fort qu'eux. Leur lumière est de même nature, tandis que celle produite par l'arc voltaïque ressemble à la lumière solaire et permet, comme elle, d'apprécier les nuances les plus délicates des couleurs, tandis qu'à la clarté des flammes, on confond facilement le bleu et le vert, le blanc et le jaune.

La lumière électrique produit beaucoup moins de chaleur et ne vicie pas l'air. En ce qui a trait à la chaleur produite, Tyndall a prouvé que les rayons obscurs sont trois fois moins abondants que dans la lumière du gaz. Renk a observé qu'une lampe de Swan de 17 bougies plongée dans neuf litres d'eau à 5°,2 en élève la température de 7 degrés en 30 minutes, ce qui correspond à 42 calories par heure, tandis que, dans le même laps de temps, un bec Argand en aurait produit 980, c'est-à-dire 23 fois plus.

La viciation de l'air est presque nulle. D'après les expériences de Fontaine, une lampe voltaïque, donnant une lumière de 100 becs Carcel brûle, par heure, cinq centimètres de charbon, pesant environ 12^{gr}, d'où la production de 44^{gr} d'acide carbonique par heure, quantité insignifiante. Renk fait remarquer, en outre, que l'électricité élève moins que le gaz le degré hygrométrique de l'air et n'y projette point de particules charbonneuses. Arnould fait observer avec raison que les lampes à incandescence presque seules employées pour éclairer les habitations, sont absolument incapables de vicier l'air puisque le fil lumineux est enfermé dans des vases hermétiquement clos et vides d'air.

Du reste, en dehors de toute expérience, lorsqu'on entre dans une salle éclairée à l'électricité, on est frappé du peu de chaleur qu'on y ressent et de la facilité avec laquelle on y respire.

La lumière électrique a pourtant aussi quelques inconvénients, son éclat éblouissant blesse parfois la vue. L'arc voltaïque produit surtout cet effet, aussi est-on obligé d'enfermer les appareils dans des globes dépolis ou de les élever à une hauteur assez grande pour qu'on puisse éviter de fixer sur eux ses regards. Les lampes à incandescence, lorsqu'elles sont trop multipliées comme dans certains théâtres, fatiguent aussi la vue ; mais c'est plutôt l'intensité que la qualité de la lumière, et les yeux trop sensibles peuvent s'en garantir avec des verres colorés.

On n'a observé de troubles visuels que chez les personnes que leur profession expose directement à l'action des grands foyers lumineux, comme ceux dont on se sert, à bord des navires de guerre, pour éclairer l'horizon. Les deux premiers cas ont été observés par le Dr Eugène Rochard, à bord du vaisseau le *Suffren*, en 1878 et en 1879 sur des officiers chargés de faire fonctionner le régulateur de l'appareil. L'ophthalmie qui en résulta disparut au bout de quelques jours. Depuis cette époque, on en a recueilli d'autres observations et le Dr Terrier en a fait l'objet d'un travail inséré dans les archives d'ophthalmologie.

Nous ne parlerons que pour mémoire du coup de soleil électrique observé par le Dr Desfontaines, au Creuzot, dans le cours d'expériences sur la soudure directe de l'acier faites avec un appareil dont l'intensité lumineuse était égale à 10.000 lampes Carcel au moins.

Les chances d'incendie sont aussi beaucoup moindres. Le feu ne peut pas être mis par la lampe à incandescence, puisque la lumière se produit dans le vide. Si le globe de verre venait à éclater, la combustion du fil serait immédiate et amènerait l'extinction. L'incendie ne peut être allumé que par les conducteurs lorsqu'ils sont insuffisamment isolés. S'ils sont alors parcourus par un courant trop énergique, ils rougissent et, quand ils sont au contact d'une cloison en bois, ils y mettent le feu.

En France, ces accidents sont rares, grâce aux conditions rigoureuses, d'installation imposées par les règlements de police et à la surveillance dont les appareils sont l'objet.

Les précautions à prendre ont été indiquées par le Conseil d'hygiène et rendues obligatoires par le décret du 15 mai 1888, qui a confié la surveillance des appareils au service des postes et des télégraphes (1). Les compagnies de leur côté redoutent les accidents dont elles sont responsables et entretiennent avec le plus grand soin l'isolement de leurs conducteurs. C'est à l'insuffisance de l'isolement que sont dues presque tous les accidents qui surviennent en Amérique. Les incendies et les morts par fulguration ne s'y comptent plus. Le correspondant du *Daily-News* à *New-York* en a fait le compte et a trouvé qu'il y en avait eu 116, de 1880, époque à laquelle on a commencé à se servir des courants intermittents jusqu'en 1890. A cette dernière époque, l'*Electrotechnische Zeitschrift*, annonçait que la plupart des sociétés d'éclairage électrique de New-York venaient de suspendre leurs opérations parceque les autorités municipales, en présence du grand nombre d'accidents due à l'installation aérienne des fils conducteurs, avaient fait enlever tout le réseau hors terre et ses supports ; de sorte que, pendant la nuit, l'obscurité était complète dans les rues, en attendant le rétablissement de l'éclairage au gaz (2).

(1) Décret du 15 mai 1888 réglementant l'établissement et l'exploitation des conducteurs électriques destinés au transport de la force ou à la production de la lumière.

(2) *Revue d'hygiène et de police sanitaire* 1893, t. XIII, p. 96.

A Paris, les conducteurs sont enfouis dans le sol, à distance suffisante des conduites de gaz et bien isolés. De plus on ne fait pas usage dans la ville des courants électriques alternatifs à forte tension qui sont les plus dangereux de tous (1). L'usine fondée par M. Marcel Despretz s'en sert à la vérité pour transporter le fluide, de son usine de Saint-Ouen à sa succursale de la gare du Nord, mais elle le distribue à partir de là, sous forme de courant à faible tension. Il n'y a pas lieu de s'étonner d'après cela que les accidents soient rares en France. Je n'en ai trouvé que dix dans les recueils scientifiques, depuis celui qui eut lieu aux Tuileries en août 1882 (2). Il s'en est également produit en Allemagne et en Russie, mais en très petit nombre.

Dans une thèse présentée par M. D'Arsonval, le 22 janvier 1893, à la Société de biologie, l'auteur, M. Francis Beraud, cite 55 cas de mort produits par la fulguration électrique et un seul d'entr'eux avait été causé par les courants continus. Dans ces observations, la mort survient presque toujours par arrêt du cœur, de la respiration ou par arrêt des échanges et, dans la majorité des cas, on peut rappeler l'individu à la vie, en pratiquant immédiatement la respiration artificielle. L'électricité peut en effet tuer de deux manières : 1° en désorganisant, en brûlant les tissus, c'est ce que fait la foudre ; 2° en déterminant l'*inhibition* des centres nerveux, c'est-à-dire la paralysie momentanée de la partie du tube rachidien qui tient les mouvements du cœur et la respiration sous sa dépendance ; c'est l'effet que produisent les courants des dynamos. Dans ce dernier cas, la mort n'est qu'apparente et on peut ranimer les sujets en les traitant comme des noyés. M. D'Arsonval en a donné la preuve dans son laboratoire et l'exactitude du fait a été confirmée depuis. Au mois de mars 1894, au cours d'expériences de transport de force électrique, un ouvrier se trouva compris pendant cinq minutes dans le courant qui unit la gare de la Chapelle à celle d'Epinay-sur-Seine. Ce courant était de 5,000 volts avec 116 interruptions et mesurait 800 milliampères. L'ouvrier ne put être secouru qu'au bout de quarante minutes. Il était immobile, contracturé et semblait mort. On le rappela à la vie, en pratiquant la respiration artificielle, puis les tractions rythmées de la langue par la méthode Laborde. Depuis cette époque, on a obtenu le même résultat à New-York sur un condamné qui venait de subir l'*électrocution*.

(1) A l'époque où les accidents devinrent si fréquents à New-York, Edison publia dans la *North American Review*, un travail dans lequel il divise en quatre classes, d'après leurs effets physiologiques, les courants employés par l'industrie : 1° Les courants continus faibles traversent le corps sans produire de sensations désagréables ; 2° Ceux qui sont énergiques commencent à devenir dangereux ; 3° Les courants intermittents (semi-continus) produisent la paralysie et parfois la mort ; 4° Les conduits alternatifs à forte tension tuent comme la foudre ceux qui en reçoivent le choc.

(2) C'était un jour de fête au jardin des Tuileries. Il était éclairé à l'électricité : les conducteurs étaient tendus dans le fossé. Deux jeunes gens voulurent s'y introduire frauduleusement et saisirent les conducteurs pour s'aider dans l'escalade. Ils tombèrent foudroyés.

En dépit de ces accidents, la lumière électrique est évidemment l'éclairage de l'avenir. La principale objection qu'on ait pu lui faire jadis, celle de son prix plus élevé, tend chaque jour à disparaître et lorsque les usines centrales d'électricité qui s'établissent actuellement dans toutes les grandes villes, seront en plein fonctionnement, le gaz n'aura plus sur elle l'avantage de l'économie (1).

L'arc voltaïque, deviendra vraisemblablement le mode d'éclairage de la voie publique, des jardins, des places, des gares de chemin de fer, des grands magasins et des grandes usines, tandis que les lampes à incandescence seront réservées pour les habitations particulières et les deux appareils s'associeront, comme ils le font déjà, dans les locaux très vastes où une grande lumière est nécessaire, dans les théâtres, les salles de cours, de concert, etc. On n'en continuera pas moins, pendant de longues années, à se servir de la bougie stéarique et des lampes parce qu'elles sont plus portatives et d'un emploi plus commode dans les appartements.

ARTICLE V. — ÉTABLISSEMENTS PUBLICS

Il faut nous occuper maintenant d'un certain nombre d'établissements qui ne sont pas des habitations puisqu'on n'y réside pas, qu'ils ne sont occupés qu'à certains moments et pour des ouvrages spéciaux, mais qui constituent des annexes indispensables à toute agglomération humaine. Ce sont d'abord les églises, les temples, les théâtres, les amphithéâtres de cours, les salles de concerts, de réunions publiques qui forment un premier groupe naturel ; puis les bains publics, les lavoirs, les buanderies qui en constituent un second ; les abattoirs, les halles et les marchés qui représentent le troisième ; enfin les lieux de sépulture qui viennent compléter cet ensemble, dans lequel nous aurions également fait entrer les écoles, si nous ne nous réservions pas d'en parler au chapitre de l'Education.

§ Ier. — ÉGLISES, THÉATRES, SALLES DE RÉUNION

Ce groupe a pour type les salles de spectacle au point de vue desquelles toutes les questions relatives à l'hygiène ont été traitées avec un soin tout particulier, en raison de l'importance qu'elles prennent dans ce

(1) M. Witz a communiqué il y a quelque temps déjà, à l'Académie des sciences, une note dans laquelle il cite une usine où la substitution de la lumière électrique à celle du gaz avait produit une économie, bien que l'éclairement fut plus grand (9 avril, *loc. cit.*, p. 306).

milieu artificiel. Le théâtre réunit en effet toutes les causes d'insalubrité qu'un local peut offrir. C'est un lieu sombre où les rayons du soleil n'entrent jamais, où l'air neuf ne pénètre qu'au moment où le rideau se lève, quand les portes des corridors, des couloirs et des loges sont ouvertes. Lorsque la représentation est finie et les spectateurs partis, toutes les issues sont fermées et la salle imprégnée des odeurs, des miasmes que la foule y a laissées, reste dans cet état jusqu'au lendemain soir. La vapeur d'eau se condense, les poussières se déposent et jamais une ventilation sérieuse ne vient balayer l'édifice et emporter tous ces produits insalubres.

Un pareil séjour est assez malsain par lui-même ; mais il le devient davantage pendant la représentation. L'élévation de la température et la viciation de l'air arrivent à leur comble dans cet espace restreint où tant de personnes sont entassées. Il en résulte une disposition à la syncope pour les femmes un peu nerveuses, une tendance aux congestions pour les personnes pléthoriques et pour tout le monde les dangers d'un refroidissement à la sortie, lorsqu'on quitte ce milieu surchauffé pour passer brusquement à l'air froid du dehors. Ces inconvénients sont inhérents à ce genre de réunions ; mais il est possible de les atténuer par un bon système de ventilation et d'éclairage.

I. **Ventilation.** — Nous avons tracé les règles de la ventilation d'une manière générale dans l'article précédent (1) ; mais celle des théâtres est toute spéciale et comporte une étude à part. Il y a bien des années qu'on s'en occupe, puisque les noms de Lavoisier, de Séguin, de Humboldt et de Gay-Lussac sont mêlés à son histoire ; mais la question a surtout été traitée à fond par Darcet dans un rapport qui remonte à une cinquantaine d'années. Darcet se laissa guider par l'idée séduisante et simple de se servir de la chaleur du lustre pour appeler l'air impur et l'évacuer par en haut en introduisant l'air frais, par les parties inférieures de la salle.

Ce système ingénieux a été longtemps en faveur. En 1861, le général Morin, rapporteur de la commission chargée d'étudier le chauffage et la ventilation des deux nouveaux théâtres de la place du Châtelet, déclarait encore que le principe de Darcet était le meilleur et le plus sûr. Ce principe a été attaqué avec force par M. Emile Trélat en 1862 dans une brochure publiée sous ce titre : *Le Théâtre et l'Architecte*. Il a montré que le grand appel produit par le lustre s'exerce surtout sur l'air de la scène, d'où il sort un courant puissant et rapide qui traverse la salle et monte tout droit vers la cheminée du lustre pour s'y engouffrer, en laissant stagnante l'atmosphère dans laquelle les spectateurs sont plongés. « Sur 100.000 mètres cubes d'air, dit-il, qui sortent toutes les heures par » la cheminée du lustre d'un grand théâtre, il y a à peine le dixième qui

(1) Chapitre III, article IV, § 3, *Ventilation*, p.

» provienne des bouches d'aération distribuées sous les banquettes du » parterre et au pourtour des loges ». C'est un mouvement d'air en pure perte qui n'aère pas les spectateurs et qui devient un danger en cas d'incendie, car l'énorme tirage appelle le feu de la scène dans la salle. Lors de l'incendie du grand théâtre de Vienne, on vit tout-à-coup une colonne immense de flammes percer le rideau et se précipiter vers le lustre avec une violence inouïe.

Dans l'opinion de M. Trélat, il faut entretenir un courant d'air suffisant, régulier, uniforme, dans toutes les parties de la salle, soit à l'aide de machines insufflantes poussant cet air et le forçant à s'échapper par les bouches de sortie, soit par une aspiration fonctionnant au-delà de ces bouches, soit par les deux moyens à la fois, et, dans tous les cas, en réglementant l'ouverture des orifices de sortie de manière à ce que le débit soit égal pour tous.

Ces idées ont fait leur chemin et c'est la ventilation par pulsion qui a prévalu, contrairement à ce qui se passe pour les autres édifices. L'appel, de quelque façon qu'on le fasse, produit toujours un tirage dangereux ; la pulsion, au contraire, assure le renouvellement de l'air d'une façon complète et insensible. L'air insufflé mécaniquement dans la salle est en *surpression*, il chasse celui qui y est contenu et le force à s'échapper par des orifices de sortie, sans produire de courant fâcheux.

L'Opéra de Vienne est le premier théâtre où ce système ait été appliqué et on sait que ses installations font l'admiration des architectes. On les a reproduites dans la construction de celui de Genève et nous avons pu apprécier les avantages de ce mode de ventilation, lors du Congrès international d'hygiène de 1882. La figure ci-dessous les reproduit d'une manière fidèle et la légende qui l'accompagne dispense d'une description (fig. 84).

A Genève, on commence par élever l'atmosphère de la salle à la température voulue, avant l'arrivée des spectateurs et on la maintient en insufflant, pendant toute la durée de la représentation, de l'air plus chaud de 2 à 3 degrés que celui de la salle. On obtient ainsi en hiver une température de 20° à 21° aux premières galeries, de 21° à 22° aux secondes, de 23° à 24° aux troisièmes. On fournit à chaque spectateur vingt mètres cubes d'air neuf par heure. En été, à l'aide d'une pluie d'eau fraîche projetée dans les hélices à insufflation, on produit un abaissement d'au moins dix degrés sur la température extérieure. Les appareils ont été construits par nos compatriotes, MM. Geneste et Herscher (1).

II. **Eclairage.** — D'après ce que nous avons exposé dans l'article précédent, il est presqu'inutile de dire que la lumière électrique s'impose

(1) POUCHET, *Le nouveau théâtre de Genève* : Chauffage, ventilation mécanique (*Le génie civil*, 1882, p. 505).

dans les théâtres plus que partout ailleurs. Nulle part en effet la viciation de l'air, l'élévation de la température et le danger d'incendie ne sont aussi prononcés, aussi menaçants. Aussi la plupart des théâtres l'ont déjà adoptée et les autres feront de même à bref délai (1).

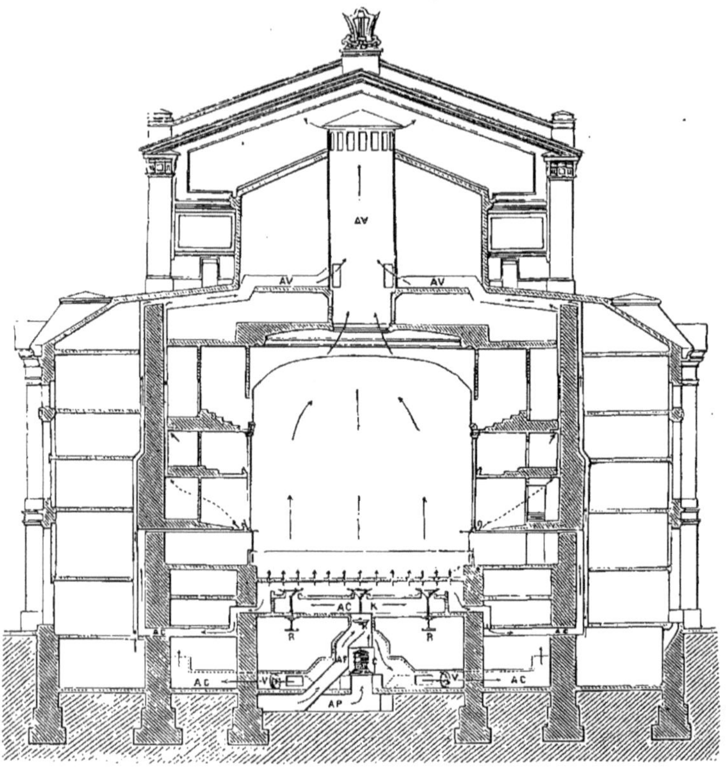

Fig. 84. — Ventilation et chauffage du théâtre de Genève.

AP, arrivée de l'air pur et frais, qui s'échauffe au contact du calorifère C. — V, ventilateurs qui refoulent soit l'air frais, AP, soit l'air chaud, AC, dans la chambre du mélange K. Les écluses mobiles R permettent d'augmenter ou diminuer l'arrivée du mélange sous les fauteuils de l'orchestre et du reste de la salle. L'air vicié, AV, aspiré dans les gaines, qui débouchent dans la cheminée du lustre, s'écoule au-dehors au-dessus de ce dernier.

La sensation de fraicheur et de bien-être dont nous avons parlé plus haut est surtout sensible dans les théâtres et des expériences précises ont prouvé que cette impression est bien réelle et due à une température moins élevée et à une impureté moindre de l'atmosphère. Petten-

(1) Le grand Opéra qui a l'un des premiers adopté la lumière électrique, a remplacé 7.500 becs de gaz, par 6.500 lampes à incandescence de 10 à 16 bougies. On s'y sert même de l'électricité, depuis le 22 novembre 1892, pour manœuvrer le rideau de fer du poids de 400 kilogrammes qui a été placé pour le cas d'incendie. Le moteur est emprunté à la station centrale, il a deux chevaux de force seulement.

kofer (1) a expérimenté sur le théâtre royal de Munich et Renck (2) sur le théâtre national de la même ville, au moment où les deux systèmes fonctionnaient encore alternativement. Nous ne reproduirons pas les tableaux de leurs analyses, nous nous bornerons à en indiquer les résultats. Pettenkofer a trouvé qu'avec l'éclairage au gaz, la température peut s'élever de 18 degrés au-dessus de la température extérieure aux troisièmes galeries, lorsque la salle est pleine, et de 16°6 lorsqu'elle est vide, tandis qu'avec l'éclairage électrique, et dans la même région, la température ne monte que de 8 degrés, la salle étant pleine, et d'un degré à peine lorsqu'elle ne contient pas de spectateurs. Renck a trouvé qu'à la fin de la représentation avec l'éclairage au gaz, la température aux cinquièmes galeries s'élève à 26°2 et la teneur en acide carbonique à 3 p. 1.000, tandis qu'avec l'éclairage électrique, la température ne monte qu'à 13° 5 et l'acide carbonique à 2, 2 p. 1.000. La différence pour l'acide n'est que de 0, 8 p. 1.000 ; c'est bien peu de chose, mais il faut remarquer qu'avec l'éclairage électrique tout l'acide carbonique versé dans la salle par la respiration des spectateurs y reste, tandis que la ventilation produite par la combustion du gaz en évacue une partie.

Les mêmes observations ont été faites ailleurs. Au théâtre du Palais-Royal à Paris, à l'époque de l'éclairage au gaz, on avait parfois, dans les chaleurs de l'été, de 35 à 40 degrés aux troisièmes galeries ; aujourd'hui avec l'éclairage électrique, aux mêmes places et dans les mêmes conditions on n'a plus que 24 à 26 degrés. En Angleterre, Crampton a trouvé que la température au plafond d'une salle contenant 3.100 personnes s'élevait de 21° 5 avec le gaz et d'un degré seulement avec l'électricité.

L'éclairage électrique fatigue la vue dans certains théâtres, parcequ'il est trop éclatant. A Munich, au théâtre national, on a observé quelques cas de phosphènes et d'irritation conjonctivale ou rétinienne. Il est facile d'y remédier, en diminuant l'intensité de la lumière ou bien en entourant ses foyers de globes en verre dépoli. Les lampes à incandescence sont les seules qui conviennent à l'intérieur des théâtres ; l'arc voltaïque ne peut servir que pour les plafonds lumineux ou dans les immenses salles comme était l'Hippodrome. L'emploi de la lumière électrique dans les théâtres de Paris a été réglementé par une ordonnance du Préfet de police en date du 18 avril 1888, rendue sur l'avis du Conseil d'hygiène de la Seine et de la Commission technique des théâtres.

III. **Précautions contre l'incendie.** — Les théâtres tels qu'ils étaient construits et éclairés naguère encore étaient voués fatalement à l'in-

(1) PETTENKOFER, *Beleuchtimg der Konïgl. Residenztheaters in München mit gas und mit elecktrischen Lichter* (*in Archiv. für Hygiène* 1883, p. 384, Analysé *in Revue d'hygiène*, 1884, p. 161).

(2) RENCK. *Die elektrische Beleuchtung der Koniglische Hof-und national Theäters, in Munchen, nebst Bemerkungen neber der glanz der elektrieche genhlichtes*. Analysé *in Revue d'hygiène*, 1885, p. 500.

cendie, ainsi que le Ministre de l'instruction publique le déclarait, avec une philosophie résignée, à la tribune du Sénat, quelque temps avant que le feu prît à la salle de l'Opéra-Comique. La statistique prouve que leur existence ne dépassait pas la durée de la vie humaine et n'atteignait jamais un siècle. Elle montre aussi qu'étant donné le nombre des représentations et le chiffre des spectateurs, la fréquentation des théâtres n'augmentait pas sensiblement les chances de mort. Cela peut rassurer les personnes initiées aux délicatesses de la statistique ; mais le public ne songe qu'au sort épouvantable des malheureux brûlés vifs dans ces boîtes sans issue et par moments il ressent un frisson de terreur qui nuit sensiblement à son plaisir.

On s'est sérieusement préoccupé des moyens de prévenir ces catastrophes, il y a sept ans, à la suite de l'incendie de l'Opéra-Comique de Paris et du théâtre d'Exeter survenus à quelques mois de distance (1).

En France, le Gouvernement nomma une commission officielle chargée de déterminer les conditions à imposer aux directeurs pour assurer la sécurité des spectateurs. Cette commission choisit pour interprète M. E. Trélat. Son rapport a paru dans le *Journal officiel* au mois d'août 1887 et a été reproduit par le *Génie civil*. Je lui ferai plus d'un emprunt.

Dans les théâtres, l'incendie commence presque toujours par la scène. Tantôt c'est une fuite de gaz qui prend feu, tantôt ce sont les becs de la rampe qui allument la robe d'une danseuse, une herse qui met le feu à un portant ; ce sont les flammes libres qu'on trouve dans tous les recoins du théâtre au milieu d'une agglomération d'objets combustibles au plus haut degré. Plus rarement, ce sont les feux du Bengale, les incendies simulés, les explosions feintes, qui causent les sinistres dans les théâtres à grand spectacle ; mais, dans l'immense majorité des cas, c'est l'éclairage au gaz qu'il faut incriminer et son remplacement par la lumière électrique est destiné à diminuer les catastrophes dans une très forte proportion (2).

L'électricité, comme nous l'avons dit plus haut, peut aussi mettre le feu. Ainsi, dans les années qui suivirent l'installation au grand Opéra des 6,500 lampes à incandescence de 10 à 16 bougies qui ont remplacé les 7,500 becs d'autrefois, il s'y est produit une dizaine d'incendies partiels, soit par les machines à vapeur qui actionnent les dynamos, soit par les dénudations et les croisements des fils au contact de boiseries inflammables ; mais ces accidents n'ont pas eu de suites et on a pris les mesures nécessaires pour les prévenir.

Les précautions qui ont été imposées aux directeurs des théâtres à la

(1) L'Opéra-Comique a brûlé le 8 mai 1887 et le théâtre d'Exeter le 5 septembre de la même année.

(2) Il y a cependant eu quelques sinistres dans des théâtres éclairés à l'électricité. Celui d'Islington, en Angleterre, a brûlé au mois de décembre 1887, sans qu'on ait su comment. Le feu a pris pendant la nuit ; la scène et la salle ont été embrasés en quelques instants.

suite du rapport de M. Trélat ont pour but : 1° d'empêcher le feu de prendre ; 2° de le limiter quand il a pris ; 3° de sauver les spectateurs lorsqu'il n'est plus possible de sauver l'édifice.

Les premières consistent à remplacer partout l'éclairage au gaz par l'éclairage électrique et à rendre incombustibles tous les objets qui couvrent la scène et remplissent les coulisses. Les substances auxquelles on a recours pour cela sont des sels à base soluble comme le silicate de potasse ou des mélanges à base terreuse comme le phosphate de chaux. On a également essayé le borate de soude, le tungsate d'ammoniaque. Ces produits sont coûteux et n'ont pas donné jusqu'ici de résultats complètement satisfaisants. Le phosphate d'ammoniaque a mieux réussi, d'après les expériences de M. Riche. A la suite de l'incendie de l'Opéra-Comique, il a fait maroufler des décors avec ce produit et les a exposés à un feu ardent. Ils ont été détruits, mais ils n'ont pas pris feu. D'un autre côté, les essais faits par M. Garnier au théâtre de l'Opéra où les décors ont été enduits à l'envers, ont suffisamment réussi, pour qu'on en ait fait l'application au théâtre de Reims, lorsqu'il a été réparé il y a huit ans.

Pour éteindre l'incendie quand on n'a pas pu le prévenir, il faut que les théâtres aient dans leurs combles de grands réservoirs d'eau sous pression pour noyer la scène au besoin. C'est ce qu'on appelle le *grand secours ;* il faut de plus pour limiter l'incendie, isoler la scène de la salle par un rideau en fer plein, actionné par un mécanisme puissant, de préférence par la force hydraulique. Son abaissement doit être facile et s'opérer par deux points différents, l'un à l'intérieur, l'autre à l'extérieur de la scène.

Il faut de plus ménager, dans les combles ou dans la crète des murs, de grandes ouvertures pour évacuer au plus vite les flammes et les gaz du foyer. C'est là le point capital. La plupart des personnes qui succombent dans ces catastrophes, meurent empoisonnées par l'oxyde de carbone, ou asphyxiées par la fumée (1). S'il existait, dans le plafond, de larges ouvertures, il s'établirait un grand courant dans ce sens. L'air du dehors entrant par les portes et les fenêtres entraînerait les gaz et la fumée vers ces issues et dégagerait les parties occupées par les spectateurs ; mais, comme les ouvertures du plafond deviendraient immédiatement inabordables, il faudrait qu'elles fussent fermées à l'aide de verres très minces ou de châssis très inflammables qui disparaîtraient au premier contact des flammes (2).

(1) A la suite de la catastrophe de l'Opéra-Comique, les cadavres furent déposés dans la rue Drouot. Ils étaient intacts. Les broderies des femmes n'étaient même pas brûlées et M. Brouardel a retrouvé l'oxyde de carbone dans le sang des victimes.

(2) L'article 9 modifié de l'ordonnance du 16 mai 1881 s'exprime ainsi : Il sera établi, au sommet de la coupole des théâtres, au-dessus de la scène, une baie dont la manœuvre se fera du dehors. La section de cette baie sera la millième partie du volume de la scène, exprimée en mètres cubes.

Le dernier ordre de précautions s'applique au cas où rien n'a pu borner l'incendie où il ne s'agit plus que de sauver les spectateurs. Ceux des galeries supérieures sont surtout en péril. Emprisonnés sous la calotte de l'édifice où se concentrent les gaz les plus meurtriers, ils ne peuvent sortir qu'après les autres. Pour qu'ils s'échappent, il faut que l'évacuation de la salle se fasse en quelques minutes, que les issues soient suffisantes et libres. La sortie de cette foule affolée ne peut se faire rapidement qu'à la condition que les couloirs et les escaliers aillent en s'élargissant à mesure qu'on descend. Ils doivent être en pierre, droits, de largeur croissante et indépendants pour chaque étage. Il faut supprimer tous les obstacles et notamment les strapontins qui font trébucher et tomber les fuyards.

Toutes les portes doivent s'ouvrir de dedans en dehors et en les poussant. Toutes les dispositions relatives à la forme et aux dimensions des escaliers et des couloirs ont été minutieusement réglementées dans l'ordonnance modifiée du 16 mai 1881. L'ouverture d'une salle de spectacle ne peut être autorisée qu'après sa réception par la Commission supérieure des théâtres dont une sous-commission permanente s'assure par des visites fréquentes que les prescriptions réglementaires sont observées. Grâce à ces précautions, il y a lieu d'espérer que les incendies de théâtres deviendront plus rares dans l'avenir que par le passé.

IV. Amphithéâtres de cours. Salles de réunions publiques. — Ces établissements, à fonctionnement intermittent, se rapprochent des théâtres par leurs dispositions générales et sont soumis aux mêmes règles d'hygiène ; mais elles sont en général plus faciles à remplir, parce que les séances y sont plus courtes et l'éclairage moins intense. Toutefois les locaux occupés par les assemblées législatives peuvent être insalubres au plus haut point. La Chambre des députés à Paris en est un exemple : Construite sous la Restauration pour contenir 300 membres, elle en renferme aujourd'hui 578 qui ne peuvent ni respirer, ni se mouvoir. L'espace est insuffisant. La ventilation y est détestable, le chauffage défectueux, l'acoustique y laisse à désirer, et, de l'avis de tous les ingénieurs, il n'y a d'autre remède à cet état de chose que de construire une autre salle (1).

Le grand amphithéâtre de la Sorbonne bâti en 1893, peut au contraire être considéré comme un modèle à tous les points de vue. On y a adopté, pour la ventilation et le chauffage, le système que nous avons décrit en parlant des théâtres de Vienne et de Genève. L'installation comprend un

(1) Emile TRÉLAT, *L'installation de la Chambre des députés au point de vue sanitaire*. Rapport au Président de la Chambre (*Revue d'hygiène*, 1891, t. XIII, n° 7, p. 561). Une Commission parlementaire fut nommée à cette époque pour étudier la question, et par l'organe de M. Antonin Proust, son rapporteur, elle proposa d'ouvrir un concours pour la construction d'une nouvelle salle. En 1894, la questure de la Chambre lui a soumis un devis montant à 4,500,000 francs, somme suffisante pour élever une salle spacieuse dans les vastes terrains qui entourent la Chambre actuelle.

propulseur à ailettes dont la bouche a trois mètres de diamètre et qui est actionné par une machine à vapeur. Placé dans le sous-sol, il prend l'air frais au dehors et le chasse dans deux conduits égaux. L'un des courants est dirigé sur les plaques de chauffe des calorifères, le second passe dans la salle des mélanges placée sous l'amphithéâtre dont elle a les dimensions et communiquant avec lui par des millions de petits trous disposés par rangées sous les bancs, de telle sorte que le plafond de cette salle basse ressemble à un immense gril. D'autre part, le mur qui délimite le pourtour de l'amphithéâtre est creux et parcouru par une canalisation qui part des calorifères et s'ouvre dans la salle par une rainure continue dissimulée, à la hauteur de la cimaise et sous l'appui-main des loges, par une décoration en fonte.

Pour chauffer l'amphithéâtre, on ferme, une heure avant la séance, la salle des mélanges au courant d'air qui vient des plaques des calorifères chauffées à 300 ou 400 degrés et on le lance dans la canalisation qui contourne le mur d'enceinte. Il pénètre dans la salle par la rainure de la cimaise et monte le long du mur, en même temps que l'air de la salle des mélanges entre doucement par les trous d'écumoir placés sous les banquettes.

L'amphithéâtre est en quelques instants chauffé à 90 degrés. Alors, on ferme la canalisation de la cimaise et on ne laisse plus pénétrer dans l'amphithéâtre que l'air frais poussé par le propulseur dans la salle des mélanges et attiédi par son passage dans ce milieu. Ce courant d'air frais n'a qu'une vitesse de 2 millimètres à la seconde, il entraîne l'acide carbonique vers la coupole et le fait sortir par une ouverture mathématiquement égale en surface à celle d'entrée. C'est, on le voit, la réalisation des idées de M. E. Trélat que nous avons précédemment exposées.

Pour rafraîchir l'atmosphère pendant l'été, on a installé une canalisation spéciale qui s'ouvre en tronc de cône devant le propulseur. Cette paroi est maintenue constamment humide et des vaporisateurs sont disposés de place en place. Le courant d'air qui pénètre ainsi dans l'amphithéâtre est rafraîchi d'environ 5 degrés (1).

La question d'éclairage a beaucoup moins d'importance dans les salles de réunion que dans les théâtres. Il suffit, pour les séances de nuit, que la lumière permette de lire facilement dans tous les points de la salle; elle n'a pas besoin de l'éclat prestigieux nécessaire aux représentations théâtrales. Les amphithéâtres doivent être éclairés à l'électricité, à l'aide de lampes à incandescence disposées suivant les règles établies plus haut. Il est inutile d'ajouter que les chances d'incendie n'y sont pas plus grandes que dans les habitations collectives à occupation permanente.

V. **Edifices consacrés aux cultes.** — — Les églises et les temples sont dans des conditions toutes différentes. Leur construction s'écarte

(1) *Revue d'hygiène et de police sanitaire*, 1891, t. XIII, p. 572.

complètement de toutes les autres. L'ampleur de leurs dimensions, la hauteur de leurs voûtes assurent un volume d'air considérable aux assistants, mais l'aération y est toujours très imparfaite. L'air frais entre par les portes, appelé par la chaleur que dégage la foule et par celle que fournissent les cierges; l'air vicié s'enfuit, comme il peut, par les hautes fenêtres très peu accessibles et qu'on a rarement la précaution d'ouvrir. Pendant les offices et lorsque les assistants sont entassés dans l'édifice, ils y ressentent, malgré la hauteur des voûtes, tous les malaises que produit l'air confiné. Il serait à désirer que le renouvellement de l'air y fut assuré, soit par des ventilateurs, soit au moins par l'ouverture des fenêtres haut placées par lesquelles l'air vicié ne demande qu'à s'enfuir.

Le chauffage des églises est également très imparfait. Il est absolument inconnu dans les petites villes; dans les grands centres, lorsqu'on y a recours, c'est le plus souvent à l'aide de calorifères dont les bouches de chaleur s'ouvrent sous les pieds de l'assistance. Une colonne d'air chaud s'élève de chacun de ces orifices et va se perdre dans l'immensité du vaisseau sans en élever notablement la température. Des douches d'air froid tombent sans cesse des hauteurs de sa voûte, sur les têtes nues des fidèles et il est impossible de s'en préserver. Dans certaines églises dont les dimensions sont plus petites et la voûte moins élevée, on est, au contraire, incommodé par la chaleur lourde et étouffante que soufflent les calorifères à air chaud. Les églises chauffées à l'eau chaude, comme Saint-Sulpice, sont la très rare exception.

L'éclairage s'obtient à l'aide des cierges, des bougies qui brûlent sur les autels, des lustres qui tombent des hauteurs de l'édifice et qui sont garnis de lampes ou alimentés par des becs de gaz. Quelques églises sont éclairées à la lumière électrique. On cite entr'autres, la célèbre église des franciscains de Vienne, le plus beau monument de style gothique de l'Autriche. Elle est éclairée par douze lampes à arc, quatre dans la nef et quatre dans chacun des bas côtés. La lumière est splendide, trop brillante même, pour un monument consacré au recueillement; mais elle fait valoir les beautés des motifs architecturaux et des décorations de ce bel édifice.

Les édifices consacrés au culte ne sont pas très exposés à devenir la proie des flammes; cependant le plus formidable exemple d'incendie dont on ait gardé le souvenir est celui de la cathédrale de Santiago (Chili). Toute la population de la ville était réunie, le 8 décembre 1864, dans l'église de l'Immaculée-Conception. On y avait fait des préparatifs extraordinaires : les fleurs artificielles, les tentures, les décorations en papier peint étaient mêlées aux lumières de milliers de bougies allumées dans toutes les parties de l'édifice. Le feu prit à ces ornements et se

(1) *Cosmos* du 14 janvier 1893, p. 193.

répandit en un instant, d'un bout de l'église à l'autre. Les portes ouvraient en dedans ; les personnes qui en étaient le plus près, une quarantaine tout au plus, purent les franchir et se sauver. Tout le reste fut brûlé ou asphyxié. Pendant vingt minutes environ, on entendit des cris terribles, auxquels succéda un silence de mort. 2.400 personnes succombèrent ainsi. La plupart étaient intactes, leurs vêtements même n'étaient pas brûlés. On a trouvé plusieurs cadavres étouffés sous la cloche qui s'était détachée et était tombée dans la nef. Jamais ville n'avait subi un désastre pareil. Des familles entières furent éteintes et le souvenir de cet horrible événement est encore vivant dans la mémoire de tous les habitants du Chili.

§ II. — BAINS ET LAVOIRS PUBLICS

Si la salubrité des villes dépend de la propreté de la voie publique, des égouts et des maisons, la santé des habitants dépend également de leur propreté corporelle, de celle qu'on obtient à l'aide des lotions, des ablutions, des bains et du changement fréquent de linge. Nous nous occuperons, dans un autre chapitre, de ce côté hygiénique et prophylactique de la propreté (1), en ce moment, nous devons nous borner à l'étude des moyens à l'aide desquels la population des grandes villes peut l'obtenir. nous allons parler des bains et des lavoirs publics.

1. Bains publics. — Nous glisserons rapidement sur l'historique de cette question quelqu'intéressante qu'elle soit, parce qu'elle nous entraînerait trop loin. On sait que l'usage des bains se retrouve au berceau de toutes les civilisations ; qu'il était en honneur chez les Egyptiens, les Perses et les Grecs et que ces derniers le transmirent aux Romains chez lesquels il atteignit son apogée. La ville éternelle utilise encore quatre des vingt-deux aqueducs qui alimentaient ses thermes (2) et l'on retrouve partout où s'étendit sa domination, des traces des grands établissements balnéaires qu'ils y avaient fondés. Les thermes de Julien, le plus ancien monument de Paris, en sont un exemple. L'usage des bains disparut en France avec la civilisation romaine, lors de la chute de l'Empire et n'y reparut qu'à l'époque des Croisades. Les pèlerins en rapportèrent le goût des bains d'étuves, et il se répandit dans tout le Midi de l'Europe. Il cessa peu à peu, comme les mœurs orientales importées par les Croisés, et il s'est écoulé bien du temps avant que l'usage des bains d'eau tiède

(1) Chapitre V, article 1er.

(2) Emile HECKE, *Approvisionnement d'eau de la Rome contemporaine* (*Revue d'hygiène*, 1891, t. XIII, p. 617).

vint les remplacer. Pendant de longs siècles, la salle de bain fut un luxe à l'usage des palais et les établissements publics ne datent guère en France que de la fin du siècle dernier. En 1789, il n'y avait à Paris que 200 baignoires. On en comptait déjà 500 en 1816 ; il y en avait 1.374 en 1831 réparties dans 78 établissements ; en 1849, 126 établissements contenaient 5.938 baignoires. En 1889, le nombre s'en élevait à 7.000. Il a certainement augmenté depuis et de plus, dans les constructions nouvelles, la salle de bains fait, comme nous l'avons dit, partie des annexes de tout appartement un peu confortable.

En 1851, l'Assemblée nationale vota un crédit de 600.000 fr. pour encourager la création, par les communes, d'établissements de *bains-lavoirs* à prix réduits, comme ceux qui existaient depuis dix ans en Angleterre ; mais cette tentative ne donna que des résultats insignifiants pour des raisons qu'il serait trop long de développer (1).

1° État de la balnéation publique en Europe. — La question s'est transformée depuis vingt ans sous l'influence de l'impulsion donnée à l'hygiène et de la vulgarisation des connaissances qui s'y rapportent. On a reconnu, d'une part, la nécessité pour tout le monde et surtout pour les ouvriers, de se laver tout le corps comme le visage et les mains, de l'autre, l'impossibilité pratique de vulgariser les bains de baignoire qui exigent trop d'eau, trop de temps, trop de combustible. La propreté corporelle ne peut être obtenue, dans les classes où elle est le plus nécessaire, qu'à l'aide des piscines et des bains par aspersion.

France. — Nous sommes en retard sur le reste de l'Europe pour la balnéation. A Paris même, il n'existe qu'un très petit nombre de piscines de natation. La première a été fondée en 1820, et fermée en 1828, lorsque le terrain sur lequel elle était installée fut envahi par la manufacture des tabacs (2). En 1883, le préfet de la Seine, à la suite d'une délibération du conseil municipal, en date du 21 mars de la même année, concéda à un industriel les eaux de condensation produite par la machine à vapeur des usines municipales du quai Debilly, de la Villette et du quai d'Austerlitz, à l'effet d'y établir des piscines de natation permanentes (3). Cet arrêté n'a pas reçu d'exécution ; mais il s'est formé quatre établissements de ce genre, l'un rue Rochechouart, l'autre rue de Chateau-Landon, les deux autres, boulevard de la Gare et rue Rouvet. En 1893, le conseil municipal, sur un rapport de M. Arsène Lopin, a décidé que l'eau du puits artésien de la place Hébert serait utilisée pour alimenter une piscine située sur cette place et destinée à la popu-

(1) Voyez *Encyclopédie d'hygiène*, t. III, p. 710.

(2) Henri Napias, *Les établissements de bains froids à Paris* (*Bulletin de la Société de médecine publique et d'hygiène professionnelle*, 1877, t. I, p. 151).

(3) Arrêté préfectoral du 15 juin 1883. Le concessionnaire devait creuser trois bassins, dont l'un restait à la disposition de la ville pour y envoyer les enfants des deux sexes de ses écoles (*Revue d'hygiène*, 1883, t. V, p. 693).

lation ouvrière du quartier de La Chapelle. Il a voté pour son installation, un crédit de 200.000 fr. (1). La piscine a été ouverte au public en 1895. Elle comprend 250 cabines. Le bassin est immense. L'eau a de 27 à 30 degrés.

Enfin il s'est fondé, rue des Mathurins, un établissement analogue aux bains maures, c'est le Hammam ; mais ce n'est là qu'une fantaisie coûteuse, accessible aux classes riches seulement. En dehors des casernes, de quelques lycées et de certains dispensaires comme celui du 1er arrondissement (2), il n'y a pas à Paris d'établissements publics de bains-douches, comme ceux que nous allons trouver à l'étranger (3).

Belgique. — Il existe à Bruxelles, deux bassins de natation, qui sont tous deux des entreprises privées. L'un, le bassin *Léopold*, fonctionne depuis 25 ans. Il a 21 mètres de long sur 9 de large ; le fond, dallé et cimenté, varie de profondeur de 75cent à 2m,70. L'eau est chauffée par une chaudière cubant 7 mètres. Sa température varie entre 18 et 20 degrés. L'eau est stagnante ; le bassin est nettoyé une fois par semaine, les autres jours on se borne à laisser écouler la nuit les eaux superficielles chargées des matières grasses. L'autre bassin, appelé *Saint-Sauveur*, existe depuis 1854. Il est disposé comme le premier. La température y est maintenue à 18 degrés à l'aide d'un thermo-siphon (4).

Angleterre. — Vingt-cinq villes ont suivi l'exemple donné par Liverpool en 1842 et ont installé des bains-lavoirs. L'initiative privée a fait naître à Glascow, le *bain Occidental* et le *bain Victoria ;* à Southport, à Sheffield et dans nombre d'autres villes, on trouve des bains avec piscine qui coûtent un peu cher, et ne sont fréquentés que par les personnes riches. Enfin, il existe, dans un grand nombre d'autres villes, des établissements où sont réunies les installations nécessaires pour donner des bains de baignoire, de piscine, des douches froides ou chaudes.

Autriche. — L'honneur d'avoir créé le premier *bain-douche* à l'usage de la population pauvre, revient à la municipalité de Vienne. L'établissement a été mis en service en 1887 (fig. 85). Il se compose de deux parties séparées, l'une pour les hommes, l'autre pour les femmes ; chacune comprend une salle d'attente, un vestiaire, la salle de bains proprement dite avec cabinets d'aisances. La salle de bains des hommes mesure 17m,70 de long sur 5m,20 de large et 3 mètres de hauteur. Elle renferme 42 cabines d'un mètre de large sur 80 de profondeur. Chacune d'elles est pourvue d'une pomme à douches que le baigneur fait fonctionner en tirant sur un levier (fig. 86).

(1) *Bulletin municipal officiel* du 6 janvier 1893.

(2) Herbet, Note sur l'installation des bains par aspersion, au dispensaire du 1er arrondissement, rue Jean Lantier, à Paris (*Revue d'hygiène*, 1892, t. XIV, p. 408).

(3) Il en a été installé un à Bordeaux, par l'*Œuvre* des bains à bon marché. Il fonctionne depuis le 4 janvier 1893, au prix de 15 centimes par bain (*Revue d'hygiène*, 1893, t. XV, p. 619).

(4) H. Napias, *Les établissements de bains froids à Paris*, (*loc. cit.*), p. 162.

Le prix du bain est de 5 kreutser (0 fr. 125), y compris le linge ; le savon se paie en plus, 1 kreutser (0 fr. 025). La durée de chaque bain est en moyenne de vingt minutes (1).

La municipalité de Vienne en 1891 a fondé deux autres établissements semblables, l'un sur la *Erlach-Platz*, l'autre sur la *Einsiedler-Platz*.

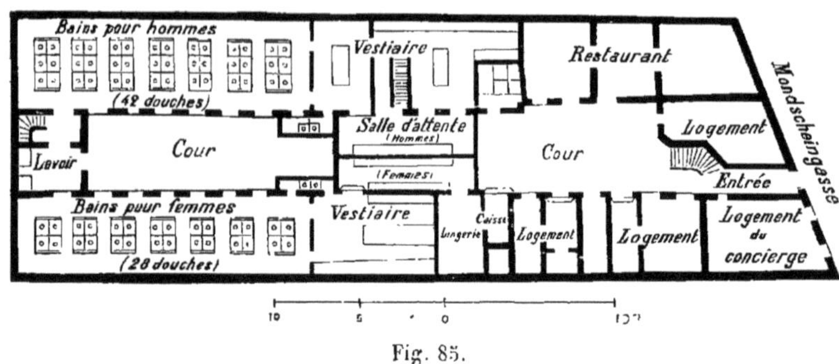

Fig. 85.

Allemagne. — Francfort-sur-le-Mein (ville de 17.000 habitants), possède un établissement de bains-douches dû à la libéralité d'un banquier de cette ville, M. Th. Stern, et situé sur la *Merian-Platz*, près de Bornheim, faubourg ouvrier de Francfort. Sa forme diffère un peu de ceux de Vienne, ainsi que le montrent les figures 87 et 88.

Il affecte la forme d'un octogone régulier, couvre 83 mètres carrés de

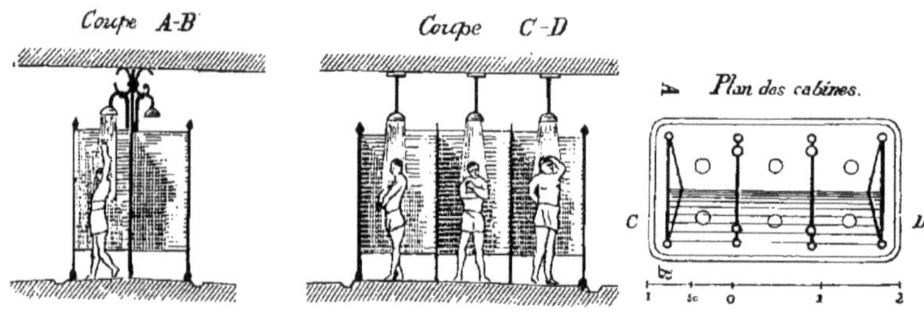

Fig. 86.

terrain et renferme 14 cabines dont 10 pour les hommes. Chaque cabine se compose d'un vestiaire et de l'emplacement pour la douche séparée par un rideau imperméable. Le fonctionnement n'a rien de spécial. Le prix du bain est de 10 pfenning. On y a donné de 150 à 200 bains par jour en 1888. L'installation n'a coûté que 23,000 francs, plus 1,800 de matériel.

(1) Pour les détails d'installation et de fonctionnement des établissements balnéaires de l'Autriche et de l'Allemagne, voyez le travail de M. Louis Masson, inspecteur de l'assainissement de Paris (*Encyclopédie d'hygiène*, t. III. p. 714 et suivantes).

Magdebourg possède aussi un établissement de bains-douches fondé par la municipalité et ouvert en mai 1848, dans une propriété dépendant de l'hôpital. Il est muni de 20 cabines, dont 12 pour les hommes. L'affluence y est telle surtout le samedi et le dimanche, que la ville se propose d'en créer d'autres analogues.

A Mayence, l'initiative des bains-douches revient également à la municipalité. L'établissement comprend trois salles; l'une pour les hommes, l'autre pour les femmes, la troisième pour les enfants des écoles; le tout renferme 21 cabines.

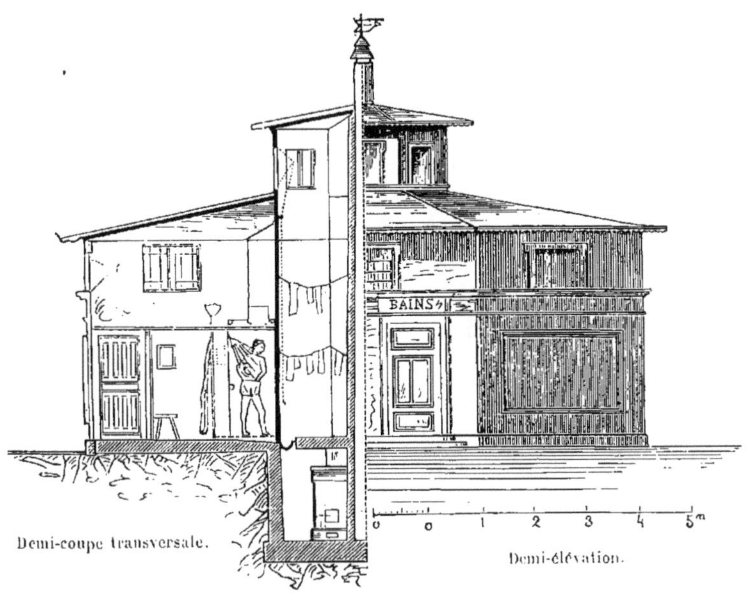

Fig. 87.

La ville d'Altona a remplacé le caissier par un distributeur automatique. On y introduit une pièce de 10 pfenning et il vous rend en échange un billet d'admission et un morceau de savon. On donne ce billet au garçon de bain qui vous remet une serviette et la comparaison entre le nombre de morceaux de savon et celui des serviettes fournit un contrôle très simple. L'établissement renferme 15 cabines; il ne reçoit que des hommes et n'est ouvert que le matin.

Le bain-douche de Brunswick a été établi par la société pour le bien-être des classes laborieuses. Il contient 15 cellules à douches et 2 baignoires pour les hommes, 6 cellules à douches et 1 baignoire pour les femmes. Les prix sont fixés à 0marc,10 pour un bain d'aspersion, y compris l'essuie-mains et un morceau de savon, à 0marc,20 pour un bain de baignoire, y compris les mêmes accessoires. Toute l'installation a coûté 27.000 marcs, soit 1.125 fr. par cellule (1).

L'intérêt de premier ordre qui s'attache à la question des bains nous paraît justifier les détails un peu minutieux dans lesquels nous venons d'entrer.

2° Les différents systèmes de balnéation. — Nous ne les envisagerons qu'au point de vue de l'hygiène populaire et des établissements publics.

Bains en baignoires. — Ce sont les seuls qui soient usités en France et, comme nous l'avons dit, ils ne résolvent pas le problème. Ils laissent

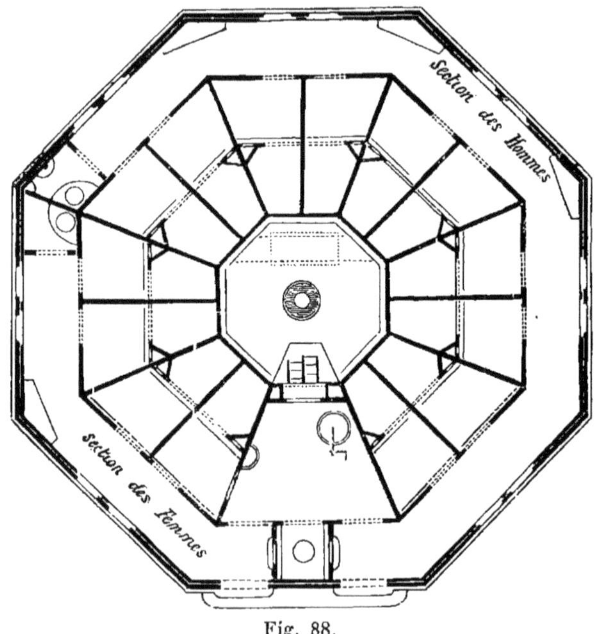

Fig. 88.

presque partout à désirer, ainsi que l'a montré M. Colin, dans sa remarquable étude sur la ville de Paris (2). L'ordonnance de la préfecture de police du 25 novembre 1885 et celle du 29 avril 1887 ont réglementé les établissements de bains, d'une façon très suffisante ; il est facile de tenir la main à ce que ses prescriptions soient observées ; mais on ne parviendra jamais à mettre le bain en baignoire à la disposition des classes inférieures. Il est trop dispendieux pour cela. Il faut 200^{lit} d'eau pour un grand bain en France et 227^{lit} en Angleterre. Cela suppose une dépense notable de

(1) Curt Randel, *Das Volksbrauebad am Withelnuthor zu Braunschweig*, traduit par Arnould (in *Revue d'hygiène*, 1892, t. XIV, p. 489).

(2) Léon Colin, Paris, *Etude hygiénique et médicale*, extrait du *Dictionnaire encyclopédique des sciences médicales*, 1885, p. 139.

combustible. Avec les frais d'installation et de personnel, la détérioration rapide des baignoires et des cabinets, l'usure et le blanchissage du linge, le prix d'un bain atteint toujours un prix très élevé. A Brunswick, comme nous venons de le voir, on parvient à en donner à $0^{\text{marc}},20$, soit 25^{cent}, à Liverpool, ils ne coûtent que 2 *pence*, soit 22^{cent} ; mais ce sont là des tours de force qu'on n'est pas parvenu à réaliser en France, où le bain chaud coûte au minimum, avec le linge, 30^{cent}. C'est le prix de l'établissement de la Tour de Cysoing à Lille, qui donne 18,000 bains par an, A Paris, il est de 50^{cent}.

Piscines. — Elles commencent à se vulgariser en Angleterre où l'exercice de la natation est devenu obligatoire dans les écoles de filles et de garçons ; elles sont moins répandues en Allemagne, en France, en dehors de celles de Paris, on n'en trouve que dans de très rares lycées. C'est une innovation qu'on ne saurait trop recommander, comme moyen de propreté et comme exercice du corps. L'installation n'est pas très coûteuse, si l'on songe au nombre des personnes qui peuvent en profiter. Mille personnes se baignent par jour dans une piscine de moyenne dimension. Il suffit de renouveler l'eau deux fois par jour pour éviter la formation de la pellicule grasse qu'on voit flotter à la surface du bassin, quand on ne les vide qu'une fois par semaine, comme à Bruxelles. Elle ne se produit du reste, que si les baigneurs se servent de savon et son usage doit être sévèrement interdit. Il doit y avoir, en aval de la piscine, un petit bassin, avec issue directe à l'égout, dans lequel on se savonne avant de passer dans le grand. C'est dans ce dernier qu'on se livre au plaisir de la natation, l'exercice le plus hygiénique et le plus utile qui soit, ainsi que nous le montrerons au chapitre de l'éducation. Les piscines de natation couvertes doivent être l'objet d'une faveur toute spéciale des administrations municipales dans toutes les villes assez importantes pour en faire les frais.

Bains par aspersion. — Ce sont les plus simples, les plus économiques et les plus pratiques. Ils permettent de se savonner et de se laver le corps à grande eau, en toute saison et à peu de frais. Ils n'exposent pas aux refroidissements parce qu'ils sont très courts ; on peut même les rendre toniques parce qu'on peut les faire suivre d'une affusion froide de quelques secondes. Ils résolvent de la façon la plus heureuse, l'important problème de la propreté corporelle, pour les classes ouvrières qui en ont le plus besoin, pour les soldats, les lycéens, les prisonniers, etc.

Les bains par aspersion, quoique les Allemands en réclament l'invention (1), ont été imaginés en France. La première idée appartient au médecin-major Dunal qui la mit en pratique en 1861, à Marseille, dans son régiment. Les hommes se plaçaient par trois sous une douche froide

(1) Otto LEONHARD, ingénieur à Berlin, *Les nouvelles installations de bains* (Gesundheits ingenieur, 1890, Nos 20, 21, 23 et 1891, No 4. Extrait dans la *Revue d'hygiène*, 1891, t. XIII, p. 646).

en arrosoir, se savonnaient et se lavaient pendant trois minutes (1). Ces aspersions hydrothérapiques n'étaient possibles que pendant l'été ; il fallait trouver le moyen de donner le bain-douche chaud et l'honneur en revient à Merry-Delabost qui, dès 1873, en fit l'application aux détenus de la prison de Rouen et en proposa l'adoption pour tous les établissements pénitentiaires. Il n'y réussit pas, mais son heureuse invention fut reprise quelques années après par le Dr Haro, qui, de concert avec le colonel Louis, institua, au 69e régiment de ligne, un mode d'ablution analogue. Peu à peu cette pratique se répandit dans l'armée ; dès 1877, M. Tollet introduisit, dans ses projets de casernements nouveaux, des installations pour bains par aspersion ; enfin ils ont été rendus réglementaires par les circulaires du ministre de la guerre en date des 31 juillet 1879, 18 et 21 mai 1880, 12 août 1882, 8 mars 1886.

On s'est ingénié dans l'armée à trouver les moyens d'économiser le temps, le savon et l'eau chaude. Avec dix pommes d'arrosoir accouplées deux à deux, on peut, dans une salle de 7m sur 55m, laver de 100 à 150 hommes par heure, et ne dépenser que 6 à 10lit d'eau par homme. On peut ainsi baigner tout un régiment à raison d'un centime par tête (2).

Dans la caserne modèle de Dresde, la consommation d'eau n'est que de 2 à 3lit par tête et on lave les soldats tous les huit jours. D'autres casernes ont adopté des systèmes analogues. Le ministre de la guerre prussien, par un arrêté en date du 3 décembre 1883, a réglé, dans le plus minutieux détail, le mode d'installation et le fonctionnement de ces bains et fixé l'allocation du combustible. L'eau n'est chauffée qu'en hiver.

Les bains par aspersion se sont introduits dans les écoles allemandes et notamment à Gættingue (3), à Munich, à Nuremberg, à Carlsruhe, à Altona, etc. ; il en existe également dans beaucoup de villes d'Angleterre ; on en établira prochainement dans les écoles de Paris ; mais nous reviendrons sur cette question au chapitre consacré à l'éducation. L'administration pénitentiaire qui s'était d'abord montrée peu favorable à l'invention de Merry-Delabost s'est décidée à l'appliquer dans quelques-unes de ses maisons centrales et notamment à Fontevrault. Dans les asiles de nuit de la *Société Philantropique*, fondés en 1879, pour les femmes et les enfants et dans ceux de la ville de Paris, on administre une douche d'eau tiède à toute personne qui y entre, on lui donne du

(1) Arnould, *Nouveaux éléments d'hygiène (loc. cit.)*, p. 836.

(2) C'est également dans l'armée qu'on a imaginé, pour ménager le combustible, de chauffer l'eau à l'aide de la chaleur que dégage le fumier de cheval. L'essai en a été fait au 1er régiment de chasseurs d'Afrique à Mascara et plus tard au 21e régiment de dragons à Evreux. On renferme l'eau dans des bonbonnes de grès ou de verre qu'on plonge dans le fumier. On obtient ainsi de 500 à 1.200 litres d'eau variant de 35 à 70 degrés. Cet expédient n'est plus nécessaire aujourd'hui, puisque le ministre a réglementé l'installation des bains par affusion et alloué les crédits nécessaires. La dépense est d'ailleurs minime.

(1) Pour le fonctionnement des bains-douches de l'École de Gættingue, voyez : *Encyclopédie d'hygiène*, t. III, p. 734.

linge pour s'essuyer et on lui prête des vêtements pendant qu'on désinfecte les siens. Un hectolitre d'eau tiède chauffée par le fourneau de la cuisine suffit pour laver dix personnes. Les femmes malades ou récemment accouchées sont seules exemptes de cette ablution.

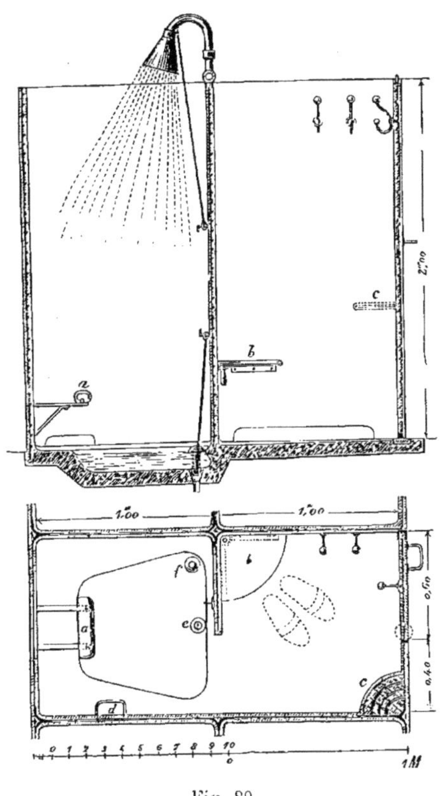

Fig. 89.
a, siège ; — *b*, tablette ; — *c*, tablette : — *d*, porte-savon ; — *e*, décharge ; — *f*, trop plein.

Les bains par aspersion doivent être donnés d'une manière méthodique et expéditive. Il faut d'abord une bonne installation. La figure que nous donnons ci-contre représente celle qui a été adoptée par le jury de concours de l'Exposition de Berlin en 1890 (fig. 89) (1).

L'ajutage le plus usité est la pomme d'arrosoir. Elle ne doit pas être conique, pour que la gerbe ne s'éparpille pas. La direction de la douche ne doit être ni horizontale ni verticale. Horizontale, elle aveugle la personne qu'on douche, verticale, elle tombe d'aplomb sur la tête et rejaillit tout autour sans mouiller le corps. Le jet doit arriver obliquement de haut en bas ; il ne faut pas qu'il ait une grande puissance, ni qu'il soit percutant ; le nettoyage doit s'opérer par la friction et non par la force du jet.

La salle d'aspersion doit être maintenue à une température de 14 à 20 degrés et être pourvue d'une conduite pour l'évacuation des buées. Le baigneur commence par laisser couler l'eau, pendant quelques secondes, pour se mouiller tout le corps, puis il se savonne et achève l'ablution, en faisant de nouveau fonctionner la douche pour enlever la mousse de savon. Il se lave ensuite les pieds dans le *tub* et tout doit être fini en trois ou quatre minutes, de manière à ce que 15 à 20 personnes puissent passer sous la douche en

(1) Ce concours auquel vingt concurrents prirent part, a fait l'objet d'une brochure intitulée : *Bains pour travailleurs, vues et principes du jury pour le prix fondé par l'Union des brasseurs Allemands,* par B. Knoblauch, directeur des brasseries de Bohême (chez Karl Heymann, Berlin W).

une heure. Dans les établissements soumis à la discipline, on ne dépense pas plus de 8 à 10 litres d'eau, mais dans les bains publics, il faut compter sur 20 ou 30 litres. La quantité d'eau doit être mesurée au visiteur pour qu'il n'y ait pas de gaspillage, comme cela arrive à Vienne où chaque bain dure vingt minutes et consomme 139 litres d'eau (1).

Bains froids. — Au point de vue de la propreté, les bains froids sont moins efficaces que les bains chauds ; mais, en revanche, ils ont des propriétés physiologiques et thérapeutiques bien autrement importantes. Le bain froid est un des grands moyens de relever l'économie, de raffermir les constitutions languissantes, de calmer le système nerveux et d'apaiser les troubles fonctionnels dont il est le siège. C'est le correctif de l'existence factice qu'on mène dans les villes et l'un des éléments les plus précieux de l'hygiène, dans la période ascendante de la vie. C'est pour ce dernier motif que nous en renvoyons l'étude au livre consacré à l'hygiène scolaire ; pour le moment nous n'avons à nous occuper que des établissements de bains froids.

Dans toutes les villes de quelque importance, que traverse une rivière d'une profondeur suffisante, on installe, sur ce cours d'eau, des radeaux surmontés de cabines ou de tentes, sous lesquelles les baigneurs se déshabillent, avant de se mettre à l'eau. Dans les grandes villes, on trouve des installations moins primitives. A Paris, les établissements de bains sont vastes, confortables, et en rapport avec le chiffre très élevé de la population.

Il n'en a pas toujours été ainsi. Dans un mémoire très intéressant que M. H. Napias a inséré, en 1877, dans le *Bulletin de la Société de médecine publique et d'hygiène professionnelle* (2), il a fait l'histoire des bains froids à Paris, depuis le XVIIIe siècle. Il a raconté comment Barthélemy Turquin avait créé, en 1780, les *Bains chinois* sur la Seine et les avait transformés, en 1785, en école de natation. Ce fut le premier établissement analogue à ceux d'aujourd'hui. Ils se multiplièrent rapidement ; en 1832, on en comptait 22, et en 1879, quand M. Napias en a fait le recensement, il y en avait 35 dont 25 dans Paris même et 10 pour les communes riveraines.

Les établissements de bains installés sur la Seine sont constitués par quatre grands bateaux plats, circonscrivant un espace rectangulaire autour duquel règne une sorte de quai formé par le pont de ces bateaux et situé devant les cabines qu'ils supportent. Aux deux extrémités du rectangle, se trouvent des escaliers ou des échelles qui permettent de descendre dans l'eau. Un pont léger traverse le bain vers son milieu.

Le fond est constitué par un plancher incliné et maintenu par des claies

(1) E. RICHARD, *Précis d'hygiène appliquée* (*loc. cit.*), p. 324.

(2) H. NAPIAS, *Les établissements de bains froids à Paris* (*Bulletin de la Société de médecine publique*, 1877, t. I, p. 151).

de bois qui empêchent le baigneur de passer sous les bateaux, ou par le fond même de la rivière et, dans ce cas, le bassin est bordé jusqu'au fond par un filet à mailles de fer tendu verticalement et assez long pour atteindre le fond, par les plus grandes crues. Certains établissements présentent ces deux dispositions à la fois.

L'espace occupé par le bassin est à ciel ouvert. L'administration exige seulement que les baigneurs ne puissent être vus du dehors. Ce résultat s'obtient à l'aide de toiles soutenues par un fil de fer et tendues d'un côté à l'autre du bain, soit en long, soit en large, soit, lorsque l'emplacement l'exige, dans les deux sens à la fois.

Dans les établissements situés près d'un pont et dans ceux qui sont réservés aux femmes, ces cloisons en toile sont remplacées par une tente continue.

Les établissements de bains froids sont soumis à une réglementation spéciale qui remonte à près d'un siècle. Une sentence de police du prévôt des marchands, en date du 11 juin 1742, a prescrit les mesures à prendre pour sauvegarder la décence, la distance qui doit séparer les bains des deux sexes, l'interdiction de rester nu sur le bord de la grève et de se baigner aux endroits de la rivière où on vient puiser de l'eau, pour la distribuer dans la ville. Puis sont venus, dans l'ordre chronologique, la loi des 16-24 août 1790, les arrêtés des consuls des 12 messidor an VIII et 3 brumaire an IX ; la loi du 7 août 1850 ; les ordonnances de police des 25 novembre 1885, 29 avril 1887 et 28 mai 1890.

Aux termes de ces règlements, les bateaux doivent être maintenus en bon état et solidement amarrés. Le fond de bois se compose d'un plancher en charpente solidement boulonné ; il est maintenu au moyen de vis à tête ronde noyées dans le bois.

Le périmètre interne du bassin doit être garni, dans toute la hauteur, de herses en charpente, à claire-voie, de $0^m,15$ d'écartement, ou de filets métalliques à mailles de $0^m,15$ de côté.

Les cabines doivent être aérées, et leurs portes s'ouvrir de l'intérieur.

Avant l'ouverture de chaque établissement, un architecte de la ville constate le bon état du fond de bois, avant qu'il soit coulé. Il s'assure que les réparations prescrites l'année précédente ont été exécutées ; que les herses ou les filets sont en place, solides et fixés au fond de bois, ou qu'ils atteignent le fond de la rivière s'il n'y a pas de fond artificiel.

Tous les établissements de bains sont munis d'une boîte de secours accompagnée de l'instruction du Conseil d'hygiène.

L'ordonnance du 28 mai 1890 indique les points de la Seine et de la Marne où il est permis de se baigner, en dehors des établissements, elle interdit de le faire dans les canaux de l'Ourcq, de Saint-Denis et de Saint-Martin.

Ces prescriptions sont sages et régulièrement observées ; aussi, est-il fort rare qu'un baigneur se noie dans ces établissements où le maître nageur veille, toujours prêt à porter secours à ceux qui se trouvent en péril.

II. **Lavoirs et blanchissage.** — Le changement fréquent de linge est la seconde condition de la propreté corporelle et le complément nécessaire des ablutions et des bains ; la question du blanchissage intéresse donc au plus haut point l'hygiène, et nous ne craindrons pas d'entrer, à son égard, dans des détails techniques qui sont à leur place dans un ouvrage comme celui-ci.

Autrefois le blanchissage du linge se faisait à domicile. En province, toutes les maisons aisées comportaient une buanderie ; on faisait la lessive une couple de fois par an et, dans l'intervalle, le linge sale restait à fermenter dans les armoires. Les ménagères n'auraient, pour rien au monde, consenti à le faire lessiver dans une cuve banale. Cette promiscuité leur semblait pleine de dangers et leur inspirait un dégoût profond. Dans le courant de l'année, les servantes allaient nettoyer aux lavoirs les plus voisins, les pièces de première nécessité et celles qui n'avaient pas besoin d'être lessivées. Les maisons importantes avaient leur lavoir et tout se faisait à domicile. Dans les familles pauvres, les femmes lavaient au cuvier tant bien que mal, dans leur petit logement et faisaient sécher comme elles pouvaient. Aussi l'établissement des lavoirs publics est une des innovations les plus heureuses dont l'hygiène ait eu à se féliciter.

L'industrie du blanchissage a pris aujourd'hui de grands développements. On compte, à Paris seulement, 392 lavoirs sur terre et 28 bateaux-lavoirs amarrés sur la Seine, près de l'île Saint-Louis et de la Cité.

1° *Lavoirs sur terre.* — Les lavoirs établis au sein des villes ont des inconvénients pour le voisinage, et ont été, pour ce fait, rangés dans la troisième classe des établissements incommodes et insalubres. La buée qui y règne en tout temps, s'infiltre dans les constructions adjacentes, les dégrade et y entretient une humidité malsaine. Elle est tellement épaisse dans certaines buanderies, que la lumière électrique ne la traverse pas. Il a été impossible jusqu'ici de les en débarrasser. Les lavoirs sont également une cause de dangers pour la santé publique, par les eaux impures qu'ils déversent sur le sol ou dans les cours d'eau et qui peuvent causer des maladies infectieuses, comme nous le dirons plus loin.

Le Comité consultatif d'hygiène publique de France, et le conseil d'hygiène et de salubrité de la Seine sont intervenus à diverses reprises pour réglementer cette industrie ; les arrêtés rendus par suite de leurs avis contiennent les dispositions suivantes :

Les lavoirs, buanderies, couleries, doivent être isolés des maisons voisines au moyen d'une cloison qui sépare le lavoir du mur mitoyen, avec un espace de 15 à 20 centimètres et qui doit régner sur toute la hauteur du mur mitoyen.

L'air circulant entre cette cloison et les maisons voisines doit être pris extérieurement. Le contre-mur sera construit en briques et chaux hydraulique. Dans le cas où cette opération ne peut être faite le long d'un gros mur de séparation, on construira, à la hauteur d'un mètre, une cloison en briques de 11 centimètres.

La cheminée de la machine à vapeur doit s'élever de 2 à 3 mètres au-dessus des maisons voisines, dans un rayon de 50 mètres, de manière que ces maisons ne soient pas incommodées par la fumée.

Le sol sera dallé ou bitumé avec une pente convenable pour l'écoulement des eaux.

Les eaux doivent être dirigées par un conduit souterrain jusqu'à l'égout le plus rapproché. Dans les localités où il n'existe pas d'égout, les eaux savonneuses et celles provenant de l'essangeage, doivent être traitées par la chaux, ou répandues en irrigation sur les terres, ou vendues pour l'extraction des matières grasses. On ne permettra jamais de les perdre dans des puisards, ni de les répandre dans des cours d'eau.

Des châssis mobiles seront établis sur les côtés opposés aux maisons voisines et la ventilation sera assurée par des cheminées d'aération de 40 centimètres de côté, montant jusqu'à la hauteur des toits et surmontées d'un lanterneau à lames, de persiennes ou de ventilateurs perfectionnés. Le tirage doit être activé, soit par des becs de gaz, soit par la cheminée de la machine. Toutes les précautions seront prises contre l'incendie.

On établira des lieux d'aisance convenablement ventilés, à l'usage des laveuses (1).

Indépendamment de ces dispositions réglementaires, qui concernent surtout le voisinage, il en est d'autres qui se rapportent aux établissements eux-mêmes et l'expérience en a démontré l'utilité. C'est ainsi qu'on préfère, pour les constructions, le fer et la brique à tous les autres matériaux. Les bâtiments n'ont habituellement qu'un rez-de-chaussée, et reçoivent l'air par une toiture ou vitrage dans laquelle sont pratiquées des fenêtres en tabatière.

En Angleterre, les lavoirs sont élevés au-dessus du sol ; les tuyaux pour les eaux passent par le soubassement et l'air pénètre, par de nombreuses ouvertures, dont le socle est percé, dans le rez-de-chaussée où se tiennent les laveuses ; il se rend de là dans une cheminée d'aspiration qui enveloppe celle des chaudières et des foyers. Les laveuses qui tiennent beaucoup à ne pas être vues, sont isolées dans des compartiments ou stalles de $1^m,50$ de profondeur, où elles se livrent à l'abri des regards à toutes les opérations du blanchissage. En France, où cette pudeur est

(1) TRÉBUCHET, *Rapport général sur les travaux du conseil d'hygiène*. Paris, 1861, p. 473. — VERNOIS, *Traité pratique d'hygiène industrielle et administrative*. Paris, 1860, t. II, p. 144.

méconnue, elles sont placées dans de petites stalles mobiles, formées par des montants qui ne dépassent pas la ceinture. Elles ont devant elle un grand baquet dans lequel elles lavent leur linge.

La place réservée à chaque laveuse doit être de $0^m,80$, l'écartement des batteries de 3^m et le cube d'air total de 15^m par laveuse (1). A Paris, la surface couverte varie, pour un lavoir de 100 places, entre 350 et 450^{m2}. La moyenne est exactement de 400^m. Il en résulte que la surface est de 4^{m2} par place. La place de chaque laveuse est de $3^m,10$ de longueur sur $0^m,90$ de largeur ; mais les batteries n'occupent que les 75/100 de la surface totale ; il faut en réserver 25/100 pour le cuvier, le bureau, les machines et le service. La hauteur moyenne du *hall* où se fait le travail est de 4^m sur les côtés et 6^m au-dessus de l'allée du milieu (5^m en moyenne). Une toiture vitrée et inclinée règne de chaque côté et répand partout la lumière (2).

Les lavoirs, formés de vastes et profonds bassins, remplis d'eau chaude ou d'eau froide, doivent toujours avoir leur fond légèrement en pente, et avoir, à la partie déclive, une très large bonde, de 20^{cent} de diamètre au moins, facilement mobile le long d'une tige au moyen d'une chaîne, et permettant de vider un bassin de 10 à 15^{m3}, en moins d'une minute. On utilise ainsi l'eau sale, pour faire des chasses puissantes, dans les égouts d'une habitation collective (hôpital, casernes, lycée) ou d'un quartier. Il est surprenant qu'on n'ait pas, partout et depuis longtemps, employé l'eau des lavoirs, des bains publics, de beaucoup d'industries, pour réaliser sans frais les réservoirs de chasse que la ville de Paris a établis, pour le lavage de ses égouts. Ce serait en outre le moyen d'entraîner rapidement les boues et les sédiments savonneux qui s'accumulent presque toujours au fond des lavoirs.

Mais la grande dimension donnée aux bondes détermine un courant d'une grande violence, qui amène rapidement l'obstruction des couduits par des pièces de linge emportées. Il devient nécessaire d'établir, autour de cette bonde, un cylindre un peu plus grand qu'elle, atteignant presque le niveau supérieur de l'eau, formé de barres en fer rapprochées de 3^{cent}, ou formé d'un grillage en cuivre ou en fer galvanisé à très larges mailles, pour retenir tous ces objets. On se figure malaisément la violence avec laquelle les objets sont ainsi entraînés ; mais cela mesure aussi la puissance de nettoiement des égouts, produite par une telle trombe (3).

Il y aurait peut-être une modification plus radicale à apporter à la disposition des lavoirs publics et à ceux desservant les habitations collec-

(1) *Décisions du Conseil d'hygiène et de salubrité de la Seine*, du 25 février 1885 et septembre 1886.

(2) GIRARDIN, *Les lavoirs publics à Paris*. Mémoire lu à la Société de médecine publique c 23 décembre 1885 (*Revue d'hygiène et de police sanitaire*, 1886, t. VIII, p. 18).

(3) D. VALLIN, *Sur quelques points de l'assainissement des casernes* (*Revue d'hygiène et de police sanitaire*, 1888, t. X. p. 947).

tives. Ils ont un inconvénient commun. Le premier qui lave son linge dans ces vastes bassins, souille à lui seul plusieurs mètres cubes d'eau propre ; les autres lavent dans l'eau souillée.

L'expérience faite dans l'armée, où l'eau est rare dans les casernes, a conduit à adopter un type excellent, qui tend à se généraliser, et qu'on ne saurait trop imiter dans les lavoirs publics, alimentés en eau chaude aussi bien qu'en eau froide. Le principe est que chaque opérateur doit laisser couler au dehors, à l'égoût et non plus dans le bassin commun, l'eau savonneuse qui entraîne les souillures de ses vêtements ; — et, d'autre part, qu'un assez mince filet d'eau pure se renouvelle incessamment devant lui, sans qu'il ait la possibilité de souiller l'eau qui servira à son voisin.

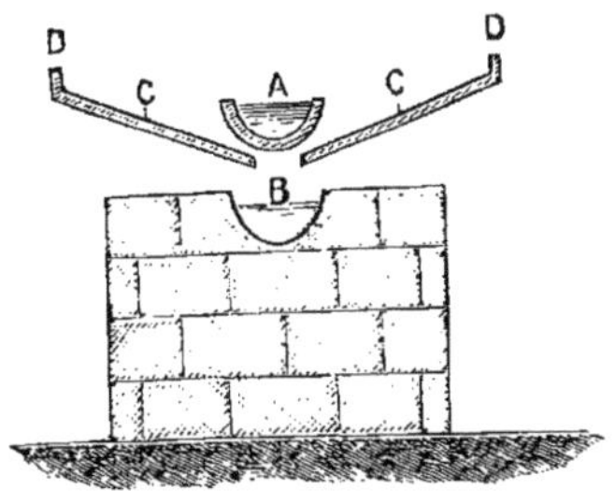

Fig. 90. — Lavoirs militaires de Lille (coupe transversale).

La figure ci-jointe fait comprendre le fonctionnement et les avantages de ce genre de lavoir (fig. 90).

Une augette en pierre A ayant moins de 20^cent^ de diamètre forme la partie supérieure du lavoir. L'eau claire y coule sans interruption, grâce à la pente ménagée de l'amont à l'aval. On prend l'eau à la main dans cette augette et on humecte l'objet à laver, étalé sur une dalle en pente, CC. L'eau salie descend le long de cette pente, passe par l'interstice qui se trouve entre le plan incliné et l'augette et tombe dans l'auge B, qui est cachée ; mais qu'on peut nettoyer par l'espace laissé libre sous les dalles. Un léger rebord de ces dalles en D, et leur pente empêche l'eau de lavage de mouiller les jambes de l'opérateur. Cette dalle ne doit pas avoir plus de 60^cent^ de longueur, pour que l'opérateur puisse facilement, en allongeant le bras, puiser avec la main, de l'eau dans l'augette A. Cette augette est terminée en aval par un rebord saillant qui y retient l'eau, de manière qu'elle soit toujours pleine, mais sans jamais déborder latéralement. Le trop-plein s'écoule constamment par dessus ce petit barrage et tombe dans la rigole inférieure B, dont la pente est en sens inverse, et qu'elle lave.

L'interstice entre les dalles du lavoir et le bloc dans lequel est creusée l'augette, n'est que d'un centimètre. Il suffit pour laisser passer les résidus du savonnage ; mais les pièces de linge ne peuvent s'y introduire.

Le robinet placé en tête de la rigole supérieure, doit être réglé de façon qu'elle soit toujours pleine, tout en évitant le gaspillage de l'eau. On arrive ainsi à en dépenser très peu comparativement à ce qui se consomme dans les grands lavoirs ordinaires, et cette question a son importance, comme nous allons le voir tout à l'heure.

La dépense de construction est moindre que celle des bassins profonds où tout le monde lave à la fois. Le nombre des places d'accès est plus grand, les personnes qui lavent ne se mouillent pas, ne marchent pas dans la boue et se servent toujours d'eau parfaitement propre.

Ces avantages nous paraissent assez grands pour légitimer l'étendue des détails dans lesquels nous venons d'entrer au sujet de ce type de lavoirs que nous voudrions voir se généraliser.

Quantité d'eau nécessaire. — C'est la question qui importe le plus dans l'industrie du blanchissage et c'est la plus difficile à résoudre. Il faut de l'eau en abondance et en toute saison ; or, la plus grande activité du blanchissage coïncide avec les grandes chaleurs et c'est aussi l'époque où les sources ont leur moindre débit. C'est une difficulté dans beaucoup de villes.

A Paris, tous les lavoirs publics ont une concession de la ville et la plupart ont un puits dont l'eau est élevée au moyen d'une pompe à vapeur. L'eau des conduites de la ville est réservée pour le générateur, le cuvier et la vente de l'eau chaude destinée au savonnage, ainsi qu'à la mise en blanc par l'eau de Javel. L'eau de puits sert à l'essangeage, au rinçage et à la mise au bleu.

La quantité d'eau consommée varie dans des limites considérables. S'il n'y a pas de puits, le lavoir de 100 places consomme 50^{m3} d'eau par jour, c'est-à-dire 500 litres par jour et par place. S'il y a un puits, la quantité totale peut s'élever jusqu'à 200^{m3}, c'est-à-dire 2^{m3} par place et par jour. Le lavoir qui possède ces deux sources d'alimentation consomme en moyenne chaque jour, 10^{m3} d'eau de la ville et 100^{m3} d'eau de puits, soit 110^{m} qui vont au ruisseau à la sortie : mais ce débit moyen est assez éloigné des extrêmes.

M. Gérardin, au travail duquel nous avons emprunté les évaluations qui précèdent, a calculé qu'un lavoir de 100 places expédiait environ 5^{m3} de linge par jour. Il en résulte que le volume de l'eau employée représente 22 fois celui du linge. Cette quantité est nécessaire et suffisante. On s'en assure, en examinant l'eau chassée par l'essoreuse. Elle est trouble et savonneuse, quand on n'a employé que 20 fois le volume d'eau ; elle est claire avec 22 fois le volume, et ne l'est pas davantage lorsqu'on augmente ce chiffre.

2° Bateaux-lavoirs. — Il n'en existe que dans les villes traversées par des rivières. On en compte 60 sur la Seine et la Marne, dans son parcours à travers le département de la Seine. Cette industrie a été réglementée par l'ordonnance de police du 9 mai 1865. Auparavant on lavait sur les grèves et dans des endroits fixés par les règlements (1). L'ordonnance du 25 octobre 1840 a complété les prescriptions de celle de 1805 ; mais il a été maintes fois question et tout récemment encore de supprimer les bateaux-lavoirs, parce qu'ils contribuent puissamment à la pollution de

(1) Delamarre, *Traité de police*, t. II, p. 490, 3e édition, Paris, 1727.

la Seine. Cette suppression que l'hygiène réclame apporterait un grand trouble dans les habitudes de la population parisienne. Il y a près de 3,000 places sur les 28 lavoirs flottants de la ville et, chose étrange, il y a relativement plus d'espace à bord qu'à terre ; le service y est plus assuré, les dégagements plus faciles. Les séchoirs ne peuvent pas suffire aux demandes, les essoreuses sont toujours en activité et cela se comprend, parce que les laveuses qui demeurent pour la plupart loin des quais ne peuvent pas porter leur linge à domicile, avant de l'avoir séché.

3° Opération du blanchissage. — Le linge sale doit être renfermé avec soin, depuis l'instant où on le quitte, jusqu'au moment de son transport au lavoir. Dans les habitations privées, on se borne habituellement à le renfermer dans un coffre qui, le plus souvent, n'est pas fermé. Comme il est transporté au lavoir toutes les semaines, cela n'a pas d'inconvénients graves, lorsqu'il n'y a pas de malades dans la maison.

Il serait préférable cependant de se servir de caisses étanches en métal munies d'un couvercle, faciles à nettoyer et à désinfecter. On peut adopter, par exemple, des caisses en tôle galvanisée ou mieux en tôle émaillée. Dans les hôpitaux modernes, le linge des salles est jeté dans des trémies par lesquelles il tombe dans une caisse placée dans le sous-sol, au fond d'une niche fermée. Cette pratique a l'avantage de le faire disparaître immédiatement du voisinage des malades ; mais elle expose à disséminer dans l'air un certain nombre de germes pathogènes.

Triage et transport. — Le linge doit séjourner le moins possible dans les appareils récepteurs. Il serait à désirer qu'on put le transporter à la buanderie dans les caisses qui le contiennent, comme cela se fait dans les hôpitaux ; mais, dans les habitations privées, il faut le trier et le compter avant de le remettre au blanchisseur, et cela n'est pas sans danger, lorsqu'il y a dans la famille des malades atteints d'affections contagieuses. La prudence exige dans ce cas, qu'on désinfecte le linge au moment où le malade le quitte. Le triage fait, on enveloppe le tout dans une forte toile et on le met dans la voiture du blanchisseur qui le transporte à son établissement, où il est soumis à une série d'opérations qui ont pour but de le nettoyer, sans attaquer son tissu. Ces opérations sont l'essangeage, le lessivage, le lavage, le rinçage et le séchage.

Essangeage. — Cette opération préliminaire a pour but de débarrasser le linge de tous les produits solubles dans l'eau. Il se fait à l'eau froide ou à peine tiède, pour ne pas coaguler, par la chaleur, les substances albuminoïdes, comme le sang et le pus. L'essangeage peut se faire dans de simples cuviers, et alors il dure quatre ou cinq heures, ou dans des tonneaux laveurs où il se fait en dix minutes. Après ce premier lavage, le linge est débarrassé de la majeure partie de ses impuretés et préparé à recevoir la lessive.

Lessivage. — Il consiste à saponifier les matières grasses à l'aide d'une solution alcaline bouillante, qui enlève en même temps les taches de toute sorte et détruit tous les germes d'organismes vivants que peut contenir le tissu. C'est à la fois un nettoyage et une désinfection. On y soumet tout le linge, sauf les pièces très délicates, comme les cols, les manchettes, les bonnets et les lainages que la lessive attaque et rétrécit. Il faut se borner à les savonner à l'eau tiède qui ne doit jamais dépasser 45 degrés.

La lessive est une solution de cendres ou de carbonates alcalins. On ne se sert guère de cendres aujourd'hui que dans les campagnes. Pour 100kg de linge, on compte 25kg de cendres ou 6kg de carbonate de soude ; si l'on force cette quantité, ou si les cristaux ne sont pas bien dissous, la trame du linge est attaquée. Il en est de même si on porte la température au-dessus de 100 ou 110 degrés.

Pour faire la lessive, on mettait autrefois le linge dans un grand cuvier, le plus fin en dessus, le plus gros et le plus sale en dessous. On le tassait fortement et on le couvrait d'une grosse toile nommée *charrier*, par dessus laquelle on étalait une couche de cendres de bois, d'épaisseur variable suivant la quantité de linge à blanchir. On mettait un autre *charrier* par dessus la cendre et on versait sur celui-ci de l'eau bouillante à plein chaudron. L'eau traversait le lit de cendres, en se chargeant de principes alcalins, humectait le linge en passant au travers et ressortait par un robinet placé à la partie inférieure du cuvier. Ce liquide alcalin recueilli et porté de nouveau à l'ébullition était versé une seconde fois sur le linge, puis une troisième et on continuait ainsi pendant dix à douze heures.

On a beaucoup simplifié ce procédé, d'abord en mettant les cendres sur le feu dans le chaudron avec l'eau en ébullition, au lieu de les mettre dans le cuvier avec le linge ; puis en remplaçant les cendres par une solution de carbonate de soude.

On a imaginé de nombreux appareils pour simplifier l'opération et la rendre plus rapide. Le plus répandu est la lessiveuse Decoudun qui fonctionne automatiquement (fig. 91).

Elle se compose : 1° d'une chaudière en tôle, munie d'un robinet et placée sur un fourneau ; 2° d'un cuvier pourvu d'un large couvercle. La communication est établie entre eux par en haut à l'aide d'un tuyau en cuivre terminé par un champignon d'arrosage, par en bas au moyen d'un second tuyau qui complète le circuit. Le fonctionnement est très simple. Lorsque la lessive entre en ébullition dans la chaudière, la vapeur qui se forme presse sur le liquide alcalin et le fait monter par le tuyau de cuivre qui le répand en plein sur le linge. Ce liquide traverse toutes les couches superposées dans le cuvier et, arrivé au fond, il retourne à la chaudière, repasse à l'ébullition et recommence son circuit automatique qu'on fait durer dix ou douze heures.

On a également imaginé des lessiveuses à vapeur. Dans celle de M. Chauveau (fig. 92), la vapeur arrive au centre même de la masse du linge préalablement trempé dans la lessive, avec une température progressivement croissante, par un tuyau distributeur vertical, divisé en trois pièces, 2, 3, 4 et muni de branchements horizontaux; elle entraine

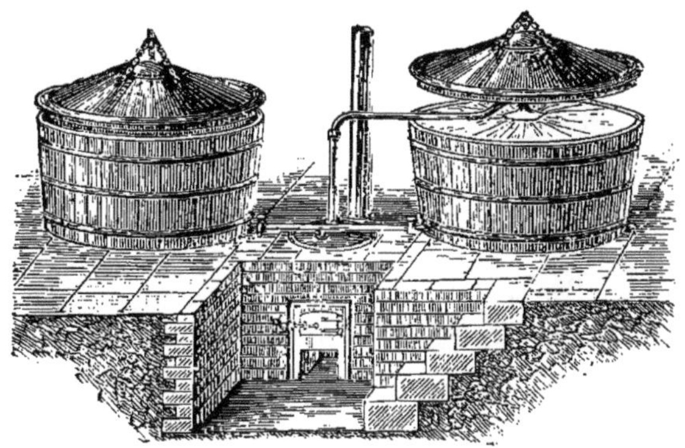

Fig. 91. — Appareil à lessiver par ébullition (système Decoudun).

la lessive et la ramène dans le réservoir d'eau. L'opération dure deux ou trois heures. Elle est économique. Avec 15^{kg} de houille on peut laver 250^{kg} de linge pesé sec.

Savonnage. — Pour compléter l'action de la lessive, on lave le linge dans un baquet plein d'eau chaude et savonneuse, en le frottant à la main, en le soumettant à l'action du battoir et de la brosse en chiendent.

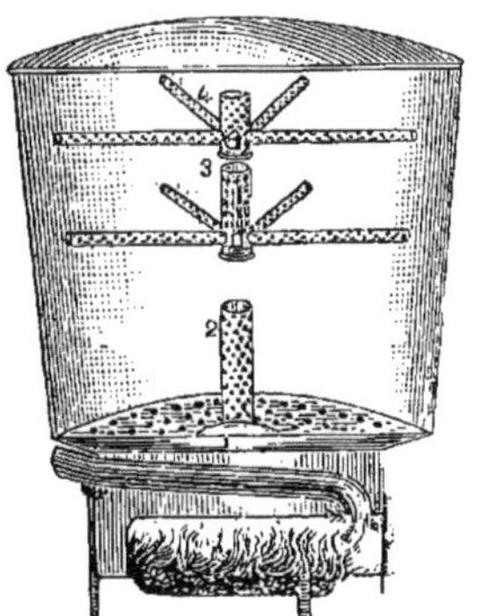

Fig. 92. — Lessiveuse Chauveau.

Dans les établissements où le blanchissage s'opère en grand, on a remplacé cette opération fatigante, par le lavage mécanique opéré dans des *tonneaux-laveurs* mobiles autour d'un axe horizontal (fig. 93). A mesure que la rotation s'opère, le linge est ramené au sommet de l'appareil d'où il retombe sur la paroi opposée, en se frottant contre lui-même, au milieu du remous du liquide savonneux. Il faut de trois à huit minutes, suivant la nature du linge, pour que celui-ci soit lavé régulièrement dans toutes ses parties et sans aucune détérioration ; mais le tonneau doit faire au moins dix-huit tours à la minute. Sans cela le linge ne fait que rouler sur lui-même et n'est pas projeté contre les parois avec assez de force pour que le lavage soit complet.

Pour éviter la perte de temps que nécessitent l'ouverture et la fermeture des portes dont sont munis ces *tonneaux-laveurs*, M. l'ingénieur Chasles a imaginé une modification très ingénieuse, en remplaçant les portes par une ouverture libre et incomplètement bouchée à l'aide d'une demi-cloison (fig. 94).

Lorsque le linge est introduit, avec le liquide laveur, dans ce tambour et qu'on fait tourner celui-ci dans un sens, le contenu se met en mouvement sans qu'une goutte de liquide soit projetée au dehors ; quand on le fait tourner en sens inverse, tout le contenu s'en échappe.

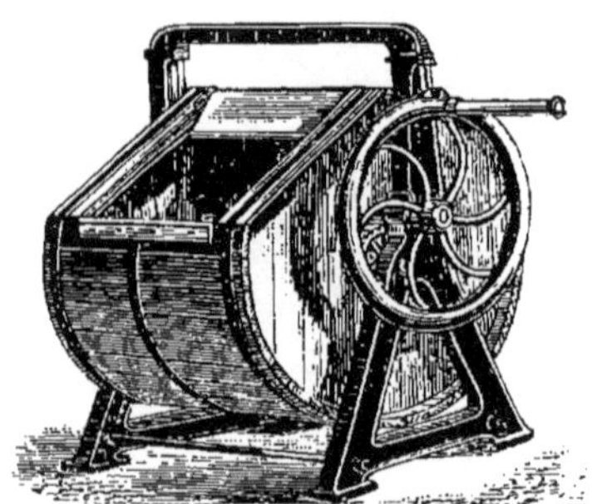

Fig. 93. — Tonneau-laveur (système Decoudun).

Le lavage mécanique réalise une grande économie de main-d'œuvre. Avec un tonneau mû par une manivelle, un ouvrier fait trois fois plus de besogne qu'en lavant à la main, dans le même espace de temps.

De plus, le nettoyage se fait régulièrement dans toutes les parties, et l'usure est bien moins grande que quand on se sert de la brosse et du battoir. Au point de vue de l'hygiène, les tonneaux-laveurs constituent un grand progrès, en ce qu'ils réduisent considérablement la manipulation du linge par les ouvriers et que celle-ci n'est pas sans danger.

La maison Decoudun construit aussi des machines à laver pour le blanchissage rapide. Ces appareils, qui peuvent expédier 40^{kg} de linge à l'heure, sont précieux en temps d'épidémie, alors qu'il faut faire beaucoup de besogne en peu de temps.

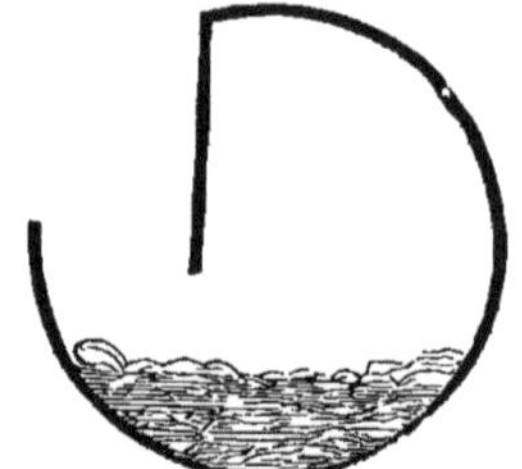

Fig. 94. — Coupe schématique d'un tonneau-laveur montrant l'ouverture libre et la cloison.

Ces moyens mécaniques ne sont en usage que dans les grands établissements, dans presque tous les lavoirs publics on lave et on savonne à la main, à la brosse et au battoir.

Rinçage — Les opérations précédentes laissent dans le linge des parties solubles savonneuses ou alcalines qu'il faut enlever en le passant à l'eau pure. C'est ce qui constitue le *rinçage*. Il demande beaucoup d'eau. Il se fait dans le courant même sur les bateaux-lavoirs et à terre dans un réservoir spécial situé en amont du bassin où s'opère le savonnage. Le rinçage se complète par l'enlèvement des taches qui s'opère à l'aide de l'eau de Javel. Le linge fin est ensuite passé au bleu, ce qui lui donne un aspect plus agréable.

Séchage. — C'est le dernier temps du blanchissage et le plus difficile à réaliser dans les grandes villes. A la campagne, rien de plus facile.

Après avoir lavé le linge au ruisseau, on l'étend sur l'herbe, ou sur les buissons et il sèche à l'air et au soleil, qui rendent le linge plus blanc et le désinfectent mieux que tous les procédés artificiels. Dans les petites villes, on a des séchoirs en plein vent, près des lavoirs ; mais dans les grandes, le défaut d'espace ne permet pas d'en installer et les blanchisseuses emportent leur linge à peine tordu sur leurs épaules encore moites de la sueur du travail et s'en vont le tendre dans leur petit logement qu'il remplit d'humidité. Cette buée imprègne les murs, les planchers, le mobilier de ces pauvres ménages et ne se dissipe plus. On peut, dit Tardieu, affirmer qu'il n'y a pas de cause plus active des maladies constitutionnelles qui sont la plaie vive des populations pauvres de nos grandes villes (1).

Grâce aux lavoirs publics, ces dangers ont en partie disparu. A Paris les laveuses des quartiers excentriques emportent presque tout leur linge chez elle. Leurs logements sont plus vastes, les propriétaires accordent souvent un petit espace, dans la cour ou dans un jardin, pour étendre le linge de leurs locataires. Celles-ci font ainsi l'économie du séchoir public et il n'y en a que 20 p. 100 à y recourir. Dans les quartiers du centre, où les propriétaires défendent d'étendre le linge dans la cour, où les logements sont plus petits, il y a 70 p. 100 des laveuses à recourir au séchoir du lavoir public (2).

Les habitations ouvrières élevées, dans les grandes villes de France, depuis quelques années, par les sociétés de construction et notamment celles de la Société philanthropique dont il a été question plus haut, ont de petits séchoirs dans leurs cours, c'est-à-dire que les ménagères peuvent étendre leur linge sur des tringles que supportent des poteaux disposés à cet effet (3).

L'opération du séchage comprend deux temps distincts : l'essorage et le séchage proprement dit.

L'*essorage* peut se faire à la main par torsion ou pression : mais ces manœuvres sont fatigantes, détériorent le linge et y laissent de grandes quantités d'eau. Dans tous les lavoirs publics on se sert d'essoreuses mécaniques. Il serait à désirer que leur usage se répandît partout et surtout dans les hôpitaux où elles ne sont pas assez employées et dans lesquels le séchage à l'air libre présente des inconvénients.

Ces appareils si utiles sont basés sur le principe de la force centrifuge. Ils se composent d'un panier perforé, en tôle, traversé par un axe vertical qui le fait tourner très rapidement dans un cylindre en fonte. Celui-ci recueille l'eau projetée (fig. 95).

(1) A. TARDIEU, *Dictionnaire d'hygiène et de salubrité*, 2e édition, t. II, p. 536.
(2) GÉRARDIN, *les Lavoirs publics à Paris* (*loc. cit.*), p. 21.
(3) *Encyclopédie d'hygiène*, t. III, p. 446.

L'appareil est mis en mouvement par une machine ou simplement à bras. L'opération dure quinze minutes, sur lesquelles dix sont employées pour le chargement et le déchargement. L'essoreuse enlève au linge les deux tiers de l'eau qui l'imbibait; le reste doit être éliminé par le séchage à l'air libre ouà l'air chaud.

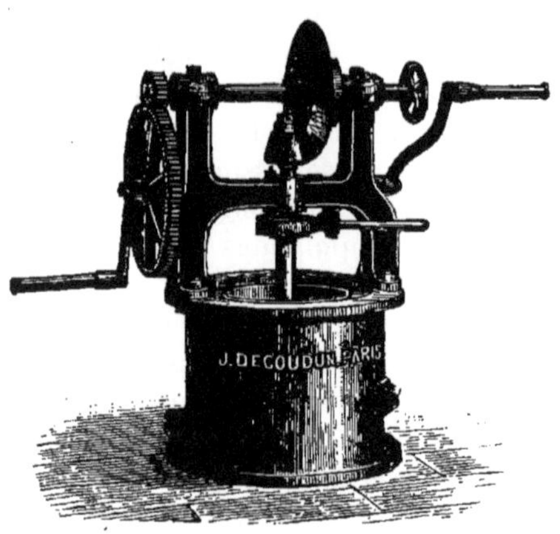

Fig. 95. — Essoreuse centrifuge

Un séchoir à l'air libre doit être exposé aux vents régnants et sablé pour réverbérer la chaleur. On y dresse des poteaux en séries parallèles distantes de deux mètres et on tend dessus des fils de fer galvanisés. Il faut compter sur un mètre carré par kilogramme de linge à sécher et par jour.

Dans nos climats, le séchage à l'air libre est souvent empêché par le mauvais temps et, dans les grandes villes, il demande trop d'espace; aussi toutes les buanderies importantes ont un séchoir à air

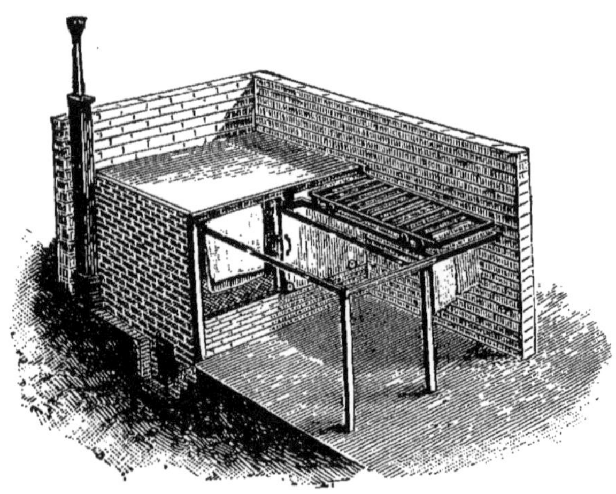

Fig. 96. — Séchoir à air chaud (système Chasles).

chaud. Les premiers ont été installés en Angleterre. Ceux d'*Easton-Square* et de *Gouldston-Square* ont été longtemps cités comme des modèles (1). En France, on préfère aujourd'hui les séchoirs du système Chasles (fig. 96).

(1) E. Beaugrand, article *Lavoirs* du *Dictionnaire encyclopédique*.

Dans ce séchoir, chaque étuve a deux compartiments desservis par des chassis en fer, à roulettes, munis de tringles parallèles aux portes. Celles-ci glissent l'une sur l'autre de façon à ce qu'on n'ouvre jamais que la moitié de l'étuve. Quand le séchage est terminé d'un côté, on ouvre la porte, on fait sortir le chariot à roulettes puis on ferme pour éviter la perte de chaleur. On retire le linge sec des tringles, on le remplace par du linge humide et on repousse le chariot dans l'étuve. On fait de même pour l'autre côté et de cette façon le travail est continu. Le séjour du linge dans l'étuve est de vingt minutes. Le chauffage peut se faire avec des calorifères à air chaud ou à eau chaude ; mais pour ne pas altérer le linge, il ne faut jamais dépasser plus de 90°. La meilleure température est celle de 60° à 70°.

Le séchage à air chaud est dispendieux. Il coûte dix fois plus cher que l'essoreuse pour enlever une quantité d'eau égale, mais il est expéditif et permet d'apprêter en peu de temps beaucoup de linge ce qui le rend très utile dans les habitations collectives (hôpitaux, lycées, casernes), ou il faut compter en moyenne sur 6^{kg} de linge sec à fournir par tête et par semaine.

Repassage. — Il consiste à faire passer des plaques de fer chauffées sur le linge encore humide. Dans certains pays on se sert d'ustensiles plus compliqués. La plaque est plus large et surmontée d'une petite caisse en tôle ajourée, remplie de charbon de bois incandescent. C'est le fer à repasser. Dans les grandes buanderies on a des fourneaux spéciaux pour chauffer les plaques. Le repassage a pour but de lisser le linge, de le bien assécher et de lui donner plus de rigidité, surtout dans les parties qu'on a préalablement empesées C'est la dernière opération qu'on lui fait subir.

Les grands établissements de blanchissage ont des machines à repasser qui économisent le temps et la main-d'œuvre. Ce sont des cylindres chauffés par les générateurs de vapeur et mus par la machine. Les pièces de linge se déroulent sur ces cylindres et se sèchent en peu d'instants. On ne repasse ainsi que le linge plat.

Grâce aux perfectionnements que nous venons de passer en revue, le blanchissage peut se faire en grand, d'une façon rapide et économique. Il y a, à New-York, des buanderies installées de façon à pouvoir blanchir en un jour tout le linge sali par un paquebot transatlantique dans le cours d'une traversée. La grande buanderie construite récemment à l'hôpital Laënnec, peut laver de 7.000 à 8.000^{kg} de linge par jour. Elle a quatre lavoirs, six grandes cuves à lessiver, six tonneaux-laveurs, quatre essoreuses et quatre séchoirs du système Chasles.

4° Hygiène du blanchissage. — Cette industrie intéresse l'hygiène sous deux points de vue : la salubrité publique et la santé des blanchisseuses.

Contamination des cours d'eau. — Les eaux qui proviennent des lavoirs sont troubles, épaisses, chargées de toutes les impuretés que le linge y a laissées et du savon dont on s'est servi. Elles renferment de plus des millions de bactéries qui ne sont pas toutes inoffensives. Les lavoirs situés à la campagne sont entourés de flaques boueuses, de fossés remplis d'eau de savon qui croupit au soleil et d'où s'échappent des exhalaisons dangereuses. Ils empoisonnent les petits cours d'eau et c'est, comme on le sait, le mode de propagation le plus actif des maladies infectieuses. Le choléra, dans les épidémies, suit le cours des ruisseaux qui transportent de village en village les germes provenant des déjections des malades dont le linge y a été lavé.

Les lavoirs collectifs avec buanderies, offrent les mêmes dangers lorsqu'on n'a pas soin de diriger leurs eaux sales sur des points où elles sont inoffensives et qu'on les laisse se rendre à ciel ouvert dans les cours d'eau du voisinage. Les conseils d'hygiène ont eu maintes fois à s'occuper de ces questions-là et le comité consultatif d'hygiène publique de France, s'est prononcé à diverses reprises à leur égard. Plusieurs de ces décisions sont consignées dans son recueil (1).

Les fleuves eux-mêmes peuvent être contaminés par les eaux de lavage, lorsque des établissements considérables sont situés sur leurs bords ou à leur surface. Nous avons dit qu'il avait été plusieurs fois question de supprimer ceux qui flottent sur la Seine et sur la Marne. Le Conseil d'hygiène et de salubrité de la Seine, s'est livré, en 1886, à une enquête sérieuse dont M. Jungfleisch a été le rapporteur. Il s'adjoignit à cet effet le Dr Miquel, le savant bactériologiste de l'observatoire de Montsouris. Ils firent leurs recherches dans trois lavoirs publics des quartiers de la Sorbonne et de Saint-Victor et trouvèrent en moyenne 26 millions de bactéries par centimètre cube. L'eau d'essangeage est, sous le rapport bactériologique, la plus impure de toutes celles qui traversent les villes. Elle l'est quatre fois plus que l'eau d'égout qui n'en contient, à Clichy, que 6 millions et 130 fois plus que l'eau de Seine à Saint-Denis (2).

A la suite du rapport de M. Jungfleisch, le Conseil d'hygiène et de salubrité se prononça pour la suppression de tous les lavoirs flottants du département de la Seine. La Chambre syndicale des maîtres de bateaux-lavoirs, s'émut de cette déclaration, fit une contre enquête (3) qui donna des résultats différents et le préfet de la Seine ne donna pas de suites à cette affaire. Elle est revenue deux fois depuis devant le Conseil et le résultat a toujours été négatif. Cela se comprend : Les bateaux-lavoirs ne sont pas seuls à souiller la Seine ; les lavoirs qui sont à terre y versent également leurs eaux sales par l'intermédiaire des égouts et du grand

(1) *Recueil des travaux du Comité consultatif d'hygiène publique de France*, 1881, t. X, p. 13, p. 75, et 1883, t. XI, p. 141.

(2) MIQUEL, *De la richesse en bactéries des eaux d'essangeage* (*Revue d'hygiène et de police sanitaire*, t. VIII, p. 138.

(3) A JALTRAIN, *La question des bateaux-lavoirs* (*Journal d'hygiène*, 1892, N° 833, p. 423).

collecteur qui débouche à Clichy. De plus le fleuve reçoit les matières fécales des communes qui sont en amont et des nombreuses chûtes directes qui existent actuellement dans Paris. Lorsque la totalité des eaux d'égout sera dirigée sur les terrains d'épandage, que tous les déversements de matières fécales dans la Seine seront supprimés, ce sera le moment de prendre des mesures contre la pollution du fleuve par les lavoirs flottants. En attendant, il est prudent de ne pas en laisser augmenter le nombre.

Maladies professionnelles. — Ramazzini a tracé le plus sombre tableau de la profession de blanchisseuse. Il est certain qu'il n'y en a guère de plus pénible. A la campagne où ce métier s'exerce en plein air, sur le bord des ruisseaux ou des mares, les malheureuses qui passent toute la journée agenouillées sur un sol humide, les mains et les avant-bras dans l'eau froide ne sont assurément pas dans des conditions bien hygiéniques ; mais celles qui travaillent dans les lavoirs des grandes villes sont plongées dans une atmosphère tiède et humide qui ne vaut pas mieux que le froid du dehors. Lorsqu'elles sortent de l'établissement, le corps en sueur et portant leur linge mouillé sur leurs épaules, elles sont exposées à des refroidissements et contractent comme les autres des bronchites et des douleurs rhumatismales. Gamberini a même décrit une névralgie des avant-bras qui leur est spéciale. Elle s'étend du bout des doigts jusqu'au pli du coude et a pour caractère particulier de s'exaspérer pendant la nuit.

Les blanchisseuses sont sujettes à des gerçures, à des éraillures douloureuses siégeant à la face dorsale des mains et dans les plis interdigitaux. On a accusé les chlorures alcalins d'en être la cause ; mais on les emploie en dissolution trop étendue pour cela. C'est la macération continuelle dans l'eau de savon chaude qui ramollit et fendille l'épiderme.

Le jeu du battoir détermine à la longue des callosités à la main droite ; le mouvement de la main gauche pour retenir le linge amène parfois la rétraction de l'aponévrose palmaire, la flexion de la main et la formation d'un bourrelet calleux transversal surtout marqué à la base des deux derniers doigts. La pression de l'avant-bras sur le bord du baquet produit aussi des callosités caractéristiques (1) ; mais ces déformations professionnelles sont du ressort de la médecine légale plutôt que de l'hygiène.

La profession de repasseuse a également ses inconvénients. Le séjour habituel dans une atmosphère chaude et humide est malsain et l'emploi du fer à repasser qui porte avec lui un foyer de charbon de bois incandescent, cause de la céphalalgie, des nausées, des vertiges, tous les accidents dus à l'absorption de l'oxyde de carbone, en un mot. La

(1) TARDIEU, *Annales d'hygiène et de médecine légale*, 1re série, t. XLII, p. 198.

profession de repasseuse paie à la phthisie pulmonaire un tribut plus onéreux que les autres.

§ III. — ABATTOIRS, HALLES ET MARCHÉS

Nous réunissons dans ce paragraphe, les établissements consacrés à l'alimentation parce qu'ils forment un groupe naturel et qu'ils sont soumis à une même législation.

I. **Abattoirs.** — Les abattoirs publics sont une des créations qui ont le plus profité à l'hygiène urbaine, en permettant de surveiller et de centraliser un grand nombre d'industries incommodes ou insalubres. Elle ne remonte qu'au commencement du siècle. Auparavant, le bétail destiné à l'alimentation était tué dans la cour ou dans la boutique du boucher. C'est encore ce qui arrive dans les bourgs, les villages et dans bien des petites villes.

Ces tueries particulières se multiplient surtout au voisinage des grandes villes, et donnent lieu à un commerce clandestin des plus dangereux. On y conduit, de toute la région, les bêtes malades qui seraient saisies comme impropres à l'alimentation, celles qui vont mourir d'une affection contagieuse ; on les abat, on les dépèce et on les introduit en ville sous le nom de *viandes foraines,* en trompant la surveillance.

Les tueries particulières sont une cause d'insalubrité pour tout le voisinage. La cour, située derrière la boutique du boucher, devient un foyer pestilentiel pour toutes les maisons qui l'entourent ; le plus souvent elle est au centre même du village. Le sang s'écoule librement sur le sol, les issues sont jetées sur le fumier, les eaux infectes, chargées de débris, s'écoulent dans le ruisseau qui longe les maisons et vont contaminer le cours d'eau où s'abreuvent les habitants de la localité d'aval. Ces tueries sont tellement nombreuses, que toute surveillance est impossible ; le maire ferme les yeux, même quand il n'est pas l'ami du boucher ; les voisins se plaignent, mais personne ne les écoute et le pays est infecté.

La création d'un abattoir, au contraire, c'est la concentration et la surveillance d'un grand nombre d'opérations dangereuses et incommodes, c'est le contrôle rigoureux, par des agents spéciaux et compétents, de ce qui entre dans l'établissement et de ce qui en sort ; on arrête et on saisit les bêtes malades ou suspectes qu'on prétend faire servir à l'alimentation ; l'examen des viscères est fait par un vétérinaire après l'occision ; on ne livre à la consommation que les viandes dont l'intégrité a été reconnue ; les parties qui contiennent les germes de maladies transmissibles sont détruits sur place, et ne souillent ni l'air, ni le sol, ni les eaux du voisinage. L'abattoir public est donc la meilleure garantie contre des causes nombreuses d'insalubrité et de maladies.

1° Historique. — Dès le commencement du siècle, un certain nombre de grandes villes de France, Lyon, Nantes, Toulouse, Tours, Moulins possédaient depuis longtemps des abattoirs publics, dont quelques-uns remontent à l'ordonnance de Henri III, en 1577. Ceux de Paris ont été créés par le décret impérial du 9 février 1810. Maintenant, il n'en reste plus que quatre : les abattoirs généraux de La Villette, où on tue des animaux de toute espèce, ceux de Grenelle, de Villejuif où on ne tue que des bœufs, des taureaux, des vaches et des moutons, celui des Fourneaux où on n'abat que des porcs. L'abattoir de La Villette figure à lui seul pour les quatre cinquièmes dans le nombre total des animaux sacrifiés et pour 87 p. 100 en ce qui concerne l'espèce bovine ; il est question depuis six ans d'établir, sur la rive gauche de la Seine, un abattoir général semblable à celui de La Villette et de supprimer les trois petits. Cette création est décidée, les fonds sont votés. On atteindra de cette façon la limite extrême de la concentration. Dans ces grands établissements, l'unité de direction et la surveillance sont difficiles. Ce sont des foyers d'insalubrité extrêmement puissants et, de plus, ils mettent une grande ville à la merci du personnel qui les fait fonctionner. On se fera une idée du mouvement qui s'y opère par le tableau suivant que nous empruntons au *Rapport sur les consommations de Paris et sur la gestion des halles, marchés et abattoirs, en 1889* :

ESPÈCES DE BESTIAUX.	NOMBRE de bestiaux sacrifiés.	QUANTITÉS totales des viandes provenant des abatages.	QUANTITÉS DE VIANDES sorties des abattoirs.	
			Pour l'extérieur.	Pour Paris.
	Têtes.	kil.	kil.	kil.
Bœufs, taureaux, vaches....	289.854			
Veaux....................	261.401	147.674.953	19.434.921	128.240.032
Moutons, chèvres..........	1.615.833			
Porcs....................	292.957	21.420.692	235.782	21.184.910
Totaux.............	2.460.045	169.095.645	19.670.703	149.424.942

Presque toutes les villes de quelqu'importance ont aujourd'hui leurs abattoirs et l'administration fait tous les efforts pour en favoriser la construction, parce que la création d'un abattoir public légalement établi entraine de plein droit la suppression des tueries particulières (art. 2 de l'ordonnance royale du 15 avril 1838 (1). La plupart des pays

(1) Une décision du Conseil d'État datée du 7 mars 1890 a restreint l'application de cet article ; la Cour de Cassation à également rendu deux arrêtés favorables à la fraude et le Comité consultatif s'est plus d'une fois occupé de la question (Voyez pour la réglementation : *Encyclopédie d'hygiène*, t. III, p. 771).

de l'Europe ont suivi l'exemple de la France en prenant les abattoirs de la Villette pour modèle. Ceux de Munich (1878), de Berlin (1883), de Hanovre (1881), ne laissent rien à désirer. En Suisse, en Belgique, en Espagne, en Italie, les abattoirs publics sont l'ornement des villes qui les ont élevés.

En Angleterre comme en Amérique, il n'y a que des abattoirs particuliers ; à Londres, les bouchers continuent à abattre chez eux. On a pourtant construit à Depfort un abattoir gouvernemental et international où l'on soumet à une quarantaine de onze jours le bétail qui vient de l'étranger. A New-York, les bouchers se sont associés pour créer à leur frais, de grands abattoirs privés. Les pays du Nord (Suède, Norvège, Danemark) qui sont d'habitude à la tête du progrès en hygiène, ne possèdent presque nulle part d'abattoirs et subissent encore le joug des tueries particulières (1).

2° Emplacement et installation. — Les abattoirs, comme tous les établissements du même genre, doivent être placés en dehors des villes. Ils sont rangés dans la première classe des établissements incommodes, insalubres et dangereux.

De plus, ils entraînent la création dans leur voisinage d'un grand nombre d'industries gênantes et malsaines qu'on ne saurait assez éloigner des agglomérations : fonderies de suif, cuisson des triperies, séchage des peaux, fabriques de cordes à boyaux et de colle-forte, dépôts de fumiers et de gadoues, etc. Ils ne doivent pas être trop écartés des agglomérations, car les bouchers cesseraient de les fréquenter et le transport de la viande deviendrait trop onéreux. D'autre part, on n'oubliera pas que les villes tendent constamment à s'agrandir, et qu'un abattoir construit à la barrière de l'octroi a beaucoup de chances de se trouver, vingt ans après, dans l'enceinte même de la ville. Il faut les placer de préférence dans la direction où la ville tend le moins à s'étendre, et où le terrain a le moins de valeur.

Ils doivent être d'un accès facile pour les bestiaux, situés au voisinage des routes, des chemins de fer, des canaux, afin d'éviter les dangers résultant de la circulation d'animaux excités au milieu de la population agglomérée. C'est pour la même cause qu'on les établit d'ordinaire au voisinage immédiat des marchés aux bestiaux, comme on l'a fait à la Villette, à Paris, et dans un grand nombre de villes.

En choisissant un lieu élevé, on a l'avantage d'assurer la dispersion des mauvaises odeurs par les vents, en ayant soin que l'abattoir ne soit pas placé sur le trajet des vents dominants qui soufflent vers la ville. Des murs très hauts et des rideaux d'arbres faciliteront d'ailleurs la

(1) Pour les abattoirs des grandes villes d'Allemagne et d'Autriche, lire le chapitre de Hausburg et Kusin, dans le *Bericht von P. Börner ueber die Algemeine deutsche Austellung auf dem Gebiets der Hygiène*, Berlin, 1882-83, t. II, p. 36.

dissémination de ces mauvaises odeurs dans l'atmosphère. En outre, cette position élevée rend plus facile l'écoulement des eaux vannes, qui doit avoir lieu de préférence en aval de la ville ou dans une direction divergente.

3° Parties constitutives d'un abattoir. — Les éléments essentiels d'un abattoir sont l'*échaudoir*, la *triperie*, les *voiries* ou *coches*, les *porcheries*. Les éléments accessoires sont : les *écuries-bouveries*, etc , les *fonderies de suifs*, les *dépôts de cuirs verts*, etc.

Echaudoir. — C'est à la fois la tuerie et le magasin de chaque boucher. Il y en a toujours un nombre considérable ; on en compte 280 à la Villette. On distingue les échaudoirs particuliers ou *cases d'abat*, dans lesquels chaque boucher est chez lui et dont il emporte la clef, et les *halles d'abat* qui servent à plusieurs bouchers à la fois. Les échaudoirs sont de petites salles alignées autour d'une vaste cour dans laquelle on tue les animaux. Il est défendu de laisser couler le sang dans les ruisseaux et les égouts. On le recueille dans des plateaux où on le laisse se coaguler et qui doivent être immédiatement transportées aux *coches* (1). L'albumine est utilisée pour le raffinage du sucre et pour la fixation des couleurs dans l'impression des étoffes. Le caillot est transformé en engrais. Le sang défibriné et resté liquide, sert aussi à la clarification des sirops et des vins.

Les panses, intestins, mésentères, épiploons sont transportés à la triperie ; puis on procède à l'*habillage* des bêtes abattues ; on les souffle, on les écorche ; on détache les déchets de suif, les viscères restants et on pend les animaux, en les alignant pour attendre la vente. Ces opérations ne peuvent se faire sans qu'il en résulte un amas de sang, de déjections, de débris de toute sorte qui exigent un lavage à grande eau à la fin des abatages.

La construction des échaudoirs est soumise aux règles suivantes :

Les murs doivent être lisses et imperméables, jusqu'à la hauteur de 2m, de manière à pouvoir être journellement lavés à grande eau, et à empêcher la pénétration des matières organiques dans l'épaisseur de la muraille. Le ciment remplit le mieux cette condition ; l'enduit de coaltar fréquemment renouvelé atteindrait le même but, mais absorberait sans doute trop de lumière et rendrait les échaudoirs obscurs.

Le sol doit être fortement incliné, des deux côtés, vers une rigole centrale, cimentée, qui conduit les eaux de lavage dans une auge ou puisard étanche où elles ne doivent pas séjourner plus de quelques heures. Le sol est cimenté ou dallé ; les dalles, rejointoyées en ciment, doivent être en pierre très dure, de 25cent d'épaisseur ; autrement elles se dégradent, deviennent raboteuses, inégales ; les débris solides et les liquides restent

(1) Article 10 et 15 de l'ordonnance de police du 10 août 1879, *sur la police des abattoirs de Paris*.

stagnants dans les dépressions; le ciment de Portland est peut-être préférable.

Un robinet de lavage donnant l'eau sous pression, doit toujours être placé dans un point de l'échaudoir, pour en assurer le nettoyage à la lance, immédiat et à fond. Bien que l'entraînement mécanique de toutes les particules et liquides organiques soit le plus sûr moyen d'assurer la désinfection, il peut être utile, surtout pendant les chaleurs, de faire disparaître les odeurs désagréables qui imprègnent les parois et tous les objets renfermés dans les échaudoirs. Un moyen excellent paraît être la pulvérisation, à l'aide d'un vaporisateur mécanique du système Geneste et Herscher, d'une solution de crésyl ou créoline à 1 p. 100. Ce moyen, employé depuis 1888 au marché aux bestiaux de la Villette, paraît avoir donné les meilleurs résultats (1).

Une aération libérale et une fraicheur constante sont nécessaires pour empêcher, dans ce milieu incessamment souillé, les décompositions organiques, les mauvaises odeurs et la détérioration ultérieure de la viande. Pour atteindre ce but, on remplace la partie supérieure des deux parois opposées par des clairevoies fixes, ou persiennes en bois, en métal ou en verre, comme dans la plupart des halles et marchés. Chaque échaudoir doit être surmonté d'un faux toit, transformé en grenier ou *séchoir*, qui sert ordinairement de vestiaire aux gens de service. On empêche ainsi l'échauffement par le toit pendant la saison chaude.

La fraicheur, entretenue par une ventilation active, réussit le plus souvent à écarter les mouches, qui sont non seulement une gêne, mais une source de corruption des viandes et à la rigueur un mode de propagation de certaines maladies virulentes du bétail vivant ou abattu.

Triperies. — Après l'abatage, les panses, les intestins, le foie, le poumon, la rate, les pieds, la langue, la cervelle sont portés dans les ateliers de triperies. Les panses et les intestins passent d'abord par les *coches* où ils sont vidés et lavés ; les issues des bestiaux sont cuites et préparées dans les triperies avant d'être emportées. Les ateliers d'échaudage et de cuisson doivent être lavés tous les jours avec le plus grand soin et pour cela les locaux doivent être dallés avec pentes suffisantes, bien ventilés, munis de rigoles et de robinets sous pression. Les fourneaux à fort tirage sont munis de hottes pour l'entraînement des buées, et d'une haute cheminée dépassant de beaucoup les toits des maisons voisines. Les chaudières, placées au-dessous de ces hottes, sont en cuivre étamé ou en fonte, entretenues dans un état irréprochable de propreté ; des robinets d'eau alimentent à la fois les chaudières et les auges en bois ou en pierre dans lesquelles se font les derniers lavages et la manipulation des issues. Aucun logement ne doit être occupé, surtout la nuit, dans les ateliers de triperies, dont la propreté sera surveillée d'une façon particulière.

(1) *Note sur le service de désinfection du marché aux bestiaux de la Villette* (*Bulletin municipal officiel de la Ville de Paris*, numéro du 4 novembre 1889).

Coches ou voiries. — Ce sont les cours destinées à recevoir les fumiers, les détritus d'abats et le contenu des organes digestifs. Elles sont dallées et entourées de murs. Les voitures y pénètrent chaque jour pour déposer ou enlever tous ces détritus incessamment renouvelés et qui s'altèrent avec rapidité pendant la saison chaude. Les voitures qui apportent ces résidus sont garnies en zinc à l'intérieur et complètement étanches ; les tombereaux qui les emportent sont couverts. La vidange des *coches* doit être faite au moins tous les deux jours et elles sont lavées après chaque opération (1).

4° Nettoyage des abattoirs. — La salubrité d'établissements dans lesquels on se livre à des manipulations pareilles ne peut être entretenue qu'à la faveur d'une propreté rigoureuse et de lavages continuels ; des quantités d'eau considérables sont nécessaires pour cela, des puits intérieurs ne sauraient y suffire, il faut une dérivation puissante de l'eau de la ville, avec de grands réservoirs, pour les besoins imprévus. Des prises d'eau et des lances doivent être placées dans toutes les parties de l'établissement et prêtes à fonctionner à toute heure.

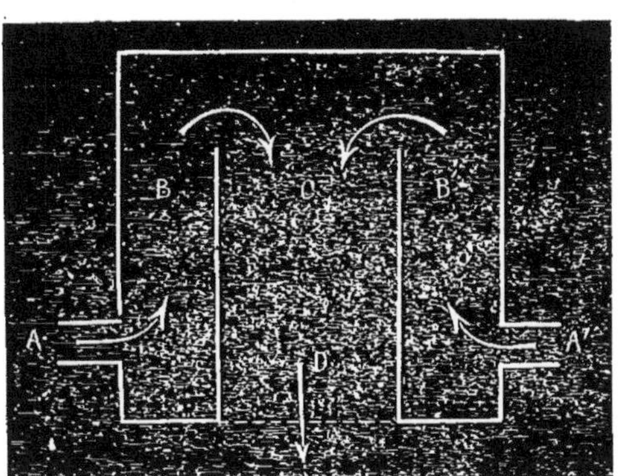

Fig. 97. — Bassin de décantation de l'abattoir de Munich.

Les torrents d'eau répandus sur les dalles doivent s'écouler ensuite dans des égouts en pente douce, à parois lisses et imperméables. Dans les villes qui n'ont pas un réseau d'égouts parfait, il faut les conduire dans des bassins de décantation pour y déposer les matières lourdes, pâteuses et les corps étrangers qu'elles ne peuvent pas manquer d'entraîner. L'abattoir de Munich, qu'on peut citer comme un modèle et qui n'a encore que 15 ans de date, est pourvu de bassins de décantation, dont nous donnons ci-dessus un schema explicatif (fig. 97).

Les eaux chargées de détritus entrent dans le bassin par les ouvertures A et A' ; déposent leurs matières lourdes dans les compartiments B et B', puis passent dans celui du centre C, et s'écoulent ainsi décantées par le trop plein D, qui est garni de pointes de fer assez rapprochées pour arrêter les corps flottants. Le bassin de décantation de Munich est curé tous les mois, ce qui semble bien insuffisant (2).

(1) Ordonnance de police du 20 août 1879, articles 23, 24 et 25.

(2) Nous rappellerons que Munich ne possède pas un réseau complet d'égouts

Les eaux provenant des abattoirs ne doivent jamais être versées dans les cours d'eau du voisinage, ni même dans les petites rivières, c'est tout au plus si on peut les confier au cours rapide d'un fleuve. Dans l'immense majorité des cas, il faut les conduire sur des terrains d'épandage d'une étendue suffisante pour pouvoir les épurer en totalité.

5° Annexes des abattoirs. — *Les tueries de porcs* donnent lieu à des considérations spéciales. Dans tous les abattoirs, ces animaux sont sacrifiés et préparés dans un bâtiment particulier. On les étourdit d'un coup de masse, on les saigne et on recueille le sang dans des bassins ; puis on arrache les longues soies et on détruit les autres par le grillage ou l'échaudage. Le grillage se fait en flambant la peau avec de la paille sèche, ou à la flamme du gaz ; l'échaudage a lieu dans une auge où on arrose l'animal avec de l'eau très chaude, mais non bouillante ; puis on racle la peau pour la débarrasser des soies ; ensuite on ouvre l'animal, on le vide et on le pend aux chevilles de traverse. La seule opération qui offre des inconvénients spéciaux, est celle du grillage. Le brûloir dans lequel elle s'opère, indépendamment des chances d'incendie qu'il cause, répand des odeurs de corne brûlée très désagréables pour le voisinage, et la fumée qui s'en dégage n'est pas sans danger pour les ouvriers. Le seul moyen de remédier à ces inconvénients, consiste à élever le plafond et à le surmonter d'une haute cheminée à fort tirage.

Écuries, bouveries, porcheries, bergeries. — Elles occupent une grande place dans les abattoirs des grandes villes, parce que les animaux achetés sur les marchés ne sont tués qu'au fur et à mesure des besoins de la consommation journalière.

Cette agglomération d'animaux dans des locaux toujours encombrés, exige une surveillance et des soins de propreté sur lesquels nous reviendrons à l'occasion du marché de La Villette.

Fonderies de suif. — La fonte du suif en branche, répand des odeurs infectes dans le voisinage et fait courir des chances d'incendie ; on a diminué ces inconvénients et ces dangers en annexant les fonderies aux abattoirs (1), où les opérations qu'elles comportent peuvent être faites avec des appareils perfectionnés. Le suif en branches, mélangé à de l'eau alcalinisée ou acidulée, est renfermé dans des chaudières munies de couvercles bien ajustés et surmontées de hottes que prolongent de hautes cheminées. Le mélange est chauffé à 100 degrés par le dégagement de vapeur sous pression amenée par un serpentin. Les eaux résiduaires sont refroidies et désinfectées avant d'être envoyées à l'égout. Les lumières libres sont interdites dans les fondoirs ; les murs, le sol, les escaliers doivent être grattés toutes les semaines, et les cheminées ramonées tous les quinze jours (2). La création d'un fondoir, dans tout

(1) Ordonnance royale du 14 mai 1828.

(2) Ordonnance de police du 20 août 1879, annulée 28 à 33.

abattoir public, entraîne de droit la suppression de toutes les fonderies particulières de la localité.

II. **Halles et marchés**. — Ces établissements dans lesquels se vendent toutes les denrées nécessaires à la consommation, doivent être l'objet d'une surveillance incessante. Les villes, ainsi que le fait observer le docteur Arnould, ont le plus grand intérêt à favoriser la réunion dans un même lieu de toutes les denrées alimentaires ; d'abord, parce que leur contrôle régulier attire les produits de bonne qualité et écarte ceux qui craignent la lumière et ensuite parce que la poursuite et la saisie des substances avariées, falsifiées, dangereuses, ne peuvent s'exercer complètement que là. Ces établissements sont donc une nécessité ; mais il ne faut pas se dissimuler que la réunion de quantités considérables, sur un même point, de matières éminemment putrescibles, l'odeur qu'elles dégagent, les liquides qui s'en écoulent, constituent un danger permanent pour les quartiers nécessairement centraux où ces grands dépôts sont installés.

Ce danger ne peut être écarté qu'à l'aide de précautions minutieuses. Cette nécessité explique le grand nombre de règlements qui existent sur la matière et dont nous aurons à nous occuper.

Aujourd'hui toutes les villes ont leur marché ; la plupart ont des halles couvertes destinées à l'emmagasinement et à la vente des denrées alimentaires ; mais dans beaucoup de petites localités, elles ne sont pas fermées. Elles occupent souvent de vieux bâtiments construits pour d'autres usages et ne reçoivent que certaines denrées telle que la viande le poisson, tandis que le commerce des grains, des légumes, des bestiaux, des volailles, se fait sur des marchés en plein air ; mais, dans les grandes villes, on a consacré à cet usage de grands bâtiments, appropriés à leur service spécial et réunissant le confortable à la salubrité et à l'élégance.

1° Halles des grandes villes. — Les Halles Centrales de Paris sont à cet égard un modèle qu'on a partout cherché à imiter. Elles sont l'œuvre de Victor Baltard (1). La première pierre en a été posée le 15 septembre 1851, et le premier corps de bâtiments, celui de l'Est, a été terminé dans le courant de 1859. Il comprend six pavillons, le second corps qui devait en renfermer autant n'en a que que quatre. Les deux pavillons réunis couvrent une surface de 35.500^{m}, coupée dans son milieu, par une rue large de 30^{m} avec ses trottoirs et traversée, dans sa longueur, par une grande voie à toiture vitrée de 12^{m} de largeur. Trois voies parallèles à la grande rue séparent les pavillons entr'eux. C'est le plus grand établissement de ce genre qui existe au monde. Sa construction a fait une révolution

(1) Pour l'historique et la description des Halles Centrales, Voyez : Victor Baltard, *Monographie des Halles Centrales*, Paris, 1861, grand in-folio avec 35 planches gravées.

en architecture par la substitution du fer et des vitrages, aux pierres de taille et aux moëllons. La ventilation se fait par tous les points de l'édifice, sauf dans la partie inférieure ou un mur en briques de 2m 60 de hauteur abrite les marchands et les acheteurs.

La lumière entre de tous les côtés par les grandes baies ouvertes tout autour de l'édifice ; elle est tamisée par des lames de persiennes en cristal dépoli posées dans de petits coulisseaux en fonte. Il y en a 20,000 dans tout l'établissement. Les halles sont éclairées à l'électricité depuis le 24 novembre 1889, à l'aide de deux machines ; l'une de 140, l'autre de 160 chevaux installées dans les caves. L'eau est amenée par des conduites, branchées sur celles de la ville et répandue à profusion dans tous les pavillons par des fontaines à robinet, par des bouches d'eau avec tuyaux d'arrosage et enfin, par des puits dont l'eau est réclamée pour certaines opérations particulières. En outre, pour prévenir toute interruption dans le service des fontaines et des robinets de boutiques, on a établi un réservoir central assez vaste pour fournir à la consommation pendant plusieurs jours.

Chacun des pavillons à sa destination spéciale ; leur disposition, leur aménagement, ne laissent rien à désirer (1) ; mais ils commencent à devenir insuffisants. Déjà le commerce des légumes, des fruits et des fleurs a reflué sur le carreau des halles et cependant, indépendamment de ce vaste établissement, on trouve dans Paris, douze marchés alimentaires régis par la ville, dix marchés aux fleurs, cinq marchés spéciaux, vingt marchés concédés et trois marchés particuliers.

A Londres, les halles n'ont pas un aspect aussi monumental qu'à Paris. La plus grande, celle de la viande, n'a qu'un hectare et demi de surface, 192 mètres de long, 75 de large et 9 de hauteur. Elle est traversée par une avenue carrossable de 15 mètres, par une autre voie centrale de 8 mètres, avec trois passages de 5 mètres, et se trouve ainsi divisée en seize quartiers. Chacun d'eux renferme des boutiques pour les bouchers, des locaux pour l'administration, des restaurants avec escaliers et ascenseurs, des lavoirs, des water-closets,

La ventilation repose sur la circulation de l'air. Les portes ouvertes le jour sont fermées la nuit, mais ajourées pour laisser passer l'air. La partie supérieure des fenêtres est toujours ouverte et munie de persiennes. La voie centrale et la route carrossable ont un surtoit reposant sur des parois en vitres dépolies, encastrées dans des chassis de fer et pouvant s'ouvrir à volonté.

Au-dessus de chacun des quatre coins de la halle, s'élève une tour haute de 27 mètres pour l'évacuation de l'air vicié.

Le sol est pavé avec des dalles en ciment. Au sud de la halle au

(1) Pour les details relatifs à l'installation intérieure et au fonctionnement des grandes Halles, Voyez : *Encyclopédie d'hygiène*, t. III, p. 790 et s.

poisson, sur une petite place, se trouve une haute cheminée par laquelle s'échappe l'air vicié des caves. Il y arrive par des conduits dans lesquels le mouvement de l'air est provoqué par des foyers d'appel.

C'est également dans les caves que se trouvent les chambres de réfrigération. C'est une innovation qui remonte à quelques années, à l'époque où l'Australie, la Nouvelle-Zélande et la Plata ont commencé à envoyer leurs viandes congelées, sur des navires munis d'appareils de réfrigération. Ces viandes une fois débarquées se putréfiaient rapidement, ce qui en rendait le débit très difficile et, pour les conserver, il a fallu installer à terre des chambres de froid semblables à celle des navires qui les avaient apportées. Des dépôts frigorifiques semblables ont été installés dans différentes villes de l'Europe. On va prochainement en établir un considérable à Paris ; mais nous reviendrons sur ce sujet, dans le chapitre consacré à l'alimentation.

2° Construction et hygiène des halles. — Toutes les villes n'ont pas, comme Paris, le moyen de dépenser vingt millions d'un coup, pour se construire des halles ; mais on peut s'en tirer à beaucoup moins de frais, en s'inspirant des principes de l'architecture moderne, qui permettent d'unir l'élégance et le confortable à l'économie et en se réglant pour l'hygiène sur les mesures adoptées aux halles centrales. C'est surtout dans ces grands édifices, qui ne sont pas destinés à être habités en permanence et qu'on n'est pas obligé de chauffer, qu'on peut élever à peu de frais, des édifices légers, gracieux, bien aérés et remplissant bien leur office.

En général, on choisit pour l'emplacement des halles, une place ou tout au moins un endroit bien dégagé et accessible de tous les côtés. Il ne faut pas que des édifices de ce genre fassent partie d'un groupe de bâtiments. On doit pouvoir y entrer, par chacun de leurs quatre côtés et les ventiler par toutes leurs faces. Le voisinage immédiat d'un large égout est indispensable. Cette condition n'est pas toujours facile à réaliser dans les petites villes qui sont loin d'avoir un réseau complet ; elle est pourtant de première nécessité, et il est impossible de laisser circuler, à ciel ouvert et dans un ruisseau, les eaux sanguignolentes et infectes qui sortent des halles.

Les édifices doivent être aussi simples que possible dans leur construction. Leurs dimensions doivent être en rapport avec l'importance de la localité, mais ils doivent être spacieux et hauts d'étage. Des murs en briques peu épais, supportant une charpente en fer, des cloisons en briques ou en tôle ondulée, un toit en zinc, ou en ardoise, suivant le pays, de grandes portes fermées par des grilles et pouvant laisser passer les voitures, de larges baies, avec persiennes servant de fenêtres, sont les principales conditions que l'hygiène impose dans la construction des halles. Les ouvertures aératoires doivent être placées à une hauteur suffisante au-dessus du sol, pour ne pas incommoder les marchands et les acheteurs par des courants d'air qui ne sont déjà que trop libéralement répandus par les portes toujours ouvertes qui y donnent accès.

L'éclairage peut être obtenu à l'aide de pignons vitrés, d'un double vitrage avec courant d'air entre les deux surfaces de verre pour éviter la chaleur, ou au moyen de lanternes à verres verticaux (Magne).

Le sol doit être dallé, asphalté, ou cimenté ; mais, dans tous les cas, il doit avoir une pente suffisante pour que les eaux de lavage puissent s'écouler facilement vers une conduite siphonnée qui les amène directement dans l'égout.

Il faut, dans toute halle, une ou plusieurs bouches d'eau à large ouverture placées à une certaine hauteur, au-dessus d'une grande vasque en pierre dans laquelle on puisse faire les lavages et qu'une ouverture placée à sa partie inférieure permette de vider en un instant.

Les tables et étaux, sur lesquels les viandes, les gibiers et surtout le poisson sont exposés aux regards, méritent aussi l'attention. On sait quelle odeur infecte exhale le poisson pourri. Autrefois, les tables sur lesquelles on le plaçait étaient en bois ; elles s'imprégnaient des liquides de décomposition ; on avait beau les laver, les gratter, rien ne pouvait dissiper l'insigne puanteur qui s'en échappait et qui remplissait toute la poissonnerie. A diverses reprises, le Conseil de salubrité de la Seine a été conduit à s'en occuper. Après avoir écarté tous les procédés de désinfection pour les tables en bois, condamné les tables métalliques à cause de leur altération trop facile, il s'est rattaché aux tables en pierre ou en marbre et, par le fait, aujourd'hui, dans toutes les halles, même celles des petites villes, on trouve des tables en marbre disposées à peu près comme celles de Paris.

3° Police des halles. — Le danger créé par l'accumulation des denrées alimentaires sur un même point est en raison directe de l'importance de ces dépôts. Dans les petites villes, on peut se contenter d'une propreté sommaire, sans porter atteinte à leur salubrité ; mais dans les grands centres, où des millions de kilogrammes de matières putrescibles sont amassés dans un même établissement, celui-ci deviendrait promptement un foyer d'infection redoutable, si on n'y avait pas recours à des mesures sévères, à des soins rigoureux de propreté, à une surveillance active. A Paris, où les halles centrales représentent le marché de comestibles le plus considérable du globe, il y a été pourvu par l'ordonnance du 30 décembre 1865 concernant la police des marchés publics. Ce document considérable, qui n'a pas moins de huit chapitres et de soixante-neuf articles, peut servir de modèle. Tout y est prévu, réglementé dans les plus minutieux détails et nous regrettons que les bornes et la nature de cet ouvrage ne nous permettent pas de le reproduire en entier, ainsi que les mesures prescrites par le décret du 20 novembre 1888 et l'ordonnance du 2 avril 1890. Cette dernière est relative aux maladies contagieuses et notamment à la *fièvre aphteuse* qui sévissait épidémiquement à cette époque dans les pays d'outre Rhin (1).

4° Marchés aux bestiaux. — Dans les petites villes, les marchés aux bestiaux se tiennent sur les grandes places et plus particulièrement sur celles qui sont éloignées du centre de la ville. Les animaux y sont amenés à certaines époques fixes où se font les achats, et il n'y a pas là d'établissement public. Il n'en est pas de même dans les grands centres où les arrivages et les achats se font en permanence. Dans ce cas, il y a un avantage sérieux, au point de vue de la sécurité, à les établir au voisinage des abattoirs et comme une dépendance de ceux-ci. C'est la disposition qui a été adoptée à Paris et, comme elle peut servir de modèle, nous allons la faire connaître avec quelques détails.

Le marché général de la Villette est situé dans la région nord-est de Paris, près des fortifications. Il remplit tout l'espace compris entre le boulevard Serrurier, la rue de Flandre, la rue d'Amsterdam et le canal Saint-Denis. Il est séparé des abattoirs généraux par le canal de l'Ourcq. Les deux établissements réunis couvrent un espace de 213.000^{m2}. C'est une véritable ville, avec ses quartiers, ses places, ses rues et ses carrefours. Sa construction a coûté vingt-quatre millions.

Le marché proprement dit comprend les deux grands pavillons d'administration, situés à droite et à gauche de la porte d'entrée, des deux côtés d'une très grande place pavée, dont l'ancienne fontaine du Château-d'Eau occupe le milieu. Dans le fond, s'élèvent trois immenses hangars sous lesquels s'abritent les bestiaux. Le plus grand est situé au milieu. Il a environ 250^{m} de long sur 100 de large. Il est destiné à recevoir les bœufs, les vaches et les taureaux ; ces derniers sont mis à part et placés sur les bas côtés. Les deux hangars latéraux sont plus petits et réservés, celui de droite aux porcs et aux veaux ; celui de gauche aux moutons.

Les trois hangars réunis renferment 112 préaux numérotés. Ce sont des emplacements limités par des traverses en fer supportées par des montants de même métal.

Des bâtiments alignés le long de la rue d'Allemagne servent de bouverie et de bergerie. Le marché peut contenir 6,000 têtes de bétail. Le *Sanatorium* créé en 1890, en vue de l'épidémie de *fièvre aphtheuse* dont nous avons parlé tout à l'heure, était situé dans le marché. Il est fermé depuis que l'épidémie a pris fin. L'abattoir est de l'autre côté du canal de l'Ourcq.

Les animaux arrivent au marché de La Villette, tantôt par les grandes routes, et tantôt par le chemin de fer spécial qui part de la Ceinture et fait le tour de l'établissement. Ce sont des troupeaux entiers qui s'engouffrent par toutes les portes dans cet immense marché. La plupart des Etats de l'Europe, l'Algérie, l'Amérique du Sud même contribuent à

(1) Voyez pour cette réglementation l'*Encyclopédie d'hygiène*, t. III, p. 799 et s.

l'alimenter. Les départements du centre de la France, ceux de la frontière du Nord et de l'Est viennent s'y approvisionner. On se fera une idée de l'importance de ce marché par les chiffres suivants :

En 1889, les introductions sur le marché de La Villette, ont été de :

Bœufs, taureaux, vaches	325.057	têtes
Veaux	201.086	—
Moutons	1.602.633	—
Porcs	409.563	—
Total	2.538.339	têtes.

Une concentration semblable d'animaux nécessitait un ensemble de mesures d'hygiène très complet et très rigoureusement exécuté. Il y a été pourvu par un arrêté ministériel de 1883 et par l'ordonnance du 2 février 1886. Cette dernière a déterminé les mesures de désinfection rendues obligatoires dans ces marchés. Les plaintes occasionnées par les mauvaises odeurs, qui se répandaient dans le voisinage, ont obligé l'administration à y créer au mois de mai 1888, un service spécial de désinfection, qui a acquis, en ces derniers temps, un haut degré de perfectionnement.

Après chaque tenue de marché, les clôtures, le sol des halles et bouveries qui dégageaient des émanations ammoniacales intolérables, sont aspergés et lavés avec la solution de chlorure de zinc titrée à 45° Baumé, étendue d'eau dans la proportion de 3 p. 100. On l'aromatise avec de l'essence de thym qui répand dans les bouveries une odeur d'herbage agréable. On fait encore usage d'un liquide breveté, dit antibactérien Raymond, qui contient du sulfate de zinc, de l'acide borique, de l'hyposulfite de soude et du sulfate de soude ; ce liquide est, paraît-il, efficace pour neutraliser les dégagements de sulfhydrate d'ammoniaque. Le lavage est facilité par la projection de ces liquides sous pression à l'aide des pompes rotatives, et complété par la pulvérisation de puissants antiseptiques à l'aide d'un vaporisateur ingénieux à air comprimé construit par MM. Geneste et Herscher. La plupart des liquides désinfectants employés jusqu'ici pour ces opérations tendent à être remplacés par les solutions à 1 1/2 et à 1 p. 100 de crésyl, produit complexe riche surtout en acide crésylique 50 p. 100 et en naphtaline, s'émulsionnant parfaitement avec l'eau. Ce produit se rapproche beaucoup de la créoline et se confond même avec elle.

Pour nettoyer et désinfecter, après chaque marché, les 3.600 claies de séparation en bois placées sous la halle aux moutons, on emploie aujourd'hui une machine à vapeur spéciale construite par la maison Herscher ; la vapeur sous pression rencontre et disperse, sous forme de poussière d'eau, une solution d'acide thymique ou de crésyl placée dans un récipient particulier. Le mélange de vapeur surchauffée et de liquide désinfectant s'échappe de l'orifice de la lance avec une température de + 111° qui tombe immédiatement à 100; mais l'action mécanique nettoie les claies en quelques instants, et la destruction des germes est assurée par l'élévation de la température et par l'agent désinfectant.

Les immondices qui tombent sur le sol des hangars et des voies de circulation sont enlevées par des balayeuses mécaniques; des tonneaux d'arrosage répandent ensuite une pluie de liquide antiseptique. La désinfection générale se fait deux fois par semaine; c'est un travail considérable, car la surface à nettoyer est de 213.000 mètres carrés, mais grâce à ces mesures, l'infection proverbiale du marché de La Villette a considérablement diminué.

III. **Inspection sanitaire des abattoirs et des marchés.** — Le principal avantage de la concentration des substances alimentaires dans les marchés et de la création des abattoirs publics consiste dans la possibilité de faire constater, par des inspecteurs compétents, l'état sanitaire des animaux qui y entrent et la qualité de la viande qui en sort.

Ce service d'inspection est de date récente. Il a été fondé à Paris par l'ordonnance de police du 5 décembre 1825 et il a pris depuis un développement en rapport avec celui de la ville elle-même et de l'accroissement de sa population. Il a été réorganisé à diverses reprises depuis cette époque, et il est maintenant régi par l'arrêté du 21 juillet 1890 (1). Le personnel se compose de 70 inspecteurs pourvus du diplôme de vétérinaire et avançant au concours (2).

Leur service consiste à inspecter les viandes, aux portes d'octroi, dans les gares de chemins de fer, dans les abattoirs, les halles centrales, les marchés de quartier, les étaux de boucherie, de charcuterie, et les débits de triperie. Leurs attributions sont minutieusement tracées par l'arrêté réglementaire du 21 juillet 1890. Ils doivent suivre les viandes, depuis leur entrée en ville, soit à l'état d'animaux vivants, soit à l'état de viande morte, jusqu'à leur vente dans les marchés. Ils surveillent toutes les opérations qui s'accomplissent dans l'intervalle. Ils saisissent et font détruire ou envoyer au Jardin des Plantes pour la nourriture des fauves, les viandes malsaines. Celles qui ne sont que suspectes sont transportées à l'atelier de découpage. Lorsqu'il est reconnu qu'elles

(1) Arrêté réglementaire du 21 juillet 1890, concernant l'inspection des viandes à Paris et dans les communes du ressort de la préfecture de police (2e division, 1er bureau, 1re section, n° 19).

(2) Ce personnel comprend :

1 chef de service au traitement de	6.000 fr.
4 contrôleurs au traitement de	5.000
11 inspecteurs principaux au traitement de	4.500
17 — de première classe au traitement de	4.000
37 — de deuxième classe au traitement de	3.500
1 homme de peine au traitement de	1.800

Il coûte à la ville 274.800 fr. par an.

peuvent être consommées, on les rend au commerce. L'inspecteur attaché à l'abattoir hippophagique de Villejuif s'oppose à la mise en vente de la viande des chevaux morts naturellement ou abattus à la suite de blessures, de plaies purulentes, d'abcès du sabot, ou parvenus à un état d'amaigrissement extrême. Quand il constate un cas de morve, il en informe son chef de service qui prend les mesures nécessaires.

L'examen microscopique des viandes suspectes est fait par une commission de dix inspecteurs sous la direction d'un contrôleur. Il a lieu dans un laboratoire installé à la vente en gros des viandes et placé sous l'autorité directe du chef de service. On s'y livre à l'examen des pièces pathologiques et à la recherche des maladies contagieuses, soit par l'observation microscopique, soit par des inoculations expérimentales. Les pièces intéressantes sont conservées dans une sorte de musée pour le perfectionnement de l'instruction scientifique des inspecteurs.

Les grandes villes de France ont organisé des services d'inspection analogues. Bordeaux, Lyon, Le Havre, Nantes, Saint-Etienne, Troyes, Dijon, ont un personnel de vétérinaires chargés des mêmes fonctions que ceux de Paris et qui s'en acquittent avec le même zèle.

Des mesures analogues existent à l'étranger. En Italie, elles sont régies par le règlement général pour l'application de la loi *Sulla tutela della igiene et della sanita publica*, et par le *Regolamento interno per la vigilanza, igienica* du 3 août 1890. Aux termes de ces règlements, les bœufs, les moutons, les porcs et les chevaux ne peuvent être tués que dans les abattoirs publics, dans les communes de plus de 6.000 habitants. L'inspection de ces abattoirs est confiée à des vétérinaires diplômés. Les viandes des animaux atteints de maladies non transmissibles à l'homme mais simplement suspectes, sont vendues dans des chauffoirs spéciaux, dits *basse macelleric*, comme viande de qualité inférieure. Celles qui proviennent d'animaux atteints de tuberculisation non généralisée sont vendues également, avec un écriteau indiquant qu'elles ne doivent être consommées que cuites. Toutes ces viandes doivent être timbrées au fer rouge des lettres C. B. M. (*carne bassa macellaria*).

Ces débits de viande de qualité inférieure existent également dans beaucoup de villes d'Allemagne (sous le nom de *Freibank*), avec la même recommandation de les bien faire cuire. A Berlin, au *Central-Schlachsthof*, le bureau d'examen se compose de cinq sections ayant chacune un président ou *Ober-revisor*, une vingtaine d'examinateurs, hommes ou femmes *(Beschauer)* et de huit reviseurs *(Probenehmer* ou *Revisoren*). L'inspection microscopique des viandes y est faite avec le soin le plus méticuleux (1).

(1) Dr Hestwig, *Der Central-Schlachsthof zum Berlin, und der Betrieb auf demselben* (*Deutsche Jahresbericht fur Off. Gesundheitspflege*, 1887, t. III, p. 390-410 et *British médical journal*, 23 août 1890, p. 473).

§ IV. — DÉPÔTS MORTUAIRES. — CIMETIÈRES. — INHUMATIONS

Nous réunissons dans ce paragraphe toutes les questions d'hygiène relatives aux funérailles. Elles comprennent les mesures à prendre pour empêcher d'enterrer les gens avant leur mort et celles qui ont pour but de mettre les vivants à l'abri des émanations qui se dégagent des cadavres.

I. **Dépôts mortuaires.** — La crainte d'être enterré vivant est encore très répandue, même dans les classes éclairées. Elle est entretenue par des nouvelles à sensation que les journaux font paraître de temps en temps, quand ils sont à court de copie, et c'est elle qui fit créer, il y a un siècle, les dépôts mortuaires dont nous allons parler tout à l'heure.

Dans tous les pays du monde, on a pris des mesures législatives pour empêcher les inhumations prématurées.

En France, l'article 77 du Code civil dispose qu'aucune inhumation n'aura lieu sans une autorisation de l'officier de l'état-civil qui ne pourra la délivrer qu'après s'être transporté auprès de la personne décédée, pour s'assurer de son décès, et jamais avant 24 heures, hors les cas prévus par les règlements de police. Cet article n'est jamais exécuté et ne peut pas l'être. L'officier de l'état-civil n'a ni le temps ni les connaissances nécessaires pour s'acquitter de ce mandat. Dans les grandes villes, les maires délèguent leur pouvoir à des médecins vérificateurs des décès, sur le rapport desquels la municipalité délivre le permis d'inhumer. Dans les localités moins importantes, on se contente de la déclaration de deux témoins qui s'en rapportent eux-mêmes au dire de l'entourage. Cela se fait ainsi dans toutes les campagnes, de telle façon qu'il y a chaque année, vingt ou trente mille personnes qu'on enterre, sans qu'un médecin se soit assuré qu'elles sont mortes. Il y aurait le plus grand intérêt, pour la sécurité publique, à ce que l'article 77 du Code civil ne restât pas lettre morte et que les décès fussent constatés par un médecin dans toutes les localités où il y en a un. Il est à remarquer que les inhumations prématurées qu'on raconte de temps en temps ont toujours lieu à la campagne, dans des bourgs, des villages et sans qu'aucune vérification ait eu lieu.

Le délai de 24 heures (la seconde condition imposée par la loi) est suffisant à condition que, pour éviter toute fraude, on le fasse partir de l'heure de la vérification, quand elle est possible, ou de celle de la déclaration à la mairie, quand elle ne l'est pas.

Le Conseil d'hygiène et de salubrité de la Seine, a répondu dans ce sens et sur le rapport de Devergie, à la question que le Sénat lui posa en 1866 (1). Les mesures prescrites par la circulaire du ministère de

(1) Le Sénat a reçu à différentes époques des pétitions demandant la prolongation du délai légal (Séances des 2 mai 1863, 6 mars 1865, 29 février 1866, 29 janvier 1869).

l'intérieur en date du 24 décembre 1866, suffiraient pour donner une satisfaction complète aux exigences de la sécurité publique, si elles étaient appliquées dans toute l'étendue du territoire et rendraient inutile, à ce point de vue du moins, la création des dépôts mortuaires.

L'idée de ces asiles funèbres est d'origine française. En 1785, Thierry proposa ce qu'il appelait un asile expérimental de la mort. « J'ai imaginé, disait-il, *des lieux de dépôt* : on en sent la nécessité dans nombre de familles pauvres, nombreuses, resserrées dans détroits logements (1) ». C'est, on le voit, de l'intérêt des vivants que se préoccupait Thierry; c'est également pour éviter les inconvénients du séjour des morts dans d'étroites demeures qu'on avait, dès 1771, établi en Autriche des chambres mortuaires, *Leichenkammer,* pour les recevoir, pendant le délai de 48 heures qui précédait l'inhumation.

Tout autre était la pensée qui guidait Hufeland, lorsqu'il fonda, en 1791, à Weimar, son fameux *obitoire* qui a été le point de départ de tous les dépôts mortuaires d'Allemagne. Il était convaincu de la fréquence des inhumations prématurées, et il avait, par ses écrits, en 1762, jeté la terreur dans les esprits en Allemagne, comme Bruhier l'avait fait en France cinquante ans auparavant. Pour que personne ne doutât de son intention, il inscrivit sur le fronton de son édifice : *Dubiæ vitæ asylum.* L'organisation de cet *obitoire* était fort simple et n'entraîna pas de grands frais. Il se composait d'une salle d'exposition pour une douzaine de corps, d'un cabinet de bains, d'une chambre de sauvetage avec un lit et les appareils nécessaires et d'une pièce pour le gardien. L'asile était chauffé, ventilé et accessible aux regards. Ce qui en fit la fortune, c'est le lien attaché au poignet des sujets et mettant en mouvement une cloche, afin de leur permettre de sonner le gardien, s'ils venaient à se réveiller.

L'invention de Hufeland eut un grand succès en Allemagne. Des asiles du même genre furent créés à Berlin en 1797, à Mayence en 1803, à Munich en 1818, à Francfort en 1823. Plus tard, Nuremberg, Ausbourg, Wurtzbourg, Munich, Brême, Breslau, Spire, Dusseldorf, Hambourg et Cologne suivirent cet exemple. Il s'est également fondé des asiles mortuaires dans la plupart des grands États de l'Europe. On en trouve en Autriche, en Hollande, en Belgique, en Norvège, en Suisse, en Italie, en Russie, en Angleterre et en Irlande (2).

En Allemagne, ces établissements servent en même temps de salles d'anatomie. A Weimar, à Ulm, à Brême, à Stuttgart, à Berlin, à Carlsruhe, on trouve des salles de dissection et parfois un Institut anatomique, à côté de la chambre des morts. Ces dépôts sont des amphithéâtres.

En Autriche, des arrêtés qui remontent déjà à une vingtaine d'années,

(1) THIERRY, *La vie de l'homme défendue dans ses derniers moments*, Paris, 1875, in-8.

(2) Voir la nomenclature des villes où ces dépôts existent, dans les *Nouveaux éléments d'hygiène* d'Arnould, p. 1275.

prescrivent d'établir des dépôts mortuaires, près des églises et des cimetières, pour recevoir les corps des contagieux et ceux des pauvres. Il y en a un par district. C'est le médecin du district qui prononce sur l'admission. Les corps des contagieux sont portés dans les dépôts des cimetières.

En Suède, chaque paroisse a sa maison mortuaire. On y garde les corps quarante-huit heures en été et soixante-douze en hiver (1).

En Angleterre, certains dépôts mortuaires servent aux recherches de la justice. Le *mortuary* de la Cité, ouvert en 1872 et composé de trois pavillons distincts, réunit, dans un emplacement très restreint, la salle d'audience du *coroner* où ce magistrat fait, avec l'assistance des jurés, les enquêtes sur les cas de mort soudaine ou violente, une salle de dissection où se font les autopsies, un laboratoire d'analyses, une salle d'observations microscopiques, des appareils de désinfection, un four pour l'incinération des objets contaminés, des voitures pour le transport des contagieux, des cercueils, des objets à désinfecter, et enfin un dépôt de produits désinfectants. On ne fait aucune distinction entre les corps des contagieux et les autres. Tous les morts peuvent être envoyés au *mortuary*, à la condition d'être mis en bière (2). Indépendamment du *mortuary* de la Cité, chaque district de Londres doit, pour se conformer à la loi d'hygiène publique, avoir sa maison mortuaire, pour le dépôt des cadavres des contagieux, des suspects et des individus trop mal logés. Le *Board of Healt* fixe le moment de l'inhumation. En Ecosse, même réglementation (3).

Dans ces conditions, on comprend que les familles ne mettent pas un empressement extrême à faire porter leurs morts au *mortuary*. La statistique officielle de celui de Saint-Marylebone, pour l'année 1884, en donne la mesure. Cette paroisse compte 154,000 habitants et le nombre des cadavres envoyés au *mortuary* a été de 193 (109 hommes et 84 femmes); mais dans ce nombre 136 étaient inscrits sur les registres du *coroner* pour être l'objet d'une enquête juridique et 57 seulement étaient portés sur les registres du dépôt soit à titre volontaire, soit à titre forcé.

La question des dépôts mortuaires a été posée pour la première fois au congrès d'hygiène de Bruxelles, en 1852. Le troisième des sujets mis à l'étude avait pour titre : « Les inhumations, l'assainissement des cimetières, l'utilité des dépôts mortuaires et leur mode d'organisation ». Il en a été de nouveau question au congrès de 1876, mais incidemment et à l'occasion des inhumations précipitées. Cependant, grâce à l'influence du

(1) Albert PALMBERG, *Traité d'hygiène publique*, etc., *loc. cit.*

(2) Rapport présenté au conseil municipal de Paris, par M. Chassaing, au nom de la commission, sur la création d'un dépôt mortuaire municipal (*Bulletin municipal officiel de la ville de Paris*, n° du 20 avril 1887. p. 946).

(3) Albert PALMBERG, *Traité d'hygiène publique d'après ses applications dans différents pays d'Europe.*

docteur Janssens, chef du service de l'hygiène, un établissement modèle y a été créé à Bruxelles, en 1872, dans un quartier central et populeux. Une vaste salle, éclairée par sept grandes fenêtres, pourvue d'appareils de ventilation, est divisée en seize compartiments par des cloisons, laissant au centre un espace de trois mètres. Dans chaque compartiment se trouve un lit en fer sur lequel peut être déposé un corps. Des dispositions très ingénieuses ont été prises pour le transport des cadavres.

Les corps des contagieux ne sont pas admis au dépôt. Ils sont tous portés, en cas d'épidémie, au cimetière d'Evère, à l'extrémité nord duquel la ville a fait construire un bâtiment spécial qui n'a pas encore été utilisé.

En France, cette institution n'a jamais pu prendre racine. Depuis 1790, époque à laquelle Berthold la proposa à l'Assemblée nationale, elle a été l'objet de pétitions sans nombre. Le Conseil d'hygiène et de salubrité de la Seine a été appelé à s'en occuper à trois reprises, le Sénat l'a discutée trois fois, mais toujours au point de vue des inhumations précipitées. La question a pris une nouvelle forme en 1879, lorsque le Dr O. Du Mesnil l'a soulevée de nouveau, en s'appuyant cette fois, non plus sur les craintes un peu chimériques qui avaient provoqué la création des *obitoires* au siècle dernier, mais sur l'intérêt des familles pauvres n'ayant souvent qu'une seule pièce pour tout logement et il y en a 25.000 dans ce cas. Pour ces malheureux, le séjour au milieu d'eux pendant 24 heures, d'un cadavre parfois contagieux est une grande gêne et même un danger. Le D^r^ Du Mesnil fit une communication sur ce sujet à la Société de médecine publique, en demandant la création, dans chaque quartier, d'un dépôt mortuaire dans lequel les familles pourraient déposer leurs morts et les veiller jusqu'au moment de l'inhumation (1).

La Société de médecine chargea une commission de l'étude de ce projet et transmit son rapport favorable au conseil municipal avec les plans à l'appui (2). Après bien des hésitations, celui-ci se décida, en 1886, à envoyer une délégation à Londres, à Bruxelles, à Cologne et à Mayence, pour visiter les dépôts mortuaires qui y étaient établis. Au retour de cette mission, M. Chassaing en rendit compte dans un rapport très étudié qui fut publié dans le *Bulletin municipal officiel*. A la suite d'une discussion assez vive, le conseil municipal décida qu'un dépôt mortuaire serait créé dans chaque cimetière. Pendant ce temps-là, les Chambres votaient la loi sur la liberté des funérailles (loi du 15 novembre 1887) et le décret du 27 avril 1889 portant règlement d'administration publique, déterminait le fonctionnement des chambres mortuaires, par les articles 4, 5, 6, 7, 8 et 9. Enfin le conseil municipal, dans sa séance

(1) O. Du Mesnil, *De la création de dépôts mortuaires à Paris* (*Bulletin de la Société de médecine publique*, 1870, t. II, p. 248).

(2) Ces plans sont reproduits dans l'ouvrage d'H. Napias et A.-J. Martin (*L'étude et les progrès de l'hygiène en France* (*loc. cit.*), p. 227.

du 21 juillet 1890, vota les crédits nécessaires pour la création de deux dépôts mortuaires, l'un à Montmartre, l'autre au Père Lachaise.

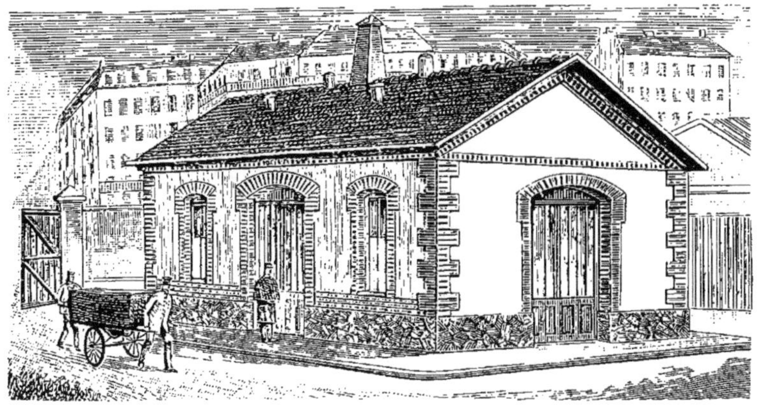

Fig. 98. — Dépôt mortuaire de Montmartre (d'après la *Nature*).

Celui de Montmartre fut ouvert le 15 décembre 1890 (fig. 98 et 99). Il est situé dans le cimetière et communique par une porte avec la rue de

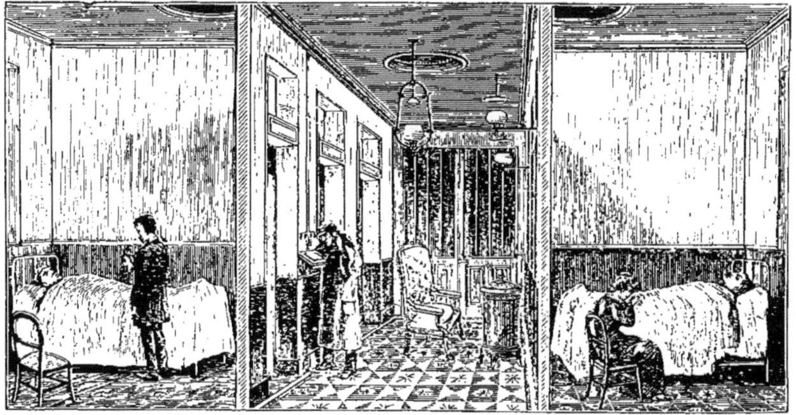

Fig. 99. — Dépôt mortuaire de Montmartre. Intérieur (d'après le *Journal d'hygiène*).

Maistre (1). C'est un petit pavillon carré simple, mais très convenable. Il a trois grandes portes à deux battants, et cinq grandes fenêtres. Le

(1) Le dépôt mortuaire de Montmartre a été installé très économiquement dans le bureau que l'on avait élevé rue de Maistre, 17, pendant les travaux du pont Caulaincourt et qui a été complètement transformé en vue de sa nouvelle destination.

toit est surmonté par une cheminée ventilatrice, en zinc, de 4 mètres de haut à peu près et ayant la forme d'une pyramide quadrangulaire tronquée, dont la base est large de près d'un mètre.

Le pavillon est divisé en deux parties égales par un couloir, sur lequel s'ouvrent les cinq chambres mortuaires et la petite salle d'exposition. Celle-ci s'ouvre également du côté de la façade par une grande porte vitrée qui lui donne du jour. Les cinq cellules sont éclairées par les fenêtres indiquées plus haut et dont les carreaux inférieurs sont en verre dépoli. Tout l'établissement est dallé en carreaux céramiques très élégants. Le dallage des cellules est légèrement incliné vers l'un des angles, pour faciliter l'écoulement des liquides et présente dans ce point une ouverture fermée par une petite vanne. Au moment du lavage, on lève celle-ci et les eaux s'écoulent par un caniveau qui les conduit dans le ruisseau de la rue de Maistre, où elles coulent à ciel ouvert pendant un long trajet avant d'arriver à l'égout. C'est le seul point par lequel cet obitoire laisse à désirer et pour le moment le danger n'est pas sérieux. Les parois des cellules sont peintes à l'huile et bordées de soubassements en marbre noir; elles ont pour tout mobilier un lit en fer garni d'un sommier en métal, d'un matelas et d'un drap en caoutchouc imperméable, une petite table et une chaise. La petite salle d'exposition est très convenable et chauffée par un poêle à gaz. Elle sert en même temps de salle d'attente.

A l'angle de chacune de ces cellules, se trouve l'ouverture d'une conduite ventilatrice et les cinq conduites aboutissent à la cheminée dont j'ai parlé. Le tirage est assuré par une couronne de becs de gaz qui se trouve vers le milieu de sa hauteur et qu'on allume quand il y a un corps dans le dépôt. Les cellules sont éclairées par des impostes vitrées à travers lesquelles passe la lumière des becs de gaz allumés dans le couloir. Au milieu de celui-ci est placé un poêle à gaz avec un fauteuil pour le veilleur de nuit.

Les annexes se composent du logement du gardien et d'un hangar à deux compartiments. Dans l'un se trouvent le liquide désinfectant et les ustensiles de lavage; l'autre sert de remise pour la petite voiture à bras suspendue et semblables aux voitures d'ambulance avec laquelle on va chercher les corps à domicile. C'est aussi là qu'on fait sécher les toiles imperméables.

Lorsqu'on veut faire transporter un corps au dépôt mortuaire, on en avertit le surveillant du cimetière qui l'envoie chercher par deux hommes traînant la petite voiture. Ceux-ci y posent le cadavre, l'enveloppent d'un drap imperméable et l'assujettissent avec des sangles. Arrivés au dépôt, ils le couchent sur un des lits couvert de son drap imperméable. La famille peut, si elle le veut, rester près de lui jusqu'à huit heures du soir; mais ce désir n'a encore été manifesté par personne. Après la mise en bière, on transporte le corps dans la salle d'exposition jusqu'au moment de la cérémonie funèbre. Lorsque celle-ci est terminée, on lave la cellule à grande eau, on la désinfecte avec une solution de sulfate de cuivre, on lave dans la même solution le drap sur lequel reposait le cadavre et on le met à sécher dans la remise.

Le second dépôt mortuaire, celui du Père-Lachaise a été ouvert un an après. Il est semblable au premier, mais il n'a pas eu plus de succès. Tous deux sont élégants, confortables, hygiéniques et restent vides. On n'y porte que les morts inconnus qu'on relève sur la voie publique et les étrangers sans domicile qui succombent dans les garnis. En dix-huit mois, le dépôt de Montmartre n'a reçu que cinq décédés et celui du Père-Lachaise un seul.

Il n'en est pas de même à l'étranger. En Allemagne surtout, les dépôts mortuaires sont très fréquentés. Il y a même des villes, comme Munich, où le séjour en est obligatoire. Personne ne s'en plaint, dit Arnould, personne ne cherche à s'y soustraire et cependant le système du *dépositorium* de Zenetti est celui des salles communes. A Prague, le Conseil d'hygiène a récemment adopté le dépôt obligatoire. Tous les corps, sans distinction de confession ni d'état-civil, doivent être transportés au dépôt mortuaire central de Volsany, situé dans la cimetière de la ville qui en est distante de 4^km^. C'est de là que partent tout les convois. A Chemnitz, en Saxe, le dépôt est facultatif et cependant il n'y a pas plus de 5 à 6 p. 100 des morts qui n'y passent pas, bien qu'il soit situé dans le cimetière. Les hygiénistes de Stuggart ont voté la généralisation du dépôt obligatoire.

Il ne peut pas être question en France de mesures semblables. Elles révolteraient l'opinion publique. Il faudra bien du temps pour habituer les familles françaises à se séparer de leurs morts. On n'y parviendra que par la persuasion, en respectant leurs croyances, leurs habitudes et même leurs préjugés. Il y a lieu toutefois d'encourager la création de ces dépôts. Ce n'est pas pour prévenir les inhumations anticipées, car depuis un siècle qu'il existe, dans toute l'Europe, des établissements de ce genre et que des milliers de morts y ont passé, pas un d'entr'eux ne s'est réveillé de son dernier sommeil et n'a sonné pour appeler le gardien.

Les précautions les plus ingénieuses ont pourtant été prises pour faciliter cet appel. A Munich, on passe au doigt du cadavre un anneau d'où part un cordon aboutissant à un mécanisme d'horlogerie. A Francfort, l'appareil indicateur se compose de cinq dés à coudre dont on coiffe l'extrémité des doigts du sujet et auxquels sont adaptées des ficelles se réunissant pour former un cordon commun. Celui-ci aboutit à une sonnerie que le moindre mouvement met en branle et alors, c'est un bruit formidable, prolongé, qui ébranle tout l'édifice. Aujourd'hui, on leur met dans la main une poire en caoutchouc, correspondant à une sonnette.

La véritable raison d'être de ces dépôts est celle que le Dr O. Du Mesnil a fait valoir : la possibilité, pour les familles pauvres, d'éloigner leurs morts de leur demeure et de se débarrasser de ce contact dangereux. Toutefois, il est à remarquer que presque partout, les contagieux sont bannis des dépôts mortuaires. En France, le décret du 27 avril 1889 défend de les y recevoir. Cela se comprend ; il serait dangereux de promener ces cadavres par la ville et de les garder vingt-quatre heures dans un établissement ouvert à d'autres familles, alors qu'il est si simple de les mettre en bière aussitôt après la vérification du décès et de les enterrer immédiatement, ainsi que les règlements de police le permettent dans ce cas.

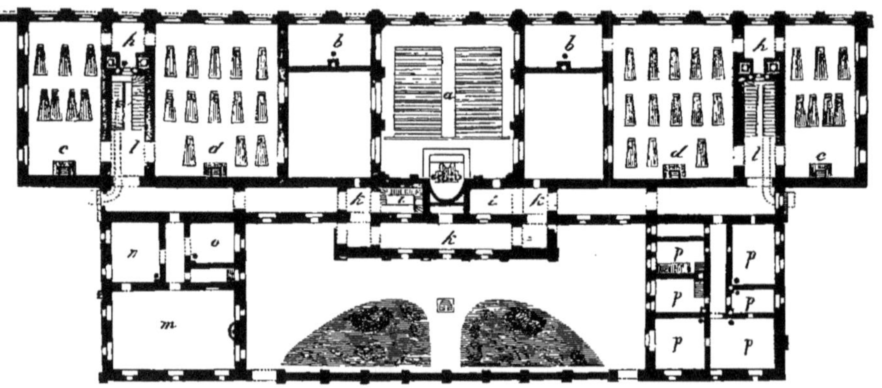

Fig. 100. — Dépôt mortuaire de Munich (d'après Arnould).

a, chapelle ; — *b*, salle des pleureurs ; — *c*, dépôts pour les classes supérieures ; — *d*, dépôts pour les classes inférieures ; — *e*, salles pour les affections contagieuses ; — *h*, veilleurs ; — *m*, salle d'autopsie judiciaire ; — *o*, salle pour rappeler à la vie ; — *p*, logement du veilleur ; — *q*, communs.

Les dépôts mortuaires sont en général placés dans les cimetières. Cette situation augmente la répugnance des familles à y porter leurs morts, mais elle a son avantage au point de vue de l'hygiène. Cependant, si on les multipliait comme le demandait le Dr du Mesnil, s'il y en avait un par quartier (1), le nombre des corps qui y seraient déposés, pendant 24 heures, serait trop petit pour créer un danger, surtout en n'y portant pas les contagieux. Les précautions que réclame l'hygiène y seraient bien plus faciles qu'au domicile des malheureux où ils séjournent aujourd'hui, et l'installation de ces réduits modestes constituerait à peine une dépense, tandis que les *obitoires* de l'étranger sont de véritables monuments, vastes et dispendieux comme des hôpitaux : celui de Munich, bâti à l'entrée du grand cimetière, est d'une architecture simple et grave (fig. 100). C'est, avons-nous dit, le système des salles communes

(1) Cette proposition a été tout récemment présentée de nouveau par M. Grébauval, au conseil municipal de Paris.

qui y est adopté. Elles sont grandes et bien décorées; elles s'ouvrent par des portes vitrées sur une large galerie d'où on voit dans leur intérieur et où les visiteurs se promènent. Les corps y sont déposés, après une première vérification du décès et y restent jusqu'à ce qu'il se manifeste des signes de décomposition. On procède alors aux cérémonies funèbres et à l'inhumation. Il y a quatre classes d'exposés, la dernière est gratuite. Les morts sont placés sur un lit ou dans leur cercueil, la face découverte.

A Francfort, l'*obitoire* est constitué par des cellules isolées qui s'ouvrent d'un côté sur la salle de visite et de l'autre sur de larges couloirs. Ce sont des tombes anticipées et, malgré l'élégance et la propreté de cet établissement, il laisse une impression pénible.

Il n'en est pas de même de ceux qui existent à Paris et dont nous avons donné plus haut la description. Leur aspect n'a rien de lugubre; et toutes les conditions que l'hygiène peut imposer à des établissements de ce genre, y sont remplies. C'est un modèle qu'on peut offrir aux villes désireuses de suivre l'exemple de Paris.

Morgues. — On donne ce nom à des dépôts mortuaires d'une nature spéciale qui n'existent que dans un petit nombre de très grandes villes et ne reçoivent que les cadavres des individus trouvés morts sur la voie publique et ceux qui doivent être l'objet d'expertises judiciaires.

Dans beaucoup de villes d'Allemagne, les maisons mortuaires ont pour annexes des salles d'autopsie et même de dissection. Ce sont des *Instituts anatomiques*. Ailleurs, on a voulu que les maisons mortuaires fussent ouvertes aux cadavres trouvés sur la voie publique, aux suicidés, aux voyageurs morts accidentellement dans les hôtels. Cette annexion a pour conséquences forcées l'introduction de la justice dans l'établissement, les confrontations juridiques, les autopsies, les recherches médico-légales, et tout cela fait perdre aux asiles le caractère de recueillement et de respect des morts qu'il importe surtout de leur donner. C'est un véritable changement de destination. L'obitoire et la morgue sont deux choses qui doivent rester distinctes.

La Morgue de Paris peut être considérée comme le modèle du genre, par son importance et par son organisation. En 1887, il y a été fait 928 dépôts, en comprenant les nouveau-nés, les fœtus et les débris humains. On y a pratiqué 340 autopsies.

Comme foyer de putréfaction, la Morgue dépasse de beaucoup tous les dépôts mortuaires qu'on pourrait installer. Non seulement il y entre deux ou trois cadavres tous les jours, mais il faut qu'ils y séjournent jusqu'à ce qu'ils soient reconnus et, dans les cas suspects, jusqu'à ce que la justice ait terminé ses lentes et minutieuses investigations. Il y en a toujours dix ou douze à la fois. Le nombre en est plus considérable à la suite des catastrophes, telles que les incendies et les accidents de chemins de fer. Comme la Morgue n'est en somme qu'un établissement juridique et qu'une école de médecine légale, il n'y a pour nous aucun intérêt à en faire l'historique. La seule chose qui concerne l'hygiène, ce sont les mesures prises, dans ces derniers temps, pour conjurer les dangers et les incommodités résultant de la réunion de tous ces cadavres en putréfaction.

Il y a quelques années encore, la Morgue offrait l'aspect le plus hideux, répandant les odeurs les plus repoussantes. Pour remédier à cet état de choses, pour arrêter ou tout au moins pour retarder les progrès de la putréfaction, il ne fallait pas songer à l'emploi de procédés chimiques. Ils auraient été d'un emploi trop incertain et auraient laissé planer des doutes sur l'exactitude des expertises toxicologiques dont les corps sont souvent l'objet. M. le professeur Brouardel proposa en conséquence d'avoir recours au froid, l'expérience ayant montré, depuis longtemps, que le froid arrête complètement la putréfaction, sans qu'il en résulte d'inconvénients notables pour l'autopsie médico-légale.

Cette proposition fut adoptée par le Conseil général de la Seine et plusieurs appareils frigorifiques furent soumis à son examen. Une commission, nommée par le Conseil d'hygiène publique et de salubrité du département de la Seine, fut chargée de les examiner et fixa son choix sur celui de MM. Mignon et Rouart, qui fut installé à la Morgue.

C'est un appareil du système Carré fonctionnant à l'aide du gaz ammoniac. Le liquide refroidi par ce gaz est une solution incongelable de chlorure de calcium, elle circule dans les différentes parties de l'édifice, dont elle abaisse la température ; elle s'échauffe ainsi progressivement, puis revient se refroidir au contact du gaz ammoniac et recommence de nouveau son circuit. Dans la première partie de son trajet, elle refroidit une série de quatre alvéoles formant la rangée inférieure d'une grande caisse en bois contenant deux autres étages. Ces alvéoles renferment les cadavres à conserver. L'eau refroidit ensuite la salle d'exposition, dont la capacité est considérable et sur le toit de laquelle elle coule dans des rigoles, en formant des nappes très minces. Elle termine son circuit en refroidissant les alvéoles des rangées supérieures de la caisse en bois, lesquelles sont au nombre de dix.

Les parois de la salle ont été rendues aussi peu conductrices que possible. L'antérieure, à travers laquelle on vient regarder et reconnaître les corps, est formée par un double vitrage de 75 mètres de surface. La couche d'air interposée entre les vitres s'oppose à une trop grande déperdition de froid et empêche le dépôt de buée ou de givre sur la face extérieure, dépôt qui empêcherait les visiteurs de voir les cadavres exposés. La paroi postérieure est formée en partie par la grande caisse en bois qui renferme les alvéoles dont nous avons parlé ; les autres murailles sont recouvertes intérieurement par un doublage en sapin de 8 centimètres d'épaisseur, isolé des murs par une couche de paille. Enfin, cette salle communique avec l'extérieur par un tambour isolant.

La température est maintenue à — 2° dans la salle d'exposition, à — 6° dans les dix alvéoles supérieures et abaissée jusqu'à — 17° dans les quatre de la région inférieure.

Lorsqu'un corps arrive à la Morgue, s'il est inconnu, on le place dans la salle d'exposition ; s'il est reconnu on l'introduit dans une des alvéoles supérieures de la caisse, celles qui sont refroidies à — 6°. S'il est en partie putréfié, on le place immédiatement dans une des alvéoles à — 17°. Au bout de dix à douze heures, il est congelé au point d'être aussi dur que le marbre. Il peut alors être replacé, sans inconvénient, dans les alvéoles supérieures, si de nouveaux corps putréfiés réclament une congélation rapide.

Quand l'autopsie doit être faite, le cadavre est dégelé à l'avance. Il faut pour cela cinq heures d'exposition à l'air pendant l'été, lorsque la congélation a été portée jusqu'à — 17 degrés.

Depuis que l'appareil frigorifique fonctionne à la Morgue, on n'y sent plus aucune mauvaise odeur ; l'établissement, sans cesser d'être lugubre, a pris un aspect plus décent ; la promiscuité des cadavres n'existe plus et ils peuvent être conservés indéfiniment.

II. **Cimetières.** — Le terme de cimetière s'applique indistinctement à tous les enclos où l'on réunit les sépultures, de quelque manière qu'elles s'effectuent. C'est le lieu du repos, comme l'indique l'étymologie (κοίμαω, je dors).

1° Historique. — Dès la plus haute antiquité, les législateurs se sont préoccupés de régler, en même temps que les rites funéraires, le choix des lieux où les sépultures devaient se faire. Le paganisme a été d'accord avec la religion chrétienne pour les rejeter hors des villes. A Rome, la loi des XII Tables, reproduisant une disposition qui semble avoir été générale dans les cités de la Grèce, défendait les inhumations dans l'intérieur des villes ; aussi, les tombeaux particuliers des riches étaient-ils placés le long des grandes voies qui partaient de Rome. On en trouve encore les restes des deux côtés de la voie Appienne. Les cimetières eux-mêmes (Columbaria) où l'on enterrait les citoyens pauvres et les esclaves étaient situés hors de la ville.

Après la conquête des Gaules, cet usage se répandit dans notre pays ; mais l'établissement du christianisme modifia plus tard cette coutume. Les cimetières devinrent une dépendance de l'église, auprès de laquelle vinrent se grouper les tombes ; la coutume d'enterrer, dans l'église même, les dignitaires du clergé et les grands personnages, devint générale au moyen-âge. Elle a prévalu jusqu'à la fin du siècle dernier. Malgré les restrictions qui y avaient été apportées par Charlemagne (capitulaire XX), par les Conciles de Tréguier (374), de Mayence (813), de Marciac (1326), de Châlons (1393), de Rouen (1851), etc., il suffisait, pour obtenir la faveur d'être enterré dans l'église, de lui faire donation d'une partie de ses biens (1).

Quant aux cimetières, ceux qui avaient été établis primitivement autour des villes, s'étaient trouvés peu à peu, par suite de l'accroissement de la population, englobés dans les habitations et, faute de place, ne pouvaient plus suffire aux inhumations. Par suite de cette exiguité, on avait dû renoncer, depuis longtemps, à appliquer les sages prescriptions de la loi salique et les ordonnances du roi Childéric III, qui interdisaient la superposition des corps. Les inhumations avaient lieu en tranchées, dans de grandes fosses où les corps étaient entassés les uns sur les autres, jusqu'à ce qu'elles fussent à peu près remplies et que l'on comblait avec la terre d'une nouvelle fosse. Quand aux ossements provenant des fouilles, on les entassait dans l'ossuaire installé dans un des coins du cimetière.

Ces pratiques présentaient de réels dangers; les cimetières étaient devenus de tels foyers d'infection, surtout à Paris, que le Parlement s'en émut et prescrivit, par un arrêt du 21 mai 1765, le transfert hors de l'enceinte de la ville, de tous les cimetières existants. Un arrêt analogue fut rendu par le Parlement de Toulouse le 3 septembre 1774.

Le roi Louis XVI tenta de généraliser ces prescriptions, par une déclaration en date du 10 mars 1776, en réglementant, au point de vue de l'hygiène, les conditions des inhumations exceptionnelles qu'il continuait à tolérer et en prescrivant l'agrandissement et le transfert hors de l'enceinte des habitations, des cimetières insuffisants.

Pour faciliter aux villes et aux communautés l'acquisition des terrains nécessaires, le roi, par déclaration du 10 mars 1783, exemptait ces acquisitions des droits de *lods et ventes*, *centième denier* et *amortissement* (2).

L'opposition du clergé à des mesures qui portaient atteinte aux anciennes coutumes, les dépenses considérables que devaient entraîner l'achat des terrains et l'installation des nouveaux cimetières, mirent obstacle à l'exécution de ces sages dispositions qui restèrent lettre morte. A la fin du XVIIIe siècle, on comptait encore dans Paris une vingtaine de cimetières, la plupart attenant aux églises dont ils avaient pris le nom. Le plus ancien de tous, celui des *Saints-Innocents* aurait suffi pour empoisonner toute la ville.

Ce foyer d'infection légendaire était consacré aux inhumations depuis le XIIe siècle. Héricart de Thury a calculé que, de 1186 à 1785, il avait dû recevoir 1.200.000 cadavres. Il avait été enclos de murailles sous Philippe-Auguste. « C'était, dit Guillaume Le Breton, un dépôt général d'immondices » et de saletés, qui servait de lieu d'aisances à la plupart des habitants » et, qui pis est, de lieu de débauche aux filles publiques ». Dans la

(1) *Notes sur les cimetières de Paris* (Préfecture de la Seine, Direction des affaires municipales, bureau des cimetières), Paris, 1889, in-4°.

(2) *Notes sur les cimetières de Paris* (*loc. cit.*), p. 3).

suite, on avait construit tout autour de la clôture, une galerie voûtée appelée *Les Charniers*, où l'on enterrait les gens riches. Cette galerie sombre, humide, pavée de tombeaux, servait de passage aux piétons; elle était bordée d'étroites boutiques de modes, de lingerie, de mercerie, de bureaux d'écrivains publics (1). Au centre se trouvaient les fosses communes dont Fourcroy nous a laissé la description.

Elles avaient 10 mètres de profondeur sur 7 de largeur dans les deux dimensions. On y entassait les bières côte à côte, de façon à en faire tenir de 1.000 à 1.500 dans chacune. Quand elle était pleine, on la recouvrait d'un peu de terre et on en ouvrait une à côté. Pour compléter l'insalubrité de ce charnier, on avait creusé tout autour une rigole pour recevoir les déjections des habitants. Le matin, on enlevait son contenu, et ces manipulations répandaient une odeur infecte dans tout le quartier. Tout cela se passait au centre même de Paris, à l'endroit où la fontaine de Jean Goujon se dresse aujourd'hui, au centre d'un square élégant.

L'évacuation du cimetière des Innocents se fit en trois fois, parce qu'on interrompait les travaux pendant l'été, et mit deux ans à s'accomplir (2). Elle ne fut achevée qu'au mois de janvier 1788. Ce fut du reste un fait isolé, un exemple qu'aucune ville ne suivit et la Révolution seule put accomplir cette réforme si nécéssaire. La loi du 16-24 août 1790, chargea les municipalités de la police des cimetières, et celle du 8-15 mai 1791 en attribua la propriété aux communes. En vertu de ces attributions, le préfet de la Seine, Frochot, prescrivit, par un arrêté du 21 ventôse an IX, l'établissement de trois cimetières en dehors de l'enceinte de Paris, et formula un règlement dont les principales dispositions ont été reproduites dans le décret du 23 prairial an XII (12 juin 1804).

C'est ce décret qui, sauf quelques légères modifications, règle encore la matière; il a consacré, d'une manière définitive, la réforme depuis si longtemps réclamée par l'hygiène et, comme toutes les mesures décrétées à cette époque, il a été exécuté sans résistance.

2° Législation des cimetières (3). — Le décret du 23 prairial an XII, revenant aux règles déjà posées par les législations anciennes sur les sépultures, défendit de pratiquer des inhumations dans les églises, temples, synagogues et autres lieux consacrés au culte, ainsi que dans l'enceinte des bourgs, villes et villages, et décida qu'il y aurait, en dehors de ces centres, à 35 ou 40 mètres de leur enceinte, des terrains entière-

(1) L'ancien cimetière des Innocents est représenté dans le livre du Dr Gannal intitulé : *Les cimetières depuis la fondation de la monarchie française jusqu'à nos jours*, Paris 1884. Il a été reconstitué sur une bien plus grande échelle en 1892, au Diorama des Champs Elysées (*Paris à travers les âges*).

(2) Léon Colin, *Paris, étude hygiénique et médicale* (*loc. cit.*), p. 84.

(3) Les cimetières sont régis par les décrets du 23 prairial an XII (12 juin 1804), du 4 thermidor an XIII (23 juillet 1805), du 7 mars 1808, par l'ordonnance du 6 décembre 1843 et par le décret du 27 avril 1889.

ment consacrés à l'inhumation des morts; que les terrains les plus élevés et exposés au nord seraient choisis de préférence; qu'ils seraient clos de murs de 2 mètres au moins d'élévation et plantés d'arbres, sauf à prendre les précautions convenables pour ne pas gêner la circulation de l'air.

Une ordonnance royale du 6 décembre 1843 a étendu, à toutes les communes de France, l'obligation d'établir leurs cimetières dans les conditions ci-dessus et, pour celles qui n'ont pas d'enceinte, la juridiction admet que la distance dont parle le décret de prairial doit être comptée à partir des dernières habitations agglomérées.

Aux termes de la législation actuelle, les inhumations sont interdites dans l'enceinte des bourgs, villes et villages. Il est défendu d'élever aucune habitation ni de creuser aucun puits à moins de 100 mètres des cimetières (1). Cette distance est aujourd'hui considérée comme beaucoup trop faible, surtout en ce qui concerne les puits.

Les fosses doivent avoir de $1^m,50$ à 2^m de profondeur, 2^m de long et $0^m,80$ de large; elles doivent être distantes les unes des autres de 30 à 40^{cent} sur les côtés et de 30 à 50 à la tête et aux pieds. Pour prévenir le danger que présente le renouvellement trop fréquent des sépultures sur un même point, l'ouverture des fosses ne doit avoir lieu que de cinq ans en cinq ans. Les inhumations sont permises dans les propriétés privées, à la condition que celles-ci soient situées hors de l'enceinte des villes et à la distance prescrite; mais cette faculté ne peut être exercée qu'avec l'autorisation des maires qui peuvent la refuser, en vertu de leur pouvoir discrétionnaire en matière de police des sépultures; l'autorisation doit être renouvelée à chaque inhumation nouvelle.

Les cimetières abandonnés ne peuvent être livrés à la culture qu'au bout de cinq ans. On ne doit pas y faire de fouilles, on ne doit pas y creuser de fondations avant dix ans, époque à laquelle les terrains peuvent être mis dans le commerce (2).

Le règlement d'administration publique du 27 avril 1889, rendu en exécution de la loi du 15 novembre 1887 sur la liberté des funérailles, a modifié l'article du décret du 23 prairial, qui défendait les inhumations collectives. Il autorise l'usage de tranchées pour les inhumations gratuites, à la condition qu'elles aient une profondeur de $1^m,50$ et qu'il y ait une distance de 20^{cent} entre les cercueils qui y sont déposés.

Les maires sont investis, par la loi municipale du 5 avril 1884, des pouvoirs les plus étendus en ce qui concerne les inhumations dans les cas d'épidémies. Le règlement du 27 avril 1889 les autorise à prescrire, sur l'avis d'un médecin commis par eux, la mise en bière et l'inhumation

(1) Le décret du 23 prairial, fixait à 35 ou 40^m seulement la distance entre le cimetière et les dernières habitations agglomérées, c'est le décret du 7 mars 1808 qui l'a portée à 100^m.

(2) Ce terme fixé par l'article 9 de la loi du 15 mars 1791, a été consacré par un avis du Conseil d'Etat du 13 nivôse an XIII.

immédiatement après le décès et, s'ils négligent de prendre les mesures nécessaires, le préfet peut, après une mise en demeure restée sans résultat, y pourvoir par un arrêté spécial. Il a également le droit de prendre une mesure plus grave, celle de la fermeture d'un cimetière.

Les dispositions qui précèdent ont incontestablement amélioré la police des lieux de sépulture. Ont-elles fait disparaître tous les dangers inhérents aux inhumations, répondent-elles à toutes les exigences de l'hygiène contemporaine ? C'est ce que nous allons examiner.

3° Insalubrité des cimetières. — Il y a une quinzaine d'années, les partisans de la crémation entreprirent une rude campagne contre les cimetières et, dans leur ardeur de néophytes, ils y mirent quelque exagération. Ils les accusaient de vicier l'air, d'empoisonner les puits et d'emmagasiner dans le sol des germes contagieux susceptibles d'en sortir plus tard pour semer des épidémies. L'administration municipale s'en émut et, le 4 mars 1879, une commission fut nommée par le préfet de la Seine pour étudier la question (1). Elle choisit pour rapporteur le Dr O. du Mesnil, déjà connu par ses travaux en hygiène urbaine. Son rapport présenté le 24 décembre 1880 fut adopté le 7 mars 1881. L'enquête avait, comme on le voit, duré deux ans ; elle avait été complète ; les membres de la commission s'étaient livrés à des recherches sur la décomposition des corps dans les cimetières actuels et ces expériences les avaient conduits à des conclusions que nous allons résumer brièvement :

« Les dangers résultant des gaz produits par la putréfaction étaient incontestables lorsque les inhumations se faisaient dans les églises ; mais ils sont devenus absolument nuls aujourd'hui, parce qu'ils n'arrivent pas à la surface du sol, quands les corps sont enterrés à une profondeur de 1m,50. Ils seraient d'ailleurs inoffensifs parce qu'ils se répandraient à l'air libre.

« Dans l'espace de cinq ans, la presque totalité de la matière organique a été brûlée et, par conséquent, la terre ne se sature pas, dans ce laps de temps, pourvu que le sol soit suffisamment perméable.

« Par un drainage méthodique, on accélèrera la rapidité des rotations, dont la durée pourra vraisemblablement être abrégée.

« Dans l'état présent de nos cimetières, il n'y a pas lieu de craindre l'infection des puits du voisinage, alors que ces puits sont à la distance réglementaire des habitations ».

Ces conclusions sont, comme on le voit, très rassurantes. Elles pèchent même, à notre avis, par un excès d'optimisme. En tout cas, elles ne visent que les cimetières de Paris où les membres de la Commission ont fait leurs expériences, et il serait imprudent d'en faire l'application à tous les autres. D'autres travaux de la même époque ont été rédigés dans

(1) La commission se composait de MM. Hérédia, G. Martin, Bouchardat, Bourgoin, Caffort, A. Carnot, Feydeau, Huet, Leroux, du Mesnil, Fasquier, Schulzenberger.

le même sens que celui de la Commission. Nous citerons dans le nombre la thèse du Dr Robinet, sur *les prétendus dangers des cimetières*, soutenue en 1880, et le travail du Dr P. Martin, de Lyon, intitulé : *Les cimetières et la crémation* ; mais une réaction s'est produite depuis cette époque ; les hygiénistes ne sont plus aussi convaincus de l'innocuité des inhumations et ils pensent que les prescriptions légales que nous avons énumérées plus haut ne sont pas complètement suffisantes pour assurer la sécurité publique.

Des recherches récentes ont prouvé, en effet, que la promptitude avec laquelle les cadavres sont détruits dans le sol est extrêmement variable. Elle dépend de la nature du terrain, de sa porosité, de la quantité d'eau qu'il reçoit, de la profondeur des fosses et de la température de l'air. Le travail de destruction comprend, en effet, deux périodes successives qui ont été exposées par MM. Schœnfeld et Grandhomme, dans un rapport qu'ils ont adressé, en 1891, au gouvernement prussien, au nom du Comité supérieur des affaires médicales (1). La première phase est celle de la fermentation putride ; elle n'a lieu qu'en présence de l'eau. Elle est l'œuvre des bactéries et s'accompagne de la formation d'une grande quantité de gaz infects et de ptomaïnes. La seconde, au contraire, exige le renouvellement rapide de l'air et le contact de l'oxygène avec les tissus organiques ; elle consiste dans l'oxydation, la nitrification des produits azotés, et leur transformation en humus, avec formation de nitrates, de sulfates, etc. Elle ne s'accompagne ni de dégagement de gaz infects, ni de production de ptomaïnes.

Cette condition de la présence successive de l'air et de l'eau explique comment les cadavres se momifient dans un sol radicalement sec comme les sables du désert, et ne se détruisent pas dans les terrains trop imprégnés d'eau. Lorsque la nappe souterraine est trop rapprochée de la surface du sol, l'eau envahit le fond des fosses, les cadavres y macèrent et ne sont pas détruits. C'est également ce qui arrive dans les pays où il pleut sans cesse et où le sol est imperméable.

La nécessité d'une circulation rapide de l'air dans le sol, pour la décomposition des corps inhumés, a été démontrée de nouveau par les expériences faites il y a trois ans à Saint-Nazaire. L'accroissement rapide de ce port admirablement situé à l'entrée de la Loire, a forcé d'agrandir son cimetière. Le sol en est constitué par de l'argile compacte qui retient les eaux à une distance de la surface variant, suivant la saison, de 1m,60 à 0m,60. Les cercueils plongent dans le liquide et il n'est pas rare d'y trouver les corps presque entiers au bout de cinq ans.

MM. Coupry, Lemut et Guérin (de Nantes) ont imaginé, pour remédier à cet inconvénient, un mode de drainage qui leur a parfaitement réussi. Sur une parcelle du cimetière, ils ont creusé 18 fosses de 87 centimètres

(1) *Vierteljahrschrift f. gerichtl. Mediz. und aff. gesundh.*, p. 29.

de profondeur, séparées par un intervalle de 40 centimètres. Au fond de chaque fosse, ils ont élevé quatre murettes en pierres sèches de 16 centimètres de hauteur, disposées en croix et ne se touchant pas à leurs points de rencontre. Les bières ont été posées sur ces murettes et leur intervalle comblé par des escarbilles. Les drains en poterie, établissant la communication entre toutes les fosses, conduisaient les eaux d'infiltration dans un égout qui longe l'allée du cimetière et se termine au dehors.

Les premières expériences ont été faites le 9 juin 1891. Au bout d'un an, les corps exhumés ont été trouvés sans odeur et réduits à l'état de squelette. Toutes les parties molles avaient disparu et on trouvait, dans les bières, de nombreux insectes parfaitement vivants. Comme comparaison, on a exhumé, au même moment, un corps inhumé cinq ans auparavant dans la partie non drainée du cimetière et on l'a trouvé transformé en gras de cadavre dans sa totalité. Tout travail de décomposition était suspendu (1). Cette expérience prouve qu'un bon système de drainage assurant l'assèchement et l'aération du sol au-dessous et autour des tombes, accélère notablement la destruction des corps qui y sont inhumés.

La composition chimique du terrain n'a pas la même importance que ses propriétés physiques; il faut pourtant en tenir compte, lorsqu'il s'agit de choisir l'emplacement d'un cimetière.

L'ammoniaque résultant de la décomposition des cadavres n'est pas absorbée de la même manière par tous les terrains. L'argile s'en empare avec une grande énergie; mais c'est une action toute mécanique; elle l'emmagasine pour la rendre plus tard et peu à peu aux eaux de filtration. Les minéraux à grain serré sont ceux qui l'absorbent le moins facilement. L'oxyde de fer augmente le pouvoir des silicates; il s'empare de l'hydrogène sulfuré et de l'hydrogène phosphoré qui se dégagent pendant la putréfaction; le sulfure de fer formé se convertit en sulfate. Les acides acétique, lactique, butyrique qui se forment pendant les premières phases de la décomposition sont en grande partie neutralisés par les carbonates de chaux et de magnésie. Les terres fortement alcalines consomment en très peu de temps les cadavres, comme l'a démontré Orfila; ils se conservent longtemps dans le sable, tandis que la saponification ne tarde pas à s'accomplir dans le terreau (2).

En somme, le terrain le plus propre à l'établissement d'un cimetière est celui qui est calcaire, ferrugineux, perméable à l'air et à l'eau et dont le sous-sol permet l'écoulement lent et régulier des eaux de pluie (3).

(1) Brouardel et Du Mesnil, *Des conditions d'inhumation dans les cimetières* (*Annales d'hygiène et de médecine légale*, juillet 1892, p. 27).

(2) F. Arnould, *Nouveaux éléments d'hygiène*, 2e édition, Paris, 1889, p. 96.

(3) L. Lossier, *Des conditions d'un bon cimetière. — Expertise chimique des terrains* (*Revue d'hygiène*, 1880, n° 6).

Les terrains argileux mêlés de sable et de cailloux peuvent être choisis, quand on n'en trouve pas d'autres. Ceux qui sont formés d'une argile compacte ne peuvent pas être utilisés pour des cimetières sujets à des tours de rotation (1).

L'élévation de la température active sensiblement la destruction des corps. La profondeur à laquelle ils sont enfouis exerce aussi son action. La couche qui renferme les microbes, agents de la putréfaction, a deux mètres de profondeur ; mais c'est dans le mètre le plus superficiel qu'ils sont le plus nombreux. On avait déjà remarqué, avant les découvertes de la bactériologie, que la destruction des corps marche d'autant plus lentement qu'ils sont enfouis plus avant dans la terre et Ricke avait reconnu qu'au-delà d'une certaine profondeur, ils se conservent indéfiniment sans se détruire (2).

La façon dont les corps sont enterrés a aussi son importance. Dans un rapport lu au Comité consultatif d'hygiène publique, le 19 juillet 1886, à propos de la création d'un nouveau cimetière à Boulogne-sur-Seine, M. Brouardel (3) a signalé le retard qu'apportent à la destruction les bières à parois résistantes, imperméables, ainsi que les substances antiseptiques qu'on y introduit.

Lorsqu'un cadavre est simplement enfermé dans une bière en voliges de sapin, sans sciure de bois ni mixture spéciale, sa décomposition est complète en dix-huit mois ou deux ans et il ne reste plus que le squelette. Quand le cercueil est rempli de sciure de bois phéniquée, de mixtures, d'essence de mirbane, la décomposition ne se fait plus ; le cadavre est comme momifié ; quand on l'exhume au bout de cinq ans, on le trouve desséché, saponifié, mais non détruit. Dans les bières doublées en métal ou en toile caoutchoutée, la décomposition se fait ; mais les liquides sont retenus dans la bière ; ils y forment un demi-bain liquide horriblement fétide, dans lequel nagent le squelette et les tissus non décomposés.

Il s'agit maintenant de rechercher si les phénomènes de décomposition qui s'accomplissent sur une si grande échelle dans le sol des cimetières ne sont pas de nature à porter atteinte à la santé publique par les gaz qui s'en dégagent, les liquides qui s'en écoulent et les germes contagieux qui peuvent s'y trouver.

Les gaz sont considérés comme inoffensifs, pour les raisons que nous avons fait connaître.

Bouchardat a traité cette question avec autant de compétence que de soin : « Il existe, dit-il, dans l'opinion publique, une grande exagération

(1) Dr Gosse, professeur de médecine légale à l'Université de Genève, *Du choix du terrain pour un cimetière* (Comptes-rendus et mémoires du quatrième congrès international d'hygiène et de démographie, Genève, 1883).

(2) E. Richard, *Précis d'hygiène appliquée*, Paris, 1891, p. 87.

(3) Brouardel, *Projet de création d'un nouveau cimetière à Boulogne-sur-Seine) (Recueil des travaux du comité consultatif d'hygiène publique*, 1886, t. XVI, p. 360).

« sur la nocivité des gaz des fosses. On ne trouve, à ce sujet, que des « assertions vagues qui sont répétées dans les traités d'hygiène et finissent « par se transformer en vérités classiques (1).

Il passe alors en revue toutes les légendes qui ont eu cours et qui ne reposaient sur aucune observation sérieuse. Il raconte entre autres l'histoire d'une expertise dont il fut chargé, il y a une dizaine d'années et qui prouve avec quelle facilité les erreurs de ce genre s'accréditent.

On se préoccupait beaucoup, à ce moment, d'odeurs fétides qui semblaient se dégager du cimetière Montparnasse et qui se répandaient dans tout le quartier, Bouchardat fut délégué par le Conseil d'hygiène pour faire une enquête à ce sujet, et il reconnut que les émanations putrides ne sortaient pas du cimetière, mais bien d'une maison située dans le voisinage, où l'on faisait cuire les vieux cataplasmes des hôpitaux pour en extraire de l'huile de lin. Cette étrange industrie fut supprimée et les plaintes cessèrent. Les mêmes accusations ont été dirigées contre le cimetière Montmartre et avec tout aussi peu de fondement. La preuve qu'il ne se dégage pas de gaz nuisibles dans les cimetières bien tenus, c'est qu'on n'y sent aucune mauvaise odeur, tandis que dans toutes les villes, il y a des rues qui infectent pendant l'été. L'analyse de l'air le prouve également. La composition est la même que celle de l'atmosphère voisine ; on y trouve les mêmes bactéries en nombre à peu près égal, ainsi que le prouvent les recherches faites par M. Miquel. Parmi les bactéries récoltées dans le cimetière du Sud, il n'en est pas qui, injectées par millions dans le sang des animaux vivants, y aient produit des désordres pathologiques même légers (2).

L'innocuité des eaux d'infiltration n'est pas aussi certaine. Belgrand accusait celles du cimetière Montparnasse et du Père-Lachaise de souiller les puits du voisinage, et il en donnait pour preuves la saveur nauséeuse et l'odeur infecte des eaux qu'ils contenaient. Il avait constaté le fait directement au cours des travaux souterrains exécutés dans les deux cimetières. Il est certain qu'on ne peut pas songer sans inquiétude à ces infiltrations qui doivent se mêler à la nappe souterraine, lorsqu'elle est superficielle et lorsque, dans ses ascensions, elle pénètre dans les tombes, en submergeant les cadavres. Elle doit, en se retirant, entraîner avec elle les produits de leur décomposition et les porter au cours d'eau qu'elle alimente.

Cependant Pettenkoffer considère cette cause de contamination comme insignifiante, lorsqu'on la compare à tout ce que déversent dans la nappe souterraine, les habitations et la voie publique. Il a calculé que les éléments putrescibles provenant de ces deux sources et pénétrant dans le sous-sol de Munich, équivalent à ceux que produirait l'inhumation annuelle de 50,000 personnes, représentant le quart de sa population.

(1) A. Bouchardat, *Traité d'hygiène publique et privée*, Paris, 1893.
(2) Léon Colin, Paris, *Étude hygiénique et médicale*, 1885, p. 85.

Quoiqu'il en soit, et sans s'effrayer outre mesure des infiltrations provenant des cimetières, l'eau des puits situés dans leur voisinage doit être considérée comme suspecte et la distance légale de 100m est tout à fait insuffisante. Il faudrait au moins la doubler, de l'avis de tous les hygiénistes, pour les puits à creuser, et il serait également prudent de défendre d'employer l'eau de ceux qui existent déjà à des usages alimentaires.

Il nous reste à examiner le dernier reproche adressé aux cimetières, celui d'emmagasiner les germes des maladies infectieuses pour les répandre plus tard sur les populations. On sait que les spores de certains microbes pathogènes peuvent se conserver longtemps dans le sol sans perdre de leur virulence. Cela a été prouvé pour la bactéridie charbonneuse, par M. Pasteur et pour le bacille d'Eberth, par M. Grancher. Ils ne peuvent assurément pas remonter tout seuls à la surface du sol ; mais quand on creuse une fosse, les microbes contenus dans la terre qu'on rejette à la surface, peuvent être emportés par le vent lorsqu'elle se dessèche et se mêler aux poussières de l'air. Cela n'est pas impossible, mais il n'existe pas de fait qui le démontre, on en est encore à citer une épidémie qui soit sortie d'un cimetière. Pendant les années 1870 et 1871, on a enterré, à Paris et dans les environs, un nombre considérable de morts, parmi lesquels figuraient nombre de varioleux et de typhoïdiques, et jamais il n'y a eu moins de décès à la suite de ces maladies que pendant les années qui ont suivi celles-là (1).

On peut conclure de tout ce qui précède que les cimetières ne sont pas aussi dangereux qu'on l'a dit et que l'hygiène n'en exige pas la suppression ; mais cela ne veut pas dire qu'ils ne laissent rien à désirer, et le décret du 23 prairial an XII, ne me satisfait pas aussi complètement que le docteur du Mesnil. Je trouve la distance de 100 mètres insuffisante pour le forage des puits comme pour la construction des habitations ; il faudrait comme en Allemagne, les porter à 200 mètres. Les fosses sont beaucoup trop rapprochées et c'est cela qui cause l'encombrement des cimetières. La durée de la rotation est trop courte ; elle amène fatalement, dans certaines localités, la saturation du sol et les corps ne s'y détruisent plus. En Suède, on ne rouvre les fosses qu'au bout de quinze ans ; en Finlande, on en exige vingt ; il faudrait en France adopter un minimum de dix années pour les anciens cimetières et, lorsqu'on en établit de nouveaux, leur donner une étendue suffisante pour qu'on pût laisser reposer les cadavres pendant vingt ans. La décence, le respect des morts et l'hygiène y trouveraient également leur compte.

Il faut autant que possible choisir, pour les cimetières, un terrain élevé, sec et perméable, mais il n'est pas toujours possible d'en trouver dans ces conditions au voisinage des villes et, dans les pays de plaines où la terre est habituellement humide, il est indispensable de les drainer avant de

(1) BOUCHARDAT, *Traité d'hygiène* (*loc. cit.*), p. 828.

s'y établir. Nous avons parlé de ce mode d'assainissement à l'occasion du nouveau cimetière de Saint-Nazaire ; l'opération n'a pas toujours besoin d'être aussi compliquée. Les drains doivent être placés à 70 ou 80 centimètres au-dessous de la zone inférieure des sépultures, et à 6 ou 7 mètres les uns des autres Ils doivent être dirigés, en pente douce, vers les collecteurs, et ceux-ci ne doivent pas se déverser dans les cours d'eau du voisinage ; il vaut mieux les conduire, comme les eaux d'égout, sur des terrains d'épandage que leurs eaux fertilisent en s'épurant et qu'on peut convertir en prairies parce que les produits d'une culture maraîchère pourraient inspirer du dégoût.

Le décret du 23 prairial prescrit d'entourer les cimetières d'un mur de clôture de 2 mètres de haut et d'y planter des arbres. Cette dernière mesure est excellente, quoiqu'on en ait dit. Priestley, Tardieu, Fonssagrives en ont fait ressortir les avantages à tous les points de vue. On a constaté en Angleterre que la décomposition des corps est plus rapide dans le voisinage des racines des arbres et que la terre y est plus sèche que partout ailleurs. Les racines se dirigent du côté des bières, pénètrent par leurs fissures, aspirent les liquides cadavériques, les décomposent et préviennent le dégagement des gaz à la surface du sol.

Tardieu donne, à l'égard des plantations, les conseils suivants : « Les » arbres droits, élancés, comme les ifs, seront préférés aux cèdres dont » les branches sont horizontales, aux saules dont les rameaux flexibles » retombent en couches épaisses sur le sol. Les trembles, les peupliers » d'Italie, dont les feuilles toujours en mouvement agitent et tamisent » l'air, seront préférés au feuillage plus lourd et plus épais du marron- » nier. » Nous joindrons à cette liste l'eucalyptus dont les racines absorbent l'eau avec une énergie telle qu'elles constituent de véritables drains verticaux et qui donne si peu d'ombre. Seulement sa culture n'est possible que dans les pays où la température ne descend jamais au-dessous de sept degrés.

4° Abandon et translation des cimetières. — Nous avons raconté comment tous les cimetières de France avaient été déplacés à la fin du siècle dernier. Il en résulte qu'il est rare aujourd'hui qu'on se trouve obligé de recourir à cette mesure. On y est cependant contraint dans les circonstances suivantes :

1° Lorsqu'un cimetière, par suite de son encombrement, est arrivé à un tel degré de saturation qu'on ne peut plus y enterrer personne.

2° Lorsqu'il est devenu trop central, par le fait de l'extension que la ville a prise de son côté et parce que des habitations élevées autour de lui l'ont englobé.

3° Lorsque le terrain qu'il occupe est devenu nécessaire à l'établissement d'une voie nouvelle, d'une place, ou à la construction d'un édifice public.

Dans ce cas, il faut d'abord créer un nouveau cimetière, en se conformant aux prescriptions du décret du 23 prairial an XII (Titre II. art. 7,

8, 9). Les conseils d'hygiène doivent être consultés sur l'emplacement, les dimensions et la nature du terrain. A cet effet on leur communique le dossier de l'affaire, comprenant les pièces suivantes : 1° Délibération du conseil municipal ; 2° Plan des lieux ; 3° Enquête de *commodo* et *incommodo* et procès-verbal du commissaire enquêteur ; 4° Rapport de l'architecte ou de toute autre personne chargée d'examiner la nature du terrain choisi. Après l'étude de ce dossier, le conseil d'hygiène exprime son avis motivé sur l'utilité d'adopter ou de refuser l'emplacement proposé. Lorsque l'avis est favorable, le conseil municipal adresse sa demande au préfet, et si ce dernier donne son approbation, on procède à l'appropriation du nouveau terrain.

L'ancien cimetière est alors fermé et reste dans cet état pendant cinq ans. Au bout de ce temps on peut l'affermer ; mais à la condition que le terrain ne sera que planté ou ensemencé, qu'on n'y pratiquera aucune fouille, qu'on n'y élèvera aucune construction, jusqu'à ce qu'il en soit ordonné autrement (art. 9 du décret du 23 prairial an XII).

Dans le cas de translation, les concessionnaires ont le droit d'obtenir, dans le nouveau cimetière, un emplacement égal en superficie à celui qui leur avait été concédé et les restes qui y avaient été inhumés sont transportés aux frais de la commune. (art. 5 de l'ordonnance du 6 décembre 1843). L'exhumation est alors pratiquée par les soins de l'administration municipale et avec les précautions que nous allons indiquer.

4° Exhumation. — Il se présente souvent des circonstances qui obligent à extraire, de leur sépulture, un ou plusieurs cadavres. L'exhumation peut être ordonnée par la justice, pour reconnaître l'identité d'un individu ou pour rechercher les traces d'un crime. Elle peut être demandée par une famille, pour le déplacement d'une sépulture particulière ; enfin, elle peut se pratiquer sur une grande échelle, lorsqu'il s'agit d'abandonner un cimetière et de transporter ailleurs les restes qu'il renferme, ou d'évacuer un lieu qui a été, par le fait des circonstances, consacré à des sépultures provisoires.

Cette opération est moins dangereuse qu'on ne le croit généralement. J'ai parlé plus haut des exhumations pratiquées à la fin du siècle dernier, dans le cimetière de l'église des *Saints-Innocents* à Paris et qui n'ont été suivies d'aucun accident, au dire de Thouret. Cependant Bouchardat rapporte qu'en 1830, des inhumations provisoires ayant eu lieu au Marché des Innocents, sur l'emplacement de l'ancien cimetière et sur une couche de sable d'environ vingt centimètres de profondeur, on découvrit, lorsqu'on procéda aux exhumations ultérieures, une quantité considérable d'ossements dans une terre noire et grasse, on y trouva des débris d'où s'échappèrent des miasmes tellement fétides qu'un des ouvriers fut subitement suffoqué.

Les accidents analogues ne sont pas rares chez les fossoyeurs dans les exhumations juridiques qui se font en général au moment où les cadavres sont en pleine putréfaction. Ce n'est guère en effet que pendant la première période de la décomposition des corps qu'il est dangereux de les extraire de leur sépulture. A ce moment, dit Tardieu, l'abdomen énormément distendu par les gaz, se déchire au niveau ou dans le voisinage de l'ombilic et donne issue à des liquides sanieux, brunâtres, d'une odeur très fétide, en même temps qu'à des émanations méphitiques dont il y a lieu de redouter les effets nuisibles pour la santé de ceux qui s'y trouvent exposés.

De pareilles opérations exigent un ensemble de précautions qui varient quelque peu suivant les circonstances dans lesquelles elles sont pratiquées. Les mesures particulières que réclament les exhumations juridiques sont du domaine de la médecine légale et ne nous regardent pas. Elles s'accomplissent, du reste, sous les yeux et sous la direction du médecin-expert qui veille à ce que tout se passe de façon à satisfaire les exigences de l'hygiène. Il n'en est pas de même des exhumations qui se font chaque jour, à la demande des familles, pour transporter, dans des caveaux récemment construits, ou dans des terrains acquis à titre perpétuel, des corps provisoirement déposés dans des sépultures temporaires ou dans des fosses particulières. Ces exhumations sont autorisées sur une simple demande adressée à la direction des affaires municipales : un commissaire de police désigné y assiste et constate toutes les conditions d'identité. Les précautions prises ont plutôt, pour effet, de diminuer les désagréments que de prévenir les dangers de l'opération. « Celle-ci, dit Tardieu, se fera de préférence le matin, surtout dans la saison chaude; on y emploiera un nombre d'ouvriers suffisant pour qu'elle s'achève le plus promptement possible; on arrosera la fosse et le cercueil avec une solution de chlorure de chaux ou de sulfate de fer, avec de l'eau phéniquée ou tout autre liquide désinfectant. S'il faut pénétrer dans un caveau, on y établira des courants d'air et l'on renouvellera celui qui y était enfermé, soit au moyen d'un fourneau allumé vers une de ses issues, soit à l'aide d'une manche à air, ou mieux encore, ainsi que l'a proposé A. Guérard, dans une thèse de concours qui est une excellente monographie (1), en faisant jouer à vide, au fond du caveau, une pompe à incendie qui chasserait promptement, grâce à l'air respirable qu'elle y projetterait, les gaz délétères amassés. On introduira ensuite au fond du caveau une bougie allumée et l'on n'y descendra que si elle y brûle comme à l'air libre. Les premiers ouvriers qui pénètreront dans ces caveaux, auront la bouche et les narines garnies d'un mouchoir trempé dans l'eau phéniquée. Ils seront suspendus par une corde qui passera sous les aisselles, afin de pouvoir être retirés au moindre danger. Enfin, si l'opération devait se prolonger, il serait bon qu'ils fussent revêtus

(1) GUÉRARD, Alph., *De l'inhumation et des exhumations sous le rapport de l'hygiène*. Thèse de concours, 1838.

d'un appareil Galibert. Ils répandront autour d'eux du chlorure de chaux en dissolution, ou tout autre liquide désinfectant. Si l'on trouvait un caveau rempli d'eau provenant de pluie ou d'infiltration, on enlèverait cette eau à l'aide d'une pompe aspirante, et l'on procéderait ensuite comme il vient d'être dit » (1).

Lorsqu'il s'agit de l'abandon d'un cimetière, qu'il faut extraire de son sol, transporter et réinhumer un grand nombre de cadavres, les précautions sont différentes. Comme les corps y reposent depuis longtemps, que la destruction de la plupart d'entr'eux est complète, il y a moins d'inconvénients pour les ouvriers chargés du travail. Cependant, il est prudent d'attendre la saison fraîche, pour commencer l'opération. Il faut employer un nombre suffisant d'ouvriers pour qu'elle soit promptement achevée. Ils doivent porter des vêtements spéciaux, se servir d'outils à longs manches, pour n'être pas contraints de se baisser, et arroser fréquemment le terrain avec des liquides désinfectants ; ils doivent se laver et se désinfecter les mains après le travail.

Le cercueil et les ossements, après avoir été purifiés de la même manière, doivent être placés dans des tombereaux bien fermés, avec le soin nécessaire pour qu'aucune odeur ne s'en échappe. Cette précaution est surtout indispensable lorsqu'ils doivent traverser la ville pour se rendre de l'ancien cimetière dans le nouveau.

§ V. — CRÉMATION

I. **Historique.** — La coutume de brûler les morts remonte aux temps héroïques, puisque c'est Hercule qui en a donné l'exemple. En honneur chez les Grecs et chez les premiers habitants de Latium, elle est parvenue à son apogée à Rome, sous les empereurs, et s'y est maintenue jusqu'au VIe siècle de notre ère, époque à laquelle le christianisme, devenu le maître à son tour, a fait disparaître ce dernier vestige des pratiques du paganisme.

Les transformations que cette coutume a subies, en traversant les siècles, pour s'accommoder aux dogmes religieux des différents peuples qui l'ont adoptée, ont donné lieu à des études pleines d'intérêt pour l'ethnographie, mais qui n'en ont pas pour l'hygiène, attendu que la crémation scientifique telle qu'on la pratique aujourd'hui n'a rien de commun, au point de vue de la santé publique, avec les incinérations en plein air des peuples anciens.

Il y avait douze siècles que la coutume de brûler les morts était tombée

(1) A. TARDIEU, article *Exhumation* du *Dictionnaire de médecine et de chirurgie pratiques*, t. XIV, p. 312, 1871.

dans l'oubli, lorsqu'une tentative pour la remettre en honneur se produisit en France, en l'an V de la première République, sous l'influence des idées nouvelles que la Révolution avait fait naître. On sait à quel degré de fanatisme s'élevaient à cette époque le culte de l'antiquité, l'admiration pour les institutions grecques et romaines, ainsi que la haine pour la religion chrétienne. Ce furent sans doute ces influences qui inspirèrent à Legrand d'Aussy la proposition qu'il fit, le 21 brumaire an V, au conseil des Cinq-Cents et qui consistait à autoriser *tout citoyen à faire brûler ou inhumer à son choix les corps de ses proches et des personnes qui lui furent chères*, en se conformant aux lois de police et de salubrité. Ce projet fut renvoyé à une commission, remanié par elle et représenté de nouveau ; mais il n'a jamais été l'objet d'un vote.

L'administration centrale du département de la Seine reprit l'affaire pour son compte deux ans après, et le citoyen Cambry lui présenta un projet relatif aux sépultures, dans lequel il avait donné une place à l'incinération. Ce projet n'eut pas plus de suites que le précédent. Il présentait des difficultés dans l'application auxquelles le citoyen Cambry n'avait pas songé. L'Institut consulté sur les moyens de détruire convenablement les cadavres, avait fondé un prix de 1,500 francs pour l'étude scientifique du problème. Il avait reçu quarante mémoires ; mais pas un seul ne résolvait complètement la question.

Cependant, le comte Frochot, préfet de la Seine, fut bientôt mis en demeure de prendre un parti. La citoyenne Dupré-Geneste lui demanda l'autorisation de brûler le corps de son fils et il la lui accorda. Son arrêté du 1er florial an VII était ainsi conçu : « Les soins à donner aux » dépouilles humaines sont un acte religieux dont la puissance publique » ne pourrait prescrire le mode sans violer le principe de la liberté des » opinions ». L'incinération se fit sur un bûcher et les cendres furent recueillies tant bien que mal ; mais l'acte d'indépendance de la citoyenne Dupré-Geneste ne trouva pas d'imitateurs.

La question reparut au commencement du second Empire et, dans la presse médicale, le docteur Caffe s'empara, au nom de l'hygiène, des propositions de l'an VIII. La tentative n'eut aucun succès et l'opinion publique y demeura indifférente. C'est alors que le mouvement passa de France en Italie. Le professeur Coletti commença la campagne en 1857, par un mémoire qu'il lut à l'Académie des sciences et des lettres de Padoue et qui n'eut aucun retentissement (1). Dix années s'écoulèrent, l'unité de la péninsule se constitua et la crémation trouva sa place parmi les aspirations que cette évolution fit naître. La question fut posée en 1869 au Congrès médical de Florence, reparut en 1871 à celui de Rome et fut tranchée par l'affirmative dans les deux Congrès à une immense majorité. L'Institut royal des sciences et des lettres de Lombardie affecta

(1) Fernando COLETTI, *Sulle Cremazione dei cadaveri.*

un de ses prix à récompenser le procédé de crémation le plus prompt et le plus économique.

L'occasion de passer de la théorie à la pratique se présenta à Florence en 1870. Le rajah de Killapore étant venu à mourir, dans cette ville, fut brûlé le 2 décembre, sur les bords de l'Arno, suivant les rites usités dans l'Inde. L'opération dura huit heures, bien que le bûcher fut composé de bois très inflammables, que le corps fut imprégné de naphtaline et de substances résineuses et que le vent soufflât avec impétuosité.

L'incinération à l'air libre est un mode complètement défectueux. Les bûchers de Rome qui s'élevaient à la hauteur des maisons voisines, y mettaient parfois le feu. Ces immenses bûchers, formés de bois précieux et complètement secs, ensevelis sous les parfums et les fleurs, où le corps reposait dans son linceul de pourpre, mettaient un temps extrêmement long à dévorer le cadavre et infectaient le voisinage pendant tout le jour. Dans ces conditions, la combustion est toujours lente, incomplète et ne fait que carboniser les corps qu'on lui confie. C'est l'état dans lequel on les retrouve le plus souvent après les incendies, bien qu'ils aient séjourné de longues heures sous un immense brasier.

Un semblable procédé est incommode et dispendieux; la crémation n'aurait certainement pas fait de prosélytes, si la science et l'industrie n'avaient pas mis à sa disposition des appareils plus pratiques. Nous avons vu qu'en Italie, on poursuivait cette recherche avec ardeur pendant que le Sénat se prononçait pour l'incinération facultative et qu'un décret royal, modifiant le règlement pour l'exécution de la loi sur la santé publique, autorisait la crémation dans des cas et pour des motifs exceptionnels (1).

Les premières incinérations scientifiques eurent lieu à Breslau et à Dresde en 1874 et en 1875; mais elles passèrent inaperçues, tandis que la crémation du baron Keller, qui eut lieu à Milan quelques mois plus tard, eut un retentissement considérable et fait époque dans l'histoire de la méthode. Il avait laissé à la ville la somme nécessaire pour y élever un crématoire à la condition que son corps y serait brûlé le premier. La cérémonie eut lieu le 22 janvier 1876, dans le monument d'ordre dorique que tous les hygiénistes ont visité (fig. 101), et par le procédé Polli-Clericetti. Le jour même, de grandes affiches annonçaient à toute la ville que la Société de crémation de Milan venait de se constituer. Cette Société fit bientôt sentir son action dans toute l'Italie. Il s'en fonda de semblables dans les grandes villes et les crématoires s'élevèrent peu à peu. On en compte aujourd'hui 23 en Italie.

De là le mouvement passa en Angleterre, puis en Allemagne où la

(1) Pour tout ce qui concerne l'historique de la crémation en Italie, voyez : *La Crémation, sa raison d'être, son historique, les appareils actuellement mis en usage pour la réaliser*, par les docteurs Prosper DE PIETRA-SANTA et Max DE NANSOUTY, Paris, 1881.

crémation n'est pourtant pas facultative dans tous les États (1). Elle a été repoussée par le Landstag prussien, sur l'opposition du gouvernement; il existe pourtant trois crématoires dans l'Empire. Celui de Gotha, construit en 1878, jouit d'une certaine célébrité; ceux de Heidelberg et de Hambourg sont plus récents.

On en trouve deux en Angleterre, deux en Suède, l'un à Stockholm, l'autre à Gottenbourg, un à Copenhague; il s'en est formé dans les principales villes des États-Unis et aujourd'hui la crémation est en honneur

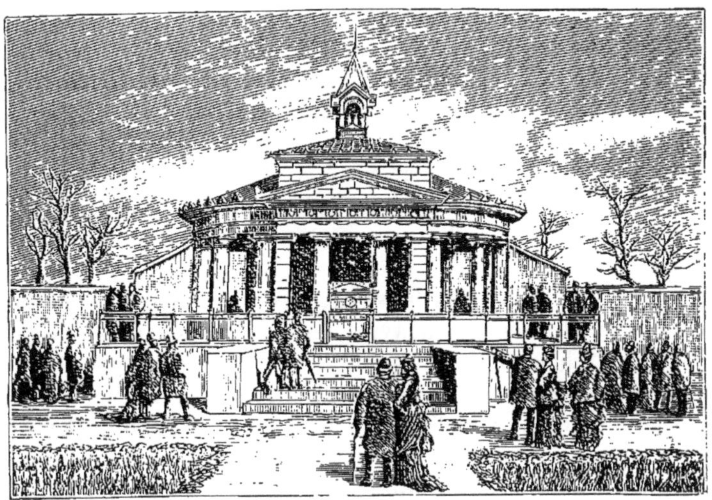

Fig. 101. — Le crématoire de Milan.

dans dix-huit localités (2) qui ont pratiqué 3.000 incinérations au cours des dix dernières années. Il existe des crématoires au Brésil, à Buenos-Ayres et même à Tokio (Japon). Ce dernier est le moins dispendieux de tous, l'opération ne coûte que 1f,50 et on peut se procurer une urne très élégante pour 50 centimes.

VI. **La crémation à Paris.** — La France n'a pas mis son empressement habituel à s'emparer de cette innovation. Elle a réfléchi douze ans avant d'entrer dans la voie tracée par l'Italie. La Société française de crémation ne date que du congrès de Turin et le premier four a été construit à Paris, aussitôt après la promulgation de la loi du 15 novembre 1887

(1) Au mois de mars 1893, la municipalité de Berlin a demandé, pour les habitants de la capitale, l'autorisation de faire incinérer leurs morts Les ministres de l'intérieur, de a justice et des cultes ont délibéré sur cette pétition et l'ont rejetée.

(2) *Bulletin de la Société pour la propagation de l'incinération*, 13e année, mai 1894, p. 4.

sur la liberté des funérailles, laquelle a rendu la crémation facultative, en autorisant les citoyens à choisir leur mode de sépulture.

Le crématoire établi au cimetière de l'Est a coûté 245,975 francs. On est en train de le compléter par la construction d'un grand hall servant de salle d'attente et d'un *columbarium* consistant en un mur le long duquel seront établies 738 cases avec des portiques abris. Le premier appareil installé au crématoire était un four Gorini semblable à celui de Milan, mais fonctionnant d'une manière moins prompte et plus dispendieuse. En 1889, on l'a remplacé par l'appareil Toisoul et Fradet, dans lequel la combustion s'opère à l'aide de l'oxyde de carbone qu'on obtient en chauffant du coke et est activée par des courants d'air chaud (1).

L'incinération met en moyenne une heure à s'accomplir, avec cet appareil. Deux ans après son installation, la ville trouvant qu'un seul four était insuffisant, en a fait placer un second dans le crématoire, et cet appareil perfectionné a été construit sur le modèle Fichet et inauguré le 19 janvier 1891. Il opère la crémation en quinze minutes de moins que l'autre.

Le crématoire du Père-Lachaise est le seul qui existe encore en France. La ville y fait brûler les cadavres non réclamés dans les hôpitaux, les débris d'amphithéâtre, les embryons ayant moins de quatre mois et les corps des personnes ayant manifesté le désir d'être incinérées. Cette catégorie n'augmente pas d'une manière sensible, malgré l'ardente propagande que fait la société de crémation, malgré les facilités de tout genre que la ville offre aux familles pour les engager à user de son crématoire, et malgré les travaux du comité de perfectionnement institué par le préfet de la Seine au mois de janvier 1892, à l'instigation du conseil municipal. Du 31 janvier 1889 au 31 décembre 1893, il n'y a eu au Père-Lachaise que 18,734 crémations dont 638 seulement ont eu lieu à la demande des familles. Cela fait une moyenne de 160 par an. La proportion a quelque peu augmenté sous l'influence de la propagande dont je parlais tout à l'heure. De 121 incinérations enregistrées de ce chef en 1890, on a passé à 175 en 1893 ; mais si l'on songe qu'il y a en moyenne, à Paris, 54,566 décès par an, sans compter ceux des hôpitaux, le résultat le plus net c'est que sur 10.000 personnes qui meurent il n'y en a que 32 qui demandent à se faire incinérer. Cela ne vaut véritablement pas la peine de s'être mis en si grands frais.

Le fonctionnement du crématoire est très simple. On le chauffe jour et nuit. Lorsqu'un corbillard arrive, on en retire le cercueil et on le monte dans la salle d'attente. C'est une sorte de chapelle nue, sans autel et sans attributs religieux. D'épais rideaux la séparent de la pièce sombre et voûtée où se trouve le *laboratoire*. Un catafalque se dresse au milieu ; des tentures noires couvrent les murailles ; entre le catafalque et la porte se trouvent des banquettes pour les assistants.

(1) Pour la description de cet appareil : voyez *Encyclopédie d'hygiène*, t. IV, p. 79.

Lorsque le moment de l'opération est arrivé, on transporte le cercueil dans la pièce où se trouve le four. Il est accompagné par les parents du décédé au nombre de cinq au plus. Les rideaux se ferment derrière eux. La bière est placée sur une plaque en tôle à rebords, de 70^{cent} de largeur sur 2^{m} de long, laquelle est garnie d'une toile d'amiante. Le tout est placé sur les bras du chariot. Lorsqu'il s'agit de bières contenant des débris d'amphithéâtre, on les place à nu sur le chariot. A ce moment, on suspend pour quelques instants l'arrivée de l'oxyde de carbone et de l'air chaud dans le laboratoire, on ouvre les portes et l'intérieur de la fournaise apparait. La chaleur qui en sort fait reculer tout le monde. Le chariot glisse alors sur les rails; les bras entrent dans le four, puis ils s'abaissent, à l'aide d'une manivelle, et disparaissent dans les rainures dont la paroi inférieure est creusée, en déposant sur celle-ci la plaque de tôle ou la bière dont ils étaient chargés. Le chariot recule, les portes se referment et l'on n'aperçoit plus qu'une lueur d'un rouge vif qui filtre à travers leurs interstices. Cette manœuvre ne dure pas plus de trente secondes et avant qu'elle soit terminée, la bière a éclaté et disparu au milieu des flammes qui la dévorent. Cependant l'appareil ne dégage pas d'odeur, et ne fait pas de bruit. Les portes fermées, on fait arriver de nouveau l'air et le gaz dans le laboratoire.

L'incinération met en moyenne une heure à s'accomplir. Lorsqu'elle est achevée et qu'on ouvre les portes, on aperçoit, à l'endroit où on a vu déposer la bière, quelques débris d'os d'un aspect étrange et d'un rouge de feu, épars sur une surface incandescente. On fait alors avancer le chariot et la même manœuvre s'opère en sens inverse. Les bras sont au plus bas, ils pénètrent dans les rainures de la paroi inférieure du laboratoire. On les relève par un tour de manivelle; ils soulèvent la plaque métallique garnie de toile d'amiante, la ramènent avec les os calcinés qui restent à sa surface. On les laisse un peu refroidir, puis on les recueille, avec une pince d'argent et on les renferme dans le récipient destiné à les contenir. Ils ne représentent qu'une très petite partie du squelette et sont en général d'un blanc très pur. Quelques fragments prennent parfois une teinte ocreuse et sont vitrifiés sur certains points, parcequ'ils ont été soumis à une température trop élevée.

Le poids des débris d'os varie entre 1,000 et 1,500 grammes. Lorsqu'ils sont recueillis, on les renferme dans une cassette en grès-cérame que la ville fournit au prix de 10 francs; mais on est libre d'adopter toute autre forme de récipient et de se fournir ailleurs. Lorsque les cendres sont renfermées dans cette petite caisse, on la scelle avec un ruban dont les deux extrémités sont réunies par une plaque de plomb aux armes municipales portant pour exergue : *Ville de Paris*. Ces cassettes funéraires sont déposées ensuite dans des caveaux provisoires, en attendant qu'on ait achevé la construction du columbarium définitif au Père-Lachaise.

III. Appréciation de la crémation. — Il nous reste maintenant à apprécier la nouvelle méthode de destruction des corps au point de vue de la santé publique. Il est certain tout d'abord que l'hygiène n'a aucune objection à lui adresser. Avec les appareils perfectionnés dont on se sert aujourd'hui, l'incinération ne peut ni compromettre la sécurité, ni devenir une cause d'incommodité pour le voisinage, puisqu'elle s'opère dans les cimetières et loin des habitations. Elle offre même, il faut en convenir, des garanties plus complètes que l'inhumation contre les germes des maladies infectieuses. On a toutefois, comme nous l'avons vu, exagéré ce dernier avantage dans l'intérêt de la cause.

Si l'incinération ne présente pas d'inconvénients pour l'hygiène, il n'en est pas de même au point de vue social. Tant qu'il ne s'agira comme aujourd'hui que de quelques cas isolés, il n'y aura pas à s'en occuper; mais il faudrait en tenir un compte sérieux, si la méthode venait à se généraliser.

En premier lieu, elle est plus dispendieuse que l'inhumation. On est arrivé, aujourd'hui, à réduire notablement la dépense en elle-même. L'opération revenait à 100 francs, dans le principe, elle n'en coûte que 30 aujourd'hui. Il suffit d'un hectolitre de coke d'une valeur de 3 francs pour détruire un cadavre, quand le four est en marche, mais les frais généraux sont considérables. La construction des monuments et l'entretien des fours, la rétribution du personnel, le combustible et les urnes funéraires coûteront toujours plus cher que l'entretien d'un cimetière et que la main d'œuvre nécessaire pour creuser les fosses. Le crématoire du Père Lachaise coûte, tout compris, à la ville 57,558f,75 par an, pour une moyenne de 748 incinérations, mais comme dans ce nombre il n'y en a que 150 réclamées par la famille et par conséquent rapportant quelque chose à la ville, et qu'elle ne les fait payer que 50 francs, cela fait, en chiffres ronds une perte sèche de 50.000 francs par an. Toutes les villes ne peuvent pas se permettre un luxe semblable.

L'incinération a un autre inconvénient. Elle ne permet pas les recherches médico-légales. « Elle détruit, dit M. Brouardel (1), toutes les subs-
» tances toxiques d'origine organique, et de plus l'arsenic, le phosphore
» et le sublimé, c'est-à-dire les poisons qui sont le plus fréquemment
» employés. Par suite, les criminels pourront trouver dans la crémation
» une sécurité qu'ils ne rencontrent pas dans les procédés actuels d'inhu-
» mation et qu'il importe de ne pas leur assurer, car elle serait, pour les
» populations, une source de dangers plus graves que l'insalubrité
» reprochée aux cimetières ».

Il est une troisième raison qui doit porter à ne pas désirer que la crémation se généralise, c'est que les corps de ceux qui ne sont plus

(1) Brouardel, *La crémation dans les cimetières de Paris*. Rapport au Conseil d'hygiène publique et de salubrité, lu et adopté dans la séance du 17 août 1893.

représentent, dans un grand pays, une somme énorme de matière organique dont les éléments ont été puisés dans le sol et qu'il faut lui rendre sous peine de l'appauvrir. Il y a sans doute quelque chose de pénible à considérer notre dépouille mortelle comme un engrais ; mais ce sont là des répugnances dont l'hygiène ne doit pas tenir compte.

Les partisans de la crémation, dans leur zèle, ne se sont pas préoccupés d'une difficulté matérielle par laquelle ils se trouveraient arrêtés, si la crémation devenait la méthode générale de destruction des corps, au lieu de n'être que la très rare exception ; c'est l'encombrement forcé des lieux de sépulture.

On est en train, ai-je dit, de construire, au Père-Lachaise, un *columbarium* contenant 738 cases avec un portique-abri. Admettons que chaque case avec son portique ne couvre qu'un mètre de surface, si sur les 54,566 personnes qui meurent par an, à Paris, il s'en faisait brûler 50,000, il faudrait 5 hectares de terrain par an pour recevoir leurs restes, et, comme il n'y a plus dans les dix-neuf cimetières de Paris qu'une centaine d'hectares qui soient encore disponibles, il y en aurait à peine pour vingt ans. On aurait, il est vrai, la ressource de retirer les urnes du columbarium et de les enfouir au bout d'un certain nombre d'années, mais cela ne remplirait pas le but qu'on se propose.

En somme, il faut laisser à tout le monde la liberté de se faire incinérer, si bon lui semble ; il faut donner toutes les facilités possibles aux sociétés de crémation pour établir leurs fours dans les cimetières ; il y a quelqu'avantage à détruire par le feu les débris d'amphithéâtres et les détritus de toute sorte ; mais l'hygiène n'exige pas qu'on encourage cette pratique et il n'est pas à désirer qu'elle prenne trop de développement.

IV. La crémation en temps d'épidémie et sur les champs de bataille. — C'est en vue de la première de ces éventualités que les partisans de la crémation ont, au début, demandé aux pouvoirs publics l'autorisation de s'installer dans les cimetières. Beaucoup d'hygiénistes, même parmi ceux qui n'en sont pas partisans comme méthode générale, sont d'avis qu'il y aurait avantage à brûler le corps des personnes mortes de maladies contagieuses et que l'incinération pourrait rendre des services en temps d'épidémie, ainsi que sur les champs de bataille.

Il est hors de doute, avons-nous dit, que la destruction par le feu des corps des contagieux donnerait plus de garanties que l'inhumation : mais il n'existe pas jusqu'ici un seul fait qui permette d'affirmer que la contagion puisse sortir de terre, même en temps d'épidémie. Dans ces conditions, on peut conseiller l'incinération aux familles ; mais nous ne croyons pas qu'on soit en droit de la leur imposer, qu'on puisse faire violence à leurs sentiments et à leurs convictions, en vue d'un péril dont on ne peut démontrer ni même affirmer l'existence.

Pour porter une atteinte semblable à la liberté individuelle, il faut un intérêt public de premier ordre et ce n'est pas sur des expériences de laboratoire qu'on peut baser une pareille nécessité. On ne saurait d'ailleurs où s'arrêter. On commencerait par la variole et la diphtérie, puis on passerait à la scarlatine, à la rougeole, à la fièvre typhoïde ; on ne tarderait pas à demander l'incinération des tuberculeux ; mais sans parler de ces derniers qui fournissent en moyenne à Paris 12.000 décès par an, les cinq maladies qui précèdent y font 4.536 victimes. On pourrait donc compter sur une douzaine de crémations par jour et presque toutes opérées contre la volonté des parents. Il est facile de se rendre compte de la réprobation que de pareilles mesures ne tarderaient pas à inspirer.

En temps d'épidémie, la situation est différente. Lorsque la mortalité est brusque, considérable, les populations sont terrifiées et ne résistent plus ; l'autorité peut faire alors ce qu'elle croit convenable, dans l'intérêt de la santé publique. Aussi, en 1883, au moment où le choléra venait d'éclater en Égypte et menaçait l'Europe, le conseil municipal de Paris, sur les instances de la Société de crémation, demanda-t-il l'autorisation d'établir des fours destinés, pour le moment, à ne fonctionner qu'en temps d'épidémie ; mais il ne s'était évidemment pas rendu compte des dépenses auxquelles cette mesure l'aurait entraîné.

Quand le choléra, la seule maladie épidémique que nous ayons sérieusement à redouter, tombe sur une ville, la mortalité atteint rapidement son apogée et, pendant quelques jours, elle est considérable. Le 9 décembre 1832, il est mort 814 personnes à Paris sur une population de 945.698 habitants. Nous n'avons vraisemblablement pas à redouter, dans l'avenir, un pareil désastre ; mais si nous étions appelés à subir une épidémie moitié moins sérieuse, nous aurions encore, avec notre population actuelle, des journées de mille décès. Or, le four du Père-Lachaise, en fonctionnant jour et nuit, sans réparations et sans chômage, ne peut pas brûler plus de cinquante cadavres par jour. Il faudrait donc disposer de vingt crématoires comme celui d'aujourd'hui, et ce serait une dépense d'environ cinq millions à effectuer, sans attendre que l'épidémie éclate car, on sait que le choléra tombe sur une ville comme la foudre.

En admettant que Paris puisse se permettre une pareille fantaisie, pas une autre ville ne songerait à l'imiter et à s'imposer des sacrifices proportionnels, en vue d'une éventualité à laquelle on espère toujours échapper et pour se garantir d'un péril théorique. « Rien ne prouve, comme le fait observer M. Brouardel, qu'un cadavre de cholérique une fois inhumé, puisse être un agent de provocation de la maladie ; et on ne peut pas invoquer le danger de l'inhumation des cholériques pour faire adopter la nécessité de la crémation de leurs cadavres » (1).

(1) P. BROUARDEL, *La crémation dans les cimetières de Paris, en temps d'épidémie.* Rapport lu au Conseil d'hygiène et de salubrité de la Seine et adopté dans la séance du 17 août 1883.

Le savant professeur de médecine légale fait observer de plus que les manipulations de cadavres nécessitées par la crémation sont plus nombreuses et exposent, jusqu'au moment où le corps est mis dans le four, à autant sinon à plus de dangers que lorsque le corps est dans la terre. Il insiste sur ce fait qu'en temps d'épidémie, la crémation ne peut pas être précédée de l'autopsie et de l'analyse des viscères qui sont d'autant plus indispensables, en pareil cas, que le choléra est la maladie qu'il est le plus facile de confondre avec l'empoisonnement par l'arsenic, le sublimé et par certains alcaloïdes. Le Conseil d'hygiène, approuvant les conclusions de ce rapport, a émis l'avis qu'il n'y avait pas lieu d'accorder l'autorisation demandée (1).

2° Champs de bataille. — On a eu maintes fois recours au feu pour détruire, après les batailles, les morts gisant sur le sol. Sans remonter aux siècles passés, on en trouve de fréquents exemples dans le nôtre. En 1811, après la prise de Tarragone par l'armée française, on brûla 4.000 cadavres sur des bûchers dressés hors des murs ou sur les places de la ville. En 1812, les Russes brûlèrent les monceaux de cadavres que la Grande Armée laissait derrière elle dans sa retraite. En 1814, les Allemands firent de même sous les murs de Paris. Après la terrible campagne de 1870, le gouvernement belge, d'accord avec les autorités françaises, chargea un chimiste, M. Creteur, de détruire les cadavres enfouis à la hâte sous les murs de Sedan et qui infectaient le voisinage. M. Creteur procéda à cette opération sur place et sans exhumation préalable. On commença par enlever la mince couche de terre qui recouvrait les cadavres, on les saupoudra de chlorure de chaux et on les noya ensuite dans des flots de goudron ; puis on y mit le feu avec de la paille arrosée de pétrole. Lorsque la colonne de fumée noire et infecte qui s'en éleva fut dissipée, on ne trouva plus, dans les fosses que des ossements recouverts d'une couche charbonneuse agglutinée par le goudron.

Les Anglais ont eu souvent recours au feu pour détruire les cadavres dans leurs guerres de l'Inde et les Serbes ont fait de même dans leur dernière guerre contre les Turcs. Dans toutes ces circonstances, l'incinération était parfaitement indiquée. En Russie, sous les murs de Paris, comme à Sedan, les hostilités avaient depuis longtemps cessé et on pouvait procéder à loisir à ces opérations délicates. Dans l'Inde, les Anglais n'avaient à brûler qu'un petit nombre de corps ; il n'en serait plus de même dans une guerre entre les grandes puissances de l'Europe et après les collisions gigantesques qui en seraient la conséquence. C'est pourtant en prévision de cette éventualité qu'on a proposé la crémation et qu'on a imaginé des appareils pour l'effectuer. Les uns sont destinés à circuler sur les chemins de fer, les autres sur les cours d'eau.

C'est en Belgique que cette idée a pris naissance et on a pu voir, à

(1) *Conseil d'hygiène et de salubrité de la Seine* (Séance du 17 août 1883).

l'Exposition de Bruxelles, en 1876, plusieurs modèles de *wagons crématoires* destinés à suivre les armées, comme les fours de campagne. Le plus remarqué a été celui de MM. Hyacinthe Kuborn et V. Jacques (fig. 102).

Ils ont également inventé un crématoire flottant destiné à remonter

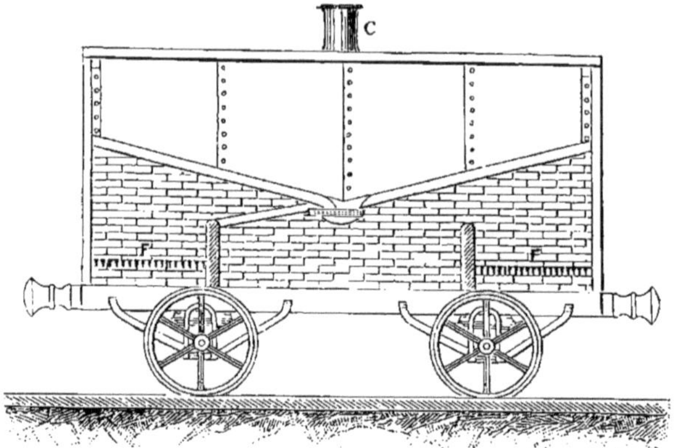

Fig. 102. — Wagon crématoire belge (d'après le génie civil).

les fleuves et à parcourir les rivages maritimes, pour y porter les bienfaits de l'incinération, soit en temps de guerre, soit en temps d'épidémie ou d'épizootie (fig. 103).

Nous ne décrivons pas ces appareils, dont il est facile de se figurer le fonctionnement, parce qu'ils sont restés et resteront, il faut l'espérer, dans le domaine de la théorie.

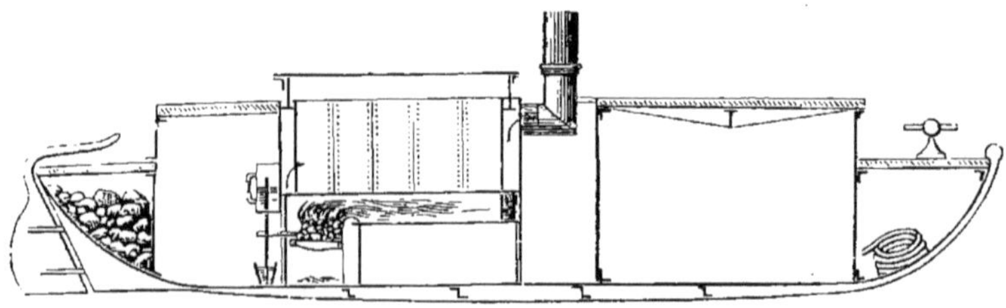

Fig. 103. — Incinérateur mobile par eau.

Nul ne sait quelles épreuves nous sont réservées ; mais, si nous sommes destinés à assister encore aux formidables conflits d'une guerre européenne, il faut s'attendre à de tels holocaustes que l'on ne pourra pas songer à en détruire les victimes par le feu. Après les journées des 14, 16 et 18 août 1870, le grand état-major allemand a relevé du côté des Français 3.709 morts, 19.470 blessés, 10.975 disparus ; du côté des Allemands 10.847 morts, 28.422 blessés, 1.587 disparus. L'armée victorieuse s'est donc trouvée en présence de 62.529 hommes étendus sur trois champs de bataille distants de quelques kilomètres. Il y avait dans le nombre 14.737 morts. Il aurait fallu au minimum 150 *wagons crématoires,* pour les incinérer dans l'espace de cinq ou six jours qu'on peut considérer comme l'extrême limite, surtout lorsqu'il s'agit de batailles livrées pendant les chaleurs de l'été, comme celles que nous avons prises pour exemple.

Ce funèbre convoi, dont l'aspect n'aurait rien de bien réconfortant pour nos jeunes troupes, occuperait plus d'un kilomètre de voie ferrée. On ne saurait où placer ces lourdes voitures. On ne pourrait évidemment les caser que dans les convois administratifs, après le pain, les munitions, les réserves d'ambulance. Ils encombreraient les gares, dans la zone des opérations, et n'atteindraient les champs de bataille que quelques jours après le départ de l'armée. En arrivant sur ce terrain dévasté, les *wagons crématoires* ne trouveraient ni chevaux pour les traîner, ni personnel pour aider à leur fonctionnement et la plupart du temps, le combustible même leur ferait défaut. Le commandement n'acceptera jamais, en France, ce supplément d'*impedimenta* et les généraux continueront, comme par le passé, à enterrer leurs morts dans des tranchées et à en finir au plus vite pour marcher en avant.

Quant aux *incinérateurs mobiles par eau*, cette invention ne nous semble pas très pratique et c'est tout ce que nous pouvons dire de plus bienveillant à son égard.

En résumé, l'hygiène accepte la crémation, mais elle ne l'impose pas. Il est à désirer que ceux que la tombe épouvante trouvent les facilités nécessaires pour se faire brûler ; mais il faut éviter qu'on exerce une pression en faveur de la méthode et surtout qu'on songe à la rendre obligatoire.

On peut, sans inconvénient, livrer aux fours crématoires les sujets qui meurent dans les hôpitaux, quand ils n'ont pas manifesté de préférence et qu'ils ne sont pas réclamés.

Il y aurait avantage à incinérer les sujets morts de maladies contagieuses, si les familles y consentaient. Quant à l'emploi de la crémation, dans les épidémies, il n'est possible que lorsque la mortalité est très faible et ce cas rentre alors dans le précédent. En ce qui a trait aux champs de bataille, nous pensons qu'il faut y renoncer, au moins pendant le cours des opérations militaires.

ARTICLE VI. — HABITATIONS RURALES

Sous le rapport de l'hygiène, comme sous celui du confortable, l'habitation du paysan est encore inférieure à celle de l'ouvrier ; mais elle est située au milieu des champs et des cultures, elle est plus aérée, mieux ensoleillée, le paysan travaille et vit au dehors et ces conditions favorables rachètent ce que la maison laisse à désirer à l'intérieur. Toutefois, une amélioration se produit à mesure que le paysan devient propriétaire et elle va croissant avec les progrès de l'aisance et de l'instruction dans les campagnes.

Il est moins facile d'étudier les conditions hygiéniques des habitations dans les campagnes que dans les villes, parce qu'il y a plus de différences d'une région à l'autre. Les coutumes locales y introduisent une plus grande variété ; il en est de même du degré d'aisance ; on peut dire toutefois qu'il y a partout une progression continue, depuis la masure sordide du pauvre ouvrier agricole des départements les plus déshérités, jusqu'aux riches fermes des propriétaires dans les départements riches. Celles-ci se rapprochent sensiblement des maisons bourgeoises qu'on rencontre dans les villes.

§ Ier. — LA MAISON DU PAYSAN

1. **Disposition générale.** — Les maisons les plus insalubres et les plus misérables se rencontrent dans la Basse-Bretagne, dans les montagnes du Jura et des Alpes et dans certains départements du Midi.

Dans le Finistère, et principalement dans les montagnes d'Arrez, on rencontre encore des maisons où les paysans et les bestiaux habitent ensemble, dans un local commun, divisé seulement par des cloisons qui ne s'élèvent pas jusqu'au plancher supérieur et qui ne constituent que des séparations imparfaites. Le rez-de-chaussée n'a ni plancher ni dallage, il est en terre battue, parfois en contrebas du sol et toujours humide. La cheminée sans tirage laisse s'échapper la fumée dans l'intérieur et les fenêtres, toujours insuffisantes et toujours closes, ne permettent aucune aération.

C'est encore pis dans quelques parties montagneuses du Jura et des Basses-Alpes où l'on trouve des cabanes en bois couvertes de gazon au centre desquelles est un foyer dont la fumée sort par un trou pratiqué au haut de la chaumière, après avoir aveuglé les habitants. Cette disposition rappelle les huttes des Esquimaux et des naturels de la terre de Feu. Sur l'un des côtés sont des retraits formés en planches et remplis de paille ou de feuilles de maïs, sur lesquelles couche la famille. De l'autre côté sont attachés les animaux domestiques nourris le jour aux champs et abrités la nuit dans les étables (1).

Dans les Vosges, les habitations sont construites dans la partie la plus basse du terrain que l'on creuse souvent comme pour s'y enterrer. Les

(1) DROUINEAU, *Habitations rurales* (*Encyclopédie d'hygiène*, t. IV, p. 480).

murailles sont à peine enduites de mortier. La pièce unique, rarement pavée ou planchéiée est en contrebas du sol. Le plafond est bas, les fenêtres insuffisantes. C'est dans de pareilles masures que le tiers des habitants des Vosges vit, mange, dort pêle-mêle sans distinction d'âge ni de sexe, entre des murs noircis par la fumée et imprégnés d'émanations animales. Le mobilier se compose d'immondes grabats relégués dans des coins obscurs, d'un buffet ou d'une armoire, de quelques chaises ou plutôt de quelques bancs de bois. Le reste du logis est occupé par un poêle en fonte destiné à la cuisson des aliments. Enfin les guenilles du ménage étalées sur des cordes envahissent le reste de l'espace qui existe entre les têtes et le plafond.

Dans le Tarn, dans l'Aveyron, c'est la même insalubrité. La maison du paysan est adossée au terrain qui monte jusqu'au toit ou contre le rocher humide ; elle ne contient le plus souvent qu'une seule pièce, avec la pierre d'évier dans un coin et les lits dans l'autre, les vêtements et les viandes pendant au plafond. Les étables touchent la maison, il y a des mares tout autour.

Les dispositions précédentes s'observent surtout dans les régions montagneuses ; dans la plaine, les conditions sont meilleures, l'habitation est moins sordide. La maison est plus vaste. Lorsqu'elle n'a qu'un rez-de-chaussée, il est divisé en plusieurs pièces ; les animaux sont séparés des paysans ; on y trouve habituellement une petite grange. Dans la cuisine, il y a souvent un puits, parfois un four.

Dans d'autres pays, les maisons ont un rez-de-chaussée où logent les bestiaux et où la famille se réfugie en hiver. Au premier étage sont deux petites pièces dont l'une sert de cuisine et de salle à manger, l'autre de chambre à coucher ; au-dessus on trouve le grenier.

Dans les pays plus riches et mieux cultivés, l'habitation rurale a fait plus de progrès. Chez les cultivateurs aisés, propriétaires ou fermiers, il n'est pas rare de trouver des maisons propres et dont le mobilier est relativement confortable. Le sol est planchéié ; les murs en brique ou en pierre sont peints ou tapissés ; les plafonds sont en plâtre. En même temps que la maison se perfectionne, les annexes se développent et s'isolent du corps de logis principal ; toutefois, même dans les départements les plus favorisés, l'hygiène des habitations rurales laisse en général à désirer. Les fumiers sont trop rapprochés des habitations et des puits qu'ils contaminent souvent, les maisons sont mal éclairées, mal ventilées et mal entretenues au point de vue de la propreté.

Les habitations rurales ne sont pas plus hygiéniques à l'étranger qu'en France ; nous ne pouvons passer en revue les desiderata qu'on y observe. Nous renverrons pour cela à l'ouvrage de M. le professeur Layet que nous avons déjà cité (1).

(1) A. Layet, *Hygiène et maladies des paysans* (*loc. cit.*), p. 48 et suivantes.

II. **Situation.** — En général, l'emplacement que doit occuper l'habitation du paysan est déterminé à l'avance. S'il s'agit d'un domaine, elle doit s'élever au centre de l'exploitation ; le logis de l'ouvrier agricole a sa place dans le hameau près duquel le fixent ses occupations. Il faut, cela va sans dire, éviter de bâtir les maisons dans les lieux bas et humides, au voisinage de marais, d'eaux croupissantes. L'humidité du sol est d'autant plus à redouter à la campagne que les maisons n'ont pas de cave. Pour se mettre en garde contre cet ennemi, il faut faire abattre les arbres et les buissons, tout autour de l'habitation, dans un espace assez étendu pour que l'air et la lumière y arrivent avec facilité et que les rayons du soleil atteignent le pied des murailles.

L'exposition ne peut être soumise à aucune règle précise, parce que elle est presque toujours déterminée par la position du chemin, des cours et des terrains en culture ; mais en général le paysan choisit l'exposition au midi. Il cherche le soleil et fuit le nord.

III. **Construction.** — Dans toutes les contrées de l'Europe, les paysans ont commencé, comme les peuplades sauvages, par être les artisans de leur demeure, et ils y ont employé ce qu'ils trouvaient à leur portée. Dans les bois, ils ont abattu les arbres pour se construire des cabanes ; dans les montagnes, ils ont creusé les roches tendres pour s'y faire un abri ; dans les plaines, ils ont pris les joncs, la terre argileuse et se sont façonné des huttes. Cette façon de procéder qui a été autrefois la règle, est aujourd'hui l'exception. Dans les campagnes un peu aisées, le paysan n'a pas encore recours à l'architecte ; mais il s'adresse au maçon, au charpentier, au couvreur du village. Il ne vise pas à l'élégance, ni même au confortable, il ne tient qu'à la solidité et au bon marché, et cette dernière condition s'accommode mieux de la routine que des progrès de l'hygiène.

1° Murs. — Pour obéir au besoin d'économie qui domine tout dans les campagnes, on se sert encore dans quelques endroits de *pisé* ou de *torchis* pour la construction des murs. Le pisé est fait, comme on le sait, avec de la terre argileuse, corroyée et refoulée dans des moules en bois, de façon à en confectionner de grandes briques ; le *torchis* ou *bauge* est composé de terre gâchée avec de la paille ou du foin. Ils ont les mêmes inconvénients et les mêmes avantages. Ils sont économiques, incombustibles et mauvais conducteurs du calorique ; mais les murs qui en sont faits, manquent de solidité, ne peuvent supporter de lourdes charges, sont très hygrométriques et se laissent facilement envahir par les insectes et les rongeurs. Ils peuvent servir pour les clôtures, les étables, les granges ; mais pour les maisons il faut préférer la maçonnerie. Elle tend du reste à prévaloir partout.

La pierre est en général assez répandue sur le sol de France pour que le paysan l'ait toujours sous la main. Dans beaucoup d'endroits, on emploie la pierre de taille pour les encoignures, les baies et les appuis ; le reste se fait en moellons. Dans les pays où la pierre fait défaut, comme dans les départements du Nord, on la remplace par la brique ; ces matériaux conviennent également, à la condition de donner aux murs une épaisseur suffisante.

La question du mortier est d'une importance plus grande. A la campagne on se sert souvent de terre argileuse, mêlée à du sable, parce qu'on l'a sous la main ; mais cet enduit économique se rétracte en séchant, se fendille, tombe par plaques et absorbe l'humidité, la chaux est bien préférable. Il faut éviter de la mêler au sable de mer, à cause des propriétés hygrométriques du sel qu'il renferme.

Le bois nécessaire pour les charpentes se trouve partout dans les campagnes ; on prend celui qu'on trouve à sa portée ou sur son champ, et on ne le laisse pas suffisamment sécher avant de le mettre en œuvre.

2° Toiture. — Les toitures de chaume sont encore en usage dans beaucoup de départements ; le nombre en diminue cependant tous les jours ; elles sont proscrites dans certains pays en raison des craintes d'incendie et, en France, l'autorité administrative ou municipale sera investie du droit de les interdire par l'article 91 du *code rural* encore en projet.

Le chaume a pourtant ses avantages ; il est peu coûteux, chaud en hiver, frais en été, il conserve les récoltes, convient pour les granges et les étables ; mais il se laisse envahir par l'humidité et par les rongeurs ; il est ravagé par les coups de vent et surtout il expose tellement aux incendies que cela suffit pour le condamner. Les toitures d'ardoises ou de briques sont bien préférables et se répandent de plus en plus. Dans certains pays on couvre encore les maisons en *bardeaux*. Les châlets suisses ont également des couvertures en planches, et on les surcharge d'énormes pierres pour que le vent ne les emporte pas.

3° Planchers et plafonds. — Les habitations rurales, avons-nous dit, n'ont presque jamais de caves et peuvent s'en passer, parce qu'on la remplace par de petits hangars d'une construction peu coûteuse ; mais pour obvier à ce défaut, il faut les élever de 30 à 50[cent] au-dessus du sol et remplir l'intervalle qui sépare la terre du plancher avec une couche de mâchefer, avec des scories, des graviers bien secs, des fragments de briques. On peut, dans les pays qui s'y prêtent, remplacer le plancher par un carrelage ; mais il faut toujours que le sol soit couvert d'un revêtement quelconque et qu'on abandonne partout l'usage de la terre nue, humide, absorbant les liquides résiduaires, les miasmes et infectant le sous-sol.

IV. **Distribution.** — Autant que faire se peut le logement du paysan, même celui du plus pauvre ouvrier agricole, doit se composer au moins de deux pièces : la cuisine et la chambre. C'est dans la première que se tient la famille, qu'elle travaille, qu'elle prend ses repas. C'est là que se trouve la cheminée autour de laquelle on se réunit, c'est la pièce capitale, celle qui doit être la plus vaste. La chambre ne doit avoir que les dimensions nécessaires pour assurer, à chacun de ceux qui y couchent, les quatorze mètres cubes d'air que nous avons reconnu constituer un minimum pour l'ouvrier des villes. Il faut aussi qu'elle ait une grande fenêtre et qu'on ne se contente pas de ces ouvertures minuscules qu'on voit si souvent à la campagne.

Le petit cultivateur *terrien* a déjà besoin d'un plus grand nombre de pièces et d'une distribution plus compliquée.

Dans les grandes fermes enfin, le nombre et la dimension des pièces est en rapport avec l'importance du domaine.

V. **Mobilier.** — Le mobilier des habitations rurales est extrêmement simple. Il se compose habituellement de un ou de deux lits, d'une grande table placée généralement près de la fenêtre, de grands coffres, parfois d'une armoire et de quelques escabeaux ou chaises de paille. Le lit est la seule partie du mobilier qui intéresse l'hygiène. Le paysan n'y attache pas d'importance et a une grande tendance à s'y calfeutrer. Il aime, quand il le peut, à s'enfoncer dans un lit de plumes, à se couvrir de couvertures et à s'entourer d'épais rideaux. Le type de ce mode de couchage incommode et insalubre est le *lit clos* de Bretagne, véritable armoire fermée par des volets latéraux à la tête et aux pieds et par des rideaux dans l'intervalle. Ces lits font le désespoir des hygiénistes et des médecins.

Dans le midi, les lits sont plus hygiéniques. On s'y sert de productions végétales comme la balle d'avoine, la fougère, les spathes de maïs, pour s'y faire un matelas qui repose sur un lit en bois léger. Les draps et une couverture complètent le couchage. Dans les plus pauvres maisons, on trouve le plus souvent des couchettes en bois avec une misérable paillasse dont le contenu n'est jamais renouvelé et une couverture qu'on ne lave jamais. Il est inutile de dire que les insectes de toute espèce y grouillent et s'y multiplient à plaisir.

VI. **Éclairage et chauffage.** — Dans les campagnes, on s'éclaire encore à la chandelle. C'est le débouché des fabriques qu'on s'étonne de voir subsister encore. Dans certains pays pauvres, on se sert de la chandelle de résine que les paysans confectionnent eux-mêmes. Le pétrole commence pourtant à se répandre dans les départements du centre. Dans ceux où on cultive les plantes oléagineuses, on consomme de l'huile, mais avec des appareils le plus souvent défectueux. Les lampes dont on se sert consistent le plus souvent en un godet bombé d'où sort une mèche qu'on remonte à volonté. La lumière vacillante, fumeuse qui s'en dégage, est insuffisante pour la lecture et les travaux de couture auxquels les femmes se livrent parfois pendant les veillées : elle leur fatigue les yeux déjà offensés par la fumée qui provient du foyer.

Le chauffage en effet est aussi défectueux que l'éclairage. Le large foyer, la haute cheminée sous laquelle s'abritent les vieillards, fume par presque tous les temps, ainsi que le prouve la couleur noire et luisante des solives.

On y brûle du bois, des branchages, des herbes, tous les déchets végétaux de la ferme et on ne prend pas la peine d'attendre qu'ils soient desséchés. Comme la porte ferme mal et qu'elle est le plus souvent ouverte, le tirage se fait tout seul.

Dans le Nord, où la houille est abondante, l'usage du petit poêle en fonte commence à se répandre dans les habitations rurales.

§ II. — ANNEXES DE L'HABITATION RURALE

Les annexes sont, pour le cultivateur, aussi nécessaires que l'habitation elle-même. C'est là qu'il loge ses animaux, qu'il renferme ses récoltes et ses instruments de travail et qu'il passe une partie de son temps. Les bâtiments accessoires sont de deux sortes suivant qu'ils servent à loger le bétail où à renfermer les récoltes.

1. **Annexes destinés aux animaux.**— Les constructions diffèrent un peu suivant qu'elles doivent contenir des chevaux, des bœufs, des moutons ou des porcs.

1° Écuries. — Elles laissent beaucoup plus à désirer à la campagne qu'à la ville; mais l'inconvénient est moindre parceque le nombre des animaux qui y sont réunis est beaucoup moins grand. On ne trouve pas dans les fermes des écuries contenant plusieurs centaines de chevaux, comme celles qu'exigent les entreprises de camionnage, les voitures publiques, les grands magasins où comme celles des quartiers de cavalerie; cependant il est des règles qu'il est bon d'observer dans les fermes comme en ville, dans l'intérêt de la santé des personnes qui y habitent. Ces règles, nous les avons traitées à l'occasion des dépendances des habitations urbaines (1) et l'on fera bien de s'y conformer à la campagne dans la mesure du possible.

2° Étables. — Elles servent au logement du bétail proprement dit. Elles portent le nom de bouveries ou de *vacheries* quand elles renferment des animaux de l'espèce bovine, celui de *bergeries* quand elles contiennent des moutons et de *porcheries* quand on y met des porcs. Les mêmes règles d'hygiène leur sont applicables, les dimensions seules doivent varier. Il faut, dans tous les cas, que les conditions de ventilation soient assurés, que le sol soit pavé, bétonné, cimenté, ou revêtu d'un simple

(1) Chapitre III, article II, § II, p. 328.

cailloutage. L'essentiel c'est que le sol soit imperméable, qu'il ait une légère pente pour conduire les urines au dehors et que le local soit tenu avec la plus grande propreté.

Quant à la dimension elle doit être par animal de 20^{m3}, dans les bouveries et les vacheries avec une place de 1^m 60 à la mangeoire. Dans les bergeries, on se contente d'un mètre carré de surface par mouton et de 75^{cent} par agneau. Dans les porcheries, les dimensions des loges peuvent varier suivant que les animaux sont soumis au régime du pâturage ou à celui de la stabulation. Dans ce dernier cas, une cour est nécessaire et alors la surface de chaque loge peut être réduite à 3^m ; elle doit être de 4^m,25 dans le cas contraire. Les porcheries sont généralement simples, c'est-à-dire à une seule rangée de loges, mais dans les établissements consacrés à l'élevage en grand, on les fait souvent doubles; on les dispose parfois en carré ou en cercle. Dans toute porcherie un peu importante, un emplacement doit être réservé à la cuisine spéciale des porcs.

3° Basses-cours. — Dans toutes les fermes, il y a des volailles ; mais elles ont rarement un local spécial. Elles errent sur les fumiers, dans les cours, les écuries ; parfois on leur met un perchoir dans un coin obscur, sale et mal disposé pour leurs besoins. C'est un inconvénient pour l'élevage ; il est moindre au point de vue de l'hygiène. Il ne faut pas oublier toutefois qu'on a accusé la volaille de transmettre la diphtérie et la phthisie. Elle en trouve les germes sur les fumiers et pour prévenir leur contamination il faudrait les tenir enfermées, ce qui n'est guère possible (1).

II. **Annexes destinées aux récoltes.** — Dans les petites exploitations, le paysan loge ses récoltes où il peut ; le plus souvent dans des greniers, au-dessus de son habitation ou de ses étables. Cette façon de faire a des inconvénients pour la santé, à cause des émanations et des poussières qui se dégagent de ces produits végétaux ; leur voisinage expose à l'incendie de la ferme, parce qu'on connaît la négligence avec laquelle les campagnards promènent, dans les greniers, de mauvaises lanternes défoncées. Les hangars isolés et élevés à une certaine distance de l'habitation sont de beaucoup préférables. Il faut éviter d'y faire coucher les garçons de ferme. Les paysans eux-mêmes vont souvent l'été dormir dans les granges. C'est une imprudence, parce qu'à cette époque les fourrages nouvellement rentrés ne sont pas encore secs, et en achevant leur fermentation, ils dégagent de l'acide carbonique. Leur voisinage peut même causer la maladie connue sous le nom d'*asthme du foin* ou de *fièvre des pailles*.

III. **Cours et fumiers.** — La cour est le centre d'activité et de mouvement de la ferme. Elle doit être close. La clôture est réalisée en partie

(1) Drouineau, *Hygiène rurale* (*Encyclopédie d'hygiène*, t. IV, p. 556).

par les bâtiments, et, dans leur intervalle, par un muretin de $1^{m},50$ suffisant pour arrêter les animaux et les maraudeurs.

Quant à la propreté, il est inutile d'en faire ressortir l'urgence et de toutes les conditions hygiéniques, c'est assurément la moins respectée. Le paysan ne peut se faire à l'idée d'y voir, dans sa cour, un simple lieu de passage. Cet espace vide lui déplait et il éprouve le besoin d'y ajouter sans cesse quelqu'appentis nouveau, d'en utiliser quelque recoin et, dans la plupart des fermes, le reste est transformé en une vaste fosse à fumier, où rien n'arrête les infiltrations du purin qui infecte le sous-sol et souvent pénètre jusque dans le puits qui alimente l'habitation.

1° Fumiers. — L'insalubrité des fumiers est la question la plus grave de celles qui nous intéressent. Ils sont indispensables pour rendre à la terre sa fertilité et le paysan y attache à juste titre un grand prix. Il est habitué à ce voisinage et n'a aucun souci du danger qu'il peut lui faire courir. Il le considère comme inoffensif; il est même convaincu que rien n'est sain comme l'atmosphère chaude et humide des étables où il répand ses exhalaisons. On se souvient que les médecins ont jadis partagé cette croyance, et qu'on a conseillé autrefois le séjour des étables aux phthisiques. Aujourd'hui tous les hygiénistes sont d'avis qu'il est on ne peut plus malsain d'y coucher, comme le font encore souvent les garçons de ferme.

Dans beaucoup d'exploitations, on laisse le fumier séjourner dans les étables et s'accumuler sous les pieds des animaux, jusqu'au point de forcer à élever les râteliers. C'est une mauvaise coutume. Il faut enlever le fumier toutes les semaines ou tous les quinze jours au moins. En Belgique, les agriculteurs nettoient leur étable tous les deux jours. Après avoir enlevé le fumier, ils lavent le pavé et recueillent les eaux qui en proviennent dans une fosse étanche. Ils obtiennent ainsi un engrais liquide excellent (1). En France, on préfère enlever le fumier plus rarement et recueillir le purin à part. Dans bien des fermes, on se borne à enfouir au fond de l'écurie ou de l'étable, une tonne cerclée en fer au-dessus de laquelle on place un large couvercle; mais il est préférable, comme nous l'avons dit, de conduire le purin au dehors par un caniveau bétonné et de le recueillir dans une fosse en pierres de tailles rejointées avec du ciment hydraulique.

2° Fumières. — Lorsque le fumier est enlevé, il faut le transporter hors de l'habitation et l'amonceler dans une cour spéciale, sur un sol cimenté, avec une rigole circulaire pour l'écoulement des liquides. L'intérêt de l'exploitation est dans ce cas d'accord avec l'hygiène. Le fumier, constituant l'engrais le plus précieux, doit être conservé avec soin. Il faut éviter de le déposer sur le bord du chemin, et de laisser perdre le purin qui s'en écoule. Celui-ci doit être recueilli et reversé sur

(1) A. Layet, *Hygiène et maladie des paysans* (*loc. cit.*), p. 99.

le fumier, pour entretenir l'humidité nécessaire et l'empêcher de pourrir. Il faut se garder de laisser l'eau des toits se déverser sur les dépôts, parce qu'elle entraîne leurs principes les plus riches et les plus fertilisants. Enfin l'hygiène y ajoute cette condition de premier ordre de ne jamais jeter sur les fumiers les déjections de la ferme, surtout lorsqu'il y règne une maladie. Le choléra, la fièvre typhoïde, la diphtérie, le tétanos peuvent être transmis par les fumiers, et ce ne sont peut-être pas les seules maladies qui soient dans ce cas.

Cette considération a fait ranger les dépôts de fumiers parmi les établissements classés, au même titre que les boues et les ordures ménagères. Ils appartiennent à différentes classes, suivant leur importance et leur mode d'installation.

Dans les grandes exploitations, on donne encore plus de soins à la conservation du fumier. Tantôt on le réunit en meules de grandes dimensions qu'on protège à la base par un mur en maçonnerie, entouré de planches. Dans certains pays, on le recouvre de terre et de gazon pour empêcher les émanations et rendre la fermentation plus régulière.

Dans tous les cas, le sol est disposé de telle façon que le purin s'écoule dans une fosse étanche placée au centre de l'agglomération, d'où il peut être pompé et reporté sur le fumier pour son arrosage. Dans d'autres contrées, on le conserve dans de grandes fosses dont les parois verticales sont maçonnées, imperméables, et dont le fond incliné vers le centre conduit les liquides dans une fosse à purin bien étanche placée au-dessous.

Les intérêts de l'hygiène sont également sauvegardés par ces différentes dispositions, dont le choix n'a d'importance qu'au point de vue des intérêts agricoles.

CHAPITRE IV

ALIMENTATION

ARTICLE Ier. — ALIMENTS PROPREMENT DITS

§ Ier. — CONSIDÉRATIONS GÉNÉRALES

I. **Définition.** — La nutrition consiste dans un double mouvement, l'un de destruction ou d'usure, l'autre de réparation. L'organisme rejette les principes usés et les remplace par des éléments qu'il puise dans le monde extérieur et qu'il s'assimile. Les êtres placés au bas de l'échelle animale absorbent directement les matériaux réparateurs ; les autres leur font subir une élaboration préalable qui porte le nom de digestion et les substances sur lesquelles cette fonction s'exerce sont les *aliments*. On doit donc donner ce nom à toute substance de quelqu'origine qu'elle soit qui, introduite dans l'organisme vivant, peut servir à la nutrition. La physiologie peut discuter sur l'essence de la propriété alimentaire, sur la nature des principes immédiats qui peuvent jouer tel ou tel rôle dans la réparation de l'organisme, l'hygiène envisage les aliments dans l'état où la nature les présente, ou sous les formes que la civilisation leur a données ; elle étudie leurs propriétés nutritives et les groupe en raison de leurs affinités. Elle s'occupe enfin de la façon dont l'espèce humaine se nourrit sur les différents points du globe, des ressources qu'elle y trouve et c'est par là que nous commencerons.

II. **Alimentation des différents peuples.** — Le besoin de se nourrir est le plus impérieux de tous et le plus difficile à satisfaire. Depuis que l'espèce humaine existe, c'est pour s'alimenter qu'elle a déployé le plus d'activité, dépensé le plus d'intelligence et c'est de nos jours seulement que les progrès de la civilisation l'ont affranchie de la crainte de mourir de faim. On se demande comment les races primitives ont pu se maintenir sous nos latitudes, malgré nos longs hivers, au milieu des grands fauves qui pullulaient dans les bois dont le sol était couvert, et qui constituaient pourtant la principale nourriture des hommes, car les fruits et les racines de nos climats ne sont pas comestibles à l'état sauvage.

1° Historique. — Les hommes ont vécu de la chasse et de la pêche jusqu'au jour où ils ont appris l'art de cultiver le sol et celui d'apprivoiser les animaux.

Peuples pasteurs. — Une fois en possession de la culture et de l'élevage, le genre humain a été maître de ses destinées ; il a pris dès lors un développement rapide et il nous apparaît sous la forme de tribus, les unes fixées au sol et se livrant à l'agriculture, les autres errant à travers les grandes plaines, en faisant paître leurs troupeaux. C'est également l'époque des migrations nécessitées par l'accroissement des populations et la pénurie des subsistances. Plus tard les rapports qui s'établirent entre les nations amenèrent le trafic des denrées alimentaires. Ce commerce était déjà florissant en Égypte et en Grèce ; il arriva à son complet développement dans l'empire romain. Le monde entier contribuait à nourrir la ville éternelle et la première préoccupation des empereurs consistait à assurer les approvisionnements de blé pour nourrir ce peuple qui se contentait de pain et de spectacles.

Ère des famines. — Cette sollicitude cessa avec la puissance romaine. Les barbares qui la détruisirent se contentaient des produits du sol et quand la récolte des céréales faisait défaut, c'était la famine avec toutes ses horreurs. Cet état de choses a duré jusqu'à l'époque contemporaine. Dans le cours des dix siècles qui nous séparent de Charlemagne, on ne compte pas un laps de vingt années sans que la famine ait désolé quelques-unes de nos contrées.

Lorsque les intempéries avaient empêché le blé de mûrir, ou avaient détruit les moissons, on consommait le peu de grain restant de la récolte précédente, on dévorait les bestiaux, puis on mangeait l'herbe des prairies, l'écorce des arbres, les animaux les plus immondes ; enfin on voyait parfois des affamés déterrer les cadavres pour s'en repaître, ou assassiner les voyageurs sur les routes pour les manger. Ces catastrophes presque périodiques ont continué à sévir pendant les siècles qui ont précédé le nôtre. Les famines de 1740 et de 1750 ont laissé des souvenirs dans les provinces du centre de la France. A la fin du siècle dernier, le commerce des grains entre provinces voisines était encore interdit et les chemins étaient impraticables. L'introduction de la pomme de terre dans l'alimentation, due à la persévérance de Parmentier, fut un premier progrès, grâce auquel les disettes de 1789 et de 1792 furent notablement atténuées. La Révolution fit ensuite tomber les barrières et affranchit le commerce des grains de toute entrave, les routes furent améliorées sous le Consulat et le premier Empire, l'on n'eut plus à combattre alors que des disettes, comme celle qui suivit l'invasion de 1814. La dernière a eu lieu en 1847, à la suite de la maladie des pommes de terre.

2° Epoque actuelle. — Les chemins de fer et la navigation à vapeur ont depuis lors rapproché les distances et, donné au commerce des denrées alimentaires, une promptitude et une régularité qui ne permettent plus même les disettes. Grâce au télégraphe électrique, les informations sont instantanées et les grains se rendent d'eux-mêmes sur les marchés les plus avantageux. Les frets ont diminué dans une proportion telle que le transport ajoute très peu de chose au prix de la marchandise et le niveau s'établit ainsi de lui-même. Si la récolte est mauvaise dans un pays, on le sait à l'avance, les grains y affluent des contrées qui en ont en excès, et c'est à peine si le consommateur paie le pain cinq centimes de plus par kilogramme. La facilité avec laquelle s'échangent les céréales en a fait augmenter la production dans des proportions considérables. L'Amérique du Nord et l'Inde sont maintenant nos greniers d'abondance et parfois la production est exubérante. En 1884, quarante millions d'hectolitres de blé ont parcouru le monde sans trouver leur placement.

Ressources alimentaires de la France. — La production du blé, comme on le voit, dépasse aujourd'hui les besoins. Le congrès international des blés et farines qui s'est tenu à Paris à l'époque de l'Exposition universelle de 1889, l'évaluait alors à 825,500,000 hectolitres pour le monde entier. L'Europe y figurait à elle seule pour 475,000,000. La production moyenne de la France pendant la dernière période a été de 102,409,950 hectolitres, indépendamment des autres céréales (seigle, orge, avoine, maïs, millet), dont elle produit une quantité à peu près égale ; mais dont la majeure partie est consommée par le bétail, les volailles, ou sert à la fabrication de la bière. Il en est de même de la pomme de terre, dont la production s'est élevée à 137,735,113 hectolitres en 1880. Il faut enfin ajouter à cette consommation de substances féculentes 3,675,441 hectolitres de légumes secs et 6,673,473 hectolitres de châtaignes. C'est largement suffisant pour nos besoins ; mais nous ne sommes pas aussi favorisés sous le rapport de la nourriture animale.

La consommation annuelle de la viande de boucherie, pour la France entière, ne s'élève qu'à 1,300 millions de kilogrammes, ce qui donne, par an et par tête, 34^{kg},754 soit 95^{gr} par jour. En Angleterre, on en consomme près de quatre fois davantage. Il convient d'y joindre environ 500 millions de kilogrammes de volailles, poissons, œufs et fromages ; ce qui fait 13^{kg} par individu ; mais ce supplément de nourriture animale est consommé en presque totalité par les classes aisées et par la population des villes. Nous reviendrons sur ce sujet en parlant de la nourriture du paysan (1).

Alimentation des autres nations. — Les céréales constituent le fond de l'alimentation de tous les peuples. Bien que l'homme soit omnivore, depuis qu'il a su cultiver la terre, il a emprunté sa principale subsistance à la famille des graminées. Chaque nation cultive celle qui convient le

(1) Chapitre VI, Article, II, § I, *Professions rurales.*

mieux à son climat. Le riz est la plus répandue. Il nourrit l'Asie tout entière et l'Asie représente plus de la moitié de la population du globe. Le blé vient ensuite, c'est la céréale des pays civilisés. Il tend partout à se substituer aux autres graminées dont la production diminue à mesure que la richesse augmente. Le seigle, qui s'accommode des terrains pauvres, ne représente en France que 16 p. 100 de la consommation en céréales ; mais il domine encore en Allemagne. L'orge est surtout cultivé dans les pays froids en Suède, en Norvège, en Ecosse, en Irlande, en Russie. L'avoine ne sert nulle part à la nourriture de l'homme ; le maïs est très répandu dans le midi de l'Europe. En dehors des graminées, le sarrasin nourrit les paysans en Bretagne, en Sologne, en Franche-Comté et dans le Dauphiné ; la racine de manioc est consommée par quelques indigènes des mers du Sud ; enfin la pomme de terre a pris, depuis un siècle, une place de premier ordre dans l'alimentation de l'Europe.

Les ressources alimentaires varient avec le climat. En s'élevant vers le Nord, l'énergie végétale du sol diminue. La culture du blé s'arrête au 62e degré de latitude, l'orge remonte plus haut ; puis on ne trouve plus que des conifères, des bouleaux nains, des fougères et enfin des mousses et des lichens que broutent les rennes. L'alimentation des peuples devient de plus en plus réparatrice, de plus en plus animale, en s'élevant vers les pôles ; mais nous reviendrons sur ce sujet dans le paragraphe consacré à la statique de la nutrition ; il faut auparavant étudier les différentes classes d'aliments et leurs propriétés particulières.

§ II. — ALIMENTS TIRÉS DU RÈGNE VÉGÉTAL

Les végétaux sont les aliments par excellence, ceux dont tous les autres sont dérivés ; il est par conséquent logique de commencer par eux l'étude des substances alimentaires. Les céréales qui en représentent, comme nous l'avons vu, le groupe le plus important, renferment tous les éléments primordiaux indispensables à la nutrition : substances albuminoïdes, hydrates de carbone, matières grasses, sels minéraux et eau. Ce sont donc des aliments complets, suffisant à la nourriture des espèces animales les plus importantes par le nombre et par la taille, ainsi qu'à celle de populations entières. Les végétaux renferment des principes azotés en proportion suffisante pour la réparation des tissus et leurs principes hydro-carbonés en se combinant avec l'oxygène pour former de l'acide carbonique et de l'eau, produisent en même temps un dégagement de chaleur capable de se transformer en une quantité équivalente de force vive. Le végétal, par des procédés dont l'essence nous est inconnue, emmagasine la force vive qu'il reçoit sous forme de lumière et de chaleur solaires et la restitue au règne animal sous forme de matière albuminoïde, de corps gras et d'hydrate de carbone, pendant que sa nutrition s'accompagne d'une élimination d'oxygène devenu libre (1).

Le végétal ne se borne pas à fabriquer de la matière alimentaire avec des substances minérales, il lui donne l'organisation et la vie. Il possède seul le pouvoir de créer la molécule organique, l'animal ne peut que la modifier ou la détruire. Si ces phénomènes sont inconnus dans leur essence, les principes sur lesquels ils s'exercent nous sont révélés par l'analyse et c'est par eux qu'il faut commencer.

I. **Composition immédiate des aliments végétaux.** — 1° Matières albuminoïdes. — Il existe une analogie remarquable entre les matières albuminoïdes tirées du règne végétal et celles qui sont d'origine animale. Liébig l'avait déjà mise en évidence et Brittner a démontré que les substances protéiques de l'organisme animal ne sont que de simples modifications de composés de même nature qui existent dans les plantes. D'après lui, la fibrine du sang et la fibrine végétale se comportent comme l'albumine de l'œuf, l'albumine du sérum et l'albumine végétale, sous l'influence des réactifs généraux des matières albuminoïdes. Les graines sont les parties les plus riches en matière albuminoïde, la *légumine* remplissant dans l'alimentation un rôle analogue à celui de l'albumine animale. Le blé contient un composé, *le gluten*, analogue à la fibrine animale.

La proportion de substance azotée contenue dans les végétaux varie considérablement suivant les espèces. Les graines des légumineuses en contiennent environ le quart de leur poids, les céréales de 7 à 23 p. 100, les fruits et les légumes beaucoup moins. Le tableau suivant emprunté à Maleschott donne la proportion des substances albuminoïdes contenues dans 1,000 parties d'aliments végétaux :

Poires	2,35	Châtaignes	44,61
Pêches	3,15	Riz	50,69
Pommes	3,91	Maïs	79,14
Chou-fleur	5 »	Pain de froment	89,86
Fraises	5,12	Seigle	107,49
Abricots	6,32	Orge	122,65
Raisins	7,40	Farine de froment	127,07
Cerises	8,18	Froment	135,37
Pommes de terre	13,23	Pois	223,52
Navets	15,48	Haricots	225,49
Chou-rave	20 »	Amandes	240,06
Betterave	29,30	Lentilles	264,94

a). Albumine végétale. — On comprend sous ce nom les substances protéiques non précipitables par les acides et coagulables par la chaleur seule qu'on peut isoler à froid des sucs ou des extraits aqueux des végé-

(1) Gabriel Pouchet, chapitre *Aliments* de *l'Encyclopédie d'hygiène et de médecine publique*, t. II, p. 225.

taux. L'analyse de ces composés montre que leur teneur en carbone, hydrogène et soufre est sensiblement la même ; ils se distinguent au contraire par leur teneur en azote, ainsi que par leur différence de solubilité dans les acides et dans les alcalis (1). Cette variété d'albumine se rencontre en plus forte proportion dans les céréales et les semences oléagineuses que partout ailleurs.

b). Caséines végétales. — Ritthausen reconnaît trois espèces de caséine végétale : 1° la *légumine* des anciens auteurs ; la *conglutine*, corps très voisin du précédent ; 3° la *gluten-caséine* qui constitue la partie du gluten insoluble dans l'alcool froid ou bouillant (*fibrine-végétale* de Liébig, *zimôme* de Tadéï, *albumine insoluble végétale* de Berzélius) (2).

La légumine est peu soluble dans l'eau soit à chaud soit à froid. Elle devient insoluble dans les liqueurs alcalines faibles, ainsi que dans les solutions des phosphates acides basiques. L'acide acétique concentré la dissout également. Par oxydation et en présence des éléments de l'eau, elle donne un mélange d'acide aspartique et glutanique en même temps que de la leucine, de la tyrosine.

La *conglutine* est une substance très voisine de la *gliadine*, peu soluble dans l'eau froide ou bouillante, soluble dans les lessives alcalines diluées et dans les solutions étendues de phosphates et de carbonates alcalines, d'où les acides la précipitent. L'acide acétique la dissout comme la *légumine* et elle donne les mêmes produits par oxydation en présence des éléments de l'eau.

La gluten-caséine. — Insoluble dans l'eau froide ou chaude, cette substance, traitée par l'eau bouillante, se convertit en une modification insoluble dans les alcalis et les acides. Avant ce traitement, elle est soluble dans les acides qui dissolvent le gluten et dans les lessives alcalines diluées. Elle se comporte comme la *légumine* et la *conglutine*, en présence de l'eau et des oxydants.

c). Gluten. — Ce composé a été séparé par Ritthausen en quatre principes : la partie insoluble dans l'alcool constitue la *gluten-caséine* dont il vient d'être question, la partie soluble se compose de trois substances albuminoïdes qu'il appelle *gluten fibrine*, *gliadine* et *mucédine*. La *gluten fibrine* s'obtient à l'état de pureté en précipitant, par un excès d'éther, une solution refroidie d'extrait alcoolique de gluten dans l'alcool bouillant. La *gliadine* est la substance qui reste en dissolution lorsqu'on traite le gluten par un excès d'eau bouillante. La *mucédine* ne se distingue de la gliadine que par une solubilité plus grande dans l'eau. La composition élémentaire de ces différents principes ne présente pas de différences très sensibles (3).

(1) Gabriel POUCHET, article *Aliments* (*Encyclopédie d'hygiène*, t. II, p. 227).

(2) RITTHAUSEN, *Die Eiweisskörper der getreidearten Hülsenfrüchte und alsamen*, Berlin, 1872.

(3) Voir pour les analyses de ces différents principes, l'article déjà cité de M. Gabriel Prouhet dans l'*Encyclopédie d'hygiène*, t. II, p. 227 et s.

Les matières albuminoïdes, quelle que soit d'ailleurs leur origine, subissent une action spéciale de la part du suc gastrique, qui, grâce au ferment qu'il contient, la *pepsine*, les transforme d'abord en *syntonine*, puis en *peptone*. Chacun de ces principes, comme l'a montré Herminger, a sa *peptone* spéciale. Les peptones diffèrent des substances albuminoïdes en ce que ces dernières sont coagulables par les acides et la chaleur, tandis que les autres ne le sont plus. Ce rôle de peptonisation n'est pas exclusivement réservé au suc gastrique ; le pancréas complète l'œuvre de l'estomac, avec cette différence toutefois que la peptonisation stomacale se fait toujours dans un milieu acide, tandis que la peptonisation pancréatique au contraire se fait dans un milieu alcalin (1).

On pensait autrefois que les substances albuminoïdes étaient exclusivement destinées à l'entretien, à la réparation des organes, et on leur avait donné pour ce motif le nom d'*aliments plastiques*, tandis que les substances hydrocarbonées et les corps gras étaient considérés comme servant, par leur oxydation, à fournir de la chaleur à l'économie. On les appelait pour cela *aliments respiratoires*. M. Gautier a montré que les substances albuminoïdes avaient un rôle beaucoup plus considérable et servaient également à l'entretien des combustions. Ces doctrines chimiques semblent devoir faire place à la théorie *cellulaire* soutenue par Hoppe-Seyler, Moütz-Traube, Pettenköfer, Voit, Pflüger, et d'après laquelle l'oxygène de l'air, au lieu de se combiner directement avec les principes albuminoïdes, ne joue à leur égard qu'un rôle secondaire. C'est la cellule vivante qui provoque leurs transformations, en agissant sur elles à la manière des ferments.

2° Hydrates de carbone. — L'amidon, la dextrine, les sucres et la cellulose sont les composés hydrocarbonés qu'on rencontre dans les végétaux. L'amidon est de beaucoup le plus important ; c'est la substance alimentaire la plus abondamment répandue dans le règne végétal. La cellulose elle-même est une substance alimentaire lorsqu'elle se trouve dans des conditions telles qu'elle puisse être attaquée par les sucs digestifs ; mais, quelle que soit sa consistance, elle peut toujours servir d'aliment à certaines espèces animales : les bois les plus durs sont dévorés par les insectes xylophages. Chez l'homme et chez les animaux supérieurs, les substances hydrocarbonées sont assimilées à l'état de glucose. Cette transformation ultime à laquelle elles doivent toutes aboutir, commence pendant l'acte de la mastication, sous l'influence de la salive qui renferme un ferment spécial, la *ptyaline* ; elle continue dans l'estomac ; le suc gastrique, loin de la suspendre, l'activerait plutôt si l'on s'en rapporte aux expériences du professeur Charles Richet ; enfin elle s'accomplit surtout dans l'intestin, sous l'influence du suc pancréatique qui renferme pour cela un ferment spécial, l'*amylapsine*. Cette action est complétée par la sécrétion des

(1) Dujardin-Beaumetz, *L'hygiène alimentaire*, Paris, 1887, p. 18.

glandes de Brunner qui ne sont, d'après Cl. Bernard, que des glandes salivaires intestinales.

Le tableau suivant dont nous empruntons les éléments à Moleschott, donne la proportion des hydrates de carbone contenus dans les principaux végétaux alimentaires :

Proportion d'amidon, de dextrine et de sucre, pour 1,000 parties

	AMIDON	DEXTRINE	SUCRE	HYDRATES de carbone EN TOTALITÉ
Pommes de terre	154,35	18,95	» »	173,30
Châtaignes	155,50	117,36	83,65	356,51
Pain de froment	334,86	112,66	22,53	470,05
Haricots	353,75	114,53	2, »	499,02
Pois	316,48	117,80	19,66	526,53
Lentilles	400, »	151,65	27,43	559,05
Orge	482,64	66,37	52,10	382,19
Froment	568,64	46,69	48,47	663,80
Seigle	555,19	84,50	28,76	668,45
Maïs	637,44	23,47	18,54	679,45
Farine de froment	644,08	34,21	45,64	723,93
Riz	822,96	9,84	1,73	834,53
Avoine (de Gasparin)	461, »	38, »	60, »	559, »
Sarrasin (Zenneck)	520, »	3, »	30, »	553, »
Fèves (Einoff)	500,60	46,10	34,60	581,30

3° Matières grasses. — Elles se rencontrent particulièrement dans les fruits. Tous les végétaux en renferment plus ou moins. Elles sont presque toujours contenues à l'état de liberté dans les cotylédons ; il est rare que le péricarpe en renferme ; le fruit de l'olivier fait exception.

Les corps gras d'origine végétale ne diffèrent de ceux que renferment les animaux que par la proportion des glycérides liquides ou solides. Ils se saponifient également sous l'influence des alcalis, en fournissant de la glycérine et des acides oléïque, palmitique, stéarique. Il en est qui contiennent des acides gras particuliers, comme l'acide linoléïque de l'huile de lin, l'acide myristique du beurre de muscade, l'acide ricinolique de l'huile de ricin.

Les corps gras sont absorbés par les chylifères à l'état d'émulsion et le pancréas est encore l'agent de la transformation qui les rend assimilables. Le suc qu'il sécrète contribue à la digestion des trois ordres de principes contenus dans les aliments, à l'aide des trois ferments qu'il renferme. La *tripsine* de Schiff, ou *myopsine* de Defresne peptonise les substances azotées ; l'*amylapsine* saccharifie les fécules ; la *stéapsine* émulsionne et dédouble les graisses.

Les corps gras introduits par l'alimentation sont comburés dans l'organisme, mais leur destruction est lente ; ils s'emmagasinent dans l'économie et diminuent la combustion des éléments azotés, c'est-à-dire qu'on peut les considérer comme des aliments d'épargne (1).

La proportion des matières grasses contenues dans les différentes graines alimentaires varie de 20 à 50 p. 1.000, dans la majorité des cas ; mais elle peut atteindre des proportions beaucoup plus considérables, ainsi que le montre le tableau suivant également emprunté à Moleschott :

Proportion de matières grasses pour 1,000 parties

Pommes de terre	1,56	Froment	18,54
Dattes	2, »	Haricots	19,55
Navets	2,47	Pois	19,66
Chou-rave	3, »	Seigle	21,09
Riz	7,35	Lentilles	24,01
Châtaignes	8,73	Orge	26,31
Figues	9, »	Maïs	48,37
Farine de froment	12,24	Amandes	540, »

4° Sels minéraux. — Ils varient dans des proportions considérables tant pour la nature que pour la quantité dans les différents aliments d'origine végétale. En général leurs cendres se font remarquer par leur richesse en potasse et en acide phosphorique. Nous donnons ci-dessous, d'après Moleschott, la proportion de sels minéraux contenus dans les aliments végétaux les plus usités :

Proportion d'eau et de sels minéraux pour 1,000 parties

	EAU	SELS		EAU	SELS
Amandes	35	47,28	Orge	145	26,55
Riz	92	5,01	Pois	145	23,75
Lentilles	113	16,65	Sarrazin	146	23,60
Maïs	120	12,87	Pain de froment	432	8,16
Farine de froment	125	8,63	Châtaignes	537	15,17
Froment	130	19,96	Pommes de terre	727	10,25
Seigle	139	14,61			

Les fruits et les légumes contiennent plus d'eau et moins de sels que les céréales. La quantité d'eau va de 177 p. 1.000 dans les cerises à 940 pour la salade ; les sels varient de 3,57 pour les poires, à 20,30 pour les épinards.

Moleschott a montré qu'il fallait, pour entretenir la nutrition, au moins 30 grammes de substances salines par jour. Parmi ces sels, le chlorure de sodium et les phosphates sont les plus importants.

La nécessité du sel marin dans l'alimentation a été démontrée par

(1) Debove et Flamant, *Recherches sur l'influence de la graisse sur la nutrition* (*Société médicale des hôpitaux*, 9 juin 1886, N° 10, p. 263).

l'expérience et par l'élevage des bestiaux. On sait que c'est la privation la plus cruelle qu'ait eu à supporter pendant la guerre l'armée française, enfermée dans les murs de Metz. Le chlorure de sodium est surtout nécessaire lorsqu'on est soumis à un régime végétal ainsi que l'a montré Bunge, parce que ce genre d'aliments ne renferme guère que des sels de potasse.

Les phosphates servent surtout à la nutrition des os, comme l'a prouvé Milne Edward ; ils entrent aussi dans la composition du sang ; enfin, par les éléments phosphorés qu'ils contiennent, ils réparent les pertes du système nerveux.

II. **Classification des aliments végétaux.** — D'après ce qui précède, on voit que les substances végétales varient considérablement pour la proportion et la valeur de leurs éléments nutritifs. On peut, sous ce rapport, les classer de la manière suivante : 1° les *légumineuses* ; 2° les *céréales* ; 3° les *fruits*, les *racines*, les *tubercules farineux* ; 4° les *légumes herbacés* ; 5° les *fruits*.

1° Légumineuses. — La grande famille des légumineuses renferme environ 5,000 espèces ; mais il n'y en a guère que quatre qui servent à l'alimentation. Ce sont : les haricots, flageolets fayols (*Phaseolus vulgaris*) ; les pois dont on consomme 2 espèces, le pois commun (*Pisum sativum*) et le pois chiche (*cicer arietinum*) ; les lentilles, (*ervum lens*) ; les fèves, feveroles, gourganes (*faba vesca*). Toutes ces graines sont riches en principes nutritifs (albuminoïdes, substances féculentes, matières grasses) ; mais ce sont les lentilles qui en renferment le plus. Elles contiennent en outre du fer en proportion considérable ; on sait que la *Revalescière*, pour laquelle on a fait tant de réclame, n'est que de la farine de lentille. Les haricots par leur conservation facile sont précieux pour les campagnes de mer ; ils ont détrôné, dans la marine française, les gourganes, les pois et les lentilles qu'on embarquait autrefois, parce qu'ils sont plus savoureux, qu'ils cuisent plus facilement et plaisent davantage aux équipages. Ces qualités, jointes à leur bas prix et à leur conservation facile, font des légumineuses un aliment précieux pour les classes pauvres ; mais leur enveloppe, exclusivement composée de cellulose, est réfractaire à la digestion ; aussi les estomacs délicats les supportent-ils difficilement et il faut les leur donner sous forme de purée.

Les graines des légumineuses se mangent habituellement bouillies et il faut une cuisson prolongée pour triompher de la résistance de leur enveloppe, surtout lorsqu'elles sont conservées depuis longtemps. On les associe au lait, au beurre, à la graisse, aux viandes pour former des ragouts.

Les graines des légumineuses se conservent assez facilement une fois desséchées. Les charançons ne s'attaquent pas aux haricots, rarement aux lentilles ; mais ils s'acharnent sur les pois (1).

(1) J. Arnould, *Nouveaux éléments d'hygiène* (*loc. cit.*), p. 941.

Certaines légumineuses ont des propriétés toxiques. De ce nombre est la gesse, chique, ou jarosse (*Lathyrus cicera*) qu'on cultive en Algérie et qui a donné lieu, en 1883, en Kabylie, à une sorte d'épidémie d'accidents paraplégiques, ou spasmodiques (1). D'autres variétés de gesse sont probablement capables de provoquer des troubles semblables.

2° Céréales. — Toutes les plantes de ce groupe appartiennent, comme nous l'avons dit, à la famille des graminées. On peut les classer dans l'ordre suivant, d'après leur richesse décroissante, en substances albuminoïdes. Le froment (*Triticum sativum*), l'orge (*Hordeum sativum*), le seigle (*Secale cereale*), l'avoine (*Avena sativa*), le maïs (*Zea mays*), le sarrasin (*Polygonum fagopyrum*), le riz (*Oriza sativa*). Les céréales, à l'exception du riz et de l'orge ne sont employés dans l'alimentation qu'après avoir été soumis à la mouture. On confectionne avec leurs farines, des pâtes, des bouillies et l'alimentation par excellence, le pain, qui semble avoir été connu de tout temps et dont l'usage se répand de plus en plus.

Blé. — Dans le commerce de la minoterie, on distingue les blés *durs*, les blés *tendres*, les blés *demi-durs* ou *mitadins*. Les premiers viennent des pays chauds et secs ; ils ont le grain maigre, à cassure vitreuse, de couleur fauve. Ils sont les plus riches en azote. Les blés tendres ont le grain renflé, régulier, pâle et facile à écraser, la cassure blanche et farineuse : ils viennent des pays tempérés et humides ; ils sont moins riches ; mais ils donnent des farines plus blanches et un pain plus blanc. Les blés durs servent à confectionner les gruaux, le vermicelle, les pâtes comestibles ; les blés tendres sont surtout employés à la confection du pain.

La richesse des blés se mesure à leur teneur en gluten. Sur 30 espèces dont M. Gabriel Pouchet donne l'analyse, la moyenne est de 15,42 p. 100, les extrêmes sont 9 et 19 p. 100.

En dehors de toute altération, les graines de céréales peuvent être accidentellement mêlées à des graines de plantes qui croissent dans les cultures et qu'il est difficile de séparer du bon grain. Ces espèces nuisibles sont : l'ivraie (*Lolium temulentum*) ; la nielle (*Agrostemmagithago*) ; la rougeole (*Melanspyrum arvense*) ; le raifort sauvage (*Raphanus-raphanistrum*) ; la crête de coq (*Rhinantus major*) ; les diverses variétés de brome et notamment la droue (*Bromus secalinus*), les diverses variétés des genres *Trifolium* et *Vicia*. Ces graines, lorsqu'elles sont mélangées au blé en quantité un peu notable, lui communiquent des propriétés nuisibles et causent parfois des accidents mortels. L'ivraie détermine une sorte d'ivresse avec troubles digestifs qu'on désigne sous le nom de *témentulisme* (2) ; la nielle produit du narcotisme et de la paralysie du

(1) A Proust, *Du lathyrisme médullaire spasmodique* (*Bulletin de l'Académie de medecine*, 1883, t. XII, p. 829).

(2) A. Layet, *Hygiène et maladies des paysans*, Paris, 1882, p. 179.

mouvement qu'on attribue à la *saponine*, dont elle renferme 6 à 7 p. 100 de son poids (Christophson) ; la rougeole donne au pain une saveur amère, une odeur nauséeuse et une coloration rouge-violacé. Le raifort sauvage avait été accusé par Linné de donner lieu à la *raphanie*, sorte d'ergotisme convulsif ; mais il est reconnu aujourd'hui que ses graines comme celles de *rhinanthe*, de *brome*, de *trèfle* et de *vesce* peuvent communiquer aux farines une couleur, une odeur et une saveur désagréables, mais qu'elles ne peuvent pas nuire à la santé du consommateur.

Il n'en est pas de même des cryptogames qui envahissent les céréales. Le charbon de l'orge et de l'avoine (*ustilago-carbo*) ; la carie du blé (*tilletia caries*) la carie du seigle (*ustilago secalis*), l'ergot du blé, du seigle, de l'orge et de l'avoine (*claviceps purpurea*), le verdet du maïs (*ustilago maydis*), la rouille du blé et du seigle (*puccinia graminis*) communiquent aux céréales des propriétés toxiques. Le fait est incontestable pour l'*ergot de seigle*. Les épidémies d'ergotine sont moins communes qu'au moyen-âge ; mais on en a encore observé en 1854-55-56 aux environs de Lyon, dans la Sologne, le Dauphiné, le Charolais, en Bavière, en 1867-68 et en Saxe, depuis cette époque (1). Le maïs altéré par le *verdet* donne la pellagre. C'est du moins l'opinion la plus accréditée aujourd'hui ; mais l'étude de ces maladies est du ressort de la pathologie et ne nous concerne pas.

Les grains sont également attaqués par les insectes et surtout par les charançons, petits coléoptères qui pullulent avec une prodigieuse énergie. On oppose à leur envahissement le pelletage, le sulfure de carbone et la mise en *silos*. Enfin les grains conservés en magasin sont également la proie des rats et des souris.

Farine. — Avant d'être utilisés, les grains, le riz excepté, sont toujours soumis à la mouture. Cette industrie a fait de grands progrès de nos jours. Les minoteries françaises fournissent des farines excellentes ; elles permettent de séparer et d'utiliser toutes les parties nutritives du grain. Le nettoyage surtout a atteint un degré de perfection remarquable. Cette opération préliminaire débarrasse les grains des graviers, des poussières de toute origine, des moisissures superficielles, des productions fongueuses, des larves d'insectes, etc. Ces corps étrangers, ces impuretés passaient en partie dans la farine à l'époque des petits moulins. Ceux-ci ne travaillaient qu'à *façon*, à la demande des cultivateurs, et ne donnaient que trois produits : la *farine à pain de ménage*, le *son*, le *remoulage*. Les minoteries d'aujourd'hui fournissent cinq *espèces de farines*, plus le *son*, la *recoupe* et le *remoulage*.

Le blutage est poussé plus ou moins loin suivant la qualité de farine qu'on veut obtenir. Dans nos campagnes, et pour le pain des paysans, on ne blute guère au-delà de 15 p. 100. Dans les manutentions militaires,

(1) A. Layet, *Hygiène et maladies des paysans*, Paris. 1882, p. 185.

en France, on blute à 20 p. 100 pour les blés tendres, à 12 p. 100 pour les blés durs (1). La farine avec laquelle on confectionne le pain blanc consommé dans la majeure partie des villes, est blutée à 22 p. 100 ; mais à Paris, depuis bien des années, on n'emploie que de la farine de première blutée à 28 et même à 30 p. 100. Je ne parle pas de quelques farines de luxe pour lesquelles on pousse l'épuration beaucoup plus loin.

La question du blutage et du degré d'épuration des farines intéresse fortement l'hygiène ; elle a été très controversée. Beaucoup de médecins pensent que le pain ordinaire fait avec des farines blutées à 15 ou 20 p. 100, vaut mieux que le pain de luxe fait avec de la fleur de farine à laquelle cette épuration radicale a enlevé des principes utiles à la santé (2). Il s'agit de s'entendre : Le pain de luxe est aussi nourrissant que le pain de ménage, puisqu'il contient autant d'azote comme l'a prouvé le docteur Violet (3), mais il ne constitue pas un aliment aussi complet, parce qu'il renferme moins de sels et notamment de phosphates, lesquels sont surtout renfermés dans l'enveloppe du grain. J'ajouterai que son usage contribue à la constipation habituelle aux gens du monde. Les aliments quintessenciés dont ils se nourrissent, laissent si peu de résidu, que leurs garde-robes sont peu copieuses, lentes à circuler, difficiles à émettre, et le peu d'exercice qu'ils font ne suffit pas à accélérer le mouvement. Les paysans préfèrent un pain un peu grossier qu'on sent dans l'estomac, qui apaise la faim, ne passe pas trop vite et donne des selles abondantes et faciles.

Les farines s'altèrent en vieillissant ; les matières grasses rancissent, les albuminoïdes s'altèrent, et le gluten se fluidifie. Exposées à l'air humide, elles se piquent et sont envahies par les cryptogames. Leur odeur devient désagréable ; elles présentent une réaction acide, acquièrent une saveur douceâtre et même nauséeuse. C'est toujours alors le gluten qui s'altère et est envahi par les organismes inférieurs, tandis que l'amidon reste intact.

Les farines qui sont aujourd'hui dans le commerce s'altèrent plus facilement qu'elles ne le faisaient autrefois, parce qu'on les mouille avant de les soumettre à la mouture. Le mouillage facilite la séparation de la pellicule du grain, et produit une farine plus blanche ; mais il augmente l'humidité de celle-ci et hâte son altération, surtout à bord des navires et dans les pays chauds. Pour remédier à cet inconvénient, le Dr P. Carles propose d'étuver les farines avant l'embarquement. Il suffirait, d'après lui, de les chauffer de 85 à 90 degrés pour leur faire perdre l'humidité provenant du mouillage, leur enlever 2 p. 100 de leur hydra-

(1) Le Dr Morache a calculé que, dans la manutention militaire, en tenant compte de 3 p. 100 de déchet, 103 kilogrammes de blé tendre donnent 80 kilog. de farine et 20 de son ; 103 kilog. de blé dur, 88 kilog. de farine et 12 de son.

(2) A. Burger, *Le pain de ménage, sa mouture, sa farine, sa fabrication* (*Revue de la science nouvelle*, numéros de mai et juin 1891).

(3) Violet, *Sur le pain* (*Thèse de Paris*, 1876, numéro 111).

tation naturelle et les ramener au taux de 8 ou 9 p. 100 qui en rendrait la conservation bien plus facile (1).

Pain. — Le pain, comme tout le monde le sait, n'est que de la farine mélangée à de l'eau, soumise à la fermentation et à la cuisson. L'incorporation de la farine à l'eau ou *pétrissage* se fait à la main, ou à l'aide d'appareils mus par la vapeur, ce qui est plus propre et infiniment préférable. Lorsqu'elle est complète, que la pâte obtenue est bien homogène, on y mélange le levain, qu'on a préparé dès la veille avec de la pâte déjà fermentée ou de la levure de bière, et qu'on étend d'eau tiède, dans laquelle on a fait dissoudre 5 à 6gr de sel marin par kilogramme de pain à obtenir.

Lorsque la pâte est arrivée à un point convenable d'homogénéité et de consistance, on en forme des pâtons d'un volume correspondant à celui des pains qu'on veut fabriquer. Il faut compter sur 25 p. 100 de perte par la cuisson. Les *pâtons* sont placés dans de petits paniers et abandonnés au repos dans une douce chaleur pour qu'ils fermentent à l'aise (2). La fermentation désagrège l'amidon, le convertit successivement en dextrine, en sucre, et enfin en alcool et en acide carbonique qui soulève la pâte et forme les *yeux du pain*. Elle fait perdre à celui-ci 2,3 p. 100 de ses éléments carbonés d'après Græger, et 4,2 p. 100 d'après Fehling.

Lorsque la fermentation est assez avancée, on porte le pain dans un four dont la température varie entre 200 et 250 degrés. On l'y laisse de 40 à 45 minutes dans les manutentions militaires. La chaleur du four fait éclater les grains d'amidon, dilate les yeux de la pâte, par l'expansion de l'acide carbonique et de la vapeur d'alcool. L'eau s'évapore en partie, la croûte se forme, les principes aromatiques se dégagent et la fermentation s'arrête. La température au centre du pain ne dépasse pas 60° selon MM. Perrier et Pabst, 80° à 85° d'après M. Vallin. Pour les pains de fantaisie elle ne dépasse pas même 35° au sortir du four, selon M. le Dr Brouardel. La composition du pain est la suivante d'après J. Kœnig :

ÉLÉMENTS.	PAIN DE FROMENT.		PAIN DE SEIGLE	PUMPERNICKEL
	Blanc	Bis.		
Eau	38.5	41.0	44.0	43 4
Matières solides	61.5	59.0	56.0	56.6
Albumine	6.8	6.3	6.0	7.6
Graisse	0.8	0.2	0.5	1.5
Hydrocarbonés	43.3	50 8	47.9	45.1
Ligneux	0 4	0.6	0.3	1.0
Cendres	1.2	1.1	1.3	1.4

(1) Dr P. Carles, *Mémoire sur l'étuvage des farines d'armement*, lu à la Société des sciences physiques et naturelles de Bordeaux et analysé dans le *Journal d'hygiène*, N° du 16 mai 1895.

(2) La moyenne des appréciations des différents auteurs donne les chiffres suivants : 100 kilogrammes de blé donnent 75 kilog. 5 de farine et 102 kilogrammes de pain.

Le pain fait avec de bonne farine, convenablement boulangé et suffisamment cuit, a une odeur panaire franche et une saveur agréable. Sa mie est homogène, parsemée d'œils nombreux et de dimensions à peu près égales, sans crevasses ni boursouflures étendues. Elle est suffisamment élastique pour que le pain reprenne son volume primitif, après avoir été soumis à une pression énergique. Elle ne présente pas de grumeaux ni de parties ou la pâte n'a pas levé et qu'on appelle *marrons*, enfin elle adhère fortement à la croûte. Dans ces conditions, le pain est le premier des aliments, celui dont on ne se lasse jamais, qu'aucun autre ne peut remplacer et qui forme, en France surtout, le fond de la nourriture des masses.

Nous ne passerons pas en revue les différentes espèces de pain de froment, en usage en France, parce que nous en avons assez dit pour ce qui concerne l'hygiène; mais nous devons dire quelques mots des pains préparés avec d'autres céréales. Ce n'est guère qu'à la campagne qu'on fait de ces mélanges; cependant le pain de seigle est apprécié par certaines personnes dans les villes. Il entre pour un quinzième dans la consommation générale. On mélange d'habitude la farine de seigle à celle de froment. Le pain d'orge n'est guère en usage que dans les contrées du Nord et dans les pays pauvres; on y mêle en général un quart de froment. Dans le Finistère, on en met la moitié.

La grossièreté du pain d'orge est proverbiale. Il est lourd, mal levé et indigeste. Le pain qu'on prépare avec de la farine de froment à laquelle on mêle un cinquième ou un quart de farine d'avoine, est légèrement stimulant et doué d'une odeur spéciale, agréable. Le pain de maïs est mou, hygroscopique, peu agréable au goût et moisit facilement. Le sarrasin se consomme sous forme de bouillie ou de galettes. La farine de riz est parfois mélangée au pain de froment, mais c'est une simple fantaisie gastronomique.

Le pain est sujet à des altérations nombreuses. Des moisissures s'y développent souvent et le rendent malsain ou même toxique. Certaines mucédinées telles que le *penicilium glaucum*, l'*oïdium tuckeri*, l'*aspergilus glaucus*, le rendent simplement désagréable de goût et d'aspect, tandis que d'autres comme l'*oïdium aurantiacum* (1) et surtout l'*ascophora nigricans (Rhizopus nigricans)* donnent lieu à de véritables empoisonnements (2).

Biscuit. — Le biscuit dont on ne fait guère usage que dans la marine et l'armée est fait avec des farines riches en gluten, blutées à 25 p. 100 pour les blés durs, à 33 p. 100 pour les blés tendres, auxquelles on

(1) A. GUÉRARD, *Note sur une altération singulière du pain* (*Annales d'hygiène*. 1843, t. XXIX, p. 35).

(2) Félix ROCHARD, *Du parasitisme végétal dans les altérations du pain* (*Annales d'hygiène*, 2e série, 1873, t. XL, p. 83).

incorpore plus d'eau et qu'on laisse à peine fermenter. On est obligé d'en travailler la pâte à la mécanique à cause de sa compacité (1). Lorsqu'elle est bien homogène et de consistance suffisante, on la découpe en galettes carrées, percées de trous pour laisser passer les gaz et les vapeurs pendant la cuisson. On laisse les galettes dans le four pendant 30 ou 40 minutes. Dans les établissements de la marine, aussitôt que le biscuit est retiré du four, on le dépose encore chaud dans d'immenses soutes dont les parois sont enduites de brai et qu'on a desséchées avec des brasières. Pour l'embarquer on l'arrimait autrefois dans des barriques ou dans des boîtes en bois ; aujourd'hui on le loge dans des caisses en zinc (2).

Le biscuit de bonne qualité est au dehors d'une couleur blonde ; il est sec, sonore, cassant, ne présente aucune vermoulure, ne fournit pas de poussière quand on le fragmente. Sa cassure est schistoïde, uniformément blanche, sans macules ; il est dur et fragile à la fois ; sa saveur est franchement panaire et ses morceaux surnagent quand on les jette dans l'eau (3).

Le biscuit de mer n'est qu'un aliment de nécessité. Sa consistance en rend la mastication laborieuse et compromettante pour les dents des marins qui sont souvent branlantes. Mal mâché, mal insalivé, il se digère difficilement, passe souvent intact dans les selles et donne parfois de la diarrhée ; aussi en a-t-on considérablement restreint l'usage. Dans la marine française, depuis vingt ans, on n'en consomme plus qu'à la mer et pour le déjeuner seulement ; encore les commandants ont-ils le droit dont ils usent le plus souvent, de le remplacer par du pain, même pour ce repas. Les matelots des autres nations ne sont pas aussi favorisés (4).

Le biscuit, quoique moins altérable que le pain est pourtant, à la longue, envahi comme lui par les moisissures et les insectes qui s'y creusent des galeries, y déposent leurs larves et leurs cadavres. Ces parasites sont l'*anobium paniceum*, le *ptinus fur*, l'*anthrœnus musceorum*, *trogossita caraboïdes*, le *phalœna farinalis*, la *blatta orientalis* (5).

Le Dr Strebel y a découvert récemment un nouvel insecte du genre *microlépidoptère* dont le Dr Decaux a complété l'étude. Ce dernier en a cultivé trois espèces différentes : l'*ephesta clutella*, l'*E. interpunctata* et l'*asopia farinalis* ; il en a décrit les œufs, les chenilles, les chrysalides et les papillons. Il a fait connaître leurs mœurs, les époques de leur évo-

(1) Voir pour cette fabrication : J. B. Fonssagrives, *Traité d'hygiène navale*, 2e édition, 1877, p. 737).

(2) Dépêche du 21 octobre 1890 (*Bulletin officiel de la Marine*, 2e semestre, p. 527).

(3) Keraudren, article *Biscuit* du *Dictionnaire des Sciences médicales*, t. III, p. 141.

(4) Les Autrichiens, à la mer, n'ont que du biscuit ; les Allemands ont, par semaine, quatre jours de pain et trois de biscuit ; les Américains des États-Unis n'ont jamais de pain ni à la mer, ni au mouillage.

(5) Keraudren, Article *Biscuit* du *Dictionnaire des sciences médicales*, t. III, p 141.

lution et indiqué le moyen de prévenir l'invasion et la pullulation de ces dangereux insectes (1).

3° Fruits, racines et tubercules farineux. — Le type de ce groupe est la pomme de terre dont l'importance égale presque celle des céréales dans les pays pauvres, comme l'Irlande et la Bretagne. Mêlée au lait caillé elle fournit à ces populations un aliment dont elles doivent se contenter à peu près exclusivement au moins pendant l'hiver.

La pomme de terre est bien peu riche en substance nutritive, ainsi que nous l'avons montré en parlant de la composition immédiate des aliments végétaux. Il faut en ingérer des quantités énormes pour faire face aux dépenses de l'organisme ; toutefois elle rend aux classes pauvres d'immenses services. En y ajoutant un peu de viande et quelque corps gras, on en fait des ragouts agréables et nourrissants. Elle est d'une grande ressource, même pour les familles aisées. Tout le monde l'aime, les enfants surtout, et elle se prête à toutes les fantaisies culinaires.

Les pommes de terre se conservent facilement et constituent une précieuse ressource dans les campagnes sur mer ; cependant elles germent dans les caves au retour de la belle saison et perdent alors 10 à 20 p. 100 de leur valeur nutritive.

Elles sont sujettes à une maladie qui s'est montrée pour la première fois pendant l'été de 1845, mais qu'on avait signalée deux ans auparavant aux Etats-Unis, au Canada et même en Belgique, où M. Ch. Morrens lui avait donné le nom de *gangrène humide*. Elle est occasionnée par une végétation parasite, sorte de moisissure légère dont les spores ou sporules d'une extrême ténuité flottent dans l'air et se déposent dans les cultures où elles attaquent les feuilles des pommes de terre (2). Cette moisissure est un champignon microscopique le *Botrytis infectans* de Montagne qui se reproduit avec promptitude et en quantité prodigieuse.

La maladie des pommes de terre a pris, lors de son invasion, la proportion d'un véritable fléau ; c'est elle qui a causé la disette que la France a subie en 1847 et la famine qui a affligé l'Irlande à la même époque. On a prévenu le retour de semblables désastres en remplaçant les variétés de pommes de terre les plus exposées aux ravages du *Botrytis infectans* par des espèces plus résistantes, et tout fait espérer que la maladie ne sévira plus avec l'intensité désolante de la première invasion (3).

Les châtaignes remplacent les pommes de terre dans les contrées montagneuses de la France, de l'Italie, de la Suisse, de la Corse, et les paysans les mangent bouillies et unies au laitage : elles sont un peu plus nourrissantes que la pomme de terre, cependant leur teneur en azote ne dépasse pas 5 à 7 p. 1.000.

(1) Dr Decaux, *Les parasites du biscuit de troupes, moyen de préservation* (*Archives de médecine militaire*, août 1892, p. 81).

(2) Payen, Les *maladies des pommes de terre, des betteraves, des blés, des vignes*, Paris, 1853, p. 18.

(3) A. Bouchardat, *Traité d'hygiène publique et privée* (*loc. cit.*), p. 248.

Nous ne citerons que pour mémoire les racines et les rhizômes de patates douces, d'ignames, de cerfeuil bulbeux, de manioc, de topinambour qui sont surtout riches en substances amylacées et qui constituent d'excellents accessoires pour varier l'alimentation.

4° LÉGUMES HERBACÉS. — On comprend sous cette dénomination, les feuilles comestibles ainsi que d'autres parties des plantes dont les tissus jeunes et tendres renferment, dans leurs cellules, des sucs assez riches en matériaux azotés et autres principes alimentaires. Les légumes herbacés, suivant M. A. Gautier, peuvent se diviser en trois groupes d'après leur composition :

a). Les légumes riches en azote et en albumine végétale, les choux, le cresson, les asperges, les champignons et les truffes. Ce sont les plus nutritifs. Les choux que Leven avait calomniés constituent, d'après Dujardin-Beaumetz, un aliment fort azoté et bien toléré, quand il est suffisamment cuit (1).

Les champignons, malgré la proportion considérable d'eau qu'ils renferment (90 p. 100) sont riches en azote, dont la majeure partie n'y est pas sous forme d'albumine, mais à l'état de matière *extractive* soluble à peu près par moitié dans l'eau et l'alcool. Ils sont également riches en substance mucilagineuse, en cellulose, en principes aromatiques et sapides auxquels les truffes doivent leur renommée. Les substances hydrocarbonées y sont représentées par la dextrine et le sucre, les matières grasses par des composés liquides, odorants, les sels par des malates, des citrates, des phosphates de chaux et de potasse ; ils contiennent un tannin spécial, des chlorures, des carbonates, sulfates et silicates alcalins, de petites quantités d'alumine, de magnésie et de fer

Les champignons constituent, comme on le voit, un aliment assez riche, mais c'est une exagération que de les mettre, comme on l'a fait, sur la même ligne que la viande ; ils sont surtout recherchés pour leur arôme. Toutefois, beaucoup de personnes les redoutent à cause des accidents d'empoisonnement que certaines espèces produisent et de la difficulté de les reconnaître.

b). Le second groupe renferme les légumes riches en principes mucilagineux et salins. Ce sont : les épinards, les artichauts, la laitue, la chicorée, le céleri, les haricots verts, les petits pois, la carotte, la betterave, le potiron. Ces végétaux aqueux sont riches en potasse et il faut ajouter du chlorure de sodium, dans leur préparation, pour rétablir l'équilibre nécessaire à la nutrition.

c). Le troisième groupe est formé par les légumes riches en acides, tels que l'oseille, la tomate, les jeunes pousses d'asperges qui renferment une notable proportion d'oxalates, de malates, de citrates acides de potasse et de chaux. Ces végétaux agissent sur les viandes par leurs

(1) DUJARDIN-BEAUMETZ, *L'hygiène alimentaire*, 1887 (*loc. cit.*), p. 79.

acides, leurs chlorures et leurs sels; leurs principes aromatiques agissent aussi à titre de condiments. Ils portent principalement leur action sur les reins et l'appareil digestif.

5° Fruits. — Les fruits se rapprochent du groupe précédent par leur forte proportion d'eau; ils renferment du sucre, des acides organiques, des substances mucilagineuses et des traces seulement d'albuminoïdes. Ils contribuent à varier l'alimentation et à la rendre plus agréable, en y introduisant des principes sapides que l'homme recherche instinctivement; mais ils sont insuffisants pour entretenir la nutrition. Lorsqu'on en mange en trop grande quantité, ils causent des troubles digestifs et peuvent déterminer un effet purgatif, lorsqu'ils ne sont pas mûrs, parce que leur acidité et leur eau diminuent notablement avec la maturation. La proportion du sucre augmente au contraire. A l'origine, c'est du sucre de canne, il se change peu à peu en sucre interverti. Les fruits verts contiennent de plus une substance comparable au tannin. Pour tous ces motifs, ils sont plus indigestes et plus nuisibles que les fruits mûrs.

6° Huiles végétales. — On extrait, des racines des légumineuses et des fruits, des huiles comestibles qui tiennent une place importante dans l'alimentation et qui jouent, parmi les produits végétaux, le même rôle que le beurre dans le régime animal.

1° *Huile d'olives.* — C'est la plus recherchée des huiles alimentaires et la plus précieuse des graisses végétales. On l'obtient par pression du fruit de l'olivier (*olea europœa*). La plus estimée est celle qui provient de l'expression des olives portées au moulin après la cueillette; on la nomme *huile vierge*. Pour obtenir l'*huile ordinaire*, on abat les olives à la gaule, on les met en tas sous des abris, où on les laisse quelque temps, puis, on les porte au moulin, où on les soumet à une pression plus forte que pour obtenir l'*huile vierge*. Enfin on soumet les tourteaux à une dernière pression qui donne une huile de qualité très inférieure qu'on utilise surtout dans l'industrie.

L'huile de bonne qualité est épaisse, d'une odeur et d'une saveur agréable, d'une couleur jaune, un peu verdâtre. Elle est composée d'*oléine*, de *margarine*, d'une matière colorante et de principes aromatiques. A 12°,5 elle dépose déjà, à 2°,5 elle prend la consistance butyreuse; elle est peu soluble dans l'alcool, mais facilement soluble dans l'éther; elle brûle sans fumée, et rançit avec le temps. Sa densité est de 0,916 à 0,918.

Les habitants des pays où croît l'olivier (1) ne se servent pas d'autre corps gras pour la préparation de leurs aliments. En dehors de cette zone, on lui préfère le beurre, et on ne s'en sert que pour les préparations culinaires spéciales, telles que les salades.

(1) La région de l'olivier est aujourd'hui bornée au bassin de la Méditerranée; on le trouve entre le 25e et le 45e degré de latitude boréale (Coutances, l'*Olivier, histoire, botanique, régions, culture, produits, usages*, etc., Paris, 1877, p. 74).

2° *Huile de sésames, d'arachides.* — La première est extraite des graines du sésame (*sesamum orientale)* cultivé en Egypte ; elle est sans couleur, sans goût et on la mélange souvent à l'huile d'olives. Elle se solidifie à — 5°, sa densité varie de 0,721 à 0,923. La seconde se fabrique avec les graines d'arachides *(arachis hypogœa)* dont on importe des quantités considérables de la côte occidentale d'Afrique. L'huile d'arachides n'est pas d'un goût désagréable et peut servir aux usages comestibles à défaut d'olives. Elle se solidifie à — 3°. Sa densité est de 0,915.

3° *Huiles de noix, d'œillette, de colza.* — La première est jaunâtre, sans odeur, d'un goût agréable ; la seconde, qui s'extrait du pavot blanc *(papaver somniferum)*, est très fluide, d'une couleur jaune d'or et n'a pas de mauvais goût, l'huile de colza *(brassica napus)* est brunâtre, d'un goût et d'une odeur détestables et a besoin d'une clarification préalable pour pouvoir servir à l'alimentation, même des classes pauvres.

Toutes ces huiles servent surtout à falsifier l'huile d'olives, qui coûte cher et n'est pas à la portée de tout le monde. Les unes et les autres jouent dans l'alimentation le même rôle que les corps gras tirés du règne animal. Elles ne constituent cependant pas une réserve aussi précieuse pour la production de la chaleur et ne sauraient les remplacer dans les climats froids. Par une disposition heureuse, ces huiles sont surtout un produit des pays chauds, tandis que les espèces animales, riches en graisses, se rencontrent surtout dans les latitudes élevées.

§ III. — ALIMENTS TIRÉS DU RÈGNE ANIMAL

Les espèces animales que l'homme utilise pour sa nourriture sont très peu nombreuses, si on les compare à la quantité considérable de celles dont il pourrait à la rigueur se repaître. Il opère, dans ce règne, la même sélection que dans le règne végétal. Il développe, il perfectionne, il cultive en un mot les espèces qu'il a choisies. C'est surtout à l'embranchement des vertèbres qu'il s'adresse. Sauf les mollusques et les crustacés, il néglige le reste ; aussi ne vois-je aucun intérêt à parcourir l'échelle animale comme l'a fait Michel Lévy, depuis les actinies jusqu'aux mammifères, en citant dans chaque groupe les animaux considérés comme comestibles (1). Il me semble plus conforme aux principes de l'hygiène de prendre les aliments d'origine animale tels qu'ils sont livrés à la consommation et je suivrai à leur égard la même marche que pour les végétaux nutritifs.

I. **Principes constitutifs.** — 1° SUBSTANCES AZOTÉES. — Elles sont aussi variées de composition que leurs analogues du règne végétal. Elles comprennent deux groupes.

(1) Michel LÉVY, *Traité d'hygiène publique et privée*, t. I, p. 676.

a). *Les matières protéïques* qui forment la trame des tissus animaux et se distinguent par la délicatesse de leurs réactions, la complexité de leur composition et leur extrême altérabilité. Ce groupe comprend deux subdivisions. Dans la première se placent les *matières albuminoïdes* proprement dites dont l'albumine de l'œuf d'oiseau et du sang forment les types ; dans la seconde se rangent les *matières protéïques* désignées sous le nom de collagènes, parce qu'elles donnent de la gélatine par la cuisson dans l'eau. Les premières renferment plus de carbone, moins d'azote et sont plus facilement transformées par les ferments digestifs. Les secondes, plus azotées, n'éprouvent pas, dans le tube digestif, de modification qui les rende assimilables. L'osséine en est le type.

b). *Matières non protéïques*. — Tous les aliments azotés renferment des substances moins complexes que les précédentes et qui sont les termes intermédiaires de la métamorphose des albuminoïdes. Ce sont la *créatinine*, la *créatine*, la *xanthine*, l'*hypoxanthine* ou *sarkine*, la *carnine*, l'*acide urique*, la *guanine*, la *leucine*, la *tyrosine*, les *leucomaïnes* décrites par M. A. Gautier, et l'*adénie* signalée par Kossel. Ces composés ne sont pas alibiles ; leur principal rôle consiste à agir comme stimulants des nerfs gustatifs et de l'estomac par leur goût et leur arôme. M G. Pouchet fait remarquer l'analogie de quelques-uns de ces principes avec la caféine et la théobromme, principes actifs du café, du thé et du chocolat. Elle confirme la similitude de composition que nous avons déjà signalée entre les principes albuminoïdes des deux règnes.

2° Substances hydrocarbonées. — Contrairement à ce que nous avons signalé pour le règne végétal, les substances hydrocarbonées se rencontrent en très faible proportion dans les aliments d'origine animale, dans les viandes surtout ; le lait, le fromage en renferment davantage.

3° Matières grasses. — Elles forment, avec les substances protéïques, la presque totalité des viandes. Elles sont liquides ou solides à la température ordinaire suivant que l'oléine, la stéarine ou la palmitine dominent dans leur composition. Il existe un groupe de substances grasses remarquables par la présence du phosphore. On les trouve dans l'œuf, le sang, le cerveau, la chair de certains poissons, etc. La *lécithine* est le type de ces composés.

4° Matières minérales. Eau. — L'eau forme environ les trois quarts en poids des tissus animaux. Elle joue, dans la constitution de ces tissus, un rôle important ; elle n'y est pas interposée mais combinée et sa présence, en aussi forte proportion, est absolument indispensable à la vie et au bon fonctionnement des organes. C'est, dit M. G. Pouchet, le véritable milieu des actes nutritifs.

Les sels minéraux sont les mêmes que ceux qu'on trouve dans les aliments végétaux. Nous y retrouvons le chlorure de sodium, les phosphates et carbonates alcalins et alcalino-terreux, de petites quantités de magnésie et de fer, des traces de silice, de fluor, de manganèse, etc. Les sels alcalins y sont presque toujours à l'état de sels neutres. Les composés alcalino-terreux sous forme de carbonates et de phosphates, le fer et le potassium y sont à l'état de phosphates ; le sodium à l'état de chlorure. La réaction acide des tissus animaux est presque toujours un signe d'altération plus ou moins profonde (2).

Le tableau suivant établi par Moleschott donne la proportion des principes constitutifs contenus dans les principaux aliments tirés du règne animal :

ALIMENTS	EAU	GRAISSES	MATIÈRES azotées en totalité	ALBUMINOÏDES	COLLOGÈNES	HYDROCARBONÉS	SELS
Blanc d'œuf	841, »	10, »	117,60	117,60	» »	2,60	5,33
Jaune d'œuf	523, »	291,58	163,62	» »	» »	8,50	11,62
Foie de mouton	735, »	52,40	128,80	27,50	53, »	en	11,29
Foie de veau	728, »	23,90	129,40	19, »	47,20	moyenne	16,86
Foie de bœuf	707, »	35,85	136,40	23,50	62,50	de	11,53
Foie de porc	736, »	30, »	155,70	52,40	31,20	15 à 28	11,21
Cervelle de bœuf	754, »	165, »	170, »	» »	38,70	12,80	12, »
Bœuf	734, »	28,69	174,63	22,48	32,09	» »	16, »
Veau	738, »	25.56	166.33	22,71	50,08	» »	5,75
Porc	707, »	57,31	171,27	16,31	40,78	» »	11,12
Mouton	727, »	27,49	» »	» »	» »	» »	» »
Chevreuil	735, »	19, »	187,83	21,04	4,96	» »	11,25
Canard	717, »	25,27	263,39	26,77	12 29	» »	12,64
Pigeon	743, »	» »	209,35	38,25	16,13	» »	» »
Saumon	769, »	47,88	» »	» »	» »	» »	12.64
Hareng frais	700, »	103, »	» »	» »	» »	» »	19, »
Sole	771, »	11,15	139,95	» »	62,73	» »	15,30
Lait	855, »	45, »	55, »	» »	» »	40, »	5,50
Fromage	369, »	242,63	334,65	» »	» »	» »	54,13

Ce tableau nous dispensera de revenir sur la composition des aliments qu'il renferme et que nous allons passer successivement en revue.

II. **Viandes.** — La viande est la chair musculaire des mammifères. Lorsqu'elle provient des bœufs, des vaches, des moutons, des porcs, des chèvres, des chevaux, elle prend le nom de viande de boucherie. Les gallinacés et les palmipèdes élevés en domesticité sont désignés sous le nom de volailles. Les mammifères et les oiseaux sauvages portent le nom de gibier ; enfin dans certains pays et en Europe, dans des circonstances exceptionnelles, on en vient à manger les chats, les chiens, les rats, les reptiles. C'est ce qu'Arnould appelle les *viandes de hasard*.

La viande de boucherie est l'élément le plus important de la nourriture animale. Elle en représente près des trois quarts (1). Nous avons dit plus haut que la consommation en était inégalement répartie et qu'elle

(1) La consommation annuelle de la France comprend en moyenne :
Viande de boucherie .... 1.300.000.000 kilogrammes.
Volailles, gibier, poisson, œufs et fromage..... 520.000.000 —

faisait défaut dans la nourriture du paysan. C'est chose profondément regrettable, car l'expérimentation physiologique, d'accord avec l'expérience de chacun, prouve que les matières albuminoïdes des viandes sont plus facilement et plus complètement assimilées que celles des végétaux. Elles représentent le type le plus parfait des aliments azotés, tandis que les produits végétaux réalisent celui des aliments hydrocarbonés.

Les viandes de boucherie se ressemblent entre elles, quant à leur composition chimique et offrent la plus grande analogie avec les tissus de l'homme. Dans le tableau précédent, nous avons indiqué les proportions relatives des différents principes constitutifs pour les principales espèces ; mais, dans la même espèce, on observe des différences suivant l'âge de l'animal, la manière dont il a été élevé et nourri.

1° Bœuf, vache et veau. — Le type de la viande de bonne qualité est, d'après Chevreul, celle du bœuf de sept ans qui, après avoir été élevé au grand air et avoir travaillé, a été mis à l'engrais, avant d'être livré au boucher. Lorsqu'on laisse vieillir l'animal, sa chair est plus coriace et résiste à la cuisson, lorsqu'on le sacrifie plus tôt elle est plus tendre, mais moins nourrissante.

La chair du veau est plus blanche, plus tendre : elle constitue une bonne nourriture surtout pour les estomacs débiles, lorsque l'animal n'a pas dépassé l'âge de quatre ou cinq mois et qu'il a été exclusivement nourri avec le lait de sa mère ; mais cela est rare. Pour bénéficier du lait, les paysans sèvrent leurs veaux de bonne heure, les nourrissent d'herbes vertes, de tourteaux, de farines de basse qualité, et les laissent grandir avant de les envoyer à l'abattoir, ce ne sont plus des veaux, mais de petits bœufs dont la chair est moins appétissante. Dans certains départements, on tue les veaux de très bonne heure et leur viande est encore moins bonne. Les règlements de police défendent de les abattre avant six semaines.

La vache jeune, engraissée convenablement, donne une nourriture très estimable ; il n'en est plus de même quand elle est vieille et épuisée par la lactation. On peut en dire autant du taureau qui serait très comestible dans son jeune âge et qui est détestable quand il est vieux et épuisé par la répétition de la saillie. On doit rechercher en boucherie les bœufs du poids de 250^{kg}, les vaches du poids de 150^{kg} ou approchant.

2° Mouton, agneau. — Le mouton donne une viande excellente lorsqu'il a été châtré à six mois, qu'il a pâturé au grand air, sur des terrains secs et qu'il est âgé de 2 à 3 ans. On ne mange pas la chair du bélier ; on prise très peu celle de la brebis ; la chair de l'agneau au contraire est très estimée.

3° Porc. — Le porc châtré, mâle ou femelle, fournit une viande excellente au goût et qui se conserve facilement ; toutes ses parties sont utilisables. C'est une ressource des plus précieuses pour l'alimentation des paysans qui ne mangent guère d'autre viande et pour celle des marins dont le lard salé forme aussi la base. On est revenu du préjugé qui consistait à considérer le lard fumé ou salé comme indigeste. Le jambon est aujourd'hui accepté par les hygiénistes et prescrit par les médecins.

4° Bouc, chèvre et chevreau. — On ne mange la chair du bouc qu'en Ecosse et dans le pays de Galles ; la chèvre au contraire est de consommation courante dans les pays montagneux et notamment en Corse. La chair du chevreau analogue à celle de l'agneau est tendre, délicate et légère à l'estomac.

5° Cheval. — Les chevaux ont été mangés de tout temps. Les Grecs donnaient aux Scythes le nom d'*hypophages* qu'on a rajeuni de nos jours. On trouve partout la trace de cette coutume, ce qui n'a rien de surprenant, car la chair de cet herbivore si élégant et si propre ne peut inspirer aucune répugnance. A la guerre on mange couramment la viande des chevaux blessés.

L'usage en a été longtemps interdit en France. Une ordonnance de police du 24 août 1811 défendait encore aux équarrisseurs de vendre de la viande de cheval. Cette interdiction a été levée en 1816 et depuis lors les hygiénistes, les savants et les médecins unissent leurs efforts pour faire entrer cette viande dans la consommation journalière. Ils n'y seraient pas parvenus, de longtemps sans le siège de Paris, pendant lequel on mangea tous les animaux qui se trouvaient dans son enceinte. 65,000 chevaux furent, dit-on, sacrifiés et fournirent 12,350,000 kilogrammes de viande (1). Cet usage, prolongé pendant cinq mois, dissipa les préventions qui existaient contre l'hippophagie. Depuis lors, la consommation de la viande de cheval a été croissant. En 1892, on a abattu, pour la boucherie hippophagique, 16,483 chevaux, 206 ânes et 43 mulets dont le rendement, en viande nette, peut être évalué à 4,149,950 kilogrammes (2). Toute cette viande n'est pas débitée dans les 120 boucheries hippophagiques de Paris. On n'y vend que les morceaux de choix. Le reste est livré au hachoir et transformé en saucisson.

En province, sauf dans quelques grandes villes comme Lyon où on a installé des boucheries hippophagiques, la chair des chevaux, des mulets et des ânes est perdue partout et c'est grand dommage pour la population. Nous avons en France trois millions et demi d'animaux appartenant à ces trois espèces ; il en meurt environ un dixième par an et si l'on mangeait la moitié seulement de ce dixième, ce serait au moins trente millions de kilogrammes de nourriture animale à ajouter au régime insuffisant des classes laborieuses. Ce ne serait assurément pas de la viande de premier choix ; mais ce serait de la viande et celle des vieux chevaux elle-même donne de bon bouillon.

(1) Ces chiffres sont approximatifs. On n'a pas fait de recensement régulier pendant les deux sièges.

(2) *Annuaire statistique de la ville de Paris pour l'année* 1892, p. 247.

III. Débris d'animaux. — Le sang, les viscères, la peau, les cornes et le suif des animaux de boucherie constituent les débris de leur abatage. Quelques-uns sont utilisés comme aliments.

1° Le *sang* du porc est exclusivement employé en France à la confection du boudin, mais en Italie, on le consomme en nature. On le mélange en Suède à la farine de froment et on obtient ainsi un pain très nutritif. Le sang des autres animaux de boucherie est délaissé.

2° Les *viscères* portent, en boucherie, les noms d'*abats* ou d'*issues*. On les distingue en *abats rouges* (cœur, poumons, foie, rate, reins) et *abats blancs* (cervelle, thymus ou ris, langue, mufle, estomac ou tripes, intestins et pieds). Le *cœur*, qui n'est que de la chair musculaire, a une valeur nutritive égale sinon supérieure à celle de la viande. Il fournit d'excellent bouillon. Le *foie* est un des abats les plus riches en principes nutritifs et surtout en matière grasse ; les *rognons* sont dans le même cas. Ceux de mouton sont très estimés. Les *poumons* ne sont consommés que par les malheureux.

Les *abats blancs* sont moins nutritifs que les abats rouges. On s'en sert surtout pour obtenir de la gélatine à l'aide des substances collagènes qu'ils renferment en forte proportion. Cependant les *cervelles* qui sont très riches en matières grasses et en phosphore, ce qui les rapproche des œufs pour la composition, figurent sur les meilleures tables. Les ris constituent un aliment de digestion facile et très estimé ; les tripes sont aussi de consommation usuelle.

IV. Viandes malsaines ou toxiques. — 1° VIANDES PUTRÉFIÉES. — Les viandes sont facilement altérables. Au bout d'un temps variable, suivant la température, elles sont envahies par la putréfaction et deviennent malsaines. Dans ce cas, leur odeur, leur mollesse, leur aspect verdâtre avertissent le consommateur, et lui inspirent une répugnance qui suffit pour le préserver, mais on peut masquer ces propriétés extérieures par une préparation culinaire plus ou moins savante, et la viande ainsi présentée n'en est pas moins malsaine. Il ne faut pas en excepter le gibier trop faisandé. Ce commencement d'altération s'accompagne de la formation de produits septiques du groupe des *ptomaïnes*, qui sont susceptibles de causer des accidents, dans des conditions qui n'ont pas encore été parfaitement déterminées. La cuisson ne détruit pas ces alcaloïdes bien qu'elle fasse périr les organismes qui les fabriquent.

2° VIANDES D'ANIMAUX MALADES. — Les viandes maigres, celles des veaux mort-nés, ou trop jeunes, des animaux surmenés comme les bœufs le sont souvent quand on leur fait faire de longues marches avant d'arriver à l'abattoir, celles des animaux malades ou morts d'affections non contagieuses constituent assurément une mauvaise nourriture, mais ne sont pas susceptibles de causer des maladies infectieuses. Cependant on a observé à diverses reprises, en Suisse, de petites épidémies ressemblant à la fièvre typhoïde par les symptômes et même par les lésions anatomiques et qui ont été causées par l'ingestion de viandes de veau (1). Le même fait s'est produit à Moorseb, en Belgique, au mois de décembre 1892. 80 personnes ont été malades, après avoir mangé de la viande de deux jeunes veaux morts chez l'éleveur et débités clandestinement. Quatre d'entre elles ont succombé et le Dr Van Emmergen a trouvé, dans la moelle de ces veaux, le bacille de la *pneumo-entérite*. Comme la viande avait été bouillie, ce ne sont pas les bacilles qui ont pu causer les accidents, mais les ptomaïnes produites par leur sécrétion (2). M. Vallin a tout récemment appelé l'attention de l'Académie de médecine sur des cas d'intoxication causés par la viande de jeunes veaux atteints de *septicémie aiguë* ou *chronique*, consécutive à une *phlébite ombilicale* ou *pneumo-entérite infectieuse* (3). Cette communication a donné lieu à une discussion qui a surtout porté sur la *police des abattoirs* et dont nous parlerons plus loin.

Quoi qu'il en soit, on continue à considérer comme inoffensive la chair des animaux morts d'affections non transmissibles à l'homme comme le *typhus des bêtes bovines*, la *péripneumonie contagieuse* et la *clavelée*. Tous les vétérinaires, entre autres MM. Bouley et Nocard, pensent qu'on peut les consommer sans danger. Il est des maladies transmissibles à l'homme qui entrent dans la même catégorie. La viande des animaux aphteux, dit M. Nocard, n'est jamais insalubre. M. Decroix va plus loin. Il soutient qu'on peut manger impunément la viande de tous les animaux malades, même de ceux qui sont atteints de la rage et du charbon. Il a prêché d'exemple, mais une pareille imprudence ne peut prouver qu'une chose, c'est que celui qui la commet est aussi brave qu'il est convaincu.

3° Viandes virulentes. — *a). Charbon.* — De l'aveu de la plupart des vétérinaires, les viandes charbonneuses peuvent transmettre la maladie, lorsqu'elles contiennent des spores ou quand la bactéridie traverse l'estomac sans subir le contact du suc gastrique (4).

b). Tuberculose. — La question n'est pas aussi complètement résolue en ce qui concerne la tuberculose. Il est certain que l'ingestion de *matières tuberculeuses crues* détermine, chez la plupart des espèces animales, une tuberculose localisée dans les viscères; mais il ne viendra à l'idée de personne de manger des viscères tuberculeux à l'état cru et la chair musculaire ne renferme jamais qu'un très petit nombre de bacilles. Il n'existe pas une bonne expérience prouvant que l'ingestion de viandes provenant d'animaux tuberculeux puisse donner la maladie,

(1) A. Proust, *Des épidémies de fièvre typhoïde provoquées par l'ingestion de la viande d'animaux malades* (*Bulletin médical*, 1888, t. II, p. 779.

(2) *Semaine médicale* du 1er janvier 1893.

(3) Séances du 28 mai et du 1er juin 1895.

(4) Nocard, chapitre *Epizooties* de l'*Encyclopédie d'hygiène*, t. II, p. 101.

et la cuisson est une garantie de plus. M. Galtier, professeur à l'école vétérinaire de Lyon, a fait de nombreuses expériences à ce sujet en 1891, 1892 et 1393, et il n'est jamais parvenu à rendre tuberculeux les veaux ni les jeunes porcs sur lesquels il expérimentait, en leur faisant manger la viande provenant de vaches atteintes de la pommelière (1).

Ces viandes, dit M. Nocard, ne sont dangereuses que dans des cas très exceptionnels et même alors à un très faible degré. Il trouve parfaitement suffisantes les dispositions de la circulaire ministérielle du 28 juillet 1888 qui exclut de la consommation *les viandes provenant d'animaux tuberculeux, lorsque les lésions sont généralisées, c'est-à-dire non confinées exclusivement dans les organes viscéraux et leurs ganglions lymphatiques, et lorsque ces lésions, bien que localisées, ont envahi la plus grande partie d'un viscère ou se traduisent par une éruption sur les parois de la poitrine ou de la cavité abdominale* (2). En Amérique, l'état de New-York a promulgué, en avril 1893, une loi d'après laquelle toute vache suspecte de tuberculose sera sacrifiée et son propriétaire recevra une indemnité de l'Etat (3).

c). Morve. -- La chair des animaux morveux est plus suspecte. Il est certain qu'on en a mangé de tout temps, aux époques de famine comme dans les sièges, il est vraisemblable qu'il en passe encore parfois par les boucheries hippophagiques et bon nombre d'équarrisseurs mangent les chevaux morveux comme les autres; mais la manipulation des cadavres de ces animaux constitue une des causes les plus actives de la propagation de la morve à l'homme, et la viande elle-même n'est pas sans offrir des dangers. « Si le muscle n'est pas virulent, dit M. Nocard, » les lymphatiques et la moelle osseuse peuvent être chargés du contage; » les garanties données par la cuisson seraient suffisantes, mais les » manipulations sont d'autant plus à craindre que l'acheteur, ignorant » le danger, ne se met pas en garde contre lui. C'est donc à juste titre » que la loi sanitaire proscrit sévèrement l'utilisation de la viande des » animaux morveux ».

d). Rage. — Personne autre que M. Decroix n'aura la pensée de manger sciemment de la viande d'animal enragé; le courageux vétérinaire ne l'a fait lui-même que pour démontrer l'exactitude de sa thèse. Il n'a convaincu personne et cependant, en ce qui concerne la rage, on pourrait l'imiter sans danger. Le virus n'est contenu que dans la salive et les centres nerveux, et ne peut même pas se transmettre par là. Delafond, Renault, Reynal, Bourrel ont fait ingérer, sans résultat, à des chiens, à des moutons, à des chevaux la bave d'animaux enragés. M. Nocard a pu

(1) V. GALTIER, *Dangers des viandes tuberculeuses* (*Recueil de médecine vétérinaire*, N° du 30 avril 1893, 8e série, t. X, p. 185).

(2) NOCARD, article *Epizooties* (*Encyclopédie d'hygiène*, t. II, p. 149).

(3) Le Ministre de l'agriculture a soumis le 9 juillet 1895, à la signature du Président de la République, un projet de loi prescrivant l'abattage de tous les animaux de l'espèce bovine reconnus tuberculeux à la suite de l'épreuve par la *tuberculine*.

faire manger à un renard le cerveau et la moelle de six autres renards et de plusieurs chiens morts de rage furieuse, sans que l'animal en fut incommodé.

4° VIANDES INFECTÉES DE PARASITES. — Le *tournis* du mouton, la *pneumonie* et la *bronchite venimeuses*, l'*helminthiase intestinale* ne se transmettent pas à l'homme par l'ingestion de la viande des animaux qui en sont atteints (1).

a). Ladrerie du porc. — Il est complètement démontré aujourd'hui que le développement du *tœnia solium* de l'homme est dû à l'ingestion du *cysticercus cellulosœ* du porc. Celui-ci avale l'embryon et nourrit la larve; l'homme reçoit de lui le cysticerque et nourrit le ver parfait.

Les cysticerques se présentent, dans la viande fraîche et sur des coupes, sous la forme de petits kystes de 1 à 5 millimètres de diamètre, demi transparents, avec une tache blanche opaque sur un des côtés et, dans la viande salée, sous forme de petits corps arrondis, roses, du volume d'un grain de mil, constitués par le *scolex*, enveloppé de la membrane du kyste dont le liquide a disparu. Au microscope et sous un faible grossissement, le *scolex* apparaît hors de la vésicule avec ses ventouses, son rostre conique et sa couronne de crochets.

La transmission du porc à l'homme s'opère par l'ingestion de la viande de porc crue ou insuffisamment cuite. Si le *tœnia solium* est plus rare en France qu'en Allemagne, cela tient à ce que nous mangeons le lard bien cuit, et que de l'autre côté du Rhin, on le consomme souvent cru. Les expériences de Perroncito ont démontré qu'il suffisait d'une température de 50 degrés pour tuer le cysticerque en quelques minutes; mais on sait aujourd'hui que la chaleur pénètre difficilement au centre des viandes épaisses. Des expériences faites à Lille, en 1863, ont montré qu'un jambon, soumis à l'ébullition pendant deux heures, n'atteint que 33 degrés dans ses parties centrales et 63 degrés au bout de six heures. Les expériences faites par Küchenmeister, Cobbold, Lewin ont donné des résultats analogues. La cuisson à laquelle on soumet le lard, en France, suffit presque toujours pour détruire le cysticerque. La salaison quand elle est bien complète, le fait également périr; toutefois, il n'en est pas toujours ainsi et, pour une raison ou pour une autre, la transmission de la ladrerie du porc à l'homme est assez fréquente, et il serait à désirer que les viandes ladres fussent retirées de la consommation ou qu'elles ne fussent vendues qu'après cuisson complète; malheureusement, aucune réglementation spéciale n'est applicable en France à la ladrerie du porc. Elle tombe sous le coup de la loi de 1884; mais les termes en sont tellement vagues que chaque localité peut les appliquer à sa manière. Il n'y a qu'un très petit nombre de grandes villes où on s'en occupe. A Paris même, on est loin de saisir et de soustraire à la consommation tous les porcs ladres. Dans les petites villes et les cam-

(1) ARNOULD, *Nouveaux éléments d'hygiène* (*loc. cit.*), p. 876.

pagnes, le charcutier tue chez lui des animaux qui ne sont pas visités. Il en vend les débris sans surveillance; l'éleveur, le propriétaire, le paysan, l'ouvrier ne s'en occupent pas davantage. Chacun tue son cochon chez soi, le mange partie à l'état frais, partie après salaison et sans en perdre un atome (1).

Il se mange donc encore, en France, beaucoup de cochons ladres et, comme les cysticerques se trouvent par milliers sur le même individu, (M. G. Colin estime à 50.000 le nombre de ceux que devait contenir un animal qu'il a observé et dont un kilogramme de chair musculaire en renfermait 2.000), si le nombre des gens affectés de *tœnia solium* n'est pas plus grand en France, c'est, comme nous l'avons dit, parce qu'on a l'habitude de manger le porc bien cuit.

b). Ladrerie du bœuf. — On trouve chez le bœuf deux cysticerques : l'un pourvu de crochets, c'est le *cysticercus tenuicollis* de Rudolphi qui se transforme en *tœnia marginata*, et l'autre qui en est dépourvu, c'est le *cysticercus inermis* qui donne naissance au *tœnia inermis* de Moquin-Tandon, appelé *tœnia mediocanellata* par Küchenmeister (2). Cette dernière espèce est de beaucoup la plus commune. C'est elle qu'on trouve en Algérie, en Tunisie (3), en Syrie (4), en Abyssinie et en Cochinchine. C'est également elle qu'on rencontre le plus souvent en Europe, depuis qu'on a pris l'habitude d'y manger le bœuf saignant et que la viande crue est entrée dans le régime des phthisiques, des gens atteints de diarrhée chroniques ou profondément débilités.

Les muscles ptérygoïdiens sont le siège favori du *cysticercus bovis*. Depuis qu'Hertwig a signalé ce fait en 1888, on en découvre beaucoup plus souvent. A l'abattoir de Berlin, en neuf mois, les inspecteurs de la boucherie ont trouvé 55 cas de ladrerie bovine.

Le *cysticercus bovis* ne résiste pas à une température de 48°, ainsi que l'a prouvé Peroncito. Des cysticerques chauffés à 47°, 45° et même 44° ont pu être ingérés par l'homme sans déterminer aucun accident. D'un autre côté, les recherches du Dr Vallin ont montré que, dans les viandes rôties, quand l'extérieur est à 106°, le centre atteint au moins 46° ou 48° ; la viande saignante peut donc être mangée sans grand danger et la plu-

(1) G. Colin (d'Alfort), *Communication sur la fréquence relative des diverses espèces de tœnias* (*Bulletin de l'Académie de médecine*, séance du 9 février 1892).

(2) Laboulbène, Communication à l'Académie de médecine, séance du 2 octobre 1877 (*Bulletin de l'Académie*, t. VI, p. 1022).

(3) En Tunisie, M. Alix, médecin vétérinaire de l'armée, estime que le cinquième au moins des bœufs est atteint de ladrerie (Alix, *Recueil de Mémoires sur l'hygiène et la médecine vétérinaire militaires*, 1887, t. XII, p. 149).

(4) Le Dr Talairach, médecin de la marine, a montré la fréquence du *tœnia inermis* sur la côte de Syrie, où il l'a observé pendant plusieurs mois, sur les hommes de son équipage, en même temps qu'il trouvait d'une manière constante le *cysticercus inermis* sur les pièces de bœuf qu'on apportait à bord (J. Rochard, *Communication à l'Académie de médecine*, séance du 18 septembre, 1877, p. 998).

part des cas de *tœnia inermis* doivent être le résultat de l'administration de la viande crue dans un but thérapeutique. Il est donc nécessaire d'y veiller dans les abattoirs et de saisir les viandes des animaux qui présentent des cysticerques dans leurs muscles ptérygoïdiens.

c). Trichinose. — Depuis qu'en 1860, Zenker (de Dresde) a prouvé que de graves épidémies, dont la nature était jusqu'alors demeurée inconnue, étaient le résultat de la présence de trichines dans les muscles des malades et qu'elles provenaient de la viande de porcs dont ils s'étaient nourris, la *trichinose*, dont l'histoire est aujourd'hui complètement faite, est devenue l'un des plus graves soucis de l'hygiène alimentaire.

La trichine *(trichina spiralis)*, est un ver de l'ordre des nématodes, filiforme, long d'un millimètre environ, contourné en spirale et logé dans un kyste calcaire de 2 à 3 dixièmes de millimètre de diamètre. Ces kystes se rencontrent dans le système musculaire des porcs et des sangliers, des rats, des renards, des martres, des putois. Les muscles dans lesquels on les trouve le plus fréquemment sont le diaphragme, les masséters, les muscles intercostaux et ceux du larynx. Ils sont plus rares dans les membres. Leur nombre est considérable. Les estimations varient de 100 millions sur un même sujet (Cobbold) à 5 millions (G. Colin).

C'est le porc qui transmet la trichine à l'homme. Son alimentation très variée, les immondices dont il se nourrit le prédisposent à la contracter. Il en trouve les germes, tantôt dans les débris musculaires, tantôt dans les excréments de ses congénères et surtout dans les cadavres des rats qui en sont très souvent farcis (1). Les rats sont infectés à leurs tours par les débris et les excréments des porcs ou par les cadavres de leurs congénères. Les auteurs allemands ont très bien mis en lumière la façon dont s'opère ce double échange (2).

L'Amérique est la terre classique de la trichine. Tandis qu'en Allemagne on trouve 1 porc trichiné sur 1.600, on en trouvait 10 sur 100 en Amérique, il y a 10 ans (3). Aujourd'hui qu'on surveille mieux leur régime, il y en a beaucoup moins. En Prusse, dans certains districts, on trouve 2 porcs trichinés sur 100. La maladie sévit également, mais à un moindre degré, en Suède, en Russie et en Hollande. On en signale, de loin en loin, des cas isolés en Espagne et en Italie. En France, le seul porc trichiné qui ait été découvert, est celui qui causa la petite épidémie de Crespy, en Valois, dont le Dr Laboulbène a rendu compte (4). On n'en

(1) La trichinose du porc est restée jusqu'ici localisée à certains pays, mais celle du rat existe à peu près partout. L'Amérique du Nord et l'Allemagne, foyers principaux de l'infection, tiennent la tête pour la proportion des rats trichinés, la première avec une moyenne approximative de 50 p. 100, la seconde avec une moyenne de 5 à 20 p. 100. Dans les abattoirs, à Boston, comme à Berlin, tous les rats sont trichinés (Bocard, Article *Epizooties de l'Encyclopédie d'hygiène*, t. II, p. 164).

(2) Beneck, *Die Trichinen*, 1880, p. 13.

(3) Testelin, Discours prononcé au Sénat dans la séance du 20 juin 1882.

(4) Laboulbène, *Première épidémie de trichinose observée en France* (*Bulletin de l'Académie de médecine*, 1881, t. X, p. 206, 219).

a pas entendu parler depuis. Aussi tous les hygiéniste se sont-ils prononcés contre la prohibition dont les lards salés d'Amérique ont été frappés par le décret du 18 février 1881 et dont ils n'ont pu encore obtenir l'annulation.

Ce décret avait été rendu à la suite d'une sorte de panique qu'avait causée en France la découverte faite, à Lyon, par les inspecteurs de la boucherie, de quelques trichines dans des lards salés venant des États-Unis. La France en consommait alors environ 40 millions de kilogrammes par an. Le comité consultatif d'hygiène publique de France, consulté à quatre reprises différentes, n'a jamais varié dans ses appréciations; il a toujours émis l'avis que les viandes salées américaines, répondant au type connu dans le commerce sous le nom de *fully curred*, pouvaient être introduites sans danger, parcequ'en France on mange le lard suffisamment cuit pour que les trichines qui auraient pu résister à la salaison parfaite, soient détruites par la chaleur. Les viandes de porc qui nous viennent d'Allemagne et de Belgique sont autrement dangereuses et pourtant on n'a jamais observé chez nous qu'une petite épidémie de trichinose et encore reconnaissait-elle pour cause un porc français. Les Chambres n'ont jamais voulu se rendre à ces raisons. En maintenant cette prohibition irrationnelle, elles ont vraisemblablement obéi à d'autres préoccupations qu'à celles de la santé publique.

d). Actinomycose. — Bien qu'aucun fait probant ne démontre la transmission possible de cette maladie à l'homme par l'ingestion de la viande des animaux qui en sont atteints, M. Nocard pense qu'on doit la retirer de la circulation (1).

5° Police des viandes. — Les mesures propres à prévenir les dangers que les viandes malsaines font courir aux populations, sont surtout d'ordre administratif. Les hygiénistes de tous les pays sont d'accord à leur égard et elles ont été très convenablement exposées au Congrès des hygiénistes allemands, à Brunswick, en 1890. Elles peuvent se résumer dans les points suivants : assurance contre les maladies des bestiaux qui prévient la perte d'argent des producteurs et lève tout obstacle à la déclaration pour cause de maladie; abattoir obligatoire dans les villes dont la population dépasse 5.000 âmes; surveillance de la police sanitaire; inspection obligatoire des viandes par un personnel dressé à cet effet (2).

En France, ces questiens ont surtout été traitées dans les Congrès de vétérinaires (3); ils ont particulièrement insisté sur deux points : L'inspection obligatoire et uniforme des viandes dans toute la France, régie

(1) *Encyclopédie d'hygiène* (*loc. cit.*), p. 189.

(2) Dr Bollinger (de Munich), *Sur l'utilisation des bêtes de boucherie atteintes de maladies infectieuses* (*D. Vierteljahesschrift f. ceff. Gesundheitsptege*, 1891, XXIII, p. 96).

(3) Compte-rendu de la session du grand consul des vétérinaires de France, Nevers, 1892 (*Progrès vétérinaire*, 1892, p. 385).

par un règlement d'administration publique (1), l'estampillage des viandes mises en vente et la suppression des tueries particulières. Ces différents points ont été l'objet de discussions sérieuses au Conseil d'hygiène et de salubrité de la Seine le 17 mars 1893 (2), à la Société de médecine publique le 22 du même mois (3), à l'Académie de médecine le 28 mai et le 4 juin 1895 (4). Il est inutile de dire que la question a été partout tranchée dans le même sens. Les tueries particulières, comme l'a montré M. Nocard, sont un véritable fléau pour l'hygiène. Elles sont le refuge de tous les animaux malades que leurs propriétaires n'osent pas conduire à l'abattoir de peur de les voir saisir. C'est là qu'on tue les vaches phtisiques et les porcs ladres, les veaux septicémiques, qui entrent ensuite en ville sous forme de *viandes foraines* ou de saucissons, et il est grand temps de revenir à l'exécution stricte de l'article 2 de l'ordonnance royale du 15 avril 1838 complètement faussée par la décision du Conseil d'État en date du 7 mars 1890 et par l'arrêt de la Cour de cassation du 10 avril 1879 (5).

En attendant que ces vœux soient réalisés, on ne saurait trop recommander aux consommateurs de bien faire cuire leurs viandes.

Il serait même possible de prendre cette mesure d'une manière administrative et avant la vente pour éviter la perte d'une partie des viandes saisies qui, conformément à l'article 5 de l'ordonnance du 13 octobre 1879 sont détruites aux frais du propriétaire. Dans le nombre, il y en a qu'on pourrait rendre inoffensives par une cuisson convenable. En Allemagne ces viandes suspectes (*Freibank*) sont vendues à part et l'acheteur sait à quoi s'en tenir. En Italie, elles sont vendues dans des comptoirs spéciaux sous le nom de *basse macellerie*, avec une marque spéciale et un écriteau indiquant qu'elles ne doivent être mangées que cuites.

Ces précautions ne me semblent pas suffisantes pour garantir la santé publique. Chez nous du moins il ne faut se fier ni à la prudence, ni à la sagacité de l'acheteur. Il serait préférable à mon sens de les faire bouillir avant de les leur livrer. En Allemagne on a trouvé le moyen de détruire sûrement tous les germes infectieux, dans les viandes suspectes, en les soumettant à la vapeur sous pression dans des appareils spéciaux. Les

(1) Ch. Morot, Procès-verbal de la séance du 11 février 1892 de la Société vétérinaire de l'Aube (*Bulletin* du 1er trimestre 1892, Troyes, 1892, p. 7). *La viande, son inspection et ses inspecteurs* (*Annales d'hygiène publique*, 1893, t. XXIX, p. 718).

(2) *Revue de l'hygiène* (*Union médicale*, 1893, N° 35, p. 410).

(3) Dr Hellet, *Nouvelle note sur les tueries particulières* (*Revue d'hygiène*, 1893, t. XV, p. 302).

(4) Dr Vallin, *Les intoxications alimentaires par la viande de veau* (Séance du 28 mars 1895. *Bulletin de l'Académie*, t. XXXIII, p. 515) ; — Nocard, *Les intoxications alimentaires et la surveillance des viandes* (Séance du 4 juin 1895, *Bulletin de l'Académie*, t. XXXIII, p. 579).

(5) Pour ce point de jurisprudence et pour les vœux émis le 17 mars 1893 au Conseil d'hygiène et de salubrité de la Seine, voyez l'*Union médicale* du 23 mars 1893, N° 35, p. 410.

ingénieurs Becker et Ulmann ont inventé pour cela des chaudières qui fonctionnent déjà dans quelques grands établissements tels que casernes, hôpitaux. En deux heures, dans cet appareil, la température s'élève à 90 degrés dans les parties profondes, tous les germes sont tués et la viande a conservé son aspect, son bon goût et sa valeur nutritive (1). Cette application de la vapeur sous pression n'a rien que de rationnel; elle pourrait permettre de stériliser et de consommer sans inconvénient les viandes suspectes qu'on détruit chaque jour en grande quantité dans nos abattoirs (2).

V. **Volailles et gibier.** — Ce sont des aliments de luxe qui n'entrent pas dans la nourriture des classes pauvres, mais qui offrent des ressources précieuses pour les malades et les convalescents.

1° Volailles. — Les volailles sont riches en principes nutritifs et de digestion facile, sauf le *canard* et surtout l'*oie* dont la chair brune renferme trop de matières grasses. L'espèce la plus répandue et la plus utile est le *poulet*. Jeune et engraissé, il constitue un mets délicat et suffisamment nourrissant. Au-delà de deux ans, c'est un coq ou une poule à viande sèche, coriace et qui n'est plus bonne à manger que bouillie.

Le *dindon*, les *pigeons* ont les mêmes qualités que le poulet et demandent aussi à être mangés jeunes.

2° Gibier. — La chair des animaux sauvages qu'on chasse pour les manger est riche en principes azotés, pauvre en graisse, recherchée pour son fumet et n'est pas toujours de digestion facile. Le *lièvre* est un aliment sérieux et justement estimé. Le *chevreuil*, le *chamois*, le *cerf* donnent une viande tendre et de digestion facile, lorsqu'elle est un peu faite et suffisamment marinée. Le *sanglier* a un fumet et une odeur de venaison qui répugne aux gens délicats et, quand il est vieux, il n'est pas mangeable. Le *lapin* au contraire, si prolifique et si facile à élever, constitue une ressource importante pour l'alimentation des classes moyennes, tant à l'état de domesticité qu'à l'état sauvage.

Le *gibier à plumes* comprend un bien plus grand nombre d'espèces comestibles, est plus recherché et se fait plus rare encore que le gibier à poil. Ces mets de luxe ont plus d'intérêt pour les gourmets que pour les hygiénistes.

VI. **Reptiles.** — A l'exception de l'*iguane* parmi les *lacertiens* et de quelques sauriens non venimeux, on ne mange guère, en fait de reptiles, que les *tortues* et les *grenouilles*.

(1) H. Lavrand, *Journal des Sciences médicales de Lille*, N° 1, 6 janvier 1893.

(2) En 1892, les cas de maladies contagieuses constatés par le service d'inspection des viandes dans les abattoirs de Paris, a été de 2.005 et de 311 dans les abattoirs de la banlieue. A l'abattoir de La Villette seulement, on a pratiqué 1.305 saisies et condamné 142,821 kilogr. de viande (*Bulletin municipal officiel*, N° du 8 mai 1893).

1° Tortue. — La chair de la *tortue de mer* est un manger excellent ; dans certaines localités où elle abonde, on la vend au détail comme celle du bœuf. A Curaçao on les nourrit dans des bassins. Les tortues des îles Gallagos, qui pèsent jusqu'à cent kilogrammes, peuvent être comparées, pour la saveur, au poulet le plus délicat. Les navires qui relâchent aux Seychelles ou à l'Ascension ne manquent jamais de s'approvisionner de tortues pour remplacer le bœuf qui y fait défaut. Les tortues de terre sont également recherchées et on en consomme plusieurs espèces. La chair de la tortue est riche en gélatine ; celle de la tortue verte ressemble à du veau.

2° Grenouille. — La *grenouille verte* ou commune est très recherchée des gourmets, c'est un mets usuel dans l'ouest de la France. On les choisit bien nourries et on ne mange que le train de derrière. Les Allemands ne rejettent que la peau et les intestins. En automne, leur chair est plus délicate ; elle est blanche, tendre, gélatineuse et ressemble à celle du poulet. Bouchardat la conseillait aux glucosuriques (1).

VII. **Poissons, crustacés et mollusques.** — Dans un pays baigné par trois mers comme le nôtre, le poisson, les crustacés et les coquillages tiennent une place très importante dans l'alimentation. Ils forment la base de la nourriture des habitants de nos côtes et varient avantageusement celle des classes riches. Depuis l'établissement des voies ferrées, les produits de la mer sont devenus l'objet d'un commerce important. La pêche maritime occupe environ 80.000 marins sans compter près de 60.000 hommes, femmes et enfants pêchant à pied sur les grèves. Elle fournit en moyenne à la France, en poissons, mollusques et crustacés, 130 millions de kilogrammes de substances alimentaires dont la valeur dépasse 100 millions de francs (2). Il convient de joindre à cela le poisson d'eau douce dont la quantité ne peut pas être estimée pour la France entière, mais dont Paris a consommé en 1890 à lui seul 2.186.914^{kgr} (3).

1° Poisson. — Le poisson se rapproche beaucoup de la viande au point de vue de sa composition ; mais sa valeur nutritive est moindre. Il résulte d'une série d'expériences faites dans les hôpitaux d'Angleterre qu'il faut en donner le double aux malades pour produire le même résultat alimentaire. En revanche il est d'une digestion beaucoup plus facile, ce qui en fait une ressource très précieuse pour le régime des convalescents.

Les poissons, au point de vue nutritif, se divisent en trois groupes : Les poissons à chair blanche, comme le *merlan* et la *sole* ; les poissons à chair jaune comme le saumon ; les poissons à chair grasse comme

(1) A. Bouchardat, *Traité d'hygiène publique et privée* (*loc. cit.*), p. 201.
(2) Statistique des pêches maritimes, Ministère de la Marine.
(3) *Annuaire statistique de la Ville de Paris* pour 1890, p. 404.

l'anguille. Ce sont ces derniers qui sont les plus nourrissants et les moins digestifs (1).

L'usage du poisson passe pour prédisposer aux maladies de peau. Les dermatologistes de l'école de Saint-Louis le proscrivent d'une manière absolue ; ceux de l'école d'Hebra le tolèrent et Dujardin-Beaumetz est de leur avis. Il ne croit pas davantage aux propriétés aphrodisiaques de cet aliment.

Poissons à chair malsaine. — Le poisson n'est salubre et agréable qu'autant qu'il est extrêmement frais et il se décompose avec une rapidité extrême. On constate une différence considérable entre celui qu'on mange sur le bord de la mer, au moment où il vient d'être pris et celui qu'on consomme à Paris, par exemple, quelque bien conservé qu'il soit. Lors même qu'on parvient à l'entretenir vivant, on ne fait que prolonger son agonie et sa chair s'en ressent. Lorsqu'il a subi un commencement de putréfaction, son odeur est détestable et il devient dangereux de le consommer.

Il y a des saisons où il ne faut pas manger de poisson, non seulement pour ne pas compromettre le frai, mais parce que sa chair est détestable et insalubre.

Les poissons sont farcis d'entozoaires dont ils transmettent souvent les œufs à ceux qui s'en nourrissent. Les Islandais qui vivent presqu'exclusivement de poisson, y sont extrêmement sujets. Thorstensen et Schleisner estiment que le septième de la population de l'île en est atteint (2). Les deux sexes y sont également exposés : La *maladie hydatique des Islandais* atteint son maximm de fréquence entre trente et cinquante ans. Quatre fois sur dix, c'est dans le foie que se trouvent les hydatides ; on en trouve aussi, mais beaucoup plus rarement, dans les autres viscères abdominaux, dans la cavité des plèvres, dans les poumons, le crâne et même sous la peau.

Le *botriocéphale* est également transmis à l'homme par le poisson. Il nous vient du saumon, du brochet, de la lotte et du lavaret. Braun ayant trouvé, dans les muscles de ces poissons, des larves de *botriocéphale*, les a fait ingérer à des chiens et à des chats dans l'intestin desquels il retrouva ultérieurement des vers rubannés identiques aux botriocéphales de l'homme (3).

Ce ver est surtout fréquent en Suisse, et en particulier sur les bords du lac de Genève ; toutefois il diminue de nombre. Autrefois on le rencontrait chez 10 à 20 habitants p. 100 ; la proportion n'est plus aujourd'hui

(1) DUJARDIN-BEAUMETZ, *L'hygiène alimentaire* (*loc. cit.*), p. 65.

(2) THORSTENSEN, *Tractatus de morbis in Islandia fréquentissimis* (*Mémoires de l'Académie de médecine*, t. VIII). — P. A. Schleisner, l'*Islande examinée sous le rapport médical* (Copenhague, 1849).

(3) BRAUN, *Zur Eutwinklungsgesch. d. breit Bandwurmes* (*Virchow's Archiv.*, 1883).

que de 1 p. 100 (1). On le trouve également sur les bords de la Baltique, en Suède, en Russie, en Pologne et en Prusse.

Enfin il existe des poissons dont la chair est toxique à l'état frais et en toute saison. Ce sont les poissons toxicophores.

Poissons toxicophores. — Leurs organes recèlent un poison qu'ils sécrètent physiologiquement, comme les serpents leur venin. Les espèces qui jouissent de cette redoutable propriété ne sont pas nombreuses et cependant nous ne pouvons pas en faire une étude complète, sans sortir des limites de l'hygiène et nous nous bornerons à les énumérer en renvoyant pour plus de détails aux ouvrages spéciaux (2).

Les poissons toxicophores sont tous exotiques et habitent les pays chauds. Les parages où on les rencontre sont, en premier lieu, les archipels de l'Océanie, puis les Antilles et le cap de Bonne-Espérance, en deuxième lieu l'Inde, la Chine et le Japon. Ils appartiennent aux familles suivantes :

1° *Perches.* — Cette famille comprend :

a). Le mérou arara (serranus arara) appelé aussi perche de mer, qu'on trouve surtout à la Havane.

b). Le mérou petit nègre (serranus nigriculus) (Antilles et surtout Martinique).

c). Le *sarde à dents de chien (mésoprion jocu)* habite les Antilles. Très vénéneux et de grande taille.

d). La sphyrène bécune (sphyrœna picuda), qui fréquente les côtes du Brésil et les Antilles, a causé, en 1866, l'empoisonnement de onze personnes à bord du *Marceau.*

e). La *grosse sphyrène (sphyrœna barracuda)* a causé, en 1862, l'empoisonnement de treize matelots à bord de la *Pallas*, en rade de Rio-Janeiro.

2° *Trigles.* — On trouve, dans cette famille, le *scorpène à longs tentacules (scorpœna grandicornis),* connu à la Martinique sous le nom de *crapaud de mer*, à la Havane sous celui de *rascacio* et à Saint-Dominique, sous celui de *rascasse vingt-quatre heures* (par allusion à la rapidité avec laquelle il tue).

3° *Carangues.* — Il y en a deux espèces vénéneuses :

a). La *carangue vraie (caranx carangus).*

b). La *fausse carangue (caranx fallax).* Toutes deux habitent les côtes du Brésil et la mer des Antilles.

4° *Clupées.* — Il y en a trois espèces dangereuses :

a). La *melette vénéneuse (meletta venenosa)* a causé l'empoisonnement

(1) J. Arnould, *Nouveaux éléments d'hygiène (loc. cit.)*, p. 896.

(2) Fonssagrives et Le Roy de Méricourt, *Recherches sur les poissons toxicophores exotiques des pays chauds (Annales d'hygiène publique*, t. XVI, 2e Série, 1862) ; — Corre, *Notes pour servir à l'histoire des poissons vénéneux (Archives de médecine navale*, 1865, t. III, p. 136 et 1881, t. XXXV, p. 63).

de trente hommes du *Catinat*, au mouillage de Port-Balade (Nouvelle-Calédonie). Il en mourut cinq (1).

b). Le *cailleu-tassart* ou *sardine dorée (clupea thrissa)* des mers de Chine et des Antilles qui n'est vénéneuse qu'à l'époque du frai.

c). L'*engraulis japonica*, sorte d'anchois, très abondant dans la baie de Nangasaki et qui est dangereux de juillet en septembre (2).

d). L'*énorantis japonica* qu'on trouve sur la même rade et qui produit des accidents analogues (3).

5° *Tétrodons*. — Le *tétrodon du Cap de Bonne-Espérance (tetrodon sceleratus)* a causé de nombreux empoisonnements. Fonssagrives en cite quatre mortels, d'après le Dr Prieger ; quatre matelots du *Styx* furent également empoisonnés par ce *tétrodon*, en rade de Port-de-France (Nouvelle-Calédonie), en 1857 et deux succombèrent.

Pour compléter cette énumération, il faut citer dans d'autres familles.

a). La *vieille (scarus veluta)*, de l'île de France, qu'on appelle aux Antilles *patate verte*.

b). L'*orphie (belone casibœa)* qui passe pour vénéneuse aux Antilles, surtout à la Guadeloupe.

c). Une baudroie du genre *lophius*, très analogue au *lophius setigerus* des mers de Chine et du Japon.

d). Le *gobius criniger*, dont Collas a reconnu la toxicité chez les Indiens et expérimentalement sur des chiens et des poules (4).

e). Le *mambo*, poisson du genre *lethrinus*, dont les propriétés toxiques ont été signalées par de Rochas et qui est très commun à la Nouvelle-Calédonie (5). Enfin tout récemment, à bord du *Yorkshire*, à Périm, neuf hommes sont morts empoisonnés par un poisson qu'on croit être du genre des *coffres*.

Je passe sous silence nombre de poissons qu'on dit vénéneux dans leur pays, mais chez lesquels cette propriété n'a pas été rigoureusement démontrée.

Les poissons toxicophores sont d'autant plus vénéneux qu'ils sont plus âgés ; les jeunes sont souvent inoffensifs. Chez tous, le poison est concentré dans les viscères (laitance, foie, intestins) et dans la tête. Les accidents qu'ils causent sont les mêmes partout. Les vomissements ouvrent la scène, la céphalalgie, la faiblesse musculaire, l'analgésie cutanée, le refroidissement viennent ensuite ; il survient parfois une éruption d'urticaire. Ces phénomènes ressemblent beaucoup à ceux que produisent les ptomaïnes et sont vraisemblablement dus à quelque principe analogue.

(1) LACROIX, Rapport sur la campagne de la corvette à vapeur le *Catinat* dans l'Océan Pacifique (*Revue coloniale*, 1856, t. XV, p. 254).

(2) *Archives de médecine navale*, 1866, t. V, p. 280.

(3) L. VINCENT, *Archives de médecine navale*, 1872, t. XVIII, p. 75).

(4) COLLAS, Note sur les propriétés dangereuses d'un poisson (*gobius criniger*) qui se vend dans les bazars de Pondichéry (*Moniteur des établissements français dans l'Inde*, 1861).

(5) DE ROCHAS, *La Nouvelle-Calédonie et ses habitants*, Paris, 1862, p. 65.

Quant à la prophylaxie de ces accidents, elle consiste à vulgariser la connaissance des poissons toxicophores dans les pays dont ils fréquentent les côtes, comme on le fait à Simon's-bay où l'administration locale fait remettre, à tout navire qui arrive au mouillage, une notice avec le signalement et la figure coloriée des poissons toxiques qu'on pêche au Cap.

Il est prudent, quand on arrive dans les parages que nous avons signalés comme hantés par ces espèces dangereuses, de ne pas manger de poisson inconnu, avant d'en avoir fait l'essai sur les animaux domestiques dont on a toujours quelques-uns à bord. Enfin, il est de règle, dans les pays chauds, de ne pas manger de poisson sans l'avoir vidé avec soin (1).

2° Crustacés. — On ne mange que le homard, la langouste, la crevette et les différentes espèces de crabes (2); parmi les crustacés d'eau douce, l'écrevisse.

La chair des crustacés est très nourrissante, ainsi que l'ont montré les analyses de Payen; mais elle est très indigeste. Elle favorise, d'après Dujardin-Beaumetz, l'apparition de certains érythèmes et notamment de l'urticaire chez les rhumatisants.

On cite quelques crabes dont la chair est vénéneuse. Le *tourlourou* des Antilles (*cancer ruricola*) est considéré comme toxique, dans le pays, lorsqu'il n'a pas été nourri pendant un mois de débris végétaux. Cela se conçoit d'autant mieux qu'il se repaît de cadavres et hante les cimetières, ce qui devrait suffire pour le faire rejeter de l'alimentation. En 1819, la frégate l'*Aréthuse* eut une partie de son équipage empoisonnée par des crabes pêchés dans la baie d'Annapolis (Etats-Unis). Cent hommes entrèrent au poste des malades; un seul succomba. On cite souvent des cas d'intoxication produits par des langoustes dont la chair était altérée.

3° Mollusques. — Les espèces comestibles dont on fait usage dans les ports et sur les côtes, sont nombreuses et variées; mais, dans l'intérieur, on ne consomme guère que les huîtres et les moules (3).

L'*huître* est un aliment de digestion facile, et cela résulte surtout de ce que la partie comestible est constituée presqu'exclusivement par la glande hépatique. « Il suffit, dit Dujardin-Beaumetz, de briser les alvéoles « qui renferment les cellules hépatiques, pour mettre en contact le « glycogène avec le ferment hépatique, de manière à faire une véritable « autodigestion du foie, de telle sorte que la digestion de « l'huître demande très peu de travail au tube digestif (4).

Par sa saveur délicate et appétissante, l'huître est un mets précieux

(1) Fonssagrives, *Traité d'hygiène navale* (*loc. cit.*), p. 636.

(2) Il a été pêché sur nos côtes en 1883 : 1.712.885 crustacés (homards, langoustes, crabes) et 1.316.381 kilogrammes de crevettes (*Statistique des pêches maritimes*).

(3) Il a été pêché sur nos côtes, en 1883, 157.666.246 huîtres ; 578.631 kilogrammes de moules; 291.834 hectolitres d'autres coquillages.

(4) Dujardin-Beaumetz, *L'Hygiène alimentaire* (*loc. cit.*), p. 66.

pour les malades et les convalescents ; mais sa valeur nutritive est très faible. Payen a montré qu'une douzaine d'huîtres pesant 1.410^{gr} donne, en substance charnue, 11^{gr},6 représentant 2^{gr},3 d'azote, de manière qu'il faudrait dix douzaines d'huîtres pour former une ration journalière en substance azotée (1).

Une croyance séculaire interdit de manger des huîtres pendant les quatre mois d'été (les mois sans r). C'est le moment du frai ; les huîtres, à cette époque, sont laiteuses, flasques, et on les considère comme malsaines. Cependant, la période du frai ne dure que du 15 juin au 1er septembre, et le décret du 12 janvier 1882 avait réduit, à cette période, l'interdiction de la vente des huîtres. Après avoir pris l'avis du Comité consultatif d'hygiène publique, le Gouvernement, par le décret du 30 mai 1889, a supprimé toute interdiction. Depuis cette époque, la vente est permise toute l'année et pas un accident n'est venu faire regretter cette mesure.

Dans les pays chauds, les huîtres ne sont pas toujours salubres. Les huîtres de manglier (*ostrea mytiloïdes*) passent notamment pour donner la fièvre. Tout récemment, en Angleterre, on a accusé les huîtres d'avoir produit de petites épidémies de fièvre typhoïde. Celles qui ont été ainsi incriminées avaient séjourné dans des cours d'eau et dans des étangs suspects où on les avait placées, afin de diminuer leur salure (2). Comme cette coutume bizarre n'existe pas en France, nous n'avons rien de semblable à redouter.

Les *moules* n'ont pas les mêmes qualités que les huîtres ; moins riches en substance azotée, elles sont d'une digestion plus difficile. Elles provoquent, chez certaines personnes, des troubles gastriques accompagnés de fièvre et suivis d'une éruption d'urticaire. Cette indisposition dure de quelques heures à quelques jours. On a même signalé quelques cas de mort à la suite de l'ingestion de moules prises sur la carène de vieux navires. Il y a, dans le port de Wilhemshaven, un endroit où toutes les moules sont vénéneuses. Au mois d'octobre 1885, on y signala l'empoisonnement de dix-neuf personnes dont quatre succombèrent. Le principe toxique, d'après les recherches de Wolff, siège exclusivement dans le foie. Brieger, plus heureux que Salkowski, l'a isolé et lui a donné le nom de *mytilotoxine*. C'est un principe de l'ordre des ptomaïnes, il a pour formule $C^6, H^{15}, Az\,O^2$. Virchow l'a expérimenté sur les animaux et a obtenu les mêmes effets que chez les victimes de Wilhemshaven. C'est un poison curarisant dont l'antidote est la caféine (3). Il n'est pas

(1) Pour l'analyse de la chair et de l'eau des huîtres par PAYEN, voyez DUJARDIN-BEAUMETZ, *L'Hygiène alimentaire* (*loc. cit.*), p. 66.

(2) *British medical Journal* du 12 janvier 1895.

(3) SALKOWSKI, *Virchow's Arch.* Bd. CII, H. d. 1885 ; — BRIEGER, *Microbes, ptomaïnes et maladies*, traduit par ROUSSY et WINTER, p. 209.

exclusif aux moules, car les étoiles de mer pêchées dans le même endroit sont également vénéneuses.

A côté des huîtres et des moules, il faut placer un mollusque terrestre, l'*hélix pomatia* ou escargot des vignes, dont certains gourmets prisent le goût. Plus nourrissant que l'huître et que la moule, l'escargot est d'une digestion aussi facile et entre pour une certaine part dans l'alimentation des paysans des pays vignobles. Quant à ses propriétés thérapeutiques, à ses vertus curatives dans les affections chroniques des voies respiratoires, elles reposent sur un préjugé et du reste ne regardent pas l'hygiène.

VIII. **Œufs**. — Nous ne nous occuperons que des œufs d'oiseaux, parce que ce sont les seuls qui jouent un rôle de quelque importance dans l'alimentation (1). On trouve, sur nos marchés, des œufs de poule, de cane, de dinde, d'oie, de vanneau et de pintade. Paris en consomme en moyenne chaque année 22 millions de kilogrammes, ce qui représente environ 352 millions d'œufs (2). On peut juger par là de l'importance qu'ils prennent dans l'alimentation. Si l'on considère de plus que c'est le mets favori des convalescents, des valétudinaires, des gens de cabinet, on reconnaîtra que, parmi les aliments de luxe, c'est celui qui tient la première place.

Le poids moyen d'un œuf de poule est de 55 à 60gr, mais il s'élève à 80gr dans la race dite *crève-cœur*. La coquille représente 10,5 p. 100 du poids, le blanc 60,5 p. 100 et le jaune 29 p. 100. Nous avons donné plus haut la composition du blanc et du jaune d'œuf; elle exprime une richesse peu commune en substances azotées et en matières grasses; aussi l'œuf est-il, comme le lait, un aliment très complet; il suffit également à la nourriture d'un petit être. Toutefois, comme le fait remarquer Dujardin-Beaumetz, il ne renferme pas assez d'eau pour satisfaire à la nutrition, ce qui le rend inférieur au lait sous ce rapport (3).

Les œufs possèdent leur maximum de digestibilité quand ils sont crus ou à peine cuits, comme les œufs à la coque. L'albumine coagulée est plus rebelle à l'action du suc gastrique, tandis que le jaune coagulé est aussi facilement attaqué par les liquides digestifs que quand il est cru. D'un autre côté, l'albumine de l'œuf, prise en trop grande quantité à l'état cru, peut passer dans les urines et causer une albuminurie passagère; mais il suffit de la plus légère cuisson pour empêcher ce passage (4).

(1) On mange aussi les œufs de tortue et ceux de quelques poissons, mais c'est une nourriture tellement exceptionnelle qu'il est inutile de s'en occuper. Les œufs d'esturgeon qu'on prépare en Russie et qui portent le nom de *caviar*, sont plutôt un condiment qu'un aliment.

(2) En 1890, on a consommé, à Paris, 22.321.103 kilogrammes d'œufs.

(3) Comme pouvoir nutritif, 50 grammes d'œuf représentent 500 grammes de lait (DUJARDIN-BEAUMETZ, *l'Hygiène alimentaire* (*loc. cit.*), p. 48.

(4) GIRARD, *Documents sur les falsifications alimentaires*, Paris, 1882, p. 241.

BIBLIOTHÈQUE NATIONALE IMPRIMÉS

IX. Lait. — S'il était possible d'établir une hiérarchie entre les aliments, le lait et ses dérivés y occuperaient la première place. Il suffit, comme nous l'avons dit, à l'alimentation du jeune mammifère, pendant la première période de son développement ; il renferme par conséquent tous les éléments nécessaires à l'entretien et à l'accroissement des organes. La consommation en est considérable. Le nombre des vaches laitières en France est évalué à dix millions ; la production annuelle du lait peut atteindre le chiffre de cinq milliards de litres. A Paris, on en consomme 90.000.000 de litres par an, ce qui fait 250.000 litres par jour.

Le lait est un liquide opaque d'un blanc mat, avec une nuance jaune chez la vache, bleue chez la femme ; il exhale une odeur agréable qui lui est particulière ; sa saveur est douce et sucrée. Le lait de vache est alcalin ou neutre ; le lait de femme souvent acide, habituellement neutre, rarement alcalin. La densité du premier est de 1.030 à 1.033, celle du second en moyenne de 1,030. Lorsqu'on examine une goutte de lait au microscope, on aperçoit un amas de globules sphériques de taille inégale variant de 1 à 20 millièmes de millimètre, à contours très nets, très réfringents, sans nucléoles. Ce sont des corpuscules de graisse sans membrane d'enveloppe (1). Le lait coupé d'eau ne présente que des globules clairsemés. Le lait fourni dans les premières heures qui suivent la parturition porte le nom de *colostrum*. Il est jaunâtre, un peu transparent, légèrement laxatif et présente des corpuscules volumineux formés par l'assemblage de granulations graisseuses, de cellules épithéliales et de leurs débris.

1° Composition. — Le lait est une solution et surtout une émulsion de graisse, de caséine et de certains sels minéraux parmi lesquels prédomine le phosphate de chaux. Sa composition est variable. Si l'on recueille du lait dans un tube stérilisé, avec les précautions nécessaires pour empêcher l'introduction des microbes et si on l'abandonne à lui-même, à l'abri de tout germe, on le voit à la longue se séparer en quatre couches, sans subir la moindre altération. La couche inférieure, la plus dense, est constituée par un dépôt de phosphate tricalcique très ténu ; la seconde est formée d'un liquide tenant en suspension un précipité granuleux extrêmement fin de caséine solide ; la troisième est un liquide opalescent, contenant de la caséine en solution (caséine à l'état colloïdal) ; enfin, la couche supérieure est constituée, pour la presque totalité, par des globules butyreux (2).

La composition du lait diffère suivant les espèces animales ainsi que le montre le tableau suivant que nous empruntons à Henri Féry (3) :

(1) F. Soxhlet, *Milch und milchprodukte*. Munschen, 1886.

(2) Duclaux, *Mémoires sur le lait* (*Annales de l'Institut agronomique*, 1882, 1884, 1886).

(3) H. Féry, *Étude comparée sur le lait de la femme, de la vache et de l'anesse*, Paris, 1884.

Tableau de la composition moyenne des différents laits (par litre), H. Féry

	FEMME	ANESSE	VACHE	CHÈVRE
Densité	1.033.50	1.032.10	1.033.40	1.033.85
Eau	930gr.10	914gr. »	910gr.08	869gr.52
Extrait sec	133 40	118 10	123 32	164 34
Beurre	43 43	30 10	34 »	60 68
Sucre	76 14	69 30	52 16	48 56
Caséine	10 52	12 30	28 12	44 27
Sels	2 14	4 50	6 »	9 10

Ce tableau n'exprime que des moyennes ; mais il permet d'apprécier d'un coup d'œil les différences sensibles qui existent dans la composition des laits les plus usités. On en constate d'autres dans le lait d'une même espèce, suivant la race, l'âge, l'époque de la lactation, la durée du séjour dans les mamelles, la nature de l'alimentation, etc , etc.

En ce qui concerne la race, Vernois et Becquerel ont reconnu que la proportion d'eau, chez les vaches, varie, suivant leur provenance, de 803 à 883 p. 1.000, celle de la caséine de 22 à 46, le beurre de 32 à 98 et le sucre de 37 à 49.

L'alimentation a la même influence. La meilleure est celle qui se rapproche le plus de la nourriture de l'animal élevé en liberté. Les pulpes, les drèches, les tourteaux avec lesquels on nourrit les vaches à l'état de stabulation permanente, augmentent l'abondance du lait mais en diminuent la qualité. Les vétérinaires ont constaté que le lait des vaches nourries de drèche avait une influence fâcheuse sur la santé des enfants. On sait qu'il en est de même pour les nourrices ; le régime auquel on les soumet a une influence notable sur la qualité de leur lait. Les médicaments qu'on leur fait prendre y passent en partie ; c'est même un mode de traitement pour les enfants. On cite également des accidents toxiques survenus chez le nourrisson par l'administration de l'arsenic à la nourrice. L'heure de la traite a aussi son influence. Celle du soir est plus riche en graisse que celle du matin. Le lait n'a pas la même composition à tous les moments de la traite. Il devient plus riche en crème à mesure qu'il est extrait. Enfin, la plus légère indisposition altère le lait sous le rapport de la quantité comme sous celui de la qualité.

La composition du lait peut osciller dans une large limite sans qu'il cesse d'être légitime, mais le lait pur n'est pas toujours bon et cet aliment a tant d'importance pour la santé des enfants du premier âge que les hygiénistes ne sauraient apporter trop de soin dans son étude.

2° Coagulation. — Le lait est le plus altérable des liquides organiques. Abandonné à lui-même, à l'air libre, il se recouvre d'une couche de crème que les laitiers enlèvent pour en faire du beurre. Après la montée de la crème et au bout d'un temps variable, le lait se coagule. La matière albuminoïde est précipitée par l'acide lactique formé aux dépens du sucre de lait, sous l'influence du *ferment lactique* (*bacillus acidi lactici* de Hueppe). Le lait frais et non bouilli ne coagule pas par la chaleur ; le lait bouilli, à conditions égales, reste frais 24 heures de plus que le lait cru. Il est identique à ce dernier, sauf qu'il a un peu moins d'arôme et que sa caséine coagule en petits flocons, au lieu de se prendre en masse, ce qui rend le lait bouilli plus accessible à l'action du suc gastrique et par conséquent d'une digestion plus facile, au moins chez l'adulte. Chez l'enfant c'est autre chose ; mais nous reviendrons sur la question du lait à l'occasion de l'allaitement.

L'addition d'une ou deux parties pour mille de carbonate de soude ou de potasse retarde la coagulation du lait de 5 à 20 heures. L'acide salicylique, le borax, l'acide borique ont la même propriété. L'addition d'un acide coagule instantanément le lait. Il en est de même de la *présure* (1). Après la coagulation du lait, il reste un liquide légèrement trouble, riche en sels et en sucre, peu nutritif et légèrement acide. C'est le petit lait, (*serum lactis*) dont on faisait autrefois un grand usage en médecine. Lorsqu'on a séparé le beurre du lait par le battage, il reste un liquide blanc-bleuâtre, aigrelet, qu'on nomme *lait de beurre* et qui ne se consomme guère qu'à la campagne.

3° ALTÉRATIONS SPONTANÉES. — La plupart d'entr'elles proviennent du développement d'organismes microscopiques, M. Duclaux (2) a trouvé, dans le lait, dix espèces de *tyrothrix* dont sept sont aérobies et trois anaérobies. Chacune d'elles détermine une altération différente. Toutes le rendent malsain, surtout pour les enfants du premier âge. L'athrepsie qui en fait périr un si grand nombre ne reconnaît pas d'autre cause que la mauvaise qualité du lait qu'ils boivent ; mais le liquide bien qu'altéré ne communique pas de maladies infectieuses, comme le font les laits virulents.

4° LAITS VIRULENTS — Les maladies qu'on regarde aujourd'hui comme pouvant être transmises par le lait sont en premier lieu la *fièvre typhoïde*. Taylor, Murchison, Corfield, Cameron, etc., ont cité des épidémies de cette maladie causées par l'usage de lait souillé par l'eau avec laquelle on avait lavé les vases le contenant ou par l'eau des mares qu'on y avait ajoutée et dans laquelle des déjections typhoïdiques avaient été jetées. Une épidémie de même origine a été observée à Clermont-Ferrand au mois de janvier 1892 ; cette fois les déjections typhoïdiques répandues sur un fumier avaient contaminé l'eau du puits qui servait à laver les vases et à couper le lait (3).

(1) On appelle ainsi la diastase qui imprègne la muqueuse de la *caillette*, quatrième estomac des ruminants, lorsqu'ils sont encore à la mamelle.

(2) DUCLAUX, *Principes de laiterie*, Paris 1893.

(3) *Revue d'hygiène et de police sanitaire*, t. XIV, p. 973.

La *fièvre aphteuse* vient ensuite. Elle est, comme on le sait, transmissible à l'homme et c'est le plus souvent par le lait que cette transmission s'opère. Le fait a été mis hors de doute par un si grand nombre de vétérinaires qu'il est inutile de relater leurs observations. Elles sont toutes citées dans l'article *Epizootie* de l'*Encyclopédie d'hygiène* (1). On y trouve la relation de véritables épidémies. C'est au moment de la traite que le lait est contaminé par la sécrétion des aphtes qui se trouvent sur les trayons des vaches laitières.

La *scarlatine* peut également se transmettre par le lait, on a vu, comme pour la fièvre typhoïde, des épidémies sortir de fermes dans lesquelles il y avait des scarlatineux arrivés à la période de desquamation et dont les pellicules étaient tombées dans les vases contenant le lait.

Le fait n'est pas aussi bien constaté pour ce qui concerne le *choléra*. Les expériences faites à Calcutta par le docteur Douglas Cunningham (2) ne nous semblent pas avoir un grand poids ; toutefois, il est vraisemblable que du lait souillé par des déjections cholériques serait capable de transmettre la maladie au même titre que l'eau qui a subi cette contamination et au sujet de laquelle il n'y a pas de doutes.

Les recherches de Chamberlent et Moussous (3) tendraient à prouver que le *charbon* peut se transmettre par le lait ; mais ce sont des expériences de laboratoire qui n'ont été confirmées par aucune observation clinique ; le fait est cependant probable. On peut en dire autant des autres maladies contagieuses, à l'égard desquelles on ne peut juger que par analogie.

La possibilité de la transmission de la *tuberculose* par le lait n'est plus contestée aujourd'hui ; mais il est également admis que le lait des vaches atteintes de *pommelière* n'est dangereux que lorsque les mamelles elles-mêmes sont envahies par la tuberculose. Bang (de Copenhague) l'a montré le premier (4). M. Nocard l'a confirmé en 1885, en inoculant à des cobayes, le lait de onze vaches tuberculeuses. Il n'a trouvé le lait infectieux que dans un seul cas et les mamelles étaient malades. May également n'a obtenu que des résultats négatifs (5) Ernest (de Boston) (6) et Hisschberger (7) au contraire, ont réussi à transmettre la tuberculose à des

(1) Nocard et Laclainche, *Epizooties* in *Encyclopédie d'hygiène*, t. II, p. 157.

(2) Le mémoire du Dr Douglas-Cunningham a paru d'abord dans les *Scientifies Mémoirs by medical officiers of the Army of India*. Il a été traduit dans les *Archives* de Pettenkofer et analysé dans la *Revue d'hygiène*, t. XIII, p. 1079.

(3) A. Chamberlent et A. Moussous, *Danger du lait des animaux charbonneux* (*Revue sanitaire de Bordeaux*, 25 décembre 1883).

(4) B. Bang, *La tuberculose des glandes mammaires de la vache, avec expériences d'inoculation et d'alimentation ovec le lait provenant des glandes malades* (*Revue d'hygiène*, t. XVI, p. 760).

(5) May, *Archiv. für Hygien*, 1883, t. I, p. 121.

(6) Ernest (de Boston), *Le lait tuberculeux* (*The Sanitory Record*, 15 février, 1890, p. 382).

(7) *Annales de Pasteur*, 25 mars 1890, p. 185.

lapins et à des cobayes, en leur injectant le lait de vaches tuberculeuses, à mamelles saines. En présence de ces résultats contradictoires, Bang a repris ses expériences dans les mêmes conditions et sur 28 vaches à mamelles saines dont il a injecté le lait, à la dose de 1 à 2^{cm^3}, dans le péritoine de lapins, il n'a obtenu qu'une seule transmission. Les faits probants de transmission par le lait des animaux à l'homme ne sont pas rares aujourd'hui (1).

En somme et quelque faible que soit le danger, comme il est toujours difficile de diagnostiquer, sur le vivant, la tuberculose bovine et presqu'impossible de reconnaître la tuberculose mammaire ; comme d'une autre part, on n'est jamais sûr, dans les villes, de la provenance du lait qu'on va consommer, il est toujours prudent de le faire bouillir auparavant.

L'ébullition détruit les germes de toutes les maladies que nous venons de passer en revue. Il y a assurément des microbes qui y résistent. Le *vibrion septique* se plaît dans l'eau bouillante ; les *bacilles butyriques collectifs* de Hueppe ne sont détruits qu'à 110° ; mais ce n'est pas de ceux-là qu'il s'agit. Le *bacille* de la *tuberculose* est tué par une température de 70°, les autres meurent au-dessous de 100°. Or, le lait bout à 101°,5. Cette température est donc plus que suffisante ; mais l'ébullition à l'air libre altère le lait ; elle lui fait perdre, en cinq minutes, près du quart de son volume, la majeure partie de ses gaz et quelque peu de ses qualités nutritives (2). En revanche, comme nous l'avons dit, il est plus facilement digéré chez l'adulte ; mais il n'en est pas ainsi chez les enfants à la mamelle. Reichmann estime qu'il ne convient pas dans les quatre premières années de la vie et le Dr Laurent a reconnu qu'il donnait lieu à des troubles intestinaux (3). Il a donc fallu trouver d'autres moyens que l'ébullition à l'air libre pour détruire les microbes et de là sont nées les méthodes dont je vais parler.

5° Pasteurisation et stérilisation du lait. — La première de ces deux méthodes a été d'abord appliquée par M. Pasteur à la conservation de la bière et du vin. Elle consiste à faire passer le lait très rapidement à la température de 70 à 75° et à le ramener immédiatement à 10 ou 12°. On parvient à ce résultat à l'aide d'appareils dont la description nous entraînerait trop loin. Le lait *pasteurisé* se conserve facilement ; il peut voyager, même pendant l'été ; mais, arrivé à sa destination, il faut le transvaser et, dans cette opération, il peut s'altérer ou subir des coupages clandestins. On préfère, pour ces motifs, la *stérilisation* qui consiste à chauffer le lait au bain-marie jusqu'à 100 ou 110, à boucher immédiatement après les vases qui le renferment et qu'on ne débouche qu'au moment de s'en servir.

(1) Nocard, *Conférence sur la tuberculose*, Chartres, 1895.

(2) Dr André-Chavanne, *Du lait stérilisé. Son emploi chez le nouveau-né*, Paris, 1893, p. 37.

(3) A. Laurent, *Le lait bouilli, au point de vue de l'allaitement artificiel*. Mémoire lu à la Société de médecine publique, le 27 novembre 1889 (*Revue d'hygiène*, t. XI, p. 1083).

Les laits préparés en grand dans les appareils comme celui de MM. Higuette et Timpe peuvent être chauffés jusqu'à 110 ou 120°, à l'aide de la vapeur sous pression ; mais il est inutile, comme nous l'avons dit, de dépasser 100°, lorsqu'il s'agit des nourrissons, ce qui est le cas le plus ordinaire, attendu que les flacons ne doivent contenir qu'un repas et ne doivent être conservés que 24 heures.

Les appareils les plus simples sont les meilleurs. Ceux qui se partagent la faveur du public sont ceux de Soxhlet, d'Escherich d'Egli-Sinclair et Gentile. Le stérilisateur Soxhlet est le plus employé en France, Il est constitué par un bain-marie fermé dans lequel plonge un porte-bouteille. Les flacons qu'on y met sont d'une contenance de 200gr et on ne les remplit qu'aux deux tiers. On place, sur leur goulot, un disque en caoutchouc fixé par un cylindre métallique armé de trois griffes. L'ébullition est entretenue pendant quarante minutes, au bout desquelles les flacons sont retirés de l'eau. La vapeur qui remplit l'espace laissé vide se condense, et la pression atmosphérique enfonce le disque de caoutchouc dans le goulot en le déprimant à son centre (1). L'appareil Soxhlet est celui dont M. Budin se sert dans son service à la Charité. Les procédés Escherich, Egli-Sinclair et Gentile n'en diffèrent que par le mode de bouchage des flacons (2). Celui que le Dr Ledé a fait connaître, en 1893, au Congrès des Sociétés Savantes, lui ressemble de tout point, seulement il ferme ses flacons avec des bouchons de liège.

Le Dr Hesse (de Dresde) ne trouvant pas ces procédés suffisants, a inventé un appareil plus compliqué (3); il recommande de créer des établissements comme celui de Dresde pour centraliser la stérilisation du lait (4). Le Dr Legay (de Lille) a inventé un nouvel appareil pour *pasteuriser* le lait sous pression (5). Notons encore le *stérilisateur thermométrique* en verre recuit du Dr Rouget (6). Herman Scholl, ne se bornant pas à vanter la méthode nouvelle, est allé, au Congrès de l'Association allemande d'hygiène publique de Leipzig, jusqu'à émettre le vœu qu'on exigeât la stérilisation préalable de tout lait mis en vente. Ces exagérations sont déplorables et ne sont propres qu'à déconsidérer l'hygiène. L'idée de soumettre à la stérilisation la quantité énorme de lait qui se consomme chaque jour dans une grande ville n'est qu'enfantine, mais celle d'imposer cette mesure à tout le monde est tyrannique au

(1) Dr Soxhlet, *Milch und Milchprodukte*, Munchen, 1886.

(2) Ces appareils sont décrits et figurés dans l'ouvrage du Dr André-Chavanne, intitulé : *Du lait stérilisé, son emploi chez le nouveau-né*, Paris, 1893, p. 37.

(3) Dr Hesse, *Ueber Milchsterilisirung un Grossbetriebe* (*Zeitschr f. hygiene und Infections Krankeiten*, XIII, p. 42, 1893).

(4) Compte-rendu du congrès de l'association allemande d'hygiène publique, à Leipzig (*Revue d'hygiène*, 1892, t. XIV, p. 266).

(5) *Le lait stérilisé. A propos d'un nouveau stérilisateur*, par le Dr Legay (de Lille) (*Journal des inventeurs*, 1893, N° 71, p. 7).

(6) *L'information médicale*, 1893, N° 8, p. 6.

premier chef. Il faut se borner à recommander une surveillance plus grande des vaches laitières, à conseiller aux consommateurs de faire bouillir leur lait, quand ils ne sont pas sûrs de sa provenance et réserver la stérilisation pour les enfants à la mamelle qui ne peuvent pas être nourris au sein, puisqu'il est aujourd'hui reconnu que le lait stérilisé est préférable pour eux au lait bouilli et au lait cru qu'on peut se procurer dans les grandes villes. On peut aussi trouver son emploi chez l'adulte, dans quelques affections des voies digestives.

X. **Beurre et fromage.** — Ces dérivés du lait ont tous deux une valeur considérable. Le beurre est le plus agréable et le plus recherché des corps gras, le fromage constitue un aliment fortement nutritif d'une digestion facile et qui plaît généralement.

1° Beurre. — Il doit son importance dans l'alimentation à sa propriété de pouvoir être utilisé sous les modes les plus divers et d'ajouter, aux mets dans la préparation desquels il entre, son arome délicat qui en fait un condiment et un aliment tout à la fois. Dans les campagnes, c'est lui qui fournit à la nourriture des paysans la quantité insuffisante de corps gras que contient leur régime trop végétal.

On l'obtient par le battage de la crème, et quelquefois du lait lui-même, dans des vases appelés *barattes*. Les globules graisseux se réunissent et s'agglutinent. Il en reste toujours un peu dans la baratte avec l'eau, la caséine et le sucre de lait, de même que le beurre retient toujours une certaine quantité de ces principes qui le rendent très altérable. On ne peut pas les retirer complètement par le lavage ni par la malaxation. On y parvient par la fusion, mais l'arome disparait en même temps par suite de l'évaporation des principes odorants.

Composition. — Le beurre renferme, suivant O. Dietszch, 84 à 90 p. 100 de matières grasses et 10 à 16 p. 100 d'eau mêlée de sucre de lait, de caséine et de sels. Il est d'une couleur jaune pâle, d'une odeur fraîche et agréable. Dans quelques pays, comme la Bretagne, l'Amérique, le nord de l'Allemagne, on a l'habitude d'y ajouter vingt grammes de sel marin par kilogramme.

Altérations. — Le beurre, en se rassemblant par le battage, englobe des germes de micro-organismes pour lesquels la petite quantité de lait qu'il garde constitue un excellent bouillon de culture. Ils ne tardent pas à fournir des sels ammoniacaux dont les acides (valérianique, butyrique, acétique) mis en liberté donnent à la masse l'odeur bien connue du beurre rance. A ces causes d'altération vient encore se joindre le dédoublement des glycérines à acides gras volatils, sous l'influence de la végétation des germes cryptogamiques en présence des matières grasses (1). Van Thieghem a démontré qu'il suffisait d'introduire de l'eau dans les corps gras pour voir se développer vigoureusement les germes des mucédinées qu'ils

(1) G. Pouchet, *Hygiène alimentaire*, *Encyclopédie d'hygiène* (*loc. cit.*), t. II, p. 317.

contiennent (1). Ce sont des mucors, notamment les *mucors spinosus* et *pleurocystis*, des *ascomycètes* dont un *verticillium*, un *chétomium*, un *sterygmatocystis* et surtout le *penicillium glaucum* qui forme l'espèce prédominante. Ces mucédinées conservent, dans les corps gras, leur rôle d'agents de combustion. Elles les saponifient et cette transformation paraît due à l'acidité que prend la liqueur sous l'influence du cryptogame.

Indépendamment de ces mucédinées, le beurre peut, au même titre que le lait, contenir des microbes pathogènes. La dernière épidémie cholérique a appelé l'attention sur ce fait. En Allemagne, Hugo Laser a étudié la façon dont les germes des diverses maladies se comportent à l'égard du beurre. Il ressort de ses recherches que les dangers de propagation des maladies infectieuses par cette substance ne sont pas aussi grands qu'on le dit. Ainsi Henri avait avancé que les bacilles du choléra, de la fièvre typhoïde, de la tuberculose conservent leur vitalité dans le beurre, pendant trois ou quatre semaines ; Laser a constaté au contraire qu'ils en ont disparu au bout de 8 jours (2), cela n'est rassurant qu'à moitié, car le beurre est consommé d'habitude moins de huit jours après sa fabrication.

2° Fromages. — Les fromages sont des aliments riches en azote qu'on obtient avec le lait de la vache, de la chèvre et de la brebis. Ils sont constitués par de la caséine mélangée à une certaine proportion de matière grasse et de sels entraînés lors de la coagulation du lait. Cette coagulation s'opère par l'addition de la *présure*. Pour l'obtenir, on choisit la *caillette* du veau, on râcle sa surface muqueuse de façon à enlever la couche superficielle et les grumeaux de lait dont elle est recouverte, on ajoute du sel au produit de ce râclage et on dessèche. Pour employer ce produit, on le fait macérer dans de l'eau vinaigrée ou dans du petit lait aigre. Une cuillerée du liquide ainsi obtenu suffit pour coaguler de 10 à 25 litres de lait. On sépare le coagulum du petit lait par la filtration, on l'égoutte, puis on le rassemble en une masse élastique et ferme que l'on désigne dans le Cantal sous le nom de *tome*. L'élimination du petit lait dont la *tome* reste malgré tout imprégnée et la destruction de ses éléments fermentescibles constitue la grande difficulté de toutes les fabrications.

La maturation des fromages n'est pas autre chose en effet que la série des métamorphoses qui transforment peu à peu la caséine en substances solubles. Elles s'accompagnent du développement de mucédinées, de moisissures qui vivent surtout à la surface des fromages enfonçant seulement dans la pâte, leur *mycélium*, leurs filaments nutritifs. Les mites y installent leurs familles, des larves de mouche y passent la première phase de leur existence. Il est des fromages au sein desquels on voit four-

(1) Van Tieghem, *Sur la vie dans l'huile* (*Bulletin de la Société botanique de France*, 1881).
(2) *Cosmos*, N° du 25 février 1893, p. 387.

miller les acariens, à tel point que les petits fragments semblent se mouvoir tout seuls. Les hôtes animés du fromage travaillent à sa maturation et contribuent à lui donner ce haut goût qui le fait rechercher des amateurs; toutefois cette faune et cette flore ne sont pas aussi inoffensives qu'on le croit et les fromages très avancés causent parfois de la gastralgie et des troubles intestinaux (1).

Les fromages diffèrent considérablement les uns des autres, tant par la nature du lait qui sert à les fabriquer que par leur mode de préparation. En ce qui concerne le premier point, on les divise en trois classes :

Les fromages *maigres* proviennent du lait écrémé, les fromages *demi-gras* du lait naturel et les fromages *gras* de ce dernier auquel on a ajouté de la crème. Les premiers sont les plus riches en azote et par conséquent les plus nourrissants; les autres sont d'une digestion plus facile et constituent un aliment plus complet parcequ'ils renferment de la graisse. On divise également les fromages en quatre sortes, d'après leur mode de fabrication :

Les *fromages cuits* qui sont de longue conservation et se préparent avec le lait de vache. Les principaux sont ceux de Gruyère, de Parmesan, de Bresse.

Les *fromages crus à pâte ferme*, qui comprennent les produits anglais de Chester et de Glowcester, ceux de Hollande, d'Auvergne, du Cantal, les fromages maigres de Luxembourg qui sont faits avec du lait de vache, celui de Roquefort qui est fait avec du lait de brebis et de chèvre et celui du Montcenis dans lequel il entre tout à la fois du lait de vache, de brebis et de chèvre.

Les *fromages mous* salés, comprennent le Brie, les fromages de Coulommiers, de Langres, d'Epoine, de Marolles, de Gérardmer, de Limbourg, les fromages de Normandie et de Bretagne, celui du Mont-Dore préparé avec du lait de chèvre et celui de Montpellier avec du lait de brebis.

Les *fromages mous frais*, composés de lait de vache, comprennent les fromages à la pie, les fromages à la crème de Neufchâtel, de Viry, de Montdidier et de Paris.

La composition de ces fromages varie comme leur mode de fabrication. Nous ne pouvons pas reproduire les tableaux que fournissent à cet égard les ouvrages spéciaux, nous nous bornerons à donner d'après Payen, la composition moyenne des espèces les plus répandues. Les substances azotées varient de 8 p. 100 (Neufchâtel frais) à 44,8 p. 100 (Parmesan); les matières grasses de 9,429 p. 100 (fromage à la pie) à 59,879 (fromage double crème); les sels minéraux de 0,51 (Neufchâtel frais) à 6,93 (Hollande); les substances non azotées (lactose, acide lactique, etc.) de

(1) L'espèce la plus connue de ces fromages de haut goût est le *Roquefort*. Il doit sa saveur et son piquant au *penicillium glaucum* qui se développe dans les caves de ce pays où la température est basse et uniforme. Ces fromages savoureux doivent être interdits, aux gastralgiques, aux glucosuriques et aux goutteux (BOUCHARDAT (*loc. cit.*), p. 34.

1,50 à 14,20; l'eau de 9,480 (fromage double crème) à 68,760 (fromage à la pie).

Les fromages les plus riches en principes nutritifs sont le Parmesan, le Gruyère, le Chester, le Roquefort et le Hollande. Ils se conservent sans altération pendant un temps considérable, surtout le dernier qu'on a adopté pour cette raison dans les approvisionnements de la marine. Il doit cette propriété à l'absence presque complète de composés organiques non azotés, tels que le lactose et l'acide lactique, ainsi qu'à sa texture compacte et à sa richesse en sel marin. Les autres fromages, notamment ceux de Neufchâtel, de Brie, de Camembert, doivent être consommés aussitôt qu'ils sont à point, sous peine de voir décroître leurs propriétés, nutritives.

§ IV. — CONDIMENTS

On donne le nom de condiments à des substances dont la valeur nutritive est à peu près nulle, mais qui ont la propriété de favoriser les transformations que doivent subir les aliments pour devenir assimilables.

Bouchardat rapporte à quatre chefs principaux leur rôle dans l'alimentation : 1° Ils excitent l'appétit en flattant le goût. Grâce à eux, des aliments fades comme certains végétaux prennent une saveur agréable. Il en est, comme le sel et le sucre, qui servent en même temps à conserver les aliments; 2° ils excitent la muqueuse gastrique et provoquent la sécrétion des sucs digestifs ; 3° ils dirigent les fermentations digestives et s'opposent aux fermentations secondaires qui pourraient les entraver; 4° ils complètent souvent l'alimentation (1).

L'usage des condiments est d'autant plus utile que l'excitabilité des organes digestifs est plus languissante. Aussi conviennent-ils surtout aux vieillards, tandis que leur usage, moins utile aux adultes, doit être très restreint chez la femme et surtout chez les enfants. Ils sont plus nécessaires dans les pays chauds, où l'appétit est presque nul et les fonctions digestives très paresseuses. Ce besoin impérieux conduit à abuser des condiments ainsi que des boissons alcooliques. Pour obtenir des condiments tout l'effet désirable, sans être contraint d'en augmenter progressivement les doses, il faut les varier de temps en temps. L'alternance s'impose pour eux comme pour les aliments. On divise les condiments en cinq classes :

I. **Condiments salins.** — Le sel de cuisine en est le type. On ajoute quelquefois aux légumes trop secs un peu de carbonate de soude ou de potasse pour accélérer leur cuisson, mais en très petite quantité et à

(1) BOUCHARDAT, *Traité d'hygiène publique et privée* (*loc. cit.*), p. 287).

titre exceptionnel. Le sel est un besoin pour l'homme ; le goût universel dont il est l'objet n'est que l'expression d'un instinct. Tous les liquides organiques en contiennent. Les cendres du sang contiennent de 50 à 60 p. 100 de sel (1). Les sécrétions en éliminent des quantités notables qu'il faut rendre à l'économie avec les aliments.

Le sel fait partie de la nourriture de tous les peuples; les régimes monastiques les plus sévères n'ont pu l'interdire. Dans les pays où le sel est rare, comme le centre de l'Afrique, il devient l'expression la plus nette de l'aisance. C'est la privation la plus cruelle que l'homme civilisé puisse endurer, et le siège de Metz en a fourni la preuve (2). Tous les animaux le recherchent ; il augmente leur appétit, leur donne belle apparence et leur fait accepter des fourrages qu'ils refusent sans cette addition, comme l'a montré Boussingault (3).

Le sel est aussi, comme nous le verrons, un des meilleurs agents de conservation des substances alimentaires. On a accusé l'abus des salaisons de produire le scorbut ; mais c'est un préjugé contre lequel Lind avait été le premier à réagir, et dont les travaux des médecins de la marine française ont fait définitivement justice (4). Mélier a prouvé également que les maladies attribuées par Ramazzini à la fabrication du sel sont le produit des miasmes palustres dégagés dans les marais salants.

Barral estime qu'un adulte absorbe par jour de 5gr,06 à 12gr,29 de sel et qu'il en élimine 8gr,40 par ses sécrétions. La quantité est de 3gr,1 pour un enfant (5). La majeure partie est prise dans le potage. La ration allouée par les règlements militaires est en France de 16gr par jour et par homme ; dans la marine, elle est de 24gr pour la ration de campagne, et de 22 pour la ration de journalier.

II. Condiments acides. — Ils doivent leurs propriétés à des acides organiques parmi lesquels l'acide acétique tient la première place ; les acides citrique, tartrique, oxalique sont beaucoup plus rarement utilisés. Les condiments acides excitent la sécrétion des glandes salivaires et des cryptes muqueux de la bouche ; ils réveillent l'appétit, tempèrent la soif et ajoutent leur puissance dissolvante à celle du suc gastrique ; ils contribuent à rendre plus digestibles les substances mucilagineuses ; ils sollicitent le mouvement péristaltique de l'intestin et facilitent les éva-

(1) Bouchardat, *Traité d'hygiène publique et privée* (*loc. cit.*), p. 61.

(2) On a craint également de manquer de sel à Paris, lors de son investissement. Les épiciers commençaient à en élever le prix ; mais grâce à Henri Sainte-Claire Deville, il en arriva des salines, au dernier moment, plus qu'il n'en fallut pour la durée du siège (Bouchardat, *loc. cit.*, p. 64).

(3) Boussingault, *Economie rurale*, 1852, 2e édition, t. II, p. 500.

(4) Fonssagrives, *Hygiène navale* (*loc. cit.*), p. 557 ; — Le Roy de Méricourt, *Discussion sur la nature et les causes du scorbut* (*Bulletin de l'Académie de médecine*), 1874, t. III, 2e série, p. 1037).

(5) Barral, Statistique clinique (*Annales de chimie et de physique*, 1849, t. XXV, p. 165).

cuations alvines. Leur abus cause de la dyspepsie et de l'amaigrissement. On sait que certaines jeunes filles emploient le vinaigre pour combattre l'obésité ; elles n'y réussissent qu'à condition de se rendre malades, de devenir dyspeptiques et chlorotiques.

Le plus usité des condiments acides est le vinaigre de vin, reconnaissable à son arome. On l'obtient par la fermentation acétique des vins riches en alcool. Le vinaigre d'Orléans est le plus réputé. Il est limpide, d'une couleur ambrée, d'une saveur franchement acide, d'une densité de 1,018 à 1,020. Ses différentes applications dans l'alimentation sont du domaine de l'art culinaire. Il sert également à la conservation de certains produits végétaux (cornichons, câpres, etc.)

III. **Condiments sucrés**. — L'habitude d'édulcorer les aliments est antérieure à la fabrication du sucre. Les anciens se servaient pour cela du miel, plus tard ils ont utilisé *une sorte de miel fourni par des roseaux qui croissent dans les Indes et dans l'Arabie heureuse* et que Dioscoride désigne sous le nom de σακχαρον). C'était probablement notre sucre de canne.

La culture de la canne a passé de l'Asie à l'île de Chypre, puis à Madère, de là en Andalousie et en 1597, Dresde possédait déjà une fabrique de sucre. Toutefois, son prix très élevé l'a rendu inaccessible aux classes laborieuses, jusqu'à la fin du XVIIe siècle. Depuis qu'on a trouvé le moyen de l'extraire de la betterave, il est tellement entré dans l'alimentation populaire, avec l'usage du café et du thé, que c'est aujourd'hui une denrée de premier ordre, un condiment indispensable aux peuples civilisés. En 1869, Michel Lévy en estimait la consommation annuelle pour l'Europe à six millions de quintaux. En 1888, la France en a consommé 505.220.660 kilogrammes (1). L'usage du sucre nous est indiqué par la nature, qui nous le montre combiné avec les gommes et les mucilages dans les végétaux. Il sert, comme le sel, à relever le goût des substances fades, aqueuses. Il flatte le goût, et favorise la digestion ; mais son excès détruit l'appétit et cause parfois des gastralgies. L'abus qu'en font les enfants sous forme de bonbons et de gâteaux est très préjudiciable à leur santé.

IV. **Condiments âcres et aromatiques**. — Les épices sont le type des condiments stimulants à saveur brûlante, aromatique.

1° Poivre. — En première ligne, il faut placer le *poivre*, baie du *piper nigrum* et du *piper album*. Ses propriétés stimulantes sont dues à un alcaloïde la *pipérine* dont le poivre noir, l'espèce la plus riche, en renferme de 2 à 3 p. 100 et à une huile essentielle volatile, isomère de l'essence de térébentine mélangée à une huile concrète constituée par un *hydrate* de *camphène*. Le poivre est originaire des Indes et de

(1) *Annuaire statistique de la France*, 1891, p. 256.

l'Océanie ; nos colonies en fournissent aujourd'hui de très grandes quantités.

Le poivre réduit en poudre figure sur toutes les tables en compagnie du sel et s'allie à lui dans l'assaisonnement de la plupart des mets qu'on y sert. Lorsqu'on en met trop, il détermine dans la bouche et dans l'estomac un sentiment de brûlure. A doses modérées, il sollicite avec énergie l'action digestive et relève avantageusement la saveur des aliments fades et indigestes.

2° Le piment, dont on connait plusieurs espèces. Les principales sont : le piment commun (*capsicum annuum*), le piment de la Jamaïque (*toute-épice*) (*myrtus pimenta*) le petit piment ou piment enragé (*capsicum minimum*), dont les créoles font un si grand abus aux Antilles et à l'île de la Réunion. D'après Fonssagrives, le petit piment détermine une grande excitation du système vasculaire, une ivresse passagère, il facilite les déjections alvines qu'il rend âcres au point de laisser après elles une vive douleur à l'anus. Il convient aux estomacs blasés des pays chauds ; mais il faut y être habitué.

3° La moutarde. — On en distingue deux espèces appartenant toutes deux à la famille des crucifères : la moutarde noire (*synapis nigra*) et la moutarde blanche (*synapis alba*), Cette dernière contient si peu de principes actifs qu'elle doit être rejetée par l'art culinaire. Les graines de moutarde renferment une huile fixe et une huile volatile âcre et brûlante. Leur poudre délayée dans du vinaigre ou mieux dans du verjus (1) fournit le condiment qui figure sur toutes les tables à côté du sel et du poivre et qui sert à la préparation des mets de haut goût.

La famille des crucifères fournit également le *cresson*, le *raifort*, le *cochléaria* qui peuvent aussi jouer le rôle de condiments. En Asie, on emploie la racine de *raifort* râpée en guise de moutarde.

4° Le genre Allium fournit également à l'art culinaire des condiments doués d'un principe âcre, volatil, odorant, des essences sulfurées qui les font rechercher par les populations du Midi. L'ail, l'oignon, le poireau, l'échalote, la ciboule sont à la vérité des aliments, mais l'ail cher aux provençaux constitue un condiment plutôt qu'autre chose.

Nous pourrions ajouter à cette liste une foule de produits végétaux de moindre importance, tels que le céléri, le cerfeuil, le persil, l'estragon, le fenouil, le thym, la sériette, la sauge, etc. La vanille, la noix muscade, la canelle, le safran ont également le droit d'entrer dans la classe des condiments ; mais nous nous bornerons à les citer pour ne pas allonger démesurément ce paragraphe.

(1) La moutarde de Dijon s'obtient en broyant des grains de moutarde avec du verjus et en séparant les téguments de la graine, par pulpation (Bouchardat (*loc. cit.*), p. 290.

§ V. — PRÉPARATION DES ALIMENTS

La majeure partie des substances qui servent à l'alimentation de l'homme doivent subir, avant d'être consommées, des préparations destinées à les rendre plus facilement attaquables par les sucs digestifs. L'industrie humaine a trouvé le moyen d'accomplir, en dehors de l'économie, une part du labeur imposé à l'estomac et d'augmenter en même temps la sapidité et la digestibilité des aliments.

L'art culinaire qui devrait reposer sur des bases scientifiques puisqu'il relève de la chimie, de la physiologie et de l'hygiène, a toujours été livré à l'empirisme. Ce sont les femmes qui en ont le monopole dans toutes les classes de la société, sauf au sommet où les grandes familles, les hauts fonctionnaires se donnent le luxe d'un cuisinier. Comme le prix des aliments va toujours croissant et que la délicatesse du goût se perfectionne, on commence à se préoccuper davantage du mode de préparation. L'enseignement de la cuisine se développe peu à peu Il existe à Londres une Ecole nationale culinaire et une Ecole de cuisiniers militaires au Camp d'Aldershot. En Belgique, dans les écoles professionnelles fondées il y a vingt ans par le prince de Caraman-Chimay, on se préoccupe surtout d'enseigner aux petites filles, tout ce qui concerne les soins du ménage. La cuisine y est l'objet d'une attention spéciale ; on leur montre à pétrir et à faire cuire le pain, ce qui est en Belgique une économie de premier ordre pour les petits ménages.

Il s'est fondé en France quelques écoles culinaires. Il en existe à Lyon, au Havre et à Rouen où le Dr Laurent n'a pas dédaigné de prendre lui-même la direction de cet enseignement. Ses cours sont suivis avec grand intérêt non seulement par les jeunes filles des classes ouvrières, mais encore par des femmes appartenant aux classes élevées de la Société (1)

L'art culinaire est également professé dans les écoles professionnelles de la ville de Paris. L'hygiène ne peut que faire des vœux pour que cet enseignement se développe, et doit en indiquer les règles.

I. **Vases et ustensiles culinaires.** — Ils sont en métal ou en terre. Les vases en bois ne sont que très exceptionnellement employés.

Les vases en métal servent à la cuisson des aliments. Dans quelques familles riches, on se sert de casseroles d'argent pour faire bouillir le lait, pour servir le café, le thé, la crème ; mais ce sont là des exceptions et les ustensiles de cuisine sont le plus souvent faits en cuivre, malgré les craintes qu'inspire encore ce métal. On le considérait autrefois comme toxique presque à l'égal du plomb. Dubois et Combalusier avaient fait une descrip-

(1) JULES ROCHARD, *L'éducation de nos filles*, Paris, 1892, p 342.

tion fantastique des souffrances éprouvées par les ouvriers en cuivre de Ville-Dieu-les-Poëles, et la colique de cuivre avait sa place dans tous les traités classiques. On est revenu aujourd'hui à des idées plus saines. Le Dr Galippe a prouvé que le cuivre existe normalement en quantité plus ou moins considérable dans les végétaux et en particulier dans les céréales ; que le pain en contient toujours sans que la fabrication puisse être incriminée (1). Il a prouvé, par des expériences poursuivies sur lui-même, qu'on peut ingérer chaque jour une petite quantité d'un sel de cuivre quelconque, sans en éprouver d'inconvénient. Il n'en reste pas moins constant qu'une dose élevée d'un sel de cuivre soluble détermine des accidents toxiques. Les expériences de Drouard (2), bien qu'elles remontent à près d'un siècle, n'ont rien perdu de leur valeur et les faits cliniques qui les confirment ne se comptent pas. C'est donc une affaire de dose et les vases en cuivre doivent être surveillés. Lorsqu'on y laisse refroidir et séjourner des aliments contenant des acides ou des corps gras, il s'y forme des sels de cuivre qui peuvent occasionner des vomissements et qui donnent tout au moins aux aliments une saveur très désagréable. Quant aux observations dans lesquelles la mort est survenue dans ce cas, on se demande aujourd'hui si elle n'était pas plutôt due à des ptomaïnes.

Pour éviter ce danger, on étame les vases de cuivre à l'intérieur, mais l'étamage s'use, se détruit par places et ce qui est bien autrement grave, il contient souvent de fortes quantités de plomb. Il devrait se faire à l'étain fin, c'est-à-dire contenant de 2 à 3 p. 100 et au maximum 5 p. 100 de plomb (3), mais dans le commerce, il en renferme 10 p. 100 au moins et souvent bien davantage. Celui des étameurs ambulants n'en renferme jamais moins de 15 p. 100. Les vases confectionnés avec des alliages plombifères sont encore bien plus dangereux. Ils renferment en effet de 20 à 60 p. 100 de plomb.

Le nickel et l'alliage de cuivre et de nickel peuvent fournir la matière de bons instruments de cuisine ; mais les alliages composés connus sous le nom de *métal blanc*, de *métal d'Alger*, *de la Reine*, *Britannia Spiauter*, *Titania*, *Maillechort*, *Packfong*, etc., qui renferment de 30 à 60 p. 100 de cuivre allié à des proportions variables de nickel, d'antimoine, de plomb, d'étain, de zinc, font de très mauvais ustensiles culinaires (4). Le zinc doit être écarté de même. Les vases en fonte et en fer battu ne

(1) V. Galippe, *Note sur la présence du cuivre dans les céréales, la farine, le pain et divers autres substances alimentaires* (*Revue d'hygiène*, 1883, t. V, p. 23).

(2) C. R. Drouard, *Expériences et observations sur l'empoisonnement par l'oxyde de cuivre et quelques sels cuivreux*, *Diss.*, Paris, 1802.

(3) Michel Lévy, *Traité d'hygiène* (*loc. cit.*), t. I, p. 890.

(4) Ils renferment presque toujours des traces d'arsenic. M. Gab. Pouchet, appelé à examiner des casseroles en nickel d'Allemagne, a reconnu que c'était en réalité un alliage de nickel, de cuivre, d'antimoine et d'arsenic. Ce dernier corps s'y trouvait en quantité, telle que l'eau salée attaquait le métal et que l'arsenic se retrouvait en dissolution dans le liquide (Gab. Pouchet, *Encyclopédie d'hygiène* (*loc. cit.*), t. II, p. 337).

peuvent pas causer d'accidents ; mais ils donnent aux aliments une saveur atramentaire et ils se rouillent promptement. Les ustensiles en tôle émaillée dont l'usage se répand de plus en plus, sont très recommandables, pourvu que la couverte ne soit pas plombifère. On en fabrique en Belgique dont l'émail constitué par un silicate alcalino-terreux est inattaquable, inoffensif et d'une résistance remarquable aux variétés de température. Pour diminuer le poids de l'équipement militaire, on emploie, depuis deux ans, l'aluminium en Allemagne à la confection des bidons, des gamelles et des marmites. Le corps expéditionnaire de Madagascar a été également muni d'ustensiles de ce métal. Ils ont donné de bons résultats.

Les vases qui ne doivent pas aller au feu sont habituellement en verre, en faïence, en porcelaine ou en poterie. Ces derniers coûtant moins cher et étant moins fragiles sont surtout employés à la cuisine. Comme ils sont très poreux, il est indispensable de les recouvrir à l'intérieur d'un vernis imperméable et ce vernis est habituellement plombifère. C'est de la litharge qu'on emploie à cet effet ; dans les fabriques mal outillées, on en met trop et on ne la fait pas assez chauffer. Un excès de plomb non vitrifié se dépose en petits grains sphériques disséminés sur la couverte, où on les voit parfaitement à la loupe et même à l'œil nu. Ils sont attaqués par tous les acides, par les fruits, les confitures, l'oseille, etc. Rien n'est plus commun que les intoxications saturnines causées par ces vases et rien n'est plus facile que de les éviter. Un pharmacien de Brest, Constantin, a montré qu'on pouvait faire un excellent vernis à poteries à l'aide d'un silicate alcalino-terreux tout à fait inoffensif et ne coûtant pas plus cher que la litharge. J'ai vu les vases ainsi vernissés ; j'ai vu Constantin y faire bouillir de l'acide acétique sans les attaquer (1).

II. **Cuisson.** — C'est le mode de préparation le plus habituel des aliments. Elle les divise, en rend la mastication plus aisée, en augmente la digestibilité et détermine chez certains d'entr'eux (les viandes, le gibier par exemple) la formation de produits qui agissent comme des stimulants de la muqueuse digestive et augmentent la sécrétion du suc gastrique.

1° Végétaux. — Les fruits se mangent habituellement crus ; il en est de même des racines et des feuilles de certains végétaux comestibles ; mais en général les légumes se mangent cuits. On les fait d'abord bouillir et on les assaisonne ensuite. Au contact du feu, ils se ramollissent, perdent une partie de leur eau et deviennent plus friables ; leur albumine se transforme en albumino-peptone et leur amidon en dextrine, produits solubles et faciles à digérer. Une cuisson prolongée s'impose donc pour les légumes ; elle détruit les germes des entozoaires que les engrais peuvent avoir déposés à leur surface.

(1) Voyez les rapports de Wurtz, sur le vernissage des poteries (*Recueil des travaux du comité consultatif d'hygiène publique*, 1874, t. III, p. 354 ; t. V, p. 426, 1874 ; t. VIII, 1879, p. 337.

2° VIANDES. — Les viandes, comme les volailles et le gibier, ne se consomment qu'après cuisson. Celle-ci peut s'opérer de deux façons : par l'intermédiaire de l'eau chaude ou par l'exposition au feu cru.

Bouillon. — Lorsqu'on fait bouillir les viandes, on ne rejette pas l'eau, comme on le fait pour celle qui a servi à cuire les légumes. On en fait du bouillon.

Le procédé le plus ordinaire pour obtenir ce produit si utile aux malades et aux personnes bien portantes, consiste à plonger une partie de viande dans deux ou trois parties d'eau dégourdie, à pousser doucement le feu jusqu'à l'ébullition, puis à maintenir le liquide, pendant quatre ou cinq heures, à une température voisine de 100°, en ajoutant successivement le sel, les épices et les légumes. Pendant la durée de cette opération, les substances collagènes se transforment en gélatine, les albuminoïdes se coagulent, les substances solubles, les sels passent dans le liquide ; en même temps la viande absorbe une partie de ce liquide et s'imprègne des condiments qui lui communiquent leur arome et augmentent sa digestibilité.

Il y a une autre manière de procéder qui consiste à plonger la viande dans l'eau bouillante ; il se produit alors à la surface une pellicule d'albumine concrète qui empêche l'issue des sucs de se produire ; la chair musculaire est ainsi cuite à l'étuvée. Dans le premier cas, on a d'excellent bouillon et une viande sèche, filandreuse, mais encore douée de propriétés nutritives ; dans le second, le bouillon est médiocre ; mais le bouilli est excellent.

La richesse du bouillon dépend de la quantité de viande qu'on y met. M. Dujardin-Beaumetz conseille la formule suivante qui est celle des hôpitaux de la Marine :

Viande crue et désossée	1 kilogramme.
Eau	4 litres.
Légumes verts	400 grammes.
Sel	10 grammes (1).

Le bouillon bien préparé doit avoir une densité voisine de 1.012. Sa composition, d'après Chevreul, est la suivante :

Eau	985gr,600
Substance organique solide, desséchée à 20° dans le vide sec.	16 917
Sels solubles (chlorydrate, phosphate et sulfate de potasse et de soude)	10 720
Sels très peu solubles (phosphate de magnésie et de chaux).	0 539
TOTAL	1.013gr,776

D'après cet analyse, le bouillon renferme par litre, près de 986gr d'eau et moins de 17gr de substance organique ; il est donc très peu nourrissant.

(1) DUJARDIN-BEAUMETZ, *L'hygiène alimentaire*, 1887, p. 62. Voir pour les formules adoptées dans d'autres établissements : Gab. POUCHET, *Encyclopédie d'hygiène* (*loc. cit.*), p. 276.

Aussi n'est-on pas surpris que sa valeur ait été discutée. Sa richesse alimentaire est très faible ; mais Herzen (de Lausanne) (1) et Schiff ont montré que son rôle est spécial. Le bouillon est un liquide peptogène qui active la sécrétion des sucs gastrique, pancréatique et intestinaux et prépare ainsi l'assimilation. C'est surtout à ce point de vue qu'il doit compter dans l'alimentation d'un adulte valide ; mais il n'en est pas de même pour les convalescents, les malades et les personnes affaiblies. Son rôle alimentaire est beaucoup plus marqué dans ces circonstances où il est nécessaire de n'offrir à l'appareil digestif que des aliments légers, facilement assimilables et de déterminer une légère excitation des fonctions digestives. Les sels du bouillon restituent aux malades soumis à la diète, les substances minérales essentielles à la vie des tissus et que les excrétions éliminent sans cesse.

Nous avons insisté sur la préparation du bouillon et sur ses propriétés, parcequ'uni au pain, il constitue la soupe, l'aliment national par excellence. Malgré les objections théoriques qu'on a opposées à cette habitude, les Français auront de la peine à y renoncer.

Il existe beaucoup d'autres façons de préparer le bouillon, entr'autres, la formule de Liebig (2), *le thé de bœuf*, dont on fait grand usage dans les hôpitaux anglais et le bouillon dit *american* ou bouillon sans eau (3), mais nous ne nous y arrêterons pas, parce que ces préparations surtout destinées aux malades, appartiennent plutôt à la thérapeutique qu'à l'hygiène.

La viande qui a servi à préparer le bouillon est devenue, comme nous l'avons dit, sèche, filandreuse et très peu sapide ; elle a de plus perdu environ un tiers de son poids. De nombreuses expériences ont été faites pour tâcher de préciser cette perte d'une manière exacte. Elles n'ont pas pu fournir de résultats identiques, parceque le déchet varie suivant l'âge et le poids de l'animal, et suivant la façon dont il a été nourri.

D'après les expériences de Renault, directeur de l'Ecole d'Alfort, citées par Boudin (4), 1.000gr de viande mise à la marmite, contenant 250gr d'os et 750gr de chair, donnent 375gr de bouilli. La perte de viande est de moitié, celle des os du douzième seulement. D'après le Dr Jeannel, la viande cuite, débarrassée des os et des membranes, représente 43 p. 100 de la viande mise à la marmite (5) Goubaux, dans des expériences très multipliées faites sur une grande échelle, à l'école d'Alfort, a trouvé que la viande cuite, représente, avec les os, 62gr,25 p. 100gr de viande fraîche

(1) Herzen, *Digestion stomacale*, Lausanne, 1886, p. 103.

(2) Gab Pouchet (*loc. cit.*), p. 277.

(3) Dujardin-Beaumetz, L'*hygiène alimentaire* (*loc. cit.*), p. 62.

(4) Boudin, *De la production et de la consommation de la viande au point de vue de l'hygiène publique* (*Annales d'hygiène publique*, 1850, t. XLIV, p. 241).

(5) Jeannes, *Note sur la coction des aliments à une température inférieure à* 100° (*Annales d'hygiène*, 1872, t. XXXVII, p. 101).

mise à la marmite (1). Le bœuf bouilli, quoique dépourvu d'une partie de ses principes nutritifs, est encore un aliment très acceptable.

Viandes rôties ou grillées. — On ne peut donner ce nom qu'aux viandes cuites à l'air libre. Le rôti au four n'est déjà plus dans les mêmes conditions de saveur. Lorsque la viande est mise à la broche, devant un feu ardent et brillant, il se forme à la surface une mince couche de coagulation albumineuse qui préserve les parties sous jacentes et celles-ci cuisent dans leur jus. En les arrosant, comme on le fait d'habitude avec un corps gras, on prévient la dessiccation exagérée de cette croûte et on permet à la chaleur d'arriver dans les profondeurs. C'est l'idéal du rôti ; mais cette cuisson est dispendieuse, parce qu'elle ne peut se faire qu'au bois ou au charbon de bois ; elle demande une surveillance attentive. Il est plus expéditif de mettre la viande dans le four dont sont munis tous les fourneaux économiques en usage aujourd'hui. La viande y cuit au milieu de vapeurs empyreumatiques que la cheminée emporte dans le procédé de la broche et la croûte protectrice ne se forme pas comme sous l'action du feu nu. Tout au moins faut-il avoir la précaution d'ouvrir de temps en temps la porte du four pour laisser s'échapper les vapeurs malodorantes.

La viande de veau rôtie au four perd en moyenne 26,3 p. 100 de son poids, celle de mouton 25,64, celle de porc 35,95. Le lapin perd en moyenne 23,86 p. 100 ; le poulet rôti à la broche, 19,40, le dindon cuit de la même façon 19,15, l'oie rôtie à la broche 20,76 p. 100 (2).

La croûte qui se forme à la surface des viandes rôties empêche, malgré l'arrosage, la pénétration de la chaleur jusqu'au centre. Ainsi, tandis que, dans la viande bouillie, la température peut s'élever jusqu'à 60 et même 70°, dans les viandes rôties à l'anglaise elle ne dépasse pas toujours 50° et peut même tomber à 45°, d'après les expériences du Dr Vallin. Nous nous sommes déjà expliqué sur les conséquences de ce fait au point de vue de la destruction des parasites.

Les viandes rôties à la casserole se rapprochent du bouilli et des ragoûts ; elles nagent dans une sauce qui renferme une partie de leurs principes nutritifs et qui vaut mieux que la viande elle-même.

Les ragoûts sont des préparations très complexes, dans lesquelles on fait intervenir des légumes, des épices, des corps gras. Ce sont des aliments très complets, qui permettent par leur variété de satisfaire à tous les caprices du goût.

3° *Œufs.* — Il y a de nombreuses manières de préparer les œufs ; mais il nous suffira de rappeler que lorsqu'ils sont crus ou très peu cuits, leur albumine est d'une digestion facile, tandis que à l'état coagulé, elle est difficilement attaquée par les sucs digestifs.

(1) Ann. GOUBAUX, *Des pertes de poids qu'éprouvent, sous l'influence de la cuisson, les viandes qui servent d'ordinaire à l'alimentation de l'homme* (*Société nationale d'agriculture de France*, 1886).

(2) Ann. GOUBAUX (*loc. cit.*).

§ VI. — CONSERVATION DES SUBSTANCES ALIMENTAIRES

Toute substance alimentaire abandonnée à l'action des influences extérieures ne tarde pas à se décomposer. Elle s'altère d'autant plus rapidement que sa constitution est plus complexe et que l'azote y prédomine. Ce corps semble transmettre une instabilité toute spéciale aux composés dans lesquels il intervient ; aussi les aliments d'origine animale sont-ils plus altérables et d'une conservation plus difficile que les végétaux.

On sait aujourd'hui que toute décomposition, que toute fermentation est l'œuvre des micro-organismes, que l'air, l'humidité et la chaleur sont indispensables à leur multiplication ; les procédés de conservation doivent donc viser à les tuer eux et leurs germes ou à les priver des éléments nécessaires à leur développement. Ces moyens sont nombreux et nous allons les passer en revue.

I. **Dessication.** — Ce procédé consiste à enlever aux substances alimentaires l'eau nécessaire à la vie des germes et par conséquent à les annihiler.

1° Végétaux. — La dessiccation des céréales et des graines de légumineuses est facile. On l'obtient en les exposant à l'air libre, au soleil, dans des granges ou des greniers. On dessèche également de cette façon certains fruits, tels que les amandes, les noix, les avelines, et dans certains pays les prunes et les raisins. Toutefois, on fait habituellement sécher au four les fruits pulpeux comme les pommes, les poires, les pruneaux, les figues et même quelques légumes parmi les plus aqueux.

En 1840, Masson communiqua, à la Société centrale d'horticulture de France, un moyen de conserver les végétaux, par la compression associée à la dessication, et quelques années après une usine importante, celle de Chollet et Cie, s'éleva à Paris et répandit partout ses produits. Ils furent d'abord accueillis avec faveur. Fonssagrives, dans la première édition de son *Traité d'hygiène navale* en fit l'éloge et on fit entrer les conserves Chollet dans les approvisionnements des navires ; mais on reconnut bientôt que c'était une triste ressource. Les légumes pressés, dit le Dr Le Roy de Méricourt, ayant perdu toute leur eau de végétation, n'offrent réellement d'autres avantages que de varier la monotonie de l'alimentation et d'être plus digestifs que les légumes secs (1). Le Dr Morache s'est montré plus sévère encore. Pour lui les légumes comprimés sont à peine supérieurs à du foin.

2° *Viandes.* — La dessiccation s'applique également aux viandes, mais

(1) Fonssagrives, *Hygiène navale* (*loc. cit.*), p. 777.

avec plus de difficultés. On y a recours dans l'Amérique du Sud pour la préparation de la *carne secca* qui sert à l'alimentation des nègres du Brésil et du *tarajo* que les gauchos emportent avec eux dans leurs longs voyages à travers les pampas ; mais pour obtenir ces produits, on joint la compression et la chaleur à l'action de l'air sec. Il y a des procédés moins rudimentaires pour conserver les viandes sur les bords de la Plata, mais ils ont tous été à peu près abandonnés pour la réfrigération dont nous parlerons plus loin. Dans l'Amérique du Nord et en Angleterre, on prépare, sous le nom de *pemmican*, un produit plus intéressant parce qu'il fait le fond de l'alimentation des équipages pendant les campagnes d'exploration dans les mers polaires. C'est de la viande de bœuf dégraissée, mise au four et desséchée avec assez de lenteur pour ne pas perdre son jus. Elle est ensuite imbibée de graisse pure, desséchée de nouveau, mise sous la meule et réduite en poudre, enfin comprimée de manière à former des gâteaux de cinquante livres environ. La ration est d'une livre par jour et par homme. C'est comme on le voit une préparation très complexe et dans laquelle la dessication n'intervient que comme élément.

Poudres de viande. — Des poudres alimentaires ont été préconisées à diverses époques et n'ont produit que les plus tristes résultats. On a fait, en 1766, sur des forçats du bagne de Rochefort, l'essai d'une poudre alimentaire, dont huit onces par jour devaient suffire pour nourrir un homme. Sur seize condamnés à vie qui acceptèrent de se soumettre à ce régime, huit tombèrent en défaillance et entrèrent à l'hôpital. Il en mourut un et on ne poussa pas plus loin l'expérience (1).

En 1780, un nommé Martin proposa à Louvois de nourrir les troupes avec une poudre de viande. Des essais furent faits à Lille ; mais ils soulevèrent de telles réclamations qu'il fallut les interrompre. On a également essayé en Crimée une poudre de bœuf qui n'a pas reçu un meilleur accueil (*Gazette des hôpitaux*, 1855).

On trouve pourtant aujourd'hui dans le commerce des poudres de viande qui ont une valeur nutritive incontestable. On les obtient en hachant du bouilli très menu, en le faisant sécher au bain-marie et en le pulvérisant soit avec un moulin à café soit à l'aide de l'appareil de Galante (2). Nous devons ajouter toutefois qu'elles sont acceptées avec la plus grande répugnance par les hommes et même par les animaux (3). On en peut dire autant des *poudres viandes*, des *biscuits viandes* dont

(1) AMÉDÉE LEFÈVRE, *Histoire du service de santé de la marine militaire*, Paris, 1867, p. 205.

(2) POINCARRÉ, *Recherches expérimentales sur la valeur nutritive des poudres de viande* (*Annales d'hygiène*, 1886).

(3) DUJARDIN-BEAUMETZ, *Clinique thérapeutique*, 4e édit., t. I, p. 320. *Des nouvelles médications*, 2e édit., p. 381.

on a fait l'essai en Allemagne et qui y ont été l'objet de nombreuses réclames (1).

Extraits. — Les extraits de viande ont eu plus de succès. Celui de Liébig, grâce à la réclame et à la signature de l'inventeur, est encore très répandu et très en usage, bien qu'il ait été démontré qu'il contient très peu de principes nutritifs. D'après les expériences de Chevreul, 500gr de cet extrait ne renferment que 50gr de matières albuminoïdes solubles ; on voit ce qu'il peut y en avoir dans les 30gr destinés à la confection d'un potage. C'est un condiment plutôt qu'un aliment. On obtient avec lui un bouillon aromatique agréable, légèrement stimulant et qui peut soutenir faute de mieux ; mais l'usage ne peut pas en être longtemps continué et il est impossible d'en forcer les doses, parce qu'il contient une très forte proportion de sels minéraux et surtout de chlorure de potassium, et qu'on pourrait déterminer des accidents analogues aux effets toxiques qu'on a produits sur les animaux mis en expérience (2).

Le Liébig semble devoir être supplanté par le *Cibils* qui est plus fluide et dont il faut une dose double. Arnould qui l'a expérimenté à l'hôpital militaire de Lille a constaté qu'il avait plus de parfum et de sapidité (3).

II. **Salage**. - C'est l'immersion des viandes dans la *saumure*, solution saturée de sel marin auquel on ajoute de 2 à 3 p. 100 de nitrate de potasse et qui possède la propriété curieuse de conserver aux viandes leur couleur rosée, tandis qu'elles se décolorent et deviennent grisâtres par l'emploi du sel tout seul (4).

La préparation des viandes saumurées est devenue un art véritable dans les arsenaux de la marine (5). On ne l'applique plus qu'à la viande de porc, il y a longtemps qu'on a renoncé au bœuf salé. Le lard salé est une précieuse ressource pour la navigation. Ce n'est assurément pas un aliment de premier ordre ; la saumure enlève à la viande une notable proportion des albuminoïdes, ainsi qu'une quantité considérable d'acide phosphorique et de potasse. Les salaisons sont indigestes, elles causent souvent du pyrosis et les gastralgiques ne peuvent pas les supporter ; mais on trouverait difficilement à les remplacer dans la marine.

Des vétérinaires allemands ont signalé les propriétés toxiques de la saumure et Reynal a lu un mémoire sur ce sujet à l'Académie de méde-

(1) E. Hasser, *De l'emploi des poudres de viande dans l'alimentation des soldats* (*Archives de médecine militaire*, 1er septembre 1884)

(2) Kemmerich, en soumettant des chiens au régime exclusif de l'extrait Liébig, les a vus mourir plus vite que ceux qui étaient à la diète absolue. Muller a provoqué des phénomènes d'intoxication en ajoutant 20 ou 30 grammes d'extrait Liébig au régime ordinaire.

(3) J. Arnould, *Nouveaux éléments d'hygiène* (*loc. cit.*), p. 986.

(4) On emploie 20 kilog. de sel et 2 kilog. de salpêtre, pour 100 kilog. de viande.

(5) Voyez pour le mode de préparation des salaisons : De Keraudren, *Annales d'hygiène* 1re série, Paris, 1829, t. I, p. 303.

cine (1) : en 1890, le journal des connaissances médicales a rapporté le fait de 26 porcs empoisonnés par la saumure. On n'a jamais cité de cas d'intoxication humaine, mais il suffit qu'elle soit possible pour qu'on doive renoncer à utiliser la saumure qu'on trouve au fond des barils de salaisons.

Le *salage* s'applique également au poisson ; mais la préparation n'est pas la même. A Terre-Neuve et en Islande on sale la morue pour la conserver. On en rapporte chaque année en France environ 35 millions de kilogrammes dont nous consommons 20 millions seulement. Le reste est exporté. A la côte de Terre-Neuve on joint la dessiccation au salage. Lorsque le poisson a été ouvert, vidé et qu'on a retranché la tête, on le dispose par couches sur lesquelles on projette le sel par pelletées. Au bout de quelques jours on l'étale sur les plages pour le faire sécher et on l'embarque en cet état. La morue salée était autrefois le principal aliment des noirs dans nos colonies. Comme il faut dessaler le poisson avant de le consommer, le liquide dans lequel on le fait macérer entraîne avec le sel une forte proportion des matières nutritives et réduit d'autant la valeur de cet aliment.

Morue rouge. — La morue salée est sujette à une altération qui la rend toxique et qui se caractérise par une coloration variant du rose tendre au rouge orangé. De nombreux empoisonnements collectifs ont été signalés depuis 30 ans par les médecins de la marine et ceux de l'armée (2). Le plus récent a été observé par le Dr Bérenger-Féraud, à la division des équipages de la flotte, à Lorient, le 30 octobre 1884. 215 hommes furent atteints, après avoir mangé de la *morue rouge*, d'accidents simulant le choléra (vomissements violents, diarrhées profuses, parfois sanguinolentes, algidité, crampes, vertiges, sueurs froides, tendance à l'état syncopal) ; aucun d'eux ne succomba (3).

Cette altération est due à une algue, le *conotherium bertherandi* de Mégnin, qui est emprisonnée dans les cristaux du sel marin, et à un bacille que le Dr Grancher appelle *bacillus morhua*. C'est un bâtonnet peu mobile, libre ou associé par deux ou trois éléments de 6 à 8 μ de longueur et de 1 à 1 1/2 μ de largeur. Ce bacille, toujours associé au *conotherium* dans la morue rouge, en constitue l'altération fondamentale (4).

Ces micro-organismes ne sont pas toxiques par eux-mêmes ; la morue rouge est inoffensive tant qu'elle reste *marchande*, c'est-à-dire tant

(1) Michel Lévy, *Traité d'hygiène publique et privée*, t. II, p. 599.

(2) Voir pour cet historique : *Annales d'hygiène et de médecine légale*, 3e série, t. XIV, p. 331.

(3) Bérenger-Féraud, *Etude d'un empoisonnement multiple survenu à Lorient par l'usage de morue altérée* (*Archives de médecine navale*, 1884, t. XLII, p. 440 et 1885, t. XLIII, p. 5).

(4) Grancher, Rapport sur les *morues rouges* (*Recueil des travaux du comité consultatif d'hygiène*, 1885, t. XVII, p. 1).

qu'elle conserve sa consistance et sa sécheresse, avec une petite odeur aigrelette seulement. Lorsqu'elle est ramollie et qu'elle exhale une odeur ammoniacale et putride, elle est à rejeter.

Le comité consultatif d'hygiène a été appelé deux fois à se prononcer sur la question de la morue rouge. La première fois (le 9 novembre 1885), sur un rapport de M. Gabriel Pouchet, il proposa au Ministre d'en interdire formellement l'entrée en France (1). La seconde fois, le 10 janvier 1887, après avoir entendu le rapport de M. Grancher, il déclara qu'on ne pouvait pas affirmer que la morue rouge fut nuisible par le seul fait de sa coloration rouge, mais qu'elle est plus exposée que la morue blanche à subir de dangereuses altérations (2).

Le maquereau salé conservé dans la glace cause parfois aussi des accidents d'empoisonnement assez graves. MM. Bidard et Debout en ont rapporté des observations au conseil central d'hygiène de la Seine-Inférieure, à la séance du 3 juin 1890. La glace préserve contre la putréfaction les couches superficielles ; mais l'intérieur et surtout les intestins n'y participent pas et subissent une altération qui les rend dangereux. Les symptômes observés sont les nausées, les vomissements, l'algidité et l'éruption d'urticaire (3).

III. **Antiseptiques.** — Le sel marin a conservé pendant longtemps le monopole de la conservation des aliments ; mais depuis que l'attention s'est portée sur les substances susceptibles d'arrêter les fermentations, on en a essayé un grand nombre. On a successivement expérimenté l'acide sulfureux, le bioxyde d'azote, l'acide carbonique, les acides borique, benzoïque, salicylique, le borax, le sel de conserve (biborate de soude), le charbon, la saccharine. Parmi ces agents, il en est quatre qui ont plus particulièrement attiré l'attention de l'autorité dans ces dernières années.

1° L'ACIDE BORIQUE et le BORAX ont été considérés comme inoffensifs par la plupart des chimistes jusque dans ces derniers temps. En 1879, le Comité consultatif fut appelé à se prononcer sur l'innocuité du sel de conserve (biborate de soude) et H. Bouley lut à la séance du 5 mai, un long rapport concluant à ne pas interdire son emploi (4).

Le 9 novembre 1885, le comité a de nouveau confirmé cette décision, sur un rapport de M. Gab. Pouchet, à l'occasion de poissons conservés à l'acide borique et expédiés de Norvège (5) ; mais le 28 novembre 1891, ce même rapporteur, à la suite d'expériences et de faits nouveaux est

(1) G. POUCHET, Rapport sur le même sujet (*Recueil des travaux du comité consultatif d'hygiène*, 1885, t. XV, p. 395).

(2) GRANCHER, Rapport cité (*Recueil des travaux du comité consultatif*, 1887, t. XVII, p. 9).

(3) *Revue sanitaire de la province*, numéro du 39 juin 1890, p. 92).

(4) *Recueil des travaux du comité consultatif d'hygiène publique*, 1879, t. VIII, p. 352.

(5) *Recueil des travaux du comité*, 1885, t. XV, p. 400.

venu proposer au comité l'interdiction du borax et de l'acide borique, dans la conservation des substances alimentaires et le comité a docilement approuvé cette décision (1). Le Conseil d'hygiène et de salubrité de la Seine, sur un rapport de M. Bourgoin, a interdit l'emploi de l'acide borique, pour la conservation du lait, dans sa séance du 30 août 1895.

2° L'ACIDE BENZOÏQUE n'a pas reçu un accueil plus favorable de la part du comité consultatif, en 1888. Sur le rapport lu par M. Gab. Pouchet, à la séance du 27 avril 1888, il a répondu au Ministre que l'emploi de l'acide benzoïque ne saurait être toléré pour la conservation des matières alimentaires. Au mois d'octobre 1894, il a émis un avis semblable, au sujet du bisulfate de soude, sur un rapport de M. Nocard.

3° LA SACCHARINE a été également repoussée par le Comité consultatif d'hygiène publique, le 13 août 1888, à la suite d'un rapport très circonstancié de MM. Gab. Pouchet et Ogier (2).

La saccharine, découverte en 1879 par Fahlberg, de Baltimore et Remsen, est un produit très complexe; son véritable nom chimique est l'*anhydro-ortho-sulfanime-benzoïque* ou par abréviation le *sulfinide benzoïque*. Elle possède une saveur analogue à celle du sucre de canne, mais un pouvoir sucrant de 280 à 300 fois plus fort. On utilise cette propriété pour l'édulcoration et la conservation des substances alimentaires. On prépare en Amérique, avec la saccharine, des sucres qu'on peut livrer à vil prix. En Allemagne on vend, sous le nom de *sucre de Cologne*, une matière édulcorante à base de saccharine et, à l'Exposition d'Anvers de 1885, on a vu une boutique de pâtissier dont les produits étaient exclusivement sucrés avec cette substance.

Le Dr Worms fit connaître ces faits à l'Académie de médecine à la séance du 10 avril 1888 (3). A quelque temps de là, le laboratoire municipal reçut des échantillons de vins de Champagne où le sucre était remplacé par la saccharine. Le conseil d'hygiène et de salubrité de la Seine, saisi de la question par le préfet de police, nomma une commission qui, par l'organe de Dujardin-Beaumetz, exprima l'avis de repousser la saccharine de l'alimentation générale, comme pouvant avoir des dangers pour la santé publique. Le rapport de MM. Gab. Pouchet et Ogier se terminait par des conclusions analogues. En conséquence, le ministre de la justice, par une circulaire en date du 16 octobre 1888, défendit l'emploi de la saccharine dans la préparation des boissons et des substances alimentaires (4).

(1) *Recueil des travaux du comité*, 1891, t. XXI, p. 690.

(2) Saccharine : *Son usage dans l'alimentation publique ; son influence sur la santé* (*Recueil du comité consultatif*, 1888, t. XVIII, p. 380).

(3) WORMS, *Du sucre de houille ou saccharine. Son adjonction au régime des diabétiques et à l'alimentation publique* (*Bulletin de l'Académie de médecine*, 1888, t. XIX, p. 498).

(4) *Saccharine et acide benzoïque employés à la préparation ou à la conservation des substances alimentaires : interdiction* (*Recueil des travaux du comité consultatif*, 1888, t. XVIII, p. 609).

4° L'ACIDE SALICYLIQUE a été également proscrit, mais ce n'a pas été sans résistance. L'hygiène et l'industrie se sont heurtées sur ce terrain et la lutte a été vive ; cependant c'est l'intérêt de la santé publique qui l'a emporté. Le débat a surtout porté sur le salicylage des boissons et en particulier de la bière et du vin parce qu'il y avait là de très grands intérêts engagés, il y a une quinzaine d'années surtout. Nous y reviendrons à propos de la falsification des boissons fermentées.

En ce qui a trait aux aliments, l'acide salicylique est employé pour la conservation de la viande, du poisson, des œufs, du beurre, des légumes et des fruits. A cinq reprises la question a été portée par le ministre devant le comité consultatif d'hygiène publique (1) et son opinion n'a pas varié. Il a toujours émis l'avis d'interdire la vente de toute substance alimentaire solide et de toute boisson contenant une quantité quelconque d'acide salicylique ou de l'un de ses dérivés. Enfin en 1887, sous la pression du commerce et de l'industrie, le ministre fit appel au jugement de l'Académie de médecine par une lettre en date du 18 juillet 1885 et, le 25 janvier 1887, elle approuva les conclusions du rapport de M. Vallin qui étaient conformes aux avis antérieurement émis par le comité consultatif.

Les raisons pour lesquelles les hygiénistes se sont toujours opposés à l'emploi de l'acide salicylique et de ses dérivés sont les suivantes : Cet acide, comme tous les antiseptiques, par cela même qu'il arrête la fermentation putride des aliments, entrave les fermentations digestives et cause la dyspepsie. Pour conserver les substances alimentaires, il faut l'employer à des doses qui ne sont pas inoffensives. Si son usage quotidien, en très petites proportions, peut, à la rigueur, être toléré par les personnes en santé, il est toxique en s'accumulant dans l'économie chez celles qui ne peuvent pas l'éliminer rapidement, parce que l'âge ou les maladies ont altéré leurs reins. On n'a du reste aucune garantie relativement aux doses employées par les industriels et d'ailleurs, la liberté du salicylage n'est réclamée qu'en faveur des denrées de mauvaise qualité, avariées ou déjà falsifiées et le commerce honnête la repousse.

5° L'immersion des fruits dans l'alcool, des légumes dans le vinaigre, l'enrobement à l'aide du sucre, du charbon, etc., la conservation des œufs dans le lait de chaux additionné de sucre ou de crème de tartre, appartiennent au même ordre de moyens de conservation que ceux que nous venons de passer en revue, mais l'hygiène n'a pas d'objections à leur adresser.

(1) 1° Séance du 29 octobre 1877 (*Recueil des travaux du comité consultatif*, t. VII, p. 346) ;
2° Séance du 15 novembre 1880 (*Recueil des travaux du comité*, t. X, p. 332) ;
3° Séance du 7 août 1882 (id. t. XII, p. 194) ;
4° Séance du 3 juin 1883 (id. t. XIII, p. 137) ;
5° Séance du 29 juin 1885 (id t. XV, p. 373).
Voir, pour l'historique de la question, le rapport lu par M. Vallin à l'Académie de médecine, le 28 décembre 1886 (*Bulletin de l'Académie de médecine*, t. XVI, p. 583).

IV. **Fumage.** — L'exposition des viandes et des poissons à la fumée qui porte aussi le nom de *boucanage*, est un moyen de conservation beaucoup moins usité et qui ne s'applique qu'à un petit nombre d'aliments. Il s'associe tout naturellement à la *dessication* et parfois au *salage*. Il a de spécial l'action des composés phénoliques (phénol, créosote, etc.) et de l'acide pyroligneux contenus dans la fumée. Ils pénètrent les viandes et les conservent tout en leur communiquant un fumet particulier très apprécié des gourmets. Le bœuf et les langues fumées de Hambourg, les jambons d'York, les harengs-saurs de Hollande sont les principaux exemples de ce mode de conservation. On l'applique aussi à la charcuterie. En Bretagne on fume les andouilles en les suspendant dans la cheminée des fermes. En Hollande et en Allemagne, on fume également les boudins. Ils ont même causé parfois des empoisonnements graves, car ce mode de préparation n'empêche pas toujours le développement des ptomaïnes.

V. **Chaleur.** — La conservation des aliments par la chaleur porte le nom de méthode d'Appert dont les premiers essais datent de 1796. Il plaçait les substances à conserver dans des vases de verre qu'il bouchait avec soin et qu'il chauffait ensuite au bain-marie bouillant. De nos jours on prépare encore de cette façon, dans beaucoup de ménages, les conserves de légumes et de fruits. Le premier perfectionnement consista à substituer des boîtes en fer-blanc aux vases de verre trop fragiles et mauvais conducteurs du calorique. Il fut réalisé par Collin (de Nantes). Pour empêcher les boîtes de se gonfler par la pression intérieure, il perçait le couvercle d'un petit trou qu'on bouchait à la fin de l'opération avec une goutte de soudure. Lorsqu'on sut qu'il fallait élever la température à 110° ou 115° pour être certain d'avoir détruit tous les germes, on chercha à réaliser cette surélévation en remplaçant l'eau du bain-marie par des solutions salines n'entrant en ébullition qu'à cette température. C'est le procédé Fastier. Aujourd'hui, on soumet les boîtes au chauffage par la vapeur sous pression. Pour cela, on ferme les boîtes à froid, puis on les met dans un autoclave et on les soumet, a l'aide de la vapeur surchauffée, à une température de 115°, ce qui correspond à une atmosphère et demie. La pression était la même à l'extérieur et à l'intérieur, les boites ne se déforment pas.

La méthode d'Appert peut s'appliquer à la plupart des substances alimentaires ; on s'en sert surtout pour la conservation des viandes, des poissons, du lait et des légumes.

1° Viandes. — Les conserves de viande sont une ressource précieuse pour les navigateurs. Autrefois on ne les voyait figurer que sur les tables des officiers et dans l'alimentation des malades. Elles font aujourd'hui partie de la ration de campagne ; on en délivre aux équipages trois repas par semaine, lorsqu'on n'a plus de viande fraiche à leur donner. Les conserves de bœuf sont très appréciées par les marins ; on s'en fatigue vite comme de tous les aliments conservés ; mais elles mettent dans le régime une précieuse variété.

Les conserves, même bien préparées, s'altèrent souvent à la mer ; on les reconnaît lorsque le couvercle bombe sous la pression des gaz intérieurs, et alors on les rejette. L'altération est bien plus prompte encore lorsque la boîte est ouverte. Aussitôt que le contenu a subi le contact de l'air, il se putréfie et peut causer des empoisonnements mortels ; on en a cité de nombreux exemples. Aussi, dans la marine, est-il défendu de toucher au contenu d'une boîte, lorsqu'elle est ouverte depuis plus de vingt-quatre heures.

2° Poisson. — La méthode d'Appert s'applique également au poisson et notamment au thon, au maquereau et à la sardine. Les sardines à l'huile sont l'objet d'un très grand commerce sur les côtes de Bretagne. Les fabriques qui y sont établies versent, chaque année, soixante millions de boîtes dans la circulation et font vivre toute une population de pêcheurs. C'est une excellente conserve et dont on ne se lasse pas vite. Depuis quelques années, elle fait partie de la ration de campagne, à bord des navires de l'État ; mais les 80 grammes qu'on en délivre par repas et qui ne représentent guère que trois sardines de grosseur moyenne, est tout à fait insuffisante.

Soudure des boîtes de conserves. — La fabrication des boîtes de sardines a soulevé une question d'hygiène qui intéresse au même titre toute l'industrie des conserves. En 1879, le Conseil central d'hygiène publique de la Loire signala, au ministère du commerce, les dangers résultant, pour la santé publique, de la soudure des boîtes à l'intérieur, laquelle met les aliments au contact d'un alliage contenant habituellement 70 p. 100 de plomb. La question fut portée devant le Comité consultatif d'hygiène ; je fus chargé du rapport (1) et, conformément à l'avis du Comité, le ministre prit, le 4 mars 1879, un arrêté interdisant aux fabricants de pratiquer des soudures à l'extérieur et leur prescrivant de ne se servir pour la confection des boîtes que de fer blanc étamé à l'étain fin (2). Cet arrêté souleva de telles réclamations de la part des intéressés que le ministre, malgré l'avis du Comité (3), décida que son arrêté ne serait exécutoire qu'à partir du 1er août 1881. La question revint encore devant le Comité et le 8 mars 1880, sur un nouveau rapport de ma part, elle maintint son opinion primitive (4).

(1) Rapport sur la soudure des boîtes de conserves alimentaires. *Commissaire* : MM. Wurtz et J. Rochard, *rapporteur* (*Recueil des travaux du comité*, 1879, t. VIII, p. 338.

(2 *Recueil des travaux du comité*, t. IX, p. 305.

(3) Rapport sur les soudures des boîtes de conserves : *Commissaires*, MM. Wurtz et J. Rochard, *rapporteur* (*Recueil des travaux du comité*, 1879, t. IX, p. 30).

(4) Rapport sur les réclamations adressées par les fabricants de conserves de sardines : *Commissaires*, MM. Wurtz, Dubrisay ; J. Rochard, *rapporteur* (*Recueil des travaux du comité*, t. X, p. 310).

Enfin, le Comité s'est de nouveau prononcé le 12 janvier 1881, par l'organe de M. Grimaux, en refusant aux fabricants le nouveau délai qu'ils sollicitaient et en invitant le ministre à faire exécuter rigoureusement ses arrêtés par les préfets (*Recueil des travaux du comité d'hygiène*, t. XXI, p. 1).

Le sujet ne méritait peut-être pas de si longs développements ; il n'y a pas d'exemple en effet d'une intoxication saturnine causée par les sardines conservées dans l'huile ; mais il en est souvent survenu dans la marine, par l'usage qu'on fait des boîtes de conserves après les avoir vidées, surtout lorsqu'on s'en sert pour contenir du vin ou des liqueurs acides. D'ailleurs l'huile dissout le plomb avec plus de facilité qu'on ne le croit M. Gab. Pouchet a trouvé, par kilogramme d'huile, 68 et 83^{mgr} de plomb et jusqu'à 168^{mgr} dans une vieille boîte. Or le plomb agit, comme on le sait, à doses presqu'infinitésimales, lorsqu'elles sont longtemps continuées. La prudence exige donc qu'on persiste à exiger la soudure extérieure et qu'on surveille le titre de l'étain employé.

3° Lait concentré. — Pour conserver le lait par la méthode d'Appert, on le concentre au tiers ou à la moitié, après quoi on l'introduit dans les récipients qu'on chauffe au bain marie, comme nous l'avons dit. Ce produit se conserve bien, mais ce n'est plus du lait naturel ; il n'en a ni le goût ni la saveur, lorsqu'on lui a rendu son eau. Le mode de conservation primitif à été modifié maintes fois. On connaît les procédés. Gallard, Béthel, Mabru, de Lignac. C'est ce dernier qui a prévalu ; il a été adopté en Suisse, et dans le nord de l'Italie où on prépare de grandes quantités de lait concentré. Il date de 1847 et consiste à faire évaporer le lait dans une large bassine, après y avoir ajouté 75^{gr} de sucre par litre. Lorsqu'il est réduit au cinquième de son volume, on l'enferme dans des boîtes de fer blanc, on le fait chauffer au bain marie, puis on soude le couvercle.

Lorsqu'on ouvre la boîte, on y trouve une substance pâteuse, jaunâtre, filante comme le miel. On y ajoute quatre fois son poids d'eau et on obtient un liquide opaque, d'un blanc laiteux très fortement sucré et qui peut être porté à l'ébullition sans aucun changement.

En Suisse on a modifié le procédé ; on y opère l'évaporation du lait dans le vide, ce qui est bien préférable. Le lait concentré renferme 22,44 p. 100 d'eau et 77,56 de matières solides. Une boîte entamée peut rester exposée à l'air pendant huit ou dix jours, sans s'altérer. Le sucre forme à la surface une pellicule qui protège le liquide sous-jacent contre les germes (1).

4° Légumes. — La méthode d'Appert conserve, aux légumes et aux fruits, leur goût et leur parfum. L'Amérique expédie en Europe, chaque année, dix-huit millions de boîtes de tomates et plusieurs millions de boîtes de fruits. Nous fournissons, au monde entier, des légumes verts.

(1) Girard, *Documents sur les fabrications alimentaires* (*loc. cit.*), p. 255).

Vingt à vingt-deux millions de demi-boîtes de pois, haricots verts, flageolets, fruits divers sont préparés chaque année dans nos grands centres de fabrication et 90 p. 100 de ces produits sont exportés. Cette industrie a soulevé il y a une quinzaine d'années un débat analogue à celui dont nous avons rendu compte à propos de la soudure des boîtes.

Reverdissage des conserves de légumes. — La méthode d'Appert appliquée aux légumes verts a l'inconvénient de les décolorer. Pendant leur cuisson, ils jaunissent et deviennent moins appétissants. Pour leur rendre leur couleur on a l'habitude de les plonger dans une solution bouillante de sulfate de cuivre (1) et de les y laisser pendant un quart d'heure, au bout duquel on les lave dans un courant d'eau froide. Après cette opération, qui porte le nom de blanchiment, on les met dans les boîtes de fer blanc, on fait le plein avec une solution de sel marin et de sucre, on soude le couvercle et on porte les boîtes à une température de 105 à 110° pendant 15 à 60 minutes dans une marmite de Papin. La presque totalité des légumes verts préparés en France, en Allemagne, en Italie et en Espagne est reverdie de cette façon.

Dans cette opération, le sulfate de cuivre s'unit à la légumine et aux matières albuminoïdes de la couche corticale et forme avec elle des albuminates insolubles. L'albuminate bleu et les produits jaunes qui accompagnent toujours la clorophylle unissent leur teinte pour produire un beau vert et la clorophylle elle-même est englobée dans cette combinaison insoluble. De plus le sulfate de cuivre, par ses propriétés antiseptiques, prévient les fermentations (2).

La quantité de cuivre que retiennent les légumes, d'après les analyses faites par les nombreux chimistes qui se sont occupés de la question varie entre 0gr,024 et 0gr,210 par kilogramme ; la moyenne de 14 analyses est de 0gr,80 (3). Le cuivre existe à l'état normal dans la plupart de nos aliments. Dans le pain, le café Bourbon, le quinquina on en trouve beaucoup plus que dans les légumes reverdis, ainsi que l'ont prouvé Meisner, Sarzeau, Dormy, Deschamps, Commaille, Lambert, Duclaux et plus récemment Galippe dont nous avons cité le travail à propos des vases de cuivre.

Le Comité consultatif d'hygiène publique fut consulté en 1860 par le ministre sur les dangers que pouvait offrir la présence de ce métal, alors considéré comme toxique, dans des aliments usuels et, confirmant l'avis du Conseil d'hygiène et de salubrité de la Seine, il proposa de défendre l'emploi des sels de cuivre dans la préparation des aliments.

(1) On met de 30 à 70 grammes de sulfate de cuivre pour 100 litres d'eau, et pour 60 à 70 litres de légumes verts.

(2) Rapport fait par MM. Bouchardat et A. Gautier au congrès international d'hygiène de Paris ; séance du 5 août 1878 (*Comptes-rendus du Congrès*, Paris, 1880, t. I, p. 1886).

(3) Pour toutes ces analyses, voyez le rapport déjà cité de MM. Bouchardat et A. Gautier (*Comptes-rendus du Congrès d'hygiène*, Paris, t. I, p. 509).

Cette interdiction qui n'avait jusqu'alors concerné que Paris, fut étendue à toute la France par l'arrêté ministériel du 20 décembre 1860 ; mais l'arrêté resta à peu près à l'état de lettre morte jusqu'en 1877. Il n'en exerça pas moins une certaine influence sur l'industrie. De nouveaux procédés furent mis en usage pour reverdir les légumes sans employer le cuivre. La maison Lecourt et Guillemare prit en 1876 un brevet pour un procédé *à la laque de clorophylle*. La matière colorante était empruntée à des épinards cuits à moitié et additionnés de soude marquant 10° à l'aréomètre de Baumé. La conservation était parfaite et la couleur verte très satisfaisante (1). En 1877, MM. Biardot, Possoz et Lécuyer prirent un brevet pour la conservation des légumes à l'aide d'une solution de sucre de sel marin et de chaux. D'autres procédés dans lesquels on faisait intervenir le carbonate de soude et l'alun (procédé Garges) le chlorure de zinc (procédé Courtemanche) furent imaginés à la même époque (1). Les inventeurs qui avaient monté des usines pour se conformer à l'arrêté du 20 décembre 1860, en réclamèrent la stricte exécution, pendant que leurs concurrents restés fidèles à l'ancienne méthode en demandaient l'abrogation, en s'appuyant sur l'innocuité reconnue des sels de cuivre aux doses trouvées dans leurs préparations. Le ministre consulta de nouveau le Comité consultatif d'hygiène qui persista dans son opinion et l'interdiction fut maintenue. Des poursuites furent exercées ; les marchands réclamèrent, le Comité consultatif d'hygiène fut à deux reprises consulté de rechef ; Gallard qui fut chargé de faire les deux rapports, se prononça de nouveau pour l'interdiction (2) et le 21 août 1882, le Comité formula la déclaration suivante : « Dans l'état actuel de la science, » il n'est pas démontré que le reverdissage des conserves par les sels de » cuivre soit inoffensif ; il n'y a donc pas lieu de lever la prohibition. » Depuis, les choses en sont restées là. Il est inutile de dire qu'on a continué à reverdir les légumes avec le sulfate de cuivre et qu'on a continué à les consommer sans qu'il y ait jamais eu le moindre accident.

VI. **Réfrigération.** — De tous les moyens de conserver les aliments, le froid est celui qui donne les meilleurs résultats et qui peut s'appliquer sur la plus grande échelle. Il a l'avantage sur les autres de ne faire intervenir aucun élément étranger, de conserver aux viandes leur aspect et leur pouvoir nutritif. Il se borne à arrêter les fermentations et les décompositions chimiques.

Le froid ne tue pas les microbes ; ils résistent à de très basses tempé-

(1) Pour les détails du procédé, voir le rapport de GALLARD au comité consultatif d'hygiène publique, séance du 21 avril 1881 (*Revue des travaux du comité*, t. XI, p. 362). Je faisais partie de la commission. J'ai visité l'usine avec Gallard et j'ai pu constater la belle couleur verte, le bon goût et la parfaite conservation des légumes.

(2) Rapport sur le reverdissage des conserves de légumes, par le Dr GALLARD (séance du 21 avril 1881) Deuxième rapport sur le même sujet (séance du 21 août 1882. *Recueil des travaux du comité*, t. XII, p 270).

ratures, ainsi que M. Pasteur l'a reconnu le premier. Le microscope les retrouve dans la glace formée sur les eaux souillées ; mais si les microbes et surtout leurs spores peuvent survivre à plusieurs mois de congélation, leur multiplication est arrêtée, ils sont rendus inoffensifs et cela suffit pour la conservation des viandes, auxquelles le procédé de la réfrigé ration s'applique plus particulièrement.

Le degré de froid varie suivant le but qu'on se propose. Lorsqu'il s'agit de conserver les viandes sur place ou de les transporter à courte distance, il suffit de les réfrigérer, c'est-à-dire de les maintenir à 0° ; mais quand la conservation doit durer plusieurs mois, quand les viandes doivent faire de longs voyages et traverser la zone torride, il faut abaisser la température à — 15°. Elles acquièrent alors la dureté du marbre et, pour les conserver en cet état, il suffit de les maintenir dans une enceinte refroidie à — 5°.

Les moyens de produire la réfrigération sont de plusieurs sortes. Le plus simple et le plus ancien, c'est la glace en nature. On y a encore recours dans l'Amérique du Nord, où il est facile de se la procurer. On a confectionné pour cela des wagons spéciaux dont on a pu voir un spécimen à l'Exposition de 1889. Il y en a 6.000 en service sur les chemins de fer des États-Unis. En Europe, où ce moyen serait trop dispendieux, on préfère l'emploi des appareils. Il y en a de deux sortes : dans les uns on produit la congélation à l'aide du gaz ammoniac. C'est le système Carré, celui que nous avons décrit, à propos de la Morgue de Paris (1). La machine Fixary, qui a figuré à l'Exposition de 1889, repose sur le même principe. Dans le second système, le refroidissement est produit par la détente de l'air comprimé. On peut obtenir par ce moyen des froids considérables. La Société de l'air comprimé avait fait installer, dans la galerie des machines, à l'Exposition de 1889, une chambre de froid qu'elle louait aux restaurateurs, et dans laquelle la température pouvait descendre à — 20°. La machine Hall, qui fonctionne à bord des navires transportant les viandes de La Plata en Europe, peut produire un froid de — 70°.

Ce commerce a pris, depuis une vingtaine d'années, une grande extension. L'Amérique du Sud expédie, en Angleterre, des quantités considérables de bœufs découpés en quartiers, et l'Australie y envoie des milliers de moutons à l'état de *carcasses*, c'est-à-dire contenus dans des sacs (2). La machine Hall est installée à bord des navires construits pour ces transports et dont chacun peut embarquer de 30 à 40.000 moutons.

La conservation est parfaite lorsque les viandes sortent des chambres de réfrigération ; mais aussitôt qu'elles sont exposées à l'air et qu'elles dégèlent, elles deviennent humides, flasques, et dégagent une odeur

(1) Chapitre III, article V, § 4, p. 550.

(2) En 1886, on a débarqué, en Angleterre, plus d'un million de moutons provenant de l'Australie et de la Nouvelle-Zélande. Malgré les frais de transport et d'emmagasinage, ces viandes congelées, vendues au détail, coûtent moitié moins cher que celles du pays

nauséeuse que la cuisson ne fait pas disparaître. Au bout de très peu de temps, elles deviennent dégoûtantes et se couvrent de moisissures. Cette décomposition rapide a nécessité la création, sur les lieux de production comme en Angleterre, de chambres réfrigérantes, où les viandes sont conservées à la même température qu'à bord. A Londres, on trouve de ces chambres à *Victoria-dock*, *East-India-dock*, *South-Weit-India-dock*, dans les galeries situées sous la gare de *Cannon street* et dans les grands établissements pour la vente de la viande au détail. Il en existe également à Glascow et en Belgique.

Les essais qu'on a faits jusqu'ici en France pour l'importation des viandes congelées n'ont pas réussi. En 1880, le *Paraguay* et le *Frigorifique* y apportèrent des chargements de viandes qui furent trouvées excellentes à la condition d'être consommées sur le champ, mais l'entreprise donna des résultats déplorables au point de vue financier. En 1889, un troisième navire apporta, au port Saint-Nicolas, un chargement de moutons, de poisson et de gibier congelés qui furent vendus à la criée. Il n'en est pas venu d'autres ; mais on a installé, sous la nouvelle Bourse du commerce, à côté des ventilateurs mus par l'air comprimé, des chambres de froid qu'on loue aux marchands des grandes halles, pour conserver les denrées altérables qu'ils n'ont pu écouler.

Depuis lors, la question a changé de face. En 1892, le conseil municipal de Paris, sur le rapport fait par M. Deligny, au nom de la commission de ravitaillement, a voté un crédit de 650.000 francs à l'effet d'installer aux abattoirs de la Villette une usine frigorifique type (1). L'exécution en a été confiée à la Compagnie française des moteurs à gaz et des constructions mécaniques. La réfrigération ne sera pas obtenue par les mêmes moyens qu'à la Bourse du commerce. C'est une machine du système Fixari qu'on va y installer. Elle doit développer une puissance nominale de 300.000 *frigories* par heure (2) et l'établissement est outillé pour la *congélation à cœur* de 20.000^{kgr} de viande par vingt-quatre heures. Le service des abattoirs pourra mettre à la disposition des bouchers une capacité utile de 2.000^{m3} correspondant à l'entreposage de 200.000 à 250.000^{kgr} de viande.

La réfrigération peut également être appliquée à la conservation du gibier, du poisson, du lait, etc.

§ VII. — FALSIFICATION DES ALIMENTS

L'art néfaste des falsifications fait chaque jour des progrès. Il n'est guère de produits alimentaires qui ne lui paye son tribut ; il est peu

(1) *Bulletin municipal officiel de la ville de Paris* (Compte-rendu de la séance du 28 novembre 1892).

(2) Rapport de M. A. Petsche, ingénieur ordinaire (annexe n° 3, p. 16).

de denrées que le consommateur puisse se procurer à l'état de pureté parfaite. Les conseils d'hygiène luttent de leur mieux contre cet envahissement. L'administration les soutient en général et s'efforce d'appliquer leurs décisions ; mais ils ne trouvent pas le même appui du côté du pouvoir judiciaire. Nous reviendrons plus loin sur cette différence d'appréciation ; mais il faut d'abord passer en revue les falsifications principales. Nous ne ferons guère que les indiquer, car pour traiter à fond un sujet aussi complexe, il faudrait sortir de notre cadre. L'étude des expertises serait surtout un véritable hors d'œuvre, et nous nous abstiendrons de mettre le pied sur ce terrain, qui est beaucoup plus du ressort de la chimie que de celui de l'hygiène. Celle-ci doit signaler les falsifications et laisser à l'autre le soin de les caractériser et d'en faciliter la poursuite.

I. **Substances végétales.** — 1° FARINES, PAIN. — Les farines de froment sont celles qu'on falsifie le plus fréquemment. Tantôt on y ajoute des farines de lentilles, de pois, de haricots, de maïs, de pommes de terre. L'examen microscopique permet de découvrir cette fraude par la différence dans la forme et dans les dimensions des grains d'amidon. Parfois on y ajoute des métaux toxiques comme le plomb, le cuivre, le zinc, ou des corps inutiles comme le plâtre, la craie. On importe de Rotterdam, sous le nom de farine artificielle, un produit mélangé de sulfate de baryte. Pour permettre d'utiliser des farines gâtées, on y mêle de l'alun, du sulfate de cuivre ou de zinc (1). Ces fraudes sont décelées par l'analyse.

Le pain est également falsifié à l'aide de l'alun, des sulfates de zinc et de cuivre, des carbonates et des bicarbonates d'ammoniaque, de potasse, de magnésie, de chaux. Le cuivre, le zinc et le plomb qu'on rencontre parfois dans les expertises, ne sont pas toujours ajoutés par la fraude. Ils proviennent souvent de l'emploi, pour le chauffage des fours, de bois de démolition peint ou injecté. Le préfet de police a interdit l'emploi de ces matériaux. Les céréales, d'ailleurs, contiennent, comme nous l'avons dit, du cuivre à l'état normal.

2° FRUITS. — Une falsification toute récente des fruits consiste à les teindre, tantôt en les immergeant dans une solution colorée, tantôt en l'injectant au centre du fruit ou en les peignant au pinceau. C'est ainsi qu'on donne à la pulpe des oranges ordinaires le rouge vif des oranges sanguines, avec la *roccelline* ou l'*écarlate de Biebricht*. On teint les citrons avec le *jaune de naphtol* relevé d'une pointe de *vert diamant*, les fraises avec le *sulfo de fuschine* ou *la rhodanine*. On nuance les pêches en étalant sur leur peau veloutée un mélange de *rhodanine*, de

(1) GIRARD, *Documents sur les falsifications des matières alimentaires* Paris, 1882, p. 310.

rouge azoïque et de *citronine*. Les melons se teignent à l'intérieur par une injection de *tropæoline*, poussée jusqu'au centre ; puis on les aromatise avec l'*essence de melon artificielle* ; les poires prennent des nuances variées à l'aide des couleurs d'*aniline* (1).

Les conserves de fruits sont édulcorées avec du sirop de *dextrine* ou de *glucose*. Les gelées d'abricot sont faites avec du potiron ; d'autres avec la pulpe de carotte, de betterave. On a vu des confitures de groseille absolument artificielles. Les sirops sont falsifiés de la même manière.

3° Huiles. — L'huile d'olives dont le prix est élevé se falsifie avec des huiles de sésame, de colza, d'œillette, de coton. Cette dernière est devenue une véritable industrie ; on l'obtient en soumettant les graines du cotonnier à la pression, dans des chauffoirs après les avoir décortiquées.

II. Substances animales. — Les viandes fraîches sont l'objet de fraudes qui consistent à substituer une espèce à une autre, un morceau inférieur à une pièce de choix, à faire écouler des viandes trop faites ou provenant d'animaux morts de maladies contagieuses, mais ce ne sont pas là de véritables falsifications. Celles-ci ne sont possibles que pour les viandes travaillées comme la charcuterie et les conserves.

1° Charcuterie. — Les saucisses, qui devraient être faites avec de la chair de porc contenant du maigre et du gras en parties à peu près égales, sont souvent confectionnées avec du gras, du sang et de la farine ; elles sont encore plus souvent falsifiées avec de la chair de cheval. En 1894, le syndicat de la charcuterie adressa, au préfet de police, une réclamation contre cette tromperie. A cette époque, il n'existait pas de moyen de reconnaître la viande du cheval de celle du porc ; mais deux savants allemands ont, depuis, découvert ce moyen. Il consiste à traiter, par l'eau iodée, le bouillon obtenu avec le produit suspect. S'il contient de la viande de cheval, ne fût-ce qu'un cinquième, on voit apparaître une coloration rouge-brun violacé tout à fait spéciale, M. Nocard a reconnu l'efficacité de ce procédé et, sur sa proposition, le conseil d'hygiène de la Seine, le 1er février 1895, a émis l'avis que les fabricants de saucisson de cheval fussent obligés de faire connaître à l'acheteur, par un étiquetage spécial, la nature du produit mis en vente (2).

La *galantine truffée* vendue sous le nom de *galantine de volaille* est souvent faite avec un mélange de porc et de veau et les truffes sont remplacées par des tranches de pommes de terre noircies à l'aide du perchlorure de fer ou du tannin. Le fromage d'Italie est fabriqué avec tous les débris et toutes les raclures de table ; les boudins sont souvent faits avec des oignons crus, des cretons et du sang. Toutes ces charcuteries de mauvais aloi s'altèrent plus vite que les autres et acquièrent facilement des propriétés délétères.

(1) *Journal d'hygiène*, N° du 16 février 1893, p. 76.

(2) Girard (*loc. cit.*), p. 469.

2° Conserves. — Les boîtes de conserves peuvent être l'objet de deux fraudes différentes : On peut y introduire des aliments d'une autre nature que ceux qui sont indiqués sur la couverture ; on peut les préparer d'une manière différente ; cette dernière fraude est la plus commune. Les boîtes de conserves de provenance exotique, celles qui viennent d'Amérique surtout, sont souvent mal préparées. En 1879, les fabricants de conserves de Nantes signalèrent à l'autorité administrative la présence sur la place de 500.000 boîtes dont le fer-blanc était étamé au plomb pur dont le contenu était plus ou moins pourri et qui renfermaient, dans leur intérieur, de l'eau corrompue, des détritus, des fragments de vernis et de peintures à base de minium et de vermillon (1). Lorsque je présidais le Conseil supérieur de santé de la marine, il a dû à trois reprises rejeter des fournitures de conserves venant de l'étranger, à cause de leur mauvaise qualité. Elles étaient peintes au minium et soudées à l'intérieur avec de l'étain plombifère. La viande qu'elles contenaient n'avait ni l'odeur, ni la saveur des conserves bien préparées ; elle était rougeâtre, filandreuse, imprégnée de sucs acides et, dans presque toutes les boîtes, on trouvait des fragments de soudure au milieu du contenu.

3° Lait. — La consommation du lait a pris depuis quelques années un développement qui explique la fréquence des manipulations dont il est l'objet. Les falsifications proprement dites sont pourtant plus rares qu'on ne le croit. « On cite, dit M. Girard, des exemples d'addition de fécule, » d'amidon, de malt d'avoine, de blanc d'œuf, de dextrine, de sucre et » même de cervelle et d'huile traitée par l'acide sulfurique. Nous pou- » vons affirmer que, jusqu'à présent, nous n'avons rencontré ces subs- » tances que rarement (2) ».

A Paris, la fraude se borne à écrémer le lait, à le mélanger d'eau ou de petit lait et à y ajouter un peu de bicarbonate de soude pour l'empêcher de se coaguler ; mais cette fraude se pratique sur une grande échelle. Avant d'arriver au consommateur, le lait a été refroidi, écrémé, chauffé, mouillé et transvasé cinq ou six fois. Sur un millier d'échantillons que le laboratoire municipal examine par an, les uns prélevés par les inspecteurs et les commissaires de police, les autres apportés par le public, on en trouve en moyenne de 45 à 46 p. 100 qui sont mouillés à 10 p. 100 et au-dessus. A Londres, la proportion n'est que de 26,46 p. 100.

4° Beurre. — Pour le beurre, comme pour le lait, l'importance de la consommation explique la fréquence des falsifications. M. Girard range en six groupes les substances frauduleusement introduites dans le beurre ; mais il convient que la seule qu'on y trouve fréquemment et qui mérite

(1) Rapport sur la fabrication des boîtes de conserves, *commissaires* MM. Wurtz, Rochard, *rapporteur* (Séance du Comité consultatif d'hygiène du 30 janvier 1879)

(2) Girard, *Documents sur les falsifications alimentaires*, Paris, 1882, p. 238.

de l'intérêt, c'est la *margarine*. C'est un Français, M. Mège-Mouriès, qui a découvert le procédé actuellement employé pour retirer l'oléo-margarine des graisses. Cette invention donna bientôt naissance à une branche d'industrie qui a pris des proportions considérables. La quantité qui s'en fabrique, à Paris, correspond à la production de beurre d'un troupeau de 30.000 vaches. En Allemagne, 52 fabriques en fournissent par an 150.000 quintaux. L'Amérique en produit une quantité correspondante au beurre que donneraient 300.000 vaches laitières (1).

Si la margarine était fabriquée avec soin et avec des graisses de bonne qualité, si elle était vendue sous son véritable nom, elle rendrait des services dans les petits ménages ; mais on emploie pour l'obtenir des suifs de toute provenance et la majeure partie sert à falsifier le beurre par son mélange avec lui, ou bien à en fabriquer de toutes pièces, en barattant la margarine avec de l'huile et du lait, pour lui donner la consistance du beurre et en colorant ce produit avec du safran, du rocou ou du curcuma.

Cette fraude a maintes fois attiré l'attention des Conseils généraux dans les départements et des Conseils d'hygiène. Le Comité consultatif d'hygiène publique de France a été appelé à plusieurs reprises à formuler son opinion sur son compte, et enfin elle a été l'objet d'une loi spéciale, la loi du 14 mars 1887 sur la répression des fraudes dans la vente des beurres (2). Malheureusement la loi comme les décisions des Conseils a manqué souvent son but, parce que la fraude est aussi facile à commettre qu'elle est difficile à découvrir et, ce qui montre sur quelle grande échelle elle s'exerce encore, ce sont les chiffres que nous avons produits en commençant au sujet de la production de la margarine.

La *margarine* n'est pas le seul produit qu'on ait voulu substituer au beurre, dans la préparation des aliments. En 1885, les inspecteurs du laboratoire municipal saisirent, chez un pâtissier, des gâteaux nommés *mikados* qui avaient la propriété de ne pas rancir, parce qu'ils étaient préparés avec la *vaseline*. Le même industriel employait, dans le même but, la *pétréoline* de Lancelot et la *neutraline* de la maison Bucquet. Ces produits furent examinés par le Conseil d'hygiène et de salubrité de la Seine qui n'hésita pas à les considérer comme nuisibles à la santé. Le Comité consultatif d'hygiène, saisi à son tour de la question par le ministre du commerce, la trancha dans le même sens, en émettant l'avis d'interdire l'emploi de la *vaseline*, de la *pétréoline*, de la *neutraline* et de tout autre produit similaire, dans la fabrication des gâteaux et en général de toutes les matières alimentaires (3).

(1) Pour la fabrication de la margarine voyez Girard, *Documents sur les falsifications alimentaires* (*loc. cit.*), p. 291.

(2) Pour le texte de cette loi, voyez : *Recueil des travaux du Comité consultatif d'hygiène publique*, t. XVIII, p. 598.

(3) Dubrisay, Rapport au Comité consultatif d'hygiène, 28 mars 1885 (*Recueil des travaux du Comité*, t. XV, p. 359).

III. **Condiments.** — Le *poivre* est un des condiments les plus falsifiés. Chevalier a trouvé 15 à 20 p. 100 de grains fabriqués dans un lot de quarante balles soumises à son expertise. M. Girard a examiné, au laboratoire municipal, un échantillon de poivre en grains composé de plâtre, de gomme et d'une trace de poivre au centre. En général, les grains fabriqués se composent de graines de navelle recouvertes des débris de poivre ou de poudre de moutarde (1).

Le poivre en poudre est encore soumis à de plus nombreuses sophistications. On y met de la poudre de *grignons d'olives* à laquelle on a joint un peu de piment. On y trouve aussi de la fécule, du fleurage de pommes de terre, de la poudre de laurier ou de menthe, des grabeaux (débris de l'enveloppe cornée du grain de poivre). Autrefois, on y mélangeait fréquemment des tourteaux de plantes oléagineuses; actuellement ces falsifications sont devenues très rares (2). En revanche on y trouve parfois de la craie, du plâtre, de l'argile. Toutes ces fraudes se reconnaissent à l'aide de l'inspection microscopique.

La *cannelle* est fréquemment mélangée à des poudres d'amandes, de noix ou de noisettes, qui se décèlent par le même moyen.

Le *sucre* en poudre, la *cassonade* sont sophistiqués avec le glucose, la farine, la chaux, le sulfate de baryte. Cette dernière substance est toxique; la chaux n'est pas inoffensive et le glucose lui-même peut être un poison lorsqu'il est fabriqué avec de l'acide sulfurique arsenical, comme celui qu'on tire d'Allemagne et qui est extrait des pyrites de Westphalie lesquelles sont très riches en arsenic (3).

Le *vinaigre* est souvent falsifié avec de l'esprit de bois ou des liquides fabriqués avec du sirop de fécule; parfois on le remonte avec des acides minéraux, sulfurique ou chlorhydrique, après l'avoir étendu du tiers ou du quart de son poids d'eau. Tous ces liquides n'ont ni la limpidité, ni la belle couleur blonde, ni la saveur fraîche et agréable du vinaigre de vin.

IV. **Police des falsifications.** — Les falsifications alimentaires font l'objet de la préoccupation constante de l'hygiène. C'est le sujet qui donne le plus d'occupations aux Conseils, et les laboratoires municipaux passent leur temps à les déjouer. La nécessité d'une loi internationale est généralement comprise. Elle a été reconnue dans les Congrès d'hygiène de Genève (1882), de la Haye (1884), de Vienne (1887), mais ces résolutions et ces votes n'ont été suivis d'aucune réalisation. Les falsifications causent pourtant un préjudice sérieux à la santé publique, moins par les empoi-

(1) GIRARD, *Documents*, etc. (*loc. cit.*), p. 381.

(2) Gab. POUCHET, *Technique alimentaire* (*Encyclopédie d'hygiène*, t. II, p. 885).

(3) Rapport sur une communication relative à des glucoses contenant de l'arsenic, *commissaires :* MM. Gavarret, Bussy, *rapporteur* (*Recueil des travaux du Comité consultatif d'hygiène*, t. VIII, p. 363).

sonnements aigus qu'elles occasionnent et qui sont rares, que par les troubles qu'apporte à la santé l'usage quotidien d'aliments sophistiqués. Ce sont de véritables intoxications chroniques et les fraudes inoffensives en apparence, celles qui ne constituent que des tromperies sur la qualité de la marchandise vendue, portent également préjudice à la santé des populations pauvres, en diminuant la quantité de principes nutritifs contenus dans leur alimentation déjà insuffisante.

L'administration, comme nous l'avons vu, fait ce qui dépend d'elle pour combattre le mal, mais les règlements comme les lois restent le plus souvent à l'état de lettre morte, par suite de l'habileté des fraudeurs et de la difficulté de fournir les preuves matérielles de leurs falsifications. L'insuffisance de la pénalité et l'indulgence des tribunaux leur vient en aide. La jurisprudence de ces derniers diffère complètement de celle des Conseils d'hygiène. Ceux-ci ont pour principe qu'on doit considérer comme fasilfié tout produit alimentaire lorsqu'il contient une substance étrangère à sa composition naturelle, ou quand une substance qui entre dans sa composition naturelle s'y trouve en quantité anormale. Ils pensent de plus qu'il faut interdire l'introduction dans les aliments de toute substance dont l'innocuité n'est pas certaine. Les tribunaux au contraire estiment qu'on doit permettre tout ce qui n'est pas évidemment nuisible ; ils ne condamnent que lorsque la sophistication a causé des accidents immédiats et suffisamment graves. Quant au préjudice causé à la santé par l'ingestion quotidienne de denrées alimentaires falsifiées, comme on ne peut pas leur en apporter la preuve matérielle et irrécusable, ils n'en tiennent pas compte.

ARTICLE II. — EAUX POTABLES

Nous nous sommes déjà occupé de l'eau à deux reprises, nous avons indiqué son rôle dans la nature (1) et son importance en hygiène urbaine (2), il nous reste à faire connaître son emploi dans l'alimentation, à traiter en un mot la question des eaux potables.

L'eau joue un rôle considérable dans la nutrition. La quantité que le corps de l'homme en rejette chaque jour par la respiration, la transpiration et les urines varie entre 2.000 et 3.000gr (3). Il faut donc en ingérer chaque jour une quantité égale et ce besoin est le plus impérieux de tous. La soif est, comme chacun le sait, le plus cruel des supplices. Dans son passage à travers l'économie, l'eau est l'agent et la condition de tous les

(1) Chapitre II, article II, § Ier.
(2) Chapitre III, article Ier, § V.
(3) Dujardin-Beaumetz, l'*Hygiène alimentaire* (*loc. cit.*), p. 16.

phénomènes de la nutrition. Elle cède de plus à l'économie les sels qu'elle renferme et complète ainsi le rôle des aliments solides ; mais ces considérations sont plus particulièrement du ressort de la physiologie; le rôle de l'hygiène consiste à faire connaître les conditions que les eaux potables doivent remplir, les maladies que les eaux impures peuvent causer, les moyens de les purifier et de les conserver.

§ Ier. — CARACTÈRES GÉNÉRAUX DES EAUX POTABLES

Ces caractères sont définis de la manière suivante par l'*Annuaire des eaux de France* : « Une eau peut être considérée comme bonne et potable » quand elle est fraîche, limpide, sans odeur ; quand sa saveur est très » faible, qu'elle n'est surtout ni désagréable, ni fade, ni salée, ni dou» ceâtre, quand elle contient peu de matières étrangères, quand elle » renferme suffisamment d'air en dissolution ; quand elle dissout le savon » sans former de grumeaux et qu'elle cuit bien les légumes. »

I. Propriétés physiques. — 1° Température. — La température de l'eau est celle du sol quand elle le parcourt dans ses profondeurs et celle de l'atmosphère quand elle coule à l'air libre. C'est une des raisons pour lesquelles l'eau des fleuves qui est tiède en été ne vaut pas l'eau de source qui n'a que la température des terrains d'où elle émerge, laquelle oscille dans nos climats entre 9 et 14°, suivant l'altitude. Entre ces limites, l'eau est fraîche et désaltère bien ; à 20°, elle est tiède, paraît fade et ne désaltère plus ; l'eau très froide, si agréable dans l'été, n'est pas sans danger lorsqu'on la boit en grande quantité, surtout lorsque le corps est en sueur. Tout le monde connaît l'histoire d'Alexandre le Grand sur les bords de l'Oxus et celle plus triste encore de Montecuculli, l'échanson du Dauphin fils de François Ier. Les médecins ont souvent l'occasion de voir des pleurésies et même des péricardites causées par l'ingestion d'un verre d'eau glacée, pendant la transpiration.

2° Limpidité. — Toute eau de boisson qui n'est pas limpide doit être rejetée, parce qu'elle contient des substances terreuses et des matières organiques. La limpidité peut se concilier avec un certain degré de coloration, ainsi que le fait observer M. A. Gautier. Il coule en effet sur les plateaux granitiques élevés de l'Amérique du sud des rivières dont les eaux vues en grande masse et à l'ombre sont colorées comme du café. Ces eaux noires doivent leur coloration à une matière humique; elles n'en sont pas moins limpides et bonnes à boire.

3° Saveur et absence d'odeur. — L'eau potable a toujours un peu de goût que distinguent les personnes douées d'une grande sagacité gustative, mais cette saveur doit être faible et agréable. Dans tous les cas, elle doit être absolument inodore. Cependant il est peu d'eaux qui, conservées dans l'obscurité, après avoir été exposées à la lumière, ne prennent pas une odeur de croupi due à la décomposition des petits organismes qu'elles renferment. Ces boissons ne sauraient être réputées mauvaises que si, après un mois de conservation, elles se sont notablement troublées.

4° Action sur le savon et les légumes. — Les eaux qui durcissent les légumes sont trop riches en sels calcaires, elles sont *crues*, *dures*, *séléniteuses* et par conséquent impropres aux usages alimentaires. L'eau qui, versée dans une solution limpide de savon, y forme des grumeaux, contient des sels calcaires ou magnésiens, qui forment, avec les acides gras du savon, des sels insolubles ; les eaux saumâtres ne le dissolvent pas davantage, parce qu'elles contiennent des chlorures alcalins ; toutes ces eaux doivent être rejetées de l'alimentation.

II. **Composition des eaux potables.** — Les eaux qu'on rencontre dans la nature ne sont jamais d'une pureté parfaite et ce n'est même pas une qualité à rechercher, comme nous le verrons en parlant de l'eau distillée. Toutes renferment des gaz, des sels et des matières organiques.

1° Gaz. — L'eau potable, dit M. A. Gautier, doit contenir de 20 à 25^{cm3} de gaz formés de 50 p. 100 environ d'acide carbonique, le reste étant un mélange d'oxygène et d'azote dans la proportion de 31 à 33 du premier gaz pour 69 à 67 du second. Les eaux ainsi aérées sont légères, elles plaisent à l'estomac. Les eaux privées d'oxygène, comme l'eau distillée, l'eau bouillie, l'eau des glaciers sont lourdes et il faut les agiter avant de les boire. En dehors de cette donnée générale, la nature et la proportion des gaz n'a que peu d'importance. L'azote ne produit que des effets négatifs. L'oxygène en a de très favorables ; son absence prouve que les eaux sont chargées de matières organiques qui l'ont absorbé ; mais elle ne rend pas par elle-même les eaux malsaines. L'acide carbonique est inoffensif ; mais l'hydrogène sulfuré, quand il se développe dans les eaux, est une preuve de souillure ; il les rend du reste infectes et enlève tout désir de les boire.

2° Sels minéraux. — Les eaux que l'expérience a fait reconnaître comme les meilleures renferment toutes un certain nombre de sels minéraux toujours les mêmes et en proportions peu variables. En France, depuis les travaux de Dupasquier et de Boussingault, on estime qu'il faut que la quantité de ces sels atteigne au moins le chiffre de 50^{cgr} par litre. Les sels de chaux et surtout le carbonate sont les plus usités parce qu'ils contribuent à la formation des tissus et notamment du squelette. La quantité de chaux que nous empruntons journellement à l'eau potable s'élève approximativement de $0^{gr},050$ à $0^{gr},150$ répondant au poids de $0^{gr},100$ à $0^{gr},230$ de carbonate calcique par 24 heures. C'est à peu près ce qu'en contiennent par litre les eaux réputées les meilleures. Une bonne eau renferme donc de 1 à 5 dix millièmes de son poids de matières minérales, dont la moitié est formée de carbonate calcaire et le reste des sels qu'on retrouve dans les tissus animaux. Au-dessous d'un décigramme par litre, la quantité des principes minéralisateurs est insuffisante; au-dessus de cinq décigrammes, les eaux deviennent crues, indigestes, elles présentent une saveur saline ou terreuse, amère si ce sont les sulfates qui dominent, saumâtre ou salée si ce sont les chlorures.

Les eaux trop pauvres en principes salins sont lourdes, comme nous l'avons dit. Elles ne fournissent pas à la nutrition les éléments qui lui sont indispensables et il faut compenser ce défaut par une alimentation plus riche. C'est pour cela qu'on attribue à la trop grande pureté des eaux la fréquence du rachitisme et de la scrofule qui s'observe dans certaines vallées de la Suisse et de la Savoie. Leurs populations pauvres ne sont pas suffisamment nourries pour compenser l'absence de sels calcaires dans les eaux qu'elles consomment et qui proviennent des glaciers.

Les eaux trop riches en sels minéraux ont aussi leurs inconvénients. Depuis Hippocrate on accuse les eaux trop calcaires de produire des calculs vésicaux; on remarque en effet que les affections de ce genre sont plus communes dans les villes où les eaux potables sont très chargées de carbonate calcaire. La Société médicale de Glascow a remarqué que les calculs sont devenus plus rares dans les localités où on buvait autrefois de l'eau de la Clyde qui marque 21° à l'hydrotimètre, depuis qu'on y distribue des eaux de bonne nature venant des montagnes et n'accusant que 5°,6. Les mêmes faits ont été constatés à Faisley, à Bolton et dans d'autres villes. La substitution d'eaux pures à des eaux calcaires a fait diminuer notablement le nombre des calculeux.

Les eaux trop magnésiennes sont amères et légèrement laxatives. Absorbées dans l'intestin et introduites dans le sang en trop grande abondance, les sels de cette espèce tendent à se précipiter à l'état de phosphate ammoniaco-magnésien et à former des dépôts dans les reins et la vessie, lorsque les urines deviennent neutres ou alcalines.

Les eaux riches en nitrates sont un peu diurétiques et fatiguent les reins lorsqu'on en boit abondamment; mais elles sont surtout suspectes parce que cette richesse dénonce la présence de matières organiques dont les nitrates proviennent par oxydation.

Le docteur Guilbert accuse les eaux trop silicieuses de déchausser les dents et d'en amener la carie (1). Dans le Noyonnais, les eaux sont très riches en silice. Celles de la ville de Noyon en contiennent 0gr,025 et 0gr,026 par litre et tous les habitants ont de mauvaises dents. Il est impossible, dit le Dr Guilbert, d'y trouver une bouche saine, et les étrangers qui y arrivent avec une belle denture la voient rapidement se couvrir de tartre. Il paraît que le même fait se produit dans d'autres localités sous l'influence des mêmes causes.

(1) Thèse de doctorat, Paris, 1857.

Enfin les eaux potables peuvent accidentellement contenir des principes toxiques étrangers à leur composition. Le plus dangereux de ces poisons minéraux et celui qu'on y rencontre le plus fréquemment est le plomb. Nous avons déjà parlé des accidents qu'il cause, à propos des tuyaux de conduite. Nous avons dit que les eaux qui s'en chargent le plus facilement sont les plus pures, comme l'eau de pluie, de citerne. Celle qu'on obtient par la distillation de l'eau de mer à bord des navires est plus dangereuse encore, ainsi que nous le montrerons à l'article de la profession navale (1). Les eaux peuvent également se charger de plomb en traversant des filons plombifères, mais le cas est beaucoup plus rare.

L'arsenic peut également communiquer aux eaux potables des propriétés nuisibles. Des empoisonnements ont été parfois signalés dans le voisinage de fabriques de papiers peints, de teintureries, d'imprimeries sur toile, par suite de l'infiltration des eaux résiduaires chargées de composés arsenicaux dans les puits des maisons contiguës ou dans les cours d'eau du voisinage. On a cité des cas d'intoxication par des eaux contenant des sels de cuivre ; mais ces faits ne sont pas aussi bien prouvés.

3° Matières organiques. — L'eau renferme deux sortes de produits de cette nature : les uns sont des détritus ou des produits excrémentitiels ; les autres sont des organismes vivants. Les premiers, solubles ou insolubles, peuvent donner à l'eau une saveur et une odeur désagréables, la désaérer et l'affadir ; mais leur ingestion ne semble pas pouvoir causer d'accidents sérieux. Elles ont cependant été incriminées de tout temps et à juste titre ; mais cela tient à ce que, dans ces eaux souillées, la présence de la matière organique privée de vie est toujours liée à celle de microbes souvent pathogènes, et on se demande aujourd'hui quelle est la part qui revient à chacun de ces deux éléments dans la production des maladies. On est porté à penser qu'on a souvent attribué aux substances putréfiées qu'on trouve dans les eaux des accidents qu'il aurait été plus juste d'attribuer aux micro-organismes.

Le croupissement des eaux, leur désaération, la putréfaction des matières organiques qui y engendre des odeurs infectes, des acides gras organiques, des gaz délétères ne sont assurément pas des altérations inoffensives. De pareilles eaux sont répugnantes, nauséeuses et leur ingestion peut amener des troubles digestifs comme on l'observe souvent dans les pays chauds ; mais il y a loin de ces troubles légers aux maladies redoutables que produisent les eaux contenant des microbes pathogènes quelque limpides qu'elles soient. C'est donc à tort qu'on se base exclusivement sur la quantité de matières organiques prises en bloc pour interdire ou pour permettre la consommation des eaux. Il ne faut pas les juger d'une manière absolue sur les réactions du permanganate de potasse. Toutefois il est certain que toute eau notablement riche en matière organique est inférieure et doit être rejetée de la consommation.

(1) Chap. VII, article Ier, § 6.

Si la matière organique *dissoute* ne peut pas communiquer à l'eau la propriété de produire des maladies infectieuses, l'usage habituel de l'eau sale en boisson dispose l'économie à contracter celles qui ont l'intestin pour porte d'entrée ou pour théâtre. Ces eaux souillées sont un bon terrain de culture pour les bactéries pathogènes et peuvent favoriser la pénétration des parasites en irritant la muqueuse digestive.

4° ORGANISMES VIVANTS. — Les êtres vivants que peuvent renfermer les eaux potables sont de deux sortes. On y trouve d'une part des êtres visibles à l'œil nu, des parasites de grande taille, des algues, de l'autre des microbes inoffensifs ou pathogènes.

a). Il faut placer dans la première classe les sangsues qu'on trouve si fréquemment dans les eaux d'Algérie et qui causent parfois des accidents chez nos soldats. L'espèce qu'on y rencontre est l'*hœmopis sanguisuga*. Elle est grosse comme un fil quand on l'avale ; elle se fixe au pharynx et s'y gorge. Puis viennent les œufs et les embryons d'entozoaires et d'hématozoaires, parmi lesquels on distingue d'abord les distomes : le *bilharzia distoma* qui cause l'hématurie endémique d'Égypte, le *distoma ringeri* auquel on attribue l'hémoptysie intermittente de la Chine et du Japon ; puis les filaires : la *filaria medinensis* qui, par son développement, donne naissance au *dragonneau* ; la *filaria sanguinis hominis* de Wucherer qui cause l'*hématurie chyleuse des pays chauds*, enfin les œufs ou les embryons des *ascarides lombricoïdes*, de l'*ankylostome duodénal* auquel on attribue l'anémie d'Égypte, celle des mines d'Anzin, et celle qu'on a observée parmi les ouvriers employés au percement du tunnel du Saint-Gothard. Il faut encore ranger dans la même classe, les œufs des *tœnias* et les *anguillules* découvertes par Normand dans les selles des malades atteints de diarrhée de Cochinchine et qu'ils avaient certainement prises dans les eaux des rivières de ce pays, car cette maladie si meurtrière a cessé d'une façon presque complète depuis qu'on a foré des puits très profonds qui fournissent de l'eau de bonne qualité.

Les infusoires paraissent inoffensifs ; ils sont seulement l'indice d'une forte proportion de matière organique en dissolution et ils donnent à l'eau un aspect qui n'a rien d'engageant. Emmerich (de Munich) pense que les infusoires sont les agents de la purification de l'eau, en détruisant les bactéries qu'elles renferment. Dans ses expériences, il a vu de l'eau qui contenait trois millions de bactéries par centimètre cube, en même temps que des infusoires comme le *paramacium aurelia* et le *paramacium candatum*, ne plus renfermer, au bout de dix jours, que 18.000 bactéries, tandis qu'une eau sans infusoires s'élevait, dans le même laps de temps, de 750 bactéries à 121.500 par centimètre cube.

Les algues altèrent la pureté de l'eau sans lui communiquer des propriétés nuisibles. A l'état vert, elles décomposent l'acide carbonique dissous dans l'eau et dégagent de l'oxygène ; quand elles se putréfient, elles donnent à l'eau une odeur infecte qui empêche de la boire. D'autres, sans être nuisibles, lui communiquent une couleur suspecte et une saveur désagréable. C'est le cas du *crénothrix polyspora* dont nous avons parlé à l'occasion des amenées d'eau, et de l'altération qu'il cause dans les canaux de fonte.

b). Les micro-organismes sont autrement dangereux. On en trouve dans la plupart des eaux potables, même dans l'eau distillée lorsqu'elle a subi le contact de l'air ; mais la quantité en est extrêmement variable, ainsi que le montre le tableau suivant :

Nombre de microorganismes par centimètre cube d'eau

Vapeur d'eau atmosphérique (Miquel, 1886).............	1,4
Eau de pluie recueillie à Montsouris (Miquel, 1886).......	4,3
Eau des drains de Gennevilliers (id.).......	12,0
Eau de la Vanne à Montrouge (id.).......	120,0
Eau de la Seine à Choisy (id).......	300,0
— à Bercy (id.).......	1,400,0
Eau de la Sprée à l'usine de Stralau (Koch).............	125,000,0
Eau d'égoût à Clichy (Miquel)............................	6,000,000,0
Eau d'égoût à Berlin (Koch).............................	38,000,000,0

On avait cru pendant longtemps qu'il y avait un rapport constant entre leur nombre et la proportion de matière organique, mais on est revenu de cette erreur. Meade Bolton est parvenu à réussir plusieurs séries d'ensemencements dans l'eau distillée pure. Il en conclut que la qualité de l'eau et la proportion des substances minérales ou organiques qu'elle renferme sont indifférentes à la multiplication des bactéries (1).

Le chiffre des bactéries ne prouve ni la stagnation de l'eau, ni son mouvement ; il n'est pas non plus en rapport avec son oxygénation. Ce que le nombre des micro-organismes dans l'eau démontre le plus incontestablement, c'est le degré de filtration qu'elle a subie avant d'arriver dans le réservoir où on l'a puisée. Les eaux de source n'en contiennent pas quand elles émergent du sol ; mais elles s'en remplissent très rapidement lorsqu'elles en sont sorties. Ainsi l'eau de la Vanne, qui ne renferme que 48 bactéries par centimètre cube en arrivant à Paris, en contient 125 après dix heures de séjour dans le réservoir, 38.000 au bout de 24 heures, 125.000 au bout de 48 heures et 590.000 au bout de 72 heures (Miquel). Cette pullulation a ses limites. Après un certain temps de repos, les bactéries se détruisent et tombent au fond des réservoirs avec les matières en suspension. T. Leone a examiné les eaux de la source de Maugfall distribuées à Monaco (2). Elles arrivent en ville avec 5 micro-organismes par mètre cube ; elles en renferment 10.500 au bout de

(1) BOLTON (Meade), *Weber das Verhalten verschiedener Bacterienartenim Trinkwaver* (*Zeitschrift f. Hygiene*, I, p. 76, 1886).

(2) C. LÉONE, *Rendiconti della Academia deï Lunei*, 4 octobre 1885.

24 heures ; le nombre va croissant jusqu'au quatrième jour, où il s'élève à 315.000, et demeure stationnaire jusqu'au dixième, où il est encore de 300.000 ; à la fin du mois, il n'est plus que de 129.000 et au bout de six mois on n'en trouve plus que 95. On connaissait depuis longtemps la propriété qu'ont les eaux de s'épurer par le repos, lorsqu'elles sont conservées dans des réservoirs couverts et dans l'obscurité. Quand on embarquait l'eau dans des barriques à bord des navires, elle était infecte dans les premiers temps et devenait potable à la fin de la campagne ; les matelots avaient coutume de dire qu'il fallait, pour que l'eau fût bonne, qu'elle eût pourri trois fois.

Le nombre des bactéries contenues dans l'eau est donc extrêmement variable et ne peut pas donner la mesure de sa qualité. Cependant, il est certain que moins il y a de microbes dans une eau potable et moins il y a de chances pour qu'il s'en rencontre de pathogènes dans le nombre, bien qu'il n'y ait pourtant pas là de certitude absolue. Une eau très pure qui aurait reçu accidentellement une très petite quantité de liquides provenant d'un cholérique ou d'un typhique, serait assurément bien plus dangereuse à boire que l'eau très habitée d'une mare située loin des habitations.

La distinction entre les microbes inoffensifs et ceux qui sont nuisibles n'est pas facile. Meadle Bolton, dont nous avons déjà cité les recherches, distingue les organismes qui vivent et se multiplient dans l'eau, comme dans leur milieu naturel de ceux qu'on n'y trouve qu'accidentellement et d'une manière passagère. Les microbes pathogènes appartiennent à cette dernière espèce ; leur multiplication dans l'eau est moins facile que celle des microbes *saprophytes*. On croyait même, il y a quelques années, que l'eau ordinaire constituait un milieu impropre à leur développement ; MM. Chantemesse et Widal ont prouvé le contraire. Ils ont trouvé le bacille typhique dans l'eau d'une borne fontaine alimentée par la Seine. Ils ont constaté de plus qu'il vit parfaitement dans l'eau du canal de l'Ourcq après qu'elle a été stérilisée et qu'il y forme, au bout de trois mois, des colonies aussi vigoureuses que si on l'avait conservé dans un bouillon de culture, tandis qu'il disparaît en quelques jours dans la même eau non stérilisée (1). En Angleterre Frankland en arrive au même résultat, en expérimentant comparativement sur l'eau de source et sur celle de la Tamise.

M. Dubarry a recherché quelle était la durée de la vie des différents microbes pathogènes dans les eaux potables, suivant qu'elles étaient stérilisées ou non, et il a obtenu les résultats suivants :

Dans les eaux stérilisées, le *bacillus anthracis*, se trouve encore vivant au bout de 131 jours tandis que dans les eaux non stérilisées, il disparaît

(1) Chantemesse et Widal, *Recherches sur le bacille typhique et l'étiologie de la fièvre typhoïde* (*Archives de physiologie*, avril 1887).

après le quatrième. Le *bacille de la fièvre typhoïde* résiste au-delà de 81 jours dans le premier cas et disparaît au bout de 48 heures dans le second. Le *spirille du choléra asiatique* est encore revivifiable au bout de 39 jours (1) dans l'eau stérilisée et meurt au bout de 24 heures dans celle qui ne l'est pas. Le *bacille de la morve* vit au-delà de 57 jours dans le premier cas et ne dépasse pas trois semaines dans le second (2). Si l'existence des microbes pathogènes se prolonge si longtemps dans les eaux stérilisées, c'est qu'ils n'y rencontrent pas d'antagonistes, tandis que dans les eaux naturelles, ils y sont livrés à la concurrence vitale des microbes qui habitent normalement les eaux et qui ne sont pas longtemps à les faire disparaître. Dans cette lutte pour la vie, ce sont les organismes inoffensifs qui triomphent de ceux qui ne le sont pas et qui nous en débarrassent. Sans cet antagonisme, sans cette destruction incessante des microbes pathogènes, toutes les eaux en seraient tellement peuplées qu'on ne pourrait pas les boire sans le plus grand danger. Le nombre des maladies qui proviennent de cette cause est cependant assez restreint, ainsi que nous allons le montrer.

III. **Maladies causées par l'usage des eaux nuisibles.** — Dans les pages qui précèdent, nous avons déjà parlé des affections causées par la pénurie ou par la trop grande abondance des éléments minéraux et des substances organiques qui se rencontrent dans les eaux. Nous avons également énuméré celles qui résultent de l'évolution au sein de l'organisme des entozoaires dont les œufs ou les embryons peuvent être avalés avec ces mêmes eaux ; il ne nous reste plus à parler que des maladies dont la nature microbienne est ou démontrée ou probable.

1° Fièvre typhoïde. — Les preuves de la transmission de la fièvre typhoïde par les eaux souillées de déjections typhiques sont aujourd'hui convaincantes. Les épidémies dans lesquelles on est arrivé à une certitude ne se comptent plus. A celles d'Auxerre, décrite par M. Dionis des Carrières en 1885, de Clermont-Ferrand en 1886, de Pierrefonds, au sujet de laquelle M. Brouardel a fait une enquête en 1887, viennent se joindre tous les jours de petites épidémies locales survenant dans des lycées, dans des écoles, ou dans des séminaires. Le Comité consultatif, appelé à se prononcer sur leur compte, arrive presqu'infailliblement à se convaincre qu'elles ont été causées par les eaux de l'établissement qui ont été

(1) Wolffhügel et Riedel avaient vu, avant M. Dubarry, le spirille du choléra résister plus de 7 mois dans l'eau de rivière stérilisée.

(2) Dans l'eau stérilisée, le *bacille de la tuberculose* vit encore après 115 jours, le *streptococcus pyogenes* après 15 jours, le *staphylococcus pyogenes aureus* après un mois ; le *bacille du pus bleu* résiste 73 jours ; le *pneumo-bactérie de Friedlander* une semaine ; le *micrococcus tetragenus* est vivant après 19 jours ; le *microbe du choléra des poules* après 8 jours ; le *bacille du rouget du porc* résiste 34 jours, celui de la *septicémie de la souris* vit au bout de trois semaines (A. Dubarry, thèse de Paris, 1889).

souillées par des infiltrations spécifiques. Il est du reste une expérience qui se poursuit depuis des années sur une population de plus de deux millions d'habitants et qui ne peut pas laisser de doutes. Lorsque le service des eaux, à Paris, est forcé, à l'époque de la sécheresse et des chaleurs, de verser de l'eau de Seine dans les conduites du *service privé*, le niveau de la fièvre typhoïde s'élève dans les arrondissements qui reçoivent cette eau souillée. En 1890, un accident survenu aux conduites de la Vanne mit l'administration dans la nécessité de faire boire de l'eau de Seine à tout Paris depuis le 31 octobre au soir jusqu'au 5 novembre. Prévoyant ce qui allait se produire, je suivis avec attention la marche de la fièvre typhoïde pendant les mois qui suivirent. Elle faisait en moyenne onze victimes par semaine au moment de l'accident. Au bout de 15 jours, le nombre des décès commença à s'accroître, il s'éleva peu à peu jusqu'à 51 par semaine du 7 au 14 décembre, puis retomba à 12 vers le milieu de janvier. Le nombre des maladies suivit la même marche. Dans la journée du 30 décembre, il entra 164 cas de fièvre typhoïde dans les hôpitaux, ce qui en éleva le chiffre à 443. Une progression pareille est démonstrative. Elle a la valeur d'une expérience de laboratoire.

Ces faits ne sont pas en désaccord avec ceux que nous avons cités plus haut. La Vanne et la Dhuys ne peuvent pas renfermer de bacilles d'Eberth, puisqu'elles sont captées à leur émergence, tandis que la Seine en reçoit tout le loug de son cours et principalement au moment où elle traverse les agglomérations situées en amont de Paris. Ces bacilles n'ont pas encore eu le temps d'être tous détruits par les microbes aquatiques, lorsque l'eau de Seine pompée à Ivry est lancée dans les conduites et, s'il n'en succombait pas un très grand nombre dans le trajet, ce ne serait pas par centaines mais par milliers que se compteraient les cas de fièvre typhoïde causés par une transmission directe.

Hâtons-nous de dire que, dans notre opinion, les eaux potables ne sont pas le seul mode de transmission de la fièvre typhoïde.

2° Choléra. — Nous ferons la même restriction au sujet du choléra et nous y insisterons davantage. Le rôle de l'eau, tout en étant incontestable, ne nous paraît pas aussi prépondérant que pour la fièvre typhoïde. Sa marche rapide, irrégulière, capricieuse ne se prête guère à cette interprétation. La façon dont il est entré en France en 1832, ne s'y accommode pas davantage. Il est arrivé en trois bonds à Paris et y est apparu dans trois quartiers à la fois. Lorsqu'il a éclaté, comme une bombe, à bord de l'escadre française au mouillage de Varna, les vaisseaux, qui ont eu un quart de leur équipage sur les cadres en quelques heures, buvaient de l'eau renfermée depuis longtemps dans leurs caisses. C'est du reste une façon bien étroite d'envisager l'étiologie que de vouloir la ramener à une unité qui n'est pas dans les faits. Le véhicule le plus habituel du bacille virgule c'est l'eau potable, voilà tout.

On sait que c'est aux médecins anglais que revient le mérite d'avoir fait ressortir le rôle que joue l'eau dans la transmission des maladies infectieuses, alors qu'en France on ne croyait qu'à la propagation par l'atmosphère. C'est un médecin anglais qui a le premier démontré le fait pour le choléra en 1849 en montrant une épidémie circonscrite dans un quartier alimenté par une même distribution d'eau contaminée. L'histoire de la pompe de Broad-Street est connue de tout le monde.

Il en est de même de l'épidémie de Gênes en 1884, au cours de laquelle la maladie ne frappa que les personnes qui buvaient de l'eau du canal Nicolaï alimenté par la Scrivia dans laquelle les femmes de Bussola lavaient le linge des cholériques. Dans l'enquête qu'il a faite au sujet de l'épidémie de 1884, M. Marey a montré partout le choléra se répandant de village en village ou suivant les cours d'eau dans lesquels on jetait les déjections des malades. Le même mode de propagation a été constaté dans le Finistère, au cours de l'épidémie de 1885; l'épidémie de Hambourg en a donné une preuve plus récente, ainsi que le professeur Koch l'a montré, dans un mémoire dont la *Semaine médicale* a donné la traduction (1). Enfin, le fait a été admis par les 350 membres de l'*Association allemande d'hygiène publique* réunie à Magdebourg au mois d'octobre 1894. Pettenkofer lui-même y a donné son assentiment. Les arguments de son école ne prouvent du reste qu'une chose, c'est que le choléra peut se transmettre par une autre voie que par les eaux; mais les médecins français qui ont le plus insisté pour prouver ce mode de propagation ne prétendent pas qu'il soit unique. La preuve, c'est qu'ils sont les promoteurs des mesures prises aux frontières en temps d'épidémie, contre les voyageurs, contre leurs bagages, contre le linge sale, les chiffons, les drilles, voire même les fruits et les légumes. Ils sont également les premiers à réclamer l'assainissement des villes, la disparition des cloaques d'où se dégagent les miasmes, précautions qui seraient inutiles, s'il suffisait de boire de bonne eau pour se mettre à l'abri des maladies infectieuses.

3° Fièvre paludéenne. — Le paludisme est le type des maladies dont on respire les germes. Il n'est pas de vérité mieux démontrée. Il ne s'agit donc pas de savoir si l'atmosphère est la voie habituelle de propagation de cette endémie; mais tout simplement de rechercher si l'eau peut exceptionnellement lui servir de véhicule. Le fait paraît probable, puisque le microbe de Laveran peut vivre dans l'eau. Quelques faits comme celui de l'Argo raconté par Boudin semblent le démontrer (2). Ils suffisent pour qu'on s'abstienne de boire et d'embarquer des eaux palustres; mais ils sont en trop petit nombre, pour atténuer le fait universellement reconnu de la transmission du principe de la fièvre par la voie de l'air.

(1) *Semaine médicale*, n° du 21 juin 1893.

(2) Boudin, *Traité de géographie et de statistique médicale*, t. I, p. 142.

On peut en dire autant de la fièvre jaune bien qu'on puisse aussi invoquer quelques faits en faveur de sa transmission par les eaux.

4° Diarrhée, dysenterie. — Parmi les maladies causées par les parasites, nous avons cité la diarrhée toute spéciale qui règne en Cochinchine et qui a pour cause une *anguillule*, découverte par le docteur Normand et qui pullule dans l'eau des fleuves de ce pays. En dehors de cette affection, les eaux de mauvaise qualité, trop chargées de sels ou viciées par des matières organiques peuvent causer la diarrhée, mais simplement à titre de liquides irritants et à la façon de certains purgatifs.

On peut en dire autant de la dysenterie. On la voit régner, dans les pays chauds, partout où les eaux sont mauvaises ; on la voit éclater également au milieu des corps expéditionnaires qui s'abreuvent aux ruisseaux et aux mares qu'ils rencontrent sur leur passage. C'est une des maladies qui font le plus de victimes au Sénégal, dans le Soudan, au Dahomey, dans les rangs de nos soldats et parmi les explorateurs de l'Afrique centrale torturés par la soif et réduits à boire l'eau des marigots qu'ils rencontrent sur leur chemin.

5° Goître et crétinisme. — Ce sont les maladies qui ont été attribuées les premières à la mauvaise qualité des eaux et il n'y a pas, dans la composition de celles-ci, d'élément qui n'ait été incriminé. Pline accusait déjà l'eau de neige fondue, Inglis, Grange, Aitken les sels magnésiens, Mac-Clellan les sels de chaux, Saint-Léger les sulfures de fer et de cuivre, Maumené le fluor, Prévost et Chatin ont invoqué l'absence d'iode dans les eaux des pays à goître ; Bonjean, Vingtrinier, Moretin, Lenoir, Morel, Lunier s'en sont pris aux matières organiques ; on incline aujourd'hui à penser qu'il pourrait bien exister dans ces eaux une bactérie spéciale.

Mgr Billet, alors archevêque de Chambéry, est arrivé en 1850, à la suite d'une enquête qui a duré près de vingt ans, à cette conclusion très avancée pour l'époque, que l'endémie goîtreuse provient d'une cause miasmatique qui s'élabore dans certains sols, surtout dans les sols magnésiens riches en matières organiques en train de se putréfier et que ces miasmes empruntés au sol communiquent aux eaux leurs propriétés toxiques. On exprimerait aujourd'hui la même pensée en disant que le goître et le crétinisme sont causés par un microbe préexistant dans le sol qui le transmet aux eaux ; mais ce microbe personne ne l'a vu, ce n'est qu'une hypothèse, et la cause de ces deux maladies est encore un mystère.

§ II. — CLASSIFICATION DES EAUX POTABLES

Elles forment deux groupes nettement tranchés au point de vue de leurs propriétés hygiéniques. Les eaux courantes et les eaux stagnantes.

Nous ne parlerons pas ici de l'eau distillée, parce qu'elle n'est en usage qu'à bord des navires et sur un très petit nombre de points du globe absolument dépourvus d'eau. Il en sera question à l'occasion de la profession navale.

I. **Eaux courantes.** — Elles comprennent les espèces suivantes :

1° Eaux de source. — Ce sont les eaux potables par excellence, ainsi que nous l'avons dit en parlant du captage et des amenées d'eau. A leur point d'émergence, elles sont exemptes de microbes, limpides, fraîches, agréables à boire. Rien n'est séduisant comme l'eau transparente des petites fontaines qu'on trouve dans les bois, sous le creux des rochers et à l'abri des grands arbres.

Leur richesse en sels minéraux varie suivant la nature des couches géologiques qu'elles ont traversées avant d'émerger à la surface du sol. Celles qui ont filtré à travers des terrains granitiques sont d'une pureté excessive ; c'est à peine si l'on y trouve des traces de silicate, de chlorure, de sulfate de potasse et de soude ; les sels de chaux y font défaut. Ceux-ci abondent, au contraire, dans les eaux qui ont traversé des couches calcaires, et les carbonates y prédominent, avec des quantités minimes de chlorure de sodium et de sulfate. Ce sont encore là des eaux excellentes, quand elles se maintiennent dans les limites de minéralisation que nous avons indiquées plus haut.

Les eaux de source qui sourdent dans les pays de plaine, et qui sont alimentées par des pluies ayant séjourné dans les prairies, sont plus riches en matières organiques : mais celles-ci se détruisent et se transforment en azotates sous l'influence des ferments nitriques que renferme toujours le sol arable. Les eaux se chargent en même temps de sulfates, de phosphates, de silice et parfois de sels d'alumine et de fer. Ces eaux peuvent encore être potables ; mais elles sont pourtant de qualité inférieure aux précédentes.

Enfin, lorsque les eaux pluviales ont traversé des couches altérables ou solubles, des bancs de gypse, elles se chargent de sels de chaux, de magnésie, de fer, et parfois de chlorure de sodium, en quantité telle qu'on ne peut plus les boire. D'autres, en passant à travers des terrains tourbeux ou anthraciteux, entraînent des matières organiques qui, en réagissant sur les sulfates du sol, les transforment en sulfures et donnent à l'eau une odeur hépatique qui la rend impotable.

Il résulte de tout ce qui précède que les eaux de source ne sont pas toutes de bonne qualité et qu'on ne peut pas leur accorder une supériorité absolue sur les eaux de rivière, bien que ce soit la règle générale. Elles ont toujours, sur ces dernières, l'avantage de ne pas contenir de microbes et d'être fraîches en sortant du sol.

2° Eaux de fleuves, de rivières. — Elles n'ont ni la même constance, ni les mêmes qualités que les précédentes. Leur composition varie comme leur température et leur limpidité. Alimentées par les ruisseaux et les torrents qui s'y déversent, par les eaux sauvages qui s'y écoulent, souvent par la fonte des glaciers, elles changent de nature, suivant que l'un ou l'autre de ces éléments prédomine ; elles se chargent de tout ce que le vent leur apporte, de ce que leur livre la végétation qui croît sur leurs bords, de ce qu'y jettent les usines qu'elles font mouvoir ; enfin, en traversant les villes, elles en emportent les détritus et les déjections.

Les fleuves, qui ont surtout des glaciers pour origine, voient leur volume augmenter et leur richesse en matières salines tomber au minimum à l'époque de la fonte des neiges. A ce moment, les eaux du Rhône arrivent à ne plus renfermer que 10^centig^ de sels par litre, tandis qu'en hiver elles contiennent 18^centig^ de résidu fixe.

Les rivières alimentées par de petits cours d'eau sont plus ou moins riches en sels minéraux, suivant que la saison est plus ou moins sèche. Ainsi l'eau de la Marne présente, à certains moments, 0^gr^,511 de résidu fixe et 0^gr^,301 de carbonate de chaux par litre, tandis que dans d'autres elles ne contient plus que 0^gr^,180 de résidu fixe et 0^gr^,105 de carbonate de chaux. Il s'établit pourtant, pour les grands fleuves, une moyenne annuelle qu'il y a intérêt à connaître. M. A. Gautier en a dressé le tableau (1) pour les principaux fleuves d'Europe, d'après les analyses de Sainte-Claire Deville, et la moyenne qui en résulte est de 0^gr^,1801 de résidu fixe, tandis que les eaux d'Arcueil, qui sont à l'extrême limite des eaux potables, en renferment 0^gr^,5436. Dans ces analyses, le carbonate de chaux représente toujours environ la moitié du résidu fixe ; le chlorure de sodium, les sels de magnésie, les sulfates alcalins ou alcalino-terreux, la silice s'y rencontrent constamment, mais en très petite quantité.

Les grands cours d'eau sujets à des débordements et qui couvrent les campagnes voisines entraînent, en rentrant dans leur lit, des quantités considérables de terre végétale, de débris de toute sorte. Les matières en suspension sont tellement ténues qu'elles sont très lentes à se déposer. Des expériences faites à Bordeaux sur les eaux de la Gironde ont montré que lorsqu'on les laisse reposer en grandes masses, elles ne sont pas encore devenues limpides au bout de huit jours. Ce limon est un grand obstacle à la dépuration artificielle des eaux, il obstrue les pores des galeries et des bassins et s'oppose à la filtration.

Les matières étrangères que les fleuves entraînent, dans leur cours à travers les campagnes, sont loin d'être aussi dangereuses que celles qu'ils prennent dans les villes. Nous en avons donné la preuve en décrivant l'état d'infection dans lequel se trouve la Seine en sortant de Paris.

La température des fleuves et des rivières suit celle de l'atmosphère. Les grands cours d'eau comme le Rhône et le Rhin sont plus chauds que

(1) *Encyclopédie d'hygiène*, t. II, p. 381.

l'air de 1 à 5 degrés pendant les grands froids, de 0°,7 à 3° pendant les chaleurs de l'été. La congélation de la surface pendant l'hiver augmente la proportion des substances minérales, et la souillure des fleuves est plus grande pendant l'été parce que le volume d'eau est moindre pour une quantité à peu près constante de détritus, et que la décomposition de ceux-ci est plus active, dans des eaux presque dormantes, sous l'influence d'une température élevée.

Les eaux des canaux alimentés par les rivières, ou par des dérivations artificielles, ont le cours encore plus lent ; elles sont chargées des mêmes impuretés et presque toutes impropres aux usages alimentaires. Celle du canal d'Harzebrouk (Alsace) renferme 0gr,685 de résidu fixe dans lequel les carbonates de chaux et de magnésie entrent pour 0gr,16 seulement. Celles du canal de Bercy donnent 0gr,4034 de résidu fixe, dont 0gr,193 de carbonate de chaux. Toutes renferment des quantités notables de matières organiques. Dans le canal Saint-Martin à Paris, les boues et les dépôts contiennent de 8 à 38 p. 100 de matières organiques. De telles eaux doivent être considérées comme impotables. Il en est de même, et à plus forte raison, des eaux de *fossés*, de *rus* et *drains*. Ces dernières, toutefois, peuvent être utilisées lorsqu'elles proviennent d'une nappe souterraine qui n'est pas suspecte, comme celles qu'on recueille de cette façon à Bruxelles, à Amsterdam, à Wiesbaden ; mais on ne peut pas, malgré leurs bonnes qualités apparentes, considérer comme potables celles qui proviennent des terrains d'épandage.

3° Eaux de pluie. — Elles peuvent être recueillies directement et consommées au moment de leur chute ; mais le plus souvent, elles sont reçues et conservées dans des citernes. C'est la seule source d'approvisionnement en eaux potables dont on dispose dans certains pays. Venise n'en avait pas d'autre avant qu'on y amenât les eaux de la Brenta, et nombre de grandes villes sont encore dans ce cas. Dans le nord de l'Afrique, les citernes sont le principal moyen d'alimentation qu'on possède. On connait les anciennes citernes de Carthage et les magnifiques travaux du même genre que les Anglais ont faits à Aden, pour recueillir les eaux de pluie si rares dans ce pays. Les plus belles citernes qui existent sont celles de Constantinople. L'une d'elles est couverte d'une voûte soutenue par 424 colonnes et peut contenir 1.288.000 mètres cubes d'eau.

Ces eaux ne sont pas aussi pures qu'on pourrait le croire. En tombant, elles lavent l'atmosphère, elles entrainent les gaz, les poussières, les moisissures et les microbes que contient celle-ci. Elles lui empruntent de très petites quantités d'azotate et de carbonate d'ammoniaque, de sel marin, de sulfate sodique, et des traces d'acide azotiqe libre après les orages.

Parmi les corps étrangers qu'entrainent les pluies, on trouve des composés organiques non vivants (grains d'amidon ou de pollen, plumes d'oiseaux, bractées végétales, débris de *diatomées* et de *confervoïdes*), des êtres vivants dont les uns sont *aérobies* comme les *moisissures*, les *schizophites* qu'accompagnent des végétaux complets (*conidies, diatomées, algues vertes*), et dont les autres sont *anaérobies*. On y trouve des *sarcines*, des *diplococcus*, des *bactéries*, des *bacilles*, des *vibrions*, etc. Enfin, quand on recueille l'eau qui tombe sur les toits, elle entraîne avec elle toutes les impuretés qui s'y rencontrent et parfois des germes infectieux provenant des liquides que les habitants des mansardes déversent trop souvent dans les gouttières. On cite des épidémies de fièvre typhoïde qui sont nées de cette façon. C'est pour cela qu'il est de règle de laisser perdre l'eau qui tombe pendant les premières minutes.

La matière organique et les êtres vivants dont les pluies se sont chargées se développent, pullulent et meurent dans les citernes ; ils en altèrent l'eau, lui donnent une odeur et une saveur désagréables et lui communiquent souvent des propriétés très nuisibles.

L'eau des citernes n'est donc pas à l'abri de tout reproche ; cependant, lorsqu'elles sont bien construites, profondément enfouies dans le sol et toujours couvertes, l'eau s'y conserve et peut à la longue devenir de très bonne qualité, parce que ces micro-organismes meurent dans la fraîcheur et l'obscurité et qu'ils tombent au fond avec les corps étrangers et les matières organiques privées de vie. C'est ce qui arrivait autrefois à bord des navires, lorsqu'on embarquait l'eau dans les barriques.

4° Eaux de neiges, de glaciers, de lacs. — Toutes ces eaux ont une origine commune. Elles proviennent de la fonte des glaces qui recouvrent les sommets des montagnes, des neiges et des pluies qui y tombent, ainsi que de la condensation des vapeurs nocturnes.

Ces eaux ont pour caractère général leur extrême pureté ; elles sont très peu aérées, très pauvres en sels, en matières organiques, et ne renferment qu'un très petit nombre de bactéries. Schmleck, en étudiant les eaux d'un glacier immense de Norvège, le *Jostedalsbrü*, a trouvé : à 1.800 mètres d'altitude, 2 microbes par centimètre cube, 9 à 15 dans un ruisseau qui en découlait, et à cinq kilomètres plus bas, 170 à 200 pour la même quantité d'eau. Le plus abondant de ces microbes est le *bacillus florescens liquefaciens* (1).

En même temps que les êtres organisés augmentent dans les eaux qui descendent des lieux élevés, on voit s'accroître aussi la proportion des substances salines. Grange, en analysant l'eau de fusion du glacier du Glezzin recueillie à 2.259 mètres d'altitude, n'a trouvé que 0gr,0201 de résidu fixe par litre, tandis que cette même eau, prise à 672 mètres de hauteur, après un trajet d'environ 25 kilomètres, en renfermait 0gr,0753. Lorsque les eaux ont coulé sur les terrains talqueux, elles contiennent de petites quantités de chlorure sodique et magnésien, des sulfates

(1) *Comptes-rendus de l'Académie des sciences*, t. XXVII, p. 358.

alcalins et alcalino-terreux représentant 25 à 30 p. 100 de la totalité du résidu sec, tandis que les carbonates terreux y entrent pour 36 à 47 centièmes.

Les torrents qui partent des glaciers sont loin d'avoir la même pureté que les petits ruisseaux qui coulent à leur surface. Les glaciers fondent en effet par leur base ; celle-ci est réchauffée par la chaleur terrestre, par les pressions, les frottements que provoque l'immense poids de cette masse oscillant sur sa base liquide et broyant les rochers qui la supportent. Les débris pulvérisés résultant de cet incessant travail se mêlent à l'eau de fusion et forment les eaux bourbeuses qu'on voit s'échapper en torrents de la base des glaciers et qui, tombant dans les fleuves, en troublent la limpidité. C'est ainsi que les eaux du Rhône tranchent par leur couleur jaune et leur aspect trouble sur la transparence bleuâtre des eaux du lac Léman, et en sortant de celui-ci, le Rhône, devenu limpide à son tour, est troublé par l'arrivée des eaux bourbeuses de l'Avre.

Les lacs sont de grands réservoirs où les eaux précédentes viennent s'amasser et s'épurer par une décantation naturelle. Les matières terreuses et insolubles se déposent dans leurs profondeurs, les matières organiques sont absorbées par les êtres vivants qui les peuplent et elles deviennent le plus souvent des eaux potables, limpides, incolores, vives et agréables à boire ; on ne saurait leur reprocher que d'être un peu trop pauvres en sels (1). Leur couleur donne la mesure de leur pureté. Tant qu'elles conservent leur couleur d'un beau bleu, comme celles du lac de Genève, du lac d'Annecy, elles sont de bonne qualité ; lorsqu'elles passent du bleu au vert ou au vert-jaunâtre, c'est qu'elles se sont chargées de matières végétales, ou qu'elles contiennent des infusoires.

Il faut pourtant faire une réserve au point de vue des micro-organismes. Ces grandes masses d'eau exposées à l'air, balayées par les vents, recevant les torrents et les ruisseaux, parfois souillées par les déjections des villes, ne peuvent pas avoir l'innocuité idéale des eaux de source, captées à leur origine et par conséquent exemptes de microbes. C'est l'objection que les hygiénistes ont faite, lorsqu'il a été question d'emprunter aux lacs de Genève ou de Neufchâtel l'eau d'approvisionnement de la ville de Paris.

II. **Eaux stagnantes.** — Leur renouvellement très limité, leur état de repos constant et le manque d'aération qui en résultent sont le caractère commun des eaux stagnantes, qui ne constituent jamais qu'une boisson médiocre. On en distingue deux espèces : les eaux de puits, qu'on peut boire faute de mieux, les eaux de marais et d'étangs, dont il faut toujours s'abstenir à moins de nécessité absolue.

(1) A. Gautier (*loc. cit.*), p. 395.

1° EAUX DE PUITS. — Un très grand nombre de villes n'ont pas d'autre boisson ; le nombre en diminue tous les jours, depuis qu'on est fixé sur les conditions que doivent remplir les eaux potables. En Afrique, les puits constituent le seul moyen de se procurer de l'eau, et chacun sait l'importance qu'ils acquièrent dans les déserts sablonneux, arides et dévorés par le soleil. Nous avons signalé, dans un autre chapitre, les services que le forage des puits artésiens a rendus à l'Algérie.

Puits superficiels. — Dans les villes, ce qui rend les eaux de puits dangereuses, c'est qu'ils reçoivent le plus souvent les infiltrations provenant des égouts et des fosses d'aisance creusées dans le voisinage. A la campagne, les puits sont creusés dans les cours des fermes, près des fumiers, sur lesquels on jette toutes les déjections, et reçoivent directement tout ce qui s'en écoule. Nombre d'épidémies de fièvres typhoïdes ont été produites par l'usage alimentaire d'eaux ainsi contaminées. Le croupissement qui s'opère dans les puits favorise la pullulation des microbes. C'est un vrai milieu de culture pour ces organismes.

L'eau des puits est très chargée de sels qu'elle emprunte au sol et aux matériaux calcaires qui en forment le revêtement intérieur. Ce sont principalement des carbonates de chaux et de magnésie, des chlorures, des sulfates alcalins et terreux, des sels d'alumine, des sels ammoniacaux et des azotates. Tant que ces sels réunis ne dépassent pas 4 à 5 décigrammes par litre, on peut considérer l'eau comme potable, si toutefois elle ne renferme pas un excès de matières organiques. Au-dessus de 6 décigrammes, elle sont mauvaises à boire et ne peuvent plus servir au savonnage ni à la cuisson des légumes.

Les matières organiques doivent rendre les eaux suspectes, même alors qu'elles n'en renferment qu'un ou deux décigrammes par litre, parce que la présence de ces matières coïncide presque toujours avec celle des microbes. L'eau des puits de Paris fournit en moyenne 2gr,508 de résidu fixe par litre, et les matières organiques y figurent pour 0gr,071. Elle est riche en azotate de chaux, et c'est pour cela qu'elle est recherchée par les boulangers ; mais il faut la rejeter comme eau de boisson.

Il ne faut pourtant pas condamner l'eau de puits d'une manière absolue. Ils peuvent fournir de bonne eau potable quand ils sont creusés, à la campagne, loin des habitations, dans des terrains caillouteux et sablonneux, et même dans les villes, quand ils sont creusés à une profondeur suffisante, qu'ils plongent dans une nappe puissante ou dans un cours d'eau souterrain, lorsqu'ils se remplissent rapidement, après avoir été épuisés. Plus on prend d'eau à un puits, moins elle contient de micro-organismes. L'eau du Rhin contient 20.680 bactéries par centimètre cube, tandis que les puits creusés près des fleuves n'en contiennent plus que 62, d'après les analyses de Mœrs. Toutefois, l'eau des puits doit être, dans la pratique, considérée comme suspecte, et il faut la rejeter pour peu qu'elle présente de l'odeur.

Puits artésiens (1). — Les eaux des puits artésiens sont, à proprement parler, des eaux de source auxquelles on a donné issue par un forage artificiel, mais ce sont rarement des eaux potables. Leur température et leur minéralisation les rapprochent plutôt des eaux thermales. Elles ont comme elles pour origine les grandes nappes d'eau et les rivières souterraines qui courent à travers les couches géologiques profondes. L'eau du puits de Grenelle peut servir de type. Il a été foré, il y a un demi-siècle. Il jaillit d'une nappe d'eau placée dans les grès verts à 548 mètres de profondeur. La température de l'eau est de 28 degrés; elle renferme par litre 0gr,132 de résidu fixe, dans lequel le carbonate de chaux entre pour 40,8 p. 100; elle ne contient que des traces de matière organique. C'est une eau qu'on peut boire après l'avoir laissée refroidir. Celle du puits foré dans la gare de Saint-Ouen est également potable; il n'en est pas de même de l'eau du puits artésien de la citadelle de Calais, qui renferme 2gr,51 de résidu fixe par litre, ni de celle du puits artésien de Rochefort, dont les eaux ocreuses et chaudes n'ont pu servir à l'approvisionnement de l'hôpital auquel elles étaient destinées. On les a utilisées comme eaux minérales pour le traitement externe des rhumatismes et des affections articulaires.

Les puits artésiens forés dans le sud de la province de Constantine sont alimentés par l'infiltration des eaux pluviales à travers les couches chloro-sulfatées des plateaux environnants. Ces eaux artésiennes contiennent de 3 à 12 grammes de sel par litre. Ce résidu se compose de sulfate de chaux, de chlorure de sodium, de sels magnésiens et de nitrates, parmi lesquels l'azotate de soude figure pour un cinquième du poids du résidu total. Ces eaux peuvent être bues pendant quelque temps, quand on n'en a pas d'autre; mais elles sont de qualité très inférieure.

2° Eaux d'étangs, de marais. — Ce sont les plus insalubres des eaux potables, si tant est qu'on puisse leur donner ce nom. Il faut être dans l'impossibilité de s'en procurer de meilleures pour les faire servir à la boisson. C'est malheureusement le cas d'un grand nombre de localités. En Sologne, dans le pays de Caux, la Bresse, la Camargue, on n'en a pas d'autre à sa disposition. Les étangs creusés par Louis XIV servent encore à l'alimentation de Versailles. Au Sénégal, on se désaltère à l'eau des *marigots*, au Bengale, on consomme celle des mares qu'on y trouve à chaque pas. Il en est de même dans un grand nombre de pays situés sous la zone torride. Dans ces eaux croupissantes, les micro-organismes et les infusoires pullulent, se développent et meurent sous l'action d'un

(1) Si nous rangeons les eaux des puits artésiens dans cette catégorie, c'est à cause de la dénomination commune et parce qu'ils proviennent de forages comme les puits superficiels, mais leurs eaux, d'une qualité toute spéciale, sont loin d'être stagnantes.

soleil de feu; la matière organique qui en provient se putréfie, décompose les sulfates et donne aux eaux une odeur hépatique. Les sels n'abondent pas, en général, dans les eaux palustres. M. Maumené n'a trouvé dans les marais de Saint-Brice, près de Reims, que 0gr,18 de résidu fixe par litre, et 0gr,170 de carbonate calcaire. L'air dissous et l'oxygène lui-même ne diminuent pas de quantité dans l'eau des marécages.

L'eau des marais et des étangs est encore plus influencée par la température extérieure que celle des lacs et des rivières, parce qu'elle est moins profonde et plus immobile encore.

De pareilles eaux, nous le répétons, ne peuvent servir à la boisson que dans des cas de nécessité absolue. Il est de rigueur, alors, de les faire bouillir avant de les boire. En Chine et en Cochinchine, les indigènes se préservent des maladies que l'usage des eaux insalubres peut causer, en ne buvant que des infusions de thé, qui exigent l'ébullition préalable.

III. **Eaux minérales**. — L'usage des eaux minérales, dites *de table*, s'est tellement répandu, même parmi les personnes bien portantes, que l'hygiène ne peut pas les passer sous silence. En effet, à côté des eaux très minéralisées, dont la thérapeutique se réserve l'emploi, et dont on ne pourrait, sans inconvénient, faire un usage habituel, il y a toute une classe d'eaux très peu riches en principes actifs et qu'on peut impunément substituer aux repas à l'eau potable ordinaire. La consommation de ces eaux a décuplé depuis que les découvertes en bactériologie ont montré le danger des eaux suspectes. La plupart des *eaux de table* sont des eaux *acidulées calcaires*. Les plus répandues, en France, émergent du plateau central de l'Auvergne. Ce sont les sources de Saint-Galmier, Châbetout, Morny-Châteauneuf, Condillac, Saint-Pardoux; les sources de Vernet, dans l'Ardèche; en Westphalie, celle de Pyrmont; Seltz en Nassau; Apollinaire en Angleterre. On pourrait classer à côté d'elles, les *eaux de table ferrugineuses* de Spa (Belgique), Bussang (Vosges), Orezza (Corse), et quelques eaux *faiblement alcalines*, comme celles de Châteldon (Auvergne), de Soultzmatt (Alsace) (1). Ces dernières, toutefois, se rapprochent plus des eaux minérales usitées en thérapeutique, que des eaux *acidules calcaires* dont nous avons parlé précédemment, et dont les sources ne sont guère fréquentées par les malades, tandis qu'on va couramment faire des cures à Spa, à Bussang, à Châteldon.

Les eaux de table sont limpides, fraîches, agréables, et plaisent au goût par l'acide carbonique qu'elles renferment. Elles ne sont pas trop chargées de sels. Ainsi, l'eau de Saint-Galmier, la plus répandue de toutes, n'en contient que 1gr,895 par litre, avec 2gr,082 d'acide carbonique libre et 0gr,024 de matière organique seulement. Les eaux naturelles se recommandent également par leur pureté. C'est même là ce qui les fait

(1) A. Gautier, *Eaux potables* (*Encyclopédie d'hygiène*, t. II, p. 403).

rechercher. Toutefois, on a reconnu récemment qu'elles n'étaient pas toujours exemptes de micro-organismes. M. Moissan a signalé le fait à l'Académie de médecine en 1894; il a été confirmé par M. Riche et par M. Albert Robin (1). Les microbes n'existent pas dans les eaux minérales au moment où elles sortent du griffon de la source; ils s'y déposent pendant l'embouteillage. Ils sont le plus souvent inoffensifs; on y a pourtant trouvé le *bacterium coli*. Quoi qu'il en soit elles n'en méritent pas moins la confiance et sont très utiles partout où l'on manque d'eaux potables de bonne qualité. A l'époque où la diarrhée spéciale à la Cochinchine faisait dans ce pays un nombre considérable de victimes, parmi les Européens, certains d'entr'eux s'en sont préservés pendant de longues années, en ne buvant que de l'eau de Saint-Galmier. Toutefois, lorsqu'on n'y est pas contraint par des nécessités de cet ordre, quand on a de bonne eau potable à sa disposition, il est préférable d'y recourir que de faire un usage continu d'eaux trop riches en acide carbonique et en sels calcaires pour être complètement inoffensives. Enfin, les plus répandues d'entr'elles sont souvent falsifiées. A l'époque des chaleurs, lorsque la consommation augmente dans des proportions considérables, on en fabrique avec les eaux de la ville, et, si dans le moment elles sont souillées, comme cela arrive parfois encore, les eaux fabriquées sont aussi dangereuses que l'eau de la distribution.

On peut en dire autant des eaux gazeuses vendues comme artificielles, et notamment de celles qu'on trouve sur toutes les tables enfermées sous pression dans des syphons de verre et qui portent à tort le nom d'eaux de seltz artificielles. C'est de l'eau ordinaire qu'on a chargée d'acide carbonique, sous une pression de 2 à 4 atmosphères. Ces boissons n'offrent pas plus de sécurité que l'eau potable qui a servi à les faire. De plus, l'acide carbonique qu'elles renferment n'y est tenu que mécaniquement en dissolution; il se dégage immédiatement en arrivant dans l'estomac qu'il excite outre mesure par sa tension. Enfin, ces eaux contiennent parfois des traces de plomb dissous ou en suspension à l'état d'hydrocarbonate, ainsi que l'a prouvé M. A. Gautier (2). Ce métal provient des appareils en cuivre souvent étamés à l'étain plombifère, dans lesquels on charge l'eau d'acide carbonique.

IV. **Eau de glace naturelle ou artificielle.** — L'usage des boissons glacées ou tout du moins rafraîchies se répand de plus en plus. C'est un confortable que toutes les villes de quelqu'importance se donnent pendant l'été. Il est devenu tellement nécessaire aux Etats-Unis qu'il s'est formé récemment, à New-York, une société de bienfaisance pour donner gratuitement de la glace de bonne qualité aux personnes trop pauvres pour pouvoir s'en procurer elles-mêmes.

(1) Séances du 13 mars et du 27 mars 1894.

(2) A. Gautier, *Le cuivre et le plomb dans l'alimentation et l'industrie*, Paris, 1881.

Les boissons glacées ne sont cependant pas sans inconvénient. Je ne parle pas des dangers qu'elles font courir aux imprudents qui s'en abreuvent lorsqu'ils ont le corps en sueur et l'estomac vide; ils sont connus de tout le monde, et nous en avons parlé plus haut, mais les effets nuisibles de leur usage quotidien est moins connu. Il est incontestablement hygiénique de boire frais pendant les chaleurs. Dans l'été, l'eau qui a pris la température des appartements est tiède, et ne désaltère pas ; on en boit des quantités considérables sans parvenir à étancher sa soif et on subit les conséquences de l'abus des boissons aqueuses : les transpirations profuses et la dyspepsie. Le suc gastrique trop dilué, n'agit plus sur les aliments avec l'énergie suffisante; les digestions deviennent paresseuses; il survient parfois des vomissements, de la diarrhée. Ces troubles s'observent surtout chez les soldats qui n'ont à leur disposition que l'eau tiède des chambrées et qui s'en donnent des indigestions ; mais l'eau trop froide fatigue et paralyse l'estomac ; Jaworski et Gluzinski l'ont prouvé; la transformation des aliments s'arrête complètement lorsqu'on les ramène à 0°. Les carafes frappées qu'on trouve dans tous les cafés et dont l'eau est voisine de 0° au moment où on la boit sont donc nuisibles. La glace à rafraîchir dont on met un morceau dans son verre, a l'inconvénient d'abaisser la température d'une manière très inégale et très variable. Le meilleur moyen de boire frais c'est de refroidir avant le repas, les carafes et les bouteilles en les plongeant dans un baquet rempli d'eau ramené, à l'aide de quelques morceaux de glace, à la température de 10 à 12 degrés.

Cette façon de procéder a l'avantage de ne pas exposer les convives à consommer les impuretés que la glace contient et cette considération a son importance. On croyait autrefois que l'eau se purifiait complètement en se congelant; mais on a reconnu le contraire. Elle ne se débarrasse qu'en partie de ses éléments organiques et inorganiques. M. Riche, dans un rapport lu au Conseil d'hygiène et de salubrité de la Seine en 1889, l'a prouvé d'une manière surabondante. Deux blocs de glace de plusieurs kilogrammes pris sur l'étang de la Briche et d'une transparence parfaite lui ont donné à l'analyse 0gr 271 de résidu comprenant 0gr 124 de sels et 0gr 271 de matière organique. Les analyses ont fourni les mêmes résultats en Amérique. De plus, la glace recèle des bactéries ordinaires et des microbes pathogènes. Le bacille de la fièvre typhoïde notamment résiste au froid d'une manière remarquable et on le trouve encore vivant après six mois de congélation comme l'ont reconnu MM. Chantemesse et Widal. M. Pasteur avait depuis longtemps constaté que les microbes, qu'ils soient inoffensifs ou pathogènes, résistent presque tous aux basses températures. Enfin, en 1882, une épidémie de fièvre typhoïde survenue à Eresham, à la suite de l'absorption de glaces faites avec l'eau d'un puits infecté, a confirmé ce qu'avaient enseigné les expériences de laboratoire.

En 1893, la question est revenue devant le Conseil d'hygiène de la Seine, à propos de la glace recueillie sur le lac Daumesnil ; M. Riche a été de nouveau chargé du rapport dont il a donné lecture le 5 avril et le Conseil a adopté des conclusions interdisant la vente pour les usages alimentaires de toute glace qui ne serait pas fabriquée avec l'eau des sources d'alimentation de Paris et qui donnerait par la fusion de l'eau non potable.

§ 4. — ESSAI DES EAUX

L'analyse des eaux n'est pas du ressort de l'hygiène ; mais il est indispensable que le médecin connaisse les moyens d'apprécier la qualité de celles qu'on soumet à son examen, qu'il sache mettre en pratique les méthodes simples et d'une application facile à l'aide desquels il peut se renseigner. Ces méthodes sont de trois ordres, suivant qu'elles permettent d'apprécier les propriétés physiques, chimiques ou microscopiques de l'eau.

I. **Examen physique**. — Il porte sur la limpidité, l'odeur, la saveur et la température de l'eau.

1° TRANSPARENCE. — On l'apprécie en examinant une surface blanche à travers une couche d'eau d'une épaisseur déterminée. On se sert pour cela de deux éprouvettes de même dimension. L'une renferme l'eau suspecte et l'autre de l'eau distillée, on juge par comparaison.

Une démonstration très élégante de cette expertise optique de l'eau a été donnée à l'exposition d'hygiène urbaine en 1886 et reproduite à l'Exposition universelle de 1889. Le service des eaux avait fait installer, dans un des pavillons de la ville de Paris, trois grands réservoirs contenant plusieurs mètres cubes de liquide. Celui du milieu était rempli d'eau de la Vanne, claire, limpide, avec un reflet bleuâtre ; celui de droite contenait de l'eau de Seine trouble et jaunâtre ; le troisième enfin était plein d'eau de l'Ourcq, presque bourbeuse (1). Un coup d'œil suffisait aux innombrables visiteurs de l'Exposition pour leur permettre d'apprécier la différence dans la qualité des eaux qu'on distribue dans Paris. M. Chamberland avait établi dans un compartiment voisin un cabinet noir dans lequel on constatait les qualités optiques de l'eau d'après la méthode de Tyndall et à l'aide d'un rayon lumineux dardé par un bec de gaz, à travers un ballon de verre rempli du liquide à examiner.

2° ODEUR, SAVEUR, TEMPÉRATURE. — Pour apprécier la mauvaise odeur de l'eau, les chimistes conseillent de la chauffer à 40 degrés après y

(1) Jules ROCHARD, *L'hygiène en 1889* (*Revue des Deux-Mondes*, n° du 1er novembre 1889).

avoir ajouté un peu de lessive de potasse. On lave ensuite à plusieurs reprises avec cette eau l'intérieur d'une éprouvette cylindrique très haute, puis on respire par le nez au-dessus de cette éprouvette. Ce procédé permet de saisir assez sûrement le fumet de l'hydrogène sulfuré.

La saveur de l'eau n'est appréciable que lorsqu'elle renferme de 50^{centg} à 1^{gr} de sel par litre ; les sels de fer et de cuivre seuls se trahissent à la dose de 5 à 6^{centg}.

Enfin, il est bon de s'assurer de la neutralité du liquide à l'aide du papier de tournesol.

La température de l'eau s'apprécie au thermomètre. Nous avons dit plus haut que c'est entre 7 et 11 degrés qu'il est le plus convenable de la boire.

II. **Examen chimique.** — Nous nous bornerons à indiquer les moyens simples et rapides de déterminer la composition des eaux potables.

Hydrotimétrie. — On donne ce nom à une méthode qui a pour but de déterminer la dureté des eaux, c'est-à-dire leur richesse en sels calcaires et magnésiens. Elle a été inventée par Clark en Angleterre, perfectionnée et généralisée en France par Boutron et Boudet. Elle repose sur la propriété qu'ont les solutions de savon de précipiter les sels calcaires, en formant avec eux des grumeaux insolubles de stéarate et d'oléate de chaux. L'eau ne commence à mousser que lorsque la précipitation est complète ; on peut donc connaître la *dureté* des eaux en mesurant la quantité de savon qu'elles consomment avant de mousser. On se procure, pour cela, une solution de savon dans l'eau alcoolisée qu'on titre avec soin. On prend ensuite un flacon gradué dit *flacon hydrotimétrique ;* on y verse une quantité déterminée de l'eau à examiner ; puis, avec un tube mesureur, nommé *burette hydrotimétrique*, on y laisse tomber, goutte à goutte, la solution de savon titrée et on s'arrête quand l'eau commence à mousser. La quantité de liqueur d'épreuve qu'il a fallu consommer pour arriver à ce résultat, donne la proportion des sels calcaires et magnésiens contenus dans l'eau qu'on examine (1).

L'hydrotimétrie ne fournit que le poids des sels calcaires ; pour se procurer une notion approximative de la proportion des autres éléments minéraux, il faut se livrer à une série d'opérations qui sont plutôt du ressort de la chimie que de l'hygiène et dont le détail ne saurait trouver place dans un ouvrage comme celui-ci (1). Quant à la matière organique, on en apprécie la quantité, d'une manière approximative, par celle du permanganate de potasse que l'eau décolore, en lui enlevant son oxygène.

(1) Pour les détails de l'opération, voyez A. Gautier, *Méthodes d'essai et d'analyse des eaux potables* (*Encyclopédie d'hygiène*, t. II, p. 453).

III. **L'examen microscopique**. — On peut reconnaître à la loupe ou au microscope avec de faibles grossissements : les sables calcaires ou siliceux, l'argile, les débris de végétaux (fibres de coton, de bois, débris de feuilles, etc.), les insectes, les fragments de plume, de laine, les conferves, les algues, les infusoires, etc. Il est parfois nécessaire de les colorer sous le microscope soit avec la teinture d'iode qui bleuit l'amidon, soit avec la solution de carmin dans la glycérine qui rougit les cellules végétales. Le violet de méthyle est réservé pour la recherche des bactéries. Celle-ci exige des grossissements considérables et demande les précautions suivantes (2) :

Les échantillons dont on veut faire l'analyse micrographique doivent être recueillis dans des éprouvettes mesurant environ vingt centimètres cubes, flambées, bouchées à l'ouate stérilisée et fermées par un bouchon de caoutchouc passé à la flamme.

L'analyse doit se faire aussitôt que possible, parce que les microbes se multiplient dans l'eau avec une rapidité prodigieuse, même quand elle est conservée dans la glace. Pour procéder à l'examen, on agite vivement l'échantillon, et on y puise à l'aide d'une pipette stérilisée et graduée quelques centimètres cubes de liquide destinés à l'examen direct et aux cultures.

1° Examen direct. — On dépose sur une plaque de verre une goutte d'eau qu'on recouvre d'une lamelle et on regarde, en faisant varier la lumière soit à l'aide des diaphragmes soit par la simple rotation du miroir. Les bactéries interceptent la lumière et se dessinent immobiles ou animées de mouvements rapides, sur le fond sombre de la préparation, on peut ainsi reconnaître leur présence, leur forme, constater leurs mouvements et apprécier leur nombre.

Pour colorer les bactéries, on fait tomber une ou deux gouttes d'eau sur une lamelle qu'on dessèche rapidement à l'étuve. On les passe ensuite lentement dans la flamme d'une lampe à alcool, on les colore en se servant de solutions fraîchement préparées. On peut alors les compter en multipliant le nombre de celles qu'embrasse le champ du microscope par le nombre de gouttes d'eau que renferme un centimètre cube. Si l'eau contient peu de bactéries, on les compte sur la préparation tout entière, si le nombre en est considérable, il est préférable de se servir d'un porte-objet divisé en petits carrés, comme celui qui sert à la numération des globules du sang. Il est alors indispensable d'immobiliser les bactéries. Il suffit pour cela de toucher la goutte d'eau qu'on examine avec une trace de solution d'acide osmique au trentième. Cette méthode de numération n'a pas de grandes prétentions à l'exactitude ; mais les données qu'elle fournit suffisent dans l'immense majorité des cas.

(1) Voyez A. Gautier, *Eaux potables* (*Encyclopédie d'hygiène*, t. II, p. 463).
(2) Cornil et Babès, *Traité des bactéries*.

2° Cultures. — L'examen direct n'apprend rien sur la nature des microbes ; pour la déterminer, il faut recourir à la méthode des cultures sur gélatine pure ou peptonisée.

Les plaques de gélatine convenablement ensemencées avec l'eau à examiner et conservées à l'étuve dans la chambre humide, ne tardent pas à se couvrir de colonies de diverses espèces. On les examine d'abord à l'œil nu ou à la loupe. Elles fluidifient ou ne fluidifient pas la gélatine. Ce caractère permet déjà de les diviser en deux classes et on peut établir d'une manière générale que les microbes de la putréfaction, les *saprophytes* (de σαπρὸς, putride ; φυτον, plante) appartiennent à la première, tandis que les microbes *pathogènes* rentrent dans la seconde. M. A. Proust a fait remarquer également que la liquéfaction de la gélatine était d'autant plus prompte que les eaux étaient plus mauvaises, c'est-à-dire qu'elles contenaient plus de microbes *saprophytes*.

Ce premier caractère constaté, on observe les colonies avec un grossissement de cent diamètres qui permet de noter les différences de structure et de développement de chacune d'elles, celles qui paraissent de même espèce sont alors examinées à de forts grossissements et à l'aide de solutions colorées : toutes ces colonies doivent être successivement mises en culture dans des tubes ou sur des plaques nouvelles.

Cette méthode, bien qu'elle soit la meilleure, présente de nombreuses imperfections, elle ne suffit pas pour déterminer toujours et à coup sûr le degré de nocuité des eaux, c'est-à-dire la proportion des microbes *pathogènes* qu'elles peuvent contenir et l'espèce à laquelle ils appartiennent. On peut se procurer un complément d'informations en injectant aux animaux les liquides suspects ou les cultures qu'on en a obtenues. Si le résultat est négatif, on pense que les micro-organismes mis en expérience sont inoffensifs ; mais ce n'est là qu'une présomption, car il peut exister des microbes inoffensifs pour les animaux et dangereux pour l'espèce humaine. Lorsque les animaux succombent, on compare les symptômes de l'intoxication à laquelle ils ont succombé à ceux des maladies analogues de l'espèce humaine et on en tire des conclusions qui ne sont pas, il faut le dire, plus rigoureuses que les précédentes.

En somme, c'est déjà quelque chose que d'avoir des présomptions sur un sujet semblable. La bactériologie est une science encore trop récente pour qu'on soit en droit de se montrer exigeant à son égard et les médecins de notre époque doivent tous être capables de se livrer aux recherches sommaires que je viens d'indiquer.

I. **Conservation de l'eau.** — Dans les villes ou le service est intermittent, on est obligé de recueillir l'eau dans des réservoirs au moment de la distribution. C'est un expédient regrettable puisqu'elle s'y échauffe et s'y altère, et lorsqu'on ne les nettoie pas fréquemment il se fait au fond un dépôt boueux ou pullulent les microbes. Pour pallier ces inconvénients, il faut adopter des réservoirs en tôle galvanisée, les couvrir avec soin, les placer dans l'endroit le plus frais possible et les nettoyer souvent. Dans les villes où l'eau n'est pas distribuée à domicile, on la conserve dans des cruches, qui ne sont pas recouvertes où les poussières tombent et dont il faut laver le fond toutes les fois qu'on les remplit de nouveau.

Le nombre des villes qui peuvent distribuer à leurs habitants des eaux de source ou des eaux de rivière convenablement épurées est extrêmement restreint. Dans la plupart des localités, on leur livre les eaux comme elles sont; dans ce cas, il faut toujours les considérer comme suspectes et il est prudent de les épurer avant de les boire. Il ne suffit pas, pour les rendre inoffensives et les débarrasser de leurs impuretés apparentes, il faut encore les dépouiller des micro-organismes qu'elles renferment et parmi lesquels il peut s'en trouver de pathogènes.

II. **Epuration**. — L'épuration à domicile peut s'obtenir par trois moyens différents : l'ébullition, la filtration et les agents chimiques.

1° Ebullition. — L'ébullition est le moyen le plus simple et le plus sûr. C'est celui qu'on recommande dans toutes les épidémies et le seul qui soit à la portée des classes pauvres. On trouve en effet, dans les ménages les plus modestes, un petit fourneau sur lequel on peut faire bouillir, presque sans frais, les quelques litres d'eau destinés à la boisson de la famille. En faisant cette opération le soir, l'eau est refroidie le lendemain; elle est parfaitement pure si on a eu soin de recouvrir le vase qui la renferme. L'ébullition prolongée pendant 10 ou 15 minutes fait périr à coup sûr les microbes. Elle a, de plus, l'avantage de décomposer la matière organique, en coagulant les éléments albuminoïdes qui la composent; mais elle a l'inconvénient de faire perdre à l'eau ses gaz et spécialement son acide carbonique; elle précipite quelques-uns de ses principes minéraux (les carbonates terreux, le fer, l'argile); elle rend l'eau insipide et les personnes délicates la trouvent lourde à l'estomac.

2° Filtration. — La filtration n'a aucun de ces inconvénients et c'est le moyen d'épuration par excellence, celui que toutes les familles aisées emploient aujourd'hui. Les filtres prônés par l'industrie sont extrêmement nombreux; mais je ne m'occuperai que de ceux qui sont d'un usage courant. Il y a d'abord la fontaine filtrante qu'on trouvait autrefois dans la plupart des ménages de Paris. Elle est formée par un réservoir en calcaire ou en grès séparé en deux compartiments inégaux par une pierre poreuse, reliée aux parois verticales à l'aide d'un ciment spécial. On verse l'eau dans le compartiment supérieur et elle s'épure en passant à travers la cloison filtrante sous l'influence de la pression. Quand le ciment est bien intact, quand la pierre poreuse n'a pas de fissure, l'eau se dépouille, en la traversant, de ses matières en suspension et en sort claire et limpide ; mais, les micro-organismes passent facilement à travers les larges pores de la cloison.

La fontaine filtrante clarifie l'eau, mais elle ne la stérilise pas; aussi a-t-elle été remplacée presque partout par le filtre Chamberland dont la supériorité a été reconnue dans le laboratoire de M. Pasteur. Il est le seul employé pour les recherches bactériologiques et il a été rendu réglementaire dans les casernes, par une décision du Ministre de la Guerre en date du 28 juillet 1889.

Il se compose d'un tube en porcelaine dégourdie ayant 20^{cent} de long, 25^{mm} de diamètre intérieur et 2^{mm} d'épaisseur de parois. Cette bougie est fermée à l'un de ses bouts et munie, à l'extrémité opposée d'une bague émaillée terminée par une tétine pour l'écoulement de l'eau filtrée. Cette bougie est contenue dans un cylindre en métal. L'eau traverse sa paroi de l'extérieur à l'intérieur. L'étroitesse des pores de la porcelaine exige une certaine pression pour que ce passage s'opère. Tandis qu'il suffit d'une hauteur d'un mètre pour obtenir ce résultat dans les filtres ordinaires, avec les bougies Chamberland, il en faut au moins deux, pour avoir un débit suffisant. Une bougie neuve ou fraîchement nettoyée donne un débit d'un tiers de litre par heure et par mètre de pression. Comme elle a une surface totale de 16^{cent} carrés, il en résulte que la vitesse de filtration est de 2^{cent} à l'heure avec une pression de 1^{m}, de 10^{cent} pour 5^{m}, de 20^{cent} pour 10^{m} et de 30^{cent} pour 15^{m} de pression. Il ne faut pas dépasser cette limite sous peine de faire pénétrer de force les matières en suspension dans les pores de la porcelaine. Il est préférable de rester au-dessous, parce que la filtration est d'autant plus parfaite que la pression est plus faible et parce que le débit d'une seule bougie suffit largement pour fournir l'eau de boisson nécessaire à la consommation d'une famille.

La qualité maîtresse de l'eau fournie par le filtre Chamberland est sa pureté. Lorsqu'elle est neuve ou convenablement nettoyée, la bougie en porcelaine dégourdie ne laisse passer aucun germe. On s'en est assuré maintes fois à l'institut Pasteur. A cet égard il n'y a pas de doute ; mais cette propriété a une durée limitée. Lorsque la bougie commence à s'encrasser, il se développe des organismes dans la boue qui se dépose sur sa paroi extérieure. Ce mucus vaseux, très putrescible, constitue un excellent milieu de culture pour les micro-organismes ; ils y forment des colonies qui passent à travers les parois, sous l'influence de la pression de l'eau. Elles augmentent de nombre de jour en jour et il finit par arriver un moment où l'eau qui a traversé le filtre en contient plus qu'auparavant.

Le passage des microbes est d'autant plus rapide que la pression est plus forte, l'eau plus impure et la température plus élevée. Ainsi, tandis que l'eau de la Vanne peut être stérilisée par les bougies en porcelaine, pendant l'espace d'un mois, l'eau de Seine, quand elle est claire, n'est purgée de germes que pendant huit jours et pendant quatre jours seulement lorsqu'elle est trouble. Quant à l'eau de l'Ourcq, elle est très difficile à épurer pendant plus de deux jours quelle que soit la pâte de porcelaine employée. Ces faits, pressentis par M. A. Gautier, au début de ses recherches sur la filtration des eaux, confirmés par MM. Galippe, Bourquelot, Villejean, ont été bien étudiés par M. E. Lacour (1), et plus complètement encore par M. Miquel (2), mais ces expériences de laboratoire n'infirment en rien la valeur du filtre en porcelaine, elles prouvent seulement qu'il faut le nettoyer fréquemment et avec soin. « La bougie » Chamberland, dit M. Miquel a fait faire un pas immense à la question » de la filtration des eaux à basse température. Il a encore quelques » défauts, mais on peut les atténuer et on arrivera à les faire disparaître ».

On a déjà fait des tentatives dans cette voie. On a expérimenté, il y a deux ans, des filtres en *porcelaine d'amiante* (3) dont les pores sont plus petits que ceux de la porcelaine ordinaire. Ces filtres, mis en expérience au laboratoire de toxicologie par MM. Durand-Fardel et F. Bordas leur ont paru de beaucoup préférables aux autres. Ils stérilisent complètement les eaux les plus souillées et, après six semaines d'emploi continu, ils arrêtent les microbes comme au premier jour. Des résultats analogues ont été obtenus par M. Girard, par M. Miquel et par M. Jungfleisch qui en a fait l'objet d'un rapport à l'Académie de Médecine (4). Ces avantages, s'ils sont bien réels, n'ont encore été constatés que dans le laboratoire et, comme le filtre Chamberland est en usage partout, qu'il continue à jouir d'une confiance méritée, il importe de bien connaître les précautions qu'exige son emploi.

Il faut le nettoyer d'autant plus fréquemment que l'eau est plus souillée, la pression plus forte et la température de l'air plus élevée. La pression ne doit pas dépasser dix mètres si on veut avoir une bonne épuration et plus l'eau est impure, plus il y a intérêt à filtrer lentement. Pour prendre une moyenne, ce qui est indispensable dans les ménages, il suffit de nettoyer les filtres Chamberland une fois par semaine. Pour faire cette petite opération, on dévisse l'appareil, on en retire la bougie, on la brosse fortement pour enlever la boue jaunâtre qui la recouvre, puis on la met dans un vase plat rempli d'eau qu'on fait bouillir pendant un quart d'heure. Après cela, on la remet en place et elle peut fonctionner immédiatement. Je préfère ce procédé à celui que conseille

(1) E. Lacour, *Recherches chimiques et bactériologiques sur les boues du filtre Chamberland* (*Revue d'hygiène*, 20 juin 1892).

(2) Miquel, *Du pouvoir stérilisant des filtres en biscuit* (*Annales de micrographie*, mars 1893, p. 138).

(3) Cette substance récemment découverte a été l'objet d'un rapport de M. Garos présenté le 14 décembre 1891, à l'Académie des Sciences, par M. Berthelot.

(4) Jungfleisch, *Rapport sur la stérilisation et la filtration des liquides par la porcelaine d'amiante* (Séance de l'Académie du 9 février 1892).

M. A. Gautier et qui consiste à plonger la bougie dans une solution d'acide chlorhydrique au dixième. Ce moyen, excellent dans un laboratoire, me paraît imprudent dans un ménage. On ne peut pas laisser sans danger un acide aussi violent à la disposition des domestiques.

Je n'ai parlé jusqu'ici que de la filtration de l'eau dans les habitations privées ; mais quand il s'agit d'en épurer de grandes masses comme celles qui sont nécessaires pour une caserne, un hôpital, un lycée, la question se complique. Nous renverrons cette étude au chapitre de la profession militaire (1). C'est également là que nous indiquerons les expédients auxquels on a recours, en campagne, pour suppléer à l'absence des filtres lorsqu'on ne peut s'en procurer.

3° AGENTS CHIMIQUES. — On n'a recours aux agents chimiques, à l'alun, à la chaux, au carbonate de soude, au permanganate de potasse que dans les cas d'absolue nécessité. Nous reviendrons sur la valeur de ces moyens, en parlant des circonstances dans lesquelles on est forcé d'y recourir.

ARTICLE III. — BOISSONS

L'eau est la boisson naturelle à l'homme comme aux animaux. Elle peut lui suffire et nombre de gens n'en consomment pas d'autres. Si l'existence s'écoulait dans des conditions normales, hygiéniques, il serait inutile de demander une excitation factice aux boissons fermentées, mais la civilisation, en imposant à l'homme un genre de vie qui s'écarte notablement de l'état de nature, en exigeant souvent de lui un travail excessif, des fatigues prolongées, lui a fait un besoin de cette stimulation. C'est à ce point de vue que l'hygiène doit se placer pour en apprécier les effets.

Les boissons auxquelles on a recours pour remplacer l'eau sont de deux sortes, les unes contiennent de l'alcool et les autres n'en renferment pas. Les premières se divisent elles-mêmes en deux classes : 1° les boissons *fermentées* dans lesquelles l'alcool reste associé aux substances autres que les sucres qui préexistaient dans la matière mise en fermentation, ainsi qu'aux produits qui se sont formés pendant celle-ci. Telles sont le vin, le cidre, la bière ; 2° les boissons où l'alcool a été séparé par la distillation des produits moins volatils, ce sont les alcools et les liqueurs.

Les boissons qui ne contiennent pas d'alcool sont ordinairement désignées sous le nom de boissons aromatiques. Telles sont : le café, le thé et le maté. Nous les étudierons successivement et dans cet ordre.

(1) Chapitre VII, article II, § V.

§ Ier. — BOISSONS FERMENTÉES

I. **Le vin.** — Le vin est le liquide obtenu par la fermentation du jus de raisin frais, connu sous le nom de *mout*. La vigne qui produit le raisin appartient à la famille des *Ampélidées* dont les *vitis* constituent le principal genre. Elle croît dans la zone méridionale des climats tempérés des deux hémisphères. En France, sa limite septentrionale est exprimée par une ligne droite allant de Nantes à Mézières. En 1893, on y a récolté 49.800.000 hectolitres de vin, ce qui, joint à la production de la Corse et de l'Algérie, fait un total de 54 millions d'hectolitres. La France peut ainsi rivaliser avec l'Espagne et l'Italie ; elle l'emporte aussi sur les autres contrées de l'Europe.

Depuis une trentaine d'années, la culture de la vigne s'est répandue dans le monde entier. On a pu juger de ce développement à l'Exposition universelle de 1889. On y voyait une foule de crus dont on ne soupçonnait pas l'existence auparavant. A côté des produits de nos vignobles et de ceux de l'Europe méridionale, qui ont longtemps figuré seuls sur les marchés, on voyait s'étaler les vins mousseux du Caucase, de la Tauride et de la Crimée. Les grands crus blancs et rouges de la Roumanie y côtoyaient les vins de la Calabre et de l'Archipel. La Perse avait envoyé au Champ de Mars ses vins parfumés, si prisés dans l'Extrême-Orient ; l'Angleterre dix variétés de ses vins du Cap où les Français ont planté les premiers ceps, tandis que l'Amérique entrait en lice, pour la première fois, avec ses vins de la Californie, auxquels on a donné le nom de tous nos crus de France, avec les vins du Brésil, de la République argentine et du Chili, dont les vignobles sont aujourd'hui en mesure de fournir à la consommation de toute la côte du Pacifique. Enfin, on y remarquait les dix crus de l'Australie (1) et les vins du Japon, qui se signalaient surtout par l'originalité de leurs flacons et de leurs étiquettes (2).

L'extension qu'a prise la culture de la vigne a été causée par la série de maladies qui, depuis un demi-siècle, sont venues s'abattre sur nos cépages. C'est d'abord l'*oïdium*, qui les a envahis en 1849, puis le *phylloxera*, qui est survenu dix ans après et qui a détruit en quelques années 500,000 hectares de vignes dans le Midi qu'il a ruiné. Enfin le

(1) Dans l'Australie du Sud, le sol et le climat sont très favorables à la culture de la vigne. Les propriétaires se sont procuré les meilleurs cépages de France, d'Espagne et de Portugal ; ils ont attiré à grands frais des maîtres de chais experts et ils font d'excellents vins imitant le Bordeaux et le Bourgogne. En 1891, l'Australie a produit 1.048.170 gallons de vin.

(2) Jules ROCHARD, *L'hygiène en 1889* (*Revue des Deux-Mondes*, n° du 1er novembre 1889).

mildew, connu depuis longtemps en Amérique, a envahi nos vignes en 1878. On a triomphé de ces fléaux à l'aide des préparations de soufre, de la submersion, et en substituant à nos vieux ceps de jeunes plants américains ; mais, pendant les longues années où les vins de France ont fait défaut, on a planté des vignes partout où elles pouvaient pousser. On doit se féliciter de voir ainsi la vigne se répandre, car le vin est la meilleure et la plus hygiénique des boissons fermentées ; nous ne pouvons que nous montrer sympathiques à cette concurrence que les évènements ont fait naître, puisqu'elle est avantageuse pour les populations. D'ailleurs il s'écoulera bien des années avant que ces vins exotiques encore un peu sauvages puissent rivaliser avec nos grands crus du Bordelais, de la Bourgogne ou de la Champagne.

1° Fabrication. — Le raisin, récolté quand il est arrivé à sa pleine maturité, est porté à la cuve ; il y est foulé, écrasé, soit par le piétinement, soit par des broyeurs mécaniques, puis il fermente sous l'action d'une température qui, dans les pays vignobles, dépasse toujours quinze degrés à l'époque de la vendange. Au bout d'un temps d'autant plus court qu'il fait plus chaud, on voit se dégager du liquide des bulles de gaz dont le nombre s'accroît rapidement et détermine bientôt une ébullition véritable avec une élévation de température qui, en Algérie, va jusqu'à 10 ou 12 degrés. Sous l'influence des ferments dont les germes préexistants dans l'air se sont déposés sur les grappes et sur les grains du raisin, comme l'a prouvé M. Pasteur, le sucre interverti se transforme en acide carbonique qui produit l'ébullition, en alcool et en quelques autres produits qui restent dans la liqueur.

Le gaz carbonique en s'élevant entraîne avec lui et soulève les pellicules, les grains, les rafles et tous ces corps étrangers forment, au-dessus du liquide, une masse flottante nommée le *chapeau*, qui reste imprégnée de liquide. Tant que la fermentation est très active, le gaz qui baigne le chapeau et remplit la cuve est surtout de l'acide carbonique ; mais quand le mouvement se ralentit, l'air prend peu à peu sa place et finit par constituer la majeure partie du gaz contenu dans la cuve. Or, cet air acidifie l'alcool pour fournir du vinaigre qui altère le vin.

Cet inconvénient a conduit à modifier l'ancien procédé que nous venons de décrire, pour lui substituer d'abord la *fermentation à cuve fermée et à chapeau flottant*, puis le procédé plus radical de la *fermentation à cuve fermée et à chapeau submergé*. Nous ne décrirons pas les appareils à l'aide desquels on obtient ce résultat, parce que ces détails de fabrication n'intéressent pas l'hygiène.

Le séjour du vin dans la cuve est plus ou moins prolongé suivant qu'on se propose d'obtenir un vin plus ou moins coloré, plus ou moins riche en tannin et en principes donnant au vin son *bouquet* et son arôme ; néanmoins, le *cuvage* ne doit pas se prolonger au-delà de huit à douze jours. Le vin contient encore à ce moment une petite quantité de sucre qui disparaît pendant la fermentation extrêmement faible qui se produit après le *décuvage* et dans laquelle le *bouquet* se forme par l'action de l'alcool sur divers principes (1).

Le vin décuvé est trouble, mais il s'éclaircit par le repos dans les tonneaux ; il éprouve une modification dans sa couleur et laisse déposer les cellules de ferment qui s'y trouvent encore. Lorsque ce travail s'est produit, vers la fin de décembre ou de janvier, on soutire le vin une première fois. De nouveaux soutirages sont nécessaires en mars ou en avril, puis au besoin en août et en décembre. Ils doivent être faits très rapidement, pour perdre le moins d'acide carbonique possible et pour ne pas donner accès aux germes contenus dans l'air.

Le vin n'acquiert une limpidité parfaite qu'après avoir été collé. On se sert pour cela de la gélatine dissoute, ou des blancs d'œuf battus, ou du sang, qui est le meilleur des clarifiants. Après les avoir versés dans le tonneau, on l'agite fortement et on laisse reposer une huitaine de jours. Le collage précipite le tannin, une notable quantité de matière colorante, une petite proportion de crème de tartre, quelques acides organiques et quelques sels. Il diminue le poids de l'extrait sec et le titre alcoolique. On ne doit pas coller les vins fins. Ils déposent tout seuls.

Les vins blancs sont faits avec des raisins blancs, les vins rouges avec des raisins noirs ; cependant on peut faire du vin blanc avec ces derniers, mais à la condition de séparer, avant la fermentation, le moût des pellicules qui contiennent la matière colorante insoluble dans l'eau, mais qui se dissout dans l'alcool au fur et à mesure de sa formation. Le raisin blanc est seul employé pour la préparation des bons crus de vin blanc.

2° Composition. – Le vin est un produit entièrement complexe. Le principe dominant, abstraction faite de l'eau, est l'alcool *éthylique*, dit aussi *vinique*, qu'accompagnent de très petites quantités d'alcools dits *supérieurs*, en raison de leur poids atonique ; puis viennent les substances indifférentes (*glycérine*, *albumine*, *mucilage*, *gomme*, *inosite*), le *tannin* et les *matières colorantes*, les *éthers* qui donnent au vin leur bouquet ; les acides *tartrique*, *malique*, *racémique*, *sulfurique*, *chlorhydrique*, le plus souvent unis à la potasse ; les acides *carbonique*, *acétique*, *succinique* ; les *matières minérales* (potasse, soude, chaux, magnésie, alumine, fer) ; enfin, du sucre ayant échappé à la fermentation. Ces principes s'y trouvent combinés dans les proportions suivantes, d'après l'analyse de M. A. Gautier :

(1) Alfred Riche, article *Boissons* de l'*Encyclopédie d'hygiène*, t. II, p. 491.

Composition moyenne du vin rouge

Eau	869,00
Alcool éthylique	100,00
Alcools divers, éthers et parfums	traces.
Glycérine	6,50
Acide succinique	1,50
Matières albuminoïdes, grasses, sucrées, gommeuses et colorantes	16,00
Tartrate de potasse	4,00
Acides acétique, proprionique, citrique, malique, carbonique	1,50
Chlorures, bromures, iodures, fluorures, phosphates de potasse, de soude, de chaux, de magnésie, oxyde de fer, alumine, ammoniaque	1,50
Total	1.000,00

La composition des vins varie dans des proportions considérables. Il en est de même de leur saveur et de leurs qualités hygiéniques. Le principe dont les variations importent le plus au point de vue de la santé, c'est l'alcool. Certains vins en contiennent quatre fois plus que d'autres, ainsi que le montre le tableau suivant dressé par Chevalier et Baudrimont :

Richesse alcoolique des principaux vins

	Alcool p. 100 vol.		Alcool p. 100 vol.
Vin de Marsala	23,83	Vin de Cahors	11,36
— de Madère rouge	20,52	— de Mâcon blanc	11,00
— — blanc	20,00	— de Volnay	11,00
— de Porto	20,00	— d'Orléans	10,66
— de Bagnols	17,00	— de Bordeaux rouge	10,10
— de Malaga	17,42	— de Larose	9,85
— de Roussillon	16,88	— de Pauillac	9,70
— de Malaga ordinaire	15,00	— de Vouvray blanc	9,66
— de Chypre	15,00	— de Château-Latour	9,33
— de Jurançon rouge	13,70	— de Léoville	9,10
— de Lunel	13,70	— de Pouilly blanc	9,10
— d'Angers	12,90	— de détail à Paris	8,80
de Champagne	12,77	— de Château-Margaux	8,75
— de Grave	12,30	— de Château-Laffite	8,73
— de Beaune blanc	11,80	— de Chablis blanc	7,88
— de Champagne mousseux	11,77		

Il est certain que les vins qui, dans le tableau précédent dépassent 17 p. 100 d'alcool, ne l'ont pas pris tout entier au jus de la vigne. Ils ont été vinés à l'usage des Anglais, qui prisent par dessus tout la richesse alcoolique. Mudler doute que le Porto contienne naturellement plus de 12,75 p. 100 d'alcool ; Gonnan affirme que le Sherry pur n'en renferme pas plus de 12 p. 100. La plupart de nos bons vins de France se tiennent entre 8 et 10. C'est donc encourager le vinage que d'exiger, comme le fait l'administration de la guerre, que le vin rouge qu'on lui fournit contienne 11 p. 100 d'alcool.

Les vins ne diffèrent pas moins sous le rapport du goût du bouquet et des qualités analeptiques. Bouchardat a établi sous ces rapports la classification suivante :

Ire Classe. — *Vins avec prédominance d'un principe*

A. Alcooliques	*Vins secs* (Madère, Marsala).
	Vins sucrés (Malaga, Lunel, Banyuls).
	Vins de paille (Arbois, Ermitage blanc).
B. Astringents	*Avec bouquet* (Ermitage rouge).
	Sans bouquet (Cahors).
C. Acides	*Avec bouquet* (Vin du Rhin).
	Sans bouquet (Vin de Gouais, d'Argenteuil).
D. Mousseux	Champagne, Saint-Peray.

IIe Classe. — *Vins mixtes ou complets.*

A. Avec bouquet	*Bourgogne* (Clos-Vougeot, Mont-Rachex).
	Médoc (Château-Laroze, Sauterne).
	Midi (Langlade, Saint-Georges).
B. Sans bouquet	Bourgogne et Bordeaux ordinaires.

3° Maladies des vins. — Les vins, comme tous les liquides contenant des matières organiques, sont sujets à des altérations dues pour la plupart à des fermentations produites par les germes de l'air, au développement de végétations microscopiques qui enlèvent au vin certains de ses éléments ou lui en cèdent de nouveaux.

a). Les vins piqués sont ceux qu'envahit le *mycoderma vini.* Le froid suffit pour arrêter son développement.

b). Les vins aigres sont produits par le *mycoderma aceti* ou *diplococcus aceti*, qu'on détruit ou dont on atténue les effets en ajoutant au vin du tartrate de potasse, à raison de 80 grammes à l'hectolitre, mais qu'il vaut mieux convertir en vinaigre.

c). Les vins montés, bleus, sont atteints de la *pousse*, caractérisée elle-même par la présence d'un filament parasitaire, ténu, analogue au ferment lactique. On les améliore en y ajoutant un peu d'acide tartrique, puis en les soutirant dans un tonneau soufré, sur un peu d'alcool.

d). Les vins tournés, rebouillis, qu'on observe dans les années pluvieuses, deviennent jaunâtres, avec une saveur aigre ou amère. Cette maladie est produite par un micro-organisme en longs filaments semblables à ceux de la *pousse* et s'attaquant comme eux à l'acide tartrique. On la combat en chauffant le vin additionné de tannin et de crème de tartre et en le soutirant dans un tonneau méché avec soin.

e). Les vins filants, gras, huileux, sont le résultat d'un autre ferment composé de globules sphériques ayant moins d'un millième de millimètre et disposés en chapelets. Ces vins deviennent plats, mucilagineux ou visqueux. On les améliore en ajoutant 15gr de tannin par pièce de 230lit ; on obtient le même effet avec 50gr de noix de galle ; mais toutes ces additions au vin de substances étrangères à sa composition sont de véritables falsifications.

f). *Les vins amers* sont altérés par un micro-organisme composé de filaments très déliés, dont le diamètre n'atteint pas un millième de millimètre. Ces filaments rigides sont divisés en articles et prennent, avec le temps, l'apparence de rameaux bourgeonnant. On traite cette maladie par la chaux à la dose de 250 à 300gr par hectolitre, mais le vrai remède est le chauffage.

4° Remèdes généraux des maladies des vins. — Les maladies des vins sont, comme nous venons le voir, causées par des parasites microscopiques ; les remèdes à leur opposer consistent donc à détruire ces organismes. Il y en a trois, le *soufrage*, le *chauffage* et la *réfrigération*.

Le *soufrage* est une pratique très ancienne, puisqu'elle était connue du temps des Romains. Elle repose sur l'absorption de l'oxygène par le soufre brûlant et sur les propriétés antiseptiques du gaz sulfureux formé. On y a recours pour préserver les tonneaux des moisissures, pour arrêter la fermentation des moûts et pour s'opposer à des fermentations secondaires. Le *méchage* des tonneaux consiste à y faire brûler des mèches soufrées, et le *mutage* dans l'emploi plusieurs fois répétés du *méchage*. Dans les pays où on fabrique intentionnellement des vins *mutés*, on a recours, pour empêcher la fermentation, à des procédés plus compliqués et plus efficaces, mais dans la description desquels nous n'avons pas à entrer.

Le *chauffage* est une pratique tout aussi ancienne que le soufrage. Elle était connue des Grecs, elle est encore mise en pratique au Maroc et on l'emploie en Espagne et en Italie pour obtenir les vins de liqueur. Conseillée par Appert, par M. de Vergnette de Lamotte, cette méthode n'est entrée dans la pratique que depuis les travaux de Pasteur. C'est lui qui a prouvé que les maladies des vins sont dues à des êtres vivants, et que la chaleur les fait périr. Il a montré de plus qu'il suffisait d'élever la température de 55 à 60 degrés pour conserver le vin sans lui donner le goût de cuit. Il y a différents moyens d'obtenir la *Pasteurisation*. Dans certains appareils le vin est chauffé au bain-marie ; dans d'autres, il est soumis à l'action de la vapeur ; mais ces dispositifs sont sans intérêt pour nous.

5° Falsification. — L'art des falsifications a pris un développement considérable depuis que les vins de France ont manqué à la suite des ravages du phylloxera. C'est la partie de l'étude des vins qui intéresse le plus directement les hygiénistes, parce que c'est pour elle qu'on les consulte le plus souvent.

Sur les 49 millions d'hectolitres de vin récoltés en 1893, il n'y en a assurément pas 10 qui soient destinés à être consommés dans leur pureté virginale. Les grands crus sont seuls l'objet de ce respect; le reste est plus ou moins manipulé ; mais tous les traitements qu'on leur fait subir ne sont pas des falsifications.

Le *coupage*, qui consiste à mélanger des vins de qualités différentes, pour corriger leurs défauts respectifs par des qualités contraires, est une opération parfaitement licite, un art qui a son mérite, mais qui a aussi ses dangers. C'est une pente glissante. Lorsqu'on a sous la main ces gros vins de Provence, d'Espagne et d'Italie, si corsés qu'on leur donne, dans le commerce, le nom de *vins de trois couleurs*, il est difficile de résister à la tentation d'y mettre de l'eau, de relever le mélange par un peu d'alcool ; de là au plâtrage, au salicylate il n'y a qu'un pas, puis viennent les vins absolument factices. Parmi ces derniers, il faut ranger le vin de raisin sec, dont la production a monté de 2 millions d'hectolitres à 55 millions, il y a quelques années. Cette fabrication n'est pas une fraude, si le consommateur est informé de la nature du produit qu'on lui vend ; en tout cas, l'hygiène s'en désintéresse, car ce vin n'a rien de nuisible. L'addition d'eau ou *mouillage* lui est également indifférente ; mais c'est une tromperie sur la qualité de la marchandise vendue et une fraude pour le Trésor.

Le *plâtrage* est une pratique générale dans le midi de la France. Il peut se faire suivant deux méthodes. Dans la première, on ajoute le plâtre au vin déjà soutiré ; c'est le plâtrage au tonneau. Dans la seconde, on le projette, à la pelle, sur la vendange en fermentation et le vin en prend ce qu'il veut. En général, il se contente de 2 à 4^{gr} par litre, mais on a constaté la proportion de 7^{gr},38 dans un vin des Pyrénées-Orientales, et de 8^{gr},33 dans un vin de Clermont (Hérault). La question de savoir si le plâtrage est nuisible à la santé a été maintes fois discutée au Comité consultatif d'hygiène publique et à l'Académie de médecine. On est arrivé à le tolérer dans une certaine mesure pour les raisons suivantes :

Le vin, pour conserver sa couleur vermeille, pour rester brillant et limpide, a besoin d'une certaine acidité. Le plâtre décompose le bitartrate de potasse en excès, et forme un tartrate de chaux insoluble qui se précipite au fond de la cuve, et un sulfate acide de potasse qui reste dans la liqueur, dont il augmente sensiblement l'acidité. Le tartrate de chaux, en se précipitant, entraîne nécessairement les matières en suspension dans le liquide et le clarifie. Le plâtre rend la fermentation plus complète. Cette triple action assure la conservation du vin et en facilite le transport ; mais elle en altère profondément la composition.

Le sulfate acide de potasse est un sel caustique et d'une saveur intolérable, quand il est en excès. A 6 ou 8^{gr} par litre, il est nuisible à la santé. Il peut ne pas déterminer d'accidents immédiats, mais il doit à la longue occasionner des troubles digestifs chez les gens qui en absorbent un ou deux litres par jour, comme les ouvriers du midi de la France. Il contribue vraisemblablement à la production des dyspepsies, que les vins rouges déterminent souvent. Il est admis aujourd'hui qu'on ne peut tolérer la présence du sulfate acide de potasse dans les vins que jusqu'à *la limite maxima de deux grammes par litre* (1). Cette tolérance a été motivée par la présence du sulfate acide de potasse dans des vins naturels (2) et par les nécessités de la fabrication qui, dans les mauvaises années, impose la nécessité du plâtrage pour sauver la récolte.

On a proposé de remplacer le plâtre par le phosphate de chaux tribasique ou par l'acide tartrique. Le premier procédé a été proposé, en 1887, par un viticulteur de l'Hérault, M. Hugonnenq, et le second, au cours de la même année, par M. Calmette (de Narbonne). Tous deux ont été l'objet, de la part de M. A. Gautier, de rapports favorables à l'Académie de médecine (3), mais l'expérience n'a pas encore confirmé les résultats du laboratoire. Il en est de même de l'*abrastol*, qui a été proposé en 1893, par M. Yvar Bang.

Le *vinage* consiste à ajouter au vin une certaine quantité d'alcool, pour permettre de le conserver lorsqu'il est trop faible. C'est là du moins le prétexte mis en avant par les viticulteurs ; mais cette tolérance est le point de départ de toutes les fraudes, et surtout du mouillage. L'alcool ne se combine pas avec le liquide auquel on le mêle ; il précipite une partie de ses matériaux solides ; comme il se pratique toujours avec des alcools de mauvaise qualité, il communique au vin les propriétés dangereuses de ceux-ci. Pour toutes ces raisons, les hygiénistes l'ont toujours condamné (4). Le *sucrage* consiste à ajouter aux vins trop faibles la quantité de sucre nécessaire pour produire, par la fermentation, l'alcool qui lui manque. Il conduit également à la fraude, mais il n'a aucun inconvénient pour la santé des consommateurs ; aussi l'Académie de médecine a-t-elle cru pouvoir le recommander pour remplacer le *vinage*.

De toutes les pratiques auxquelles on a recours à notre époque pour conserver et surtout pour falsifier les vins, celle qui a été défendue avec le plus d'acharnement par l'industrie et le commerce est le *salicylage*.

(1) Cette limite a été fixée par la circulaire du ministre de la guerre en date du 16 août 1876, pour les fournitures militaires. Elle a été adoptée par le Comité consultatif d'hygiène publique le 11 mars 1879, sur un rapport de Legouest, confirmée le 22 juin 1885 sur un rapport de M. Richard, et c'est la limite à la laquelle l'Académie de médecine s'est arrêtée sur un rapport de M. Marty, le 5 juin 1888.

(2) M. Riche en a trouvé jusqu'à 0gr,9 dans certains crus du midi.

(3) A. Gautier, *Rapport sur de nouveaux procédés de vinification destinés à remplacer le plâtrage des moûts de vin* (*Bulletin de l'Académie de médecine*, 1888, p. 73, 86).

(4) L'Académie de médecine a deux fois discuté la question et l'a tranchée dans le même sens à seize ans d'intervalle : en 1878, sur un rapport de M. Bergeron ; en 1886, sur un rapport de Jules Rochard. Dans les deux cas, elle a autorisé le vinage à 2 p. 100, à la condition qu'on se servît d'alcool pur. Une pareille tolérance équivaudrait à une proscription si on la prenait à la lettre, mais elle a l'inconvénient d'ouvrir la porte à tous les abus.

La lutte entre les hygiénistes et les fabricants a été ardente. A cinq reprises différentes le Comité consultatif d'hygiène publique a été consulté par le ministre du commerce (1). L'Académie de médecine l'a été à son tour en 1885 (2), et leur avis a toujours été le même. L'un et l'autre ont toujours, sans distinction, repoussé le salycilage, malgré l'opposition des fabricants, souvent appuyée par des consultations de médecins et des jugements de tribunaux.

Le salicylage ne sert qu'à permettre la vente de vins de mauvaise qualité et souvent frelatés, qu'à favoriser la falsification (3). Les doses minimes d'acide salicylique dont les commerçants prétendent se contenter (6 ou 8^{gr} par hectolitre) sont insuffisantes pour conserver les vins et ne sont jamais respectées. A dose antiseptique, l'acide salicylique est toxique et, une fois la tolérance accordée, l'abus est inévitable. Pour supporter même de faibles doses de salicylate de soude, il faut que l'élimination soit rapide, que les reins soient en parfait état et, même dans ce cas, il est vraisemblable qu'à la longue son usage doit altérer la santé.

Les falsifications que nous venons de passer en revue sont surtout redoutables par leur association, et c'est ainsi qu'on les rencontre dans la pratique. A l'époque où nos vignes étaient ravagées par l'oïdium, le phylloxera, le mildew, on importait, par nos frontières d'Espagne et d'Italie, des mélanges véritablement toxiques, de gros vins salicylés et vinés avec des mauvais alcools allemands, jusqu'à la limite de 16 p. 100. Une fois introduits, on les mouillait de façon à faire deux barriques d'une seule, on les salicylait de nouveau, on les colorait avec de la fuschine, on y mettait un bouquet artificiel, puis on livrait au consommateur ces dangereuses boissons. On est arrivé à imiter les bouquets des plus grands crus d'une manière remarquable. Les éthers œnanthique, pélargonique, sont contrefaits avec des essences que l'industrie prépare artificiellement. A l'institut de Klösternenburg (Autriche) on enseigne l'art de contrefaire tous les vins du monde, avec des produits artificiels et sans qu'il y entre un atome de jus de raisin.

La chimie et l'hygiène luttent de tout leur pouvoir contre cette industrie néfaste. Les avis exprimés à diverses reprises par les corps savants ont enfin triomphé des résistances intéressées, et la loi du 11 juillet 1891, par son article 2, range au nombre des falsifications l'addition au vin des matières colorantes quelconques, des acides sulfurique, nitrique, chlo-

(1) Lettre adressée au Ministre du commerce par la Chambre de commerce de Bordeaux le 23 mars 1881.

(2) DUBRISAY, *Rapport sur le salicylage des substances alimentaires*, lu le 29 juin au Comité consultatif d'hygiène publique (*Recueil des travaux du Comité consultatif*, t. XV, p. 373, 384.

(3) VALLIN, *Rapport sur l'emploi de l'acide salicylique et de ses dérivés*, lu à l'Académie de médecine le 28 décembre 1886 (*Bulletin de l'Académie*, t. XVI, p. 583).

rhydrique, salicylique, borique, ou autres, du chlorure de sodium au-delà d'un gramme par litre. Elle interdit la vente des vins plâtrés contenant plus de 2gr de sulfate de potasse ou de soude par litre.

6° Effets physiologiques du vin. — Le vin, avons-nous dit, est la plus agréable et la plus hygiénique des boissons fermentées. Les principes si complexes qu'il renferme s'unissent et combinent leurs effets pour constituer ce liquide admirable, célébré par les poètes de tous les temps et apprécié à toutes les époques. Le vin naturel et de bonne qualité est tonique, stimulant, analeptique ; il relève les forces, favorise la digestion. Pris à dose modérée, il est bon pour tout le monde, et particulièrement utile aux vieillards, aux gens débiles, aux malades, aux convalescents.

Les vins diffèrent autant par leurs propriétés hygiéniques que par leur saveur et leur composition.

Les vins *rouges*, les vins de table, ceux que Bouchardat range parmi les vins mixtes, sont assurément les plus précieux. Le tannin qu'ils contiennent les rend toniques ; ils ne renferment pas assez d'alcool pour être enivrants, à dose modérée, et leur pouvoir à cet égard n'est pas rigoureusement en rapport avec la quantité d'alcool qu'ils renferment Les vins de Bourgogne, grâce à leur bouquet capiteux, portent plus à la tête que les vins de Bordeaux, qui sont presqu'aussi riches en alcool, et c'est pour cela que ces derniers sont préférés pour les malades et les convalescents. Les grands crus de ces deux régions sont les premiers vins du monde. Ceux-là ne tombent pas dans la consommation courante ; mais les petits vins sans réputation qu'on récolte dans les deux tiers de la France, qui sont consommés sur place et ne valent pas la peine d'être travaillés, font autant de bien aux ouvriers agricoles qui les boivent que les vins frelatés, vinés et fuschinés qu'on vend dans les cabarets des villes font de mal à ceux qui en prennent avec excès. Les pays vignobles ne connaissent pas l'alcoolisme, parce que le vin loyal et de bonne qualité est le véritable remède contre cet épouvantable fléau.

Les vins *blancs*, moins riches en tannin, contiennent en revanche plus de tartrate. Ce sont les vins diurétiques par excellence. Hippocrate avait déjà signalé cette propriété. Ils renferment aussi des principes qui portent au cerveau, affectant la moelle épinière et les nerfs. Ils sont accusés de produire un tremblement spécial chez ceux qui en font abus, et de *casser les jambes*, suivant l'expression vulgaire. Rabuteau attribue cet effet à l'éther acétique qui s'y trouve toujours, et quelquefois à la dose de 4 ou 5gr par litre, mais cela n'est pas démontré. En revanche, les vins blancs sont mieux tolérés par l'estomac, à cause de leur pauvreté en tannin, et les gastralgiques les préfèrent aux vins rouges pour ce motif.

Les vins de *liqueur* contiennent du sucre non fermenté et du sucre ajouté dont la saveur masque celle de l'alcool sans neutraliser ses effets.

Ils sont presque toujours vinés, quelquefois avec excès, et renferment souvent de 15 à 20 p. 100 d'alcool. Les vins d'Espagne et de Portugal sont les plus renommés de cette classe. Ils sont fortement excitants, aussi ne les consomme-t-on que comme vins d'entremets, à la fin des repas et en très petite quantité. Ils sont précieux dans les maladies où l'alcool est indiqué et, comme le fait observer Dujardin-Beaumetz, les vins de Marsala, de Madère, de Malaga, de Porto, quand ils sont bons, valent assurément mieux que la potion de Todd qu'on administre dans les hôpitaux (1).

Les vins *mousseux*, dont le Champagne est le type le plus parfait, sont un peu artificiels, par le sucre qu'on y ajoute et par leur mode de fabrication. Très légers, d'une digestion facile, ils produisent une ébriété prompte, fugace, extrêmement agréable, qu'ils doivent autant à leur acide carbonique qu'à leur alcool. On en tire un grand parti en médecine, surtout à l'état de vin frappé. Ils calment la muqueuse de l'estomac et endorment la sensibilité gastrique; par leur saveur agréable et piquante, ils réveillent l'appétit, et la légère ébriété qu'ils déterminent est le meilleur remède contre l'état nauséeux. Tous ceux qui ont eu le mal de mer le savent. Pour tous ces motifs, le Champagne frappé est devenu le remède classique des vomissements rebelles dans quelque maladie qu'on les observe.

II. **Bière.** — La bière est une boisson fermentée et par conséquent alcoolique. C'est une infusion ou une décoction d'orge germée, aromatisée par du houblon. Elle était connue des anciens; on la désignait autrefois en France sous le nom de *cervoise*. Il y a trente ans, on ne la consommait aux repas que dans le nord et le nord-est de la France; mais les maladies qui ont frappé nos vignobles ont exagéré le prix du vin, multiplié les falsifications, et l'usage de la bière s'est répandu dans tout le pays, en même temps que sa fabrication se perfectionnait. La consommation de la bière en France est en moyenne aujourd'hui de dix millions d'hectolitres par année. En 1893, les droits sur la bière ont rapporté à l'Etat 13.961.754 francs. C'est bien peu à côté de ce qui s'en boit en Angleterre où, pendant cette même année, la consommation s'est élevée à 1.134.311.336 galons ou 51.497.739 hectolitres. L'Allemagne vient ensuite avec 13.728.431 hectolitres. La Belgique a le même chiffre que la France; les autres pays de l'Europe ont une consommation beaucoup moindre, même la Russie, où on boit à peine trois millions d'hectolitres de bière. En somme, la production annuelle de l'Europe est estimée à 138 millions d'hectolitres. Dans les autres parties du monde elle est beaucoup moindre. Pourtant, les Etats-Unis en ont fabriqué 36.918.614 hectolitres en 1892. En Algérie, la moyenne de la production est de

(1) Dujardin-Beaumetz, *L'hygiène alimentaire* (*loc. cit.*), p. 99.

1.611.545 hectolitres ; en Australie, de 220.712 hectolitres, et au Japon de 25.000 hectolitres (1).

1° FABRICATION. — La préparation de la bière est plus artificielle que celle du vin. Pour celle-ci, il suffit, comme nous l'avons dit, d'écraser le raisin et de laisser le jus fermenter ; pour la bière, il faut employer deux éléments (l'orge et le houblon) et recourir à la chaleur.

L'orge est le principe fondamental, celui qui produit le sucre que la fermentation convertira en alcool. On a essayé de lui substituer le froment, le riz, le maïs, le seigle, l'avoine et même la pomme de terre ; mais le premier est trop cher et les autres ne donnent que des produits de qualité inférieure. Cependant certaines bières, celle de Louvain par exemple, sont obtenues avec l'avoine ; dans l'Inde on se sert du riz, et dans quelques parties des Etats-Unis, on emploie le maïs qui est à vil prix.

Le houblon, famille des urticées, est le fruit de l'*humulus lupulus*, plante grimpante qui croît dans toute l'Europe. Il est cultivé en Allemagne, en Angleterre, en Belgique, en Autriche et en France, principalement dans le nord et le nord-est qui sont, comme nous l'avons dit, les pays à bière.

L'orge ne contient pas la matière sucrée toute faite, il faut en provoquer la formation. C'est l'œuvre du *maltage*, ou préparation du *malt*, mot synonime d'orge germée. Cette opération consiste en un mouillage de la graine et se fait dans des cuviers en bois ou dans des réservoirs en briques. On y verse de l'eau jusqu'à ce qu'elle s'élève de quelques centimètres au-dessus du grain et on le laisse tremper pendant vingt-quatre ou trente-six heures, suivant la saison.

Après le mouillage vient la germination, qui a lieu dans des caves dallées ou bitumées, et peu éclairées ; elle dure de dix à vingt jours.

Lorsque la tigelle a acquis les deux tiers de la longueur du grain, on arrête la germination en refroidissant le *malt* dans des celliers ou sous des hangars très aérés, refroidis même par un courant d'air, puis on le dessèche dans des chambres à planchers de fer perforés et superposés qu'on nomme *tourailles*. La température de ces étuves ne doit pas dépasser 60 degrés au début, mais elle est portée ensuite à 75, à 90 et même à 100 suivant la nature de la bière qu'on prépare. Dans les pays de grande consommation, le *maltage* se fait dans des établissements spéciaux et le *malt* tout préparé est vendu aux brasseurs.

Le *malt* concassé est placé dans de grandes cuves en bois, sur un diaphragme percé de trous et placé à quelques centimètres du fond. On introduit, par le double-fond, de l'eau chauffée à 45 degrés et l'on brasse avec un agitateur ; puis on laisse reposer et on enlève cette eau. C'est le *moût* trouble et la première *trempe*. Une seconde, une troisième, une

(1) *Revue d'hygiène*, n° de juillet 1893, p. 670.

quatrième portion d'eau sont successivement versées sur le *malt* puis soutirées, mais elles ont des températures croissantes de façon à ce qu'à la dernière *trempe*, l'eau soit bouillante. Le premier *moût* sert à faire la *bière forte*, la *double bière* ; la dernière trempe fournit la *petite bière* ; les autres sont intermédiaires. Le malt épuisé prend le nom de *drèche* et sert à nourrir les bestiaux.

Le *moût* ainsi obtenu est soumis au *houblonnage* dans de grandes chaudières qu'on recouvre pour empêcher l'évaporation. Le houblon fournit l'arome, la matière amère et le tannin, qui a pour effet d'assurer la bonne garde de la bière et sa limpidité.

La liqueur brassée, cuite et houblonnée est filtrée sur le houblon et refroidie le plus rapidement possible, soit en la plaçant dans des réservoirs plus profonds et fortement ventilés, soit en la versant dans des bacs en cuivre ou en tôle, contenant des serpentins que traverse un courant d'eau glacée. Une fois refroidi, le liquide est soumis à la fermentation, qui s'opère à l'aide de la *levure* provenant de fermentations antérieures. La fermentation du *moût* de bière, comme celle du jus du raisin ou de la pomme, n'est qu'un cas particulier de la fermentation alcoolique ; mais, malgré la rapidité avec laquelle se succèdent les opérations que nous venons de décrire, il n'est pas rare que la bière soit envahie par une fermentation irrégulière et que toute une cuve de moût soit perdue.

Au bout de trois ou quatre jours, la fermentation a cessé et la bière est livrée à la consommation. Le peu de dépôt qui se sépare dans le fond des tonneaux se précipite en quelques jours dans la cave du consommateur et la bière limpide est prête à boire ou à mettre en bouteilles.

2° Composition. — La bière, d'après les analyses données par MM. Girard et Pabst, renferme de 3,5 p. 100 d'alcool (bières de Paris, de Lyon, de Vienne) à 7,3 p. 100 (celle de Londres pour l'exportation). Elle contient un principe particulier nommé *lupulin*, fourni par les cosses du houblon. C'est une substance amère, aromatique, qui est un composé d'huiles essentielles et d'une ou plusieurs résines. La bière renferme de plus du sucre, de la dextrine, des substances albuminoïdes, de la glycérine, de l'acide succinique, une matière grasse, de l'acide lactique et des lactates, de l'acide acétique et des acétates, des malates, des sels ammoniacaux, des chlorures de sodium et de potassium, du sulfate de potasse, des phosphates de potasse, de soude, de chaux, de magnésie, de la silice, de l'oxyde de fer, de l'acide carbonique. L'extrait solide représente 3,9 p. 100, les cendres 1,5.

3° Valeur hygiénique. — La bière est une boisson de premier ordre et qui ne le cède qu'au bon vin. Elle désaltère bien à cause de sa saveur amère ; elle relève les forces par ses principes toniques, elle est alimentaire par la forte proportion de matières albuminoïdes qu'elle renferme et qui s'élèvent, suivant Payen, dans la bonne bière de Strasbourg, à

5gr,26, représentant 0gr,80 d'azote, par les phosphates et les substances hydrocarbonées qui y sont contenues. La bière ne contient pas assez d'alcool pour déterminer l'ivresse, à moins d'en boire des quantités considérables ou d'en relever le goût en y ajoutant de l'alcool, comme on a la mauvaise habitude de le faire dans le Nord et en Belgique. L'ivresse qu'elle amène alors est lourde et somnolente. L'esprit, calme et comme engourdi, s'abandonne à des rêveries vagues, fantastiques, aussi différentes des pensées riantes qu'évoque le bon vin que des hallucinations horribles de l'alcool. On a mis cette somnolence sur le compte du *lupulin*, mais le genièvre et la fumée de tabac, dont on use en même temps dans les brasseries, y entrent pour une bonne part.

La bière est plus nourrissante que le vin, parce qu'elle renferme plus de matières extractives. Aussi l'accuse-t-on de produire l'obésité lorsqu'on en abuse.

Les principes amers du houblon donnent à la bière des propriétés toniques et stomachiques. Ils excitent l'appétit et facilitent la digestion. Beaucoup de dyspeptiques qui ne supportent pas l'acidité du vin se trouvent bien de l'usage de la bière ; mais, pour qu'elle jouisse de toutes ces qualités, il faut qu'elle soit bien préparée et exempte de sophistications.

4° Falsifications. — En France, la bière n'est pas falsifiée sur une aussi grande échelle que le vin, parce qu'on en consomme moins et qu'elle est moins chère. Ce qu'on trouve surtout dans le commerce, ce sont des bières plates, altérées ou mal préparées. A Paris, elles sont souvent éventées, colorées avec le caramel, la réglisse ou le sureau ; quelquefois, on les alcoolise ; mais on y mêle rarement des substances nuisibles, comme on le fait en Angleterre. La fraude la plus courante consiste, chez nous, à ajouter de petite bière à la bière forte.

Les sophistications portent sur deux des éléments : sur l'orge et sur le houblon. On remplace le *malt d'orge* par une partie d'orge germée ou par d'autres grains, et beaucoup plus souvent par du glucose. On y ajoute également de la glycérine, pour lui donner une saveur plus douce. D'après M. Catillon, la proportion atteint parfois un demi-litre et même un litre par hectolitre. Or, à cette dernière dose, la glycérine n'est pas inoffensive lorsqu'il s'agit d'une boisson qu'on ingurgite en si grande quantité. Bien qu'on prétende qu'elle est brûlée dans l'économie, elle n'en irrite pas moins les reins lorsqu'ils l'éliminent, et la bière prise en abondance ne stimule déjà que trop cette sécrétion.

Le houblon est remplacé, d'après M. Girard (1), par les substances suivantes destinées à donner de l'amertume à la bière : *Acide picrique*, *fiel de bœuf*, *aloès*, *quassia amara*, *ményanthine*, *absinthe*, *coloquinte*, *gen-*

(1) Girard, *Documents sur les falsifications des matières alimentaires et sur les travaux du Laboratoire municipal*, Paris, 1882, p. 156.

tiane, *saule* et *salicyline*, *coque du Levant*, *cumin*, *cubèbe*, *piment*, *écorce de garou*, *chardon-bénit*, *petite centaurée*, *noix vomique*, *strychnine*, *buis*, *écorces d'orange* ou de *citron*, *coriandre*, *genièvre*, *mousse d'Islande*. On trouve, dans le commerce, un mélange tout préparé pour la fabrication de la bière, et qui renferme : 500 grammes de bicarbonate de soude, 150 grammes de noix vomique et 400 grammes de cubèbe.

Les bières ainsi fabriquées s'altèrent aisément ; aussi, pour les conserver et pour pouvoir les transporter, on les alcoolise, comme les vins, avec des alcools de mauvaise qualité, ou bien on les traite par le salicylage, qui a les mêmes inconvénients pour la bière que pour le vin et doit être proscrit dans les deux cas.

Il arrive parfois d'Angleterre des bières contenant de l'acide sulfureux ou des bisulfites. Le Comité consultatif d'hygiène publique, consulté en 1890, a répondu, sur le rapport de M. Ogier, que les bières modérément additionnées d'acide sulfureux n'avaient jamais causé d'accidents et qu'il n'y avait pas lieu de les proscrire (1).

III. **Cidre.** — Le cidre est le jus fermenté de la pomme. Il se fabrique de la façon la plus simple.

1° Préparation. — Les pommes sont d'abord écrasées, on les laisse à l'air en cet état, pendant douze ou dix-huit heures, puis on les porte au pressoir. Les pommes renferment 95 à 96 parties d'eau, pour 5 à 4 de matériaux solides ; les pressoirs de campagne en extraient de 30 à 35 p. 100 de moût, les pressoirs hydrauliques de 75 à 80 p. 100.

Le liquide qui s'écoule spontanément de la plate-forme et celui qui résulte de la première pression sont réunis sous le nom de *pur jus* et forment un cidre de premier choix qu'on garde en bouteilles. Le résidu est retiré du pressoir, délayé dans l'eau, puis soumis de nouveau à la presse, et donne le cidre ordinaire du producteur. Le marc subit un dernier traitement à l'eau qu'on nomme *tiersage*, puis un quatrième qui constitue le *petit cidre* ou *boisson*.

Le *moût* est mis dans des tonneaux où il fermente ; une écume, brune d'abord, puis blanche, sort par la bonde en entraînant la lie. Lorsque le dégagement est terminé, on bouche la bonde imparfaitement et on laisse s'accomplir une seconde fermentation très lente pendant laquelle le cidre complète sa richesse alcoolique et acquiert son bouquet.

Le cidre est alors soutiré, collé, et la bonde est fermée en laissant un espace libre. Il s'opère alors un dernier travail et le cidre devient *paré*, suivant l'expression consacrée (2). Il est potable du troisième au sixième mois pour le cidre d'automne, du sixième au neuvième pour le cidre

(1) *Recueil des travaux du Comité consultatif d'hygiène publique*, séance du 10 février 1890, t. XX, p. 34.

(2) A la campagne, on ne prend pas tant de soins pour le cidre qui s'y consomme. Souvent on ne le soutire même pas ; les paysans prétendent qu'il se conserve mieux sur la lie.

d'hiver. Il ne se conserve guère plus de quinze mois, à moins qu'on ne le mette en bouteilles. Il peut alors, d'après MM. Denis, Dumont, Grignon, se garder excellent, limpide et mousseux pendant six à huit ans.

2° Composition. — Le cidre ordinaire bien fermenté renferme, d'après les analyses de M. Girard, 5 à 6 p. 100 d'alcool, 30gr d'extrait et 2gr,80 de cendres par litre. Les cidres doux ne contiennent pas plus de 1,70 p. 100 d'alcool. Le cidre renferme de plus une grande quantité de phosphates, de carbonates et de malates, auquels il doit ses propriétés diurétiques.

3° Consommation. — La production du cidre, variable suivant les années, et subordonnée à la récolte des pommes, est en moyenne de 11.900.000 hectolitres par an et pour la France entière (1). La Bretagne et la Normandie sont les provinces qui en consomment le plus ; cependant il s'en boit à Paris environ 100.000 hectolitres par an. L'exportation varie entre 10.000 et 20.000 hectolitres.

4° Usage, falsification — Le cidre ne vaut ni le vin ni la bière. Il constitue pourtant une boisson agréable et rafraîchissante. Son acidité le rend laxatif et il cause parfois du pyrosis. Les dyspepsies acides sont plus communes dans les pays à cidre. Cependant, au Congrès de l'Association française pour l'avancement des sciences, qui s'est tenu à Bordeaux au mois d'août 1895, MM. Carrion et Cautru ont lu un travail sur la digestion des boissons gazeuses, duquel il résulte que le cidre mousseux, comme le champagne et l'eau de seltz, a pour effet de prolonger le travail digestif et de lui donner une plus grande intensité. Le cidre, qui est en même temps diurétique, agit favorablement sur la nutrition. Il convient aux hypopeptiques et aux apeptiques, dont l'estomac se vide trop hâtivement ; il réussit également dans la diathèse urique.

Le cidre ne se conserve pas aussi facilement que la bière et le vin. D'abord douceâtre, il devient pétillant et mousseux à mesure que la fermentation marche, et quand elle est complètement terminée, il est âpre et n'a plus de saveur sucrée. Il est sujet à des maladies analogues à celles du vin, et pour y remédier on a recours à des moyens analogues.

L'*acescence* se produit dans les cidres faibles et dans ceux qui restent longtemps en vidange, sous l'action du *mycoderma aceti*. On prévient cette altération en mettant à la surface du liquide une mince couche d'huile comestible. On a aussi imaginé des bondes spéciales ; mais il ne faut pas, comme on le fait souvent, saturer l'excès d'acide à l'aide de la chaux ou du bicarbonate de soude.

La *pousse* est une fermentation tardive, qui se produit vers le printemps dans les cidres faibles ; elle les trouble et leur donne un goût désagréable. On corrige cette saveur à l'aide du cachou ou du tan et en soutirant ensuite le liquide dans un tonneau soufré.

(1) En 1893, la production du cidre s'est élevée à 31.608.565 hectolitres.

La *graisse* est caractérisée par la viscosité huileuse et la mauvaise odeur du cidre. *Il file.* Cette altération tient à ce qu'on a employé des pommes pauvres en sucre et en tannin. On y remédie en y ajoutant 350gr d'alcool par hectolitre ou en y incorporant, pour la même quantité de liquide, 6gr de tannin ou 25gr de cachou.

Le *noircissement* est caractérisé par une coloration vert brunâtre et par la perte de la saveur, due à la saturation des acides par l'emploi d'eaux trop calcaires dans la fabrication. Le remède consiste à y ajouter de 20 à 25gr d'acide tartrique par hectolitre. En Normandie, quelques producteurs ont l'habitude, pour empêcher le cidre de noircir, d'y ajouter de l'alun à la dose de 500 à 1.000gr par 13hect. En 1889, le Comité consultatif d'hygiène publique, consulté à ce sujet, répondit, après avoir entendu le rapport de M. Ogier, que cette pratique était dangereuse et devait être formellement prohibée.

Les *fleurs* sont dues au développement du *mycoderma vini*. Pour s'en débarrasser, on remplit le tonneau jusqu'à ce qu'il déborde en entraînant les fleurs qui nagent à la surface du liquide, ou mieux en le soutirant avec lenteur.

Ces sophistications sont inoffensives, mais elles n'en sont pas moins condamnables, en ce sens qu'elles ne servent qu'à rendre potables des liquides qu'il serait plus hygiéniques de rejeter. Les falsifications consistant à y ajouter de l'acide salicylique, des sulfates ou des acétates alcalins, pour les conserver, à les colorer avec des dérivés de la houille, ou avec la cochenille, sont d'un caractère plus coupable. Enfin, l'addition de la céruse qu'on a signalée quelquefois, est un véritable crime, parce qu'elle transforme le cidre en un poison.

Hâtons-nous de dire que ces sophistications dangereuses sont rares. On se borne le plus souvent à mouiller le cidre et à le relever avec des alcools de mauvaise qualité. Enfin, on en fabrique avec des pommes tapées et du glucose, ce qui constitue une fraude, une tromperie sur la qualité de la marchandise vendue.

Les falsifications du cidre, comme celles de la bière et du vin, sont décelées par le goût et la couleur, par les troubles et les dépôts qui s'y produisent et on les constate par l'analyse qui lève tous les doutes.

§ II. — BOISSONS DISTILLÉES

1. Alcools. — L'alcool est le principe auquel les boissons fermentées doivent la propriété de déterminer l'ivresse, et c'est cette propriété qui les a fait rechercher de tout temps et par tous les peuples. Les modernes ont trouvé le moyen d'extraire l'alcool de ces boissons et de se procurer une ivresse plus rapide. Cette découverte, qu'elle nous vienne des

Chinois ou des Arabes, qu'elle ait été réalisée par Albucatis, par Arnauld de Villeneuve ou par Raymond de Salle, ne remonte pas au-delà du XIIIe siècle ; encore l'alcool est-il demeuré pendant longtemps dans le domaine exclusif de la médecine. Ce sont les Anglais qui l'en ont fait sortir en 1581, en distribuant de l'eau-de-vie à leurs troupes pendant la guerre des Pays-Bas. En France, la vente en fut réservée aux apothicaires jusqu'en 1678, époque à laquelle elle tomba dans le domaine public. L'usage s'en répandit alors très rapidement et cependant, un siècle après, la consommation ne s'élevait pas, d'après Lunier, à plus de 369.000 hectolitres par an.

Jusqu'en 1849, la presque totalité des alcools consommés en France provenait de la distillation des produits de la vigne ; mais à cette époque, on a commencé à en retirer des grains et de la pomme de terre. Lorsque celle-ci fut frappée par la maladie, en 1846, on s'adressa à la betterave et à quelques autres végétaux sucrés ou féculents. A partir du moment où on a pu produire de l'alcool à vil prix, la consommation, en dépit des droits, s'est accrue dans des proportions effrayantes. Elle a doublé depuis trente ans. Elle était de 857,592 hectolitres en 1863, de 1.420.336 en 1888 et de 1.669.184 en 1892 (1), en ne tenant compte que de la quantité déclarée et ayant acquitté les droits. Quant à celle qui provient de la fraude, on ne peut l'évaluer qu'approximativement ; mais les évaluations les plus modernes la portent à la moitié de la précédente.

Presque tous les peuples du Nord consomment plus d'alcool que nous, ainsi que le prouve le tableau suivant basé sur la consommation constatée par le paiement des droits :

Consommation de l'alcool par an et par tête dans les principaux pays de l'Europe

Pays	Litres	Pays	Litres
Danemark	16lit,51	Etats-Unis d'Amérique	8lit,50
Russie	16 69	Suisse	7 50
Suède	16 34	Prusse	7 77
Belgique	8 56	France	4 37

Il est inutile de dire que, dans les pays du Nord, qui ne produisent pas de vin, on ne consomme que des alcools d'industrie. En France même on ne boit plus guère d'eau-de-vie de vin, elle est hors de prix. Il y a cinquante ans, sur 891.000 hectolitres d'alcool, 815.000 provenaient des vins, des cidres, ou des marcs, et 76.000 hectolitres seulement étaient des esprits d'industrie. Aujourd'hui, l'eau-de-vie de vin ne figure plus dans la consommation que pour une quantité insignifiante.

(1) Cette marche ascendante n'a pas continué. En 1893, la consommation n'a été que de 1.642.312 hectolitres, et en 1894, de 1.539.889 seulement.

Nature des alcools consommés en France en 1885

Alcools de mélasse........	728.523 hectol	Alcools de vins..........	23.340 hectol.
— de grains....	567.768	— de cidres.........	20.908
— de betteraves......	465.451	— de fruits divers....	14.708 (1)
— de marcs et lies de vin............	43.823		

On peut obtenir de l'alcool de beaucoup d'autres substances, mais comme ces liqueurs sont à peine connues en Europe, elles n'offrent que peu d'intérêt (2).

Tous les alcools qui entrent dans la composition des boissons sont toxiques, mais ils ne le sont pas tous au même degré. Le moins nuisible est l'alcool *éthylique*, qui constitue presqu'exclusivement les eaux-de-vie de vin, ainsi que celles de marcs (3), de cidre et de poiré. Les eaux-de-vie qui viennent de la betterave et des grains sont plus dangereuses parce qu'elles contiennent en beaucoup plus forte proportion les alcools dits *supérieurs*, en raison de leur poids moléculaire, et qui sont les alcools *propylique*, *butylique*, *isobutylique* et *amylique*. Ces deux derniers sont les plus toxiques et c'est pour cela que les eaux-de-vie de pommes de terre, qui en contiennent parfois près de 5 p. 100, sont les plus nuisibles de toutes. Les esprits d'industrie contiennent de plus de la *pyridine*, du *furfurol* ou *aldéhyde pyromucique*, et d'autres produits toxiques encore mal déterminés.

On est parvenu, à l'aide des distillations fractionnées, à enlever aux alcools les plus impurs leurs *mauvais goûts*. L'outillage que nous possédons aujourd'hui permet d'obtenir une rectification complète ; d'un autre côté, on peut obtenir l'alcool *éthylique* presque pur, en se servant du riz et en n'employant que des ferments de premier choix ; mais ces procédés coûtent trop cher pour que leur emploi se généralise et d'ailleurs l'alcool *éthylique* n'est pas inoffensif ainsi qu'on l'a dit, il est moins toxique et voilà tout.

Dujardin-Beaumetz et Audigé ont montré que la toxicité des alcools suit d'une façon presque mathématique leur formule atomique et que plus l'alcool est élevé dans la série, plus il est dangereux. Cette série va de l'alcool éthylique $C^2 H^6 O$, qui est le moins nuisible, à l'alcool amylique $C^5 H^{12} O$, qui est le plus pernicieux (4). Cet alcool, injecté à la dose

(1) Rapport de CLAUDE (des Vosges) au Sénat.

(2) Voir pour l'énumération des alcools en usage dans les différents pays du globe : RICHE, article *Boissons* (*Encyclopédie d'hygiène*, t. II, p. 695).

(3) L'eau-de-vie de marc de raisin renferme une huile essentielle hydrogénée, l'*huile de raisin*, fournie par les *pépins* et qui est extrêmement toxique. Cette eau-de-vie produit une ivresse furieuse due à ce principe.

(4) DUJARDIN-BEAUMETZ et AUDIGÉ, *Recherches expérimentales sur la puissance toxique des alcools*, Paris, 1879.

de 1 à 2 centimètres cubes sous la peau d'un cobaye, le tue infailliblement ; la même dose d'alcool éthylique le plonge lentement dans l'ivresse, avec ataxie et impotence. Lorsqu'on administre à trois chiens de même espèce et de même poids une quantité égale (50gr par exemple) d'alcool de vin, de maïs ou de betterave, on détermine l'ivresse chez tous les trois, mais elle est légère chez celui qui a pris l'alcool *vinique,* plus prononcée chez celui qui a bu de l'alcool de maïs, très profonde chez celui qui a ingéré l'alcool de betteraves (1). M. Riche classe ainsi qu'il suit les alcools industriels au point de vue de leur nocuité croissante :

Alcools et eaux-de-vie de vin.

Eaux-de-vie de poiré.

Eaux-de-vie de marcs de raisin et de cidre.

Alcools et eaux-de-vie de grains.

Alcools et eaux-de-vie de betterave.

Alcools et eaux-de-vie de pommes de terre (2).

En résumé, toute liqueur qui renferme, en proportion sensible, quelqu'un des alcools supérieurs énumérés plus haut, est une boisson toxique ; ce n'est pas seulement l'ivresse qu'elle détermine, c'est un empoisonnement dont les conséquences sont terribles pour les familles comme pour les nations, puisque le nombre de ceux qui s'adonnent à cette passion funeste va sans cesse croissant.

L'eau-de-vie de vin est devenue fort rare ; elle coûte fort cher et ne se trouve guère que sur les tables des personnes fort riches et, dans les pays de production, chez les propriétaires qui en conservent encore dans leurs caves. Celle qu'on boit ailleurs, dans les cafés, les cabarets, les restaurants, est composée de 42 à 48 parties d'alcool d'industrie qu'on a débarrassé de ses *mauvais goûts de tête et de queue,* mais qui contient encore des alcools *supérieurs*, de 58 à 52 parties d'eau et d'une matière colorante qui est le plus souvent le calomel ou le cachou. Chose étrange, les eaux-de-vie consommées dans les établissements les plus luxueux ne valent pas mieux que celles qu'on boit dans les cabarets. En 1893, à l'occasion de l'impôt sur les boissons, la Chambre des Députés nomma une commission pour lui présenter un rapport à ce sujet. Cette commission voulut se rendre compte de la qualité des eaux-de-vie servies par les débitants de la capitale. Elle chargea le Dr Héret, pharmacien en chef de l'hôpital Trousseau, d'analyser un certain nombre d'échantillons pris dans les établissements les plus dissemblables. La différence du milieu n'a pas paru influer sur la qualité de la marchandise. Tous les échantillons soumis à l'analyse sont revenus avec cette mention, qui donne à réfléchir : « Dangereux ou mauvais ».

(1) J.-V. Laborde, *La réforme de l'impôt des boissons au point de vue de l'hygiène et de la santé publique* (*La Tribune médicale*, n° du 19 janvier 1893).

(2) Riche, Article *Boissons* de l'*Encyclopédie d'hygiène*, t. II, p. 619.

Tous sont imparfaitement rectifiés.

Et le bas prix n'excuse pas la falsification, car l'alcool le plus mauvais n'est pas celui qui se vend le meilleur marché.

Les expériences de M. Héret ont porté sur cinq échantillons d'eau-de-vie. De l'analyse du premier alcool, pris dans un café très connu du boulevard et vendu à raison de 1 franc le petit verre, il résulte qu'il est à la limite de ceux impropres à la consommation et que sa coloration est due au caramel.

Le cognac pris dans un restaurant genre bouillon est préparé par le coupage d'un trois-six avec de l'eau de rivière, coloré avec du caramel et additionné d'une sauce contenant des éthers et des substances végétales. Ce cognac est le moins mauvais de tous ceux qui ont été examinés. C'est le seul acceptable, déclare M. Guilllemet.

L'alcool servi aux ouvriers, aux cochers dans les débits qu'ils fréquentent est noté « dangereux » ; il provient d'un trois-six impur contenant de l'acide amylique.

Enfin, dans les bouges qui avoisinent la place Maubert, on trouve des breuvages à saveur âcre et caustique, provenant d'un mélange d'alcool dénaturé, de caramel, de matières végétales et de méthylène.

Il est extrêmement nuisible, mais, chimiquement parlant, il ne l'est pas plus que certains cognacs vendus à 75 centimes et à 1 fr. le verre dans de grands établissements, où l'on a soin, avant de les servir, de les mettre dans des bouteilles portant l'étiquette et le bouchon d'une marque connue.

En résumé, toutes ces eaux-de-vie sont des produits fabriqués. Elles n'ont pas la saveur agréable et fine des eaux-de-vie naturelles. L'analyse établit qu'elles proviennent toutes du coupage d'un alcool avec une infusion faite avec de l'eau (1).

Si celles qui coûtent le plus cher sont les plus toxiques, cela tient à ce que, pour les eaux-de-vie communes, on se borne à couper un alcool plus ou moins bien rectifié avec de l'eau pour l'amener au degré voulu et à le colorer avec du caramel, tandis que les eaux-de-vie de prix sont falsifiées avec des substances dangereuses auxquelles elles doivent leur saveur et leur bouquet. En ajoutant au mélange précédent du poivre, une goutte d'acide sulfurique et un peu d'éther œnanthique, on obtient, après filtration, une liqueur chaude, mordante, d'un bouquet décidé que neuf personnes sur dix accepteront comme du *cognac* et au besoin comme de la *fine champagne* (2).

Le bouquet du *rhum* s'obtient avec les éthers butyrique et acétique, la teinture de vanille et l'essence de violettes. On obtient un *kirsch*

(1) Rapport de M. Guillemet, député de la Vendée, adressé à la Chambre des députés au nom de la Commission de l'impôt sur les boissons.

(2) G. Arnould, *Nouveaux éléments d'hygiène* (*loc. cit.*), p. 1067.

factice avec de l'alcool du commerce et de l'eau de laurier cerise, ou de la nitrobenzine, avec un mélange d'acide cyanhydrique, d'aldéhyde benzoïque, ou d'essence d'amandes amères et de benzonitrite ou de cyanure de phényle. On prépare d'une façon analogue les *essences-bouquets* du *wisky* (d'Irlande), du *gin* (de Londres), du *genièvre* (de Hollande), du *sherry-brandy*, du *duchbitter*, etc. M. Girard a donné la liste des substances employées pour communiquer ces bouquets factices aux principales liqueurs (3) et beaucoup d'entre elles sont toxiques. C'est cette fabrication interlope, jointe au prix presqu'inabordable des vieilles eaux-de-vie de vin, qui expliquent le résultat surprenant en apparence des analyses de M. Héret et qui montrent comment on peut vendre un franc le petit verre, dans les grands cafés des boulevards, une eau-de-vie aussi dangereuse que celle qu'on débite pour deux sous sur le zinc des cabarets de la place Maubert.

II. **Liqueurs.** — On donne ce nom à des boissons composées avec de l'eau-de-vie, une ou deux parties d'eau, 125 à 250gr de sucre et une substance agréable destinée à leur donner leur goût spécial et leur parfum. C'est du moins ainsi que se fabriquaient les liqueurs de nos pères, le *rosolis* de Louis XIV, le *parfait amour*, le *curaçao*, les *liqueurs des îles*, le *vespetro*, ancêtre direct de la *Chartreuse* moderne, l'*élixir de Garus*, qui figure encore dans les pharmacies. Ces boissons, loyalement préparées avec de l'esprit de vin et des essences inoffensives, étaient d'autant moins nuisibles qu'on n'en buvait qu'en très petite quantité. Elles étaient même stomachiques et digestives prises, comme alors, à la fin des repas. Aujourd'hui, les liqueurs qu'on débite sont encore plus dangereuses que les eaux-de-vie, parce qu'elles sont faites avec des alcools d'industrie mal rectifiés et dont le mauvais goût est masqué par les essences qu'on y ajoute. C'est le salicylate de méthyle qu'on a fait entrer comme arôme dans les liqueurs dites apéritives, l'aldéhyde benzoïque et le benzonitrite, qui forment la partie principale de l'essence avec laquelle on aromatise la liqueur de *noyau*, les essences factices ou bouquets de *curaçao*, de *kummel*, de *cognac-brandy*, de *marasquin*, de *bénédictine*, d'*anisette de Paris*, de *grenadine*, etc.

Depuis quelque temps il a pénétré en France un produit allemand désigné sous le nom de *huile essentielle de lie de vin*. Il résulte de l'oxydation, par l'acide nitrique, d'huile de coco, d'huile de ricin, de beurre de vache ; il se forme ainsi des acides caproïque, caprilique, etc. Ces acides éthérifiés sous pression avec des alcools méthylique, éthylique, amylique, propylique, donnent des éthers qui ont un goût agréable, et dont une trace suffit pour donner du bouquet à un grand volume d'alcool.

(3) Ch. Girard, *Notes sur les falsifications des alcools et eaux-de-vie* (*Revue d'hygiène* du 20 novembre 1885, t. VII, n° 11, p. 925).

Parmi les liqueurs ainsi fabriquées, il en est une qui mérite une mention particulière, à cause de l'abus qui s'en fait, des ravages qu'elle cause, des effets spéciaux qu'elle produit et des discussions auxquelles ces effets ont donné lieu. C'est la liqueur verte, c'est l'*absinthe*, dont la composition est la suivante :

Feuilles et sommités fleuries de grande absinthe	600gr
Feuilles de petite absinthe	125
Citronnelle (mélisse citronnée)	200
Sommités fleuries d'hysope	225
Angélique (racines)	225
Anis vert	1.000
Badiane	225
Fenouil de Florence	851
Coriandre	225
Alcool à 85°	16lit,30
Eau	5

On fait infuser pendant vingt-quatre heures, puis on distille. Le produit est de 20 litres.

Les propriétés néfastes de l'absinthe ont été constatées, il y a longtemps ; tout le monde connaît les ravages que cette fâcheuse boisson faisait autrefois dans les rangs de l'armée et plus particulièrement en Algérie et dans les colonies ; mais c'est de nos jours seulement qu'on a déterminé la cause de cette toxicité spéciale. Macé et surtout Magnan ont montré qu'elle était due à l'essence d'absinthe qui détermine des convulsions épileptiformes. En 1889, MM. Cadéac et Meunier présentèrent, à l'Académie de médecine (1), un mémoire dans lequel ils contredisaient formellement ces résultats. Pour eux, c'est à l'anis que la liqueur d'absinthe emprunte la plus grande partie de ses propriétés toxiques et narcotiques. L'essence d'absinthe et de coriandre interviennent au contraire comme correctifs, en raison de l'excitation vive, gaie et continue qu'elles produisent, tandis que l'excitation provoquée par les autres essences est éphémère. L'essence d'absinthe surtout est tellement peu offensive qu'un homme peut en prendre chaque jour, à jeun, sans altérer sa santé, toute la quantité qu'en renferme un litre de liqueur.

En présence de ces résultats contradictoires, l'Académie nomma une commission qui confia le rapport à M. Laborde. Celui-ci répéta les expériences de MM. Cadéac et Meunier ; elles lui donnèrent des résultats tout à fait opposés et en tout conformes à ceux qu'avait obtenus M. Magnan. Non content de s'être confirmé dans son opinion, M. Laborde voulut la faire partager à l'Académie, et le 1er octobre 1889, après avoir donné lecture de son rapport (2), il fit apporter sur la tribune deux cobayes et,

(1) Séance du 10 septembre 1889 (*Bulletin de l'Académie*).

(2) LABORDE, Rapport sur un travail présenté à l'Académie de médecine par MM. CADÉAC et Albin MEUNIER, relatif à *l'étude physiologique de la liqueur d'absinthe* (*Bulletin de l'Académie de médecine*, t. XXI, 3e série, p. 270).

séance tenante, il injecta à l'un deux un gramme d'essence d'absinthe et à l'autre un gramme d'essence d'anis. Le premier fut pris, au bout de cinq minutes, de convulsions épileptiformes qui se succédèrent à de courts intervalles, jusqu'à la mort qui eut lieu au bout de vingt-cinq minutes ; l'autre demeura immobile et sans convulsions ; mais il sortait de cette somnolence à la moindre excitation et on l'emporta vivant de l'Académie. Cette démonstration, un peu insolite dans sa forme, car c'était la première fois que la toxicologie expérimentale faisait son apparition à la tribune de l'Académie de médecine, porta la conviction dans tous les esprits, et les conclusions de M. Laborde furent approuvées. L'essence d'absinthe est considérée aujourd'hui comme la plus dangereuse de celles que renferme cette liqueur et comme la seule capable de produire l'*attaque d'épilepsie vraie, systématisée*. Depuis cette époque toutefois, M. Laborde a reconnu, par des expériences nouvelles, que le furfurol, l'aldéhyde salicylique, le salicylate de méthyle qui entrent dans la falsification de certaines liqueurs sont aussi doués d'une action convulsivante (1).

Le *bitter* offre quelque analogie avec l'absinthe. Il renferme 36 à 43 p. 100 d'alcool absolu ; il doit sa saveur amère aux plantes suivantes : *anis*, *écorces d'oranges, calamius aromaticus*, baies de *genièvre, sauge*, *grande absinthe*, *angélique*, *menthe poivrée*, *fleurs de lavande* et *girofle*.

La *chartreuse* verte ou jaune est une liqueur analogue mais beaucoup moins malfaisante. C'est de l'alcool distillé sur des plantes aromatiques inoffensives et additionné de sirop. Le *vermouth*, qui depuis une trentaine d'années est consommé comme apéritif, n'est qu'un vin blanc alcoolisé, renfermant 17 à 40 p. 100 d'alcool, et dans lequel on a fait infuser des plantes amères. Il est parfois falsifié, au dire de M. Laborde, avec l'*aldehyde salicylique* ou le *salicylate de méthyle*, principes convulsivants comme nous l'avons dit. Enfin, la liqueur allemande qui porte le nom de *kümmel*, au dire de MM. Cadéac et Albin-Meunier, est beaucoup plus dangereuse que l'eau-de-vie à titre égal et constitue un convulsant de premier ordre. Elle n'est pas capable de produire, chez les individus sains, de véritables attaques d'épilepsie ; mais son action est susceptible de déterminer chez les dégénérés un degré d'excitabilité reflexe tel qu'il aboutisse facilement à la crise épileptiforme. Dans l'échelle toxique des liqueurs, le kümmel se rapproche de l'absinthe et de l'eau d'arquebuse, mais beaucoup plus de la première que de la seconde. Par ses effets convulsants, il s'éloigne de l'eau de mélisse des Carmes, du garus et de l'eau-de-vie de vin ; mais il s'en rapproche par son action stupéfiante secondaire.

III. **Alcoolisme.** — C'est le fléau des sociétés modernes, celui qui frappe le plus sûrement les nations dans leur moralité, dans leur richesse

(1) Séance de l'Académie de médecine du 16 juillet 1895.

et dans leur race. L'ivresse a existé de tout temps, mais elle s'est transformée, depuis un demi-siècle, par la substitution des liqueurs distillées aux boissons fermentées. Grâce au bas prix auquel on peut livrer les esprits d'industrie, l'usage en est devenu excessif, et l'*ivrognerie* des temps passés s'est changée en *alcoolisme*. Jadis, lorsqu'on s'enivrait avec le vin et qu'il n'était pas falsifié comme il l'est aujourd'hui, la santé des buveurs ne se détériorait pas si vite et ne s'altérait jamais aussi profondément. Ils atteignaient même très souvent un âge avancé. Leur ivresse était inoffensive, gaie et bon enfant; c'était l'ivresse gauloise que tous les poètes ont chantée et qui diffère de l'effrayant alcoolisme d'aujourd'hui, comme les nobles vins de la Bourgogne, de la Champagne et du Bordelais diffèrent du poison qu'on extrait de la pomme de terre ou de la betterave.

L'ivresse de la bière et du cidre, beaucoup plus difficile à obtenir, exigeant des quantités considérables de liquide où l'alcool est dilué au summum, cette ivresse, lourde, somnolente, rêveuse avec la bière, stupide et humiliante par ses effets chez les buveurs de cidre, était également compatible avec une santé relative et une satisfaisante longévité.

Ces formes de l'ivresse ne se voient plus, parce que les vins avec lesquels on s'enivre dans les classes laborieuses sont vinés avec des alcools non rectifiés et par conséquent toxiques, et que les buveurs de cidre et de bière, pour arriver plus vite à l'état qu'ils recherchent, font alterner les bocks et les chopines avec les petits verres d'eau-de-vie frelatée.

L'alcool le plus pur est nuisible par lui-même par l'irritation locale qu'il détermine et par l'ivrese qu'il produit. Appliqué sur les muqueuses, il y fait naître une sensation de chaleur d'autant plus vive qu'il est plus concentré. Introduit dans l'estomac, il amène une exagération de l'acidité du suc gastrique, comme l'ont prouvé les expériences du professeur Ch. Richet; c'est pour cela que les malades atteints de dyspepsie par défaut d'acidité du suc gastrique, se trouvent bien de prendre un verre de liqueur à la fin de leur repas; mais lorsqu'on fait abus de l'alcool, les glandes à pepsine s'épuisent et cessent leur action, pour faire place à la sécrétion des glandes muqueuses. Tous les alcooliques suivent cette marche. Ils ont d'abord du pyrosis dû à l'exagération du suc gastrique et, dans la seconde phase, la gastrorrhée caractéristique, la *pituite* des ivrognes.

Après avoir produit cet effet local, l'alcool est absorbé dans tous les points du tube digestif, mais surtout par l'intestin. Il passe dans les veines mésaraïques et de là dans le foie, où sa présence détermine la périphlébite hépatique, origine de la cirrhose des ivrognes; il arrive ensuite dans le torrent circulatoire pour s'éliminer enfin par les poumons ou par les reins, soit à l'état d'alcool, soit sous la forme d'aldéhyde et d'acide acétique.

Le rôle physiologique des alcools a été l'objet de longs débats ; mais les hypothèses émises à ce sujet peuvent se ramener à deux opinions. La première, soutenue dès 1860 par Maurice Perrin, consiste à considérer l'alcool comme une substance inassimilable qui n'est ni transformée ni détruite dans l'économie et qui en est éliminée en nature et en totalité. La seconde, au contraire, le regarde comme un aliment respiratoire détruit dans l'économie. Cette dernière a été soutenue par Bouchardat et adoptée par M. Dujardin-Beaumetz, qui l'a soutenue avec talent à l'Académie de médecine (1). Pour lui, l'alcool est un aliment d'épargne qui, au lieu d'activer les combustions, les ralentit en soutirant une certaine quantité d'oxygène aux globules sanguins. De là l'action antithermique de l'alcool administré à haute dose. Tout l'alcool ingéré ne subit pas cette combustion ; une partie agit directement et en nature sur l'axe cérébro-spinal : il y détermine des phénomènes d'ivresse et de sommeil ; il produit également des modifications vaso-motrices et à la longue l'artério-sclérose.

Qu'on ajoute à ces effets déjà redoutables l'action des alcools supérieurs dont nous avons parlé plus haut et qui se trouvent en plus ou moins grande quantité dans les eaux-de-vie avec lesquelles on s'enivre et l'on comprendra l'altération rapide que subit la constitution de ceux qui en font abus. Tout le monde connaît les effets de l'alcoolisme aigu, l'état dégradant qu'il amène ; l'alcoolisme chronique, celui qui résulte d'une intoxication quotidienne, n'allant pas jusqu'à l'ivresse complète, est moins connu et plus dangereux. Le public ne le reconnaît pas toujours, mais ses symptômes n'échappent pas au médecin. Au début, il se manifeste par de l'irritabilité, un changement dans le caractère, une expression étrange du regard qui est comme hébêté, et le tremblement des mains. Quand ces signes apparaissent, la dyspepsie est déjà survenue et les troubles de l'intelligence et de la sensibilité ne tardent pas à se produire. Ce sont d'abord des fourmillements des extrémités, des crampes, des douleurs fugaces ; plus tard viennent les cauchemars, les rêves effrayants auxquels succèdent les hallucinations terribles du *delirium tremens*. C'est à cette période que le malade, s'il appartient aux classes ouvrières, vient s'échouer dans un hôpital ou dans un asile d'aliénés. Du reste, que ce soient les troubles de l'intelligence ou les désordres organiques qui l'y amènent, c'est là qu'il doit fatalement finir ses jours. L'alcool, mêlé au sang qui baigne tous les organes, y produit rapidement des altérations semblables à celles qu'amènent les années. L'alcoolisme, comme l'a dit M. Lancereaux, n'est qu'une vieillesse anticipée ; j'ajouterai qu'elle ne se prolonge guère. Tandis que le buveur de vin peut parcourir une longue carrière, le véritable alcoolique ne résiste pas au-delà de dix ans.

(1) DUJARDIN-BEAUMETZ, *Recherches expérimentales sur l'alcoolisme chronique* (*Bulletin de l'Académie de médecine*, août 1884).

Après la morphinomanie, l'alcoolisme est la plus rebelle, j'allais dire la plus incurable de toutes les intoxications volontaires. Dans le cours de ma longue carrière, je ne me souviens pas d'avoir observé plus de deux ou trois guérisons complètes et durables ; on prétend en obtenir de nombreuses dans les établissements spéciaux consacrés au traitement de cette maladie, en procédant par la suppression brusque et complète (1). Il faudrait savoir combien de ces guérisons ont persisté après le retour à la vie commune.

L'alcoolisme ne se borne pas à conduire ses victimes au tombeau, il les poursuit dans leurs enfants. Tous portent l'empreinte de l'hérédité. Elle se traduit chez quelques-uns par une mobilité nerveuse plus grande, une disposition aux convulsions dans l'enfance, à l'hystérie chez les jeunes filles ; chez d'autres, ce sont des attaques d'épilepsie ; enfin, la plupart des enfants d'alcooliques sont d'une intelligence bornée et quelques-uns apportent en naissant un penchant irrésistible pour la boisson. Les soins les plus dévoués ne parviennent pas toujours à les sauver du vice dégradant dont ils ont trouvé le germe dans leur berceau. Les familles détruites par l'alcoolisme ne se comptent plus.

Ce serait m'écarter de mon sujet que d'aborder ici la grave question d'économie sociale que soulève l'alcoolisme. Je l'ai traitée ailleurs avec les développements qu'elle comporte (2). J'y suis revenu à diverses reprises à l'Académie de médecine ; je me bornerai donc à rappeler aujourd'hui ses conséquences les plus graves et à énumérer les moyens d'y porter remède.

L'aliénation mentale, le suicide et les crimes augmentent rigoureusement dans la même proportion que la consommation de l'alcool.

Dans les asiles d'aliénés, on comptait autrefois 11,41 p. 100 d'alcooliques, puis le chiffre s'en est élevé à 16 p. 100. Aujourd'hui, les asiles sont tellement encombrés d'ivrognes, qu'il faut en construire de spéciaux pour cette classe de déments. Le conseil général de la Seine a voté le 29 juin 1895 une somme de 4.200.000 francs pour créer sur son domaine de Ville-Evrard un asile pour 700 alcooliques (500 hommes et 200 femmes). Le Dr Magnan, qui a provoqué cette création de concert avec les Drs Deschamps et Dubois, conseillers municipaux, ne s'en est pas tenu là. Il a adressé au ministre de l'intérieur un rapport dans lequel il propose de créer sept asiles semblables pour toute la France. La quatrième

(1) Les premiers établissements de ce genre ont été fondés en Amérique en 1854, dans l'Etat de New-York, sous le nom d'*habitual drunkarsdhomes*. Il s'en est formé depuis en Allemagne. L'asile de Lintorf, près de Dusseldorf, est devenu un asile d'ivrognes (*Trinkerasylum*). Il en existe un à Wilmersdorf, près de Berlin, à Marbach sur le lac de Constance, à Zwischenahn (Oldenbourg). L'Angleterre en possède plusieurs, dont deux aux environs de Londres.

(2) Jules ROCHARD, *L'alcool. Son rôle dans les sociétés modernes* (*Revue des Deux Mondes*, n° du 25 avril 1886).

section du Conseil supérieur de l'assistance publique a pensé que, tout en consacrant le principe, on pouvait ajourner cette énorme dépense, en créant des quartiers spéciaux dans les asiles ordinaires pour isoler les alcooliques (1).

Le suicide augmente dans la même proportion que la folie, dont il est le satellite habituel. Alcoolisme, folie, suicide, sont trois fléaux qui marchent de front dans les sociétés modernes, et il y a des écarts considérables d'un peuple à l'autre. Les races du Nord comptent trois fois plus de suicides que celles du Midi et boivent beaucoup plus d'alcool. Quelques chiffres empruntés aux travaux de M. Jacques Bertillon vont rendre ces vérités plus saisissantes.

La Saxe compte par an 392 suicides par million d'habitants, le Danemark 251, la Suisse 239, la France 180, l'Angleterre 175 et l'Espagne, le pays classique de la sobriété, 30 seulement. Il n'y a qu'un pays en Europe où la consommation de l'alcool diminue, c'est la Norvège, et c'est le seul où le nombre des suicides décroisse.

En Allemagne, les crimes causés par l'alcool figurent dans le total pour 60 p. 100, en Angleterre pour 43 ; dans ce dernier pays, on estime qu'il y a 14 alcooliques pour 100 malades. La proportion est la même en Autriche. La France est plus favorisée comme résultat général, parce que tout le Midi échappe encore à l'alcoolisme. Les cartes de Lunier et de Claude (des Vosges) sont très démonstratives à cet égard. Une ligne droite, partant de l'embouchure de la Loire pour atteindre le ballon d'Alsace, établit la ligne de démarcation. Les départements situés au nord de cette ligne sont teintés en rouge d'autant plus vif qu'on y consomme plus d'alcool, et il y a entre eux des différences considérables. C'est la Normandie qui tient la tête. On boit à Rouen 17^{lit} d'alcool par an et par habitant, 16^{lit} au Havre et à Caen. La Bretagne vient ensuite. A Brest et à Lorient, la consommation moyenne est de 11^{lit}. Elle n'est plus que de 10^{lit} au Mans et de 8 à Paris, et à Toulouse comme à Béziers, c'est à peine si elle arrive à 2^{lit} par habitant. Cependant la limite rouge gagne peu à peu le Midi.

L'alcool, comme on le voit, remplit les bagnes, les asiles et les hôpitaux ; il ruine et avilit les familles, il dépeuple le pays et l'hérédité prépare de jeunes recrues pour l'armée du vice et du crime : voyons maintenant ce qu'il coûte aux finances des nations.

Le ministre des affaires étrangères aux Etats-Unis en a fait le compte il y a longtemps déjà. Depuis dix ans, disait-il, l'alcool a coûté à l'Amérique une dépense directe de trois milliards. Il a détruit 300.000 individus ; il a envoyé 100.000 enfants dans les établissements de charité, 150.000 condamnés dans les prisons, 10.000 aliénés dans les asiles. Il a

(1) Jules Rochard, *Asiles spéciaux pour les aliénés alcooliques* (*Union médicale*, n° du 2 mars 1893).

causé 1.500 assassinats, 2.000 suicides, fait 200.000 veuves et un million d'orphelins.

On estime en Angleterre que l'alcool coûte 2.922.130.075 francs par an à la nation.

J'ai fait le même calcul pour la France, mais en le serrant de plus près et me tenant toujours un peu au-dessous de la vérité. En tenant compte de la valeur de l'alcool consommé, déduction faite des droits, des journées de travail perdues, des frais de chômage et de traitement, des dépenses occasionnées à l'Etat par l'entretien des aliénés alcooliques, des frais de justice, des pertes occasionnées par les suicides et les morts accidentelles dus à l'alcool, je suis arrivé au chiffre formidable de 1.555.757.196 francs (1).

« Ainsi, disais-je en exposant ce calcul dans une conférence que j'ai faite au Trocadéro, lors de l'Exposition de 1889, ainsi, indépendamment de la dégradation et de la honte, comme supplément aux douleurs des familles, comme surcroît à l'atteinte portée à la race et aux forces vives de notre pays, l'alcool lui coûte encore plus d'un milliard et demi par an. Un pareil chiffre ne comporte ni réflexions ni commentaires. Il est terrifiant (2) ».

La question de l'alcoolisme et de sa prophylaxie est une de celles qui ont été le plus souvent et le plus ardemment agitées dans les congrès d'hygiène, dans les sociétés savantes, dans les réunions d'économistes et dans les assemblées législatives ; mais, en général, on s'en est tenu à des vœux platoniques ou à des demi-mesures. Aucune nation n'est encore parvenue à résoudre le problème. Chacune d'elles l'a abordé avec son tempérament et son caractère. Les nations libres comme l'Angleterre et l'Amérique ont eu recours à la persuasion ; elles ont fondé des sociétés de tempérance, répandu de petits livres et fait de la propagande par tous les moyens. Les pays autoritaires du nord de l'Europe se sont armés de lois répressives ; tous ces moyens, sans réussir complètement, ont produit quelque bien ; toutefois, les mesures coercitives ont donné des résultats plus prompts et plus sûrs que les autres. Pour guérir un mal aussi répandu, aussi enraciné, aussi terrible, il faut le concours de tous les ordres de moyens, de toutes les volontés, de toutes les énergies.

Dans la lutte contre l'alcoolisme, il y a un double but à poursuivre. Il faut proscrire la vente des alcools mal rectifiés et restreindre la consommation des autres. Le premier résultat sera probablement atteint avant peu. La loi qui a été votée récemment par la Chambre des députés et qui est maintenant en discussion au Sénat, consacre le principe du mono-

(1) Pour le détail et la justification de ces calculs, voyez : Jules Rochard, *Traité d'hygiène sociale*. Paris, 1888, p. 68.

(2) Jules Rochard, *Les intoxications volontaires* (*Conférences de l'Exposition universelle internationale de* 1889. Imprimerie nationale, 1890, p. 22).

pole de la rectification de l'alcool proposé par M. Alglave. Le second est moins facile à atteindre, et c'est pour y parvenir qu'on a employé le plus de moyens. Ceux qui nous paraissent les plus efficaces sont les suivants :

1° Répandre le plus rapidement possible dans les masses une instruction propre à en élever le niveau moral et à leur faire comprendre les dangers de l'alcoolisme. Les hygiénistes avaient déjà proclamé ce principe. Chauffard, dès 1871, et depuis MM. Bergeron, Legrain, Laurent (de Rouen), ont fait ressortir la nécessité de commencer l'enseignement anti-alcoolique dès l'école. La question a été traitée au dernier Congrès international de Bâle, mais elle restait encore dans le domaine de la théorie, lorsque tout récemment, le ministre de l'instruction publique de France a pris l'initiative de la porter sur le terrain de la pratique. Il a donné l'ordre aux instituteurs primaires de faire des leçons à leurs élèves sur les dangers des boissons alcooliques. Au mois d'août dernier (circulaire du 2 août 1895), il a prescrit l'introduction de cet enseignement dans les écoles normales ; enfin, par une circulaire toute récente, il l'a fait pénétrer dans l'enseignement secondaire. Cette innovation ne peut manquer de produire dans l'avenir les plus heureux résultats. Des leçons pratiques qui s'adressent chaque année en France à près de six millions d'enfants, à l'âge où les premières notions se gravent si fortement dans la mémoire, en préserveront un jour un grand nombre de ce vice dégradant.

2° Encourager les sociétés de tempérance, les conférences, les publications, tous les moyens de propagande qui peuvent éclairer l'opinion sur l'étendue de ce péril social ;

3° Elever les droits sur l'alcool, dégrever les boissons fermentées, en poursuivant la fraude avec la dernière rigueur et en supprimant le privilège des bouilleurs de cru qui la favorise. Ces trois points fondamentaux sont également compris dans la loi pendante devant le Sénat ;

4° Appliquer avec sévérité les lois sur l'ivresse ; prononcer la fermeture *définitive* des cabarets, dans les conditions prévues par la loi de 1873 et rétablir l'autorisation préalable, avec les garanties sérieuses de moralité imposées par le décret du 29 décembre 1850, que la loi du 29 décembre 1880 a si fâcheusement abrogé.

Parmi ces mesures, les premières ne peuvent être que l'œuvre du temps et des progrès de la civilisation, les autres sont du domaine législatif et, comme nous venons de le dire, elles sont à l'étude.

§ III. — BOISSONS AROMATIQUES

On désigne généralement sous ce nom trois boissons dont l'usage est aussi répandu que celui des liquides à base d'alcool : le *café*, le *thé* et le *maté* (1). Ils ont pour caractère commun de renfermer, comme principe actif, le même alcaloïde qui a reçu le double nom de *théine* et de *caféine*, à l'époque où on n'avait pas encore reconnu leur identité. Cet alcaloïde que Runge a découvert dans le café en 1820, qu'Oudry a retrouvé dans le thé en 1827 (2) a pour formule $C^8 H^{10} Az^4 O^2$. Il cristallise en aiguilles brillantes, légères, renfermant une molécule d'eau de cristallisation. Pour le dissoudre, il faut employer 93 parties d'eau à 12°, 25 d'alcool à 20°, 300 d'éther à 12° et 8 de chloroforme (3). C'est une substance azotée, dont les propriétés physiologiques et thérapeutiques ont été, dans ces dernières années, l'objet d'intéressants travaux (4). Nous n'y insisterons pas, parce qu'elles concernent surtout la médecine ; toutefois, si la caféine est un médicament, son action intéresse pourtant l'hygiène, car elle explique celle des boissons aromatiques dont elle est le principe actif.

A la dose de 10 à 12^{cent}, qui est celle que renferme une tasse de café préparée avec 15^{gr} de poudre, la caféine est un stimulant léger du muscle cardiaque et produit la diurèse, sans augmentation de l'urée. A 50^{cent}, elle accélère le pouls, augmente la tension cardiaqne et provoque un léger tremblement. Administrée à doses répétées (60^{cent} par jour), elle facilite le travail musculaire, diminue la sensation de l'effort, prévient la fatigue, empêche l'essoufflement et les palpitations qui l'accompagnent. Elle communique ainsi à l'homme, qui se livre à un exercice violent et prolongé, l'*entraînement* qui lui manquait. Cet effet a été constaté par des expériences faites, dans l'armée, sur des troupes en marche, sur des hommes isolés, sur des compagnies et même des bataillons, en plaine comme dans des montagnes escarpées. Elles ont été continuées pendant plusieurs jours ; les espaces parcourus ont été de 60 à 80 kilomètres, avec des repos peu nombreux et de courte durée. Les soldats soumis à la caféine arrivaient à la fin de l'étape, gais, dispos, prêts à recommencer, tandis que leurs camarades donnaient des marques évidentes de fatigue et avaient perdu leur entrain. Les mêmes effets ont été ressentis par les alpinistes dans leurs ascensions.

Ce fait peut être considéré comme hors de doute. La discussion a porté seulement sur le point de savoir si la caféine est seule à jouir de cette propriété précieuse, ou si elle la partage, comme le soutient M. Heckel, avec le rouge de *kola* (5). On s'est également demandé si la caféine était

(1) Je n'ai pas compris le chocolat parmi les boissons aromatiques, bien qu'il renferme un alcaloïde presque identique, la *théobromine*, parce qu'à la façon dont on le consomme, c'est beaucoup plutôt un aliment qu'une boisson.

(2) MARTINI en a également démontré la présence dans le *paulinia sorbilis*, HECKEL et SCHLAGDENHAUFFEN dans la *kola*.

(3) A. RICHE, article *Boissons* de l'*Encyclopédie d'hygiène*, t. II, p. 697.

(4) *Bulletin de l'Académie de médecine*, 1890, t. XXIII, p. 313, 413, 433, 531.

(5) E. HECKEL, *Sur les préparations de kola et la caféine* (*Bulletin de l'Académie de médecine)*, séance du 29 avril 1890, t. XXIII, p. 433 ; — du même : *Expériences comparatives concernant l'action du kola et de la caféine sur la fatigue et l'essoufflement déterminés par les grandes marches*. Marseille, 1890.

un aliment d'épargne, et la question a été également résolue par la négative. Il paraît démontré qu'elle ne permet un travail intense, qu'elle ne facilite l'action musculaire qu'au prix de l'*usure* de l'organisme. Elle ne remplace pas les aliments, elle se borne à permettre pendant un certain temps de s'en passer.

A haute dose, un gramme par exemple, elle ralentit la circulation, tout en surexcitant l'énergie des battements cardiaques, elle abaisse la température et détermine, dans quelques cas, un délire furieux avec hallucinations visuelles, ainsi que le docteur Faisans en a cité des exemples à la Société médicale des hôpitaux (séance du 5 mai 1893).

I. **Café.** — Le café est la graine du caféier (coffea arabica. L.), de la famille des rubiacées. C'est un arbrisseau haut de 4 à 5 mètres, toujours vert, originaire de la haute Ethiopie, d'où il a passé dans l'Yémen. De là les Hollandais le transportèrent à Batavia en 1680. Plusieurs plants furent apportés de Java à Amsterdam en 1710 ; l'un d'eux fut envoyé au jardin des plantes de Paris et se multiplia dans les serres. C'est de là qu'est sorti l'échantillon légendaire confié en 1720 au capitaine Desclieux, pour le transporter à la Martinique, et c'est ce plant qui a peuplé de café toutes les Antilles et la moitié de l'Amérique du sud. Aujourd'hui, la culture du café s'étend dans presque toute la zone intertropicale du 10e au 25e degré de latitude nord en Asie, du 30e degré de latitude nord jusqu'au 30e degré de latitude sud en Amérique. Ces différentes contrées en jettent chaque année sur les marchés européens une quantité qui va toujours croissant. En 1888, les sept nations du nord de l'Europe en ont consommé 253.603.825^{kil}. La France figure dans ce total pour 66.969.246^{kil}.

Les variétés de café répandues dans le commerce sont aussi nombreuses que celles du vin, et n'ont pas plus d'intérêt pour l'hygiène. Il en est de même des mélanges usités dans le commerce. Les falsifications dont nous parlerons plus tard sont au contraire de son ressort.

1° *Préparation.* — Le café vert n'est employé qu'en médecine ; il est fortement diurétique et a été recommandé dans la goutte. Pour l'usage domestique, il subit trois opérations avant d'être consommé : la torréfaction, la pulvérisation et l'infusion.

La torréfaction s'opère au moyen de la brûloire que tout le monde connaît. Elle fait perdre au café de 15 à 20 p. 100 de son poids ; en même temps, son volume augmente de 30 p. 100. La température à laquelle on soumet le café ne doit pas dépasser 200 à 250 degrés. On ne peut pas prolonger la torréfaction sans carboniser la cellulose et sans détruire l'arôme ; il faut s'arrêter quand le grain a pris la couleur brun-roux.

En France, on a l'habitude de moudre le café ; dans le Levant on le pile ; mais, quel que soit le mode de pulvérisation, il ne faut l'opérer qu'au moment du besoin ou, si l'on est obligé de s'y prendre à l'avance, conserver la poudre dans un vase hermétiquement clos.

En Europe, le café se prépare par infusion ; les Turcs et les Arabes en font une décoction, mais à très petit feu et sans faire bouillir l'eau. L'infusion se fait dans des cafetières de différentes dimensions, depuis la cafetière de famille jusqu'aux *percolateurs* en usage dans les casernes et qui servent pour tout un bataillon. On a imaginé nombre de cafetières automatiques reposant sur des principes très ingénieux, mais qui intéressent plus l'art culinaire que l'hygiène.

2° *Composition.* — Les opérations que nous venons d'énumérer, et particulièrement la torréfaction, modifient profondément la composition du café. D'après le laboratoire municipal de Paris, la moyenne de substance qu'il renferme avant et après la torréfaction est la suivante :

	Café vert.	Café brûlé.
Eau	10,13	1,81
Substances azotées	11,84	12,20
Caféine	0,93	0,97
Matières grasses	12,21	12,03
Gommes et matières sucrées	11,84	1,01
Matière extractive	9,54	22,60
Cellulose	38,18	44,57
Matières minérales	5,33	4,81
	100,00	100,00

La torréfaction diminue l'amertume du café et y forme des produits nouveaux dont les uns se volatilisent, tandis que les autres se fixent sur le grain. Elle a notamment pour effet de développer une huile empyreumatique, aromatique, à laquelle le café doit ses propriétés excitantes et qui a reçu de Boutron et Frémy le nom de *caféone*. D'après M. O. Bernheimer, le grillage produit de plus de petites quantités de *méthylamine*, d'*hydroquinone*, de *pyrrhol*, d'*acétone*, des acides *palmitique*, *acétique* et *carbonique*.

Le café grillé contient environ 27 p. 100 de parties solubles.

3° *Falsifications.* — Le café artificiel tend à se répandre dans le commerce. Déjà Chevallier avait signalé une fraude consistant à imiter les grains de café avec de l'argile plastique qu'on passait au moule et qu'on faisait ensuite sécher au soleil ; mais les Allemands de nos jours ont trouvé mieux que cela. Ils font une pâte avec de l'eau et de la farine grillée ; ils l'agglutinent avec de la dextrine et l'introduisent dans une machine à frapper de laquelle elle sort en grains irréprochables de forme et de coloris. Une machine peut en fournir de dix à douze quintaux par jour et cette drogue coûte vingt marcs le quintal. Il s'est fondé à Cologne deux usines spéciales pour la fabrication de ces ingénieuses mécaniques. La presse métallique, les laminoirs pour la pâte, les polisseurs, les torréfacteurs, tout cela réuni coûte 3,000 francs. Cette industrie frauduleuse ne se cache pas ; elle se fait des réclames dans tous les journaux d'Outre-

Rhin et ses produits ont depuis longtemps passé la frontière. Ces grains se reconnaissent à leur identité parfaite de volume et de forme, qui n'appartient pas aux produits naturels, et à l'absence de la pellicule mince dont les graines de caféier conservent toujours quelques débris adhérents à la rainure médiane.

On fabrique aussi du café artificiel en France ; mais cela ne se fait ni aussi ostensiblement ni sur une aussi grande échelle. M. Riche, comme membre du Comité d'hygiène de la Seine, a été chargé, il y a quelques années, de visiter un établissement où l'on mélangeait du marc épuisé avec de la poudre de café et du caramel et probablement d'autres substances, le mélange était ensuite séché et moulé.

La fraude la plus commune consiste à rendre aux cafés inférieurs ou avariés l'apparence des meilleures espèces commerciales à l'aide de deux lavages successifs, le premier à l'eau de chaux pour enlever les moisissures, le second à l'eau simple pour enlever la chaux. Après cela, on sèche le grain à l'étuve, on le lustre au talc, on le plâtre et on le teint avec des couleurs azoïques appropriées à l'espèce qu'on veut imiter.

Une fraude plus commune et plus simple consiste à mouiller le café pendant la torréfaction pour éviter la perte de poids que cette opération lui fait subir. On verse l'eau dans le grilloir et la vapeur pénètre le grain ; on l'enrobe ensuite avec un peu de graisse ou de glycérine pour masquer la fraude.

Le café moulu est bien plus souvent falsifié que le café en grains. Tantôt on enrobe des cafés épuisés avec du caramel, tantôt on ajoute à la poudre de café une substance d'une saveur analogue. La plus commune, celle qui a pris pour ainsi dire droit de domicile dans le commerce, c'est la chicorée ; les glands doux torréfiés viennent ensuite ; on utilise également l'orge, le maïs, le fruit du caroubier et les graines d'un grand nombre de plantes de la famille des légumineuses (1).

Ces falsifications sont pour la plupart inoffensives ; mais elles constituent une tromperie et de plus elles portent une atteinte directe à la santé en substituant une substance inerte à un produit dont les qualités sont précieuses. Il ne faut pas que les malades dont la circulation languit, que les hommes qui consacrent leurs veilles aux travaux de la pensée, soient exposés à prendre une infusion de farine grillée où toute autre drogue semblable, à la place du breuvage bienfaisant qui doit ranimer leurs forces ou stimuler leur esprit.

Valeur hygiénique du café. — Qu'on envisage le café comme un aliment, comme un stimulant de l'action cérébrale ou comme un remède, c'est une des conquêtes les plus précieuses que la bromatologie ait réalisées. Son usage est entré dans nos mœurs et l'accroissement continu de sa consommation en est la preuve.

(1) Pour le détail de ces falsifications, voyez l'article déjà cité de M. RICHE dans l'*Encyclopédie d'hygiène*, t. II, p. 722.

Ce que nous avons dit des propriétés physiologiques de la caféine, nous dispensera d'entrer dans de longs détails au sujet de l'action du café. C'est à elle, en effet, qu'il doit ses propriétés les plus importantes et notamment son action sur le système nerveux, sur le cœur et sur les reins.

Le café est un stimulant de l'action cérébrale. Tous les hommes de labeur intellectuel le savent et en profitent. Il écarte le sommeil et permet les veillées prolongées. L'insomnie qu'il amène n'a rien de pénible ; elle est calme, lucide et laisse à la pensée toute son élasticité. A haute dose, ou à doses souvent répétées, le café produit une sorte d'anxiété épigastrique, d'angoisse très pénible. Elle peut devenir habituelle, et c'est alors aussi qu'on constate les effets antiaphrodisiaques du café. Enfin le café est antiseptique.

M. Luderiz a étudié récemment son action sur les cultures de différents microbes. Il a reconnu qu'une infusion au centième tue, en quelques heures, le bacille de la fièvre typhoïde, le streptococcus de l'érysipèle, le bacille du choléra et le bacillus prodigiosus. C'est probablement à cette propriété antiseptique qu'il doit son efficacité dans l'intoxication paludéenne.

Indépendamment des propriétés qu'il doit à son principe actif, le café est alimentaire par les substances azotées, les matières grasses et sucrées, les sels qu'il contient en si forte proportion. Ajouté au lait, il constitue un aliment très complet et très riche. Payen a calculé qu'un litre de liquide composé avec 500^{gr} d'infusion de café, 500^{gr} de lait et 75^{gr} de sucre renferme 49^{gr},53 de substance azotée (soit 7^{gr},5 d'azote) et 104,97 de substances grasses, sucrées ou salines. Les chimistes prétendent qu'il est plus nourrissant que le bouillon. Il n'y a pas lieu de s'étonner dès lors que cette richesse alimentaire, jointe à son goût si agréable, en ait répandu l'usage en dépit du préjugé qui s'est si longtemps élevé contre lui. Il est certain qu'aujourd'hui le café au lait forme la base du premier repas du matin, chez presque tous les peuples civilisés.

Le café a cet avantage sur les boissons alcooliques, qu'il ne fait jamais de mal. Son abus même est presque inoffensif. On a bien décrit un *caféisme* chronique dont on a comme à plaisir assombri le tableau (1), mais en réalité les personnes qui, pour soutenir un labeur dépassant leurs forces, pour prolonger leurs veilles au-delà de toute raison, prennent des quantités de café déraisonnables, en sont quittes pour de l'insomnie, de l'angoisse épigastrique et un peu d'agitation nerveuse.

(1) En 1885, M. Quelliot, dans la *Revue d'hygiène* (t. VII, p. 867), avait déjà tracé un tableau lamentable des malheureux en proie au *caféisme chronique* ; mais MM. Gilles de la Tourette et Gasne ont fait, le 12 juillet 1895, à la Société médicale, une communication sur l'*intoxication chronique par le café* dont l'exagération est encore plus évidente.

II. **Thé.** — Le thé est la feuille du *thea sinensis*, arbrisseau toujours vert, de la famille des camelliacées. Il est originaire du pays d'Assam, mais sa culture s'est répandue, depuis les temps les plus reculés, dans la Chine et le Japon, et de nos jours au Tonkin, en Cochinchine, à Ceylan, dans l'Inde et à Java, au Brésil et en Australie. La cueillette des feuilles se fait deux, trois ou quatre fois par an. Pendant longtemps on a cru que les nombreuses variétés commerciales étaient produites par des plantes différentes ; on sait aujourd'hui que les diversités qu'elles présentent sont dues au moment de la récolte et aux préparations qu'on fait subir aux feuilles avant de les livrer à la consommation.

1° *Variétés.* — Il y a dans le commerce deux variétés principales de thé qui sont douées de propriétés bien différentes, le *thé noir* et le *thé vert*. Toutes deux proviennent du même arbre ; mais le *thé noir* est séché sur des plaques de tôle chauffée, tandis que le *vert* est d'abord soumis à la vapeur d'eau puis séché à l'air libre (1). Les sous-variétés sont déterminées par la provenance et l'époque de la récolte. Les thés destinés à l'exportation sont mis en petits paquets renfermés dans des boîtes de plomb ou d'étain soudées et enfermées elles-mêmes dans des boîtes de bois vernissées.

2° *Consommation.* — Le thé est en usage en Chine depuis la plus haute antiquité. Il s'est répandu de là dans l'Inde, l'Arabie, la Tartarie et la Perse. Les Hollandais l'ont introduit en Europe et l'usage s'en est immédiatement répandu en Angleterre et en France, mais sa consommation n'a pris quelque importance chez nous qu'à partir de 1830. Elle a quintuplé depuis cette époque. En 1887, elle a été de 557.162^{kil}, ce qui donne 14^{gr} par habitant et par an, au lieu de 3^{gr},6 que relève la statistique pour 1831. En Angleterre, elle est infiniment plus considérable : en 1891, elle a été de 150.000.000 de livres.

3° *Préparation.* — Le thé se prend en infusion, mais cette prépa ration si simple en apparence exige quelques précautions. Il faut d'abord échauder la théière, en y versant de l'eau bouillante, et la bien égouter, puis on y met la quantité de thé convenable (deux grammes ou une cuillerée à café par tasse). On verse dessus une petite partie de l'eau bouillante, pour mieux saisir les feuilles et en faciliter le déroulement ; on laisse infuser pendant cinq minutes, puis on verse le reste de l'eau bien bouillante d'un seul coup. L'infusion ne doit pas durer plus de dix à douze minutes.

4° *Composition.* — M. Girard donne les chiffres suivants comme moyenne d'un grand nombre d'analyses faites au laboratoire municipal de Paris :

(1) Pour les détails relatifs à la récolte et à la préparation des thés, voyez : E. Martin, *Récolte et préparation du thé en Chine* (*La Science médicale*, 30 septembre 1895)).

Eau	11,49
Matière azotée	21,22
Théine	1,35
Huile essentielle	0,67
Résine et clorophylle	3,62
Gomme et dextrine	7,13
Tannin	12,36
Matières extractives	16,75
Cellulose	20,30
Cendres	5,11
	100,00

La théine est, comme nous l'avons dit, identique à la caféine. Certains thés en renferment de 5 à 6 p. 100, beaucoup plus que le café par conséquent ; le thé contient aussi beaucoup plus de matière azotée.

5° *Falsifications.* — Le thé est falsifié dans les pays d'origine. On y fait des mélanges, on y introduit des feuilles appartenant à d'autres végétaux, on le colore artificiellement ; mais la fraude la plus commune consiste à recueillir dans les cafés, les hôtels, les feuilles ayant servi. On les sèche, on les colore avec du sulfate de fer, de l'indigo, du bleu de Prusse, on les assouplit avec une solution de gomme, on les roule pour leur donner la forme primitive, on les mêle à un peu de véritable thé, puis on les remet en vente. On a également signalé, dans certains thés, la présence de la plombagine, de l'argile, de la craie, du talc ; on y a même trouvé des sels de cuivre et du chromate de plomb.

6° *Propriétés hygiéniques du thé.* — Les effets produits par le thé se rapprochent de ceux du café, ce qui est naturel puisqu'ils sont dus au même principe ; il agit cependant moins énergiquement sur le cerveau et n'éloigne pas aussi efficacement le sommeil. Il est stimulant, diaphorétique et alimentaire. Mêlé au lait, il constitue un breuvage dont les Anglais font un usage journalier. Il remplace pour eux le café au lait qu'on prend sur le continent. On a parlé d'une forme de *théisme* qui s'observerait chez les dégustateurs de New-York.

III. **Maté.** — Le maté, désigné sous le nom de *thé du Paraguay*, des *Missions*, des *Jésuites*, est une boisson qui s'obtient en faisant infuser, dans l'eau bouillante, les feuilles de plantes de la famille des Ilicinées dont la plus répandue, celle qui donne les meilleurs produits, est l'*ilex paraguariensis* ou l'*ilex maté*. C'est un arbre de 4 à 5 mètres qui croît sur les bords du Parana et du Paraguay. Les feuilles recueillies et séchées arrivent au Brésil dans des sacs en peau de bœuf.

L'infusion de maté se prépare et se boit d'une façon particulière. On met dans une petite calebasse une certaine quantité de feuilles, et on y verse de l'eau à 85 ou 90 degrés. On y plonge alors la *bombilla*, tube métallique terminé par une sorte de pomme d'arrosoir et on aspire par l'autre extrémité ce liquide aussi chaud que possible. Ce breuvage, que les gens du pays trouvent excellent, m'a toujours paru détestable et je n'ai jamais pu m'y habituer.

Le maté est une plante amère, aromatique, renfermant une assez forte proportion de *caféine*, et par conséquent doué de propriétés analogues au café et au thé.

Le maté est l'objet d'un commerce assez important dans l'Amérique du Sud. Sa production est évaluée à 37 millions de kilogrammes (1).

ARTICLE IV. — STATIQUE DE LA NUTRITION

§ Ier. — BILAN DE L'ALIMENTATION

La vie ne s'entretient, comme nous l'avons vu, que par un double mouvement d'assimilation et de désassimilation à l'aide duquel l'organisme se renouvelle sans cesse. Il faut qu'il y ait équilibre entre les principes introduits dans l'économie par l'alimentation et les produits usés qu'elle élimine. Cet équilibre est éminemment instable. Il n'y a peut-être pas, dans la vie, un seul jour où les acquisitions soient rigoureusement égales aux pertes. Les premières l'emportent dans la période ascendante de l'existence et dans toutes les circonstances où le corps augmente de volume, c'est le contraire dans la période décroissante et lorsque le corps s'amaigrit ; mais en somme il faut toujours que la balance s'établisse.

I. **Equivalent nutritif des aliments.** — Il ne suffit pas, pour maintenir cette intégrité, que le poids des aliments et des boissons corresponde à celui des déjections, il faut encore qu'il y ait une juste proportion entre les principes constituants des uns et des autres. L'économie élimine sans cesse de l'azote, du carbone, des sels et de l'eau. La quantité moyenne et quotidienne de ces principes doit être la suivante pour un adulte soumis à un travail modéré :

1° *Azote :* 20gr dont 14gr,5 sont éliminés par les urines sous forme d'urée et d'acide urique ; 5gr,5 se retrouvent dans les excréments, les sueurs et le mucus ;

2° *Carbone :* 310gr dont 250gr sont brûlés dans le torrent circulatoire, 45gr sont éliminés par les reins et 15gr se retrouvent dans les excrétions ;

3° *Sels :* 30gr :

4° *Eau :* trois litres éliminés par les sueurs, la transpiration pulmonaire, les urines et les matières fécales.

Ces principes, il faut que l'homme les retrouve dans ses aliments et ses

(1) COUTY, *Le Maté* (*Revue scientifique*, 1885, p. 43).

boissons. Les 20gr d'azote réclament l'ingestion de 124gr de matières protéiques sèches. Or, ces substances azotées contiennent en même temps 64gr de carbone ; il n'en reste donc plus que 236gr à fournir avec les matières amylacées et les graisses. Les sels sont fournis par les aliments et les boissons, l'eau par ces dernières.

Il n'est pas de substance alimentaire qui renferme ces divers principes dans les proportions rigoureuses exigées par la nutrition ; il faut donc en consommer un excès pour arriver à l'équilibre, ou les combiner de manière à compenser leur insuffisance réciproque. Ainsi, pour se procurer 124gr de matières azotées, il faudrait consommer 1.771gr de pain, tandis qu'il suffirait de 1.033gr de cet aliment pour fournir les 310gr de carbone réclamés par la nutrition. Pour la viande c'est le contraire. Il faudrait en manger 2.818gr pour donner à l'économie ses 310gr de carbone, tandis qu'il suffirait de 574gr de chair musculaire pour donner les 124gr de matières azotées.

Si l'on unit, au contraire, dans de justes proportions, ces deux genres de nourriture, on arrive à pouvoir se contenter d'une somme totale moindre, comme le montre le tableau suivant :

	Poids.	Matières azotées.	Amidon.	Graisse.
Pain blanc	819gr	61.83	435	4.82
Viande	259	62.17	»	5.02
	1.078gr	124.00	435	9.84

Nous avons choisi là des aliments de premier ordre ; mais, si nous arrivions à ceux qui ont moins de valeur nutritive, nous trouverions de bien plus grandes disproportions. Ainsi, pour absorber 124gr de substance azotée, il faudrait manger 9.537gr de pommes de terre et 10 à 12kgr de légumes herbacés. On a fait le même calcul pour toutes les substances alimentaires, mais il serait sans intérêt de le reproduire ici (1). La nécessité de l'alimentation mixte ressort de ces considérations.

La composition des rations mixtes capables de réaliser les quantités normales de principes nécessaires à la nutrition peut être fournie par un nombre incommensurable de combinaisons différentes, mais il faut remarquer que tous les aliments ne sont pas tolérés par l'estomac et digérés avec la même facilité.

Le pouvoir nutritif et la digestibilité ne sont pas toujours en rapport. Cette dernière propriété tient à la cohésion de l'aliment, à son mode de préparation, à sa nature plus ou moins réfractaire, à l'action du suc gastrique. Bikfalvi a fait, sur le chien, des expériences assez concluantes,

(1) Voyez Gabriel POUCHET, *Tableau des quantités d'azote de carbone de matières grasses et d'eau dans 100 parties de différentes substances alimentaires* (*Encyclopédie d'hygiène*, t. II, p. 784).

en lui faisant avaler des substances animales de différentes natures et en examinant au bout de deux heures, la quantité qui avait été digérée. Cette quantité a varié de 25 à 95 p. 100 (1). Ce sont les substances collagènes ou gélatinigènes qui sont le plus rapidement digérées par l'estomac des carnassiers et elles sont peu ou point nutritives.

II. **Alimentation normale.** — Nous avons vu quelle devait être l'alimentation d'un adulte bien portant et soumis à un travail modéré ; mais cette ration doit varier suivant une foule de circonstances que nous allons passer en revue.

1° Ration d'entretien et ration de travail. — La première différence est celle qui naît de la situation de travail ou de repos. Le travail accroît la combustion et par conséquent la dépense de combustible. C'est Lavoisier qui a montré le premier que l'action musculaire augmente la quantité de l'oxygène absorbé. Il accroît également la quantité d'urée produite, c'est-à-dire d'azote éliminé ainsi que l'a prouvé Ritter. Le travail intellectuel augmente l'activité des combustions aussi bien que le travail musculaire. Byasson l'a reconnu expérimentalement (2) Moritz-Schiff a constaté de même que le fonctionnement du cerveau élève la température et Burdach a noté une augmentation plus grande de l'oxygène consommé sous l'influence du travail intellectuel. Enfin, dans le sommeil qui réalise les conditions les plus complètes de repos moral et physique, la perte de carbone et la production d'urée sont moindres que dans l'état de veille de près de moitié. Boussingault a constaté le premier fait et Vasel le second.

Hervé-Mangon auquel nous devons les indications les plus précises et les plus scientifiques sur les rations alimentaires d'entretien et de travail (3) a ramené les calculs aux quantités d'azote et de carbone consommées par jour et par kilogramme de poids suivant les différentes conditions dans lesquelles les travailleurs peuvent se trouver. En puisant, dans l'ouvrage de Leplay sur les ouvriers des deux mondes, la ration alimentaire des travailleurs dans les différents pays et les calculant d'après cette donnée, il a trouvé pour moyenne, par jour et par kilogramme, 6gr,840 de carbone et, 0gr,299 d'azote ; pour maximum chez un maréchal-ferrand de la Sarthe, 8gr,268 du premier et 0gr,360 du second ; pour minimum chez un cultivateur de Santander (Espagne), 6gr,203 de carbone et 0gr,335 d'azote.

Il a reconnu également que la ration moyenne d'un adulte en France

(1) Bikfalvi, *Ans dem physiol. Institut zu klonsenburg* (*Owostermeszettunomienyi Esteiito*, 1884, p. 261).

(2) Byasson, *Relation qui existe entre l'activité cérébrale et la composition des urines* (Thèse de Paris, 1868).

(3) Hervé-Mangon, *Traité de génie rural* (Paris, 1875, p. 121).

est par jour et par kilogramme de 5gr,197 de carbone et de 0gr,280 d'azote.

La consommation relative de ces deux principes n'est pas la même dans toutes les conditions. A la campagne ou prédomine le régime végétal, la consommation de carbone est plus forte et celle d'azote plus faible que dans les villes où la consommation de viande est plus considérable. Le tableau suivant montre cette différence :

Ration moyenne par jour et par kilogramme

	Carbone	Azote
Pour la France entière	5gr,179	0gr,280
Pour Paris	5gr,675	0gr,320
Pour la campagne	5gr,808	0gr,275 (1)

Ces chiffres expriment la consommation moyenne du travailleur qu'il soit en activité ou au repos ; Smith a calculé qu'elle était la différence entre ces deux conditions et il a trouvé le rapport suivant :

	RATION PAR JOUR ET PAR KILOGRAMME VIVANT		RATION JOURNALIÈRE POUR UN HOMME DU POIDS DE 65 KILOG.	
	Carbone.	Azote.	Carbone.	Azote.
Repos	3gr,60	0gr,20	234gr »	13gr, »
Travail modéré	3 ,66	0 ,30	337 ,92	19 ,56
Travail actif	6 ,80	0 ,38	442 »	25 »

Comme on le voit, la ration de travail doit être presque double de la ration d'entretien, M. de Gasparin est arrivé à un résultat exactement semblable, du moins en ce qui concerne l'azote. Les recherches qu'il a faites pour son *Cours d'agriculture* lui ont donné les chiffres suivants :

	Ration d'entretien.	Ration de travail.	Ration totale.
Azote	12.51	12.50	25.01
Carbone	264.06	45.00	309.06

Il en conclut qu'il faut doubler la proportion d'aliments azotés pour obtenir la ration du travailleur et ce résultat est en rapport avec les données de l'expérience empirique.

2° Conditions individuelles qui font varier l'alimentation. — En dehors du travail physique et du labeur intellectuel, les principales

(1) Hervé-Mangon, *Sur la ration moyenne de l'habitant des campagnes en France* (Compre-rendu de l'Académie des sciences t. LXXIX, 26 octobre 1884).

conditions qui font varier le régime, sont l'âge, le sexe, la taille et les influences climatériques.

a) Age. — L'âge est la condition qui exerce la plus grande influence sur l'alimentation au point de vue de la quantité comme à celui de la proportion des principes. Dans l'enfance, il faut que la nourriture fasse les frais de l'accroissement si rapide pendant la première période. Il doit atteindre de 0,76 à 1 p. 100 du poids du corps dans le premier mois, de 0,70 à 0,90 dans le second. Les enfants à la mamelle doivent produire 950gr d'os par an (1). Dans la première année, l'enfant trouve dans le lait de sa mère tous les éléments nécessaires à la constitution de son organisme et de ses humeurs; on peut y suppléer avec le lait des animaux, mais le développement n'est plus aussi rapide Setherr a calculé l'accroissement par jour des enfants au premier âge, suivant la nourriture qu'ils reçoivent et il a trouvé les chiffres suivants :

	Augmentation de poids par jour.
Enfant nourri au sein maternel	7gr,2
— avec du lait de vache	2 ,0
— — condensé	1 ,0
— avec de la farine Nestlé	0 ,0

Après l'allaitement, il faut que l'enfant continue à trouver, dans la nourriture mixte qu'on lui donne, les matériaux de son développement, sous peine d'un arrêt du développement total ou partiel, d'amaigrissement ou de rachitisme.

Dans les recherches que nous avons citées plus haut Smith a étudié qu'elle devait être la ration minimum d'entretien par jour et par kilogramme aux divers âges de la vie et il a trouvé les chiffres suivants :

Ration d'entretien minimum, suivant les âges, par jour et par kilogramme vivant.

	Carbone.	Azote.
Enfance	9gr,84	0gr,96
A l'âge de 10 ans	6 ,84	0 ,40
A l'âge de 16 ans	4 ,27	0 ,38
A l'âge adulte	3 ,60	0 ,20

Arrivé à l'âge adulte, l'homme n'a plus besoin que de s'entretenir et de fournir, comme nous l'avons vu, aux frais de son travail musculaire et intellectuel. Dans la vieillesse, la sobriété est absolument nécessaire et le régime domine toute l'hygiène.

b) Sexe. — En dehors de la grossesse et de la lactation, pendant lesquelles la femme doit fournir tout à la fois à son entretien et au déve-

(1) Gabriel Pouchet, *Encyclopédie d'hygiène* (*loc. cit.*), p. 792).

loppement de son produit, le sexe n'a pas d'influence marquée sur l'alimentation, et la ration d'entretien de la femme doit être la même que celle de l'homme, proportionnellement à son poids. Comme elle développe moins de force musculaire, comme elle est étrangère à toutes les professions qui causent une grande fatigue, sa ration de travail doit être moindre. Enfin, après l'âge de la ménopause, elle doit redouter les conséquences d'une alimentation trop riche et trop réparatrice.

c) Taille. — La taille n'influe pas d'une manière marquée sur l'alimentation quand elle n'est pas associée à un poids et à un développement musculaire en rapport avec elle. Si les hommes de haute taille sont en général de grands mangeurs, cela tient aussi à ce que ces hommes appartiennent d'habitude à des races septentrionales, chez lesquelles le besoin d'une alimentation copieuse est tout à la fois une affaire de race et d'atavisme.

d) Climat. — Le séjour des climats froids augmente le besoin de réparation alimentaire et celui des pays chauds le diminue. Les races du Midi sont d'une sobriété légendaire. Ils n'ont pas besoin de faire une si forte consommation d'aliments hydro-carbonés et peuvent remplacer les corps gras par les féculents et le sucre qui dégagent moins de chaleur, tandis que les huiles et les graisses sont une nécessité pour les habitants des régions hyperboréales. On connaît la gloutonnerie des Esquimaux et la consommation énorme qu'ils font d'huile de phoque.

Les habitants des régions tempérées voient leur appétit redoubler en marchant vers le Nord et décroître sous la zone torride; en même temps les goûts changent. L'appétence pour les aliments fortement réparateurs augmente en même temps que la température s'abaisse, tandis que le goût pour les fruits, les légumes, les aliments légers se développe à mesure que la chaleur s'élève.

La physiologie rend un compte satisfaisant de ces variations ; cependant, ce n'est pas tout à fait une affaire d'équation chimique. Les Arabes et les Espagnols qui ont eu avec eux de si fréquents contacts, sont vigoureux et susceptibles d'une somme de travail considérable avec une alimentation qui ne suffirait pas comme ration d'entretien à un homme du Nord. J'ai toujours été surpris de la petite quantité d'aliments dont se contentaient les Espagnols dont j'admirais la force, la musculature et la résistance à la fatigue.

La pression barométrique, d'après Forster, n'exerce aucune influence sur le besoin d'alimentation. C'est en effet la richesse du sang en hémoglobine qui règle la quantité d'oxygène susceptible d'être absorbée et les variations barométriques ont trop peu d'amplitude pour exercer une influence appréciable sur ce phénomène. D'après Paul Bert, il faut une pression de six atmosphères pour faire augmenter de 4 p. 100 le coëfficent de dissolution de l'oxygène dans le sang.

III. **Rations journalières suivant les contrées et les professions.** — Il ne suffit pas, pour entretenir la santé, de donner à l'homme la quantité rigoureuse de principes qui lui sont nécessaires pour faire face à la double condition de s'entretenir et de travailler, il faut encore que sa nourriture soit variée. Le mélange d'aliments de médiocre qualité vaut mieux qu'un mets de premier choix, mais toujours le même. Les expériences faites sur les animaux, les observations recueillies sur l'homme le prouvent et chacun peut le constater sur soi-même. Une alimentation monotone finit par inspirer un insurmontable dégoût.

La première condition d'une ration alimentaire bien entendue consiste donc dans la variété des éléments qui la composent. Il faut que les végétaux et les produits tirés du règne animal y figurent dans d'heureuses proportions. La seconde, celle qui résulte des faits antérieurement exposés, c'est qu'il faut que sa quantité soit proportionnée à l'intensité du travail physique ou intellectuel auquel le sujet est soumis. C'est à ce double point de vue qu'il faut se placer pour apprécier la composition des rations alimentaires dans les différentes professions, qu'elles soient réglées par les coutumes ou fixées par des règlements. C'est ce que nous ferons, lorsque nous serons arrivés à l'étude du régime alimentaire dans les différentes professions (1).

§ II. — ALIMENTATION ANORMALE

Le nombre des gens qui ne peuvent pas se conformer dans leur alimentation aux lois de l'hygiène est si considérable qu'il est à proprement parler la règle ; mais ces lois ne sont pas tellement absolues qu'on ne puisse s'en écarter dans une certaine mesure et pendant un certain temps, sans que la santé subisse pour cela d'irrémédiables dommages ; aussi ne nous occuperons-nous que des cas extrêmes, c'est-à-dire de l'alimentation insuffisante, de l'alimentation excessive et des régimes exclusifs.

I. **Alimentation insuffisante.** — La privation de nourriture peut être absolue ou incomplète. Dans le premier cas elle conduit à l'*inanition* ; dans le second c'est la *faim* chronique, c'est la *famine*.

1° INANITION. — Elle a été étudiée chez les animaux et sur l'homme. Chez les animaux privés de nourriture, la perte de poids va augmentant de jour en jour, la respiration se ralentit, la quantité d'acide carbonique exhalé diminue, la température baisse lentement, mais le refroidissement se précipite le jour de la mort qui arrive en moyenne à 24°,9 (minimum,

(1) Chapitre VII, article II.

18°,5 ; maximum, 34°,2) (1). La quantité d'urée excrétée diminue chez les carnassiers et augmente chez les herbivores, les fèces deviennent nulles, il y a quelquefois de la diarrhée dans les derniers moments.

Chez l'homme, on a eu l'occasion d'étudier l'inanition chez des aliénés, des hystériques, chez des condamnés à mort qui voulaient se laisser mourir de faim ; enfin, dans ces dernières années, un certain nombre de personnages excentriques ont fait la gageure de rester un nombre invraisemblable de jours sans manger et ont gagné leur pari. C'est d'abord l'américain Tanner, qui est resté quarante jours sans nourriture, puis l'italien Succi, qui l'a imité avec le même succès ; mais ni l'un ni l'autre ne s'est privé de boisson. Or, c'est là une condition de premier ordre. En buvant, on peut prolonger sa vie au-delà de quarante jours, comme il en existe des exemples dans la science, sans même recourir à celui des jeûneurs qui peuvent toujours être soupçonnés de supercherie ; avec l'abstinence complète d'aliments et de boissons, la vie ne peut pas se maintenir au-delà de 8 ou 10 jours. C'est un terme que ne franchissent guère les gens atteints de rétrécissement de l'œsophage, lorsque rien ne peut plus passer et qu'on ne leur pratique pas la gastrostomie.

Les phénomènes qui précèdent la mort dans ce cas, sont : l'affaiblissement rapide des facultés intellectuelles, l'atonie musculaire poussée jusqu'à l'impuissance, l'abolition des fonctions de l'estomac par la diminution puis la suppression du suc gastrique, l'œdème des extrémités, le marasme et pour terminer la scène, des convulsions ou le délire tranquille avec des hallucinations, la petitesse du pouls et le refroidissement. Il est rare que la mort ait lieu tant que la température reste au-dessus de 30 degrés.

Parmi ces symptômes, il en est deux qui intéressent particulièrement l'hygiène, parce qu'ils sont une source d'indications, c'est la diminution du suc gastrique et le refroidissement. Le suc gastrique a besoin pour sa production normale, de l'excitant alimentaire, lorsque ce stimulant fait défaut, la sécrétion s'arrête et alors l'aliment le plus facile à digérer devient un corps étranger dont l'estomac se débarrasse par le vomissement ou par la diarrhée. De là le conseil de ne pas donner d'aliments solides aux inanitiés. Il faut, pour réveiller la sécrétion gastrique, leur administrer des substances peptogènes. M. Gabriel Pouchet conseille le bouillon légèrement additionné de dextrine. Dans son récit du naufrage de la *Méduse*, Savigny rapporte que les malheureux qui se jetèrent sur les aliments substantiels, en sortant du radeau, furent pris de vomissements atroces et quelques-uns succombèrent à une diarrhée incoërcible.

Le refroidissement présente aussi son indication. La mort n'arrive presque jamais, avons-nous dit, au-dessus de 30 degrés, on peut prolonger la vie en rechauffant les inanitiés. Chez les animaux, on peut rappeler

(1) CHOSSAT, *Recherches expérimentales sur l'inanition*. Paris, 1843.

ainsi la sensibilité et la perception auditive, on peut même les rendre susceptibles de digérer quelques aliments légers ; seulement il faut procéder comme pour l'alimentation, avec beaucoup de ménagements.

2° Famine. — La privation absolue de nourriture est un cas très exceptionnel surtout à notre époque, mais rien n'est plus commun au contraire que de rencontrer des malheureux qui, par le fait de la misère ou des circonstances, ne mangent que tout juste assez pour ne pas mourir de faim ou se repaissent de substances insuffisamment nutritives et arrivent progressivement à l'épuisement et au marasme. C'est l'inanition chronique pour les individus, c'est la *famine* pour les populations. Nous en avons parlé au commencement de ce chapitre et nous avons dit comment l'histoire des famines était celle de l'humanité (1).

L'alimentation peut être insuffisante d'une manière relative, parce qu'il y manque un des éléments indispensables ou parce que les aliments ne peuvent pas être assimilés par ceux qui les absorbent. La première condition se réalise dans les longues campagnes de mer, dans les sièges; elle entraîne à sa suite le scorbut et les affections analogues, la seconde s'observe chez les enfants à la mamelle, qu'on soumet à un allaitement artificiel mal dirigé ; nous nous en occuperons dans le chapitre consacré à l'éducation.

II. **Alimentation excessive.** — Il y a suralimentation toutes les fois que la quantité de principes nutritifs dépasse les besoins de l'organisme; lorsque l'excès alimentaire est une exception, il en résulte du malaise, une surcharge gastrique qui peut aller jusqu'au vomissement, c'est alors ce qu'on appelle l'indigestion et, quand cette indisposition se renouvelle, elle conduit à la dyspepsie. Lorsque le fait devient habituel, lorsqu'on prend chaque jour une quantité d'aliments trop considérable et qu'ils sont bien tolérés, il en résulte un état de pléthore menaçant et une obésité qui n'est pas sans danger.

Cet état dont l'hygiène a surtout à s'occuper est assez commun dans les classes riches, chez les gens qui se laissent aller aux plaisirs de la table et qui ne font pas assez d'exercice pour compenser leurs écarts de régime (2). Dans la quantité d'aliments que consomment les gens riches, il y a, dit Fonssagrives, trois parts à faire, l'une pour le besoin, l'autre pour la sensualité, la troisième pour la préparation des maladies à venir (3). Ces

(1) Chap. IV, art. 1er § 1er p. 586.

(2) Le professeur C. Richet donne comme ration quotidienne que les gens du monde ne doivent pas dépasser, la formule suivante basée sur les expériences des physiologistes :

Viande	125gr
Pain	300
Pommes de terre	300gr
Beurre	50gr

(3) *Revue scientifique*, 1892, 2e semestre, n° 13.

maladies sont la dyspepsie, la dilatation stomacale, les congestions cérébrales et l'apoplexie, la goutte, la gravelle urique et les calculs. Tous les grands mangeurs ne sont pas voués à cette collection de maladies, mais elles sont assurément beaucoup plus fréquentes chez eux que chez les personnes sobres et ce danger s'accroît aux approches de la vieillesse.

La pléthore qui prédispose principalement à ces accidents est le résultat de l'abus des aliments azotés, le fait des gens qui mangent trop de viande, prennent trop de condiments, boivent trop de vins généreux. L'obésité est plutôt le résultat de l'usage immodéré des féculents et des corps gras, de l'excès des boissons aqueuses. Les recherches de Voit et de Pettenkofer ont prouvé qu'on peut engraisser un chien, en le nourrissant de viande dégraissée, mais il faut qu'il en consomme chaque jour un poids égal au vingtième de celui de son corps, tandis qu'on arrive au même résultat avec un poids de substance protéïque quatre fois moindre, si on le soumet au régime mixte des albuminoïdes et des hydrates de carbone. Henneberg a prouvé que 100 grammes d'albumine peuvent fournir jusqu'à 52 grammes de graisse. Il n'est pas moins constant que la graisse vient surtout des féculents et des corps gras. L'abus des boissons alcooliques contribue largement à la production de l'obésité. Il faut tenir compte aussi des prédispositions individuelles. Il y a des malheureux, des femmes surtout qui engraissent malgré tous leurs efforts pour réfréner leur appétit, malgré un régime très hygiénique ; il est des gens secs et nerveux qui mangent deux fois davantage et qui n'augmentent jamais de poids. Ces différences individuelles sont souvent le fait de l'hérédité.

Cette graisse s'accumule dans le tissu cellulaire, elle gêne la respiration et la circulation, augmente le poids, rend l'exercice de plus en plus difficile et le malheureux obèse tourne ainsi dans un cercle vicieux. Arrivée à cette proportion, l'obésité est une véritable maladie et relève comme telle de la thérapeutique, nous ne dirons donc rien des moyens qu'on met en œuvre pour en triompher.

III. **Régimes exclusifs**. — On désigne ainsi ceux qui se composent d'un seul ordre d'aliments, qu'ils appartiennent au règne animal ou au règne végétal. Nous ferons observer tout d'abord que ces deux modes de régime sont également anormaux. L'homme est omnivore, ainsi que le prouve sa denture, ses habitudes et ses goûts ; l'alimentation mixte et variée est, comme nous l'avons vu, celle qui lui réussit le mieux, tandis que les régimes que nous allons examiner sont contraires à sa nature.

1° Régime animal. — Il est incontestable qu'il nourrit plus vite et plus complètement que l'autre ; il est en même temps plus léger, c'est-à-dire plus *digestible* et plus facilement *utilisable*. C'est à lui qu'on a recours dans la convalescence, lorsque l'organisme a besoin d'une prompte réparation ; les individus et les animaux inanitiés le recherchent avidement. Les peuples qui habitent les régions hyperboréennes n'en connaissent pas d'autres, et c'est à lui qu'on a recours instinctivement dans les pays froids.

Le régime animal augmente l'énergie de l'individu ainsi que sa puissance musculaire. La domestication des carnassiers n'est possible qu'à la condition de changer leur régime habituel. Les peuples à régime végétal, dit Arnould, sont faits pour être conquis, comme les herbivores sont destinés à la nourriture des carnassiers. L'énergie, la valeur physique et intellectuelle des populations sont proportionnelles à la quantité de viande qu'elles mangent.

C'est précisément en raison de la puissance réparatrice de la nourriture animale, que son abus conduit, comme nous l'avons dit, à la pléthore et aux maladies qui en découlent : or, cet abus est presque fatal, parce qu'il faut, pour satisfaire son appétit, donner à son estomac un certain volume d'aliments et que ce volume, quand il s'agit de viande, est supérieur aux exigences de la réparation. Du reste, la diète animale n'est jamais d'une rigueur absolue. Il faut aller chez les Esquimaux pour la rencontrer. Les peuples civilisés y mêlent toujours quelque peu de féculents, de fruits et de légumes.

2° Régime végétal. — Il est incontestable que l'homme peut, à la rigueur, se contenter d'un régime exclusivement végétal. Le fait est prouvé par l'exemple des Indiens qui vivent de riz, des Irlandais qui ne mangent guère que des pommes de terre, des paysans de certaines contrées pauvres où les céréales les moins riches forment la base de la nourriture. La démonstration en est surtout donnée par les trappistes, qui ne consomment jamais ni viande, ni œufs, ni poisson, qui s'abstiennent complètement de graisse, de beurre, qui ne boivent de lait qu'à certaines époques de l'année et qui pourtant jouissent d'une bonne santé (1).

Tout cela ne prouve qu'une chose, c'est l'extrême endurance de l'espèce humaine, la puissance de l'assuétude ; mais, si le régime des trappistes est un défi jeté à l'hygiène, ils compensent cette mauvaise condition par la vie au grand air, l'existence calme et uniforme des cloîtres. Puis, on n'entre à la Trappe qu'à une époque où la constitution est formée et beaucoup de néophytes sont obligés d'y renoncer. Quant aux *végétariens* modernes qui se mettent de temps en temps en campagne pour prôner leur régime, ils y font entrer les œufs, le lait, le fromage et le beurre, et ce sont pour la plupart des gens de cabinet arrivés à l'âge adulte. En réalité, nous le répétons, la nourriture mixte est celle qui convient le mieux à l'homme, et il doit y faire prédominer les aliments d'origine animale, à mesure qu'il s'élève vers le nord et

(1) Fonssagrives, *Une visite médicale à la Trappe de Notre-Dame-de-Grâces de Bricquebec* (*Union médicale*, 3 et 5 juin 1858).

qu'il travaille davantage. Convenons toutefois, avec le professeur Th. Erismann, que les végétariens ont un mérite incontestable. Ils sont les promoteurs et les propagandistes convaincus de la doctrine de la tempérance, en rappelant à l'humanité que les excès de nourriture altèrent la santé et diminuent l'aptitude au travail (1).

(1) Th. Erismann, *Le végétarisme devant la science* (Société d'hygiène de Moscou, février 1895).

CHAPITRE V

VÊTEMENTS. — SOINS DE PROPRETÉ

ARTICLE Ier. — VÊTEMENTS

Le besoin de se nourrir est commun à l'homme et aux animaux, celui de se vêtir lui est spécial. La nature y a pourvu pour les autres espèces, tandis que l'homme vient au monde tout nu et qu'il faut qu'il se prémunisse contre les intempéries climatériques et l'agression des objets extérieurs. Quelques tribus demi-sauvages, habitant près de l'équateur, peuvent, à la faveur du climat, se passer à la rigueur de vêtements, mais l'hygiène n'a rien de commun avec ces peuplades et chez les nations civilisées, le vêtement est aussi nécessaire que l'habitation et comporte comme elle des règles dont l'étude est de notre ressort.

Le vêtement a pour but de protéger le corps contre le froid, le vent, la neige et la pluie, de l'abriter du soleil, de lui éviter les froissements causés par les corps extérieurs ; il est de plus un ornement et une parure. Nous étudierons successivement les éléments qui le constituent (ce qu'on appelle en hygiène la *matière* du vêtement), les propriétés de ces mêmes éléments et la façon dont on les utilise.

§ Ier. — MATIÈRES DU VÊTEMENT

Les matières premières qu'emploie l'industrie du vêtement sont empruntées au règne végétal ou au règne animal.

I. **Substances végétales.** — Les fibres ligneuses d'un grand nombre de végétaux peuvent être utilisées pour tisser les étoffes ; les plus employées en Europe sont le chanvre, le lin et le coton.

Le chanvre et le lin sont les plantes textiles de notre pays. Le chanvre est surtout employé pour la confection des cordages et de l'étoupe ; la toile qu'il constitue est grossière et ne vaut pas la toile de lin. La finesse de ce dernier se prête admirablement à la fabrication des tissus les plus délicats.

Les toiles de chanvre et de lin ont été longtemps les seules employées pour le linge de corps et pour la literie ; mais elles cèdent le pas aujourd'hui aux tissus de coton dont l'usage se répand de plus en plus parce qu'ils coûtent beaucoup moins cher. On est complètement revenu sur le préjugé qui consistait à considérer le linge de coton comme moins hygiénique que celui de toile. Il est moins bon conducteur du calorique ; les aspérités qu'il présente le rendent d'un contact moins agréable pour la peau et doivent le faire rejeter par les personnes atteintes d'affections cutanées ; mais en dehors de ce cas particulier, il convient très bien à tout le monde ; il est moins froid, moins hygrométrique que la toile et quand il est mouillé, l'impression qu'il produit sur la peau est moins désagréable.

Les tissus de coton ne sont pas seulement utilisés pour le linge de corps et pour la literie, ils servent à la confection des vêtements extérieurs des deux sexes dans les pays chauds, où on ne porte guère que des cotonnades au moins dans les classes pauvres. Parmi les tissus de coton qui servent à cet usage, il en est un qui présente un danger particulier. On le désigne sous le nom de *pilou*. C'est une sorte de molleton très employé pour les vêtements de femme à bas prix et notamment pour les peignoirs et les robes de chambres. La surface extérieure de cette étoffe est pelucheuse, couverte de fils longs et soyeux qui prennent feu comme du fulmi-coton au contact d'une flamme quelconque. Cette flamme s'éteint le plus souvent d'elle-même, mais quelquefois elle prend à l'étoffe et donne lieu à des brûlures très graves. En décembre 1889, une cuisinière succomba de cette façon ; le Conseil d'hygiène et de salubrité de la Seine, consulté par le préfet de police, après avoir entendu le rapport de M. Schutzenberger, émit l'avis que le pilou devait être *considéré comme dangereux pour la confection des vêtements offrant des parties flottant librement* (1) ; malgré cette proscription, l'usage des vêtements en pilou a continué à se répandre et les accidents à se multiplier. En quelques mois, M. Balland a eu l'occasion d'en observer cinq dont un mortel (2).

On peut encore citer parmi les plantes textiles, le *phormium tenax* ou lin de la Nouvelle-Zélande dont on ne se sert en France que pour faire des cordages et de la toile à voiles ; le *jute* ou chanvre de l'Inde qui fournit une toile grossière tout au plus bonne à faire des sacs ou des emballages, la *ramie* et certaines urticées qui ne sont usitées qu'en Chine et enfin le *caoutchouc* qui est employé à divers usages dans l'industrie

(1) *Bulletin municipal officiel de la ville de Paris*, n° du 20 janvier 1890.

(2) Balland, *Accidents produits par l'inflammabilité du pilou* (*Journal de pharmacie et de chimie*, n° du 1er mars 1894, p. 226).

vestimentaire. Il sert à imperméabiliser les étoffes ; découpé en fils minces, il entre dans la confection de certains tissus élastiques dont il forme la trame et dont on fait des bas, des guêtres, des genouillères et des ceintures. Enfin, il sert à la fabrication d'une foule d'objets de toilette qui ont quelque rapport avec le sujet qui nous occupe. Notons enfin l'emploi de la tige de certaines graminées, de quelques joncées pour la confection des chapeaux de paille.

II. **Substances animales.** — Il faut placer en première ligne la peau des animaux qui fut le premier vêtement de l'homme et qui lui fournit encore aujourd'hui les plus chaudes et les plus riches parures. Modifiées par le tannage qui les rend imperméables et imputrescibles, les peaux servent à la confection des chaussures et de certaines parties des vêtements qui demandent de la résistance et de la solidité.

Les poils des animaux, en particulier ceux des moutons et des chèvres, servent à confectionner les draps, les étoffes autres que le linge. La *laine* est surtout recherchée à cause de sa finesse, de sa douceur et de sa résistance. Sa faible conductibilité pour le calorique, ses propriétés évaporatoires et hygrométriques jointes à son affinité pour les couleurs, donnent aux étoffes de laine la légèreté, la souplesse, la richesse de nuances et les qualités hygiéniques nécessaires aux vêtements, aux tentures et aux tapis. Elle jouit à un haut degré de la propriété de conserver la chaleur ; elle peut devenir humide sans être froide et les aspérités qu'elle présente causent à la peau une excitation favorable. L'usage de la laine sur la peau devient chaque jour plus commun. Le gilet de flanelle est entré dans nos mœurs et c'est un vêtement hygiénique quoiqu'on en ait dit.

La *soie*, dit Michel Lévy, est aux matières textiles ce que l'or est aux métaux. Seule elle est donnée à l'homme toute filée et filée avec une finesse qu'aucune machine ne peut atteindre. Le ver à soie produit en effet un fil tellement fin que dans les tissus les plus légers, on est obligé d'en réunir plusieurs brins pour s'en servir. Non seulement la soie a cette finesse idéale, mais par sa résistance, son élasticité, ses propriétés caloriques et électriques, par son brillant et sa teinture, elle constitue un fil unique absolument supérieur à tous les fils connus et dont le seul défaut est de coûter très cher (1).

III. **Teinture des étoffes.** — A part le linge qui est seulement blanchi, et les fourrures qui demandent une préparation spéciale, toutes les étoffes qui servent à nos vêtements sont soumises à la teinture. La matière colorante peut s'appliquer sur la matière première, sur les fils ou sur les tissus déjà confectionnés. Ces opérations intéressent l'hygiène

(1) Bouchardat, *Traité d'hygiène publique et privée* (*loc. cit.*), p. 519.

par les accidents que certaines matières colorantes peuvent causer. C'est presque toujours l'arsenic qui est le coupable. Autrefois on accusait avec juste raison, le vert arsenical de Schweinfurth et l'arseniate d'alumine (violet, jaune ou rouge brun) ; le toxique y était contenu en si grande proportion qu'on en retirait plus de deux grammes par mètre de certaines étoffes.

Il y a trente ans environ, Devergie signala la présence de l'*arsenite de cuivre* dans des étoffes moirées pour bal provenant d'Angleterre et le Conseil d'hygiène de la Seine en prescrivit immédiatement la destruction (1). Aujourd'hui les accidents sont causés par des couleurs d'*aniline*, surtout par la *fuschine* et la *coraline* obtenues en traitant l'acide rosalique par l'ammoniaque.

La *fuschine* n'est pas toxique par elle-même, mais on se sert pour l'obtenir de deux corps très dangereux, le *nitrate acide de mercure* et l'*acide arsénique*; de telle sorte qu'il est rare que la *fuschine* ne renferme pas de principes vénéneux. Viaud-Grandmarais et Richardson ont montré que les vêtements teints à la *fuschine* et appliqués immédiatement sur la peau y déterminent des éruptions vésiculeuses avec symptômes généraux.

La société de médecine publique et d'hygiène professionnelle a eu l'occasion de s'occuper de la question en 1880. Le docteur Baraduc lui adressa un échantillon de laine rouge ayant servi à fabriquer des chaussettes qui avaient occasionné, chez ceux qui les portaient, un érythème de toute la surface recouverte par le tissu et une éruption pustuleuse confluante très douloureuse de la plante des pieds. Cet échantillon, examiné par MM. Girard et Pabst, avait été teint avec un sel de *rosaline* renfermant des quantités notables d'arseniate de *rosaline* (2).

§ II. — ACTION DES VÊTEMENTS

I. Calorification. — Le principal usage des vêtements est de nous protéger contre le froid, ou plutôt de conserver le calorique que le corps produit incessamment et de l'aider ainsi à maintenir sa température propre indépendamment du milieu ambiant. Il nous semble inutile de démontrer que les vêtements empêchent le corps de se refroidir. C'est une de ces vérités d'évidence que tout le monde constate chaque jour et que les expériences sur les animaux démontrent surabondamment. Les animaux tondus ou rasés maigrissent plus que les autres tout en mangeant

(1). A. BOUCHARDAT, *Traité d'hygiène publique et privée* (*loc. cit.*), p. 766.
(2) Séance du 21 janvier 1881. *Revue d'hygiène*, t. III, p. 140.

autant, parce qu'ils emploient à faire de la chaleur les principes nutritifs qu'ils auraient, sans cette nécessité, convertis en leur propre substance.

Les lapins qu'on rase mangent plus que leurs compagnons et pourtant ils se refroidissent et succombent quand on les place dans un milieu froid. Le professeur Ch. Richet en a fait l'expérience. Le fait étant incontestable, il reste à en donner l'explication.

Tous les corps émettent du calorique rayonnant par tous les points de leur surface en quantité proportionnelle à cette surface et à leur température ; or, le corps humain est presque toujours plus chaud que l'air, il présente un grand développement en superficie et, sans les vêtements, il se trouverait, sous nos latitudes, et dans l'hiver, dans des conditions de rayonnement telles, qu'il ne tarderait pas à se refroidir jusqu'au-dessous du degré compatible avec la vie. Les habits jouent le rôle d'un écran, et comme ils sont très mauvais conducteurs du calorique, ils émettent par leur surface extérieure beaucoup moins de calorique qu'ils n'en absorbent par celle qui est en contact avec la peau. Ce qui contribue encore à réduire la perte du calorique rayonnant, c'est l'air emprisonné dans les mailles des tissus. S'il était immobile, ce serait le meilleur protecteur, mais il est sans cesse en mouvement et quand le corps est nu, il lui soustrait d'autant plus de calorique que la chaleur de la peau détermine des courants dans les couches d'air qui la touchent. Les vêtements le fixent à la surface, aussi les plus chauds sont-ils les tissus de laine et les fourrures parce qu'ils emprisonnent beaucoup d'air entre leurs fibres. Si la flanelle est plus chaude que la toile, c'est qu'elle offre à sa surface des villosités élastiques qui la tiennent à distance, tandis que la toile s'y applique immédiatement. L'air enfermé dans le tissu, s'échauffe au contact de la peau et la maintient dans une atmosphère agréable.

Les vêtements superposés sont plus chauds qu'un seul vêtement de même épaisseur, parce qu'il y a entre eux des couches d'air. Les vêtements flottants ne sont pas aussi chauds que ceux qui sont ajustés, parce qu'ils permettent un renouvellement trop rapide de l'air qui n'a pas le temps de s'échauffer.

Les habits manifestent leur pouvoir protecteur dans une direction opposée, quand la température extérieure est plus élevée que celle du corps humain. Le manteau dont s'enveloppe l'Espagnol, le préserve de la chaleur extérieure ; le burnous blanc dont se couvre l'Arabe le soustrait, par son peu de conductibilité et par sa couleur blanche, à l'absorption des rayons solaires.

La protection contre la chaleur dépend en effet de la nature de l'étoffe et de sa couleur. Pour mesurer l'influence de la nature du tissu, Coulier s'est servi de tubes de verre à parois minces qu'il recouvrait de différentes étoffes et qu'il exposait aux rayons du soleil en observant, avec un thermomètre très sensible, la température qui se développait au centre des différents tubes ; il a constaté les résultats suivants (1) :

Dénominations.	Température des tubes.	Différence avec la température du tube nu.
Thermomètre à l'ombre	27°	»
— exposé au soleil	36°	»
Tube non recouvert d'étoffe	37°,5	»
Etoffe A. Coton pour chemises	35°	— 2°,4
— B. Coton pour doublures	35°,5	— 2°
— C. Chanvre écru	39°,6	+ 2°,1
— D. Drap bleu foncé pour soldat	42°	+ 4°,5
— E. Drap garance pour soldat	42°	+ 4°,5
— F. Drap gris de fer bleuté pour capote	42°,5	+ 5°
— G. Drap garance pour sous-officier	41°,4	+ 3°,9
— K. Drap bleu-foncé pour sous-officier	43°	+ 5°,5

Ces expériences prouvent que les étoffes de coton préservent le corps contre les rayons du soleil et sont le véritable vêtement des pays chauds. Coulier a constaté qu'en superposant une étoffe de coton à mailles serrées à un vêtement de drap, on procurait à celui qui le porte un abaissement de 7 degrés qu'il estime devoir aller jusqu'à 10° ou 12° en Algérie, dans les fortes chaleurs.

L'influence de la couleur est un fait de connaissance vulgaire qui a été démontré expérimentalement par Franklin, par Davy, par Stark, d'Edimbourg (2). Coulier et Bache ont fait remarquer depuis que les différences d'absorption selon la couleur ne sont sensibles que pendant l'exposition au soleil. Les couleurs ont été classées par les différents observateurs de la manière suivante :

Nos	FRANKLIN.	DAVY.	STARK.	
			Laine teinte en	Boule du thermomètre teinte en
1	Noir.	Noir.	Noir.	Noir.
2	Bleu foncé.	Bleu.	»	Bleu foncé.
3	Bleu tendre.	»	»	Brun.
4	Vert.	Vert.	Vert foncé.	Vert.
5	Pourpre.	»	»	»
6	Rouge.	Rouge.	Ecarlate.	Rouge foncé.
7	Jaune.	Jaune.	»	Jaune.
8	Blanc.	Blanc.	Blanc.	Blanc.

La couleur blanche est, on le voit, celle qui convient le mieux pour les vêtements dans les pays chauds bien que Rumford et Ev. Home soient

(1) COULIER, *Expériences sur les étoffes qui servent à confectionner les vêtements militaires* (*Journal de la physiologie*, I, 1858).

(2) STARK (d'Edimbourg), *Annales d'hygiène publique*, Paris, 1834, t. XII, p. 54).

arrivés à une conclusion contraire. Dans toutes les colonies, les Européens ont adopté les habits de cotonnade blanche et s'en trouvent fort bien ; cela ne les empêche pas de porter des gilets de flanelle.

Les tissus absorbent d'autant plus d'humidité qu'ils sont de coloration plus foncée et, comme l'eau à l'état vésiculaire est le véhicule des miasmes et des principes toxiques, il en résulte que les vêtements noirs sont un péril dans les milieux où règnent des maladies infectieuses (1). Aussi, les chirurgiens ont-ils raison de se débarrasser de leurs habits sombres, pour revêtir des blouses blanches, quand ils entrent dans les salles d'opérations. Ce n'est pas la couleur qui les fait rechercher, c'est la facilité de les nettoyer et de les désinfecter.

II. **Electricité, lumière.** — La soie, la laine, les fourrures, les plumes possèdent à un haut degré la propriété idioélectrique, c'est-à-dire la faculté de développer et de retenir le fluide électrique ; le chanvre, le coton, le lin sont au contraire de bons conducteurs de l'électricité. Ces propriétés doivent exercer leur influence sur les parties du corps avec lesquelles les vêtements sont en contact ; mais nous ne possédons à cet égard que des données très vagues et la seule application pratique qui nous soit connue, est la coutume qu'ont certaines personnes peureuses de se couvrir d'étoffes de soie pendant les orages, pour se préserver de la foudre.

Nous sommes dans une ignorance plus profonde encore en ce qui concerne la lumière. Nous connaissons son influence vivifiante, son action sur les parties du corps qui y sont exposées ; nous sommes en droit de supposer que les rayons lumineux qui traversent les vêtements avec plus ou moins de facilité ne sont pas indifférents au point de vue des fonctions de la peau, mais nous n'en savons pas davantage.

III. **Hygrométrie.** — La propriété que les corps possèdent à différents degrés de condenser dans leurs pores ou à leur surface, l'humidité du milieu ambiant ou de s'imprégner de l'eau qu'ils reçoivent, s'exerce pour les vêtements en deux directions différentes, suivant qu'ils prennent cette humidité dans l'atmosphère ou qu'ils absorbent la transpiration qui s'exhale de la peau. Dans les deux cas, leur conductibilité pour le calorique est augmentée. Plus ils sont hygrométriques et moins ils sont chauds. L'eau qui les imbibe se substitue à l'air emprisonné dans leurs mailles et devient une cause du refroidissement par son contact et par son évaporation. Les tissus trop faciles à imbiber sont à éviter également, dans les pays froids et humides parce qu'ils se laissent facilement

(1) STARK a reconnu que la couleur des corps influe sur la faculté qu'ils ont de s'imprégner des odeurs et qu'elle est proportionnelle à leur capacité pour le calorique. Le noir absorbe le plus, le bleu, le rouge, le vert, le jaune viennent ensuite et le blanc en dernier lieu.

traverser par la pluie et qu'ils glacent le corps au lieu de le protéger, dans les pays chauds par les suppressions de transpiration qu'ils amènent. Tout le monde connaît le sentiment de froid qu'on éprouve dans l'été, après une marche qui a excité la transpiration, lorsqu'on s'arrête à l'ombre ou dans un courant d'air. Le frisson qu'on éprouve alors est aussi pénible qu'il est dangereux. Il faut donc que les vêtements préservent de ce refroidissement, c'est pour cela que dans les colonies, tout en se couvrant de cotonnades légères on a soin de conserver son gilet de flanelle. Les Arabes de l'Algérie portent des vêtements de laine blanche. Les Kabyles qui travaillent la terre avec énergie n'ont que le *haïck* et le *serouell* de coton pendant la chaleur du jour ; mais le *burnous* de laine est au bout du champ pour être repris aussitôt que le soleil baisse.

Si les tissus trop perméables sont à éviter, il en est de même de ceux qui ne le sont pas du tout. Les vêtements de caoutchouc quoique très légers, sont accablants par leur imperméabilité absolue et leur peu de conductibilité. Ils retiennent la chaleur et, condensent la transpiration ; ils placent l'homme en mouvement dans les conditions de l'étuve humide ; plus ils accumulent sur lui de chaleur, plus ils l'exposent aux refroidissements. Comme on s'en couvre par les temps de pluie, alors que l'humidité de l'air extérieur est au maximum, ils empêchent l'évaporation de la peau qui ruisselle de sueur, tandis que l'eau pluviale coule à la surface extérieure du vêtement imperméable. En France, le conseil de santé des armées consulté à deux reprises sur l'adoption des vêtements imperméables pour les troupes, s'y est opposé d'après l'avis de Michel Lévy (1). Pendant la guerre de Sécession, les Américains avaient donné à leurs soldats une couverture doublée de caoutchouc d'un côté. Si la pluie survenait, les hommes déroulaient cette couverture sur leurs armes et sur leurs sacs, en tournant le caoutchouc à l'extérieur, mais dans cette situation, le vêtement avait la forme d'une chasuble, c'est-à-dire qu'il tombait en avant et en arrière, en laissant les côtés ouverts pour l'évaporation (2).

On peut communiquer aux étoffes une imperméabilité moins complète en la trempant dans une solution d'acétate acide d'alumine à 1 pour 100. L'eau glisse sur ce tissu sans le traverser et il continue, d'après Arnold Hiller, à être perméable à l'air.

Des expériences ont été faites pour mesurer le pouvoir hygrométrique des divers tissus par Coulier en 1878 et par Klas Linroth en 1881 ; nous reproduisons le tableau dressé par ce dernier, parce qu'il a tenu compte de la température et de l'humidité de l'air.

(1) MICHEL LÉVY, *Traité d'hygiène publique et privée*, t. II, p. 115.
(2) J. ARNOULD, *Nouveaux éléments d'hygiène*, (*loc. cit.*), p. 802.

Quantité d'eau hygrométrique absorbée à saturation (1)

TEMPÉRATURE de l'enceinte.	HUMIDITÉ de l'air.	100 PARTIES EN POIDS ABSORBENT			
		Flanelle.	Soie.	Toile.	Coton.
15°	27 pour 100	36	30	21	20
12 ,2	36 —	54	41	30	29
15 ,2	47 —	65	52	42	36
12 ,2	54 —	90	63	48	49
12 ,4	64 —	104	90	59	57
5 ,2	64 —	115	86	61	60
22 ,2	64 —	117	103	64	64
13 ,8	85 —	165	144	96	99
9 ,2	95 —	210	163	134	135
7 ,8	98 —	225	193	142	155
18 ,9	98 —	235	163	133	128
0 ,9	Saturation	273	271	200	239

IV. **Forme.** — La forme des vêtements n'est pas sans importance pour l'hygiène. Leur ampleur favorise comme nous l'avons vu les échanges entre les couches d'air qu'ils reçoivent et l'atmosphère extérieure. Les habits larges permettent une douce ventilation, ils favorisent les fonctions de la peau et l'évaporation cutanée ; mais en revanche, ils ne maintiennent pas l'agréable égalité de température que procurent les vêtements ajustés.

Les anciens, moins frileux que nous et habitant un climat moins rigoureux, avaient adopté les habits flottants et drapés dans lesquels ils se serraient plus ou moins suivant la température. Les peuples modernes préfèrent les vêtements ajustés, s'appliquant exactement au corps et ils en superposent les couches ; mais cette application exacte nécessite des constrictions qui n'ont rien d'hygiénique, même alors que la mode ne vient pas augmenter inutilement les inconvénients de ces compressions et de ces liens. Les bretelles, les ceintures étroites, les cravates serrées, les jarretières, sont autant de ligatures qui entravent la circulation veineuse et capillaire, gênent la respiration lorsque la constriction s'opère sur la base du thorax comme celle qu'exerce le corset chez les femmes, et peuvent à la longue déformer la poitrine, incurver le rachis ou causer des déplacements viscéraux.

Il est des parties du vêtement qui, lorsqu'elles sont trop étroites ou mal faites, causent un véritable supplice. Les chaussures sont particulièrement dans ce cas. Enfin la mode, chez les femmes, laisse à découvert, dans les bals et dans les soirées, des régions du corps qu'il est dangereux

(1) Linroth (Klas), *Sur la manière dont l'eau se comporte dans nos vêtements* (Nordiskt, médic. Archiv. XIII, n° 16 1881).

d'exposer aux refroidissements. L'hygiène ne peut que protester contre ces exagérations, et réclamer assez d'ampleur dans les vêtements pour qu'ils n'entravent aucune fonction importante et pour qu'ils n'apportent pas de gêne dans les mouvements.

§ III. — ADAPTATION DES VÊTEMENTS AUX DIFFÉRENTES PARTIES DU CORPS

I. **Coiffure.** — C'est la partie la moins indispensable du vêtement, puisque la tête est naturellement protégée par les cheveux. Les Grecs, les Romains, les Gaulois ne se la couvraient qu'en voyage, et les chapeaux, au dire de Ferry, n'ont été introduits en France que sous Charles VIII. Il est vrai que depuis on en a largement abusé. Les bonnets épais, les larges feutres, les immondes perruques, ont duré jusqu'à la fin du siècle dernier, et lorsque la République, dans son admiration naïve pour l'antiquité, a repris la coiffure à la Titus, cette mode nouvelle a constitué une petite Révolution dans la grande.

Aujourd'hui, nous nous couvrons beaucoup moins la tête que nos pères. Tout le monde porte les cheveux courts ; on se découvre partout ; on dort tête nue et les chapeaux sont aussi légers que possible. Les enfants qu'on affublait autrefois de bonnets épais, la nuit comme le jour, vont maintenant tête nue et, dans beaucoup de familles, on a cessé de mettre des bonnets aux nouveau-nés. On est tout surpris de voir ces petites têtes rondes, qui n'ont pas encore de cheveux, découvertes comme celles de leurs pères qui n'en ont plus et cela sans qu'il en résulte des rhumes de cerveau. Il est vrai qu'on ne les laisse pas sortir ainsi et que la coutume de se découvrir la tête tient surtout à l'égalité de température dont nous jouissons dans nos appartements bien clos, tandis qu'on gelait autrefois dans les maisons et qu'on était obligé de s'y couvrir comme dans la rue.

L'hygiène a beaucoup gagné à ce changement d'habitude. Les cheveux courts permettent de laver la tête à grande eau ; ils n'offrent plus aux poux les asiles impénétrables des chevelures broussailleuses d'autrefois ; ils ont presque complètement fait disparaître les affreuses maladies du cuir chevelu dont la plupart des enfants étaient atteints dans les classes pauvres et surtout à la campagne.

Les chapeaux que nous portons aujourd'hui sont disgracieux, incommodes, imperméables à l'air, mais ils sont légers et assez hauts pour permettre de conserver au-dessus de la tête une couche d'air protectrice. Pour ceux dont la calotte hémisphérique est plus rapprochée du crâne, de petites ventouses pratiquées dans le fond et sur les côtés permettent le renouvellement de l'air. Le reproche le plus grave qu'on puisse faire aux chapeaux d'aujourd'hui, c'est l'étroitesse de leurs bords qui ne protègent la face ni contre la pluie ni contre les ardeurs du soleil.

Les grands feutres à larges bords si gracieux et d'aspect si noble qui se portaient sous Louis XIII et sous Louis XIV, n'ont jamais pu être remis à la mode de nos jours. Les causes de cette proscription sont un mystère dont les chapeliers ont gardé le secret.

La coiffure rationnelle est le chapeau bas de forme à cuve ventilée, à larges bords, en feutre ou en soie pour l'hiver, en paille pour l'été, et il faut espérer qu'elle finira par prévaloir et par détrôner ces cylindres luisants, fragiles, incommodes et disgracieux, dont nous sommes forcés, tout en maugréant, de nous couvrir la tête.

La coiffure des femmes n'est qu'une parure ; leur chapeau tantôt immense, tantôt imperceptible, enveloppant le visage comme un cabriolet ou s'envolant comme un oiseau, est affaire de mode et de coquetterie. Elles n'ont pas besoin de coiffure, leur chevelure suffit pour les abriter et nulle part elle n'est plus opulente et plus belle que dans les pays où elles la couvrent à peine d'un voile, comme en Espagne ou dans le Levant.

Dans les campagnes il n'en est pas de même, les femmes bretonnes qui vont aux champs avec des coiffes collant au front et n'abritant pas le visage contre le soleil sont forcées de froncer incessamment les sourcils pour protéger les yeux et cette contraction habituelle creuse sur leur front des rides profondes comme celles des vieux savants, ce qui donne à leur physionomie un aspect dur et farouche. Le chapeau de paille élégant, léger et pas cher est absolument indiqué pour la femme de la campagne.

L'habitude de se découvrir la tête a gagné le cou. Nous sommes revenus sous ce rapport, aux habitudes des temps passés. La cravate dit Percy, a été introduite en France en 1660 par un régiment de croates et cette mode antihygiénique n'a pas encore disparu tout à fait. Cependant au lieu des longues pièces d'étoffe faisant deux fois le tour du cou, l'enveloppant jusqu'à la mâchoire et soutenue par une carcasse en baleine ou en soie de sanglier que j'ai portées dans mon enfance, elle n'est plus représentée que par un ruban étroit de soie ou de mousseline suivant qu'on porte la redingote ou l'habit. Les gens impressionnables se bornent à s'entourer le cou d'un foulard dans la rue et quand il fait froid; c'est cependant encore une mauvaise habitude qu'il faut laisser aux vieillards ayant eu, comme nous, le cou trop couvert dans leur jeunesse, mais dont il faut préserver les enfants. Rien de plus dangereux surtout que les cache-nez de laine, que les boas de fourrure qu'on leur met pour sortir et qu'ils tirent en rentrant à la maison. Il en résulte pour le cou des variations de température qui sont la cause de plus de bronchites et d'angines que les intempéries de l'atmosphère. Au point de vue de l'hygiène, le cou fait partie du visage et doit être découvert comme lui. Les femmes dont l'impressionnabilité est plus grande que la nôtre l'ont habituellement nu ; l'exemple des matelots et des zouaves est également fait pour nous encourager.

Ce n'est pas seulement une affaire d'esthétique et de température. Un lien circulaire autour du cou, pour peu qu'il soit serré, gêne la circulation du sang dans la tête, prédispose les jeunes sujets aux saignements de nez et les vieux à l'apoplexie. Percy raconte qu'autrefois les colonels étraignaient le cou de leurs soldats avec des cols cartonnés afin d'animer leur prestance, et que cette pratique absurbe, avait pour résultat des ulcérations, des callosités et de l'enrouement. Naguère encore le col militaire était trop rigide, trop serré par l'agrafe de l'habit et les chirurgiens militaires du commencement du siècle, comme Begin et H. Larsey ont montré que cette constriction n'était pas étrangère au développement des adénites cervicales, l'un des fléaux pathologiques de l'armée de leur époque. La cravate actuelle est une bande de toile de coton bleu longue de $1^{m}45$ et large de $0^{m}20$, pliée en quatre, pouvant faire deux fois le tour du cou et se nouant par devant. C'est encore beaucoup trop et il serait préférable de leur laisser le cou nu comme aux matelots.

II. **Habits.** — Nous avons expliqué plus haut comment l'instabilité atmosphérique de nos climats justifiait la forme un peu étriquée de nos habits modernes ; l'activité de nos relations sociales, la nature de nos occupations nous interdisent également les draperies flottantes du costume antique et l'ampleur majestueuse du vêtement oriental. L'homme de nos jours doit être libre dans ses mouvements et ses vêtements sans le serrer, doivent être fixés sur le corps de façon à ce qu'il n'ait pas besoin de les maintenir avec les mains et d'en rétablir à chaque pas la draperie. Du reste, les hommes ne se serrent plus et sont parfaitement à l'aise dans leurs vêtements dont la superposition est bien comprise.

L'enveloppe la plus immédiate du corps est constituée par la chemise et le caleçon. Toutefois aujourd'hui, la plupart des hommes et même des femmes dans les classes riches, portent un gilet de flanelle. On l'endosse à la première bronchite un peu sérieuse et on ne le quitte plus. C'est assurément une concession faite à la sensibilité exagérée des gens du monde, à leur susceptibilité pour les refroidissements ; il ne faut pas sans nécessité faire prendre cette habitude aux enfants ; il vaut mieux leur endurcir la peau par l'eau froide ; mais, en fin de compte, le gilet de flanelle est un vêtement hygiénique dont on peut sans doute se passer dans les pays froids mais qui est indispensable dans les pays chauds. C'est également sous les tropiques que la ceinture de flanelle est utile aux personnes dont l'abdomen est impressionnable.

La chemise était autrefois en toile ; presque tout le monde la porte en coton pendant le jour ; quelque vieillards préfèrent les chemises de toile pour la nuit. Dans les deux cas elles doivent être amples, larges au cou et au poignet. Il est bon d'en changer le soir afin de laisser s'évaporer pendant la nuit l'odeur et l'humidité du linge. La chemise absorbe les sécrétions cutanées et atténue le contact des vêtements plus rugueux qu'on porte par dessus et qui servent à préserver du froid.

Le caleçon remplit le même office à l'égard des jambes, il se superpose à la chemise et la double au niveau de l'abdomen qu'il contribue à protéger. Le caleçon garantit les membres inférieurs contre la rudesse et la malpropreté du pantalon de drap qui ne se lave pas. Pour les femmes aux robes flottantes, il a l'avantage d'empêcher l'air d'arriver directement au contact de la peau des membres inférieurs et du bassin, aussi l'ont-elles toutes adopté.

Le pantalon a remplacé la culotte fixée autrefois par une ceinture autour des lombes et arrêtée au niveau des genoux. Cette substitution si fatale à l'esthétique et qui rend ridicule toute représentation des personnages contemporains par la statuaire ou par le pinceau, a cependant ses avantages. Le pantalon ample couvrant bien l'abdomen et ne serrant pas la taille, soutenu sans effort par des bretelles élastiques qui prennent sur les épaules un point d'appui à peine senti, est plus commode et plus conforme aux lois de l'hygiène que la culotte à constriction circulaire nécessitant pour complément le port de la guêtre qui occasionnait si souvent des varices, des œdèmes et des ulcérations des jambes chez les soldats de la grande armée.

Le gilet complète avec le pantalon la seconde enveloppe vestimentaire ; il lui suffit d'être large et de ne pas gêner la poitrine pour que l'hygiène n'ait pas à s'en occuper. Il en est de même du vêtement principal du tronc que ce soit un habit, une redingote, un veston ou une veste. Plus ou moins épais suivant les saisons, il a pour devoir de bien couvrir le corps sans le comprimer et de le parer par sa coupe élégante ou bizarre.

La seule partie du vêtement des femmes qui intéresse l'hygiène est le corset. Il n'est pas d'invention moderne ; les femmes grecques et les romaines se soutenaient la poitrine avec des bandes ou de petites tuniques serrant la taille, mais le corset cuirasse ne remonte qu'au seizième siècle, il a été introduit en France par Catherine de Médicis. Les corps de baleine remontaient jusqu'aux aisselles, descendaient jusqu'aux crêtes iliaques et y entamaient parfois la peau, suivant Montaigne. Cette mode s'est transmise jusqu'à notre époque, mais en atténuant ses rigueurs, toutefois nous nous souvenons encore d'avoir admiré dans notre jeunesse, ces longues tailles à la Torry-Johannot produites par un corset dont la pointe descendait jusqu'au pubis. Les médecins de l'époque les accusaient de causer des abaissements de l'utérus et des avortements.

De tout temps le corps médical a fait la guerre au corset ; à l'époque où il comprimait la poitrine et l'abdomen, en gênant les trois fonctions les plus essentielles, la respiration, la circulation et la digestion, on pouvait, avec juste raison, lui attribuer nombre de maladies graves ; mais ceux qu'on porte aujourd'hui sont souples, bien faits, ne s'élèvent pas trop haut et ne peuvent pas nuire quand ils ne sont pas trop serrés. Tout est là. Il n'est pas antihygiénique de soutenir le thorax et d'empêcher la colonne vertébrale de se courber en avant ; ce qui est déplorable, c'est la tendance inexplicable qu'ont beaucoup de femmes à faire de ce support un instrument de constriction et de torture, afin d'avoir la taille mince et de ressembler à des guêpes, au lieu de se rapprocher de la forme splendide dont l'art grec nous a laissé de si magnifiques spécimens.

La compression exagérée de l'abdomen et du thorax par le corset, cause à la longue des troubles fonctionnels et des déplacements organiques très sérieux dans leurs conséquences. Les hygiénistes les ont signalés de tout temps, et tout récemment le docteur A. Mathieu a repris la question au point de vue surtout des maladies du tube digestif (1). Il accuse le corset trop serré de causer des dyspepsies et de produire, à la longue, une déformation de l'estomac. La constriction qu'il exerce sur les dernières côtes, en limitant l'expansion de la base des poumons, les force à refouler le diaphragme qui presse à son tour sur les organes abdominaux. L'estomac, refoulé par le foie, devient vertical, le pylore s'abaisse, le coude du duodénum s'exagère et le cours des matières alimentaires y est gêné ; l'estomac tend à prendre la forme en bissac signalée par M. Clozier (de Beauvais). Les mouvements de la respiration font incessamment passer les liquides et les gaz d'une poche dans l'autre, avec un bruit de glou-glou et des douleurs assez vives deux ou trois heures après l'ingestion des aliments, lorsque l'estomac fait effort pour faire passer son contenu dans le duodénum dont la courbure exagérée équivaut à un rétrécissement. Le foie en s'abaissant chasse le rein de sa loge, le pousse en avant, et détermine ainsi cette anomalie du rein flottant qui est beaucoup plus fréquente chez la femme que chez l'homme.

Ces explications ainsi que les faits anatomiques sur lesquels elles reposent, sont un peu théoriques. Il est bon pourtant que les hygiénistes les connaissent, surtout pour surveiller l'éducation des jeunes filles qui sont disposées à se serrer pour acquérir cette taille fine qu'elles considèrent comme le dernier mot de la beauté féminine. Ce sont également celles qui sont le plus exposées aux déplacements et aux déformations d'organes. On ne doit jamais faire porter de corset aux petites filles, avant l'âge de douze ou treize ans. Jusque-là, il suffit de leur mettre des brassières en coutil. Lorsque la puberté approche, que la taille se transforme, on ajoute à ces brassières quelques baleines bien souples, et enfin, lorsque la jeune fille est tout à fait formée, on lui met un corset dont le

(1) A. Mathieu, *L'estomac et le corset* (*Gazette des hôpitaux*, 14 septembre 1893).

busc doit être aussi peu rigide que possible, afin de ne pas comprimer le ventre. On peut même se passer de busc chez toutes les jeunes filles qui n'ont pas de tendance à se voûter.

III. **Chaussures et gants.** — Les extrémités pourraient à la rigueur rester nues comme le visage ; beaucoup de peuplades sauvages et les malheureux de tous les pays vont pieds nus et ne s'en trouvent pas plus mal ; toutefois, la civilisation a introduit l'usage des chaussures, et le genre de vie que nous menons les rend nécessaires.

Les extrémités inférieures ont pour premier revêtement des bas ou des chaussettes en laine ou en coton suivant la saison. Les bas étaient autrefois portés par les deux sexes. La culotte courte en impliquait l'usage ; aujourd'hui, les hommes se contentent de chaussettes qui ne s'élèvent que jusqu'à la naissance du mollet et sont recouvertes par le caleçon. Les femmes ont conservé l'usage des bas et des jarretières qui les empêchent de tomber. Ces dernières ont un inconvénient sérieux. La constriction qu'elles exercent au-dessous du genou gêne la circulation veineuse dans la jambe et le pied et prédispose aux varices et à l'œdème des membres inférieurs. Pour en diminuer le danger, il faut les placer au-dessus du genou, où les vaisseaux sont plus profondément situés.

La chaussure proprement dite varie de forme et de nature suivant les pays, les professions et les habitudes. La sandale, le cothurne des anciens, l'espadrille des montagnards pyrénéens, ne conviendraient guère dans les chemins boueux, dans les plaines de neige du nord de l'Europe. Les sabots sont le meilleur mode de chaussure dans les campagnes, parce qu'ils tiennent les pieds secs et chauds ; mais, en dehors de ces cas exceptionnels, les chaussures se font partout en cuir.

Le cuir se prête à toutes les formes, à tous les caprices du cordonnier, grâce auquel souliers, bottes ou bottines sont le plus souvent des instruments de torture. Le pied est la partie du corps sur laquelle la mode exerce le plus cruellement ses sévices. Jamais les cordonniers n'ont voulu se résoudre à confectionner les chaussures d'après la forme du pied, qu'ils s'obstinent à vouloir adapter à un type idéal créé par leur imagination. Tantôt ils font le bout trop pointu, tantôt ils le tiennent ridiculement carré, mais toujours botte, bottine ou soulier sont trop étroits à l'endroit des orteils ; ils les serrent les uns contre les autres, les forcent à chevaucher, les couvrent de cors et de durillons.

Les chaussures des femmes, en cuir plus souple ou en étoffe, les mettent moins à la gêne que nous, mais la hauteur et l'étroitesse du talon rendent leurs bottines plus incommodes et moins stables. Elles ont pourtant renoncé depuis quelques années aux talons à base étroite, hauts de six à sept centimètres, placés sous la voûte plantaire et qui faisaient de la semelle un plan incliné sur lequel le pied glissait inévitablement ; il est donc inutile de revenir sur les accidents causés par ces talons extravagants.

Les hygiénistes se sont toujours préoccupés de la chaussure. H.-V. Meyer (1) et Tourainne (2) ont tracé des règles pour les confectionner. On peut les résumer de la façon suivante :

La partie antérieure du pied doit être libre dans la chaussure. Le gros orteil doit pouvoir y conserver sa place et s'y mouvoir. C'est au cou-de-pied et au talon que la chaussure doit s'appliquer. Ce sont ses deux points de fixation. La semelle doit être très épaisse et sa cambrure médiane ne doit pas toucher à la voûte plantaire. Le *quartier* doit être plus épais que l'empeigne et emboîter exactement le talon. Il faut que l'*empeigne* soit extensible et qu'elle embrasse le cou-de-pied.

Le cuir ordinaire est celui qui convient le mieux pour les chaussures de fatigue, parce qu'il n'est pas complètement imperméable. Le cuir vernis qui l'est tout à fait est froid l'hiver et chaud l'été. Les souliers de caoutchouc sont mauvais, parce que le pied s'y échauffe trop.

La question de la chaussure a surtout été étudiée par les médecins de l'armée ; nous y reviendrons en parlant de la profession militaire (3).

IV. **Vêtements de nuit. — Literie.** — Le lit remplace les vêtements pendant la nuit ; on s'y réfugie le soir pour goûter le repos et le sommeil dans la position horizontale dans un milieu souple et chaud où le corps est à l'aise.

Dans nos climats, il se compose d'un cadre en bois ou bien en fer, d'un sommier, d'un ou deux matelas, d'un traversin, d'un oreiller, de deux draps, d'une ou de deux couvertures suivant la saison. Dans les régions équatoriales, la chaleur rend le poids des couvertures et même des draps insupportable ; on revêt, pour la nuit, une chemise très fine, un pantalon de soie légère nommé *mauresque ;* on se couche sur une natte et sous une moustiquaire. Le cadre du lit doit être assez long et assez large pour qu'on y soit à l'aise. On préfère généralement aujourd'hui les lits en fer, comme plus faciles à nettoyer et à débarrasser des punaises. Les sommiers élastiques en tringles de bois, en spirales de laiton, ou en tringles de fer cintrées ont remplacé les paillasses dont l'entretien est coûteux et qui sont des nids à microbes.

Le matelas est composé d'un mélange de laine et de crin enveloppé dans une toile de coton. C'est un réceptacle de germes, de gaz et d'humidité où les insectes pullulent. Il faut une ou deux fois par an battre et carder son contenu et laver l'enveloppe ; il serait très prudent de faire passer le tout en même temps par l'étuve à désinfection ainsi que cela est de règle à la suite des maladies infectieuses. Le lit de plume, trop

(1) MEYER (H.-V.), *Ursache und Mecanismus der Entstehung des erworbenen Plattfusses*, Iéna, 1883.

(2) TOURAINNE, *Notes sur la chaussure du fantassin* (*Recueil de mémoires de médecine militaire*, 3e série, t. VIII, p. 175, 1872).

(3) Ch. VII, article II, § V.

chaud, trop mou, trop douillet est abandonné aujourd'hui par presque tout le monde. Quelques vieilles femmes seules en ont conservé l'usage. Le lit doit être très uni, mais il ne faut pas qu'il soit trop souple.

Le traversin en crin et l'oreiller de plumes complètent le plan sur lequel le corps repose. Ils en élèvent la partie qui correspond à la tête et au cou, mais le traversin suffit pour cela et l'oreiller pourrait être réservé aux malades, aux gens âgés, surtout à ceux qui sont atteints de maladies des voies respiratoires et du cœur, et qui ne peuvent dormir que dans un décubitus se rapprochant de la position assise.

Les draps sont en toile ou en coton et nous pourrions répéter ici ce que nous avons dit à propos des chemises. Les couvertures ne doivent être ni trop nombreuses ni trop épaisses. Il est mauvais de se trop couvrir la nuit : on entretient le corps dans un état de moiteur qui affaiblit et qui rend la peau bien plus impressionnable au froid qu'elle doit supporter pendant le jour. Les draps et les couvertures doivent rester exposés à l'air pendant quelque temps chaque matin, les fenêtres de la chambre restant ouvertes, afin de pouvoir être ventilés avant d'être remis en place.

Les rideaux sont antihygiéniques ; ils sont un obstacle à l'aération ; ils limitent une atmosphère confinée et malsaine ; il faut qu'on s'habitue à s'en passer comme on l'a déjà fait pour les alcoves. Ils doivent être absolument proscrits des hôpitaux, des casernes, des lycées et de toutes les habitations collectives.

L'édredon est également à rejeter. Il est beaucoup trop chaud pour nos climats, et ne peut être toléré que dans les régions hyperboréennes.

ARTICLE II. — SOINS DE PROPRETÉ

Les hygiénistes ont de tout temps considéré la propreté comme indispensable à l'entretien de la santé ; les moralistes en ont fait une vertu ; mais c'est aux bactériologistes que revient le mérite d'avoir donné une sanction expérimentale à ces préceptes, en montrant que les maladies infectieuses sont causées par des êtres vivants qui croissent, pullulent, se multiplient dans tous les milieux sordides, et se réfugiant de préférence dans les recoins de l'organisme où ils sont le plus à l'abri. Ils nous ont montré combien il est difficile de les détruire.

L'antisepsie chirurgicale y est parvenue, mais au prix de précautions tellement minutieuses qu'elles ne seraient pas possibles dans la vie courante. L'hygiène heureusement n'en demande pas tant ; mais elle ne saurait plus se contenter de cette propreté apparente qui consiste à se laver sommairement le visage et les mains et à porter du linge assez blanc dans les parties visibles pour ne pas attirer l'attention ; elle exige le nettoyage complet, consciencieux de tout le corps. Aussi, depuis que cette lumière s'est faite, on se montre partout bien plus sévère pour les soins corporels. On attache beaucoup plus d'importance aux ablutions et aux bains dans les lycées, les casernes, les prisons et on a déjà pu y remarquer une notable diminution dans le nombre des malades.

Les progrès de la propreté sous toutes ses formes ont déjà atténué les ravages des fléaux épidémiques qui décimaient les populations d'autrefois, ils sont destinés à nous affranchir presque complètement un jour des maladies infectieuses et des affections parasitaires.

Nous allons nous occuper dans cet article des deux principaux facteurs de la propreté corporelle des bains et des ablutions d'une part, du nettoyage des vêtements de l'autre.

§ I. — BAINS.

Les bains diffèrent suivant leur température, leur composition et la partie du corps à laquelle ils s'appliquent. La température est la condition la plus importante ; c'est sur elle que les hygiénistes classiques ont basé la classification des bains. Tous les auteurs ont accepté la suivante qui est due à Rostan (1).

Bains très froids de	0° à + 10° R	
— froids de	10° à	15°
— frais de	15° à	20°
— tempérés de	20° à	25°
— chauds de	25° à	30°
— très chauds de	30° à	35° ou 36°

Nous avons reproduit cette classification par un respect quelque peu archéologique, mais nous n'entrerons pas dans les mêmes détails que Michel Lévy sur les effets physiologiques des bains à ces différentes températures, parce qu'il en est dont l'hygiène ne doit s'occuper que pour les proscrire.

Les bains très froids et les bains très chauds ne peuvent constituer que des expériences comme celles que Bégin fit sur lui-même dans la Moselle au mois d'août 1849 et dont il a rendu compte dans le *Dictionnaire des Sciences médicales* (2). Les bains de 0 à 15° sont du domaine de l'hydrothérapie et par conséquent de la thérapeutique. Encore aujourd'hui ne force-t-on plus, comme au temps de Priessnitz les malades à casser la glace des piscines pour entrer dans l'eau ; on se contente des dix degrés de température que l'eau présente d'habitude dans les puits

(1) ROSTAN, *Dictionnaire de médecine*, 2e édition, t. IV, p. 542.

(2) BÉGIN, Article *Scrofules* du *Dictionnaire des Sciences médicales*, t. L, p. 461.

profonds des établissements d'hydrothérapie. Quant aux bains de 35° ou 36°, ils sont dangereux dans toutes les conditions et il suffit, pour s'en convaincre, de lire la description de leurs effets dans l'ouvrage de Michel Lévy (1). L'hygiène ne doit en pratique s'occuper que de deux sortes de bains : les bains froids pris à la température de la mer ou des rivières pendant l'été, c'est-à-dire entre 15° et 20° et les bains chauds qu'on prend habituellement dans les baignoires à 33 degrés.

1. **Bains troids.** — Au point de vue de la propreté les bains froids sont beaucoup moins efficaces que les bains chauds ; pourtant lorsqu'ils sont prolongés au-delà de quelques minutes, la peau a le temps de s'humecter et, comme il faut s'essuyer ensuite, et qu'on les renouvelle assez souvent, il en résulte, à la fin de la saison, un nettoyage très appréciable, surtout dans les classes de la société où le bain chaud est inconnu. Ce n'est pas là cependant le côté le plus hygiénique des bains froids, ils sont précieux surtout par leur effet tonique. Ils constituent le moyen le plus puissant de relever l'économie, d'exciter la peau, de fortifier les muscles, de calmer le système nerveux et d'apaiser les troubles fonctionnels dont il est le siège. C'est le correctif de l'existence factice qu'on mène dans les villes et l'un des éléments les plus précieux de l'hygiène dans la période ascendante de la vie.

Le premier effet qu'on éprouve en se plongeant dans l'eau froide est un sentiment de réfrigération très désagréable, mais auquel on s'habitue vite. Cette impression ne dure que trente ou quarante secondes quand l'eau n'est pas à trop basse température. Au bout de dix ou douze minutes, pour la majorité des baigneurs, le froid commence à se faire sentir de nouveau. C'est le moment de sortir de l'eau. Quand on est essuyé et vêtu, la réaction s'opère plus ou moins vite suivant les sujets ; mais elle s'accompagne chez tous d'un sentiment de bien-être qui se prolonge pendant quelques heures.

Pour apprécier tout le charme des bains froids, il faut avoir habité les régions intertropicales, il faut avoir connu la chaleur énervante de ces implacables climats et l'état de débilité dans lequel vous plongent les sueurs profuses qui ne cessent ni la nuit ni le jour. Le bain frais, car on ne peut pas en prendre de froids, est le moyen le plus puissant pour combattre l'influence du climat et conjurer l'imminence des maladies endémiques auxquelles il expose.

Les bains froids ne sont pas aussi nécessaires sous nos latitudes, mais ils y sont agréables pour tout le monde et rendent de très grands services chez les sujets nerveux et débilités. C'est le plus sûr moyen de combattre la disposition aux coryzas, aux angines, aux bronchites et à toutes les misères auxquelles sont exposés les sybarites de chaleur qui se couvrent

(1) Michel Lévy, *Traité d'hygiène publique et privée* (*loc. cit.*), t. II, p. 70.

de vêtements de laine, sont toujours en moiteur et frissonnent au moindre vent coulis. Les bains froids ont toutefois leurs contre-indications que nous allons indiquer en parlant des bains de mer au point de vue desquels la question a été plus particulièrement étudiée.

Bains de mer. — Ils joignent à l'action du froid celle des substances minérales que la mer renferme et qui en font une eau saline chloro-bromurée sodique de premier ordre (1). Il faut tenir compte aussi de sa densité plus grande, de son mouvement continuel, de l'influence de l'atmosphère pélagienne, qu'on respire en même temps. Ils sont, pour toutes ces raisons, plus toniques, plus fortifiants que les bains de rivière, mais ils sont aussi plus excitants. Ils ne conviennent pas aux personnes trop faibles ou trop impressionnables. L'immersion brusque du corps dans cette eau froide, dont la densité est 700 fois plus grande que celle de l'air, détermine un sentiment de constriction thoracique, une sorte de suffocation chez les personnes à poitrine grêle et peu musclée. Elles grelottent et deviennent violettes ; le choc des vagues leur fait l'effet d'une douche permanente qui les étonne et les fatigue ; elles ont souvent beaucoup de peine à faire leur réaction et frissonnent encore longtemps après leur sortie du bain.

Les bains de mer sont trop excitants pour les névropathes ; ils leur donnent une sorte de fièvre et leur ôtent le sommeil. Cet effet est parfois produit chez eux par le simple séjour de la plage et par l'air de la mer. L'anémie très prononcée, les affections du cœur et des centres nerveux, l'arthritisme, la tendance aux hémorrhagies, à l'hémoptysie surtout sont autant de contre-indications formelles pour les bains de mer. J'ai vu survenir des crachements de sang, à la suite d'un bain de mer, chez des personnes qui n'en avaient pas eu depuis plusieurs années.

Les vieillards d'une bonne constitution peuvent prendre des bains de mer comme les autres, surtout quand ils en ont conservé l'habitude ; toutefois, à partir de 70 ans, j'estime qu'ils font bien de s'en abstenir, à cause de la difficulté de se réchauffer et de la crainte des congestions. L'emploi des bains de mer demande une grande prudence chez les enfants. Il ne faut pas leur en donner avant l'âge de cinq ans. On doit également s'en abstenir lorsque les sujets sont trop nerveux ou trop faibles pour réagir. Le Dr Jules Simon, qui fait autorité en cette matière, les interdit aux enfants nés de parents épileptiques ou de mères hystériques et à ceux qui sont sujets aux maux de tête et disposés à la méningite.

Tout cela revient à dire que les bains de mer ne conviennent pas aux malades ni à ceux qui sont en passe de le devenir ; mais en dehors de cette classe de valétudinaires, l'hydrothérapie maritime est le plus admirable moyen d'entretenir les constitutions vigoureuses et de fortifier

(1) Voir la composition de l'eau de mer, chap. II, art. II, § II, p. 148.

celles qui ne le sont pas. Elle habitue au froid et combat, comme les eaux sulfureuses, l'excès d'impressionnabilité pour les vicissitudes atmosphériques ; elle est héroïque chez les enfants surmenés, élevés en serre chaude ; enfin son action, jointe à celle de l'air marin, constitue le seul moyen de traitement efficace chez les enfants scrofuleux. La constatation de ce fait remonte à 1750 et au livre de R. Russel, qui fit sensation en Angleterre à cette époque ; elle a été confirmée maintes fois depuis et chaque jour les statistiques recueillies dans les hôpitaux marins en fournissent de nouvelles preuves (1).

Les bains de mer n'ont pas les mêmes propriétés sur toutes les plages. Celles de la Manche, qui sont les plus fréquentées, sont aussi les plus froides. A Dieppe, le Dr Gaudet a recueilli, pendant dix ans, dans la saison des bains, des observations thermométriques et, pour les mois de juillet, août et septembre, il a trouvé en moyenne 17°,6 pour l'atmosphère et 18°,2 pour la mer. La température de celle-ci monte lentement et descend de même ; elle n'est pas sensiblement influencée par celle de l'air. En dix ans d'observations, l'écart n'a été que de 5 degrés (15° à 20°) pour la première, tandis que pour l'atmosphère, il a été de 18 (10° à 28°).

La température de la Méditerranée est de 4°,35 plus élevée que celle de l'Océan. En 1834, à Trieste, elle est montée à 30° C'est la température habituelle des bains qu'on prend entre les tropiques. Ce sont, comme je l'ai dit, des bains frais très agréables dans lesquels on peut rester très longtemps sans éprouver de frisson, à la condition d'y prendre quelque mouvement ; mais ils n'ont pas l'effet tonique des bains pris sur les plages de la Manche. Ceux-là doivent être courts et complets ; il faut s'y plonger immédiatement jusqu'au cou et en sortir au second frisson. Il est également nécessaire de s'y donner du mouvement. Il y a deux choses dans un bain de mer : l'action de l'eau et celle de l'exercice auquel on se livre, et la natation est le plus hygiénique, le plus agréable et le plus utile de tous ceux auxquels on peut se livrer ; mais à ce titre, elle rentre dans un autre ordre d'idées et nous nous en occuperons dans le chapitre consacré à l'éducation.

Affusions froides. — Quelques-unes des pratiques de l'hydrothérapie ont été adoptées par l'hygiène. Celles des affusions froides notamment gagne tous les jours du terrain. Le *tub* qui nous est venu d'Angleterre a maintenant sa place dans le cabinet de toilette de nos fils. C'est une excellente coutume, un complément très hygiénique de la toilette du matin et l'installation en est aussi simple que peu dispendieuse. Il suffit d'un grand bassin en zinc, d'un broc d'eau froide et de beaucoup de courage, car cette douche qu'on s'inflige à soi-même en sortant de la douce chaleur du lit, est véritablement douloureuse pendant l'hiver alors que l'eau marque à peine 10 à 12 degrés. On en est récompensé, comme

(1) Chap. III, art. III, § II, p. 371, Hôpitaux marins.

à la suite des bains de mer, par le charme de la réaction, le sentiment de vigueur accrue et la facilité avec laquelle on supporte la température extérieure. Il est bien entendu que la pratique du *tub* a les mêmes contre-indications que les bains froids.

II. **Bains chauds.** — C'est par habitude que je conserve cette dénomination, car il serait plus juste de donner le nom de bains tièdes à ceux dont il s'agit ici, c'est-à-dire aux bains de propreté dont la température est généralement de 33°. On éprouve en y entrant un sentiment de douce chaleur, de calme qui a son prix et dont l'hygiène doit tenir compte. Les bains, tout en nettoyant la peau, émoussent la sensibilité, reposent les muscles, éteignent l'éréthisme nerveux ; ils procurent au corps tout entier une souplesse, un bien-être particulier et disposent au sommeil.

Les gens impressionnables, ceux qui se livrent avec excès aux travaux de la pensée ont souvent besoin du calme et du repos qu'ils procurent. Les vieillards et les enfants s'en trouvent également bien. « *Callida lavatio et senibus et pueris apta est* » a dit Cilse. Il est toutefois une précaution sans laquelle ils peuvent être dangereux. C'est de se garantir contre le refroidissement qu'on éprouve lorsqu'on sort d'un bain tiède, quelle que soit la température de la pièce dans laquelle on le prend. Cette précaution est nécessaire pour tout le monde, mais plus particulièrement pour les vieillards, qui réagissent moins énergiquement et chez lesquels les congestions pulmonaires sont plus à craindre.

Le bain est encore plus utile aux petits enfants ainsi que nous le dirons en parlant des soins de propreté nécessaires à cet âge (1).

Nous n'avons pas abordé le problème de l'absorption de l'eau du bain par la peau, ni l'étude de son action sur les différents appareils parce que ces considérations rentrent dans le domaine de la physiologie ou de la thérapeutique. Il nous reste à dire un mot des différentes manières d'administrer les bains chauds.

1° Bains en baignoire. — Tout ce qui précède s'applique à cette forme de bains, la seule qui ait été pendant bien des années en usage, et celle qui est encore le plus communément employée. L'accroissement du nombre des établissements de bains, l'installation d'une salle de bains dans les appartements de toutes les maisons de rapport de quelqu'importance, en développeront encore l'usage ; toutefois, le bain en baignoire sera toujours un moyen de propreté réservé aux classes aisées et ne deviendra jamais une pratique usuelle pour les ouvriers qui en ont cependant plus besoin que les gens du monde, parce qu'ils vivent dans un milieu plus malpropre, qu'ils travaillent au milieu des poussières et qu'ils changent moins souvent de linge. Le grand bain est trop dispendieux pour être à leur portée. Nous en avons donné les raisons dans le

(1) Chapitre VI, article 1er, § III.

chapitre de l'hygiène urbaine à l'occasion des bains publics (1). On ne peut pas en France donner un bain avec le linge, à moins de cinquante centimes ; c'est trop cher pour les ouvriers, aussi n'en prennent-ils que très peu. Lorsque M. Darcy fit en 1850 l'enquête dont nous avons parlé, il arriva à cette conclusion qu'à Paris il n'était guère donné à cette époque que deux bains par an et par habitant, c'est encore pis dans les villes de province et, dans les campagnes, le bain de propreté est un mythe.

Les bains en baignoires ont d'autres inconvénients ; ils entraînent une perte de temps considérable et cette macération prolongée de la peau dans l'eau tiède la rendant très impressionnable au froid, demande des précautions auxquelles les ouvriers ne peuvent guère s'assujettir.

A diverses reprises on a songé à utiliser, pour la balnéation des ateliers, les eaux chaudes des machines à vapeur qui sont actuellement perdues. C'est Chevalier qui a eu le premier cette pensée ; Fonssagrives et Darcy l'ont exprimée après lui et on l'a mise en pratique dans quelques usines. C'est une excellente mesure surtout dans les fabriques où on manie des substances dangereuses, comme le minium, la céruse et le massicot. Les étameurs de glaces, les manipulateurs de noir animal, les mégissiers, les chapeliers, les plâtriers doivent aussi en retirer de réels bénéfices ; mais c'est là une application très bornée puisqu'elle se limite aux ouvriers des usines et, en somme, le bain en baignoire ne résout pas le problème dans les conditions posées par l'hygiène contemporaine. Il faut qu'on se lave tout le corps comme le visage et les mains ; la piscine de natation et le bain par aspersion peuvent seuls le permettre.

2° Bains de piscine. — L'usage commence à s'en répandre en Europe et on ne saurait trop l'encourager ; ces bains complets, rapides, courts et peu dispendieux sont un excellent moyen de nettoyer la peau et l'exercice de la natation qu'ils permettent donne un grand charme à ce soin de propreté.

L'établissement d'une piscine de natation, bien que son prix ne soit pas élevé pour les services qu'elle rend, n'est cependant pas à la portée des petites localités ; mais partout on peut procurer à la population, les moyens de prendre des bains par aspersion.

3° Bains par aspersion. — Ce sont les seuls qui satisfassent à la fois aux conditions qu'imposent l'hygiène et l'économie. « La technique de la balnéation, dit le Dr E. Richard (2), consiste à fournir à tout le monde, en toute saison et à bas prix, un moyen de se laver tout le corps à grande eau, à l'aide de savon et de s'essuyer ensuite ». Cela n'est possible qu'avec les bains-douches. Ils ne sont pas débilitants parce qu'ils sont très courts, on peut même les rendre toniques, en faisant suivre le lavage d'une courte affusion froide ; enfin et surtout ils nettoient parfaitement

(1) Chapitre III, art. V, § 19, p. 502.

(2) E. Richard, *Précis d'hygiène appliquée*, Paris, 1891, p. 312.

parce qu'ils font concourir le courant d'eau, le frottement et le savon. Ce dernier est indispensable pour dissoudre les sécrétions graisseuses de la peau et entraîner les impuretés qui s'y mêlent. La friction et le courant d'eau descendant entraînent cette émulsion, pendant que le corps reçoit de l'eau neuve. Le bain-douche est la véritable solution du problème pour les classes de la société qu'il intéresse le plus fortement : les ouvriers, les paysans, les soldats, les lycéens, les prisonniers, etc.

Les bains par aspersion peuvent être administrés sans inconvénient à 18 degrés en hiver et à la température de l'air en été, aux personnes bien portantes et habituées à les recevoir ; mais alors ils sont à la limite des bains frais et des bains froids, ils font éprouver une sensation pénible aux personnes impressionnables et sont dangereux pour les valétudinaires. Comme moyen de propreté, et pour n'éloigner personne, il vaut mieux les donner à 28 ou 30° et veiller à ce que la température ne s'abaisse jamais au-dessous de 25°.

Le bain-douche doit être très court. Le savon qui convient le mieux est celui de Marseille ; il suffit de 5 à 10gr pour savonner tout le corps.

La douche ne doit pas avoir trop de force parce qu'elle ne doit produire aucun effet thérapeutique. Pour obtenir une propreté convenable, il faut prendre un bain-douche par semaine. Un par mois constitue un minimum.

On ne saurait trop encourager l'usage des bains-douches et il n'est pas pour cela nécessaire de construire des établissements dispendieux. On peut s'en procurer à très peu de frais. Lassar, à l'exposition d'hygiène de Berlin, avait fait établir, sur le terrain de l'exposition même, un édicule en tôle renfermant 10 cases à bains-douches, 2 water-closets, 1 lavoir, 1 séchoir, etc. Cette maisonnette était divisée en deux compartiments, un pour les hommes, un pour les femmes, avec entrée séparée. Pour 10 à 15 pfennings, on y recevait une douche chaude, une douche froide, du savon et une serviette (1). Plus de 10.000 personnes en usèrent. Lassar faisait observer avec raison qu'on pourrait installer des établissements de ce genre à la campagne comme à la ville, sur les places publiques, aux carrefours très fréquentés, près des gares de chemins de fer ainsi que dans les manufactures, les écoles, les asiles, les prisons.

Le bain par aspersion est d'une pratique si simple qu'on peut même fabriquer des appareils portatifs. Le docteur Barrois en a fait confectionner un qui est transportable comme un poêle. Le réservoir repose sur quatre pieds dont deux sont des colonnes creuses pour la circulation de l'eau. La cheminée du foyer passe au centre du réservoir pour utiliser la chaleur des gaz de la combustion. Cet appareil coûte environ 400 fr. (2).

4° Bains d'étuves. — Ils étaient très usités chez les Romains et se composaient d'une série d'actes successifs qui en faisaient une opération

(1) J. Arnould, *Nouveaux éléments d'hygiène* (*loc. cit.*), p. 839).
(2) Richard, *Précis d'hygiène appliquée* (*loc. cit.*), p. 315.

assez compliquée, on entrait d'abord dans le vestiaire *(apodyterium)* où on se dépouillait de ses vêtements ; puis on passait successivement par l'étuve sèche *(tepidarium)*, l'étuve humide *(sudatorium)*, et le *frigidarium* où en recevait une douche froide, enfin, on venait se reposer dans le vestiaire, et se mettre en équilibre de température avec l'extérieur avant de sortir du bain. Entre temps, on joignait à ces pratiques, le massage, les frictions sèches, les onctions huileuses. La température s'élevait à 32° dans le tepidarium et jusqu'à 50° dans le sudatorium.

Ces coutumes se sont continuées dans le Levant. Les bains maures, les bains turques ne sont pas autre chose. Les établissements sont moins somptueux, mais les manœuvres sont les mêmes. A Constantinople, on prend des bains d'étuve dans des salles pavées en marbre et chauffées par des tuyaux qui en parcourent les parois. On y est lavé, essuyé et massé. En Egypte, la vapeur s'échappe d'un bassin situé au centre de la salle.

Certains peuples du Nord ont également adopté l'usage des bains d'étuves. En Russie ils se donnent dans des chambres de bois, qu'on remplit de vapeur, en projetant de l'eau sur de gros cailloux rougis au feu. En sortant de là, on va se rouler dans la neige. La température est portée dans ces étuves à 40 ou 45 degrés ; on la fait monter plus haut en Finlande.

L'usage des bains d'étuves s'est introduit en France du temps des croisades. Depuis cette époque cette coutume a complètement disparu. Il s'est pourtant fondé à Paris, il y a une vingtaine d'années un établissement analogue aux bains maures et aux thermes de l'antiquité, c'est le Hammam ; mais pour les hygiénistes, ce n'est qu'une fantaisie luxueuse accessible aux classes riches seulement. Pour le reste, il n'y a de bains d'étuves que dans les hôpitaux et on n'en donne qu'aux malades.

Ces bains ont pourtant leur raison d'être dans les pays où on les a conservés. Ils constituent d'abord, avec les frictions, la flagellation, le massage, les onctions à l'eau chaude et à l'eau froide, un admirable moyen de propreté. La peau en sort nettoyée à fond et dépouillée des couches superficielles de son épiderme qui s'en vont par lambeaux sous les mains du masseur. Ce bain donne à la peau une souplesse, aux membres une élasticité toute particulière ; on en sort agile et reposé, c'est là du moins ce que j'ai entendu dire aux gens qui venaient d'en prendre, car je n'ai jamais pu, pour ma part, vaincre la répugnance que m'inspirent ces antres sombres, cette humidité chaude dans laquelle des noirs frottent et pétrissent sans pitié des corps étendus sur des planches, leur tiraillent la peau, leur frappent sur les fesses et leur font craquer les articulations. La vue de ces supplices a toujours suffi pour me faire fuir. Je ne conteste pas le service que ces pratiques peuvent rendre ; toutefois l'usage continu de pareils bains doit être débilitant et les médecins éclairés de Constantinople attribuent en partie à leur abus l'anémie presque générale et la décadence précoce des femmes turques (1).

§ II. — SOINS SPÉCIAUX A QUELQUES RÉGIONS DU CORPS

Il est des parties du corps qui doivent être lavées plus souvent que son ensemble ; il en est d'autres qui exigent des soins particuliers. La tête, les extrémités, la région anale et les parties génitales sont dans ce cas.

I. **Tête.** — La face doit être lavée tous les jours ; c'est du reste un devoir dont tout le monde s'acquitte d'une façon plus ou moins sommaire, mais auquel l'hygiène et la bonne éducation attachent un prix égal. Le visage doit être lavé à l'eau froide en toute saison et à l'aide d'une éponge ou d'une serviette de toilette. L'antisepsie chirurgicale a mis les éponges hors la loi et beaucoup d'hygiénistes ont suivi son exemple ; je crois pourtant qu'en ayant soin de les laver de temps en temps avec une solution alcaline légère et de les nettoyer tous les jours, on peut continuer à s'en servir. Elles sont beaucoup plus commodes que les serviettes les plus souples. Celles-ci sont indispensables pour essuyer le visage quand il a été lavé à grande eau ; pour qu'on puisse se livrer à une ablution sérieuse, il faut de grandes cuvettes dans lesquelles on puisse se plonger le visage tout entier, et l'hygiène ne saurait trop s'élever contre celles qu'on trouve dans beaucoup d'hôtels, de pensionnats, et dans lesquelles on ne peut faire entrer que le bout de son nez, ainsi que contre les pots à l'eau minuscules qui les accompagnent. C'est pour la toilette surtout qu'il faut savoir gaspiller l'eau.

L'eau pure suffit. Il n'y a pas d'inconvénient à la parfumer avec quelques gouttes d'une essence quelconque, mais les poudres, les corps gras, doivent être proscrits ; *à fortiori* les couleurs artificielles, le fard qu'il faut laisser aux actrices pour lesquelles il constitue une nécessité professionnelle. Les cosmétiques, les pâtes épilatoires, les couleurs artificielles flétrissent la peau, lui enlèvent sa souplesse et sa vitalité et peuvent l'exposer à une absorption toxique. Il faut toutefois, de temps en temps, laver à l'eau chaude et au savon, les parties couvertes de poil, la barbe, le cuir chevelu quand on porte les cheveux courts, le cou et surtout la nuque où se cantonnent souvent les microbes du furoncle et de l'anthrax ; mais on doit faire attention à ce que l'eau de savon n'entre pas dans les yeux, parce qu'elle irrite douloureusement les conjonctives.

Les cheveux et la barbe réclament d'autres soins. Les hommes ont

(1) Michel Lévy, *Traité d'hygiène publique et privée*, t. II, p. 76.

aujourd'hui contracté l'habitude de porter les cheveux très courts et on ne saurait trop les en approuver. Cette coutume permet de laver le cuir chevelu comme la face et a puissamment contribué à la disparition des pous et à la diminution des maladies du cuir chevelu chez ceux qui l'ont adoptée. Elle a dissipé les préventions contre lesquelles les meilleurs esprits ne savaient pas se mettre en garde il y a vingt-cinq ans. Michel Lévy, qui fut incontestablement le premier hygiéniste de cette époque, s'élevait avec force contre les cheveux courts. « En coupant les cheveux » trop souvent et trop près du bulbe chez les enfants, on les expose, » disait-il, à des congestions cérébrales, à des exsudations morbides du » derme chevelu, à des engorgements ganglionnaires au voisinage du » crâne, à des maux d'yeux, à des otorrhées, à des fluxions dentaires, à » des angines, à des coryzas. La plupart de ces accidents menacent aussi » les adultes dont les cheveux sont coupés de trop près et qui ne font » pas usage de coiffures chaudes (1) ». Il cite par exemple les accidents observés par Percy, à l'époque où la coiffure à la Titus fut introduite dans l'armée et imposa aux vieux soldats le sacrifice de leurs queues et de leurs tresses luxuriantes. Il est certain que quand on a depuis l'enfance l'habitude de porter une pareille toison, on ne s'en débarrasse pas impunément du jour au lendemain. C'est pour cela qu'il faut s'y habituer de bonne heure.

Les maladies que Michel Lévy attribuait à la coupe trop fréquente et trop radicale des cheveux sont précisément celles dont elle débarrasse les enfants, en permettant d'entretenir facilement la propreté rigoureuse du cuir chevelu. Aujourd'hui, les enfants, les jeunes gens et même les adultes ont les cheveux courts, couchent tête nue et ne s'en portent que mieux. C'est une affaire d'habitude et de lotions froides ; mais il ne faut pas croire que cette coutume préserve de la calvitie. Les variations continuelles de température auxquelles elle expose les bulbes des poils en compromettent le fonctionnement et la vitalité ; elles accélèrent la chute des cheveux plutôt qu'elles ne la préviennent. Nos pères, qui portaient les cheveux longs et se couvraient chaudement la tête, avaient de plus belles chevelures que nous. Ils redoutaient tellement le froid qu'ils avaient adopté l'usage des perruques et sous Louis XIV elles avaient atteint les plus ridicules proportions. Cette coutume et celle qui lui a succédé de se crêper les cheveux, de les enduire de pommade et de les couvrir de poudre ont fini à la Révolution ; toutefois, au commencement du siècle, on n'hésitait pas à s'appliquer un toupet sur le vertex quand on avait perdu ses cheveux. Cela se faisait ostensiblement et Michel Lévy, fidèle à son principe, fait l'éloge de la perruque qu'il préfère au toupet. C'est, dit-il, la ressource obligée de ceux dont la tête s'est dégarnie brusquement. Les hommes d'aujourd'hui ont une répugnance

(1) Michel Lévy, *Traité d'hygiène publique et privée* (*loc. cit.*), t. II, p. 34.

invincible pour ce moyen de prothèse. Lorsque la calvitie survient, ils préfèrent acclimater leur cuir chevelu aux vicissitudes atmosphériques. Quand ils ne peuvent s'y faire, ils adoptent l'usage d'une calotte qui peut se porter partout et qui a l'avantage d'être propre, de pouvoir se nettoyer et se changer facilement. La répugnance de notre génération pour les perruques tient à ce qu'elle a un sentiment plus délicat de la propreté. Cette toison qui ne se nettoie pas nous répugne. Elle n'est pas du reste sans danger. Les beaux cheveux, ceux qu'on recherche, ont été coupés vivants ; on s'est contenté de les dégraisser avec de la farine de sarrasin et de les peigner. Ils peuvent par conséquent contenir les germes microscopiques de toutes les maladies contagieuses du cuir chevelu (1).

J'ai dit que l'habitude de porter les cheveux courts avait fait diminuer la fréquence des maladies du cuir chevelu. Il y a une réserve à faire à cette assertion. Pour couper plus vite et plus régulièrement les cheveux au ras de la tête, on a imaginé des tondeuses dont l'usage a fait naître quelques épidémies de pelade et d'herpès tonsurant, dans les lycées et les régiments. Les ciseaux sont faciles à nettoyer ; mais les tondeuses, plus compliquées, présentent des recoins sans nombre dans lesquels s'emmagasinent les pellicules et les spores des champignons microscopiques qui produisent les maladies indiquées plus haut. Cette augmentation des cas de pelade a d'abord été constatée dans l'armée. En 1888, M. Léon Colin, inspecteur général du service de santé des armées, fit prendre des mesures pour y mettre un terme (2). Puis les écoles publiques furent envahies à leur tour et le Conseil d'hygiène et de salubrité de la Seine fut appelé par le préfet de police à s'en occuper. M. Lancereaux, chargé du rapport (3), formula les mêmes vœux que M. L. Colin et conseilla comme lui d'exiger que, dans les internats, chaque élève ait son peigne, sa brosse et que ces objets soient tenus proprement. Pour les coiffeurs, qui ne sauraient avoir des instruments particuliers pour chaque client, ils doivent désinfecter leurs ciseaux et leurs tondeuses après chaque opération, en les plongeant dans l'eau bouillante ou dans une solution antiseptique ; ils doivent laver chaque jour les peignes et les brosses à l'eau de son. Ces mesures ont été adoptées par le Conseil d'hygiène.

La chevelure des femmes, qu'elles portent dans toute sa longueur et qui constitue pour elles le plus bel ornement, demande des soins spéciaux. Les hygiénistes et les médecins recommandent aux mères de s'occuper elles-mêmes de la chevelure de leurs filles et de ne déléguer que le plus rarement possible à la femme de chambre le soin de les coiffer. Il faut pour cela des précautions que j'ai minutieusement indi-

(1) GELINEAU, *Préparation des cheveux et maladies des ouvriers qui s'en occupent* (*Journal d'hygiène*, t. XVIII, nos 879, 880, 881).

(2) Léon COLIN, Rapport au Conseil d'hygiène, lu le 20 février 1891.

(3) LANCEREAUX, *Rapport sur les mesures à prendre contre la propagation des affections contagieuses, par les peignes, rasoirs et autres objets de toilette*, 25 juillet 1889.

quées dans mon livre sur l'éducation des filles, mais qui ne seraient pas à leur place dans un traité d'hygiène générale (1).

Les coiffures les plus simples sont les meilleures pour l'hygiène comme pour la beauté. Les femmes qui prennent des bains de mer doivent laver leurs cheveux à l'eau douce quand elles n'ont pu les préserver de l'eau salée. Quand les cheveux sont imprégnés d'eau de mer, ils sèchent très difficilement, ils gardent une odeur de marée et cela les dispose à rougir et à tomber. Une fois lavés et essuyés, on les laisse flotter sur le dos jusqu'à ce qu'ils soient secs.

La barbe a subi, comme les cheveux, l'empire de la mode et des traditions. L'oriental, dit Michel Lévy, la porte longue et épaisse ; l'occidental la rase avec soin depuis que Louis le Jeune se laissa raser en public par Lombard, évêque de Paris (1143) ; toutefois, par une excentricité rétrospective de la mode, on voit reparaître aujourd'hui les barbes longues du temps de François Ier qui en donna l'exemple après avoir été atteint à la tête, en 1521, par un tison lancé par Montgomery (2).

Cette mode nouvelle est en partie l'œuvre des hygiénistes qui ont succédé à Michel Lévy et ce n'est pas sans peine que nous sommes arrivés à nous affranchir du supplice quotidien du rasoir. Ceux d'entre nous qui en ont supporté longtemps la tyrannie savent combien fut lourde cette servitude. Elle a surtout été difficile à faire disparaître dans la marine militaire. On a compris enfin qu'il n'était pas plus logique de raser la barbe que les cheveux, qu'elle constituait tout à la fois un ornement et une protection naturelle pour le bas du visage qu'elle prévenait bien des angines et des maux de dents. On a compris que le rasoir comme la tondeuse expose à la transmission des maladies contagieuses et de fait la mentagre a presque complètement disparu depuis que la plupart des hommes ont renoncé à l'habitude de se raser. C'est surtout à bord des navires et dans les casernes que le rasoir banal du perruquier promenait d'une face sur l'autre cette hideuse maladie, sans compter l'irritation douloureuse causée par de mauvais savons ou des rasoirs coupant mal.

La bouche intéresse particulièrement l'hygiène. Sa muqueuse est une surface d'absorption active qui expose à nombre d'infections, surtout chez les enfants qui ont l'habitude de tout y porter. Elle est le siège de sécrétions qui peuvent devenir nuisibles ; elle exige à ce double titre des soins de propreté minutieux. Il ne faut pas se borner à la laver le matin, en faisant sa toilette ; il est bon de la nettoyer après chaque repas et de se brosser les dents de façon à enlever les particules alimentaires qui séjournent dans leurs interstices, y subissent rapidement la fermentation acide, attaquent les dents et les carient ; le tartre, en s'accumulant à leur racine, en déchausse le collet et les expulse peu à peu de.

(1) Jules Rochard, l'*Education de nos filles*, Paris, 1892, p. 144, 165.
(2) Michel Lévy (*loc. cit.*), p. 37.

leurs alvéoles. On prévient le dépôt de ces couches crayeuses en se brossant les dents après les repas. La brosse suffit pour entretenir leur propreté. Elle ne doit pas être trop molle pour pouvoir remplir son office, ni trop dure pour ne pas faire saigner les gencives. On peut la tremper dans l'eau pure ou additionnée de quelques gouttes d'une essence aromatique quelconque ; si la brosse et l'eau ne suffisent pas, on peut faire usage d'une poudre de charbon et de quinquina ou se servir, comme le conseille le Dr Galippe, de la craie préparée des pharmaciens, porphyrisée et additionnée en proportion variable de chlorate de potasse ; mais il faut se défier des poudres dentifrices dont on ne connaît pas la composition, parce que souvent elles ne nettoient les dents qu'en attaquant leur émail.

En ce qui concerne l'orthopédie dentaire et le traitement de la carie, cela ne regarde pas l'hygiène et le seul conseil qu'elle puisse donner aux gens c'est de s'adresser à un dentiste éclairé. Dans les maisons d'éducation, la denture doit être l'objet d'une surveillance médicale, régulière ; il faut laisser aux élèves le temps nécessaire pour procéder à la toilette de la bouche et les mettre entre les mains du dentiste toutes les fois qu'un commencement de carie se manifeste.

Les oreilles, en raison de la disposition de la conque et du conduit auditif, demandent quelque attention pour en nettoyer les replis et la profondeur. Le conduit auditif se remplit parfois de cérumen qui, mêlé aux poils détachés de la face interne, forment des dépôts suffisants pour l'obstruer et pour causer une surdité mécanique. Pour prévenir cet inconvénient, il faut laver le conduit auditif, soit avec un coin enroulé de la serviette, soit avec une petite éponge mouillée, soit, ce que nous préférons de beaucoup, avec un de ces petits pinceaux de blaireau qui servent à l'aquarelle. On peut le faire pénétrer jusqu'au fond du conduit sans froisser la membrane du tympan, tandis qu'on s'y expose en enlevant le cérumen avec un cure-oreille en métal ou en ivoire.

II. **Extrémités.** — Les pieds ont droit à une mention spéciale dans les soins de propreté corporelle ; malgré les chaussures, ils se salissent rapidement ; ils sont plus riches que les autres parties du corps en glandes sudoripares et sébacées dont la sécrétion devient facilement infecte ; enfin, ils sont pourvus d'ongles sujets à se dévier et souvent atteints d'excroissances épidermiques qui, sous le nom de *cors*, de *durillons*, d'*œils-de-perdrix*, constituent un des petits supplices de la vie civilisée.

Il serait d'une bonne hygiène de se laver les pieds tous les jours. C'est un soin auquel peu de personnes s'astreignent ; mais l'hygiène ne peut pas tolérer qu'on se les lave moins d'une fois par semaine. C'est un minimum. Quand on se les lave tous les jours, on peut le faire à l'eau froide ; quand on se les lave une ou deux fois par semaine, il faut le faire à l'eau chaude et au savon pour enlever les débris épidermiques, la matière sébacée et la crasse qui s'accumule principalement entre les orteils. Les gens qui font de longues marches, comme les soldats, ont à prendre certaines précautions qui sont du ressort de l'hygiène militaire.

Les ongles, lorsqu'ils sont trop longs, s'écaillent, se brisent, ou sont repoussés douloureusement par le bout des souliers ; il faut donc les couper de temps en temps, celui du gros orteil doit être coupé carrément. Il ne faut pas en évider les angles, parce qu'en repoussant, ils entrent dans les chairs et qu'il en résulte un ongle incarné ; ceux des autres orteils peuvent être coupés *ad libitum*. Quant aux cors et aux durillons il faut, pour les éviter, porter des chaussures suffisamment larges à l'endroit des orteils et s'appliquant exactement au cou-de-pied. Lorsqu'ils sont venus, c'est l'affaire du pédicure, et nous n'en parlerons pas plus que du traitement de l'ongle incarné.

Les mains qui n'ont pas à faire un travail aussi rude ne sont pas sujettes à de semblables accidents, si ce n'est dans certaines professions où les callosités caractéristiques se produisent aux points soumis à des pressions continuelles ; mais comme les mains sont exposées à l'air, elles ont à redouter les gerçures et les engelures pendant l'hiver. Pour les en préserver, il faut les laver à l'eau dégourdie, les couvrir de gants de peau lorsqu'on sort et ne jamais les exposer à la flamme d'un foyer.

La propreté des mains, la netteté des ongles sont les signes d'une bonne éducation et dénotent des habitudes distinguées. On n'obtient pas cette propreté sans quelque peine. Les ongles surtout se salissent avec une déplorable facilité. Les médecins et surtout les chirurgiens n'arrivent à maintenir leurs mains dans un état aseptique, qu'à la condition de lavages et de désinfections continuelles. C'est là une nécessité professionnelle ; mais les gens du monde eux-mêmes sont obligés à de grands soins s'ils veulent avoir des mains irréprochables. Il faut tenir les ongles courts et bien coupés, nettoyer le sillon unguéal à la brosse et au savon plusieurs fois par jour et porter des gants d'habitude. Il faut veiller aussi à la qualité du savon de toilette, car il en est de fort irritants. C'est un article pour lequel on ne doit pas regarder au prix.

III. **Région anale et parties génitales.** — C'est la partie du corps la plus exposée aux souillures, à l'accumulation des produits de sécrétion et d'excrétion qui s'écoulent en ce point. Des ablutions quotidiennes, au moment de la toilette du matin, s'imposent pour cette région. En la maintenant dans un état de rigoureuse propreté, on prévient les irritations dont elle est souvent le siège et qui prennent parfois un caractère fâcheux, lorsqu'on y laisse séjourner les souillures que la négligence y accumule.

Les mêmes soins de toilette s'imposent aux femmes de tout âge, ils sont même chez elles plus nécessaires, en raison des écoulements dont le vagin et la vulve sont souvent le siège. Il est bien entendu que les lotions froides doivent être interdites au même titre que les bains froids pendant la période menstruelle.

§ III. — PROPRETÉ DU LINGE ET DES VÊTEMENTS

La propreté corporelle se compose, avons-nous dit, de deux éléments : Les bains et les lotions d'une part, le changement de linge et le soin des vêtements de l'autre.

I. **Changement de linge.** — Le linge a été longtemps un objet de luxe. Son prix élevé, son entretien, le blanchissage coûtaient fort cher. On craignait d'user le tissu et on en changeait fort rarement. Le progrès de l'industrie du savon d'une part, l'emploi des machines qui ont permis de livrer à très bas prix les tissus de coton de l'autre, ont mis le linge à la portée de tout le monde et permis de le renouveler plus souvent. Toutefois, dans le peuple, on se borne encore à changer de chemise une fois par semaine et cela n'est pas suffisant pour les ouvriers qui vivent au milieu des poussières et qui sont fréquemment en transpiration.

Les gens du monde en changent tous les deux jours, et les raffinés, les hommes qui sont tous les soirs en représentation changent de chemise tous les jours. Ceux qui portent des gilets de flanelle, s'ils tiennent à être propres, doivent en changer deux fois par semaine, il faut faire de même pour les caleçons et les bas quand ils sont de couleur. Quant à ce qui concerne le blanchissage, nous en avons parlé au chapitre III.

IV. **Nettoyage des vêtements.** — Les vêtements de laine ou de soie qui ne sont pas en contact immédiat avec la peau, ne se salissent pas aussi promptement que le linge ; mais, s'ils sont moins souillés par le corps qu'ils recouvrent, ils sont en revanche bien plus exposés aux contaminations extérieures. Les étoffes de laine, par les villosités dont elles sont couvertes, retiennent avec la plus grande facilité les poussières flottant dans l'atmosphère avec les germes qu'elles contiennent ; elles recueillent même les parasites visibles et les médecins en savent quelque chose. C'est pour cela que la désinfection des vêtements est le complément de celle des habitations, après les maladies infectieuses et nous nous en occuperons dans le chapitre consacré à la prophylaxie ; mais dans les conditions ordinaires de la vie, il n'entre pas encore dans les mœurs d'envoyer ses vêtements à l'étuve, quand ils n'ont pas été exposés à la contagion. On se borne à les nettoyer le mieux possible à l'aide du martinet et de la brosse et en les exposant au grand air. Lorsqu'ils sont couverts de taches, on les envoie chez le dégraisseur et tout se borne là. On en viendra peut-être un jour à reconnaître qu'il faut faire davantage, qu'il est nécessaire de surveiller les boutiques des fripiers où s'entasse la défroque des malheureux, où l'on reçoit sans examen, les vêtements les plus suspects, d'où partaient si souvent, au moyen-âge, les épidémies de peste et d'où la variole s'échappe souvent encore aujourd'hui. On a déjà pris des mesures de désinfection pour les monts-de-piété où les vêtements déposés sont passés à l'étuve. On fera certainement de même pour l'hôtel des ventes et les hygiénistes le demandent tous, il n'y a pas de raison pour ne pas prendre les mêmes précautions à l'endroit des boutiques de fripiers.

CHAPITRE VI

ENFANCE. — ÉDUCATION

Après avoir étudié le milieu dans lequel l'humanité évolue, et la façon dont l'homme satisfait à ses plus impérieux besoins, nous allons le suivre à travers les différentes phases de sa carrière, en indiquant les règles d'hygiène que chacune d'elles doit lui imposer. La première de celles qu'il parcourt, l'enfance, est la plus meurtrière de toutes, et celle qui réclame le plus impérieusement l'intervention de l'hygiène. Nous l'avons divisée, avec Hallé, en deux périodes : la *première enfance*, qui s'étend de la naissance à la seconde dentition ; la *seconde enfance*, qui va de la seconde dentition à la puberté (1). La première période est celle des soins matériels ; la seconde est celle de la culture intellectuelle. Nous allons les étudier successivement à ce point de vue.

ARTICLE Ier. — PREMIÈRE ENFANCE

§ Ier. — LE NOUVEAU-NÉ

En parlant du mouvement de la population, nous avons dit combien la mortalité était grande au début de la vie (2). C'est au moment de la naissance que l'enfant court le plus de dangers, et c'est alors qu'il réclame le plus de sollicitude.

I. **Premiers soins.** — Lorsque l'enfant est séparé de sa mère, que l'accoucheur a lié et coupé le cordon ombilical, que le nouveau-né a été lavé de la tête aux pieds à l'eau chaude, enduit d'un corps gras et plongé dans un bain savonneux à 35 ou 36 degrés, pendant trois ou quatre

(1) Chapitre Ier, article III, § Ier, p. 52.
(2) Chapitre Ier, article II, § II, p. 48.

minutes, on l'en retire et on l'enveloppe dans un linge bien chaud qui le sèche complètement.

1° PANSEMENT DU CORDON. — Il faut alors procéder au pansement antiseptique du cordon.

Le pansement doit être renouvelé tous les jours, quand on donne à l'enfant un bain quotidien. Dans le cas contraire, on se borne à le refaire une couple de fois, en attendant la chute du cordon qui a lieu d'habitude au bout de cinq jours.

2° LAVAGE ANTISEPTIQUE DES YEUX. — Il est une autre précaution qu'il faut prendre au moment de la naissance, c'est de nettoyer les yeux avec des tampons d'ouate hydrophile trempée dans l'eau boriquée. Il faut enlever avec soin les mucosités qui couvrent les paupières, leur bord libre et les essuyer ensuite avec de l'ouate sèche. Ce lavage doit être renouvelé à chaque toilette de l'enfant. Inutile de dire que les mains de la personne chargée de ce soin doivent être d'une propreté rigoureuse et que rien de ce qui a servi à la mère ne doit approcher de l'enfant.

L'Académie de médecine en 1894, fut consultée sur cette question par le Ministre de l'Intérieur qui lui envoya en communication les instructions publiées par l'association Valentin Haüy et intitulée : *Conseils aux mères qui ne veulent pas que leurs nouveau-nés deviennent aveugles* (1) Ces instructions parurent peu pratiques à l'Académie et, sur le rapport de M. Charpentier, elle se borna à renouveler les conseils qu'elle avait formulés en 1892 et qui étaient ainsi conçus : « Dès les premiers moments » de la naissance de l'enfant, la sage-femme doit lui laver tout spéciale- » ment les yeux avec de l'eau que l'on a fait bouillir pour la purifier et » que l'on emploiera tiède (2). »

Il me semble qu'il n'y a aucun inconvénient à se servir pour ce lavage d'une solution boriquée au lieu d'eau simple et le danger de l'ophthalmie purulente est si grand qu'on ne saurait s'entourer de trop de précautions pour l'éviter. Sur 40,000 aveugles que les derniers recensements ont constatés en France, il y en a 18.000 (près de la moitié) dont l'infirmité a été causée par l'ophthalmie des nouveau-nés. C'est pour cela que nous avons insisté sur les soins minutieux à l'aide desquels on peut prévenir cet affreux danger. La précaution de laver ainsi les yeux de l'enfant, jointe aux injections vaginales antiseptiques pratiquées chez la mère dans les derniers temps de la grossesse et surtout au commencement du travail, ont suffi, d'après Doléris, pour réduire de 12,6 pour 100 à 4,76 pour 100 les cas d'ophthalmie chez les nouveau-nés.

Quelques accoucheurs ne croient pas la solution boriquée suffisante. M. Ribemont conseille d'instiller entre les paupières quelques gouttes de

(1) Ces instructions sont reproduites dans le *Bulletin de l'Académie de médecine*, séance du 27 mars 1894, t. XXXI, p. 319.

(2) *Bulletin de l'Académie de médecine*, t. XXXI, p. 321.

jus de citron, et dans les cas où il y a lieu de craindre qu'il y ait eu contagion par les liquides vaginaux, on substituera la solution de nitrate d'argent au 100me. Dans les maternités allemandes, on emploie d'une manière courante, la solution de nitrate d'argent au 200me. Nous croyons qu'on peut, comme règle générale, se contenter de la solution boriquée.

3° Le maillot. — Ces premiers soins pris, il faut se hâter d'habiller l'enfant. Ses vêtements doivent le garantir contre le refroidissement, sans gêner les mouvements du tronc et des membres. On a renoncé complètement aujourd'hui aux maillots dans lesquels on emprisonnait autrefois les nouveau-nés comme des momies et qui les réduisaient à une immobilité absolue (1). Cet instrument de supplice auquel notre enfance a été condamnée est remplacée aujourd'hui par une enveloppe des plus simples. Elle se compose d'une chemise de toile ou de coton, d'une brassière de même tissu, et d'une seconde brassière en cotonnade ou en flanelle, sur la partie inférieure de laquelle on fixe une pièce carrée de linge appelée *lange* doublée d'une pièce semblable en laine, enveloppant les membres inférieurs. Cette disposition permet d'enlever, sans défaire le haut du maillot, la pièce de linge pliée en cravate, *la couche* qui enveloppe le siège et doit être changée, toutes les fois qu'elle est salie par les déjections de l'enfant. Le tout doit être assujetti à l'aide d'épingles anglaises. Du 5e au 6e mois, on peut remplacer le maillot par la culotte anglaise qui rend les soins de propreté plus faciles. On recouvre alors les jambes de bas et de chaussons de laine.

Dans nos climats, la tête des enfants doit être couverte comme le reste du corps ; mais il faut se garder de la couvrir de ces bonnets épais et superposés dont on les affuble à la campagne. La meilleure coiffure est le petit béguin de toile fine recouvert d'un bonnet de percale ou de mousseline noué sous le menton.

4° Le berceau. — La forme du berceau n'a pas d'importance, pourvu qu'il soit assez profond pour que l'enfant ne puisse pas tomber et assez mobile pour qu'on puisse le bercer au besoin. Il peut être en bois ou en fer, mais une simple barcelonnette en osier, légère et perméable, à l'air, est préférable aux berceaux les plus riches. Le contenu doit se composer d'un petit sommier de crin ou de varech recouvert d'un matelas rempli de balle d'avoine. Cette substance, est peu coûteuse et peut être remplacée toutes les fois que les déjections du nouveau-né l'ont salie.

On a proposé de remplacer les matelas par du son dont on remplit le berceau aux deux tiers et dans lequel on enfouit l'enfant vêtu d'une chemisette, d'un petit tricot et d'une brassière. On lui met un petit oreiller sous la tête et on recouvre le berceau d'un drap qu'on double en hiver d'une peau de mouton, en été d'un lange de laine. Le tout est assujetti

(1) Pour l'historique du maillot, voyez H. Napias et A.-J. Martin, *Hygiène hospitalière* (*Encyclopédie d'hygiène et de médecine publique*, t. V, p. 165).

à l'aide de cordons au bord de la couchette. Le son est changé toutes les trois semaines; dans l'intervalle, on se borne à enlever les pelottes formées par les déjections de l'enfant.

Cette pratique assez répandue dans le nord de l'Europe et surtout en Angleterre, a été préconisée récemment par le docteur François Hue, professeur à l'école de médecine de Rouen (1). Il lui trouve l'avantage de laisser toute liberté aux mouvements du nouveau-né, et de l'empêcher de macérer dans son urine. J'ai vu des enfants élevés de cette façon et qui s'en trouvaient fort bien. La peau surtout était d'une intégrité remarquable. Je ne le conseillerais pas comme règle générale, mais je crois qu'on pourrait y recourir chez les malheureux enfants atteints de ces érythèmes douloureux que le moindre frottement exaspère.

Nous avons dit que le berceau devait être mobile pour qu'on puisse bercer l'enfant pour l'endormir quand il est malade; mais c'est une détestable habitude à lui donner quand il se porte bien. Il faut l'accoutumer à s'endormir quand on le pose dans son berceau. Il est également nuisible d'entretenir autour de lui le silence et l'obscurité; il faut qu'il dorme au milieu du bruit et dans la lumière. On doit éviter toutefois qu'elle tombe en plein sur son visage; mais c'est une erreur de croire qu'elle peut le rendre louche quand elle arrive obliquement sur lui.

II. **Accidents qui menacent le nouveau-né.** — 1° FAIBLESSE EXTRÊME. — Les enfants qui viennent à terme et sont bien constitués ont en moyenne 50 centimètres de longueur si ce sont des garçons, 49 si ce sont des filles. Les premiers pèsent en moyenne 3,200 grammes et les secondes 2,900 (2); mais tous les enfants ne naissent pas dans ces conditions physiologiques; il en est qui viennent au monde avant terme, d'autres qui, bien qu'arrivés au terme normal de la vie intra-utérine, sont tellement chétifs qu'ils ont besoin pour vivre de soins particuliers; on parvient aujourd'hui à faire vivre des enfants qui ne pèsent pas en naissant beaucoup plus d'un kilogramme. M. Tarnier en a montré deux à l'Académie de médecine, le 21 juillet 1885, qui pesaient l'un 1,010 et l'autre 1,100 grammes.

Les enfants qui naissent à huit mois sont souvent robustes, toutefois il est prudent, surtout dans l'hiver, de les envelopper d'ouate sous leurs langes et de placer des boules d'eau chaude dans leur berceau. Au dessous de sept mois, cela ne suffit pas, il faut placer les enfants dans un milieu maintenu à une température de 30 à 35 degrés, c'est-à-dire dans une *couveuse*.

(1) *Médecine moderne*, juillet 1893.

(2) A la Maternité de Copenhague, sur 3.450 enfants, la moyenne de poids a donné pour les garçons, 3.333 grammes et pour les filles, 3.279. A la Maternité de Paris, 20.000 pesages ont donné pour moyenne des deux sexes 3.160 grammes.

La première idée de cet appareil appartient à Denucé, de Bordeaux, qui l'a émise en 1854. Elle a été reprise depuis par Crédé, de Leipsick, en 1866, par Peyraud, de Libourne, en 1879, et réalisée par le professeur Tarnier qui fit installer à la Maternité la première *couveuse* en 1880. C'est une caisse en bois munie d'un thermomètre, séparée en deux compartiments, par une cloison horizontale. Le supérieur renferme l'enfant, l'inférieur contient des bouches d'eau chaude. Le dessus est vitré pour permettre la surveillance ; l'aération est assurée par des ouvertures opposées ; l'humidité de l'air est entretenue par une éponge imbibée d'eau et placée dans l'ouverture par laquelle communiquent les deux compartiments (fig. 104).

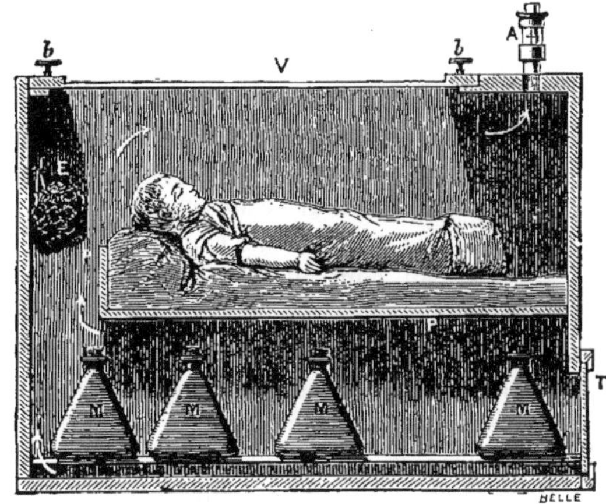

Fig. 104. — Couveuse de Tarnier.

L'enfant est placé dans la couveuse vêtu comme tous les nouveau-nés. On l'en retire momentanément, pour le nettoyer et l'allaiter. La pièce doit être maintenue à une température de 18 à 20 degrés pour qu'il ne se refroidisse pas quand il est retiré de la couveuse.

M. Tarnier a joint à l'emploi de cet appareil celui du *gavage*, indispensable pour ces petits êtres trop faibles pour pouvoir opérer la succion. Pour cette manœuvre, il se sert d'une sonde uréthrale en caoutchouc rouge, n° 16, de la filière de Chanière. Au bout de cette sonde on ajuste une capsule en verre dans laquelle on verse le lait après qu'on a introduit la sonde jusque dans l'estomac, Celui que préfère M. Tarnier est le lait de femme : huit grammes suffisent à chaque fois. On gave l'enfant toutes les heures impaires et aux heures paires la nourrice lui fait couler son lait dans la bouche. Le séjour de l'enfant dans la couveuse et le gavage durent un temps variable entre quelques jours et six semaines (1).

(1) TARNIER, *Des soins à donner aux enfants nés avant terme* (*Académie de médecine* séance du 21 juillet 1885, t. XIV, p. 944).

Grâce à l'emploi de ces moyens, on a sauvé, du 21 novembre 1881 au 21 novembre 1886, à la Maternité de Paris, 30 p. 100 des enfants nés à six mois, tandis que pas un enfant de cet âge n'avait survécu pendant les cinq années précédentes (1).

2° Mort apparente. — Les enfants viennent parfois au monde dans un état de mort apparente, avec suspension des mouvements respiratoires et affaiblissement ou même interruption des battements du cœur. Cet état peut provenir des causes les plus diverses. Il est le plus souvent produit par la longueur excessive du travail, l'enroulement du cordon autour du cou de l'enfant ou sa compression entre la tête et le détroit supérieur ; c'est alors une véritable asphyxie. Il peut provenir aussi d'hémorrhagies causées par des déchirures du cordon ou de la débilité extrême du nouveau-né dans les naissances prématurées ; c'est alors une sorte d'état syncopal. De là, deux formes essentiellement différentes. Dans la première, la peau est turgescente et violacée ; dans la seconde, elle est décolorée, ainsi que les muqueuses.

Dans la forme asphyxique, il faut se hâter de couper le cordon et de laisser couler une ou deux cuillerées de sang avant la ligature ; dans la forme anémique, il faut au contraire différer de quelques minutes la section du cordon et ne pas laisser perdre une goutte de sang. Dans les deux cas, il faut se hâter de désobstruer la bouche et le pharynx des liquides et des mucosités, en y passant le doigt couvert d'un linge sec, pendant qu'on frictionne tout le corps avec un liquide alcoolique en frappant de petits coups secs sur le siège. Tout cela doit se faire très rapidement, et si la respiration ne se rétablit pas immédiatement, il faut recourir à des moyens plus efficaces.

Il en est trois qui méritent la confiance à des degrés différents : la respiration artificielle par le procédé Sylvester, l'insufflation pulmonaire et les tractions rythmées de la langue. Cette dernière méthode a été préconisée, il y a trois ans, par le docteur Laborde dans le cas d'asphyxie par submersion (2). Depuis il l'a étendue à tous les cas de mort apparente et en particulier à celle des nouveau-nés (3). Elle a donné incontestablement de bons résultats ; mais les accoucheurs lui préfèrent l'insufflation pulmonaire, tout en reconnaissant que ce dernier moyen est d'un emploi plus difficile et réclame une main exercée, tandis que les tractions linguales peuvent être faites par tout le monde. Les deux

(1) Avec le traitement de M. Tarnier, les enfants de 6 mois et demi ont survécu dans la proportion de 53 p. 100, ceux de 7 mois dans celle de 64,7, ceux de 7 mois et demi ont donné 85,7 de succès et ceux de 8 mois 91,6 p. 100.

(2) Laborde, *De la mort apparente à la suite de l'asphyxie par submersion et d'un moyen inconnu, ou jusqu'à présent inexpliqué, d'y remédier* (Communication à l'Académie de médecine, séance du 5 juillet 1892).

(3) Laborde, Communication à l'Académie de médecine, séance du 22 novembre 1892, t. XXVIII, p. 718 du bulletin.

moyens ne s'excluent pas du reste et peuvent être mis en œuvre tour à tour. Cette question a donné lieu à une discussion intéressante, au sein de l'Académie de médecine, au mois de janvier 1895, mais elle est plutôt du ressort de la thérapeutique que de celui de l'hygiène et nous ne pourrions insister sur ce sujet sans sortir de notre cadre.

III. **Etablissement des principales fonctions.** — 1° RESPIRATION ET CRI. — C'est par le cri que l'enfant signale son entrée dans la vie. A ce moment, tout est douleur pour lui : l'air qu'il respire lui est pénible, les langes dont il est couvert froissent sa peau habituée au poli de la poche amniotique, la différence de température lui est sensible, mais il s'y habitue vite, ses cris cessent quand on a fini de le nettoyer, de le vêtir et qu'on le couche dans son petit berceau. Il s'y endort paisiblement et si les cris persistent, c'est qu'il y a quelque cause de malaise ou de douleur qu'il faut rechercher jusqu'à ce qu'on l'ait trouvé.

Dans le sommeil, la respiration du nouveau-né est fréquente et irrégulière ; les mères doivent en être prévenues pour ne pas s'en alarmer. Il respire en moyenne 39 fois par minute suivant Roger, et 35 d'après Chomel. Les irrégularités ne se produisent que pendant le sommeil,

2° CIRCULATION. — Le pouls est également accéléré, la moyenne est de 120 pulsations pendant le sommeil et de 130 à 140 pendant la veille. D'après Depaul, le pouls va à 150 immédiatement après la naissance.

3° TEMPÉRATURE. — La température du nouveau-né oscille entre 37° et 37°,5 comme celle de l'adulte. Elle est en moyenne de 37°,5 d'après Roger. Pendant les premières heures, elle tombe à 36°, parfois même à 35°5, mais le lendemain elle est remontée à 37° ;

Les nouveau-nés se refroidissent facilement ; l'expérience l'a démontré. Edwards, en éloignant des chiens nouveau-nés de leur mère, les a vus se refroidir peu à peu et arriver à la température du milieu ambiant, tandis qu'au bout de quinze jours, ils se comportaient comme des adultes. Il n'est pas rare dans l'hiver de voir des nouveau-nés mourir de froid dans leur berceau pendant la nuit. Quand la mère s'en aperçoit à temps, elle ranime immédiatement l'enfant en le prenant dans son lit. Les statistiques prouvent que, dans nos climats, il succombe notablement plus d'enfants naissants dans l'hiver que dans l'été.

Le froid détermine la mort des nouveau-nés de deux façons différentes : par une asphyxie véritable due à une rigidité contracturale des muscles respirateurs ; par la production de broncho-pneumonies presque toujours fatales à cet âge de la vie ou de maladies spéciales comme le sclérème et le trismus des nouveau-nés.

Les médecins se sont élevés de tout temps contre les exigences légales et religieuses qui forçaient à transporter les nouveau-nés à la mairie pour les inscrire et à l'église pour les baptiser. On a renoncé à cette coutume meurtrière. Dans l'hiver, on remplace provisoirement le baptême par l'ondoiement et à la mairie on se contente de la déclaration du père assisté de deux témoins. C'est du moins ce qui se passe dans les petites villes où tout le monde se connaît. A Paris, lorsqu'une naissance est signalée à la mairie, on envoie à domicile un médecin de l'état-civil qui constate la réalité du fait et le sexe de l'enfant.

IV. **Protection du nouveau-né.** — L'enfant a besoin d'appui même avant sa naissance. Il doit être protégé dans la personne de sa mère. Les femmes des classes aisées sont entourées de soins pendant leur grossesse et n'ont besoin que de conseils; les mères indigentes ont besoin de secours.

1° Assistance maternelle. — Dans tous les pays, on se préoccupe de créer pour elles des asiles où elles puissent accoucher sans se faire connaître ; il existe déjà quelques établissements de ce genre ; mais ce sont des faits isolés et, en France, dans ces derniers temps, on a entrepris de généraliser la mesure. Ce sont les médecins qui ont pris l'initiative. Le docteur Drouineau en a fait la proposition en 1878 et en 1879 (1). Lunier l'a renouvelée à l'Académie de médecine le 2 février 1885 ; elle a été discuiée au Congrès international de la protection de l'enfance en 1890, formulée à la Chambre des députés le 11 novembre de la même année (2).

En 1892, la question a été prise en main par le Ministre de l'intérieur. Il a soumis au Conseil supérieur de l'Assistance publique un projet de loi sur la protection des femmes enceintes qui les assimile à des malades et décide qu'il sera créé, dans chaque département, un service d'assistance maternelle, pour celles qui sont dénuées de ressources. Elles seront secourues à domicile, lorsque cela sera possible, ou reçues dans les *maternités hospitalières*, dans les *maternités secrètes* ou dans les *asiles ouvroirs* fondés à cet effet (3). Nous ne pourrions, sans sortir de notre cadre, décrire l'organisation et le fonctionnement de ces établissements; nous renvoyons pour cela aux ouvrages spéciaux. Il ne suffit pas de protéger les nouveau-nés contre la misère, il faut encore les défendre contre l'ignorance et le crime. Nous avons dit dans le premier chapitre comment le taux de la mortinatalité s'élevait sans cesse et quelle part considérable devait être attribuée à l'infanticide. Les lois sont impuissantes à le réprimer ; leur sévérité même en entrave l'application. Le jury a des trésors d'indulgence et de pitié pour les mères qui tuent leurs

(1) Drouineau, *De l'assistance aux filles-mères et aux enfants abandonnés*, Paris, 1878, p. 91. — *De l'assistance de l'enfant avant la naissance* (*Congrès international d'assistance*, t. II, p. 142).

(2) Pour le projet de loi, voir les *Comptes-rendus des séances du Conseil supérieur de l'assistance publique*, session de juin 1892, fascicule n° 39.

(3) *Encyclopédie d'hygiène*, t. V, chap. II, article IV, § Ier, page 212.

enfants. C'est à peine si le dixième des infanticides est poursuivi et ceux qui passent devant les tribunaux s'en tirent à si peu de frais que cela n'intimide personne (1). Il ne faut pas le regretter, en pareille matière, il vaut mieux prévenir le mal que de le punir. Pour cela, il faut que les femmes coupables puissent cacher leur faute sans être forcées d'en détruire le produit. Il est évident que s'il leur est possible de déposer

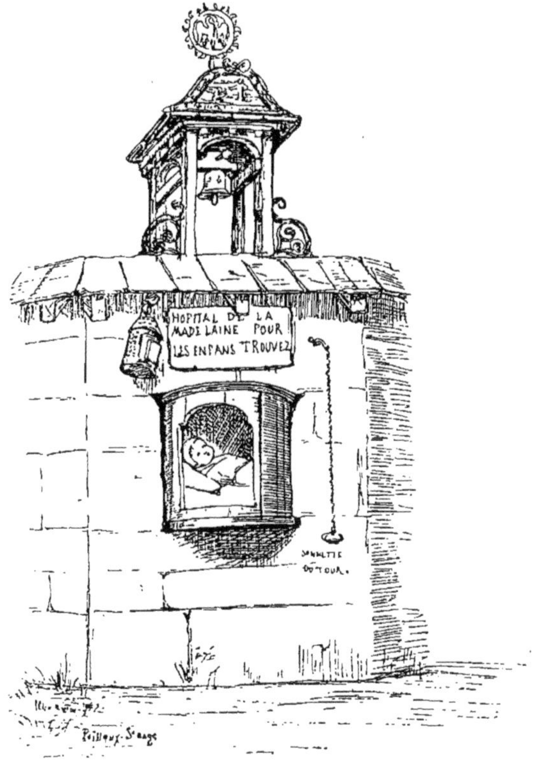

Fig. 105.

leurs enfants en lieu sûr et sans se faire connaître, elles préfèreront l'y porter que de le jeter dans la fosse d'aisances.

2° Tours et bureaux ouverts. — La pensée de créer un refuge aux enfants condamnés à mort par la misère ou par le crime remonte à des

(1) D'après un relevé fait par M. le conseiller Berryat de Saint-Prix, sur 5.591 infanticides qui ont passé en cours d'assises, de 1833 à 1862, il y a eu 1.998 acquittements, 954 condamnations à 2 ans au plus de prison, 2.854 aux travaux forcés et 55 condamnations à mort dont 40 ont été commuées. De 1846 à 1862, il n'y a eu que trois exécutions capitales pour infanticide.

temps fort anciens. On en trouve des traces dans les chroniques du moyen-âge ; mais son application légale ne remonte qu'au commencement du siècle. Les *tours* ont été établis par le décret du 19 janvier 1811, lequel n'a pas été abrogé.

La figure ci-dessus représente un tour de date fort ancienne et dont le modèle figura à l'Exposition universelle de 1889 (fig. 105). Il donne une idée suffisante de l'aspect et du fonctionnement de cette machine pour que nous n'ayons pas besoin de la décrire.

Les tours sont peu à peu tombés en désuétude. Sur 250 qui furent institués en vertu du décret de 1811, il n'en restait plus que 6 en 1862 et le dernier a été fermé à Marseille en 1866 (1). Depuis cette époque, les hygiénistes n'ont pas cessé d'en réclamer le rétablissement. Les docteurs Marjolin, Brochard, Bertillon, Coudreau, Guignard, ont fait campagne dans ce sens. La question a été traitée dans les Conseils généraux, dans les congrès d'hygiène et dans les assemblées délibérantes (2). La discussion a été ardente, passionnée et enfin elle a abouti à une sorte de compromis auquel beaucoup de médecins se sont ralliés et qui consiste à remplacer les tours par des bureaux ouverts avec obligation du secret absolu. Cette solution a été acceptée par le Conseil supérieur de l'assistance publique. L'Académie de médecine, à la suite de mon rapport (3) vota, le 5 mai 1891, des conclusions au nombre desquelles figure le vœu *que des tours soient établis dans tous les départements, que dans le même local soient réunis un tour et un bureau ouvert et que des secours soient accordés aux femmes ne pouvant, faute de ressources suffisantes, élever leurs enfants.*

Cette solution conciliante n'a contre elle que le chiffre des dépenses qu'elle doit entraîner. Elle est restée du reste, comme les autres, à l'état de simple aspiration.

§ II. — ALLAITEMENT

Lorsque le nouveau-né a été nettoyé, vêtu et qu'il s'est endormi dans son berceau, on l'y laisse reposer jusqu'à ce qu'il se réveille ; c'est alors le moment de commencer à l'allaiter. La coutume assez répandue de ne lui donner le premier jour que de l'eau sucrée est condamnée par tous les hygiénistes. Il faut le présenter au sein, aussitôt qu'il se réveille.

(1) Louis PÉNARD, *Du rétablissement des tours* (*Annales d'hygiène publique*, 1879, t. I, p. 506).

(2) Elle a été au Sénat l'objet d'un rapport de M. Bérenger, le 21 février 1877, et traitée à la tribune de la Chambre des députés par M. de la Ferronnays, le 11 novembre 1890.

(3) Jules ROCHARD, *Rapport sur le faible accroissement de la population en France* (*Bulletin de l'Académie de médecine*, t. XXV, p. 367).

Lorsqu'il est bien constitué, il saisit le mamelon avec les lèvres et suce avec avidité le liquide séreux et légèrement laxatif que secrète la glande mammaire de la nouvelle accouchée et qui porte le nom de *colostrum*. Au bout de quelques jours, la sécrétion du lait est établie et devient, pendant les six premiers mois au moins, la nourriture exclusive de l'enfant.

1° Allaitement maternel. — La nourriture normale du nouveau-né est le lait de sa mère et c'est un devoir pour elle de le lui fournir, à moins d'impossibilité absolue. C'est, dit Fonssagrives, le second acte de la maternité physique. Ce devoir est du reste bien compris aujourd'hui dans les familles de la classe moyenne. Il n'en est pas de même dans les sphères élevées de la société et dans le monde interlope qui les imite. Dans ce milieu, d'après le docteur Tarnier, l'allaitement maternel ne s'élève pas à plus de 12 p. 100. D'après un relevé du Dr Nivert, sur 300 accouchées, dans la ville de Paris, 50 seulement ont voulu nourrir et pu le faire avec succès, 30 autres ont essayé et n'ont pas pu réussir ; 220 n'ont même pas fait de tentatives. Dans la population rurale au contraire, le nombre des mères qui allaitent leurs enfants s'élève à 64 p. 100.

Les médecins ne doivent pas se rendre complices de la mauvaise volonté des mères, comme J.-J. Rousseau le reprochait à ceux de son temps. C'est à eux et sous la responsabilité de leur conscience, qu'il appartient de décider si elles doivent nourrir ou non.

Les causes qui peuvent s'opposer à ce que les femmes nourrissent leurs enfants tiennent à leur constitution ou à leur condition sociale.

Au premier ordre appartiennent les vices de constitution tels que la tuberculose et la syphilis ou l'extrême faiblesse qui arrive parfois à la fin de la grossesse à un degré tel que les femmes épuisées ont à peine assez de force pour se relever de la rude épreuve qu'elles viennent de subir. Dans le même ordre d'obstacles, il faut ranger la mauvaise conformation du mamelon et les gerçures du sein. Il est rare pourtant qu'on ne puisse y remédier. Le peu d'abondance du lait, lorsqu'il est bon, n'est pas un obstacle absolu à l'allaitement, parce qu'on peut y suppléer à l'aide du biberon. Cet *allaitement mixte* donne de très bons résultats, lorsqu'il est conduit avec les précautions et les soins nécessaires.

Les obstacles qui tiennent à la condition sociale sont plus nombreux. Dans les villes, il est des professions qui rendent l'allaitement impossible. Les femmes forcées de passer toute leur journée dans un comptoir, les domestiques ne peuvent pas nourrir leurs enfants.

En dehors de ces conditions, le médecin doit encourager les mères à nourrir et résister aux insinuations de la famille. Il ne doit pas perdre de vue que l'enfant de la nourrice mercenaire dont il va faire choix est trop souvent sacrifié, ainsi que le montrent les statistiques.

Il est des cas où l'obstacle à l'allaitement vient de l'enfant et non de la mère. Le bec de lièvre, la brièveté du frein de la langue, l'extrême débilité du nouveau-né sont dans ce cas. On peut remédier aux difformités par une opération et à la faiblesse par le *gavage*, comme nous l'avons dit en parlant des enfants venus avant terme.

Lorsque la lactation est bien établie, il faut régler le régime de l'allaitement ; les tétées doivent être espacées régulièrement le jour et la nuit, en dépit des petites colères et des fantaisies du nourrisson. Pendant le jour, un intervalle de deux heures est indispensable ; la nuit, on peut le porter à quatre ou cinq heures. Au bout de quelques mois, l'enfant s'habitue parfaitement à ne téter qu'une fois pendant la nuit ; puis la mère se borne à le mettre au sein en se couchant et il dort jusqu'au lendemain matin.

Quant au régime de la mère, elle ne doit rien y changer lorsqu'il est convenable. Il faut seulement qu'elle évite les veilles, les fatigues et, si faire se peut, les émotions trop vives. Ses vêtements, comme ceux qu'elle a portés pendant sa grossesse, ne doivent exercer aucune compression sur la poitrine.

II. **Allaitement mercenaire.** — Lorsque la mère est dans l'impossibilité de nourrir son enfant, il vaut mieux le confier à une nourrice que de l'élever au biberon. Elle peut la prendre chez elle ou envoyer son enfant à la campagne. Dans les deux cas, le choix doit être aussi rigoureux. Nulle nourrice ne doit être acceptée sans un examen médical. On préfère les femmes de 20 à 30 ans, ayant le teint coloré et les dents saines, et accouchées depuis moins de 7 mois. La préférence qu'on accorde aux brunes n'est pas justifiée. C'est une affaire de race. Le médecin doit s'assurer que la nourrice ne porte pas de cicatrices de scrofule, de traces de syphilis, que la poitrine est saine, que la peau et le cuir chevelu ne présentent pas d'éruption suspecte ; il doit constater qu'elle a été vaccinée ou qu'elle a eu la variole ; enfin, il faut qu'il examine les seins et qu'il s'assure de la qualité du lait.

Les seins doivent être volumineux, plutôt hémisphériques que piriformes, avec des mamelons bien conformés et faciles à saisir. Il faut rejeter les nourrices qui n'allaitent que d'un côté, par suite de l'atrophie de l'autre glande mammaire. Le fait est assez commun, si l'on en juge par les statistiques recueillies dans les bureaux de placement.

Le lait doit être d'un blanc mat et former une goutte opaline sur l'ongle de l'observateur. Cette épreuve, dont on se contentait autrefois, n'est plus considérée comme suffisante. Les hygiénistes réclament une analyse. Le lait de femme doit marquer 20 au lactoscope de Donné, ce qui représente à peu près 23^{gr} de beurre par litre ; il doit avoir une densité approchant de 1035. Examiné au microscope, il doit présenter des globules homogènes, et en renfermer de 200.000 à 500.000 par centimètre cube.

L'enfant de la nourrice doit être également l'objet d'un examen médical. Il ne suffit pas de constater qu'il a bonne apparence, il faut examiner les orifices de la muqueuse buccale pour s'assurer qu'elle ne présente pas de traces de syphilis et la région anale, qui est souvent le siège d'un érythème intense. Cette rougeur peut tenir au défaut de soins, mais elle peut être également un symptôme d'entérite.

La nourrice une fois admise dans la maison, il faut surveiller son régime. Lorsqu'elle vient de la campagne, ce qui est le cas le plus ordinaire, elle est habituée à une alimentation dans laquelle dominent les féculents et les légumes. Une fois en place, elle mange plus de viande, fait usage de mets plus épicés que chez elle, et se laisse aller volontiers à dépasser les limites de son appétit. Il en résulte souvent des troubles digestifs qui retentissent sur l'enfant. Il faut donc y veiller et, sans la soumettre à un régime spécial, comme celui que M. Constantin Paul a tracé pour les nourrices de la crèche de la Charité (1), il faut lui donner une nourriture qui ne s'éloigne pas trop de la sienne. Il est bon de lui conserver la boisson fermentée dont elle a l'habitude ; mais il faut lui interdire l'usage des spiritueux, car l'enfant est presqu'aussi impressionnable à l'alcool qu'à l'opium.

Il est certains aliments qui, sans troubler la santé de la nourrice, altèrent parfois celle de l'enfant. Les choux, l'oseille sont dans ce cas. Le Dr Delthil a observé un fait curieux d'intoxication par les moules chez un enfant qui était atteint d'urticaire toutes les fois que sa nourrice en mangeait, sans qu'elle éprouvât aucun trouble. Le Dr Bergeron a observé un cas analogue. Il s'agissait cette fois d'un enfant qui était pris de violentes coliques toutes les fois que sa nourrice mangeait du cresson (2).

Il est très important de ne pas garder les nourrices constamment à la maison. Habituées à vivre au grand air, elles s'étiolent et s'anémient dans l'atmosphère des appartements, et il faut les envoyer à la promenade dans l'intérêt même de leur nourrisson.

La mère qui se voit forcée de renoncer à nourrir son enfant n'abdique pas pour cela le droit de veiller sur lui. Elle doit au contraire redoubler de sollicitude, surtout au début, alors qu'elle ne connaît pas encore la nourrice à laquelle elle l'a confié. Il est bon de la surveiller quand elle sort et surtout pendant la nuit. Beaucoup de nourrices laissent prendre aux enfants la mauvaise habitude de leur donner le sein aussitôt qu'ils crient et, pour plus de commodité, elles les tirent de leurs berceaux pour les coucher près d'elles. Or, il arrive souvent qu'elles s'endorment en même temps que l'enfant et l'étouffent pendant leur sommeil.

La nourrice *sur lieu* n'est possible que dans les familles aisées. Dans le petit commerce, chez les ouvriers, les ressources du budget sont insuffi-

(1) Voyez J. Bergeron, *Hygiène de la première enfance* (*Encyclopedie d'hygiène*, t. VIII, chap. II, p. 61).

(2) Bergeron, *Encyclopédie d'hygiène*, t. VIII.

santes, et quand les mères ne peuvent pas nourrir, elles sont obligées de laisser aller leurs enfants à la campagne. Ce n'est assurément pas une mauvaise condition, lorsqu'on est sûr de la nourrice, qu'elle habite à peu de distance et qu'on peut lui faire de fréquentes visites. Cela se trouve facilement dans les petites villes ; mais il n'en est plus ainsi dans les grands centres. C'est là que règne l'*industrie nourricière* avec toutes ses fraudes et tous ses dangers.

III. **Allaitement artificiel.** — C'est une déplorable ressource à laquelle il ne faut recourir que quand on ne peut pas faire autrement. Avec beaucoup de soins, de sollicitude et d'habileté, on peut arriver à élever des enfants au biberon sans en perdre un trop grand nombre ; mais comme toutes ces conditions se trouvent rarement réunies, le fait brutal c'est que partout, les enfants artificiellement allaités meurent en plus grand nombre que ceux qui sont nourris au sein (1). Cependant, comme il y a plus d'enfants que de bonnes nourrices, que l'offre du lait de femme est sensiblement inférieur à la demande, il est indispensable de s'occuper de l'allaitement artificiel et, grâce aux progrès de l'hygiène contemporaine, on peut aujourd'hui en atténuer sensiblement les dangers.

Le lait de vache est à peu près le seul auquel on ait recours partout pour remplacer celui de femme. Il n'a qu'une chose contre lui, c'est la fréquence de la tuberculose chez les bovidés et la crainte de la transmission de cette maladie par le lait. Nous dirons bientôt comment on évite ce danger par la stérilisation. Le lait de chèvre est substitué au lait de vache dans certains départements du Midi. Le lait d'ânesse a été conseillé par Parot, pour nourrir les enfants assistés atteints de syphilis, dont la mortalité était effrayante. M. Tarnier pense qu'il y aurait de l'avantage à donner du lait de chèvre aux nouveau-nés et à en prolonger l'usage jusqu'à six semaines ou deux mois, de lui substituer, pendant quatre autres mois, le lait de vache coupé de moitié d'eau, puis enfin de faire prendre ce dernier sans mélange, jusqu'au sevrage. Ces raffinements ne sont pas très pratiques et M. Tarnier en convient lui-même. Le lait d'ânesse se rapproche beaucoup par sa composition du lait de la femme. Il convient, dit le Dr Périer (*Hygiène alimentaire des enfants.* Bibl. Charcot-Debove, Paris, 1895), dans les premiers jours de la naissance, pour les enfants qui attendent une nourrice, pour ceux qui sont frêles et délicats ; mais il est très cher. A Paris, il coûte 6 francs le litre pour les

(1) En Norwège où presque tous les enfants sont nourris par leurs mères, il n'en meurt que 10 à 12 p. 100. Dans le Wurtemberg, où c'est le contraire, on en perd 42 p. 100 ; en Bavière, 50. A Munich, il meurt 15 p. 100 des enfants nourris au sein et 85 de ceux qui sont allaités artificiellement. A Paris, la mortalité des enfants dans la première année est de 20 p. 100 et pèse surtout sur les enfants nourris au biberon.

particuliers et 4 francs pour les administrations qui en prennent de grandes quantités. En somme, c'est un lait d'exception (1).

Le lait de chèvre est trop fort, difficile à digérer; il donne aux enfants qui en boivent une odeur hircine et il manque environ quatre mois de l'année. C'est plus de raison qu'il n'en faut pour y renoncer (2). En réalité on n'a guère recours qu'au lait de vache. M. Tarnier conseille de le couper avec de l'eau bouillie additionnée de 5gr de sucre pour 100gr d'eau, et de diminuer la quantité d'eau progressivement jusqu'à six mois, époque à laquelle on peut le donner pur.

Autrefois, on recommandait de donner le lait à l'enfant tel qu'il sortait du pis de la vache; on attachait quelque importance à ce que ce fût toujours le même animal qui le fournît. On a même essayé, pour l'avoir plus pur et pour ainsi dire vivant, de mettre l'enfant au pis de l'animal. Au siècle dernier, à Aix (Provence), on faisait téter les chèvres par les enfants assistés. De nos jours, le Dr Boudard s'est efforcé de vulgariser cette pratique. Parot faisait mettre les enfants syphilitiques auprès de l'ânesse. On a renoncé à ces pratiques. Les idées suivent aujourd'hui un tout autre courant.

Le lait est un liquide si altérable, qu'on n'est sûr de l'obtenir à l'état de pureté que par la stérilisation. Nous avons longuement décrit cette opération dans le IVme chapitre, nous n'avons donc pas besoin d'y revenir. Aujourd'hui, presque tous les accoucheurs ont adopté le lait stérilisé. Il avait été déjà préconisé par Uhlig, Conrad, Noor, Comby, Vinay et Davis pour combattre la diarrhée des enfants à la mamelle; mais, en France, on en a fait l'application dans tous les cas d'allaitement artificiel. M. Budin, dans deux communications faites à un an d'intervalle à l'Académie de médecine (3), a démontré la supériorité du lait stérilisé sur tout autre mode d'allaitement artificiel, après l'avoir expérimenté pendant deux ans dans son service à la Charité. Il a constaté que les enfants qui en font usage ne présentent pas de troubles intestinaux, bien qu'il le donne pur, ayant remarqué que les nourrissons s'accroissent moins lorsqu'on le coupe. M. Budin fait stériliser le lait dans son laboratoire, en le chauffant au bain-marie à 100 degrés avec l'appareil de Soxhlet, ou avec celui de Gentile. Il en fait préparer chaque jour la quantité nécessaire pour la journée et la nuit. Il recommande de

(1) TARNIER, L'*Allaitement* (Communication à l'Académie de médecine, séance du 26 septembre 1882 (*Bulletin de l'Académie*, t. XI, p. 1075).

(2) Pour la composition et les propriétés du lait de femme, de vache, d'ânesse et de chèvre, voyez chap. IV, article Ier, § 3.

(3) *Note sur l'allaitement des nouveau-nés*, par M. BUDIN en collaboration avec M. CHAVANNE. Séance du 19 juillet 1892 (*Bulletin de l'Académie de médecine*, t. XXVIII, p. 99); — *De l'emploi pour les nourrissons du lait stérilisé à 100 degrés au bain-marie. Allaitement mixte. Artificiel*, par MM. Budin et Chavanne (séance du 25 juillet 1893 (*Bulletin de l'Académie de médecine*, t. XXX, p. 157).

ne jamais laisser une bouteille en vidange et pour le faire boire aux enfants, il adopte au goulot un petit appareil auquel il a donné le nom de *galactophore* (1).

Plus récemment, M. Rodet, dans un long mémoire sur la stérilisation du lait, inséré dans la *Revue d'hygiène et de police sanitaire* (2), est arrivé aux mêmes conclusions. Les faits pratiques observés par ces auteurs nous paraissent plus probants que les expériences de laboratoire faites par Flugge et d'après lesquelles l'ébullition prolongée pendant trois quarts d'heure ne détruit pas toutes les bactéries. « Celles qui » résistent à cette stérilisation, dit-il, ne sont pas toutes inoffensives. » Si les agents pathogènes des maladies spécifiques à germes bien » étudiés : tuberculose, fièvre typhoïde, choléra, diphtérie sont tués » même par une simple pasteurisation, les agents insuffisamment connus » et sans doute très divers qui déterminent chez les enfants les accidents » gastro-intestinaux, ne sont pas détruits même par l'ébullition (3) ». Cette assertion nous semble victorieusement combattue par les observations recueillies à la Charité par M. Budin, et dont nous avons parlé plus haut. Le lait porté à 110° comme il le faut pour tuer sûrement tous les germes, est un liquide altéré. La stérilisation elle-même ne respecte pas sa composition d'une manière absolue. Des recherches comparatives faites par le Dr Alb. Boissard, à l'asile municipal Ledru-Rollin, sur l'allaitement maternel et l'alimentation au lait stérilisé, lui ont démontré la supériorité du premier mode au point de vue des digestions de l'enfant (4).

Le lait stérilisé est sans doute infiniment supérieur au lait toujours suspect qu'on peut se procurer dans les villes ; mais à la campagne, dans les pays d'élevage, lorsqu'on a sous la main des vaches saines, bien nourries, qu'on peut traire quand on veut, je trouve, comme le Dr Laurent (de Rouen), qu'il vaut mieux faire boire aux enfants ce lait cru et naturel que de lui faire subir une préparation quelconque.

Le lait naturel est le seul aliment qui convienne à l'enfant jusqu'à six ou sept mois. Toutes les préparations qu'on a essayé de lui substituer, laits artificiels ou conservés, farines lactées, conserves de crêmes, farines de Nestlé, du Dr Coffin, aliment de Bouchut, bouillon gras, thé de veau, etc., constituent une alimentation détestable, quand on les administre à l'exclusion du lait, dans les premiers mois de la vie. On peut les faire intervenir comme adjuvant, lorsque l'enfant a fait ses premières dents ;

(1) Cet appareil est décrit et figuré dans le *Bulletin de l'Académie*, t. XXVIII, p. 112.

(2) *Mémoire sur la stérilisation du lait*, par le Dr A. Rodet, professeur agrégé à la Faculté de médecine de Lyon (*Revue d'hygiène*, t. XVI, p. 1026).

(3) Flugge, *Zeitschrift fur hygiene and infections krankheiten*, 1894, XXVII, p. 272-342.

(4) Alb. Boissard, *De l'alimentation du nouveau-né par le lait maternel* (*La France médicale* et *Paris médical*, n° du 10 août 1895).

mais à cette époque, il faut encore que le lait soit sa nourriture principale.

On peut se servir de différents procédés pour le faire prendre à l'enfant. Le plus usité est le biberon. Il a pourtant des inconvénients sans nombre. Le plus grave est d'altérer le lait et d'y faire naître des micro-organismes ainsi que l'a démontré M. Fauvel (1); aussi M. Tarnier y a-t-il renoncé d'une manière complète. A la Maternité, il fait donner le lait à la cuiller ou à la timbale. Les enfants qui n'ont jamais tété, s'habituent facilement à boire de cette façon ; les autres s'y refusent (2). Le biberon répond mieux à l'instinct de succion, le premier qui s'éveille chez le nouveau-né. Il permet au lait de couler lentement dans la bouche de l'enfant et de se mêler à sa salive ; mais il faut qu'il soit entretenu avec une propreté scrupuleuse.

Les biberons à éponge, à tube en caoutchouc doivent être absolument rejetés. On préfère généralement aujourd'hui les biberons en verre qu'on peut nettoyer et passer à l'eau bouillante.

IV. **Pesées.** — Le criterium d'un bon allaitement, quelqu'en soit le mode, est la bonne santé de l'enfant et son augmentation progressive de volume. Celle-ci ne peut s'apprécier exactement qu'en le pesant à intervalles périodiques. Cette habitude s'est maintenant répandue dans les familles aisées. Elle permet de suivre les progrès de l'enfant, de s'assurer que le lait de la mère ou de la nourrice est suffisant, comme qualité, comme quantité, et de reconnaître les indispositions du nourrisson. Les moindres affections sont dénoncées par une diminution de poids.

Le poids du nouveau-né est en moyenne, avons-nous dit, de 3.200^{gr} pour les garçons et de 2.900 pour les filles. Il diminue pendant les trois premiers jours, par suite de l'évacuation du méconium des urines et de l'insuffisance de l'alimentation. La perte est en moyenne de 170^{gr} et peut aller jusqu'à 200 ; mais au bout de trois jours l'enfant commence à reprendre et il récupère son poids initial vers le 7e ou le 8e jour. A partir de ce moment, si son alimentation est suffisante, il augmente en moyenne de 35^{gr} par jour pendant le premier mois ; 30^{gr} par jour pendant le second ; de 28 pendant le 3e. A six mois, l'accroissement quotidien n'est plus guère que de 15^{gr}.

Les pesées quotidiennes, à l'aide desquelles ces moyennes ont été établies, sont inutiles dans la pratique ; il suffit de peser les enfants tous les huit jours, et pour cela il n'est pas besoin de ces balances spéciales qu'on désigne sous le nom de *pèse-bébés*, celles de l'office suffisent.

(1) H. Fauvel, *Sur les altérations du lait dans les biberons* (*Académie des sciences*, séance du 16 mai 1881).

(2) Tarnier, *L'Allaitement* (*Bulletin de l'Académie de médecine*, t. XI, p. 1075).

V. **Sevrage.** — Nous avons dit que le lait devait être la seule nourriture de l'enfant jusqu'à six ou sept mois ; mais, à cette époque, les mères et les nourrices ont rarement assez de lait pour le satisfaire, et le moment est venu d'y joindre quelques aliments légers, c'est alors que les bouillies, les farines lactées trouvent leur emploi et préparent peu à peu les enfants au sevrage.

A Paris et dans le Nord de la France, on a l'habitude de supprimer l'allaitement entre 12 et 18 mois, dans le Midi et dans les colonies on va jusqu'à deux ans pour éviter la diarrhée et les convulsions qui enlèvent beaucoup d'enfants dans les pays chauds. On se règle en général sur la saison ; on évite l'hiver à cause de la brièveté des jours et de la rareté des sorties, et l'été à cause des chaleurs qui favorisent l'athrepsie. Le printemps et l'automne sont les saisons les plus favorables. On tient également compte de l'évolution dentaire et on profite du moment de calme qui s'opère entre chacune des cinq phases de cette évolution (1). Il est bien entendu qu'on ne sèvre jamais un enfant au cours d'une maladie même légère.

Il semblerait logique de sévrer l'enfant peu à peu en diminuant chaque jour le nombre des tétées ; mais l'expérience a fait renoncer à cette méthode. De même on a reconnu qu'il était inutile d'éloigner la mère ou la nourrice ; il suffit d'enduire les mamelons d'un extrait amer quelconque pour que l'enfant refuse de prendre le sein.

Au moment du sevrage, l'enfant a déjà contracté l'habitude des aliments légers ; il n'y a qu'à en continuer l'usage ; il faut seulement espacer ses repas davantage et n'en donner que six par jour. On introduit successivement les œufs, le poisson, la viande et les légumes, dans ce régime dont le lait et ses dérivés forment encore longtemps la base ; puis peu à peu l'enfant s'accoutume à la nourriture de la famille et ne fait plus par jour que quatre repas dans l'intervalle desquels il faut interdire les pâtisseries et les friandises.

§ III. — ÉVOLUTION DE LA PREMIÈRE ENFANCE

I. **Habitudes hygiéniques.** — 1° Sommeil. — Le nouveau-né dort presque continuellement et ne se réveille que pour téter. Peu à peu les périodes de sommeil deviennent plus courtes ; au bout de quatre ou cinq mois, l'enfant ne dort plus guère que la nuit et une couple d'heure dans la journée. A mesure qu'il grandit, il se sèvre de lui-même et peu

(1) Le 1er groupe (les 2 incisives médianes inférieures sortent d'habitude au 7e mois ; le 2e groupe (les 4 incisives supérieures) au 10e : le 3e (les 2 incisives latérales supérieures et les 4 petites molaires) au 14e mois ; le 4e (canines) au 16e ; le 5e (grosses molaires) au 20e.

à peu du sommeil diurne ; mais ce n'est que vers l'âge de trois ans qu'il peut s'en priver tout à fait. Dans l'été de nos climats, ainsi que dans les pays chauds, l'usage de la sieste est extrêmement favorable aux petits enfants. En tout temps, il faut les coucher de bonne heure et les réveiller de grand matin ; ils en prennent très facilement l'habitude.

2° Soins de propreté. — Nous avons parlé des soins minutieux qu'exige le nouveau-né ; en grandissant, la propreté est tout aussi indispensable mais elle est moins difficile à entretenir. Les enfants convenablement élevés prennent de bonne heure l'habitude de manifester leurs besoins et de ne plus souiller leurs linges. Il est cependant indispensable de les laver très souvent. En Angleterre, on a coutume de plonger les enfants tous les jours dans l'eau tiède, pendant quelques minutes seulement, le temps d'éponger le corps tout entier et cette habitude se répand de plus en plus en France ; toutefois la pratique la plus générale consiste à laver deux ou trois fois par jour le visage et les mains, à nettoyer le siège toutes les fois que l'enfant s'est sali et à ne donner de grand bain que tous les deux jours ou deux fois par semaine. A la rigueur cela peut suffire ; mais il faut habituer l'enfant dès sa naissance à être plongé dans l'eau, pour qu'il y entre sans résistance, le jour où sa santé l'exigera ;

3° Sorties. — Le grand air est plus indispensable encore à la santé de l'enfant qu'à celle de l'adulte, il faut le faire vivre au dehors le plus longtemps possible en le préservant avec grand soin du froid contre lequel il a peu de force de résistance.

La première sortie peut avoir lieu dans la belle saison, du 10e au 15e jour en choisissant un temps sec et ensoleillé. Dans l'hiver, il faut attendre un mois ou même plus, profiter d'une éclaircie et jamais ne faire sortir l'enfant quand le thermomètre est au-dessous de 0°. Le meilleur moment pour la première sortie est de midi à trois heures, mais il faut toujours le rentrer au moins une heure avant le coucher du soleil, à cause de l'abaissement brusque de température qui se fait en ce moment. En rentrant, lorsque l'air a été un peu vif, on fait bien de mettre l'enfant devant un bon feu pour le réchauffer.

A la promenade, le petit enfant doit rester dans les bras de la nourrice ; il y a chaud ; il suit les mouvements doux que la marche lui imprime et ne peut échapper un instant à sa surveillance. Les petites voitures qui sont devenues à la mode, ont l'inconvénient de maintenir l'enfant immobile, de le laisser se refroidir, de lui imprimer des secousses trop dures sur le pavé, et de permettre à la nourrice de l'oublier.

II. **Première dentition.** — La sortie des premières dents n'est pas un phénomène pathologique, mais elle s'accompagne de troubles qui appellent l'attention des hygiénistes et parfois d'accidents, mais ceux-ci sont du ressort de la pathologie.

Les soins à prendre pour prévenir les uns et les autres consistent dans une surveillance plus grande du régime alimentaire. Dans l'usage plus répété des grands bains et dans la pratique connue de toutes les mères et qui consiste à frictionner la gencive douloureuse, soit avec le doigt, soit avec un linge imprégné d'un sirop calmant comme celui de Delabarre où celui de Vigier à base de cocaïne. L'incision de la gencive n'est indiquée que dans les cas fort rares où il existe un abcès.

III. **Premiers enseignements.** — En venant au monde, l'enfant a tout à apprendre, et cette première éducation est l'œuvre de la mère. C'est à elle à diriger l'exercice de ses sens, à constater de bonne heure les vices fonctionnels qu'ils peuvent présenter ; c'est elle qui doit lui apprendre à se tenir debout et à parler, qui doit veiller sur ses premiers pas, sur ses attitudes et corriger par une action constante les vices de prononciation qu'il peut présenter.

Cette surveillance attentive, ces premiers soins qui font le bonheur des mères, sont interdits à celles qui par leur dénuement ou par leur profession sont obligées de les éloigner d'elles.

C'est parmi ces enfants-là que sévit l'effrayante mortalité que nous avons signalée dans notre premier chapitre (1).

§ IV. — PROTECTION DES ENFANTS DU PREMIER AGE

Il y a trente ans seulement que l'attention des physiologistes a été appelée sur la mortalité qui sévit sur les enfants du premier âge, c'est en 1865 que le docteur Monot, de Montsauche, la signala à l'Académie de médecine, dans un rapport qui y produisit une impression profonde, par la précision des faits et la modération du langage. Il s'ensuivit une enquête qui révéla des détails navrants : On apprit avec stupeur, par les documents officiels que la mortalité des enfants assistés dépassait, dans toute la France, 60 pour 100 pendant la première année et qu'elle atteignait parfois 90 pour 100. On apprit en même temps des faits de sauvagerie véritable, des actes de cruauté invraisemblable commis sur ces petits êtres par les personnes auxquelles on les confiait.

L'industrie des nourrices et des gardeuses apparut sous son véritable jour ; celle des *faiseuses d'anges*, avec ou sans la complicité des parents, fut dévoilée, et ce fut un cri d'indignation d'un bout de la France à l'autre.

I. **Loi Roussel.** — Ce mouvement d'opinion aboutit, après bien des vicissitudes, au vote de la loi du 23 décembre 1874 sur la protection des

(1) Chapitre Ier, article 11, § II, p. 18.

enfants du premier âge, loi à laquelle la reconnaissance publique a donné le nom de l'éminent collègue qui en a été le promoteur.

La loi Roussel, dont nous regrettons de ne pouvoir reproduire *in extenso* les quatorze articles, assure la protection de l'autorité publique à tout enfant âgé de moins de deux ans, qui est placé, moyennant salaire, en *nourrice*, en *sevrage* ou en *garde*, loin du domicile de ses parents. Elle indique les conditions, les garanties et les formalités à remplir par les nourrices pour rendre cette surveillance possible et leur interdit notamment de se placer, lorsque leur enfant n'a pas atteint l'âge de sept mois révolus, à moins qu'il ne soit allaité par une autre femme. Elle réglemente aussi l'industrie des bureaux de placement.

Le règlement d'administration publique rendu en exécution de cette loi a organisé le service d'inspection et de surveillance qui doit assurer la protection des enfants ; enfin, une ordonnance du Préfet de police en date du 1er février 1878, a prescrit des dispositions spéciales pour le département de la Seine.

La loi Roussel n'a pas encore porté tous ses fruits. Son exécution ne remonte, du reste, qu'au mois de février 1877, c'est-à-dire à l'époque où parut le règlement d'administration publique indiqué plus haut. Au début, elle n'a été appliquée que dans un petit nombre de départements, et la mortalité s'y est abaissée de façon à justifier complètement les espérances qu'elle avait fait concevoir. En 1891, elle n'était encore en vigueur que dans trente-deux départements ; les conseils généraux mettaient partout une grande parcimonie dans le vote des crédits qu'elle nécessite, et les préfets une grande mollesse dans l'emploi de ces derniers. Cet état de choses ne paraît pas s'être sensiblement modifié depuis lors, car le docteur Charpentier dans le rapport qu'il a présenté le 13 novembre 1894, à l'Académie de médecine, au nom de la Commission permanente de l'hygiène de l'enfance, n'avait eu à sa disposition, pour rédiger son travail, que 37 rapports émanant des inspecteurs départementaux (1).

La loi présente, du reste, quelques lacunes que l'expérience a dévoilées et que son auteur a reconnues lui-même. Au mois de mars 1891, lors de la discussion qui eut lieu à l'Académie de médecine, sur le faible accroissement de la population en France ; il les signala dans la Commission dont j'étais le rapporteur et les formula en ces termes :

« Il faut que l'élevage mercenaire ne puisse plus se soustraire à la loi
» sous le couvert de la parenté ; il faut que la surveillance du nourrisson
» ne s'arrête qu'au seuil du foyer maternel.

» Il faut qu'une statistique irréprochable permette de mesurer exac-

(1) Charpentier, *Rapport sur les mémoires et travaux adressés à la Commission permanente de l'hygiène de l'enfance pendant l'année* 1892-1893 (*Bulletin de l'Académie de médecine*, n° 46, t. XXXII, p. 415).

» tement les effets de la loi ; il faut que l'inspection médicale soit plus » largement et plus solidement organisée partout ; il faut que la loi » règne partout et qu'elle soit obligatoire pour tous les départements (1).

Ce vœu a été compris dans les conclusions votées par l'Académie le 5 mai 1891, et il est resté, comme les autres, à l'état de lettre-morte ; aussi la question a-t-elle été reprise en 1894 par la Société de médecine publique, sur l'initiative de son président, le docteur Pinard (2). Il avait été frappé du sans-façon avec lequel on viole l'article 8 de la loi dans les bureaux de placement de Paris, où l'on ne trouve que des nourrices accouchées depuis moins de quatre mois.

A l'appui de cette assertion, le docteur Ledé produisit une statistique d'après laquelle sur 24.100 nourrices sur lieu, il y en avait 21.373 dont l'enfant n'avait pas sept mois révolus. A la suite de cette discussion, le docteur Pinard s'adressa à M. Dupuy, ministre de l'intérieur, et obtint de lui une circulaire aux préfets dans laquelle il les rappelait à l'exécution de l'article 8 de la loi du 27 octobre 1894 (3).

Il est à craindre que cette circulaire n'ait pas plus d'effet que la loi elle-même ; mais il ne faut pas se lasser de réclamer l'exécution de celle-ci, car les mesures d'hygiène, dans notre pays, sont plus souvent imposées par l'opinion publique que par l'autorité gouvernementale.

II. **Sociétés protectrices de l'enfance.** — La loi Roussel ne protège que les enfants éloignés de leurs mères ; elle remplace la surveillance maternelle ; les femmes pauvres qui gardent leurs enfants près d'elles par affection ou par impossibilité d'acquitter les frais de nourrice celles-là n'ont pour les aider que les petits secours donnés par les mairies et l'assistance des sociétés privées et des institutions de bienfaisance dont nous allons dire quelques mots.

La *Société de Charité maternelle* est la plus ancienne de celles qui viennent en aide à l'enfance. Elle a été fondée à Paris en 1784, et depuis elle a pris un développement considérable. Des sociétés semblables se sont formées dans cinquante départements ; beaucoup d'entr'elles sont subventionnées par l'Etat, les départements et les communes (4).

La *Société protectrice de l'enfance*, fondée en 1865 par l'initiative de plusieurs familles de médecins a été reconnue d'utilité publique le 15 mai 1869. Elle a pour but d'assister les mères pauvres au moment de

(1) Jules ROCHARD, *Rapport sur le faible accroissement de la France*, lu le 10 mars 1891, au nom d'une commission composée de MM. Brouardel, Th. Roussel, Gueniot, Javal, Lagneau et J. Rochard (*Bulletin de l'Académie de médecine*, t. XXV, p. 367).

(2) *Société de médecine publique*, séance du 28 février 1894 (*Revue d'hygiène*, t. XVI, p. 246).

(3) *Revue d'hygiène*, t XVI, p. 1095).

(4) Voir le tableau de ces sociétés, leurs statuts, leur budget et dans l'ouvrage de H. Napias et A.-J. Martin (*Encyclopédie d'hygiène*, t. V, p. 224).

l'accouchement, de ses secours et de ses aides pendant la période de l'allaitement. Modeste à ses débuts, elle étend aujourd'hui son action bienfaisante sur 1,500 familles et leur distribue plus de trente mille francs par an, sans compter les dons en nature. Elle a trouvé des imitateurs dans une trentaine de villes de province. Elle a surtout pour but d'encourager l'allaitement maternel. Elle est aidée dans cette partie de sa tâche par la *Société pour la propagation de l'allaitement maternel*, fondée le 14 février 1876, autorisée le 21 avril de la même année et déclarée d'utilité publique en juillet 1880 (1).

Il convient d'ajouter à cette liste : la *Société des berceaux* de Paris, la *Société des layettes* de Lyon, l'*Association des mères de famille* fondée en 1836 par Mme Bademer, l'*Œuvre maternelle de Sainte-Madeleine* fondée en 1846 par Firmin Mirbeau, l'*Œuvre de la crèche à domicile* qui appartient aux sœurs de Saint-Vincent-de-Paul.

III. **Crèches.** — Les crèches sont des établissements dans lesquels on garde, pendant la journée, les enfants dont les mères travaillent hors de leur domicile. Cette institution est l'œuvre d'un homme de bien dont le pays garde précieusement le souvenir, de Firmin Mirbeau qui la fonda en 1844. Son fils continue avec ardeur à perfectionner l'œuvre paternelle. Elle a grandi depuis un demi siècle; elle s'est étendue à toute la France (2) puis à l'Europe et aujourd'hui on trouve des crèches dans toutes les parties du monde, même en Chine où il vient d'en être créé deux, une à Hong-Kong et l'autre à Canton.

L'institution des crèches est régie par le décret du 26 février 1862 et par le règlement du 30 juin de la même année (3), qui a déterminé les formalités à remplir pour en fonder une, les conditions que l'établissement doit remplir, son mode de gestion, la composition de son personnel et ses attributions.

Les crèches qu'on élève aujourd'hui sont ventilées, chauffées avec soin. Elles renferment des salles pour les berceaux dont le cube doit être calculé à raison de 10 mètres par enfant. Un local pour les jeux, une petite pièce avec des lits de camp pour la sieste, une cuisine, un réfectoire, une salle de bains, un vestiaire, des cabinets pour la directrice et le médecin, une buanderie, un séchoir, des caves pour les provisions, un jardinet ou une cour plantée, pour faire jouer les enfants en plein air.

Toutes les crèches sont loin d'être aussi complètes. Ce confortable n'est réalisé que dans les établissements riches et au prix de sacrifices

(1) H. Napias et A.-J. Martin, *Hygiène hospitalière et assistance publique* (*Encyclopédie d'hygiène*, t. V, p. 231).

(2) Il en existe 52 dans le département de la Seine et 122 villes de France en sont pourvues (Voir leur nomenclature dans l'*Encyclopédie d'hygiène*, t. V, p. 239).

(3) Napias et A.-J. Martin (*loc. cit.*) (*Encyclopédie d'hygiène*, t. V, p. 242).

considérables. Un grand nombre de crèches sont mal tenues, malpropres, les enfants n'y sont pas convenablement soignés et le service médical même laisse à désirer. On ne saurait trop insister sur la nécessité de surveiller ces établissements avec le plus grand soin.

Il est une condition que toute crèche doit remplir, c'est que les enfants qui sont à la mamelle soient séparés de ceux qui peuvent marcher. Les premiers sont en effet les plus intéressants. C'est pour eux que les crèches ont été instituées. Les mères les apportent le matin avant de se rendre à l'atelier et viennent les reprendre le soir, en sortant du travail. Elles doivent venir leur donner le sein deux fois par jour ; mais cette obligation n'est pas toujours remplie. L'éloignement de l'atelier, la difficulté d'en sortir, ne leur permettent le plus souvent qu'une seule visite à la crèche, à l'heure de leur repas. Elles en profitent pour donner le sein à l'enfant. Dans l'intervalle on y supplée par l'allaitement artificiel ; mais il est dirigé par des personnes expérimentées qui savent en conjurer les dangers.

Les enfants ne doivent être remis dans les crèches qu'à partir du 15e jour de la naissance, et n'y rester que jusqu'à deux ans ; mais dans quelques villes de France on les garde jusqu'à trois et beaucoup plus tard en Angleterre. Les crèches ont aussi une tendance fâcheuse à se transformer en *garderies*, où les enfants à la mamelle sont en faible minorité. Quoi qu'il en soit, et malgré les imperfections qu'elles présentent encore, les crèches telles qu'elles sont rendent de grands services aux familles ouvrières. Les enfants y trouvent toujours un milieu plus confortable que le logement de leurs mères. Celles-ci peuvent les y déposer en toute sécurité et ne sont plus dans l'alternative de les abandonner aux hospices ou de les livrer à tous les risques de la séquestration solitaire. Les enfants s'y portent bien et les médecins attachés à ces établissements ont constaté qu'ils s'y fortifiaient rapidement. Les crèches exercent également une influence très heureuse sur les familles. Le contact permanent des directrices et des surveillantes contribue partout à la transformation morale des ménages populaires.

IV. **Salles d'asile. — Garderies.** — Les enfants, avons-nous dit, ne peuvent être admis régulièrement dans les crèches que jusqu'à deux ans, exceptionnellement et par tolérance jusqu'à trois. Cet âge une fois passé les mères n'ont pas d'autre moyen de faire veiller sur leur enfant que de les placer dans les salles d'asile ou dans les garderies jusqu'à l'âge scolaire.

Les salles d'asile sont à la fois des institutions de charité et d'éducation commune. Elles ont été fondées par l'initiative privée, dans le but de réunir les enfants du peuple qui croissaient abandonnés et exposés à tous les dangers du vagabondage. La surveillance de l'Etat ne fut exercée sur eux que longtemps après la création. Un décret impérial en date du

31 mars 1855 en a réglementé le fonctionnement. « Aux termes de » l'article 4 consacré à l'hygiène, les salles doivent être situées au rez- » de-chaussée, planchéiées, éclairées autant que possible des deux côtés » par des châssis mobiles. Les dimensions doivent en être calculées de » manière qu'il y ait au moins deux mètres cubes par enfant ».

Ce dernier article se ressent de l'époque à laquelle le décret a été rédigé. On exigerait aujourd'hui au moins six mètres ; on demanderait un jardin ou une cour sablée pour les jeux et les exercices ; on se rapprocherait, en un mot, des règles posées pour les écoles primaires dont nous nous occuperons dans le prochain chapitre. Les asiles communaux rendraient de grands services s'ils étaient plus multipliés ; mais il n'en existe qu'un petit nombre et faute de mieux les mères, dans la plupart des localités, sont obligées de confier la garde de leurs enfants à des femmes qui en font une industrie et se chargent, moyennant une faible rétribution, de veiller sur eux et de leur faire prendre, à des heures régulières, le petit repas dont ils ont apporté les éléments en y venant le matin.

Ces *garderies* qui échappent à toute surveillance sont en général si mal tenues, si mal aérées et de dimensions tellement insuffisantes que les enfants s'y étiolent dans une sorte de méphitisme nauséeux.

La question des garderies a été traitée à l'Académie de médecine en 1894 à l'occasion d'un mémoire adressé par M. le Dr Guyot (de Calais) et dans lequel ce confrère signalait les dangers provenant de l'absence de toute surveillance sur ces établissements souvent insalubres. Le docteur Charpentier chargé du rapport, après avoir reconnu que les 173 garderies de Paris laissaient tout autant à désirer que celles de la province, proposa à l'Académie d'appeler l'attention des pouvoirs publics sur la nécessité de réglementer les *garderies* d'enfants et les surveiller au même titre que les crèches et que les écoles (1).

Les institutions que nous venons de passer en revue ne sont pas les seules par lesquelles l'assistance publique et la charité privée manifestent en France leur sollicitude pour l'enfance.

L'Etat prend à sa charge les enfants trouvés, les enfants abandonnés et les orphelins pauvres compris sous la dénomination générale d'*enfants assistés*. Le décret du 19 janvier 1811 et la loi du 5 mai 1869, y a pourvu (2). La loi du 24 juillet 1889 a étendu sa protection sur les enfants maltraités ou moralement abandonnés (3). L'Etat entretient également l'établissement des pupilles de la marine, fondé à Brest en 1862, réor-

(1) CHARPENTIER, *Rapport sur un mémoire du Dr Guyot (de Calais) concernant les gardeuses d'enfants*. Séance du 9 janvier 1894 (*Bulletin de l'Académie de médecine*, t. XXI, p. 48).

(2) H. NAPIAS et A.-M. MARTIN, *Hygiène hospitalière et assistance publique* (*Encyclopédie d'hygiène*, t. V, p. 175).

(3) *Id.*, p. 205.

ganisé par décret du 26 août 1882 et l'orphelinat Hériot (enfants de troupes) qui relève du ministère de la Guerre.

La charité privée a fondé de son côté de nombreux établissements d'assistance pour les enfants. En 1893, le chiffre s'en élevait à 177 (1). Il convient d'ajouter à cette liste l'Union française du sauvetage de l'enfance, l'Œuvre des enfants tuberculeux, l'Œuvre des hôpitaux marins, etc., etc.

ARTICLE II. — SECONDE ENFANCE. ÉDUCATION

La seconde enfance est moins difficile à traverser que la première. Les fièvres éruptives sont plus rares, la diphtérie également : mais la tuberculose menace les ganglions et les articulations ; les déformations du squelette se prononcent si l'on n'y prend garde, et c'est aussi l'époque où éclatent les premières névroses ; l'hygiène conserve donc toute son importance pendant cette période de l'existence.

Le genre de vie dans la seconde enfance doit se rapprocher peu à peu de celui de la jeunesse et de l'âge mur, il faut toutefois qu'il soit plus simple et plus en rapport avec les forces.

La sobriété, qui est une vertu à tout âge, est une nécessité pour les enfants. Leur régime doit être plus frugal que celui des adultes, leur repas moins longs, mais plus fréquents que les nôtres, parce que le besoin de réparation est plus impérieux, l'appétit plus vif, les digestions plus rapides. Il leur faut une cuisine moins savante et des menus plus uniformes. Le vin pur, la bière forte, le thé et le café ne leur conviennent pas.

Ce régime un peu sévère est difficile à suivre dans les familles riches où la table est toujours servie avec un luxe tentateur. C'est pour cela qu'il est bon de faire manger les enfants à part dans les maisons à réceptions fréquentes, et qu'il devient quelquefois nécessaire de les mettre en pension.

Les vêtements des enfants des deux sexes sont faits pour les couvrir et non pas pour les parer. La première condition qu'ils doivent remplir, c'est de ne pas gêner les mouvements. Ils ne doivent pas être trop chauds pour ne pas provoquer la sueur au moindre mouvement. Ceux des petites filles doivent remplir les mêmes conditions ; mais un peu plus de recherche leur est permis, et l'hygiène ne doit pas se montrer trop exigeante, sous peine de ne pas être écoutée. C'est l'âge où il faut habituer les enfants aux exigences rigoureuses de la propreté corporelle à laquelle ils répugnent par insouciance et par paresse ; c'est aussi le

(1) *Encyclopédie d'hygiène*, t. VIII, p. 308 et suivantes.

moment où il faut leur donner le goût de l'eau froide et les habituer à braver les vicissitudes atmosphériques.

Il est un principe qui domine tous les autres dans l'éducation des enfants, c'est celui de ne pas les élever avec trop de mollesse. Sans adopter d'une manière exclusive l'un des deux systèmes d'éducation que nous avons exposés dans la préface, il faut faire prédominer *l'endurcissement* dans l'éducation. L'enfant dont la constitution est flexible, prend vite le pli qu'on veut lui donner, il faut l'aguerrir contre les difficultés de la vie et surtout contre les influences climatériques auxquelles il ne pourra pas échapper.

Les mères qui redoutent pour leurs garçons le froid, l'humidité, les courants d'air, qui les gardent à la maison lorsque le temps n'est pas à leur convenance, qui les couvrent de vêtements de laine et leur enveloppent le cou dans des cache-nez, ne se doutent pas des dangers qu'elles leur font courir. Au lieu de jeunes hommes vigoureux, alertes et résistants, elles créent ces organismes souffreteux, frêles, esclaves de leurs habitudes, inquiets de leur santé et rendus impuissants dans la pratique de la vie par la préoccupation constante de la préserver de tout péril.

Les bons esprits de tous les temps ont été convaincus de ce péril. Montaigne disait il y a trois cents ans : « Endurcissez votre enfant, à la » sueur et au froid, au vent, au soleil et aux hasards qu'il lui faut mé- » priser ; ôtez-lui toute mollesse et délicatesse au vestir et au coucher, » au manger et au boire ; accoutumez-le à tout ; que ce ne soit pas un » beau garçon ou dameret, mais un garçon vert et vigoureux. Enfant, » homme, vieillard, j'ai toujours cru et jugé de même ».

Ces préceptes sont aussi vrais aujourd'hui qu'au seizième siècle ; ils sont même d'une opportunité plus grande parce qu'au temps de Montaigne on était libre de choisir sa carrière, tandis qu'aujourd'hui tous les jeunes gens sont obligés de passer sous les drapeaux. Il faut, lorsqu'ils y arrivent, qu'ils soient habitués à supporter les privations et la fatigue, sous peine de passer tout leur temps de service entre l'infirmerie, l'hôpital et le congé de convalescence.

La seconde enfance est l'âge de l'éducation. Elle a déjà commencé dans la famille ; elle va se continuer dans le milieu scolaire, et c'est là qu'il importe de l'étudier.

Les établissements consacrés à l'éducation des enfants sont de deux sortes : d'une part, les écoles dans lesquelles ils reçoivent l'instruction primaire ; de l'autre, les lycées, les collèges, les pensionnats, consacrés à l'enseignement secondaire. Au point de vue de l'hygiène, il y a entr'eux une différence capitale. Les premiers sont des externats que les enfants fréquentent quelques heures par jour, tout en vivant dans leurs familles ; dans les autres, ils sont le plus souvent internés et par conséquent soumis aux influences des habitations collectives. Il y a donc lieu de les étudier à part.

§ Ier. — ÉCOLES

L'hygiène des écoles est un des sujets qui ont été le plus étudiés en France depuis vingt ans. L'Angleterre nous avait devancés dans cette voie ; mais, en Allemagne et dans la Suisse allemande, l'hygiène scolaire n'existe que depuis 1880. En Russie, on n'a commencé à s'en occuper que dix ans plus tard et les progrès n'ont pas été rapides (1). Le mouvement s'est produit chez nous à la suite de la guerre franco-allemande et du sentiment de notre infériorité démontrée par nos revers. En même temps qu'elle réorganisait son armée, la France reconstituait son enseignement et le rendait obligatoire (2). Elle créait des écoles sur toute l'étendue de son territoire et consacrait à cette œuvre 700 millions de francs. Le résultat a été à la hauteur des sacrifices. Nous possédons aujourd'hui 75.000 écoles publiques communales ou libres, laïques ou congréganistes, qui reçoivent chaque année cinq millions d'enfants (3). On peut les citer comme des modèles sous le rapport de leur construction, de leur fonctionnement et de leur hygiène.

1. **Construction.** — Le premier règlement relatif à la construction des écoles porte la date du 17 janvier 1880. Il a été suivi par l'instruction du 28 juillet 1882 (4) qui est encore en vigueur. Une circulaire du Ministre de l'Instruction publique en date du 29 août 1892 prescrit de ne jamais construire une école sans que le Conseil départemental d'hygiène ait formulé son avis, *tant sur l'emplacement que sur les plans et devis des travaux*. Ce sujet est donc de notre ressort (5) ; mais parmi les

(1) A. Wisenius, *Compte-rendu de la section d'hygiène scolaire à la première exposition russe d'hygiène de 1893* (*Journal russe d'hygiène publique et de méd. lég. et prat.*, 1894, novembre et décembre).

(2) Loi du 28 mars 1882 (art. IV).

(3) Ces établissements comprennent :

1° Les écoles *maternelles* et les écoles *enfantines* où les garçons et les filles sont reçus jusqu'à six ans ;

2° Les écoles *primaires*, où les enfants sont reçus de six à treize ans et où les sexes sont séparés ;

3° Les écoles *primaires supérieures* où les cours durent deux ans ;

4° Les écoles *normales départementales* et l'école *normale supérieure* destinées à former des instituteurs des deux sexes.

(4) Cette instruction a pour base le rapport remarquable du docteur Javal fait au nom de la commission d'enquête instituée par arrêté ministériel du 24 janvier 1882.

(5) La construction des écoles a été, l'an dernier, l'objet d'une discussion approfondie à la Société de médecine publique et d'hygiène professionnelle, à la suite d'une communication de M. Mangenot, médecin inspecteur des écoles de Paris (*Revue d'hygiène*, 1895, p. 150, 184, 216, 414).

instructions très minutieuses que donnent les règlements, il en est qui ne concernent que les ingénieurs : il en est d'autres qui sont communes à toutes les habitations collectives et que nous avons exposées en parlant de celles-ci (1), nous ne nous occuperons donc que des conditions réglementaires spéciales aux écoles et intéressant directement la santé des enfants.

1° Conditions générales. — La superficie du terrain sur lequel on élève un établissement scolaire doit être calculée à raison de 10 mètres par élève pour les écoles primaires et de 8 mètres pour les écoles maternelles. Le rez-de-chaussée doit être surélevé de 60 centimètres dans les premières et de 15 dans les secondes.

Dans tout groupe scolaire, les bâtiments affectés aux diverses écoles doivent être indépendants. L'effectif d'un groupe complet ne doit jamais dépasser 150 élèves.

2° Classes. — Les classes doivent être pourvues d'un vestiaire avec des porte-manteaux pour les vêtements et des rayons pour les paniers. Chacune d'elles doit avoir une porte indépendante ; les galeries qui les desservent doivent avoir une largeur de 1m,50 au moins et recevoir directement l'air et la lumière. Les classes ne doivent pas contenir plus de 50 élèves. La superficie est calculée à raison de 1m,25 par tête.

Les instructions ministérielles laissent aux constructeurs la liberté d'opter entre l'éclairage unilatéral venant de gauche et l'éclairage bilatéral. Nous avons traité cette question avec les développements qu'elle comporte (2) et nous ne reviendrons pas sur les avantages comparatifs des deux systèmes ; mais, dans le cas où l'éclairage unilatéral est adopté, le règlement exige que la hauteur de la classe soit égale aux deux tiers de sa hauteur, que les baies d'aération soient percées dans le mur opposé aux fenêtres et que celles-ci soient au moins à 8 mètres des constructions voisines. Leurs châssis doivent être séparés en deux parties superposées et s'ouvrant séparément pour faciliter la ventilation.

Les classes doivent être peintes à l'huile et le revêtement des murs jusqu'à 1m,20 du sol doit être en bois dans les écoles maternelles et en ciment dans les écoles primaires. Le sol doit être parqueté en bois dur.

3° Dépendances. — Toute école doit être pourvue d'un préau couvert et d'une cour d'au moins 200 mètres carrés, dans un coin de laquelle il doit exister une borne-fontaine, et des bancs fixes en bois à lames et à dossier.

Toute école doit être munie de cabinets d'aisance à raison de deux par classe pour les garçons et de trois pour les filles ; mais dans les écoles de garçons il ne doit y avoir que des sièges à la turque. Il n'y a plus qu'en France et à Constantinople, dit M. Mangenot, que ce déplorable système

(1) Voyez Chap. III, article III, § 1er, p. 349.
(2) Voyez *Eclairage des écoles*, chapitre III, article Ier, § 5, p. 477.

existe encore dans les écoles. Malgré les protestations de toutes les commissions, de toutes les sociétés d'hygiène, il a été conservé dans les écoles primaires et installé dans les lycées nouvellement construits tels que Buffon, Montaigne et Voltaire (1). Nous ne reviendrons pas sur ce sujet que nous avions traité avec les développements nécessaires au chapitre de l'habitation (2). Les écoles de garçons doivent être munies d'urinoirs en nombre égal à celui des cabinets.

4° Mobilier scolaire. — La seule partie de l'ameublement qui intéresse l'hygiène sont les tables et les bancs occupés six heures par jour par les élèves et qui peuvent être la cause de déformations rachidiennes. La disposition de ces bancs a été l'objet d'études sérieuses. Tout récemment, le docteur Gorini, professeur d'hygiène à l'Université de Pavie, a adressé au Ministre de l'Instruction publique d'Italie un rapport dans lequel il passe en revue les bancs d'écoles en usage dans tous les pays (3).

Il en résulte qu'en général, en Angleterre, en Allemagne, en Hongrie, on a adopté des modèles très compliqués. En France, on s'en tient à un type plus simple. Les bancs sont tous du même modèle,mais il y en a quatre dimensions différentes de manière à s'accommoder à la taille de tous les enfants. Ils sont fixes, légèrement inclinés de façon à offrir un plan perpendiculaire au rayon visuel. Le bord de la table arrive au niveau du banc qui a un dossier un peu renversé et un appui pour les pieds (4).

5° Ventilation et chauffage. — Le renouvellement de l'air dans les classes se fait en ouvrant largement les fenêtres quand elles ne sont pas occupées ; mais il est bon de l'assurer, quand les enfants y sont réunis, à l'aide d'un des modes de ventilation artificielle que nous avons décrits (5). Cette ventilation est d'autant plus nécessaire que les enfants sont plus nombreux. L'air des classes se vicie rapidement dans les écoles. D'après les recherches de A. Ruete et C. Enoch, le nombre des germes monte de 2,000 à 3,500, dans la durée d'une classe et va parfois jusqu'à 50,000 et dans le nombre, il s'en trouve un qui est mortel pour le cobaye, la souris et le lapin (6).

Quant au chauffage, il doit être assuré à l'aide de poêles et la température doit être maintenue entre 14 et 16 degrés. On leur a substitué des calorifères dans quelques grands établissements scolaires ; mais les

(1) *Revue d'hygiène*, t. XVII, p. 522.

(2) Chap. III, article IV, § II, p. 409.

(3) *Contributo alla quezion des banchi da scuola a pio ponto del congresso internationale d'Igiene de Budapest*, 1894, analysé dans la *Revue d'hygiène*, t. XVII, p. 834.

(4) Règlement du 17 juin 1880, n° IV, article 90.

(5) Voyez *Ventilation naturelle*, chap. III, art. IV, § III, p. 433.

(6) A. Ruete et C. Enoch, *Bakteriologische Luftunter suchungen schulsaümen* (*Münchener medicinische Wochenschrift*, n°s 21 et 22 mai 1895.

calorifères à vapeur sont trop chers pour des écoles et les autres ne sont pas hygiéniques (1).

6° LAVABOS. — La propreté doit être enseignée aux enfants dans les écoles avec d'autant plus de soin qu'on ne les y habitue pas chez eux. Il faut donc y installer des lavabos à raison d'un par classe avec une serviette sans fin et un morceau de savon (2). Rappelons enfin ce que nous avons dit de la nécessité d'y introduire l'usage des bains-douches. Il est inutile d'ajouter que les directeurs des écoles et les instituteurs doivent donner aux enfants l'exemple de la propreté tant dans leur personne que dans la tenue des établissements.

III. **Travail intellectuel.** — Les enfants passent, dans les écoles primaires, de six à huit heures par jour, c'est-à-dire le tiers de la journée. Ce temps est partagé en deux classes de trois heures chacune séparées par un intervalle d'une heure pendant lequel a lieu le repas. Chaque classe est de plus coupée par une récréation d'un quart d'heure. Le travail est interrompu par les congés du jeudi et du dimanche, par les jours fériés, les vacances du jour de l'an, de Pâques et les grandes vacances; tout cela réuni fait presque la moitié de l'année. Il n'y aurait par conséquent pas lieu de redouter le surmenage intellectuel, si les enfants n'avaient plus rien à faire, lorsqu'ils ont quitté l'école; mais il faut tenir compte des classes supplémentaires et des devoirs à faire à la maison, au milieu de toute la famille et dans des conditions d'hygiène déplorables. Le zèle des maîtres les pousse à dépasser à cet égard toute mesure et on n'a pas le courage de les blâmer lorsqu'on jette les yeux sur les programmes qu'on leur impose. Ils sont tellement étendus qu'ils en sont ridicules. Ils ont l'air d'un défi porté à l'hygiène par la pédagogie. Je n'ai pas le loisir d'en faire aujourd'hui la critique; je l'ai déjà faite maintes fois et sans le moindre succès (3).

Je me bornerai donc à dire qu'il est indispensable d'émonder les programmes et de supprimer les devoirs à faire à la maison.

IV. **Exercices physiques. Jeux. Récréations.** — L'enseignement de la gymnastique est devenu obligatoire dans tous les établissements de l'État, depuis la promulgation de la loi du 27 janvier 1880. Les médecins-inspecteurs applaudissent tous à cette mesure. « Elle a, dit » le Dr Mangenot, rendu un immense service à la jeunesse des écoles » et son heureuse influence ne tardera pas à se faire sentir sur l'état » général sanitaire des écoliers (4) ».

(1) Voyez *Calorifères*, chap. III, art. III, § IV, p. 462.

(2) MANGENOT, *Hygiène des constructions scolaires* (*loc. cit.*), p. 1.4.

(3) Jules ROCHARD, *Traité d'hygiène sociale. L'éducation rationnelle*, Paris, 1888, p. 339. *L'éducation de nos fils*, Paris, 1890.

(4) L'*Inspection hygiénique et médicale des écoles*, par le docteur Mangenot, médecin inspecteur des établissements scolaires de la ville de Paris, 1887, p. 53.

Le docteur Blayac tient le même langage, il est certain, comme il le dit, que des exercices physiques bien dirigés sont propres à développer des qualités d'adresse, de souplesse, d'agilité et de force, précieuses dans toutes les classes de la Société, mais indispensables pour les élèves des écoles primaires particulièrement destinés aux professions manuelles.

Les récréations, dans les écoles primaires, n'ont pas une durée assez longue pour qu'on ait le temps d'organiser des jeux un peu attrayants. Il y en a une de 35 minutes, celle qui suit le repas et deux d'un quart d'heure pendant les classes. Cela fait une heure en trois fois, mais les enfants sont à cet âge heureux où l'on se contente de peu de chose en matière de distraction. Toutefois, il est indispensable que les maîtres s'occupent de mettre un peu d'ordre dans les jeux, surtout dans les écoles de garçons, afin que la récréation ne dégénère pas en une bousculade générale.

Dans les écoles de Paris, les jeux ont été réglementés avec le plus grand soin pour guider les enfants, tout en leur laissant la liberté sans laquelle il n'y a pas de récréation salutaire. Pour mettre leurs maîtres à même de les diriger, on a créé, au mois d'octobre 1892, un cours normal de jeux pour les instituteurs qui viennent, à tour de rôle, s'initier sous la conduite de professeurs spéciaux à la pratique des jeux de *barette,* de *gouret*, de *thèque,* de *paume,* de *ballon,* etc. En 1892 et 1893, 210 instituteurs ont suivi ces cours avec succès (1).

Les enfants sont conduits tour à tour dans des champs de jeux pour s'y livrer aux exercices de plein air et une après midi par semaine est consacrée à des promenades scolaires ; enfin un enseignement régulier de la natation a été institué depuis trois ans dans les écoles municipales. La loi du 24 juin 1879 a rendu cet enseignement obligatoire dans les écoles et dans l'armée, mais elle était restée à l'état de lettre-morte, lorsqu'en 1892, la Commission de réforme de l'enseignement de la gymnastique décida de la mettre en pratique sur les élèves des cours supérieurs et complémentaires de quatre écoles de garçons. On choisit celles qui étaient le plus rapprochées des piscines de la ville (2), et 151 élèves y furent conduits. Après une moyenne de 13 leçons de 20 à 25 minutes, 81,6 p. 100 des écoliers traversaient la piscine en tout sens ; 48,8 plongeaient à $2^{m},70$ de profondeur et savaient faire la planche ; 32 p. 100 retiraient du fond du grand bain un poids de 5^{kg} ou un mannequin représentant un enfant de 5 à 6 ans.

L'enseignement, commencé pendant l'été a été continué tout l'hiver,

(1) *Rapport sur le Congrès national de l'éducation physique tenu à Bordeaux*, en 1893, adressé à M. l'Inspecteur d'académie, directeur de l'enseignement primaire du département de la Seine, par M. Lelarge, inspecteur adjoint du service de l'éducation physique (*Bulletin municipal officiel* du 19 avril 1894, p. 776).

(2) Ces piscines sont au nombre de quatre : elles sont situées rue Rochechouart, 65, boulevard de la Gare, 45, rue de Château-Landon, et place Hébert.

l'eau des piscines ayant été maintenue entre 20 et 23 degrés. Du mois de novembre 1893 au mois d'août 1894, 1,079 élèves ont appris à nager dans les piscines municipales et il y est fait un cours de natation pour les instituteurs tous les jeudis matin (1). Il serait à désirer que l'enseignement de la natation se généralisât dans les écoles, ainsi que l'usage des bains de piscine, comme M. Mangenot le proposait déjà en 1892, dans un remarquable travail qu'il lut à cette époque à la Société d'hygiène et de médecine publique (2). La sollicitude de la ville de Paris pour ses écoles ne s'est jamais manifestée d'une façon plus utile que dans cette circonstance. La natation est le plus hygiénique et le plus utile de tous les exercices. C'est le plus hygiénique, parce qu'il met en jeu des muscles qui sont d'ordinaire au repos, qu'il développe la poitrine par les inspirations profondes et soutenues qu'il exige et parce qu'il joint à l'action musculaire l'influence tonique du bain froid !

Il est étrange qu'un exercice si précieux et si agréable soit négligé comme il l'est. On n'y attache aucune importance, même dans la marine, où tant de matelots et même d'officiers ne savent pas nager. On ne doit en être que plus reconnaissant à la ville de Paris d'avoir pris une si heureuse initiative.

V. **Colonies de vacances.** — La villégiature est devenue un besoin pour les habitants des villes. Elle est entrée dans nos mœurs. Elle est surtout indispensable aux enfants des classes ouvrières qui passent une partie de leur vie dans les écoles et le reste dans des logements étroits, encombrés, où l'air pur et la lumière font également défaut. Cette nécessité a été comprise par le conseil municipal de Paris et, depuis douze ans, il envoie un certain nombre d'enfants des écoles primaires passer leurs vacances hors de Paris.

L'exemple de ces excursions nous est venu de l'étranger. Les récits de Topfer en avaient donné le goût, et le pasteur Bion, de Zurich, en prit l'initiative en 1876. Les grandes villes d'Allemagne (Hambourg, Francfort, Stuttgard, Dresde, Berlin, Leipzig, Cologne) l'imitèrent et le docteur Varrentrap, conseiller sanitaire à Francfort, nous fit connaître en 1882, au Congrès de Genève, les résultats remarquables que ces déplacements avaient produits.

En France, l'initiative des *voyages scolaires* fut prise en 1883, par le IXe arrondissement, sur les instances de M. Cottinet. Les enfants revin-

(1) Rapport adressé à l'inspecteur d'académie, directeur de l'enseignement primaire du département de la Seine, par M. Lelarge, inspecteur adjoint du service de l'éducation physique, sur les résultats obtenus dans l'enseignement méthodique de la natation, aux élèves des écoles primaires de la ville de Paris (*Bulletin municipal officiel* du 19 avril 1894, p. 778).

(2) MANGENOT, *Les bains et la natation dans les écoles primaires communales de Paris* (*Revue d'hygiène*, t. XIV, p. 488).

rent en si bel état que les autres arrondissements imitèrent le IXe, à la grande satisfaction des familles. On ne tarda pas à reconnaître toutefois que ces excursions rapides fatiguaient un peu les enfants, rendaient difficiles les soins exigés par les plus petits d'entr'eux et produisaient un véritable surmenage intellectuel par la succession trop répétée des impressions. On remplaça alors les *voyages scolaires* par les *colonies de vacances* qui n'ont aucun de ces inconvénients et qui procurent aux enfants, tous les avantages de la villégiature : le calme, l'exercice au grand air et la vie des champs.

Les vingt arrondissements de Paris dirigent leurs élèves sur des points différents. On pèse les petits voyageurs au départ, on mesure leur taille, leur périmètre thoracique et on constate au retour une augmentation notablement supérieure à celle que présentent les enfants demeurés dans leurs familles. Les fonds nécessaires à ces déplacements sont fournis par la Caisse des écoles dans les arrondissements riches et pour les autres par une allocation du conseil municipal qui augmente tous les ans. En 1894, elle s'est élevée à 151.581 fr., la contribution des arrondissements riches à 84.878 fr. et la dépense totale à 236.459 fr. Le nombre des petits colons a été de 3.500, ce qui fait 67 fr. 56 par enfant pour une absence de trois semaines, soit 3 fr. 22 par jour et par tête.

§ II. — LYCÉES. — INTERNATS. — ENSEIGNEMENT SECONDAIRE

I. **Edifices.** — Les lycées et les pensionnats doivent remplir les mêmes conditions d'hygiène que les écoles en ce qui concerne la construction et les dispositions intérieures. Les seules parties qui leur soient spéciales sont les dortoirs, les réfectoires et l'infirmerie.

1° Dortoirs. — La dimension des pièces dans lesquelles couchent les élèves doit être calculée à raison de vingt mètres cubes par individu. En Angleterre, chaque élève a son compartiment particulier. Ces cases, qu'on désigne sous le nom de *cubicles*, sont séparées par des cloisons qui ne montent pas jusqu'au plafond, ne s'opposent ni à l'aération ni à la surveillance, mais permettent à l'élève de s'isoler pour faire sa toilette. La commission instituée en 1888 au ministère de l'Instruction publique pour l'étude des améliorations à introduire dans le régime des lycées, s'est prononcée pour l'adoption de ces séparations incomplètes, ainsi que pour la proscription des tables de nuit, des boites et des armoires fermant à clef.

Les dortoirs ne doivent par contenir plus de 20 lits placés à un mètre de distance. Ils doivent être aérés le jour et la nuit par des cheminées d'appel et les fenêtres doivent rester ouvertes toute la journée. Ils doivent être munis de water-closets pour que les élèves ne soient pas obligés de courir la nuit à demi vêtus dans les couloirs et les cours.

2° Réfectoires. — Ils doivent être éloignés des cuisines mais reliés avec elles par un couloir couvert. Il faut qu'ils soient éclairés, ventilés et nettoyés avec assez de soin pour ne pas contracter d'odeur. Pour la même raison, le bois doit être proscrit dans la confection des parquets et des tables. Les premiers doivent être dallés et recouverts de traverses en bois mobiles. Les autres doivent être en fonte émaillée, en ardoise ou en grès.

3° Infirmerie. — Elle doit être assez spacieuse pour qu'il y ait de 30 à 40 mètres cubes d'air par lit et qu'on y trouve une salle commune, deux cabinets d'isolement pour les contagieux, un cabinet pour la sœur ou l'infirmière, un cabinet de bains et une petite pharmacie. Il est inutile d'ajouter qu'elle doit être éclairée, aérée, chauffée et nettoyée avec le plus grand soin.

4° Cabinets d'aisances. — Dans tous les établissements d'instruction c'est la partie qui laisse le plus à désirer. Dans certains lycées ils sont sordides. Les enfants qui ont contracté chez eux des habitudes de propreté ont la plus grande répugnance à s'y rendre, ils résistent le plus longtemps possible et contractent ainsi de la constipation et parfois des hémorroïdes. Les cabinets doivent être installés comme ceux des écoles et tenus avec la plus rigoureuse propreté.

Les cours des lycées doivent être très vastes et plantées d'arbres dans une partie de leur étendue. Ceux-ci doivent être assez éloignés des bâtiments pour que les rayons du soleil puissent arriver jusqu'à leur base et on doit ménager au centre de la cour une place libre pour les jeux.

II. **Régime.** — La régularité dans l'heure des repas, la simplicité du régime alimentaire sont, avons-nous dit, des conditions de santé de premier ordre pour les enfants des deux sexes. Difficiles à réaliser dans les familles, elles sont au contraire une conséquence forcée de l'internat et c'est un des rares avantages de l'éducation en commun. Aujourd'hui les élèves sont convenablement nourris dans les lycées. En 1889, le directeur de l'enseignement supérieur mit sous les yeux de la quatrième sous-commission du régime dans les lycées (1) le menu des repas servis à un jour donné dans tous ceux de Paris et nous en fûmes absolument satisfaits. Le seul reproche que je lui adressai c'est celui de ressembler un peu trop à la carte d'un restaurant. J'aurais préféré une nourriture plus simple, plus bourgeoise. J'ai conservé comme Fonssagrives (2) et comme J. Simon une prédilection marquée pour la soupe, cet aliment

(1) Cette sous-commission se composait de MM. Brouardel, président; Bouchard, Lagneau, Godard, G. Morel, Rieder, J. Rochard, Maneuvrier, rapporteur.

(2) J.-B. Fonssagrives, L'*Education physique des garçons*, Paris, 1870, p. 70.

national dont le goût s'est conservé en France dans toutes les classes de la Société.

La nourriture des élèves doit être saine et abondante comme disent les prospectus des pensionnats. Elle doit de plus être variée ; mais cette formule générale ne suffit pas à l'hygiène. La question de l'alimentation dans les lycées a été traitée à fond en 1889, au sein de la sous-commission dont j'ai parlé. Elle l'avait été précédemment à la Faculté de médecine, par un certain nombre de professeurs réunis pour fixer le régime des maîtres dans les écoles normales primaires (1). Les conclusions ont été les mêmes des deux côtés.

Il a été reconnu que l'alimentation des élèves devait être fortement réparatrice, parce qu'elle représente une ration d'entretien et d'accroissement tout à la fois et parce qu'ils se livrent à des travaux intellectuels entraînant une déperdition de forces égale à celle que produit le travail musculaire. Leur nourriture doit être de digestion facile et nourrissante sous un petit volume, et c'est la viande qui remplit le mieux ces deux conditions.

La sous-commission du régime des lycées a proposé d'en délivrer aux élèves les quantités suivantes : Pour les grands, 200gr ; pour les moyens (11 à 16 ans), 160gr ; pour les petits (7 à 11 ans), 120gr. Cette quantité représente, pour ces différentes catégories, les deux cinquièmes des matières azotées nécessaires à leur alimentation. Les trois autres cinquièmes doivent être fournis par des substances animales moins nourrissantes comme les œufs, le poisson, la volaille, ou par le règne végétal sous forme de pain, de pâtes, de légumes, de fruits.

Le pain doit être fait avec des farines de première qualité et de l'eau irréprochable. Il doit être bien levé et cuit pendant la nuit précédente. Il faut qu'il soit donné à discrétion pendant les repas.

Tous les hygiénistes pensent qu'il ne faut pas soumettre les lycéens au régime de l'eau pure. Dans tous les établissements, on leur donne une petite quantité de boisson fermentée qui varie suivant les régions. C'est de la bière dans les départements de l'Est, du cidre en Bretagne et en Normandie, du vin dans le reste du pays. Cette dernière boisson sert de règle pour les quantités à délivrer, parce qu'elle est la plus riche en alcool. La Commission du régime des lycées a proposé d'en donner à chaque repas, 16cent aux grands, 12 aux moyens et 10 aux petits. Il faut pour le cidre en donner une quantité double de celle du vin et pour la bière, le double ou le triple suivant qu'elle est forte ou faible (2). Le mélange d'eau et de vin connu sous le nom d'*abondance* doit être sup-

(1) La commission de la Faculté de médecine était ainsi composée : MM. Brouardel, président ; Bouchard, A. Gautier, Proust, Ch. Richet, Straus, rapporteur.

(2) Les vins de France contiennent en moyenne de 10 à 12 p. 100 d'alcool, les bières ordinaires de 4 à 6, les cidres de 3 à 9.

primé, parce qu'il s'altère trop vite. Il est préférable de servir sa ration à chaque élève dans un petit carafon et de le laisser libre de la mélanger, suivant son goût, avec l'eau des carafes placées sur la table.

L'eau doit être à l'abri de toute souillure. Cette condition est d'autant plus indispensable à remplir dans les lycées que les élèves sont à l'âge de la fièvre typhoïde dont les eaux d'alimentation sont le véhicule le plus habituel. L'attention du Ministre de l'Instruction publique s'est fixée sur ce point d'une manière toute particulière depuis quelques années. A la suite d'une enquête faite à la fin de 1890, sur la qualité des eaux d'alimentation de tous les lycées et collèges de France, il donna l'ordre de pourvoir de filtres les établissements dépendant de l'État. En juin 1892, il fit délivrer des filtres Chamberland aux Écoles normales; enfin, par une circulaire qui parut à la rentrée des classes (1), il recommanda de recourir aux mêmes mesures dans les collèges communaux, en plaçant les appareils sous la surveillance des économes et des professeurs de sciences.

Il ne suffit pas de donner aux enfants une nourriture convenable, il faut encore qu'on leur laisse le temps de la manger. Tous les recteurs d'Académie sont d'avis que la durée des repas est trop courte. La Commission du régime des lycées a proposé de la fixer à une heure vingt-cinq minutes pour les quatre repas (2). Tout le monde est également d'avis qu'il y a lieu d'épargner aux élèves le supplice du silence au réfectoire. L'heure des repas est pour tout le monde l'instant de la conversation, de la détente et de la gaieté. C'est bien assez de forcer les élèves à se taire en classe, en étude, au dortoir, dans les rangs (ce qui fait pour les grands 22 heures sur 24).

Ce silence monacal n'est pas nécessaire au maintien du bon ordre. Dans les écoles de jésuites, on laisse parler les enfants pendant les repas, et tout le monde s'en trouve bien. L'Université est disposée à entrer dans la même voie. La proposition en a été faite par plusieurs des recteurs d'Académie, dont les rapports ont été mis sous nos yeux en 1889. Ceux d'Alger et de Douai ont pris sur eux d'en donner l'autorisation à tous les proviseurs qui l'ont demandée.

III. Habillement. Toilette. — Les vêtements des écoliers ne sont faits que pour les couvrir. Il est pourtant inutile de les rendre ridicules comme ils le sont avec la tunique étriquée et le képi déformé dont on les affuble dans certains lycées. Puisqu'on tenait à leur donner une tenue martiale, que n'a-t-on adopté celle de nos matelots : la chemise de laine ample et souple avec le bonnet de travail. C'est celle qu'on avait choisie pour les bataillons scolaires, et la mode l'a consacrée, car aujourd'hui tous les petits garçons sont travestis en marins. Quelque soit

(1) Circulaire du Ministre de l'Instruction publique et des Beaux-Arts en date du 29 septembre 1892 (*Bulletin municipal officiel* du 5 octobre 1892, p. 2225).

(2) Déjeûner, 15 minutes; dîner, 30; goûter, 10; souper, 30.

le costume qu'on leur donne, il faut qu'il soit large, ne gêne pas les mouvements et ne soit pas trop chaud, pour les raisons que nous avons données. Il est bon de laisser aller les jeunes gens tête nue dans l'intérieur des établissements, mais il leur faut une coiffure quand ils sortent. Il est au contraire indispensable qu'ils s'habituent à s'en passer la nuit, et il faut leur faire couper les cheveux très courts. Il est inutile de leur faire prendre un gilet de flanelle, lorsque leur santé ne l'exige pas.

La chaussure est la partie la plus importante de la toilette des collégiens comme du soldat. Elle doit remplir les conditions que nous avons exposées dans le chapitre consacré aux vêtements (1).

Il faut donner aux collégiens le temps nécessaire pour faire leur toilette et leurs ablutions du matin. Une demi-heure est nécessaire pour cela et il faut tenir la main à ce qu'ils l'emploient d'une manière convenable. La propreté ne se décrète pas, mais elle s'enseigne, et c'est, comme le disait Albert Delpit, un devoir qui se change en habitude. Les collégiens doivent avoir leurs ustensiles de toilette au complet rangés sur une tablette et bien en vue, pour qu'on puisse s'assurer qu'ils sont en bon état et qu'on en fait usage.

L'eau pour la toilette doit être fournie en abondance. Il est inutile de la faire chauffer (2), mais il faut qu'elle soit donnée à discrétion, et que les élèves aient de grandes cuvettes dans lesquelles il puissent se laver largement la tête et le cou chaque matin. Je verrais même d'un très bon œil l'usage du tub s'acclimater dans nos lycées, comme il l'a fait en Angleterre.

Les lotions à l'eau froide, quelque larges qu'elles soient, ne suffisent pas pour nettoyer convenablement la peau ; il est indispensable de donner aux élèves des bains généraux et des bains de pieds. La commission ministérielle a émis l'avis qu'un grand bain par mois et un bain de pieds par semaine constituaient un minimum au-dessous duquel il n'était pas permis de descendre. Elle a, de plus, recommandé l'installation dans tous les lycées d'un système de bains par aspersion, comme ceux qu'on commence à établir dans les écoles de Paris (3).

IV. **Travail intellectuel**. — L'enfance est l'âge pendant lequel l'homme doit acquérir les connaissances qu'il utilisera plus tard ; mais le cercle de ces connaissances va s'élargissant sans cesse. Chaque pas fait en avant dans les voies de la civilisation, chaque conquête réalisée dans le domaine intellectuel se traduisent par une nouvelle surcharge dans les programmes de l'enseignement. Aujourd'hui, nous sommes arrivés à

(1) Chapitre V, article Ier, § 3.

(2) La commission du régime des lycées s'est prononcée contre l'emploi de l'eau tiède pour la toilette, afin de ne pas compliquer le service et de ne pas faire prendre aux enfants une mauvaise habitude.

(3) Chapitre V, article II, § 1er.

l'extrême limite. Les études commencent de trop bonne heure et sont devenues écrasantes. « L'enfant, disait Fonssagrives en 1869, travaille » trop tôt ; il travaille trop, il travaille mal, il travaille dans de mau- » vaises conditions hygiéniques ». Tout cela est encore vrai aujourd'hui. Le nombre d'heures consacrées au travail dans les lycées dépasse toute mesure. Il arrive, dans les classes où on prépare aux grandes études, à onze heures et demie par jour, et tous les gens de labeur intellectuel reconnaissent qu'il ne leur est pas possible d'en fournir plus de huit en moyenne. Les élèves se sauvent par l'inattention. Ils ont les yeux fixés sur leur livre, mais la pensée est ailleurs. Ils n'en sont pas moins condamnés pendant tout ce temps à une immobilité forcée dans un air confiné, et l'hygiène ne saurait trop protester contre un mode d'éducation aussi déplorable.

Les mêmes abus sont signalés à l'étranger. Hestel en Danemark, Axel Key en Suède ont dénoncé comme les hygiénistes français les déplorables conséquences du régime scolaire dans leurs pays et l'empereur d'Allemagne, dans un de ces discours dont il n'est pas avare, rappelait il y a quelques années à ses auditeurs que, lorsqu'il était au lycée de Cassel, il était obligé de travailler 7 heures par jour à la maison pour faire les devoirs qu'on lui donnait indépendamment de ses six heures de classe (1). En France, l'opinion publique se préoccupe depuis longtemps de cette question du surmenage intellectuel. L'Université l'a devancée du reste. M. Duruy, alors ministre de l'instruction publique, a dit le premier dans une circulaire officielle (2) : « Nos enfants ont une journée de travail » plus longue que celle de l'ouvrier adulte ; c'est le contraire qui devrait » exister ». Quelques années après, un membre de l'Académie française, Victor de Laprade, vint signaler à l'opinion les dangers de notre régime scolaire dans une brochure devenue célèbre (3). M. Jules Simon a plaidé de son côté la cause de l'enfance avec plus de mesure et autant de talent, et pendant son passage au ministère de l'instruction publique, il a pu réaliser quelques améliorations de détail. Enfin les hygiénistes sont entrés en lice ; ils ont mené la campagne avec l'ardeur qui caractérise les hommes de notre profession. J'ai moi-même pris part à la lutte et combattu pour la bonne cause en plus d'une circonstance (4).

Ce mouvement n'a pas été stérile et le surmenage est devenu une question d'actualité. On l'a discuté dans les journaux politiques, dans les salons, et même à la Chambre des députés. Des sociétés se sont formées à Paris pour la propagation des exercices physiques dans l'éducation. Des

(1) Journal le *Temps* du 7 décembre 1890.

(2) *Instruction du Ministre aux recteurs d'académie*, du 10 mai 1864.

(3) Victor DE LAPRADE, *L'éducation homicide*, Paris, 1867.

(4) Jules ROCHARD, *L'éducation hygiénique et le surmenage intellectuel* (*Revue des Deux-Mondes*, 15 mai 1887) ; — *L'éducation de nos fils*, Paris, 1890 ; — *L'éducation de nos filles*, Paris, 1892.

journaux se sont fondés (1). L'Université a prêté la main à ce mouvement et le ministre, par un arrêté en date du 12 juillet 1888, a nommé la *Commission pour l'étude des améliorations à introduire dans le régime des établissements secondaires dont j'ai déjà plus d'une fois parlé.*

Cette agitation a produit de salutaires effets. Elle a réhabilité en France les exercices physiques et mis les sports de tout genre à la mode. La jeunesse s'y livre avec passion ; et le régime scolaire lui-même a été sensiblement modifié. Les classes ne sont plus que d'une heure et demie, dans l'enseignement nouveau. Il n'y a plus que six heures d'études par jour. Les promenades sont plus longues, plus hygiéniques. Les récréations plus animées, et les exercices physiques sont devenus à la mode. Les élèves des lycées ont contracté facilement le goût des exercices en plein air et des sports de tout genre. On les voit figurer avec avantage dans les concours et dans les *lendits*. Ce n'est pas là tout à fait ce que demandaient les hygiénistes ; mais nous reviendrons plus tard sur cette question. Il y a toutefois encore des améliorations à réclamer.

V. **Répartition du temps.** — Une meilleure répartition du temps est la première nécessité qui s'impose. La plupart des hygiénistes ont adopté la formule américaine, qui consiste à partager la journée en trois parties égales : la première consacrée au sommeil ; la seconde à l'étude ; la troisième aux soins de propreté, aux repas, aux jeux physiques et aux récréations. Cette formule ne représente qu'une moyenne, car il n'est pas permis de soumettre au même régime des élèves d'âge aussi différent que ceux qui peuplent nos lycées. Elle n'est même pas rigoureusement applicable en ce qui concerne le sommeil. Huit heures ne suffisent pas aux enfants. C'est ce qu'on accorde dans les lycées aux élèves des classes supérieures, et ce temps est souvent raccourci par les veillées facultatives, aussi s'endorment-ils souvent en étude. La Commission du régime des lycées a pourtant été un peu trop loin, ce me semble, en demandant dix heures de sommeil pour les enfants au-dessous de quinze ans, et neuf heures pour la division supérieure. Elle a limité la durée du travail intellectuel, à 5 heures pour les plus petits, à 9 heures pour les plus grands, et gradué de la même façon le temps du repos, en fixant la durée des repas à $1^h,25$ pour tous les élèves. Ces propositions sont résumées dans le tableau suivant :

(1) La première a pris naissance à l'Ecole Monge sous l'inspiration de son directeur M. Godard, et sous la présidence de M. Jules Simon, sous le nom de *Comité pour la propagation des exercices physiques dans l'éducation*. Elle a tenu sa première séance le 1er juin 1888. La seconde s'est formée sous l'inspiration de M. Pascal Grousset et sous la présidence de M. Berthelot. Elle a pris le titre de *Ligue nationale de l'éducation physique* et s'est réunie pour la première fois le 31 octobre 1888.

DIVISION.	AGE moyen.	TRAVAIL sédentaire.	REPAS.	SOMMEIL.	RÉCRÉATIONS. Exercices. Soins de propreté.
	Ans.	Heures.	Heures.	Heures.	Heures.
Classes primaires..........	7 à 8	5	1.25	10	7.35
Classes élémentaires.......	9 à 10	6	1.25	10	6.35
Classes de grammaire......	11, 12, 13	7	1.25	10	5.35
Troisième, seconde, mathém. préparatoires..........	14 à 15	8	1.25	9	5.35
Réthorique, philosophie, mathématiques spéciales....	16 à 17	8 Maximum.	1.25	9	4.35 Minimum.

VI. **Récréations, jeux, exercices.** — La commission directrice des lycées nous paraît s'être tenue dans une juste mesure en exigeant pour les plus âgés, un minimum de récréations et d'exercices physiques de 4 h. 35 dont il faut déduire la demi-heure nécessaire pour la toilette. Elle a de plus exprimé l'avis qu'il serait nécessaire de réserver chaque jour une grande récréation à l'air libre, de trois heures pour les petits et les moyens et de deux heures pour les grands. Elle serait consacrée à des promenades, des excursions ou des jeux de plein air suivant le temps et la saison.

Il faut encourager les élèves à se livrer aux jeux de leur âge, en leur laissant la liberté du choix. Il est bon même de les leur apprendre et de les diriger, comme on l'a fait de tout temps dans les établissements des jésuites et comme on le fait aujourd'hui dans les écoles primaires, ainsi que nous l'avons vu.

Les jeux qu'il faut encourager de préférence sont ceux qui sont adoptés dans les écoles primaires : les *barres*, la *crosse*, le *gouret;* les différents jeux de *paume* et de *balle*, ceux qu'on appelle les jeux *français*, par opposition à ceux qui nous viennent d'Angleterre, comme le *cricket*, le *lawn-tennis* et le *foot-ball*. Le premier est un jeu tranquille qui convient mieux aux pensionnats de jeunes filles ; le second est dans le même cas et exige de plus toute une installation ; quant au *foot-ball*, c'est un jeu brutal et qui n'est pas sans danger. Il cause plus d'accidents que tous les autres genres d'exercices. D'après un rapport de l'Académie militaire de *West-Point*, publié récemment par le *British médical journal*, sur 84 personnes se livrant au *foot-ball*, il y a eu, l'an dernier, 54 accidents entraînant 277 jours d'incapacité. C'est quinze fois plus qu'avec l'équitation et vingt fois plus qu'avec la gymnastique.

Les jeux qui conviennent aux jeunes filles sont de nature plus tranquille, comme le *volant*, les *grâces*, la *marelle*, les *rondes*, qu'on danse en chantant nos bons vieux airs français ; les jeux qui procèdent de la course (1), comme les *quatre coins*, les *voisins*, le *veuf;* enfin, le *cricket*

(1) La course proprement dite et le saut ne conviennent pas aux jeunes filles. Il faut les

et le *lawn-tennis* dont nous parlions tout à l'heure, et qui sont très à la mode aujourd'hui.

Si, dans la maison d'éducation, les élèves se livraient pendant deux ou trois heures chaque jour, avec l'ardeur de leur âge, aux jeux qui demandent de la force, de l'adresse et de l'agilité, les exercices proprement dit ne seraient plus indispensables; mais nous n'en sommes pas encore là, et d'ailleurs il en est qui forment le complément d'une éducation bien dirigée. La gymnastique, l'escrime, l'équitation et la natation rentrent dans cette catégorie. Peut-être faudra-t-il y joindre prochainement la bicyclette.

La *gymnastique* est une création de la pédagogie moderne. Elle ne remonte qu'à la fin du siècle dernier (1), et a été introduite en France, en 1818, par le colonel espagnol Amoros Y Undeano, qui s'était approprié la méthode de Pestalozzi en la perfectionnant. Malgré l'enthousiasme qu'excita cette innovation, il fallut quarante ans pour vaincre la routine scolaire. L'enseignement de la gymnastique n'a été rendu obligatoire dans les collèges que par le décret du 13 mars 1854 et dans tous les établissements d'éducation, par la loi du 27 janvier 1880. Pendant longtemps, ce fut une simple concession faite à regret à l'hygiène par la pédagogie. Deux leçons de vingt minutes par semaine avaient paru suffisantes dans le principe; plus tard, on alla jusqu'à accorder 8 heures d'exercices musculaires par mois contre 280 consacrées au travail intellectuel. Encore si ces 8 heures avaient été bien employées; mais on s'était attaché à rendre ces leçons aussi fastidieuses que possible. Chaque élève devant répéter à son tour le mouvement enseigné par le maître, avait environ trois minutes de travail musculaire par leçon; il passait le reste dans l'immobilité et le silence (2).

Aujourd'hui, on comprend mieux les règles de l'éducation physique. On a substitué le plus possible les jeux de plein air à la gymnastique, aux agrès. On a toutefois conservé celle-ci, mais en la rendant plus attrayante. Elle permet de faire de l'exercice sans sortir du lycée et d'habituer le corps à des mouvements méthodiques qui lui donnent une souplesse et une agilité particulières.

Le Dr Lagrange a puissamment contribué par ses écrits à rendre la gymnastigue hygiénique, à en faire ressortir les dangers et les avan-

surveiller quand elles sautent à la corde, pour qu'elles ne s'obstinent pas. M. Lagrange a calculé qu'une jeune fille qui saute à la corde fait le même effort musculaire que si elle montait en courant et d'un trait au sommet de l'Arc-de-Triomphe. Lorsque l'émulation s'en mêle, qu'on ne veut pas interrompre une série brillante, le cœur bat avec une telle force qu'il en résulte des palpitations, quand cette imprudence se répète souvent.

(1) Le premier gymnase fut fondé à Dessau en 1776, le second à Schnepfenthal en 1786; ils s'étaient multipliés en Suède, en Danemark, en Allemagne et en Suisse, avant que la France s'en occupât.

(2) Rapport du recteur de l'académie de Moulins (*Extraits des rapports de MM. les Recteurs* (*loc. cit.*), p. 141).

tages (1). Il l'a soustraite à la tyrannie des professionnels qui auraient fait de nos enfants des clowns ou des lutteurs de barrière, si nous les avions laissés libres. La gymnastique n'ennuie plus les élèves et il n'y aurait, à mon avis, aucun inconvénient à leur laisser, pendant les récréations, la libre disposition des agrès, en les surveillant pour qu'ils ne se livrent pas à des exercices périlleux en l'absence des maîtres.

L'*escrime* est un exercice qu'il faut encourager. Indépendamment de la vigueur, de l'agilité, de la précision des mouvements, il donne aux jeunes gens une attitude hardie et dégagée qui contraste avec la taille voûtée de ceux qui ont trop pâli sur leurs livres. C'est un art essentiellement français, et dans un pays où tout le monde doit passer sous les drapeaux, il est bon que ceux qui sont appelés à porter une épée apprennent de bonne heure à s'en servir. C'est toutefois un exercice très fatigant par la dépense considérable d'influx nerveux et de force musculaire qu'il impose, et le Dr Lagrange estime que cet exercice ne convient pas aux hommes d'études et aux enfants dont le cerveau travaille avec excès. Il me semble que pour prévenir le danger d'ajouter un surmenage à l'autre, il suffit de rendre les leçons courtes et d'empêcher les élèves de s'emballer dans les assauts. Quant à la courbure latérale du rachis que signale le Dr Lagrange, elle ne s'observe que chez les maîtres d'armes et les prévôts.

L'*équitation* a, comme l'escrime, sa place marquée dans toute éducation libérale. Elle est indispensable aux jeunes gens qui se destinent aux carrières militaires ; elle est pour les autres une école d'assouplissement et de bonne tenue. Malheureusement, c'est un art dispendieux et un exercice qui n'est pas sans danger. Dans le rapport de l'Académie militaire de *West-Point*, dont j'ai parlé à propos du *foot-ball*, on relate 17 accidents ayant entraîné 57 jours d'incapacité sur 181 jeunes gens suivant le même manège. On sait d'ailleurs combien les chutes de cheval sont fréquentes et graves dans l'armée comme dans la vie civile.

La *natation*, comme nous l'avons dit en parlant de son enseignement dans les écoles de Paris, est l'art le plus hygiénique, le plus utile et le moins répandu. Dans les ports de mer, on mène les internes des lycées à l'établissement de bains une fois par semaine pendant l'été et lorsque le temps le permet. Dans quelques villes traversées par un fleuve, on les conduit à l'école de natation ; mais nulle part il n'y a d'enseignement régulier comme celui des écoles de Paris. Il serait indispensable de combler cette lacune, en commençant par installer des piscines de natation dans tous les lycées qu'on élève aujourd'hui (2). Il n'y aurait qu'à imiter

(1) Fernand LAGRANGE, *Physiologie des exercices du corps*, Paris, 1889. Deuxième édition.

(2) Il existe au petit lycée de Ben-Aknoum à Alger, un petit bassin de natation situé près de la cour de gymnastique et alimenté par une *noria*. A Pau, on conduit les élèves au bassin du parc ; à Montpellier, à celui qui se trouve sur l'Esplanade.

celle du Lycée de Vanves. Elle a 32 mètres de long sur 16 de large et une profondeur graduée d'un bout à l'autre pour que les enfants de tout âge puissent s'y baigner. L'eau peut être échauffée par des appareils construits dans l'épaisseur du radier. Quarante-huit cabines sont disposées autour du bassin dont elles sont séparées par des pelouses gazonnées sur lesquelles les élèves peuvent jouer et courir sans se blesser les pieds. Je ne sais pas quel parti on tire à Vanves de ce magnifique bassin au point de vue de l'enseignement de la natation.

Je ne parle pas du canotage, pas plus que des autres genres de *sport;* j'y reviendrai dans le chapitre suivant à propos du travail musculaire; je me bornerai à dire, pour le moment, que si les exercices de corps sont indispensables aux élèves des lycées, je ne crois pas qu'il soit utile d'y encourager les *sports* proprement dits. Avec leur publicité, leurs concours, leurs luttes, dans lesquelles on dépasse souvent la limite de ses forces, ces jeux ne conviennent pas à l'enfance. A cet âge, les organes sont encore trop délicats pour qu'on puisse leur imposer de pareils tours de force. Le caractère dominant de cette période de la vie, dit M. Legendre, est le développement inégalement rapide et variable, suivant les individus, des divers appareils de l'organisme (1), c'est l'époque où ils demandent le plus de ménagements, et c'est aussi le moment où le désir de l'emporter sur ses rivaux fait commettre les pires imprudences. Dans les discussions qui ont eu lieu au sein des Sociétés savantes, tous les arguments qui ont été avancés pour prouver les dangers *de l'entraînement* ont été empruntés à l'enfance. Au Congrès de Caen, les hygiénistes se sont élevés, pour la plupart, contre le développement exagéré que les différents genres de sport ont pris dans les établissements d'instruction publique. M. de Coubertin qui a été l'un des plus ardents promoteurs des exercices physiques dans l'éducation, s'est fait le défenseur de cette innovation. Il a rappelé, non sans un certain orgueil, que l'*Union des Sociétés françaises de sports athlétiques* comptait soixante-deux associations scolaires, et qu'on pouvait compter, au 1er mai 1894, 5.000 lycéens français formés en association pour la pratique des différents sports. Ces arguments n'ont pas convaincu la majorité des trois sections réunies pour discuter cette question intéressante et elles ont formulé leur opinion par le vœu suivant : « Encourager l'exercice, mais faire la guerre au sport dans les établissements scolaires » (2).

VII. Promenades. Excursions. — La promenade est l'exercice le plus salutaire et le plus attrayant à tous les âges de la vie, mais surtout

(1) LEGENDRE, *Sur les dangers que peuvent offrir pour les enfants les exercices de sport* (*Association française pour l'avancement des sciences*, 1894. *Comptes-rendus*, première partie, p. 207).

(2) Association française pour l'avancement des sciences, 23e session tenue à Caen au mois d'août 1894. Vœu émis par les 12e, 16e et 17e sections réunies (comptes-rendus de la 23e section, 1re partie, p. 271).

pendant l'enfance. Les hygiénistes s'efforcent depuis longtemps de faire comprendre aux maîtres de l'enseignement la nécessité de faire sortir davantage les élèves, de ne pas se contenter des deux promenades du jeudi et du dimanche, souvent empêchées par le mauvais temps. On pourrait tout au moins en accorder une troisième pendant la semaine.

On a fait pour cela des efforts qu'il faut savoir reconnaître. Les travaux des commissions dont j'ai parlé n'ont pas été stériles. Les recteurs d'Académie ont été chargés par le Ministre d'adapter leurs prescriptions aux exigences des régions qu'ils habitent. Dans quelques lycées, on a adopté la coutume des grandes promenades durant toute la journée, dont M. Jules Simon a fait ressortir les avantages avec tant d'autorité. Dans les pays de montagne, les proviseurs organisent parfois des excursions durant plusieurs jours, et il serait à désirer qu'on profitât des grandes vacances pendant lesquelles les familles ne savent que faire de leurs garçons, pour organiser des voyages scolaires qui n'auraient pas pour les lycéens les inconvénients que nous avons signalés à propos des enfants des écoles primaires. Ils seraient à la fois un plaisir et un enseignement, et quant aux frais, la plupart des familles seraient heureuses d'y concourir.

§ III. — MALADIES SCOLAIRES

Le milieu scolaire ne peut pas être considéré comme malsain. Les enfants des écoles primaires y sont assurément dans de meilleures conditions hygiéniques que chez eux et ceux des lycées y sont aussi bien pour la plupart ; ce qui rend leur séjour insalubre, c'est l'abus de la sédentarité, c'est l'entassement et la promiscuité avec leurs conséquences. Le milieu scolaire ne crée pas de maladies, mais il fait naître des prédispositions à les contracter.

I. **Infirmités scolaires.** — Il n'y en a que deux en réalité ; la myopie et les déviations rachidiennes.

A. Myopie. — Cette demi-cécité est une des conséquences les plus fâcheuses de l'éducation actuelle. Extrêmement rare à la naissance, elle va s'aggravant avec les années. Hermann Cohn (de Breslau) (1) l'a prouvé le premier d'une façon péremptoire.

Dans des observations qui ont porté sur plus de 40,000 élèves, il a constaté qu'il y avait à peine un myope sur 100 dans les écoles rurales, qu'on en trouvait de 5 à 11 pour 100 dans les écoles élémentaires, de 10 à 24 dans les écoles de filles, de 30 à 40 dans les écoles reales, de 50 à

(1) Hermann Cohn, Conférences faites à la séance générale de la 53e réunion des naturalistes et médecins allemands, le 18 septembre 1880.

55 dans les gymnases et jusqu'à 60 pour 100 dans les deux dernières années de l'enseignement.

Erikmann (de Moscou), Conrad (de Kömsberg) ont trouvé des chiffres analogues, et les ophthalmologistes français sont arrivés aux mêmes conclusions. Tout le monde sait d'ailleurs que la myopie est aussi fréquente à l'école polytechnique qu'elle est rare chez les paysans et surtout chez les marins dont la vue s'exerce sur de grands horizons.

La myopie scolaire est la conséquence de l'effort d'adaptation qu'exige la vision à courte distance des objets de petite dimension, lorsque cet effort est continu. Son mécanisme consiste dans les pressions multipliées que l'œil subit pour cette accommodation, dans l'action des muscles de l'œil qui se contractent un nombre incalculable de fois pour exécuter les mouvements qu'exige la lecture. Il est probable que la stase veineuse due à l'attitude des enfants qui se penchent trop sur leurs livres y contribue également. Sous l'influence de ces pressions constantes le globe oculaire finit par céder à l'endroit où il est le plus faible, c'est-à-dire en arrière et c'est ainsi que se produit l'allongement du grand axe de l'œil (1).

Pour prévenir la myopie scolaire, il faut d'abord largement éclairer les classes comme nous l'avons indiqué précédemment (2), il faut ensuite exiger que les livres soient imprimés sur du papier blanc jaunâtre (Javal), en caractères de 1^{mm},5 de hauteur avec des interlignes de 2^{mm},5. On doit repousser tout livre qui, tenu verticalement et éclairé par une bougie placée à un mètre de distance, ne peut pas être lu à 80 centimètres par une vue normale. Les cartes de géographie, les atlas ne doivent pas être surchargés d'indications microscopiques ; les cartes murales ne doivent porter qu'un petit nombre de mots en gros caractères et ne doivent pas être vernies (3). Il faut surveiller les enfants pour les empêcher de se trop approcher de leurs livres ou de leurs cahiers. Cette précaution est préférable à l'*avertisseur* de Maurice Perrin. Enfin, il serait indispensable d'exercer les enfants pendant les récréations et les promenades à reconnaître les objets situés à de grandes distances.

B. Déformations scolaires. — Les déformations de la colonne vertébrale tiennent à des attitudes vicieuses que prennent les enfants, dans la station assise qu'on leur fait garder trop longtemps. Elles ont été étudiées avec soin par Dally, par Vallin, par Thorens en France, par Guillaume (de Neufchâteau), par Fahrner (de Zurich), par Scheneck (de Berne), par Eulenberg et par Virchow. La plus fréquente consiste en une courbe unique, à grand rayon, avec convexité à gauche, élévation correspon-

(1) Aug. Gartner, *Précis d'hygiène publique et privée*, 1895, p. 292.

(2) Chap. III, article IV, § V, p. 477.

(3) Commission d'hygiène des écoles, instituée par arrêté du Ministre de l'Instruction publique en date du 24 janvier 1882. Rapport de M. Javal.

dante de l'épaule et inclinaison compensatrice du bassin. Elle survient de six à quatorze ans (1) et est plus commune chez les filles que chez les garçons parce que ceux-ci sont plus remuants. Le Dr Dubrisay (2) cite une école Suisse où sur 709 élèves, 640 présentaient cette déformation typique. La moyenne des observations publiées jusqu'ici m'a donné une proportion de 30 pour 100.

Les déformations de la colonne vertébrale tiennent d'abord à la mauvaise disposition des sièges, qui ne sont pas en rapport avec la taille et la croissance des enfants. S'ils sont trop hauts pour la table, ils les forcent à se courber pour l'atteindre ; si c'est la table qui est trop basse, ils se courbent en avant et se voûtent. La grande courbure typique du rachis a été attribuée par Dally à l'attitude que prennent les enfants lorsqu'ils écrivent à l'*anglaise*. Pour tracer ces caractères très inclinés, ils sont forcés de s'asseoir de côté, en appuyant sur la fesse gauche et en inclinant la tête du même côté. Le coude correspondant s'avance, afin de maintenir le papier, tandis que le droit s'applique contre le tronc. Le corps, reposant alors sur l'ischion et le coude gauche, la colonne vertébrale pressée entre ces deux points s'infléchit et se courbe en entraînant la poitrine dans son mouvement. L'épaule gauche se relève et le bassin s'incline en sens inverse. Avec le temps, les ligaments se relâchent, les surfaces articulaires se déforment et la courbure du rachis devient définitive. Les enfants qui fréquentent les écoles sont à l'âge de la croissance ; les muscles rachidiens n'ont pas encore toute leur vigueur ; ils se fatiguent à soutenir la colonne vertébrale dans sa rigidité ; le corps s'affaisse dans une pose de nonchalance et, quand on condamne les jeunes gens à garder cette posture, quand on les force à rester assis pendant six heures par jour, ils se déforment presque fatalement.

La première condition pour prévenir cette difformité consiste à ne pas prolonger aussi longtemps ces études, à les entrecouper par de petites récréations, la seconde à donner aux élèves des tables et des bancs en rapport avec leur taille et enfin de renoncer dans les écoles à l'écriture *anglaise* pour en venir au principe dont la commission ministérielle a emprunté la formule à Georges Sand : *écriture droite sur papier droit, corps droit*, et que M. Javal s'est appropriée par les efforts qu'il a faits pour la répandre (3). L'écriture droite est devenue réglementaire dans beaucoup d'écoles à l'étranger.

II. **Maladies et épidémies scolaires.** — La sédentarité et le surmenage intellectuel créent, dans les internats, des prédispositions morbides incontestables, et la réunion d'un grand nombre de jeunes sujets

(1) Eulenberg a trouvé que sur 1,000 scolioses, 887 sont contractées de six à quatorze ans.

(2) Dubrisay et Yvon, *Manuel d'hygiène scolaire*, 1887.

(3) Javal, *Le mécanisme de l'écriture* (*Revue scientifique*, 21 mai 1881) ; — *Essai sur la physiologie de l'écriture*, Paris, 1892.

favorise la propagation des épidémies. Les névroses, l'épistaxis, la céphalalgie, la gastralgie sont au nombre des maladies qu'on peut mettre sur le compte d'une mauvaise hygiène, l'évolution de la phthisie peut elle-même être favorisée par l'affaiblissement de la constitution et sa propagation par la promiscuité des dortoirs.

Les maladies épidémiques qui sont à redouter dans les établissements scolaires sont, en premier lieu : les *fièvres éruptives (rougeole, scarlatine, variole, varioloïde)*, la *varicelle*, la *diphtérie*, la *coqueluche* et les *oreillons* ; c'est dans cet ordre qu'elles ont été rangées par l'Académie de médecine, lorsqu'elle a été chargée par le Ministre de l'instruction publique de fixer la durée de l'isolement que les enfants atteints de maladies contagieuses doivent subir avant d'être réadmis à l'école (1).

Dans la seconde catégorie se rangent : le choléra, la fièvre typhoïde, la grippe et la dysenterie. Celles-là n'ont rien de spécial aux écoles.

Dans le troisième groupe se rangent les maladies dont la sphère d'action est plus bornée et qui ne menacent guère la population du dehors. Ce sont les affections cutanées et les ophthalmies contagieuses.

Enfin, nous plaçons dans la quatrième classe les névroses contagieuses par imitation, comme l'épilepsie, l'hystérie, la chorée, parce qu'elles peuvent exiger l'éloignement des élèves qui en sont atteints ; mais elles n'entraînent jamais de mesures d'ensemble.

Les maladies qui ont été l'objet d'une réglementation spéciale sont celles des deux premières catégories. Le Comité consultatif d'hygiène s'en est occupé (2) et le Conseil supérieur de l'instruction publique, sur la proposition de M. Brouardel, a soumis au Ministre un projet de règlement qui a été sanctionné par un arrêté en date du 18 août 1893 (3). La Commission d'assainissement et de salubrité de l'habitation a de son côté, dans sa séance du 17 avril 1894, adopté un projet de règlement sur la prophylaxie des épidémies qui lui a été soumis par le Dr A.-J. Martin (4). On trouve dans ces documents les indications nécessaires pour éviter l'éclosion et s'opposer à la propagation des maladies épidémiques contagieuses à l'école. Le Dr Mangenot, médecin inspecteur des établissements scolaires de la ville de Paris, les a résumées de la manière suivante au congrès international d'hygiène de Budapest.

1° En temps d'épidémie, l'école doit être tenue dans un état de pro-

(1) A. Ollivier, *Rapport sur les modifications à apporter aux règlements de 1882 et 1887, relatifs à la durée de l'isolement, dans les écoles et les lycées, des élèves atteints de maladies contagieuses* (Séance du 25 juillet 1893, *Bulletin de l'académie*, t. XXX, p. 150).

(2) Napias, *Rapport au comité consultatif d'hygiène publique de France sur la désinfection des locaux et du mobilier des écoles en cas d'épidémie*, approuvé dans la séance du 3 juillet 1893 (*Bulletin municipal officiel*, des 13, 14, 15 et 16 septembre 1893).

(3) *Journal officiel* du 20 août 1893.

(4) *Bulletin municipal officiel* du 23 mai 1894.

preté plus rigoureux encore que de coutume. Il faut veiller avec plus de soin encore à la propreté des enfants et de leurs vêtements, leur faire laver les mains et la bouche avec un liquide antiseptique, plusieurs fois par jour et surtout avant les repas ;

2° Il faut éloigner immédiatement tout enfant atteint de la maladie ou soupçonné de l'être, ainsi que ses frères et sœurs ;

3° L'école doit être désinfectée en dehors des heures des classes ;

4° On doit mettre à la disposition des élèves comme eau de boisson de l'eau de source ou bouillie ;

5° Enfin, il faut enseigner les éléments de l'hygiène dans les écoles (1).

Lorsqu'un enfant a été éloigné de l'école, pour cause de maladie contagieuse, il est adressé à la famille une instruction lui enjoignant de ne l'y renvoyer qu'après l'avoir baigné, lavé au savon et avoir désinfecté ses habits ainsi que les objets à son usage (2).

La durée de l'isolement imposée aux élèves des écoles et des lycées est comptée à partir du premier jour de l'invasion. Elle est de quarante jours pour la scarlatine, la variole, la varioloïde et la diphtérie (3), de seize jours pour la rougeole et la varicelle, de trois semaines pour la coqueluche, après cessation des quintes, de dix jours pour les oreillons, après disparition des symptômes locaux (4).

Le licenciement d'une école est une mesure grave à laquelle on ne doit recourir que dans les cas où l'éviction successive de tous les enfants atteints n'a pas suffi pour arrêter le mal, et que le personnel enseignant est lui-même atteint. Il ne doit être ordonné que dans les maladies de la première catégorie (variole, scarlatine, rougeole, diphtérie) (5). Tous les hygiénistes le repoussent pour le choléra et la fièvre typhoïde, sauf quand il s'agit d'épidémie grave implantée dans l'école.

Le licenciement de l'école doit être suivi d'un nettoyage à fond et d'une désinfection complète, après laquelle on laisse les fenêtres ouvertes pendant quelques jours. Lorsqu'il s'agit d'une épidémie de variole, tous les élèves et tout le personnel de l'école doivent être revaccinés.

(5) Dr Mangenot. L'*Ecole et les maladies épidémiques* (*Revue d'hygiène et de police sanitaire*, 1894, t. XVI, p. 872).

(2) Article 14 du projet de règlement adopté par le conseil municipal de Paris le 8 mai 1894.

(3) Les travaux récents sur la diphtérie ont démontré la persistance prolongée du bacille de Loëfler et conduisent à n'admettre les diphtéritiques guéris à l'école qu'après examen bactériologique, ou tout au moins à continuer l'isolement, après les quarante jours, lorsqu'il y a encore du *jetage* par les fosses nasales.

(4) En Allemagne, lorsqu'un cas de diphtérie se produit dans une école, on renvoie les voisins directs du malade pour 14 jours. S'il y en a deux, l'école entière est licenciée, et les élèves ne rentrent que quand le médecin s'est assuré qu'ils ne présentent plus de traces de la maladie, ce serait là le cas de recourir à l'examen bactériologique.

(5) Instructions approuvées par l'Académie de médecine, sur le rapport d'Ollivier à la séance du 25 juillet 1893 (*Bull. de l'Acad.*, t. XXX, p. 150).

III. Inspection hygiénique et médicale des écoles. — L'exécution de mesures d'hygiène aussi délicates ne peut être confiée qu'à des médecins. L'inspection sanitaire des écoles est la conséquence logique de l'instruction obligatoire. La Seine est le premier département qui l'ait organisée. Elle y a été établie par un arrêté préfectoral du 13 juin 1879. Quelque temps après, le Ministre de l'instruction publique adressa aux préfets une circulaire pour les engager à l'organiser et pour définir les attributions des médecins-inspecteurs. Quelques grandes villes s'y conformèrent (1), mais 35 départements ne donnèrent aucune suite à la circulaire ministérielle. Les Conseils généraux refusaient de voter les fonds nécessaires, et il n'y avait pas de loi pour les y contraindre. Celle du 30 octobre 1886 sur l'organisation de l'enseignement primaire en a fourni les moyens par son article 9 et un décret en date du 18 janvier 1887, a défini les attributions des médecins-inspecteurs et les garanties qu'ils doivent offrir (2). Les instructions qui leur y sont données comprennent tous les sujets relatifs à l'hygiène des écoles que nous venons de passer successivement en revue et sur lesquels il est inutile de revenir.

Les médecins-inspecteurs doivent visiter les écoles publiques au moins une fois par mois, et beaucoup plus souvent en temps d'épidémie. Quant aux écoles privées, leur action doit se borner à signaler les mauvaises conditions hygiéniques qu'elles peuvent présenter. En cas d'épidémie, ils doivent provoquer les mesures nécessaires pour en arrêter les progrès. Les médecins-inspecteurs sont tenus d'adresser, à l'autorité municipale, trois sortes de rapports : le premier, *rapport unique*, sur l'état hygiénique de l'école, n'est pas renouvelé. Le second, *rapport annuel*, comprend les observations faites pendant l'année sur l'état sanitaire des enfants. Le troisième, *rapport occasionnel*, n'est envoyé que lorsqu'un fait grave s'est produit dans l'école ou qu'une épidémie s'y est déclarée (3).

(1) Lyon et le Havre, puis Saint-Etienne, Reims, Amiens et Lorient.

(2) Dr BLAYAC, *Inspection hygiénique et médicale des écoles*, Paris, 1888, p. 8.

(3) Dr MANGENOT, *L'inspection hygiénique et médicale des écoles* (*Revue d'hygiène et de police sanitaire*, 1887, p. 59).

CHAPITRE VII

TRAVAUX ET PROFESSIONS

ARTICLE Ier. — TRAVAUX

Le travail est la loi de l'humanité. Pour les sociétés, comme pour les individus, il est la condition essentielle du bien-être et de la moralité. L'hygiène elle-même n'est qu'un résultat du travail intellectuel, qui en a découvert les conditions, et du travail physique, qui les réalise. Ces deux formes du labeur ont leurs lois spéciales, mais elles offrent aussi des caractères communs. Toutes deux entraînent une dépense, une usure d'éléments organiques que l'alimentation doit réparer, toutes deux ont pour conséquence la fatigue et le besoin de repos ; toutes deux enfin doivent être soumises à des règles que nous allons indiquer en commençant par le travail intellectuel.

§ Ier. — TRAVAIL INTELLECTUEL

L'exercice de la pensée est involontaire et incessant pendant la veille. La vue des objets extérieurs, les réflexions qu'ils provoquent, tout ce qui frappe nos sens, devient la source d'idées qui se présentent à l'esprit, le traversent, y éveillent des souvenirs, y provoquent des comparaisons, puis s'effacent pour faire place à d'autres impressions tout aussi fugitives. Ce fonctionnement passif du cerveau n'est pas le travail. Celui-ci commence lorsque la volonté fixe la pensée sur un point, l'y applique et l'y maintient malgré elle. Entre ces deux manifestations de l'intelligence il y a la même différence qu'entre voir et regarder. Le travail intellectuel pourrait être défini : l'action cérébrale guidée par la volonté. Comme tout phénomène actif, ce labeur doit être maintenu dans de justes limites.

Le surmenage intellectuel a ses dangers comme l'autre. Le travail d'esprit détermine physiologiquement un afflux de sang vers les centres nerveux ; il y détermine des phénomènes chimiques analogues à ceux qui se passent dans les muscles en travail ; il consomme comme eux des éléments organiques ; il amène la production de déchets qui doivent être éliminés. Ce travail épuise davantage, demande plus de réparation alimentaire, exige un plus long repos que le travail musculaire ; l'homme de cabinet dépense plus que l'homme de peine.

L'excitation exagérée ou trop longtemps soutenue du cerveau réagit sur toute l'économie et en trouble les fonctions. Sous l'influence d'une tension d'esprit continuelle, l'appétit disparaît, les digestions deviennent paresseuses, l'hématose elle-même languit par l'immobilité à laquelle le corps est condamné et par la sédentarité que le travail intellectuel exige. Le corps s'amaigrit, le visage pâlit et les forces physiques diminuent ; mais c'est sur le système nerveux que cet abus de la pensée réagit le plus vivement. Il le rend mobile, excitable ; le caractère s'aigrit, devient morose. Les travailleurs acharnés arrivent à l'indifférence pour tout ce qui n'est pas l'objet de leurs études, ou donnent au contraire des marques d'une impressionnabilité démesurée. Absorbés par leurs pensées, ils s'isolent volontiers, fuient la société des autres hommes, évitent les distractions et finissent parfois par tomber dans l'hypocondrie, qui n'est que le début de perturbations cérébrales dont la folie est parfois le terme. Les annales de l'aliénation mentale en font foi. D'autres fonctions s'altèrent en même temps, des maladies organiques surviennent à la suite, et c'est ainsi que s'éteignent bien des intelligences d'élite.

Le surmenage intellectuel est surtout à redouter aux âges extrêmes. Il est meurtrier chez l'enfant ; il est dangereux chez le vieillard. A cet âge, la mémoire et l'imagination ont notablement faibli ; la faculté de produire n'a pas diminué dans la même proportion, mais elle s'est modifiée. Le vieillard peut continuer à se livrer aux travaux dont il a acquis l'habitude ; mais il est inhabile à aborder de nouveaux sujets d'étude et il arrive un moment où il ne fait guère que se répéter ; et puis il se fatigue vite. Les veilles laborieuses lui sont interdites et, s'il brave ces avertissements de la nature, il joue gros jeu. Il y a sans doute des exceptions à cette règle ; mais ces personnalités brillantes sont rares et ce n'est pas aux organisations exceptionnelles que s'adresse l'hygiène ; elle est faite pour le commun des mortels.

La première condition, pour l'homme de cabinet, comme pour l'ouvrier, c'est de ne pas dépasser le mesure de ses forces et de se fixer une limite. Les huit heures de travail quotidien au sujet desquelles il s'est fait un mouvement si bruyant dans les classes ouvrières, pourraient être adoptées comme une moyenne par les travailleurs intellectuels ; mais comme ils ne connaissent ni le repos hebdomadaire ni le chômage, et qu'ils dépensent davantage, il en est peu qui puissent fournir une moyenne de travail vrai, actif, fécond de huit heures par jour, sans arriver au surmenage.

L'exercice est indispensable aux gens de cabinet, il est le contrepoids de leurs occupations sédentaires, le correctif de cette existence anormale. Il faut savoir se l'imposer et le doser comme un remède. Les exercices violents ne sont pas ceux qui conviennent en pareil cas; la fatigue qu'ils occasionnent ne permet pas de se livrer ensuite à l'étude ; c'est la promenade au grand air qui remplit le mieux le but qu'il faut se proposer. Ces conseils s'adressent aux hommes d'un âge mûr. Dans la première moitié de l'existence, la vie exubérante qui s'agite en nous permet de supporter, sans trop de dommages, une foule de choses qui deviennent fatales plus tard. C'est l'heure de la vie où tout se répare; dans la seconde moitié et surtout à la fin, toute perte est définitive.

C'est une erreur de croire qu'on peut compenser l'abus du travail par un excès de fatigue physique, qu'une heure ou deux d'un exercice violent peuvent détruire les effets d'une journée de labeur intellectuel. Le surmenage musculaire n'annule pas l'autre, il s'y surajoute. C'est une double dépense qui épuise l'économie, loin d'y établir un juste équilibre. Il faut d'ailleurs des organisations singulièrement vigoureuses et privilégiées pour pouvoir se livrer d'une manière fructueuse à un travail un peu aride, après une longue course à cheval ou en vélocipède. En général, on est rompu et on s'endort sur sa table de travail.

L'exercice hygiénique par excellence, c'est la promenade; elle convient surtout après les repas. C'est une règle absolue de ne jamais se livrer au travail en sortant de table. Tant que la digestion n'est pas terminée, on l'entrave en faisant fonctionner son cerveau et l'on ne fait que de mauvaise besogne.

Il est un conseil excellent et que donnent tous les hygiénistes; c'est celui de varier ses travaux. Malheureusement, il n'est guère pratique. L'homme de loisir, libre d'occuper sa pensée comme il l'entend, peut se faire un régime intellectuel aussi varié que ses repas; ce n'est pas à cette catégorie de privilégiés que je m'adresse. Ce vagabondage à peu près passif à travers les champs de l'intelligence n'est pas du travail. Le producteur, l'homme utile, est de plus en plus forcé de se cantonner dans un domaine plus étroit et d'y concentrer sa pensée. On demandait à Newton comment il était arrivé à ses admirables découvertes : « En y pensant toujours », répondit-il. C'est qu'en effet, lorsque l'intelligence est en gestation d'une idée, elle s'y absorbe et ne la quitte plus. Le savant qui se croit sur la piste d'une découverte, l'écrivain qui termine un livre, y pensent à toute heure, en rêvent quelquefois, et c'est pour cela qu'ils ont besoin de distraction, que la société des autres hommes leur est nécessaire pour les arracher à l'obsession de leur pensée. La puissance d'abstraction des hommes comme Newton est aussi rare que leur génie.

§ II. — TRAVAIL MUSCULAIRE

Le travail musculaire intéresse l'hygiène à deux points de vue : celui des professions et celui de l'éducation. « Il n'y a scientifiquement, dit » le Dr Lagrange, aucune différence entre le labeur professionnel que le » besoin impose à l'ouvrier ou au paysan, et l'exercice plus ou moins » élégant auquel s'adonne le *sportsman* » (1). Les mêmes considérations physiologiques s'y rattachent.

I. **Le mouvement et ses conséquences.** — Les muscles, agents immédiats du mouvement, représentent plus de la moitié du poids du corps tout entier ; de là l'importance de l'exercice musculaire, comme modificateur de la nutrition. Le travail en effet change profondément la condition physiologique et la composition chimique de ces organes, et ces effets retentissent sur l'économie toute entière.

1° Contraction musculaire. — Le mouvement est produit par la contraction musculaire qui s'opère sous l'influence de la volonté et par l'intermédiaire des cordons nerveux. Il met donc en action deux des plus importants systèmes de l'économie ; il nécessite l'intervention du cerveau, ce qui rend compte de la fatigue cérébrale qui suit certains exercices physiques nécessitant, comme l'escrime par exemple, une grande attention et une certaine tension d'esprit.

Le moindre mouvement exige l'entrée en action d'un grand nombre de muscles ; le phénomène de l'effort les met presque tous en jeu, en y associant deux des plus grandes fonctions de l'économie, la respiration et la circulation, qu'il arrête momentanément.

2° Effort. — L'exécution d'un mouvement violent est précédée d'une grande inspiration, à la suite de laquelle le larynx se ferme pour empêcher la sortie de l'air. La poitrine se gonfle, les côtes sont écartées et soulevées en même temps qu'une contraction énergique des muscles abdominaux tend à les attirer en bas. L'air qui gonfle les poumons se trouve ainsi comprimé ; les parois du thorax sont immobilisées et donnent un point d'appui fixe et solide à tous les muscles qui s'y attachent, et en particulier aux grandes masses musculaires qui meuvent les bras, la colonne vertébrale et le bassin. Ces muscles se contractent alors avec énergie et l'effort est produit. Aussitôt le mouvement accompli, la glotte s'ouvre et l'air est expulsé brusquement en produisant une sorte de soupir bruyant qui indique la fin de l'effort. Tant qu'il dure et que l'air est comprimé dans la cage thoracique, le sang refoulé dans les veines

(1) Le Dr Lagrange, *Physiologie des exercices du corps*, Paris, 1889, p. 1.

caves reflue dans les veines périphériques qui se gonflent et deviennent saillantes ; les capillaires sont gorgés de sang ; le cœur et les artères en subissent le contre-coup, et cette tension du sang dans tout le système vasculaire peut en se prolongeant déterminer des accidents sérieux.

Il n'est pas nécessaire que le travail soit très intense et que l'effort se produise pour que le cours du sang soit accéléré et qu'il afflue vers les muscles en contraction. Il y a congestion active et fonctionnement plus intense de tous les organes, au cours de tout exercice violent. Le poumon recevant plus de sang dans un temps donné, active son jeu pour aspirer plus d'air et, grâce à ce surcroît d'oxygène, les combustions deviennent partout plus énergiques.

3° Combustions et chaleur produite. — L'exercice augmente l'intensité des combustions vitales, comme le rideau d'une cheminée baissé sur le foyer active la combustion du bois, en augmentant le tirage. Cet excès d'action, cette intensité de vie se transmet à tout l'organisme et le cerveau y participe largement. Chez certains individus plus impressionnables, son excitation peut aller jusqu'à produire une sorte d'ébriété, une ivresse de la vie, comme celle qui semble animer les oiseaux. Sans aller jusque là, l'exercice produit chez tout le monde une excitation, résultat d'une légère congestion cérébrale analogue à celle que produit l'alcool. En somme, l'organisme tout entier fonctionne avec plus d'énergie sous l'influence de la contraction musculaire, et c'est pour cela que le mouvement est indispensable à la santé, que l'exercice est salutaire lorsqu'il est modéré et que son abus peut être dangereux.

Au point de vue du mouvement, le corps humain est une machine fonctionnant par la chaleur qu'il produit en brûlant des matériaux tirés de lui-même. Il y a une corrélation intime et un rapport constant entre la quantité de chaleur dépensée et la quantité de travail effectué. Le travail musculaire est soumis au principe de l'équivalent mécanique de la chaleur ; mais les appareils les plus parfaits n'utilisent qu'une faible partie de la chaleur produite et le corps humain ne fait pas exception. Il en absorbe la majeure partie et si la chaleur perdue pendant le travail musculaire n'élève la température du corps que d'un à deux degrés, cela tient à un double phénomène dont la peau est l'organe. D'une part la grande quantité de sang qui afflue dans les capillaires de sa surface et y circule avec plus de rapidité pendant le travail, se refroidit au contact de l'air extérieur, de l'autre, la transpiration cutanée abaisse la température par son évaporation.

L'élévation de température favorise la contraction musculaire. L'aptitude aux exercices de corps est plus grande en été qu'en hiver, tandis que le froid engourdit les membres, ainsi que le prouve le phénomène de l'onglée et la difficulté qu'on éprouve à nager quand on se jette dans l'eau très froide. Les exercices de corps s'exécutent avec plus de vigueur et d'entrain quand les premiers efforts ont fait monter la température des muscles, lorsque le sujet est échauffé. Ce travail préparatoire est le prélude habituel de tous les exercices qui demandent de la vigueur ou de l'adresse. La chaleur est donc un élément indispensable à la contraction musculaire. Il ne faut pourtant pas qu'elle atteigne un degré trop élevé, car alors elle détruit l'activité musculaire au lieu de l'augmenter. A 45 degrés, le muscle meurt définitivement. C'est par excès de température que succombe un animal forcé (1).

Travail et chaleur ne vont pas l'un sans l'autre. Même à l'état de repos, même pendant le sommeil, il se produit des contractions musculaires, le cœur bat et dépense une force considérable pour mouvoir le sang, la poitrine se soulève et s'abaisse, le tube digestif est animé de mouvements. Le travail du corps humain est donc incessant comme la chaleur qui l'accompagne, et comme les combustions qui en sont la source. Ces combustions sont des combinaisons chimiques qui s'opèrent dans l'intimité des tissus. L'oxygène en est le principal agent. On sait aujourd'hui qu'il n'est pas le seul ; qu'il y a d'autres corps, l'hydrogène par exemple, dont les réactions sont susceptibles de produire de la chaleur ; mais ce sont des quantités négligeables. Les combustions vitales peuvent donc être considérées comme résultant de la combinaison de l'oxygène, d'une part avec les substances alimentaires introduites dans le sang par la digestion, et de l'autre part avec les matières organiques qui font partie du corps et qui s'en séparent incessamment pour faire place à des éléments nouveaux dont les matériaux proviennent de l'alimentation.

C'est à l'aide de ces dernières que la chaleur et le mouvement s'entretiennent pendant le jeûne, car l'organisme, plus parfait que nos machines, peut fonctionner longtemps sans qu'on lui fournisse de combustible. Il commence par brûler ses réserves, c'est-à-dire les éléments hydrocarbonés, qui ne servent pas à autre chose dans l'économie et dont les tissus graisseux constituent la majeure partie ; puis il consomme des principes plus utiles, comme l'inosite, sorte de sucre que les muscles renferment en proportion considérable ; il détruit ensuite les principes azotés de ces mêmes organes. Lorsqu'il entretient ces combustions avec ses propres organes, le corps maigrit, perd de sa force et de son poids ; il s'use et finit par périr à la tâche, lorsque le jeûne se prolonge trop.

Les produits résultant des combustions vitales sont impropres à la vie et doivent être éliminés du corps, comme les cendres et la fumée doivent être rejetées du foyer ; ils deviennent un danger lorsqu'ils s'accumulent dans l'organisme. Les voies d'élimination sont au nombre de quatre, le poumon, le rein, la peau et l'intestin. Le rein est l'émonctoire principal ; c'est par la nature et la proportion des principes contenus dans l'urine qu'on mesure l'activité du mouvement de décomposition dont l'organisme est le siège.

(1) J. LAGRANGE, *Histologie des exercices du corps (loc. cit.)*, p. 35.

4° CONSÉQUENCES HYGIÉNIQUES. — On peut tirer de ce qui précède des conclusions importantes pour l'hygiène. La première, c'est qu'il faut que la nourriture soit proportionnelle à la somme de travail produit. Lorsqu'elle est trop substantielle et que le corps reste au repos, les réserves sont surabondantes, les tissus sont nourris outre mesure et il en résulte un état de pléthore qui n'est pas sans danger. Quand l'alimentation est insuffisante et le travail trop intense, le corps maigrit, la santé s'altère et la porte est ouverte à toutes les maladies. C'est ce qui arrive trop souvent dans les classes laborieuses.

La seconde conséquence à tirer au point de vue de l'hygiène des principes que nous avons posés antérieurement a trait à la fatigue et au surmenage.

II. La fatigue et le surmenage. — 1° FATIGUE LOCALE. — Lorsque sur un animal vivant, on fait passer un courant électrique à travers un muscle isolé, ce dernier se contracte d'une manière continue : mais au bout de quelque temps, les contractions deviennent plus faibles, et finissent par cesser. On peut les faire reparaître en employant un courant plus énergique, mais il arrive un moment où le muscle devient insensible aux plus fortes excitations. Chez l'homme, jamais la fatigue ne va jusque là. Une sensation douloureuse que tout le monde connaît le force à suspendre le travail bien avant que la puissance contractile de ses muscles soit épuisée. On en a la preuve dans l'expérience qui consiste à tenir le bras tendu horizontalement. C'est le deltoïde qui supporte presque tout l'effort dans cette attitude, et peu d'hommes peuvent la supporter au-delà de cinq à six minutes ; mais, si lorsque la fatigue est devenue intolérable, on fait passer, dans le deltoïde, un fort courant électrique, la fatigue semble disparaître et le bras reste tendu. Le muscle n'avait donc pas perdu sa puissance contractile.

La contraction musculaire souvent répétée devient douloureuse mécaniquement par les secousses, les tiraillements qu'elle occasionne, par le froissement des filets nerveux sensitifs qui traversent les fibres ; mais elle occasionne un autre genre de souffrance due à l'accumulation dans le muscle des produits résultant des combustions dont nous avons parlé plus haut. Ces produits en déterminent la paralysie. Lorsqu'ils sont peu abondants, le sang les entraîne et les livre aux organes d'élimination ; mais si le travail se prolonge trop longtemps, ils s'accumulent dans le muscle, le paralysent et occasionnent les accidents graves qui constituent le surmenage. D'une autre part, l'effort de volonté nécessaire pour continuer un travail fatigant se traduit par un ébranlement de la substance grise qui devient douloureux quand il est excessif.

La fatigue est le régulateur qui nous avertit lorsque nous dépassons la limite de l'exercice utile et que le travail va devenir un danger. Cette sensation a son siège dans le cerveau. A travail musculaire égal, la sensation de fatigue est d'autant plus intense que l'exercice exige l'intervention plus active des facultés cérébrales (1). C'est un surmenage qui s'ajoute à l'autre.

2° Essoufflement. — Indépendamment de la fatigue locale, certaines formes du mouvement déterminent des troubles particuliers qui constitue l'*essoufflement*. Tout le monde connaît ce malaise profond, cette anxiété respiratoire, cette forme de la dyspnée qui survient à la suite d'une course prolongée, de sauts répétés ou d'une marche ascendante un peu rapide. Ce phénomène si pénible tient à l'intensité du travail musculaire; il est toujours en raison directe de la quantité de force dépensée en un temps donné. L'essoufflement est la forme générale de la fatigue, c'est la mesure physiologique de l'exercice musculaire, et doit servir à le doser dans la pratique. Tant qu'il ne s'est pas produit, l'exercice est modéré, lorsqu'il se manifeste, il prouve que l'exercice a été pris à trop haute dose. Ce *criterium* est précieux, et il y a du danger à ne pas en tenir compte.

L'abus de la course cause des palpitations et peut amener des hypertrophies du cœur. Dans les corps de troupe où on abuse du pas gymnastique, on est obligé de réformer tous les ans un certain nombre de jeunes soldats pour ce motif, et dans les sports qui sont devenus à la mode, dans ces derniers temps, on a eu quelques exemples d'accidents graves survenus chez des jeunes gens qui avaient dépassé la limite de leur force. Les fillettes qui sautent à la corde avec trop d'ardeur éprouvent également des palpitations qui ne sont pas toujours inoffensives.

L'insigne malaise qu'amène l'essoufflement et qui persiste pendant quelques minutes après que l'effort a cessé, est dû à l'accumulation d'acide carbonique dans le sang et à l'insuffisance de son élimination. Il en résulte une sorte d'empoisonnement, une auto-intoxication par l'acide carbonique. La dyspnée, l'exagération des mouvements respiratoires qu'on observe alors sont la preuve de l'imminence du danger.

La promptitude avec laquelle se produit l'essoufflement est en raison directe de l'intensité de l'effort, du nombre de muscles qui y contribuent, en raison inverse de la vigueur du sujet, de l'ampleur de sa poitrine, de l'intégrité de son cœur et de l'habitude qu'il a contractée de faire agir ces appareils. Chacun à cet égard a sa mesure, mais on augmente son aptitude par l'accoutumance, par l'entraînement.

L'essoufflement quand il est modéré, n'est pas dangereux; il active la respiration, il fait entrer en action la totalité des poumons, il introduit l'air dans des cellules habituellement affaissées, et n'est qu'une conséquence salutaire de l'exercice modéré, mais quand il s'exagère, lorsque le sujet ne tient pas compte du malaise, on voit parfois se produire des syncopes sérieuses, des attaques de dyspnée, et quand ces imprudences

(1) F. Lagrange, *Physiologie des exercices du corps* (*loc. cit.*), p. 57.

se répètent, elles aboutissent à l'emphysème ou à une affection du cœur.

3° Surmenage. — La fatigue poussée à sa dernière limite engendre le surmenage. Sous l'influence d'un travail excessif et prolongé, les déchets organiques s'accumulent dans l'économie, qui devient impuissante à les éliminer et qui succombe à cette intoxication. Dans le surmenage suraigu, tel que celui qui se produit chez le coureur qui ne veut pas s'arrêter, chez le cheval qu'on force à galoper jusqu'à ce qu'il crève, c'est l'acide carbonique qui est le poison. De tous les produits de combustion, c'est celui qui se forme avec le plus de rapidité et en plus grande abondance. C'est aussi le plus redoutable pour l'organisme. La lutte n'est pas longue, lorsque le coureur ou l'animal ne prennent pas des temps de repos. L'acide carbonique accumulé dans le sang augmente à chaque respiration ; il paralyse les centres nerveux puis le muscle cardiaque ; la circulation s'arrête et la mort survient par asphyxie.

L'issue est moins prompte chez les animaux qu'on force à la chasse. L'animal a commencé par ruser avec les chiens, il a pris des temps d'arrêt, il s'est ménagé le plus longtemps qu'il a pu ; mais il arrive un moment où les déchets s'accumulent dans les muscles, les jambes se raidissent et l'animal tombe ; il n'a pas besoin d'être étranglé par les chiens pour mourir ; l'auto-infection suffit pour le tuer, et il arrive souvent que, le lendemain d'une chasse, on trouve dans un buisson le cadavre d'un chevreuil dont on avait perdu la voie et qui est mort de surmenage. Dans ce cas, la rigidité cadavérique survient immédiatement ; la putréfaction arrive très vite ; la chair devient flasque, humide et malsaine (1). On a attribué certaines épidémies de typhus à la consommation de bestiaux qu'on avait fatigués en leur faisant suivre des armées en marche.

Le surmenage qu'on pourrait appeler chronique, par rapport aux précédents, s'observe chez les gens qui supportent pendant un temps prolongé des fatigues dépassant leurs forces, avec un repos insuffisant et une alimentation trop peu réparatrice. Il survient alors un état typhique qu'on prend souvent pour la fièvre typhoïde et qui est dû à l'intoxication dont nous avons indiqué plus haut les causes. Peters lui donnait le nom d'*auto-typhisation*.

Le surmenage prédispose du reste aux maladies infectieuses, en débilitant l'organisme et en altérant sa constitution. C'est presque toujours à la fin des épidémies que succombent les médecins, parce qu'ils ont dépassé la mesure de leurs forces. On voit souvent la fièvre typhoïde éclater dans des casernes qui ne sont ni plus malpropres ni plus malsaines que les autres, mais dont le personnel a été fatigué par des exer-

(1) Il s'engendre vraisemblablement alors dans les muscles des principes toxiques de l'ordre des *ptomaïnes*.

cices trop prolongés. Les épidémies de fièvre typhoïde, si fréquentes dans l'armée, sont souvent des fièvres de surmenage. Les médecins militaires ont signalé maintes fois leur explosion chez des troupes rentrant d'une expédition. Le professeur Arnould a montré que les grandes épidémies de fièvre typhoïde observées pendant la campagne de Tunisie et celle qui éclata en 1885 dans le camp du Pas des Lanciers étaient dues au surmenage de troupes jeunes, parties de leurs garnisons avec des germes de fièvre typhoïde qui seraient restés à l'état latent dans les conditions ordinaires (1). Ces épidémies atteignent de préférence les jeunes soldats moins rompus à la fatigue ; enfin, détail caractéristique, elles ne se propagent presque jamais dans la population civile qui habite près des casernes (2).

Le Dr Lagrange attribue également au surmenage la plus grande part d'action dans les accidents qu'on observe chez les troupes en marche pendant les grandes chaleurs de l'été et qu'on désigne sous le nom d'*insolations*. Le soleil, dit-il, est un des facteurs de ce coup de chaleur ; mais le travail en est un autre et c'est le plus important des deux. Il fait remarquer qu'on ne voit jamais survenir ces accidents chez les hommes au repos et qu'ils sont très rares dans la cavalerie.

Cette question a été récemment, à l'Académie de médecine, l'objet d'une discussion intéressante soulevée par une communication de M. Laveran (3). Ses expériences l'ont conduit à conclure que la mort par le coup de chaleur n'est due ni à l'altération du sang, comme l'ont avancé Hirsch, Lyndsoy, Oberner, etc., ni à la coagulation des fibres musculaires du cœur, comme l'ont soutenu Claude Bernard et M. Vallin, mais à l'action directe de la chaleur sur le système nerveux. Elle l'excite d'abord et le paralyse ensuite.

Il est certain que les accidents collectifs qui se produisent dans les troupes en marche sont dûs à des causes très complexes dans lesquelles le travail militaire entre pour une forte part ; mais le *coup de chaleur* véritable, celui qui s'observe dans les régions torrides et qui est si souvent mortel, est dû à la chaleur seule, puisqu'il survient le plus souvent chez des sujets au repos et à l'ombre. C'est du moins ce que l'on voit à bord des navires qui descendent la mer Rouge au mois d'août. Les coups de chaleur qui y sont fréquents et graves frappent presque toujours des passagers qui se tiennent immobiles dans l'intérieur du navire.

4° Accoutumance et entrainement. — Le repos absolu est tout aussi nuisible que la fatigue et ses effets, à la longue, sont peut-être plus désastreux. Lorsqu'on cesse d'exercer ses muscles, ils deviennent au bout

(1) J. Arnould, *Nouveaux éléments d'hygiène* (*loc. cit.*), p. 1115.

(2) F. Lagrange, *Physiologie des exercices du corps* (*loc. cit.*), p. 134.

(3) Laveran, *Recherches expérimentales sur le coup de chaleur* (*Bulletin de l'Académie de médecine* du 27 novembre 1894, t. XXXII, p. 501).

de quelque temps incapables de tout effort. Le moindre travail devient une fatigue. Les gens riches, qui ne sortent qu'en voiture, deviennent bientôt incapables de faire une promenade à pied sans fatigue et sans courbature, tandis qu'un facteur rural fait ses 30 ou 40 kilomètres dans sa journée, n'en éprouve aucun malaise, dort tout d'un somme et se réveille dispos. Ce n'est pas une affaire d'énergie morale, c'est le résultat d'une accoutumance toute physique et suivie d'un changement matériel dans la structure des organes qui les rend plus fermes, plus résistants, moins vulnérables.

Tout organe qui travaille subit une modification matérielle d'où résulte une aptitude plus grande à supporter le travail. Ces changements sont frappants chez les animaux. La chair d'un bœuf de labour n'est pas la même que celle d'un bœuf élevé pour la boucherie ; elle est plus ferme et plus savoureuse quand il n'a travaillé que très peu de temps; mais elle devient dure quand l'exercice se prolonge. Les animaux vivant à l'état sauvage présentent l'exagération du type de l'animal entraîné. Les tendons, les aponévroses, les muscles ont pris la dureté du bois. Pour se faire une idée de l'endurcissement des tissus chez l'animal chasseur, dit F. Lagrange, il faut avoir disséqué un vieux loup. C'est à peine si le scalpel peut entamer les tissus fibreux.

Les articulations, les poumons, le cœur subissent des changements analogues, ils s'accommodent au travail qu'on exige d'eux ; leur jeu devient plus parfait, plus facile, et c'est là le secret de l'accoutumance.

Toutefois, ce perfectionnement a une limite qui est marquée par le surmenage chronique. Après avoir augmenté de force et de volume, les muscles s'atrophient et se paralysent lorsqu'on en a abusé. Le cœur s'hypertrophie d'abord et augmente de puissance, puis il subit, comme les autres muscles, le phénomène de l'usure, la dégénérescence des fibres qui diminue la force de résistance et l'amincissement des parois et la dilatation des cavités. Cela s'observe souvent chez les coureurs de profession, qui finissent par succomber à des affections cardiaques. Il y a des atrophies musculaires professionnelles, comme celle du deltoïde, qu'on observe chez les ouvriers dont le travail consiste à élever des poids au-dessus de leur tête à l'aide des bras pendant des heures entières. D'autres fois, ce sont des paralysies partielles comme la crampe des écrivains, des pianistes, des typographes, comme la paralysie des forgerons, le nystagmus des mineurs, etc.

L'application des principes qui précèdent et l'accomplissement méthodique de certains actes en particulier constitue ce qu'on appelle l'entraînement. A l'aide d'un apprentissage prudent et gradué, ainsi que d'un régime spécial et d'un genre de vie particulier, on arrive à donner à des sujets d'ailleurs bien choisis la plus grande somme d'aptitude possible à un exercice déterminé. C'est ainsi qu'on entraîne les jockeys, chez lesquels il faut diminuer le poids du corps, tout en augmentant la force, les boxeurs dont il faut surtout développer les muscles, les coureurs, les canotiers, etc.

L'*entraînement* est un art qui a ses règles, ses principes, et qui est surtout cultivé en Angleterre ; mais il n'a rien de commun avec l'hygiène, pas plus que les sports dont nous aurons à nous occuper bientôt.

III. **Résultats généraux du mouvement.** — Nous avons étudié l'influence du mouvement sur la respiration et la circulation ; nous avons dit que les autres fonctions de l'économie s'associaient à ce surcroît d'activité. L'exercice facilite en effet le travail digestif par l'activité qu'il imprime à la circulation abdominale, par les secousses qu'il imprime aux viscères abdominaux ; mais il ne faut pas qu'il soit pris à haute dose immédiatement après le repas.

Les sécrétions sont également activées par l'exercice. La transpiration est celle que le mouvement impressionne le plus. Elle est d'autant plus abondante que le sujet y est moins habitué, et que la température extérieure est plus élevée. La transpiration est le moyen à l'aide duquel l'économie se défend contre l'excès de chaleur que produit la suractivité des combustions interstitielles. L'eau qui s'évapore ainsi est d'abord fournie par le sang et les tissus, puis par les boissons qu'on ingère. L'exercice est le plus sûr moyen d'exprimer de la fibre animale les liquides superflus et de concentrer le sang. Voit et Pettenkofer ont reconnu que la perte d'eau par les poumons et par la peau est plus que doublée par l'exercice ; en revanche, la quantité des urines diminue dans la même proportion. L'exercice augmente la force de résistance de l'économie, il rend moins impressionnable aux vicissitudes atmosphériques, et même aux principes infectieux.

Le mouvement est un besoin de l'économie. Tout le monde le ressent plus ou moins, suivant sa nature et l'habitude qu'il en a contractée. Lorsqu'on est resté longtemps immobile, on éprouve le besoin de courir, de sauter, d'exercer ses muscles. Lorsqu'on ne cède pas à ce désir, les tissus de réserve représentés par la graisse s'accumulent, les muscles diminuent de volume et d'énergie, le sang devient moins riche, parce que l'appel d'oxygène est moindre, son contact ne stimule plus suffisamment les organes ; l'appétit fait défaut, les digestions deviennent plus lentes et l'on voit apparaître les maladies dues à l'accumulation des tissus de réserve, comme l'obésité et la goutte. En même temps que se produisent ces fâcheux effets, le besoin d'exercice cesse peu à peu de se faire sentir ; on s'habitue à l'inertie, et les organes languissants ne peuvent être tirés de leur torpeur que par un effort de la volonté. Les palpitations, la fatigue, l'essoufflement, les sueurs profuses se manifestent à la suite de tout exercice, et il faut une éducation nouvelle, un nouvel entraînement pour revenir à l'état normal.

L'exercice est le régulateur de la nutrition ; il est indispensable à l'entretien de la santé et nécessaire à tous les tempéraments; mais il ne peut pas être continu; il implique la nécessité de repos fréquents et d'une suspension quotidienne pendant laquelle les fonctions de la vie de relation sont suspendues.

§ III. — LES EXERCICES

Les exercices ne sont, suivant l'expression du professeur Arnould, que la pratique méthodique du mouvement. Ils n'exigent pas tous la même quantité de travail musculaire, et suivant la somme d'efforts qu'ils imposent, ils sont dits *violents*, *modérés* ou *doux*. Ainsi la course est un exercice *violent*, la marche aux allures de route est un exercice *modéré*, la promenade à pas lents un exercice *doux*.

Pour qu'un exercice soit violent, il faut qu'il impose au système musculaire tout entier des efforts considérables et répétés. Un effort très énergique, mais borné à un petit nombre de muscles, comme celui qui consiste à gravir une échelle à la force des poignets, n'est pas un exercice violent. D'un autre côté on peut, avec de l'habitude, arriver à accomplir, sans grand effort, des mouvements qui semblent exiger une grande vigueur; c'est ce qui arrive dans les gymnases où l'on exécute de véritables tours de force. Ils demandent un long apprentissage, mais l'élève les exécute avec facilité et sans fatigue, lorsqu'il en a découvert le procédé. Il n'est pas facile d'évaluer à priori la quantité de travail qu'exige un exercice déterminé, et de le classer dans la division que nous avons posée en commençant. Cela dépend beaucoup de l'habitude et des aptitudes individuelles. Le criterium est le résultat produit, la somme de fatigue déterminée. L'exercice après lequel un homme de force moyenne n'éprouve ni fatigue, ni essoufflement, peut être appelé *doux*; celui qui produit de la fatigue sans essoufflement, est *modéré*; celui qui cause de l'*essoufflement*, est *violent*. Ces distinctions sont importantes en hygiène.

1. **Exercice de force.** — Ce sont ceux qui exigent un travail considérable et continu. Le déplacement et le transport des lourds fardeaux en offrent l'exemple le plus fréquent, et les professions manuelles pénibles sont celles qui permettent le mieux d'en étudier les effets. Les exercices dans lesquels l'homme doit produire toute sa force exigent l'intervention de deux facteurs, les muscles et la volonté; ils démontrent l'importance de l'influx nerveux comme agent du travail. A force musculaire égale, l'énergie de la volonté assure une supériorité marquée à celui qui en est doué, en donnant à la fibre motrice une excitation plus rapide et plus vigoureuse.

Les exercices de force entraînent presque toujours l'intervention de l'effort avec les conséquences que nous avons exposées plus haut.

La lutte corps à corps est le type des exercices de force, celui qui demande la contraction la plus violente du plus grand nombre de muscles et qui produit l'essoufflement le plus prompt. C'est le plus brutal de tous les exercices du corps, celui dans lequel la masse musculaire forme l'appoint le plus essentiel du succès, celui qui tend le plus à donner au corps du volume et du poids.

Les exercices de force et les travaux de peine ébranlent peu le cerveau et font plutôt sentir leur influence sur la nutrition que sur l'innervation. Les exercices athlétiques, lorsqu'ils ne dépassent pas la limite des forces du sujet, le mettent dans de bonnes conditions hygiéniques ; les professions où le travail est intense sont celles où on trouve les sujets les plus vigoureux, à la condition toutefois que ceux qui les embrassent n'aient pas de tare organique, qu'ils soient bien nourris et qu'ils prennent un repos suffisant. Si toutes ces conditions ne sont pas observées, le sujet tombe dans le surmenage, il maigrit et s'use promptement.

II. **Exercices de vitesse.** — Ce qui caractérise essentiellement ce genre d'exercice, c'est la répétition très fréquente des mêmes mouvements musculaires. Beaucoup d'entre eux sont des exercices violents, la course par exemple ; d'autres nécessitent une si petite dépense de force que c'est à peine s'ils méritent le nom d'exercice. L'action de jouer du piano est le type de ce dernier genre.

Les exercices de vitesse qui exigent une dépense considérable de force musculaire sont rapidement suivis d'*essoufflement*. La course excite très vite la *soif d'air* qui caractérise ce phénomène, et l'amène sans qu'il y ait une fatigue musculaire exagérée, lorsqu'on ne la pousse pas trop loin. Elle développe l'ampleur de la poitrine en forçant à multiplier les mouvements respiratoires ; mais elle n'augmente pas sensiblement le volume des muscles, parce qu'elle ne leur demande pas un travail exagéré. C'est pour cela que les jeux qui procèdent de la course sont ceux qui conviennent le mieux aux enfants.

Les exercices de vitesse entraînent une dépense excessive d'influx nerveux, parce que l'effort de volonté nécessaire pour faire contraster très rapidement la fibre musculaire est d'autant plus intense que les mouvements sont plus rapides, que le passage alternatif de la contraction au relâchement est plus souvent répété pendant un temps donné.

Il résulte de cette dépense plus grande d'influx nerveux que la fatigue qui suit un exercice de vitesse a un caractère particulier. Elle s'accompagne d'un certain malaise, d'une sorte d'énervement analogue à celui que cause une tension d'esprit trop soutenue et qui exige un long repos. A la suite des travaux de force, la faim est surexcitée, le sommeil est calme et profond, la fatigue due à la vitesse ôte souvent l'appétit et le sommeil. C'est ce qu'on observe chez les enfants qui ont trop couru et chez les chevaux nerveux après une journée de chasse trop vivement menée. A la longue, cette différence entre l'abus de la force et celui de la vitesse se traduisent par des modifications permanentes de l'organisme. Les portefaix, les hercules de foire ont une structure massive qui devient de l'embonpoint avec les années, tandis que les coureurs, les danseurs deviennent sveltes et sont généralement maigres.

III. **Exercices de fond.** — Nous désignerons ainsi, avec le Dr Lagrange les exercices qui nécessitent un travail de peu d'intensité, mais soutenu pendant longtemps. Ils ne doivent entraîner ni essoufflement, ni fatigue, ni courbature. Dans ces conditions, ce sont des exercices *modérés ;* mais ils deviendraient *violents* si on les prolongeait outre mesure. Ces exercices exigent un équilibre parfait entre l'intensité de l'effort musculaire et la résistance de l'organisme ; ils demandent aussi un véritable entraînement. Le petit galop est un exercice de fond pour le cheval arabe qui peut maintenir cette allure pendant des heures entières, c'est un exercice de vitesse pour le cheval de trait, habitué à aller au pas. Les mêmes différences se remarquent dans l'espèce humaine. Certains sujets sont épuisés après quelques minutes d'un exercice que d'autres soutiennent très longtemps sans se fatiguer. C'est également une affaire d'accoutumance. Lorsqu'on manie l'aviron pour la première fois, on est à bout de forces au bout de quelques minutes, tandis qu'un batelier de profession continue cet exercice presqu'indéfiniment.

Les exercices de fond ne doivent jamais provoquer l'*essoufflement*, et par conséquent n'amènent jamais aucun des accidents de la respiration forcée, de même qu'ils ne causent pas de palpitations. L'absence d'effort dans ces exercices en exclut également les compressions des gros vaisseaux et du cœur. Ils ont pour effet de ménager les organes, tout en activant le jeu des fonctions dans une mesure salutaire. Aussi sont-ils accessibles à tout le monde et doivent-ils être préférés par les sujets qui ont quelque tare organique, dont les appareils respiratoires et circulatoires ne sont pas dans un état d'intégrité parfaite et qui doivent s'interdire, pour ce motif, les exercices de force et de vitesse. Les exercices de fond donnent à l'organisme le bénéfice d'une acquisition supplémentaire d'oxygène, sans forcer la respiration ; ils activent la circulation sans fatiguer le cœur et les gros vaisseaux ; en un mot, ils ménagent toute la machine, en lui faisant accomplir beaucoup de travail.

IV. **Sports.** — Nous avons déjà parlé de ce genre d'exercice, dans le chapitre consacré à l'éducation (1). Nous avons dit comment le goût s'en était développé en France à la suite de la campagne entreprise par les

(1) Chapitre VI, article II, § 2.

hygiénistes pour réagir contre le *surmenage* intellectuel et la *sédentarité* scolaire. Sous l'influence des deux sociétés dont nous avons raconté l'origine, une révolution s'est faite dans les jeunes esprits. Il y a cinquante ans, la force physique et l'adresse étaient complètement dédaignées. La gracilité des formes, la pâleur du teint, la finesse des attaches jointes à la myopie et à un air maladif, semblaient le suprême de la distinction ; aujourd'hui cette débilité et cette molesse ne sont plus de mode. L'adresse, la vigueur et la santé ont repris leurs droits dans l'admiration de la jeunesse, et nous nous en félicitons. Il vaut mieux être fier de son biceps, de son agilité et de son coup d'œil, que de caresser sa gastralgie et de flatter sa demi cécité.

Les exercices et les jeux de plein air ont rapidement dépassé l'enceinte des lycées. Le goût s'en est répandu parmi les jeunes gens qui sont depuis longtemps sortis de l'école. On n'entend plus parler que de *championnats*, de *matchs*, de *lendits*. C'est un plaisir de voir aujourd'hui la jeunesse s'ébattre au grand soleil, sur les pelouses et les nuées de bicyclettes s'élancer sur toutes les routes avec leur prestigieuse vitesse.

Ces luttes, ces concours ont commencé par l'équitation et les *matchs* de cavalerie, dont on a gardé le souvenir, ont eu lieu à l'étranger ; puis est venue l'ère du *vélocipède* qui est arrivée à son paroxysme, puis les courses à pied, avec ou sans obstacles ; les *rallies* ont eu leur tour, en même temps que le canotage se développait sur nos rivières, que la Seine et la Marne assistaient à des luttes rappelant les *matchs* célèbres de Cambridge et d'Oxford. Des classes aisées, la passion des luttes physiques a gagné les travailleurs ; on a vu s'organiser des courses à pied sur les routes de France ; puis on a imaginé de lutter de vitesse avec des poids énormes sur les épaules, et nous avons assisté aux *matchs* des coltineurs, des forts de la halle, des Dahoméens, suivis du *raid* des portefaix du Havre et de celui des porteurs d'eau ; enfin, il y a eu des concours de femmes, des courses d'échassiers dans la Gironde.

Cet engouement pour des exercices si longtemps dédaignés, est partagé par le public. Tout le monde suit avec intérêt les péripéties de ces luttes qui sont racontées dans le plus grand détail par les journaux ; les autres nations s'y associent, et enfin nous avons vu tout récemment restaurer en Grèce les *jeux olympiques*.

Je suis loin pour ma part de me plaindre de ces tendances nouvelles. Malgré les accidents qu'ils causent parfois, je trouve que les *sports* ont du bon. C'est l'effort libre, c'est l'endurcissement, c'est la culture de la force et de la volonté ; seulement il ne faut pas les mettre tous sur la même ligne et l'hygiène a besoin de dire son mot, même pour ceux qu'elle encourage.

Je ne parlerai que de ces derniers, c'est-à-dire de la marche, de la course, du canotage, du vélocipède, l'équitation et la natation ayant été déjà étudiées dans le chapitre consacré à l'éducation (1).

(1) Chapitre VI, article II, § 2.

1° Marche. — C'est un exercice tellement habituel, qu'il ne peut être que salutaire, fût-il poussé jusqu'à l'extrême fatigue. Il convient à tous les âges et à toutes les constitutions. La promenade à pied est le premier exercice qu'on permet aux malades et le dernier qu'on leur interdit; mais il n'est pas question ici de cette déambulation paisible et digestive à laquelle on se livre tous les jours, il s'agit du concours de résistance et de vitesse des luttes dans lesquelles on va jusqu'à la limite des forces humaines.

Les frères Weber ont calculé le maximum de vitesse qu'un homme de moyenne stature peut acquérir par la marche accélérée, et ils sont arrivés aux résultats suivants : Longueur du pas, 0m,8656; durée du pas, 0s,332; espace parcouruc en une seconde, 2m,608; chemin parcouru en une heure, 9,389 mètres. Ce dernier chiffre a été dépassé dans les concours modernes. Dans le *match* organisé par la Société française de marche de Paris et qui eut lieu le 14 mai 1893, le parcours consistait à aller de la Porte-Maillot à Versailles et à revenir au point de départ. La distance à parcourir était de 35 kilomètres. Sur 15 concurrents, 5 l'ont franchie en moins de quatre heures, et le vainqueur en 3 heures 36 minutes, ce qui fait plus de dix kilomètres à l'heure.

Dans la marche qui eut lieu à la même époque, de Saint-Brieuc à Brest, et dans laquelle plus de 200 concurrents étaient engagés; dans celle de Paris à Belfort, organisée par le *Petit Journal* au mois de juin 1892; dans celle de Berlin à Vienne au mois de juin 1893, on est arrivé à des moyennes surprenantes sous l'influence de l'émulation. Rémogé, le vainqueur du *match* de Paris à Belfort, a franchi les 500 kilomètres en quatre jours, et Duval a fait 139 kilomètres en 24 heures.

Ces tours de force sont presque toujours inoffensifs, tant la marche est naturelle à l'homme. Les rares accidents qu'on a signalés peuvent être mis sur le compte de la chaleur ou d'imprudences commises par des concurrents qui avaient méconnu leurs aptitudes physiques. On ne peut pas en dire autant des marches accomplies en portant de lourds fardeaux. Dans les concours de *coltineurs* et de *forts* de la halle, dont nous avons parlé plus haut, les concurrents étaient des gens entraînés de longue main, d'une vigueur peu commune, et les vainqueurs sont arrivés dans un état déplorable (1). L'hygiène n'a rien à revoir avec des excentricités pareilles. Elles prouvent tout au plus jusqu'où peuvent aller l'énergie et la force de volonté; mais cette démonstration peut se faire d'une façon plus intelligente.

(1) Le gagnant du concours qui a eu lieu au Champ-de-Mars, dans le pavillon des Arts libéraux, est arrivé fourbu. Il a eu une défaillance à 200 mètres du poteau. Presque nu, haletant, la tête penchée sur l'épaule, en proie à une crise nerveuse, il n'a repris ses sens qu'après avoir bu du café noir et du champagne. Celui qui est allé de Paris au Havre avec un poids de 100 kilogrammes sur le dos, était également fourbu.

2° Course. — La course est le type des exercices de vitesse dont nous avons parlé plus haut. A l'état de *sport* elle n'est pas aussi inoffensive que la marche et peut devenir dangereuse pour certaines personnes. Elle exige, comme nous l'avons dit, un effort considérable, et imprime une activité exagérée aux principales fonctions. Le coureur, forcé d'immobiliser le tronc dans la position de l'effort, pour donner un point d'appui fixé aux muscles des membres inférieurs, ne respire que par le sommet des poumons ; l'activité respiratoire n'est plus chez lui en rapport avec celle de la circulation accélérée par la contraction des muscles, et il s'essouffle vite.

Pour affronter la lutte, il faut donc une haute capacité respiratoire et une intégrité parfaite de l'appareil de la circulation. Ce genre de *sport* doit être interdit aux gens débiles et aux obèses ; il est dangereux pour les asthmatiques et peut causer la mort subite chez les cardiaques. Inoffensif chez les jeunes gens bien constitués, il exige pourtant un *entraînement* préalable, et il ne faut pas en abuser, sous peine de contracter des hypertrophies du cœur.

Le Dr Teissier a montré à l'Académie de médecine des graphiques qui démontrent l'effet produit sur le cœur par une course longtemps soutenue (1).

Dans les concours qui ont eu lieu récemment, on est arrivé comme pour la marche à des résultats surprenants. Les frères Weber fixent à 7m,600 par seconde la plus grande vitesse d'un bon coureur ; on cite partout le coureur Toronsed pour être allé de Londres à Brighson en huit heures, ce qui fait 16,688 mètres à l'heure, et dans le grand *steeple-chase* national de l'Union des *Sports athlétiques* qui fut couru le 16 avril 1893 sur la piste du *Racing-Club* de France, la distance à parcourir était de 4,000 mètres avec 20 obstacles. Le vainqueur l'a franchie en 14'2''255, ce qui donnerait 17,100 à l'heure, si on pouvait maintenir aussi longtemps une pareille vitesse. C'est le meilleur *temps* qui ait été fait.

3° Sport nautique. — Le canotage nous est venu d'Angleterre. Dans ce pays, c'est le premier des sports. La lutte annuelle des équipes de Cambridge et d'Oxford a la même importance et passionne autant les populations que les courses de New-Market. On s'y prépare plusieurs mois à l'avance, à l'aide d'un entraînement sérieux. En France, ce *sport* est de date récente. En 1830, Alphonse Karr forma à Paris, pour le faire connaître, une société de laquelle faisaient partie Théophile Gautier, Adolphe Adam, Louis et Théophile Gudin, Victor Deligny, etc. A cette époque, les courses avaient lieu sur des canots de navires venus du Havre. Depuis on en a construit de spéciaux pour la course en rivière.

(2) Teissier, *Cœur, force et surmenage dans les exercices de sport* (lecture faite à l'Académie le 26 décembre 1894).

Il y en a maintenant de deux sortes : des yoles et des outriggers à huit avirons. Trois sociétés se sont formées avec leurs statuts, leurs embarcations et leurs barrages.

Il n'y a pas d'exercice plus hygiénique que celui là. Il met surtout en action les muscles des bras, du tronc et des lombes ; il développe la poitrine et on peut le continuer longtemps sans s'exposer aux mêmes accidents que dans la course à pied.

4° Bicyclette. — Jamais *sport*, jamais exercice, même dans l'antiquité, n'a eu une pareille vogue, n'a excité un semblable engouement. C'est en ce moment une passion véritable de laquelle tout le monde est possédé. Il y a des cyclistes convaincus jusque sur les marches des trônes. On voit aujourd'hui des financiers, des députés, des savants, des gens de lettres, voire même des membres de l'Institut qui s'adonnent au culte de la pédale. Quant aux médecins, ils figurent au nombre des plus enthousiastes.

Dans tous les pays, on crée des pistes spéciales, des *vélodromes* pour permettre aux débutants de s'exercer. Il y en a dans les grandes villes d'Angleterre, de Hollande, d'Allemagne, d'Amérique, etc. On compte à Londres une douzaine de pistes d'entraînement. A Paris, nous avons celles du Bois de Boulogne, du Champ-de-Mars et le vélodrome de la rue d'Edimbourg, en attendant la piste perfectionnée de Vincennes et celles que la ville de Paris s'apprête à créer. Le conseil municipal vient de plus de décider, sur la proposition de M. Quentin-Bauchat, qu'un grand prix international de vélocipédie serait offert par la ville de Paris en 1896. Le crédit de 10,000 fr. est ouvert à cet effet sur le budget de l'année.

Cette vogue est de date récente, bien que le vélocipède soit inventé depuis longtemps (1) : elle est due à la perfection que les constructeurs ont atteint dans la confection des machines. Le poids en est si réduit, les frottements tellement atténués, les mouvements si doux, que l'effort est presque nul, sauf dans les montées. Aussi arrive-t-on à des vitesses considérables. Sur route on fait, suivant la durée des courses, de 25 à 30 kilomètres à l'heure, mais sur la piste le *record* de l'heure est de 42 kilomètres. Pour de petites distances, le résultat est plus remarquable encore. Zimmermann, dont tous les cyclistes connaissent le nom, a marché, pendant un espace de 400 mètres, à raison de 50 kilomètres à l'heure, et pendant 160 mètres, il a déployé une vitesse que, s'il avait pu la continuer, lui eut fait franchir 60 kilomètres à l'heure, c'est la vitesse des trains express Il est impossible de la maintenir pendant de longs trajets ; cependant dans le *match* de Paris à Brest, organisé par le *Petit Journal* en 1892, le vainqueur Terront a fait le trajet de 600 kilo-

(1) On attribue son invention au docteur Elie Richard qui communiqua son idée à Ozanam, lequel l'a fit connaître en 1894 dans les *Récréations mathématiques et physiques*.

mètres en 33 heures, ce qui donne une moyenne de 18 kilomètres à l'heure. Ce même Terront a fait quelque temps après, sur la piste du Champ-de-Mars, 1.000 kilomètres en 52 heures et quelques minutes, soit 19 kilomètres à l'heure. Il est arrivé accablé par la fatigue, par le besoin de sommeil, mais sans essoufflement marqué, et sept jours après, lorsque M. Just Championnière l'a examiné, il ne se ressentait plus de rien.

Cela prouve que des gens parfaitement organisés et vigoureux peuvent arriver, en s'entraînant de longue main, à une force de résistance qui leur permet de supporter ces prodigieux efforts ; mais il ne faudrait pas en conclure que l'abus de la bicyclette est sans danger pour tout le monde. Ses avantages et ses inconvénients ont été l'objet de nombreuses discussions dans ces dernières années. Soulevée par le Dr Legendre au congrès de Besançon, en 1893, la question de la bicyclette a été reprise, l'année suivante, par le même médecin, au congrès de Caen (1), où les sections de pédagogie, d'hygiène et de médecine se sont réunies pour la traiter. L'Académie de médecine l'a discutée pendant trois séances (2). Elle a été l'objet d'un long débat à la Société de médecine publique et d'hygiène professionnelle (3) ; la plupart des sociétés savantes de l'étranger l'ont agitée ; il n'est guère de sujet d'hygiène qui ait été mieux élucidé que celui-là.

Le nouveau genre de sport a beaucoup gagné à ces discussions scientifiques. On l'avait attaqué, dans le principe, avec une exagération contre laquelle les médecins ont réagi. Il a inspiré une telle passion à certains d'entre eux qu'ils ne sont pas loin de le considérer comme une panacée. La vérité est entre les deux extrêmes. L'exercice de la bicyclette accélère les battements du cœur, mais à un moindre degré que les autres, et notamment que la course, à laquelle il ne saurait être assimilé. C'est une marche dans laquelle chaque pas fait franchir 2m,50 ; mais elle n'a jamais les allures de la course et ne peut pas produire les mêmes phénomènes.

Sir Ward Richardson a communiqué le 14 janvier 1895, à la Société de médecine de Londres, les expériences qu'il a faites sur lui-même pendant sept années d'exercice. Il a constaté que l'usage de la bicyclette accélère au début les battements du cœur qui peuvent aller jusqu'à 200 par minute ; mais, au bout de quelque temps, la circulation se ralentit, bien qu'en restant toujours accélérée. Il n'a jamais vu chez personne d'essoufflement, de vertiges, de douleurs précordiales (4). Des observations

(1) Le Gendre, *De quelques accidents causés par l'abus des exercices sportifs pendant la croissance* (Compte rendu de la 22e section de l'Association française pour l'avancement des sciences, séance du 1er août 1893, 1re partie, p. 220 ; — Du même : *Sur les dangers que peuvent offrir pour les enfants les exercices de sport* (Compte rendu de la 23e session de l'Association française du 11 août 1894, 1re partie, p. 207).

(2) *Bulletin de l'Académie de médecine*, séances des 11, 18 septembre et 23 octobre 1894.

(3) *Revue d'hygiène et de police sanitaire*, t. XVI, p. 955, 980, 982, 1096, t. XVII, p. 40.

(4) *Semaine médicale*, n° du 23 janvier 1894.

analogues ont été faites par le Dr Blagevitsch (de Saint-Pétersbourg); toutefois, après deux ou trois mois de courses exagérées, il a vu se produire parfois le tableau du cœur forcé (1). M. Hallopeau pense également que l'usage modéré de la bicyclette ne peut pas causer de troubles circulatoires (2). M. Just Championnière pense également que les exercices trop violents et mal dirigés peuvent seuls amener des désordres du côté du cœur (3). La seule conclusion à tirer de tout cela, c'est qu'il est prudent d'interdire l'usage de la bicyclette aux cardiaques et particulièrement à ceux qui sont atteints d'insuffisance aortique ou d'affection mitrale non compensée : mais on doit leur interdire au même titre tous les exercices de corps demandant quelqu'activité musculaire.

De l'avis de tous les médecins, l'exercice de la bicyclette est favorable au développement des poumons. Pour eux tout serait bénéfice s'il n'y avait pas à craindre les refroidissements résultant de la sudation provoquée. Le vélocipède accroît comme tous les exercices, l'intensité des combustions organiques. Il augmente la quantité de l'urée et diminue celle de l'acide urique, ainsi que l'a constaté M. Albert Robin (4). A ce titre, il convient aux gens qui ne font pas assez d'exercice, qui prennent trop d'embonpoint et surtout à ces jeunes obèses comme on en voit tant à Paris.

On a reproché à l'exercice du vélocipède de ne mettre en action que les muscles des membres inférieurs et d'incurver la colonne vertébrale. Le premier reproche n'est pas fondé, les physiologistes en ont donné la preuve. Quant au second, il pourrait s'appliquer aux professionnels qui passent leur vie sur leur machine, au même titre qu'aux professeurs de gymnastique qui abusent du trapèze ; mais ce n'est pas un exercice de quelques heures qui peut déformer la colonne vertébrale, lorsqu'on a toute la journée pour se redresser.

Lorsque l'usage de la bicyclette a commencé à se répandre, on a craint que la pression de la selle sur le périnée et les cahots ne déterminassent des affections de voies urinaires. Les docteurs Damain et Misse ont cité à la Société de médecine publique une dizaine de cas d'uréthrite ainsi contractée ; mais on n'a plus entendu parler de ces accidents, depuis qu'on a augmenté l'élasticité des selles et garni les roues de pneumatiques (5). Il est prudent toutefois d'interdire cet exercice aux vieillards

(1) Dr Blagevitsch, *Influence de la bicyclette* (Thèse de Saint-Pétersbourg, 1894).

(2) Just Championnière, *Conférence de Caen* (*loc. cit.*), p. 371.

(3) *Bulletin de l'Académie de médecine*, séance du 11 septembre 1894.

(4) Albert Robin, *Action de l'exercice modéré à bicyclette sur l'acide urique* (*Bulletin de l'Académie*, 23 octobre 1894).

(5) Le Dr Bouloumié a présenté le 23 novembre, à la Société de médecine publique, un modèle de *selle hygiénique pour bicyclette*, sur lequel M. Gariel a fait un rapport favorable tout en vantant également la *Touriste* inventée par M. Chaix (*Revue d'hygiène*, 1895, t. XVII, p. 1009 et 1084).

qui ont des hypertrophies de la prostate, mais on peut le permettre aux hommes âgés, lorsqu'ils sont bien portants.

La bicyclette est sans inconvénients pour les enfants, lorsqu'ils n'en font pas abus. Elle les excite à prendre un exercice salutaire qui développe à la fois la force musculaire et l'adresse.

Pour les femmes, la question est plus complexe ; elle a été plus controversée. Il paraît toutefois résulter des discussions qui ont eu lieu dans les Sociétés savantes précédemment énumérées, que l'usage modéré de la bicyclette est un bon exercice pour les femmes chez lesquelles il n'existe pas de troubles des fonctions génitales, ni de lésions utérines. Il est bien entendu qu'il faut l'interdire pendant la période menstruelle et la grossesse. Les cas d'érotomanie qui ont été observés s'expliquent par des prédispositions individuelles aidées d'une certaine bonne volonté. Il convient surtout aux jeunes filles anémiques, pâles, nerveuses, mal réglées, vivant dans l'atmosphère tiède et dans la demi-obscurité des appartements à la mode. Pour elles, comme pour les jeunes obèses, il a l'avantage d'être attrayant et à la mode. Il est accepté avec plaisir et souvent avec enthousiasme, tandis que tout autre exercice est repoussé.

Dans tout ce qui précède, nous avons réservé à dessein la question de décence qui n'a rien à revoir avec l'hygiène. Il est possible qu'on s'habitue un jour à voir des femmes en culottes, à califourchon sur une selle étroite et se trémoussant avec une activité qui n'est pas dans les coutumes de leur sexe.

En somme, la bicyclette est entrée dans nos mœurs. C'est une des créations les plus heureuses de la mécanique contemporaine ; un exercice gracieux, élégant qui procure, avec une fatigue modérée, cette ivresse de la vitesse que donne aussi l'équitation, mais dans laquelle la force et l'adresse du ciclyste remplacent l'énergie du cheval. Le velocipède est devenu de plus un outil professionnel ; il rend le plus grand service dans toutes les fonctions qui exigent un transport rapide ; il a sa place dans nos armées, et tout fait croire que ce n'est pas la vogue éphémère d'un exercice amusant, mais un mode nouveau de locomotion qui vient de naître et de s'acclimater parmi nous.

§ IV. — REPOS ET SOMMEIL

La nature entière subit la loi de la périodicité diurne, de l'alternance dans le repos et le travail ; l'homme y est plus particulièrement assujetti.

1. **Repos**. — Le repos est le mode de réparation de la machine animale. Contrairement à celles que crée l'industrie, elle a la faculté de se réparer elle-même ; elle compense les pertes que lui cause le travail par des

acquisitions nouvelles, et c'est pendant le repos qu'elle les assimile, que les muscles éliminent leurs déchets et les remplacent par des éléments nouveaux que le sang leur apporte : Si le repos est insuffisant, les matériaux transformés par les combustions s'accumulent, et la réparation ne se fait pas. De plus les muscles, comme les filets nerveux qui les traversent, comme le cerveau qui les commande, ont besoin de repos pour faire une nouvelle provision d'énergie. Des phénomènes analogues se passent pendant le travail intellectuel pour lequel le repos est aussi nécessaire. Il faut donc, dans l'hygiène de l'exercice, équilibrer avec soin les périodes de repos et les périodes de travail.

Tous les exercices ne demandent pas le même temps de repos et ne comportent pas les mêmes intervalles. Un coureur est obligé de s'arrêter au bout d'un temps assez court, parce qu'il est essoufflé ; mais il peut repartir au bout de deux ou trois minutes ; le marcheur, au contraire, peut persévérer pendant plusieurs heures ; mais il est obligé de se reposer longtemps ensuite. C'est que, dans le premier cas, ce sont des produits gazeux qui s'accumulent, menacent prochainement la vie, mais s'éliminent promptement, tandis que, dans le second, ce sont des produits azotés, solides, pour lesquels l'organisme est plus tolérant, mais qui exigent en échange un temps plus long pour s'éliminer.

Pendant le repos, les fonctions organiques diminuent d'activité, la respiration se ralentit et devient plus faible, le pouls perd de sa plénitude et de sa fréquence, la température tend à s'abaisser.

Les suspensions momentanées de l'activité morale ou physique dont nous venons de nous occuper constituent le repos *diurne* ; mais il ne suffit pas à la réparation de l'économie, il faut le repos *nocturne* qu'on désigne sous le nom de sommeil.

II. **Sommeil.** — L'étude du sommeil, de ses causes, de ses manifestations est du ressort de la physiologie ; l'hygiène ne doit s'occuper que de son influence sur la santé et des règles qu'il faut lui imposer.

L'influence bienfaisante du sommeil s'étend à toute l'économie, il la retrempe, il la régénère ; mais pour être salutaire, il faut qu'il soit complet et d'une durée suffisante. Nous avons déjà parlé de la nécessité du sommeil pour les hommes de cabinet ; elle est moins tyrannique pour les travailleurs qui font surtout fonctionner leurs muscles. Ils ont d'ailleurs moins souvent la tentation de s'en priver et, leurs occupations finies, ils s'endorment de ce sommeil profond, paisible, réparateur que ne connaissent pas les hommes dont l'intelligence est toujours en éveil, et qui ne dorment qu'à moitié.

Le sommeil diffère du repos diurne en ce que, pendant sa durée, les fonctions de la vie de relation sont presque complétement suspendues, pendant que celles de la vie organique continuent mais avec moins d'activité. Les fonctions intellectuelles et le mouvement ne s'arrêtent complètement que dans le sommeil très profond, tel que celui qui succède à une grande fatigue. Dans les cas ordinaires, toute activité nerveuse n'est pas supprimée, la pensée survit et se traduit par des manifestations désordonnées qui sont les rêves ; la sensibilité est encore en éveil et les mouvements automatiques du dormeur prouvent que le système musculaire lui-même n'a pas complètement suspendu son action.

Le sommeil est le résultat de causes semblables à celles que nous avons analysées en parlant de la fatigue et du repos. L'incapacité momentanée des centres nerveux est vraisemblablement due à l'accumulation de déchets analogues à ceux qui se produisent dans les muscles et au besoin de les éliminer. Il paraît certain en effet que, pendant le sommeil, l'afflux du sang au cerveau est aussi puissant que pendant la veille. Certains physiologistes pensent même qu'il se produit chez le dormeur une sorte d'état congestif, qui paraît prouvé par la rougeur de la face, le sommeil profond que causent l'opium et l'alcool et ce fait que rien n'amène plus puissamment l'insomnie que l'inanition.

Tout le monde a besoin de dormir, mais à des degrés divers. L'âge a surtout une influence marquée sur ce besoin. Les petits enfants dorment une grande partie de la journée. Lorsqu'ils sont sortis de la première enfance, ils ne dorment plus le jour, mais ils ont besoin d'une dizaine d'heures de sommeil prises d'un trait, et il est très préjudiciable à leur santé morale et physique de les faire veiller. Le fameux axiome de l'école de Salerne d'après lequel sept heures de sommeil doivent suffire à tout le monde est condamné par les hygiénistes. Dans l'enfance comme nous l'avons vu (1), il faut en accorder de neuf à dix. Pendant la période ascendante de la vie, huit heures constituent une bonne moyenne, vers l'âge de retour, on commence à moins dormir et l'insomnie est un des tourments de la vieillesse.

La profession et le genre de vie ont aussi leur influence. Le besoin de repos, comme nous l'avons vu, est en raison directe de la somme de travail accompli et de la force dépensée. Les soucis, les inquiétudes, l'inaction abrègent au contraire la durée du sommeil. Il faut tenir compte aussi des dispositions individuelles. A Lacepède, qui n'avait besoin que de quatre heures de sommeil, on peut opposer Cuvier, à qui il en fallait 9 ; mais la moyenne pour les adultes bien portants doit être de 7 à 8 comme nous l'avons dit.

Le sommeil du jour ne peut pas remplacer celui de la nuit. On a essayé de faire marcher les troupes après le coucher du soleil et jusqu'au matin, pour éviter la chaleur du jour dans les pays où elle est intolérable ; mais il a fallu y renoncer. A la troisième étape les soldats étaient épuisés (2). Les chevaux de cavalerie eux-mêmes n'ont pas pu supporter cette subs-

(1) Chap. VI, article II, § II.

(2) ARNOULD, *Nouveaux éléments d'hygiène*, (*loc. cit.*), p. 1117.

titution. Les femmes qui font de la nuit le jour sont bientôt flétries, et les hommes, qui les imitent, ne font pas meilleure figure au bout de quelque temps. Les boulangers qui dorment le jour et travaillent la nuit ne peuvent pas continuer longtemps leur métier ; c'est une des professions les plus meurtrières. Il en est d'autres qui imposent également à ceux qui s'y livrent une privation de sommeil bien nuisible à leur santé. Les savants qui travaillent la nuit pour profiter du grand silence ; les journalistes qui écrivent dans les feuilles du matin, tous ceux que le labeur intellectuel met dans la nécessité de trop prolonger leurs veilles, finissent par perdre leurs droits à un sommeil franc et complet.

Il est aussi des industries qui imposent à certains moments un excès de travail nocturne. Les ouvrières employées dans les ateliers de la mode et de la couture, à l'époque des soirées et des bals, ont parfois des veillées de trois ou de quatre heures et des journées de travail de seize ou dix-sept heures, aussi la santé de ces pauvres femmes s'altère-t-elle très rapidement. Les pouvoirs publics sont intervenus pour faire cesser cet état de choses ; ils ont interdit aux femmes le travail de nuit et les journées de plus de dix heures ; mais on ne peut pas, sans une inqualifiable tyrannie, exercer de surveillance sur celles qui travaillent à domicile ni même sur les petits ateliers qui n'emploient que deux ou trois ouvrières ; c'est là pourtant que se commettent surtout les excès de travail.

Le sommeil n'est complet et franchement réparateur qu'à la condition de le goûter dans la position horizontale, dans une atmosphère pure d'une température convenable et au milieu du silence.

Presque tout le monde adopte instinctivement le décubitus latéral sur le côté droit. Il facilite, dit Michel Lévy, le passage des aliments de l'estomac dans le duodénum, et empêche le foie de tirailler le diaphragme et de presser sur l'estomac. On l'a nié, ajoute-t-il, mais que l'on consulte les personnes obèses, à gros ventre, et le doute cessera (1).

Le décubitus dorsal sur un lit un peu dur a l'inconvénient de provoquer les érections. L'habitude exerce aussi son influence sur l'attitude qu'on prend instinctivement pour dormir et bien des gens en changent plusieurs fois pendant la nuit.

Le lit doit être bien plat et ne doit pas être trop mou. Les lits de plume dans lesquels on enfonce et qui étaient en usage autrefois ne valent pas pour le sommeil les lits élastiques mais un peu résistants sur lesquels on couche aujourd'hui.

La température du corps s'abaisse notablement pendant le sommeil, pour les raisons que nous avons indiquées plus haut. Le minimum de la température du corps s'observe, en toute saison, de minuit à trois heures du matin. Il peut descendre jusqu'à 36°,03. Il faut donc se bien couvrir

(1) Michel Lévy, *Traité d'hygiène publique et privée*, t. II, p. 277.

la nuit pour éviter le refroidissement. Cette précaution est plus nécessaire encore chez les personnes qui couchent la fenêtre entr'ouverte pour respirer un air plus pur. On sait que cette coutume commence à se répandre depuis qu'elle a été adoptée dans les *Sanatoria* où l'on traite les phtisiques.

ARTICLE II. — PROFESSIONS

Pendant la première période de sa vie, l'homme est une non valeur sociale. Pour vivre, se développer et s'instruire, il coûte à sa famille, à la commune ou à l'Etat. C'est un prêt qui lui est fait, une dette qu'il contracte et dont il doit s'acquitter pendant la période active de son existence, mais cette dette imprescriptible, il y a bien des moyens de l'acquitter. Le penseur, l'écrivain, l'homme qui s'occupe de bonnes œuvres, le père de famille qui se consacre à l'éducation de ses enfants ne produisent pas un travail matériel, comme l'ouvrier et le laboureur ; mais ils tiennent une place tout aussi importante dans la société, de même que les fonctionnaires entretenus par tous les peuples civilisés sont aussi nécessaires à leur fonctionnement régulier, à l'ordre et au bien-être de la communauté que les travailleurs industriels et agricoles dont ils font valoir les ressources.

Ces réserves faites on peut ranger les différentes formes de l'activité humaine dans un certain nombre de groupes qu'on désigne sous le nom de professions.

L'annuaire statistique de la France range les professions, au point de vue du recensement, dans les neuf catégories suivantes :

Recensement de la population par professions (1).

PROFESSIONS.	NOMBRE absolu.	PROPORTION par 1.000 habitants
Agriculture	18.249.209	488
Industrie	9.324.107	249
Commerce	3.843.447	103
Force publique	552.851	15
Marine et transports	800.741	21
Professions libérales	1.585.358	42
Propriétaires-rentiers	2.121.173	57
Gens sans profession	737.088	20
Professions inconnues	191.316	5
TOTAUX	38.405.284	1.000

(1) *Annuaire statistique de la ville de Paris*, 1881.

Il est une observation que cette nomenclature suggère tout d'abord, c'est que, malgré la tendance qu'ont les populations rurales à se porter vers les villes, l'agriculture emploie encore plus de bras que toutes les autres professions laborieuses réunies. L'industrie et le commerce viennent ensuite, puis les professions libérales et enfin l'armée et la marine. C'est dans cet ordre tracé par leur importance numérique que je vais les passer en revue.

§ Ier. — PROFESSIONS AGRICOLES

L'agriculture est la profession la plus naturelle et la plus salubre que l'homme puisse exercer. L'air pur de la campagne, les travaux des champs, la vie régulière qu'ils entraînent par la nécessité de se coucher de bonne heure et de se lever de grand matin, l'éloignement des excitations malsaines, tout contribuerait à placer le paysan dans les conditions hygiéniques les plus favorables pour se bien porter, s'il avait un peu plus de bien-être et un peu moins d'insouciance de sa santé. Le cultivateur aisé, le propriétaire qui vit sur son domaine, prospère ainsi que sa famille, et se porte beaucoup mieux que l'habitant des villes ; mais la majorité des paysans est mal logée, se nourrit mal et travaille trop à certains moments de l'année.

1. Alimentation. — Nous avons insisté longuement sur les *desiderata* sans nombre des habitations rurales et sur leur insalubrité (1), nous n'avons par conséquent pas à y revenir. L'alimentation du paysan laisse également à désirer. Cela tient à la misère, à l'avarice, à l'ignorance, mais aussi à la difficulté matérielle de se procurer les denrées qui affluent sur les marchés des villes. C'est le fait de la dissémination. Quoiqu'il en soit, la nourriture des populations agricoles n'est pas assez réparatrice ainsi que nous l'avons déjà fait remarquer incidemment en parlant de l'alimentation en général (2).

Le paysan ne mange pas assez de viande. Sa situation s'est pourtant améliorée sous ce rapport. Sans remonter à Vauban et à la *dixme royale*, il suffit de se reporter à une quarantaine d'années en arrière pour constater des changements notables. En 1855, d'après les recherches de F. Le Play, les paysans des pays pauvres comme le Maine et la Bretagne, ne mangeaient de viande qu'une fois par an, le jour de la fête communale ; ils se nourrissaient de pain ou de pommes de terre assaisonnées de lait ou de graisse (3).

(1) Chapitre III, article VI.

(2) Chapitre IV, article 1er, § 3.

(3) F. LE PLAY, *Les ouvriers européens*, juin 1855.

Aujourd'hui, en Bretagne même, les paysans mangent de la viande au moins une fois par semaine et parfois davantage. En 1885, dans une conférence que j'ai faite à Grenoble sur les ressources alimentaires de la France (1), j'établissais par des calculs trop longs pour que je les reproduise ici, que la ration moyenne du paysan était de 19^{kg},579 par an, tandis que celle du citadin était de 84^{kg} à Paris et de 77 dans les chefs-lieux de département. Je faisais remarquer de plus que ce chiffre approximatif s'appliquait à la population rurale prise en masse et que c'était une moyenne. Si l'on tient compte en effet des gens riches qui vivent sur leurs terres, de la population aisée des bourgs qui se nourrit à peu près comme celle des villes, on arrive à un chiffre plus faible encore.

La différence n'est pas seulement relative à la quantité. Tandis que dans les villes, c'est la viande de boucherie qui fait le fond de l'alimentation, à la campagne c'est le porc. Il est facile à élever ; il se nourrit des détritus de la maison. On le sale et on le conserve ainsi quelquefois pendant plus d'un an. On le met par petits morceaux dans la soupe avec les légumes et il ajoute à la nourriture du paysan un peu de ces corps gras qui font défaut dans son régime.

Concurremment avec le porc, on mange du mouton dans le Midi, de la chèvre dans les pays de montagnes, de la vache dans les départements du Nord.

Les aliments de luxe tels que la volaille, les œufs, le gibier, le poisson et les coquillages ne se consomment guère que dans les villes. Les paysans préfèrent venir les vendre au marché que de les manger eux-mêmes.

La nourriture des campagnards est surtout végétale. Elle se compose principalement de pain, de pommes de terre, de légumes et de fruits. Leur pain ne vaut pas celui de la ville parce qu'ils gardent pour eux les plus mauvais grains. Ce n'est guère qu'à la campagne qu'on mange du pain de seigle, de méteil, d'orge et de maïs.

Le nettoyage du grain et le blutage de la farine sont imparfaits ; le pétrissage est défectueux, le levain trop vieux et acide ; le pain est mal cuit, on le conserve trop longtemps et parfois il est moisi quand on le mange.

Les farines de céréales sont également consommées dans les campagnes sous forme de bouillies, de gâteaux, de crêpes, de galettes, qui portent différents noms suivant les localités. Ce ne sont pas des aliments malsains ; mais ce n'est pas sans inconvénient qu'on fait prédominer ainsi les féculents dans le régime, et la pomme de terre et les légumes secs viennent s'y ajouter encore dans de fortes proportions, Ils sont remplacés par la châtaigne, dans quelques pays de montagnes comme l'Auvergne, le Périgord, le Limousin et la Corse.

(1) *Comptes-rendus de la 14e session de l'Association française pour l'avancement des sciences*, 1886, première partie, page 60.

Les légumes herbacés mettent dans le régime des populations agricoles une variété salutaire. Leur valeur nutritive est très faible, mais leur utilité est incontestable.

La soupe constitue la base de l'alimentation des classes pauvres à la campagne, comme à la ville. Ce mets national plaît au paysan parce qu'il permet d'ingurgiter une forte quantité de pain, et puis il ne coûte pas cher. Les fruits que le paysan récolte pendant l'été viennent compléter ce régime.

Dans ce qui précède, nous avons eu plus particulièrement en vue les contrées pauvres de la France, mais dans le centre, dans les départements riches à grande culture, l'alimentation des ouvriers agricoles eux-mêmes est beaucoup meilleure. En Normandie, en Anjou, d'après Baudrillart, elle laisse peu à désirer (1).

Bien qu'elle soit encore défectueuse, l'alimentation des campagnes en France est préférable à celle des paysans du reste de l'Europe, l'Angleterre exceptée. Toutefois les paysans belges et hollandais sont à peu près sur la même ligne que les nôtres. Le tableau suivant que nous empruntons à M. Layet (2) montre que dans tous les pays, la nourriture du paysan est supérieure en quantité, à la ration physiologique normale mais qu'elle pèche surtout par l'excès d'aliments végétaux et l'insuffisance du régime animal.

(1) Drouineau, *Hygiène rurale*, *Encyclopédie d'hygiène et de médecine publique*, t. IV, p. 695.

(2) A. Layet, *Hygiène et maladies du paysan. Etudes sur la vie matérielle des campagnards en Europe*, Paris, 1882, p. 252.

Valeur physiologique comparée des divers régimes alimentaires en usage dans les campagnes.

	Somme annuelle d'aliments absorbés.	Somme d'aliments végétaux.	Somme d'aliments tirés du règne animal.	Rapport des premières aux secondes.	OBSERVATIONS.
Ration normale physiologique	kil. 469	kil. 365	104	100 : 28	
Ration de l'agriculteur du *Nord* de la France	850,8	790	60,8	100 : 7,7	Cette ration peut être considérée comme le type de la ration du paysan.
Ration de l'agriculteur de la *Lorraine*	630	565	65	100 : 11,5	
Ration de l'agriculteur de la *Corrèze*	873,6	836	37,6	100 : 4,5	Peut être considérée comme la ration du paysan pauvre.
Ration du vigneron du *Gers*	518	449	69	100 : 15,5	Régime exceptionnel pendant le travail, malgré la faible quantité d'aliments d'animaux, la somme annuelle des aliments absorbés n'est pas plus considérable parce qu'il entre dans les aliments végétaux beaucoup de légumes très azotés.
Ration du campagnard de *Vaucluse*	597	578	19	100 : 2,3	
Ration de l'agriculteur suisse (*Vaud*)	850	735	115	100 : 17	La forte proportion d'aliments tirés du règne animal est due ici à la grande quantité de laitage absorbé.
Ration du journalier agriculteur de la *Basse-Bretagne*	666,5	637,5	29	100 : 4,7	
Ration du contadino de *Frioul*	606	556	50	100 : 8,9	
Ration du contadino de la province de *Ferrare*	430,2	408,6	21,6	100 : 5,17	La somme totale d'aliments absorbés n'est pas plus élevée parce que les aliments tirés du règne végétal sont consommés en grande partie sous forme de pâtes riches en azote.
Ration du journalier agriculteur des plaines de la *Lombardie*	565,8	554,8	11	100 : 2	Régime alimentaire insuffisant.
Ration de l'ouvrier des campagnes d'*Irlande*	2239	2216	23	100 : 1	La somme considérable d'aliments végétaux dans cette ration tient à ce que le fond du régime est la pomme de terre extrêmement pauvre en azote.

II. **Eaux potables.** — En général, dans les campagnes, on boit l'eau des puits, des ruisseaux et très souvent celle des mares. Dans quelques communes riches, on commence cependant à faire les frais d'une amenée d'eau. Au mois d'avril 1891, M. Monod, directeur de l'Assistance et de l'hygiène publiques, mit sous les yeux du Comité consultatif le tableau des projets d'amenée d'eau soumis à l'examen de ce Comité de 1884 à 1893, (1) et dans ce nombre, il n'y en avait que 203 qui provinssent de communes rurales. On voit quel progrès il reste encore à accomplir en ce sens. Nous ne reviendrons pas sur ce que nous avons dit de la contamination presque constante de l'eau des puits creusés dans la cour des fermes par les infiltrations provenant des fumiers et des étables, du danger que présente l'eau des mares. Il est inutile d'ajouter également que les maladies infectieuses qui règnent dans les campagnes sont le plus souvent dues à la mauvaise qualité des eaux.

III. **Boissons.** — Les boissons fermentées les plus répandues dans les campagnes sont le vin, le cidre, le poiré, la bière et les piquettes.

Le *vin* n'est consommé par le paysan que dans les régions méridionales de l'Europe : en France, au sud d'une ligne allant de Nantes à Mézières, en Espagne, en Portugal, en Italie et en Grèce. Chez nous, c'était autrefois la seule boisson fermentée que consommât l'ouvrier agricole dans les pays de production. C'était à coup sûr une excellente boisson, car ces petits vins qu'on allait tirer au tonneau, qu'on mouillait parfois, ne pouvaient pas passer pour une boisson alcoolique, leur titre était faible ; ils avaient cependant quelque chaleur et de salutaires propriétés. Le paysan en consommait même beaucoup dans les pays de grande production. On ne comptait pas, le vin était à discrétion. L'alcoolisme ne faisait encore là aucun ravage.

Le vin n'est plus dans ces mêmes contrées que la boisson du riche propriétaire ; mais les fermiers, les petits propriétaires n'usent que de piquettes ou de râpé et les ouvriers agricoles sont réduits à des compositions moins recommandables encore. Nous en dirons un mot plus loin (2).

Le *cidre* est la boisson habituelle des campagnes, en Normandie et en Bretagne ; on en consomme aussi dans certaines contrées de l'Angleterre, dans les montagnes de la Navarre et des Asturies, en Suisse, dans quelques régions de l'ouest et du sud de l'Allemagne, de l'Autriche-Hongrie, de la Serbie, etc. (3).

En France l'usage du cidre a gagné du terrain à mesure que le vin en perdait. Dans la Saintonge, les Charentes, où le cidre n'était guère connu

(1) *Recueil des travaux du Comité consultatif d'hygiène publique de France*, 1891, t. XXI, p. 167.

(2) DROUINEAU, *Hygiène rurale* (*loc. cit.*), p. 725.

(3) A. LAYET, *Hygiène et maladies des paysans* (*loc. cit.*), p. 275.

jadis, on en trouve maintenant. Enfin ce n'est plus, autant que par le passé, la boisson exclusive de la Normandie et de la Bretagne.

Il est rare que le paysan boive le cidre pur; il le coupe et le plus souvent il fait usage d'une boisson de ménage, qu'il obtient en reprenant le marc d'où est sorti le jus de la pomme et en le traitant par une quantité d'eau variable (1).

Le paysan pour cette opération se sert de l'eau de son puits ou de la mare la plus voisine. Ces eaux, comme nous l'avons vu, sont fortement chargées de matières organiques riches en microbes qui continuent à se développer dans le cidre ; ils substituent à la fermentation alcoolique la fermentation putride, et on sent se dégager alors une odeur fétide qui est bien connue dans les campagnes. Cette boisson éminemment malsaine cause souvent des affections gastro-intestinales aux paysans qui en font usage.

Le *poiré* se fait avec les poires, comme on fait le cidre avec les pommes ; c'est une boisson plus fortifiante et plus alcoolique que le cidre ; mais elle est presque toujours mal préparée.

Chez le cultivateur aisé et soucieux de son hygiène, où la fabrication du poiré est faite avec soin, c'est une boisson d'une saveur agréable, suffisamment alcoolique et qui, mise en bouteilles, peut rivaliser avec les petits vins blancs.

On fait aussi dans quelques régions avec les fruits du sorbier une boisson fermentée qu'on nomme *cormé*, mais qui ne vaut ni le *poiré* ni le cidre.

La *bière* est la boisson habituelle du paysan, dans tous les pays du Nord et de l'Est de l'Europe. En France son usage longtemps borné aux départements situés sur la frontière allemande, commence à se propager à l'intérieur. La bière consommée dans les campagnes est habituellement de qualité inférieure ; on la désigne sous le nom de *petite bière*, de bière *moitié tiercée*. Elle ne se conserve pas et ne constitue qu'une médiocre boisson alimentaire.

Piquettes. — On donne le nom générique de piquettes aux boissons fermentées faites avec les fruits, les graines à l'état frais ou sec. En France, dans tous les départements vinicoles, on les prépare en versant de l'eau sur les marcs. On fait également de la piquette avec des raisins secs, avec des pommes et des poires sèches. On trouve chez tous les épiciers les ingrédients nécessaires pour confectionner ces boissons.

La consommation de l'alcool augmente dans les campagnes comme dans les villes, sous l'influence des mêmes causes, et y fait les mêmes ravages. Les cabarets se multiplient dans les villages avec une rapidité effrayante et deviennent le lieu de rendez-vous habituel. On y vend sous

(1) LAILLER, *Etude sur le cidre* (*Annales d'hygiène publique et de médecine légale*, 1877.

le nom de cognac, de rhum, d'eau-de-vie, des boissons composées avec des alcools à bon marché et par conséquent de qualité inférieure. Les liqueurs à noms prétentieux, l'absinthe s'y trouvent également. Les femmes, les enfants en boivent comme les hommes.

Ce n'est plus seulement en Bretagne et en Normandie que sévit l'alcoolisme ; le centre de la France et même le midi où jadis on ne buvait que du vin, sont devenus la proie du fléau destructeur des sociétés modernes ; mais il est inutile de revenir sur un sujet que nous avons déjà traité (1).

Le café est la seule boisson aromatique qui se consomme dans les campagnes. C'est là que s'écoulent les produits inférieurs et l'infusion y est mal préparée.

IV. — **Vêtements.** — Autrefois, dans les campagnes de France, les costumes étaient extrêmement variés, chaque région avait le sien et y restait fidèle. Aujourd'hui cette diversité tend à disparaître : les costumes de la campagne se rapprochent de plus en plus de ceux des villes. En Bretagne même, le costume national ne se retrouve dans toute sa pureté, que dans un très petit nombre de communes du Finistère et du Morbihan.

Le linge de corps du paysan se compose uniquement de sa chemise. Elle est le plus souvent de toile très grossière ; épaisse et rude, elle cause souvent à la peau des irritations que la malpropreté entretient. Pourtant dans les départements du centre et du nord, l'usage des chemises de coton commence à se répandre et c'est un avantage pour les raisons que nous avons exposées plus haut (2).

En dehors de la chemise le paysan ne porte que des vêtements de laine. Le *droguet* dont il se servait naguère a fait place au drap. Il a abandonné le haut de chausse pour le pantalon, qui est de drap en hiver, de toile en été, et souvent maintenu par une ceinture de laine faisant plusieurs fois le tour du corps. Il porte d'habitude une veste de drap dont la forme varie suivant la région et sous la veste un gilet ample, descendant assez bas. Dans la plupart des pays il recouvre le tout d'une blouse en cotonnade bleue. En général le paysan ne porte pas de cravate et va le cou nu.

La coiffure dans les campagnes est toujours le chapeau tantôt large de bords et rond de cuve, comme les feutres des seigneurs d'autrefois, tantôt bas de forme et à fond plat, comme celui de l'ouvrier des villes. Le bonnet de laine est porté dans quelques campagnes et le béret basque est la coiffure des montagnards des Pyrénées.

Les cultivateurs, même ceux qui sont aisés, n'ont ni bas ni chaussettes, ils portent des sabots l'hiver et des souliers l'été.

Le sabot est la véritable chaussure agricole ; il tient le pied sec et

(1) Chap. IV, article III, § 2.

(2) Chapitre V, article Ier, § 2.

chaud ; il est indispensable pour marcher dans la boue des chemins et des terres labourées et dans l'humidité des prairies. Le paysan y met rarement les pieds nus ; le plus souvent ils sont revêtus de chaussons ou enfoncés dans le foin ou la paille. Le port habituel du sabot lorsque le pied est insuffisamment protégé amène des excoriations, des ampoules ou un développement anormal des bourses séreuses. Sa rigidité inflexible rend la marche pénible et expose aux entorses ; enfin, d'après le docteur Fouquet (de Vannes), il est cause de l'aplatissement du pied si commun en Bretagne.

Ces inconvénients ne compensent pas les avantages énumérés plus haut ; le paysan ne met guère de souliers que pour aller en ville. Ils sont en cuir fort et résistant, avec d'épaisses semelles renforcées par de gros clous.

Il est une chaussure qui réunit les avantages du soulier à ceux du sabot, ce sont les *galoches* dont la semelle est en bois et le reste en cuir ; il serait à désirer que l'usage s'en répandit dans les campagnes ; mais elles coûtent plus cher et durent moins que les sabots.

Les paysannes, sauf la coiffure, s'habillent à peu près de la même manière partout. La partie de leur costume qui protège le haut du corps est conforme aux lois de l'hygiène, mais celle-ci ne saurait s'accommoder de cette accumulation de jupons qui forment un bourrelet pesant et disgracieux à la base du thorax, surchargent le bassin et l'abdomen, sans maintenir le ventre et les membres inférieurs dans cette égalité de température qu'ils ont pour but d'assurer. Le refroidissement de cette partie du corps n'est pas étranger à la fréquence des troubles de la menstruation et des affections utérines qu'on observe fréquemment chez les femmes de la campagne.

Les paysannes portent des bas de laine l'hiver et de coton l'été. Elles les tricotent elles-mêmes ; mais elles ont l'habitude de les serrer, au dessus du mollet, avec des lacets ou des ficelles, en guise de jarretière. Ces liens inextensibles sont la cause principale des varices qu'on observe chez elles.

V. **Soins de propreté**. — La malpropreté du paysan, sa négligence pour les soins du corps est connue de tout le monde ; aussi les éruptions cutanées sont-elles fréquentes dans les campagnes. En Bretagne par exemple, les paysans exhalent encore une odeur *sui generis* qui est surtout sensible dans les églises et par les temps pluvieux.

Les paysans ne changent de linge qu'une fois par semaine et n'ont pas de chemise de nuit. Il est même des pays où ils couchent tout habillés comme en Russie.

Ils se passent un peu d'eau le matin sur le visage et les mains ; le dimanche, ils vont se faire raser au bourg ; là tout est banal, la savonnette, le rasoir, la serviette comme le peigne, tout est malpropre et la mentagre se transmet souvent à la faveur de cette promiscuité.

L'absence de soins pour les oreilles, la bouche et les dents, l'horreur des lotions et des bains ont des conséquences sur lesquelles il est inutile d'insister. Toutefois la propreté commence à se répandre dans les campagnes du centre et en Bretagne même les femmes ne sont pas aussi sales qu'autrefois.

VI. **Travaux agricoles.** — Les travaux des champs sont salubres, parce qu'ils se font au grand air ; mais ils sont fatigants et exposent aux intempéries. Ils exigent par conséquent une vigoureuse constitution. Ils ont ce caractère particulier de ne pas être continus comme les travaux industriels. Il y a des époques de l'année où le paysan n'a pas grand'chose à faire ; il en est d'autres où il est obligé de déployer une activité des plus pénibles. Au moment de la récolte, il est forcé de fournir une somme énorme de travail musculaire et il est véritablement surmené. Shann, qui a signalé chez les laboureurs anglais la fréquence des maladies du cœur, les attribue aux efforts violents et continus qu'ils font avec les bras ; mais il est plus rationnel à nos yeux de les attribuer aux rhumatismes qui sont les maladies les plus fréquentes chez les paysans. Nulle profession n'y expose davantage. Aux champs, le travailleur ne se dérange pas pour un orage ou une averse. Il continue sa besogne sous la pluie qui le traverse et se mêle à la sueur dont il est inondé. Les chaleurs du jour, le froid du soir et du matin, la neige, la gelée leur sont indifférentes et il contracte des insolations, des maladies de poitrine ou des rhumatismes.

De tous les travaux des champs le plus dur est le *labour*, qui se fait à la charrue, à la bêche ou à la pioche. Il entraîne une grande dépense de force et contraint le travailleur à se tenir penché vers le sol, ce qui produit à la longue une courbure de la colonne vertébrale à convexité postérieure. Presque tous les vieux paysans sont atteints de cyphose. Chez les vignerons de profession qui labourent à la pioche, la courbure est surtout très prononcée à la région cervico-dorsale.

La récolte est encore également très pénible pour le paysan : Il doit accomplir, à cette époque et dans le temps le plus court, une série de travaux d'autant plus fatigants qu'ils coïncident avec les grandes chaleurs. Lorsque le blé est arrivé à maturité, surtout dans les pays à climat variable, il faut, pour le mettre à l'abri du mauvais temps, s'empresser de couper les épis, de les mettre en javelle, de battre et de vanner le grain. Ces dernières opérations ont été bien simplifiées depuis l'emploi des machines ; le travail est moins fatigant et bien plus rapidement effectué. Ces opérations mettent en mouvement des poussières qui irritent la conjonctive et des barbes d'épis qui se fixent dans la cornée et causent parfois des kératites qu'aggravent bientôt la malpropreté et l'incurie des malades. Les ophthalmies sont du reste fréquentes chez les paysans et la cécité est plus commune chez eux que chez les habitants des villes.

L'engrangement des foins et des autres fourrages, surtout lorsqu'ils ont été mouillés, donne lieu parfois à des accidents particuliers dont on a désigné l'ensemble sous le nom d'*asthme des foins*, de *fièvre des pailles*. Cette maladie a été signalée pour la première fois, en 1819, par un médecin anglais, John Bostock qui lui donna le nom de *catarrhus œstivus*. Elle a été étudiée depuis par Gordon, Elliotson, Mackensie, Cheyne, par Drake, et par Phœbus de Giessen. Elle diffère des catarrhes ordinaires des voies respiratoires par sa marche et ses retours périodiques. Elle reparaît fatalement aux mois de mai et de juin et n'est pas contagieuse. Son étiologie est encore très douteuse. Il en est de même de celle de la *fièvre des roseaux*, affection qui a été constatée d'abord dans le midi de la France et que M. Maurin a décrite sous le nom de *dermatose des vanniers dits camisiers* (1). Elle consiste dans une éruption vésiculo-pustuleuse avec fièvre et irritation des muqueuses. Elle paraît causée par des moisissures qui se disséminent dans l'atmosphère, lorsque les roseaux se dessèchent. Le docteur Baltus dit y avoir trouvé un *sporotrichum dermatoïdes* qu'il regarde comme la cause de l'affection (2). Le professeur Heckel attribue cette maladie à un champignon qu'il désigne sous le nom d'*Helminthoporium donacinum*, qui recouvre les gaines foliaires du *roseau ou canne de Provence* (3). Citons enfin le *vertige paralysant des bergers*, affection décrite en 1886 par le professeur Hayem, d'après un travail du docteur Gerlier, de Ferney-Voltaire (Ain).

D'après ce médecin, elle a pour cause un miasme développé dans les étables et frappe surtout les domestiques qui y couchent (4).

VII. **Maladies des paysans.** — Indépendamment des affections spéciales auxquelles les exposent leurs différents travaux, les paysans sont exposés aux maladies infectieuses au même titre que les habitants des villes.

La *fièvre typhoïde* est commune et grave dans les fermes et cela s'explique par leur insalubrité et par la souillure des eaux dont nous avons expliqué le mode de contamination.

Le *typhus exanthématique* est une maladie des campagnes. Il est endémique dans le Finistère et le Morbihan ainsi que l'a démontré le docteur Gestin, et il s'y réveille de temps en temps sous la forme de petites épidémies. Celle de Riantec, dont j'ai été témoin en 1870 a fait 121 victimes dans une agglomération de 4,000 habitants (5). Celle de

(1) *Revue thérapeutique du Midi*, 1880.

(2) *Journal des Sciences médicales de Lille*, 1882.

(3) Dr Heckel (de Marseille), *De la maladie du Frient (ou Friénite) déterminée par le travail de la canne de Provence* (Compte-rendu de la 20e session de l'Association française pour l'avancement des sciences, 1891, 1re partie, 383).

(4) Drouineau, *Hygiène rurale* (*Encyclopédie d'hygiène*, t. IV, p. 758).

(5) F.-L. Gillet, *Quelques considérations sur le typhus de Riantec (Morbihan)*. Thèse de Paris, 1892.

Rouissan, dont le docteur Gestin a fait l'historique, a causé 43 décès sur 322 habitants. Le typhus de l'île Molène au sujet duquel j'ai fait une communication à l'Académie le 31 juillet 1877 a causé 12 décès sur 178 habitants (1). Dans l'épidémie qui a régné à l'île Tudy en 1891, il y a eu 16 décès sur 1,000 habitants (2). C'est de Bretagne qu'est partie l'épidémie qui a parcouru la France en 1893.

La *variole* est plus commune dans les villages que dans les villes. Elle y est habituellement importée par les marchands ambulants, les saltimbanques, les vagabonds, elle s'y répand parmi les non-vaccinés, s'y renforce de toutes les causes d'insalubrité qu'elle y rencontre ; mais la principale cause de sa propagation et de ses ravages, c'est la négligence des paysans à se faire vacciner et l'absence d'un service régulier de vaccine.

La *scarlatine* et la *rougeole* sont également très communes et se propagent d'autant plus facilement qu'on ne fait rien pour les éviter.

La *diphtérie* se répand de plus en plus dans les campagnes. Il y a soixante ans elle était bornée au bassin de la Loire. En 1839, le rapport sur les épidémies fait à l'Académie de médecine ne signalait que deux communes qui aient été envahies par la diphtérie ; en 1888, il y avait 31 départements de pris et 40 en 1859. La diphtérie n'est pas plus fréquente dans les campagnes que dans les villes, mais elle y est plus meurtrière, parce qu'elle est mal traitée.

L'*impaludisme* est la grande endémie des campagnes. Bien que les marais aillent partout en se desséchant, ils couvrent encore d'immenses espaces, et la population de certains de nos départements est encore rongée par la fièvre ; mais comme nous avons déjà traité cette question à propos des marais et de l'impaludisme, nous n'y reviendrons pas (3).

La *phtisie* fait moins de ravages dans les campagnes que dans les villes. On a fait à cet égard en Angleterre et en Belgique des recherches statistiques qui le démontrait (4). En Suisse comme en Angleterre, la phtisie est deux fois moins répandue parmi les agriculteurs que parmi le commun des hommes (5).

Les *maladies aigues de poitrine* sont comme les rhumatismes, les plus communes chez les paysans. Leur travail les expose aux refroidissements, aux alternatives de chaud et de froid, aux *sueurs rentrées* et de plus, ils ont l'imprudence de s'endormir souvent sur l'herbe humide,

(1) Jules Rochard, *Note sur le typhus exanthématique* (*Bulletin de l'Académie de médecine*, t. VI, p. 854).

(2) L.-H. Thoinot, *Rapport sur une épidémie de typhus exanthématique observée à l'île Tudy (Finistère)* *Recueil des travaux du Comité consultatif d'hygiène*, t. XXI, p. 630).

(3) Chapitre II, article Ier.

(4) Voyez A. Layet, *La phtisie dans les campagnes* (*Hygiène des paysans, loc. cit.*, p. 479).

(5) J. Bertillon, *De la morbidité et de la mortalité par professions*, Paris, 1891, p. 14.

et il n'en faut pas davantage pour rapporter une pneumonie à la maison. C'est la maladie qui fait mourir le plus de paysans arrivés à l'âge adulte.

La *dysenterie* et la *diarrhée* sont très fréquentes, dans les campagnes, en été et en automne. Elles reconnaissent pour cause la chaleur excessive, les sueurs pendant les travaux, les refroidissements, l'ingestion de grandes quantités d'eau froide et l'abus des fruits incomplètement mûrs.

Les *maladies vermineuses* sont très répandues chez les enfants, cela tient d'une part à ce que l'eau dans les campagnes est ouverte à l'invasion de tout un monde de parasites. Il faut aussi faire la part de la constitution un peu molle des enfants et de leur alimentation trop végétale et trop peu réparatrice. Les *ascarides lombricoïdes* sont à peu près les seules qu'on rencontre chez eux ; les tenias sont rares à la campagne.

Les maladies causées par les céréales avariées, sont surtout communes chez les paysans qui gardent pour eux le mauvais grain. C'est parmi les populations rurales qu'on a observé les grandes épidémies d'*ergotisme* des siècles passés, c'est encore à la campagne que sévit la *pellagre* et qu'on a l'occasion de constater de temps en temps les accidents causés par l'*ivraie*; par le *mélampyre des champs*, par le *seigle enivrant*, par la *gesse vulgaire*.

Les maladies parasitaires comme la gale, la teigne sont beaucoup plus fréquentes à la campagne qu'à la ville, et cela pour des raisons déjà énoncées dix fois. Les paysans sont également plus sujets aux accidents causés par la piqûre des insectes et la morsure des animaux venimeux ; enfin ils sont exposés aux accidents qu'entraînent leurs travaux. Depuis l'adoption des batteuses mécaniques, il ne se passe pas d'années sans qu'il n'y ait quelques avant-bras saisis et broyés par les engrenages ; mais tout cela n'est pas de l'hygiène.

VIII. Mortalité rurale. — Malgré toutes les influences fâcheuses qui menacent la santé du paysan, la mortalité est plus faible dans les campagnes que dans les villes. En France, tandis que la mortalité générale est de 26,1 p. 1,000, celle des campagnes ne dépasse pas 20,6 (1). Il en est de même dans les autres pays de l'Europe ; l'écart est même plus considérable dans quelques-uns d'entr'eux, comme le montre le tableau suivant :

Nombre de décès par 1.000 habitants (2).

	Mortalité urbaine	Mortalité rurale.
Belgique	25,1	21,1
Angleterre	25	18
Prusse	30,45	28,02

(1) Le chiffre de la population relevé le 12 avril 1891 était de 38,218,893 habitants et la mortalité en 1890 avait été de 876,505 (soit 26,1 pour 100).

(2) DROUINEAU, *Hygiène rurale* (*Encyclopédie d'hygiène*, t. IV, p. 250).

	Mortalité urbaine.	Mortalité rurale.
	—	—
Italie..........................	31,60	27,60
Saxe..........................	32,15	27,5
Danemark....................	23,38	19,68
Suède........................	26,5	19,65
Ecosse.......................	24,34	17,45

Dans les campagnes, la mortalité va croissant d'âge en âge et la vieillesse lui paie un large tribut, tandis que dans la population urbaine, c'est l'âge adulte qui présente le chiffre le plus élevé. Cela tient d'une part à ce que les villes contiennent proportionnellement plus d'adultes dans la période active et périlleuse de la vie, de l'autre qu'à la campagne la vie étant plus rude, les vieillards et les enfants qui sont les plus faibles, sont aussi ceux qui résistent le moins.

Toutes les professions agricoles ne soumettent pas la santé aux mêmes épreuves. Le Dr Jacques Bertillon a fait sur la mortalité professionnelle un travail très intéressant (1) duquel il résulte que les métiers qui exposent le paysan aux intempéries sans le condamner au repos, ont une mortalité très faible ; tandis que celles qui, s'exerçant au grand air, forcent celui qui s'y livre à rester immobile sous le coup des vicissitudes atmosphériques en ont une très élevée.

§ II. — PROFESSIONS INDUSTRIELLES

Toutes les industries sont insalubres à des degrés divers, toutes conspirent contre la santé de l'ouvrier et c'est à l'hygiène qu'il appartient de combattre les influences fâcheuses sous l'action desquelles il est obligé de vivre. Elle y est déjà parvenue dans de larges proportions mais il lui reste beaucoup à faire encore. Je ne puis étudier à fond tous les problèmes que soulève un si vaste sujet, dans un paragraphe qui doit être court ; je me bornerai donc à en tracer les grandes lignes en traitant successivement de l'hygiène de l'ouvrier et de celle de son milieu.

A. **L'ouvrier.** — I. Recrutement. — L'industrie emploie plus d'ouvriers que d'ingénieurs et de comptables et les ouvriers se recrutent surtout dans les classes inférieures de la Société. Malgré l'emploi de plus en plus large des machines dans les travaux exigeant de la force, la part qui incombe au labeur manuel est encore assez grande pour exiger une bonne constitution, de la vigueur et de la résistance et ces qualités ne se développent qu'avec l'âge. Plus l'ouvrier est jeune et plus il souffre de l'atmosphère viciée des usines, du travail continu, plus son imprudence l'expose aux accidents de machines.

(1) J. Bertillon, *Morbidité et mortalité par professions*, Paris, 1891.

La santé des jeunes filles est encore plus compromise par le travail des ateliers, parce qu'elles sont plus délicates et parce qu'elles vont subir l'évolution de la puberté. La constitution des femmes, quoique plus résistante, se prête mal à ce genre d'occupations et pourtant l'industrie emploie plus de femmes à elle seule que toutes les autres carrières réunies. En Angleterre, on en compte près d'un million. En France, les manufactures de laine, de coton et de soie en occupent de 400.000 à 450.000. Le nombre des dentelières et des brodeuses est de 370.000, le reste à l'avenant.

Dans toutes les industries, les femmes sont employées aux travaux les moins rétribués ; elles ne peuvent vivre qu'à la faveur d'un travail excessif, de périodes de suractivité qui compensent, dans la plupart des professions, le chômage de la morte-saison. Aussi, dans tous les ateliers qui emploient à la fois des hommes et des femmes, les journées perdues pour cause de maladie sont deux fois plus nombreuses parmi les ouvrières.

Dans tous les pays, le travail des enfants et des femmes dans les manufactures a été l'objet d'une réglementation spéciale. En France, depuis un demi-siècle, cinq lois ont été successivement promulguées à ce sujet (1). La plus récente, celle du 2 novembre 1892, interdit le travail de nuit aux femmes et aux enfants des deux sexes, et prescrit un repos d'un jour par semaine ; elle défend d'employer les enfants dans les établissements insalubres ou dangereux (2). Elle a fixé à 13 ans révolus l'âge d'admission des enfants dans les usines, les chantiers et les mines et interdit les travaux souterrains aux femmes et aux filles. Elle a institué sur des bases très sérieuses l'inspection médicale et la surveillance des femmes et des enfants dans les manufactures. Toutes ces dispositions ont été confirmées par le décret du 10 mars 1894, portant règlement d'administration publique, qui a fixé en même temps les mesures d'hygiène qu'on doit suivre dans les usines, pour l'éclairage, l'aération, les eaux potables, l'évacuation des résidus impurs, etc., etc.

II. Logement et nourriture. — Je me suis étendu trop longuement au chapitre de l'habitation, sur l'insalubrité des logements ouvriers dans les villes, sur le méphitisme des garnis et sur les avantages que l'hygiène est en droit d'attendre des sociétés qui se sont organisées pour la cons-

(1) Loi du 22 mars 1841 ; décret du 2 mars 1848 ; loi du 9 septembre 1848 ; loi du 2 février et 4 mars 1851 ; loi du 3 juin 1874 ; loi du 2 novembre 1892, sur le travail des enfants, des filles mineures et des femmes dans les établissements industriels.

(2) Le décret du 13 mai 1893 a limité les travaux auxquels on peut les employer et fixé ainsi qu'il suit les poids maxima qu'ils peuvent porter :

Garçons au-dessous de 14 ans : 10 kilogr. ;
— de 14 à 18 ans : 15 kilogr. ;
Ouvrières au-dessous de 16 ans : 5 kilogr. ;
— de 16 à 18 ans : 10 kilogr.

truction d'habitations ouvrières (1). Je n'ai donc pas à y revenir. J'ai comparé également l'alimentation de l'ouvrier à celle du paysan, et j'ai montré qu'elle était meilleure, plus salubre et plus réparatrice. L'ouvrier mange de la viande tous les jours, il boit habituellement du vin, de la bière ou du cidre, et c'est le seul côté par lequel il l'emporte sur l'agriculteur, et cela ne compense pas l'insalubrité de son habitation et celle du milieu dans lequel il travaille. A cet égard, les professions industrielles se partagent en deux classes, suivant qu'elles s'exercent à l'air libre ou dans l'air confiné. Ces dernières sont les plus nombreuses et les plus insalubres ; ce sont aussi les seules qui prêtent aux considérations spéciales d'hygiène dans lesquelles il nous reste à entrer.

B. **L'atelier.** — Les établissements industriels intéressent l'hygiène à deux points de vue. Ils sont en effet une cause d'insalubrité pour les ouvriers qui y travaillent et pour les habitations du voisinage.

I. Influence de l'atelier sur la santé des ouvriers. — Le séjour des usines est nuisible à la santé par l'impureté de l'air qu'on y respire, la chaleur et l'humidité qui y règnent.

1° *Impureté de l'air.* — Indépendamment des émanations provenant des gens qui y travaillent, rendues plus actives par leur sueur et leur malpropreté, l'atmosphère des usines renferme des poussières, du gaz et des vapeurs spéciales à chaque industrie.

a). Poussières. — Presque toutes les usines produisent des poussières, et il en est peu d'inoffensives. Les unes sont nuisibles par leur action mécanique seule, comme les poussières pierreuses, les autres sont toxiques comme celles du plomb, de l'arsenic et de leurs composés. Il en est enfin qui, provenant de la manipulation des matières animales, renferment des germes infectieux et communiquent aux ouvriers des maladies spéciales ; le charbon est le type de ces dernières. Les poussières inertes, en se déposant sur la peau, l'irritent et déterminent des affections cutanées, en se mêlant aux produits de sécrétion et de desquammation ; quand elles atteignent la conjonctive, elles y produisent des ophthalmies parfois sérieuses et dans quelques cas de véritables traumatismes ; nous citerons, pour exemple, la blépharite des forgerons, des scieurs de long, des tourneurs sur bois, etc., la kératite des moissonneurs, des vanniers, etc.

Lorsqu'elles entrent dans les voies respiratoires, elles arrivent peu à peu à l'extrémité des petites bronches et, malgré les obstacles qu'elles rencontrent sur leur passage, elles pénètrent alors dans le parenchyme pulmonaire et y causent les altérations connues sous le nom d'*anthra-*

(1) Voyez chapitre III, article II, § III, *Logements insalubres*, p. 330, et § IV, *Habitations ouvrières*, p. 340.

côse pulmonaire (1), de *phtisie* des *aiguiseurs*, des *tailleurs de pierre meulière*, des *potiers*, des *plâtriers*, des *ardoisiers*, des *faïenciers* (2). Cette maladie, la dernière en date, a été observée en Angleterre et à Dieppe par M. Hurpy, en 1892.

Les *poussières toxiques* qui donnent lieu aux empoisonnements professionnels les mieux caractérisés sont celles du plomb et de l'arsenic ; nous y joindrons le mercure et le phosphore, bien que ce soit plus souvent leurs vapeurs qui produisent des accidents.

L'*intoxication saturnine* est la plus fréquente et la plus grave de toutes. Les progrès de la chimie permettent tous les jours d'assigner cette origine à quelque maladie dont la cause était méconnue. La nomenclature des établissements insalubres, dangereux ou incommodes contient aujourd'hui 111 industries dont la nuisance est attribuée au plomb (3), et cependant le nombre des malades va sans cesse en diminuant. Il y a quarante ans, il entrait en moyenne 483 cas par an dans les hôpitaux de Paris ; aujourd'hui, le nombre est réduit à 83, malgré l'augmentation de la population.

Sur 100 cas d'intoxication saturnine, les fabriques de céruse et de minium en fournissent 55, il y en a 28 parmi les peintres et 8 chez les imprimeurs ; les 17 autres se répartissent parmi les potiers, les émailleurs, les fondeurs en plomb, les bijoutiers, etc. La mortalité des ouvriers qui manient le plomb est très élevée en France, comme en Angleterre. Il sera facile de la diminuer, lorsqu'on voudra substituer partout des préparations inoffensives aux composés de plomb, remplacer dans la peinture la céruse par le blanc de zinc, et dans la poterie, la litharge par les silicates inoffensifs.

L'*intoxication arsenicale* est le plus souvent produite par les poussières, dans des cas très rares par l'hydrogène arsenié. Les professions qui exposent à cet empoisonnement sont au nombre de 22 dans la nomenclature officielle des établissements classés. Celles qui marchent au premier rang sont les fabriques de couleurs arsenicales, de papiers peints, d'étoffes et de fleurs artificielles colorées avec le vert de Schelle (arsenite de cuivre) ou le vert de Schweinfurt (sel double d'arsenite et d'acétate de cuivre), et les professions qui utilisent ces matières (couturières, fleuristes, teinturiers, etc.). Il est inutile de dire qu'il faut proscrire ces couleurs d'une manière absolue dans toutes les industries. Les

(1) L'*anthracose pulmonaire* ne s'observe ordinairement que chez les ouvriers qui manient la houille, mais M. Lancereaux en a communiqué à l'Académie de médecine (séance du 21 novembre 1892) une observation très remarquable recueillie sur un homme employé à polir les cônes de charbon destinés à l'éclairage électrique.

(2) *Travaux du Conseil central d'hygiène publique de la Seine-Inférieure* (1892-1893, analysés dans la *Revue d'hygiène*, t. XV, p. 1006.

(3) Voyez le tableau synoptique de ces professions dans l'*Hygiène industrielle*, de A. Layet *Encyclopédie d'hygiène*, t. VII, p. 464).

intoxications par l'hydrogène arsenié s'observent dans les professions où on se sert pour la préparation de l'hydrogène, de zinc ou d'acide sulfurique contenant de l'arsenic.

Le *mercure* cause des accidents chez les ouvriers qui le manipulent à l'état métallique et chez ceux qui préparent ses composés. Ceux qui sont atteints le plus rapidement par le tremblement caractéristique sont les ouvriers qui respirent les vapeurs du métal émises à de hautes températures (ouvriers des mines argentifères, doreurs et argenteurs au mercure, constructeurs de baromètres, étameurs de glaces, imprimeurs sur drap, etc. (1). Les professions, qui exposent à l'intoxication mercurielle, sont au nombre de 24 seulement sur la nomenclature officielle. On en préserve les ouvriers en ne les laissant entrer dans les chambres de condensation que lorsqu'elles sont refroidies, en enfermant les fourneaux dans des cages vitrées (d'Arcet), en prescrivant aux ouvriers des lotions savonneuses ou chlorurées. On a également conseillé de leur faire prendre du lait, de l'iodure de potassium, de la limonade sulfurique.

L'*intoxication par le phosphore* s'observe dans les fabriques d'allumettes et se traduit par la nécrose du maxillaire, résultant de l'imprégnation des gencives par les vapeurs phosphorées et la pénétration de celles-ci jusqu'au périoste maxillaire, par les dents cassées. Cette maladie si spéciale a de tout temps préoccupé les hygiénistes. Ils ne se lassent pas de réclamer le remplacement du phosphore blanc qui est toxique, par le phosphore rouge qui ne l'est pas.

La question a été discutée plusieurs fois à l'Académie de médecine et tout récemment encore à propos d'une communication de M. Magitot (2). Le Conseil d'hygiène et de salubrité de la Seine a protesté à son tour. Les ouvriers des manufactures de Pantin et d'Aubervilliers ont réclamé et le ministre des finances a nommé une commission chargée de juger les produits nouveaux présentés par les fabricants. M. Schloesing a lu son rapport le 19 août 1895 à l'Académie de médecine, et l'on a fait l'essai de nouvelles allumettes sans phosphore, qui ont donné de bons résultats.

Pour garantir les ouvriers de l'atteinte des poussières quelles qu'elles soient, la ventilation des ateliers est la première condition à remplir. L'emploi des appareils est le plus souvent nécessaire. Le chiffre moyen de 60 mètres cubes d'air à introduire par heure et par individu a été fixé par le général Morin (3) et adopté par les hygiénistes. Des *hottes de dégagement*, des *cheminées d'appel*, des *aspirateurs*, des *collecteurs de poussières* sont disposés dans les points convenables ; enfin, dans beau-

(1) Il faut joindre à ces professions celle de *désinfecteur*. On a observé des cas d'intoxication mercurielle chez les employés de la ville de Paris qui désinfectent les appartements et les mobiliers avec les pulvérisateurs répandant la solution de sublimé.

(2) Académie de médecine (séance du 12 mai 1895).

(3) Général MORIN, *Manuel pratique de chauffage et de ventilation*.

coup d'ateliers, on emploie des *chasses* ou *cages vitrées* dans lesquels l'ouvrier introduit les bras par des trous circulaires dont les portes se ferment quand il les retire. Enfin on a proposé une foule de masques, de respirateurs dont on trouve une dizaine de figurés dans les ouvrages spéciaux (1), mais que nous ne décrirons pas, parce que les ouvriers les trouvent gênants, grotesques, et ne veulent pas consentir à s'en affubler.

On peut les en dispenser, à l'aide d'une bonne ventilation, en leur défendant de prendre leurs repas dans les ateliers, en les forçant à se laver les mains avant de manger et en installant des bains-douches dans les grands ateliers.

b) Vapeurs et gaz. — Ces produits sont dangereux par leur action topique sur les muqueuses et par leur absorption. Les vapeurs acides et ammoniacales sont irritantes pour les muqueuses, celles d'acide hyponitrique qui se dégagent dans les laboratoires de chimie, dans les fabriques d'acide sulfurique, de nitro-benzine, de celluloïd, etc., sont compromettantes pour les gens qui les respirent ; elles causent des bronchites parfois sérieuses. Les vapeurs de chlore sont dans le même cas, celles d'acide sulfureux qui se produisent partout où on extrait le soufre, partout où on se sert de soufroir pour la désinfection, pour le blanchiment des murs, le soufrage des tonneaux, la vulcanisation du caoutchouc, causent des quintes de toux des plus pénibles.

Il faut noter parmi les gaz toxiques l'acide carbonique et l'oxyde de carbone qui se dégagent des poêles à combustion lente et qui se produisent dans les mines de houille ; l'acide sulfhydrique qui se produit dans quelques industries, ainsi que dans les fosses d'aisances, etc.

Les moyens de préserver les ouvriers de ces vapeurs et de ces gaz sont comme pour les poussières, la ventilation, l'emploi des hottes, des appareils aspirateurs, etc.

2° *Chaleur.* — Les ouvriers qui travaillent devant les feux sont exposés d'une part à l'action du calorique rayonnant, et de l'autre, à la température élevée du milieu dans lequel ils vivent. De plus, comme les travaux auxquels ils se livrent demandent une grande dépense de force musculaire, ils ont en plus à subir la fatigue et les sueurs profuses que déterminent à la fois l'effort soutenu et la chaleur.

Les professions qui exposent le plus à ces influences nuisibles sont celles de fondeurs de métaux, de forgerons, de verriers et de chauffeurs de machines à vapeur. Celles de boulanger, de pâtissier, de cuisinier viennent ensuite.

Les effets locaux du calorique rayonnant sont des brûlures ou des erythèmes, des éruptions d'acné, de furoncles. Les effets de la température ambiante sont une suractivité de la peau et de l'appareil cardio-vascu-

(1) Ces appareils sont décrits et figurés dans l'*Hygiène industrielle* de A. Layet (*Encyclopédie d'hygiène*, t. VI, p. 334).

laire. D'après Shann, les maladies du cœur sont plus communes chez les forgerons que chez les autres ouvriers. A. Layet a signalé le premier la fréquence de la *néphrite parenchymateuse* chez les forgerons, et Blanchet a décrit en 1847 une affection spéciale aux fondeurs de métaux et en particulier aux fondeurs de cuivre. C'est une sorte de fièvre de surmenage.

L'action continue du calorique rayonnant jointe à l'éclat des métaux incandescents détermine aussi chez les forgerons, et surtout chez les verriers, des accidents du côté des organes de la vision. La conjonctive hypérémique et la blépharite cilio-glandulaire ne sont pas rares dans ces professions et beaucoup de ceux qui s'y livrent sont atteints de bonne heure d'hypermétropie latente. Enfin la cataracte est encore le résultat fréquent de l'exposition continue à la chaleur et à la lueur des feux. Sur 506 souffleurs de verre examinés par Meyhœfer, 59 étaient porteurs d'opacités cristalliennes.

Notons enfin les petites brûlures produites sur la cornée et la conjonctive par des particules incandescentes, et particulièrement par les éclaboussures des métaux en fusion.

Les précautions à prendre pour atténuer les inconvénients du travail devant les feux sont une ventilation énergique, la disposition de hottes avec un puissant tirage au-dessus des fourneaux, l'arrosage fréquent du sol pour diminuer la sécheresse de l'air et fixer les poussières. Les forgerons portent des vêtements spéciaux pour les préserver de l'action des feux.

Enfin on ne saurait trop leur recommander le port des lunettes dont on a proposé déjà une foule de modèles très satisfaisants et qui sont préférables aux masques pour les raisons que nous avons déjà données. Au mois d'octobre 1892, l'Association des industriels de France ouvrit un concours pour provoquer la création d'un type de *lunettes solides, légères, commodes et pas cher, protégeant les yeux sans gêner la vue de l'ouvrier*. Trente modèles furent donnés à l'examen de la Commission et treize reçurent son approbation (1). On n'a donc que l'embarras du choix.

3° *Humidité*. — Dans un grand nombre d'industries, les ouvriers sont obligés de travailler dans une atmosphère saturée d'humidité, et dans quelques professions ils vivent dans un véritable bain de vapeur. Dans les ateliers où l'air est humide et froid, les ouvriers contractent des bronchites, des angines, des douleurs rhumatismales ; quelques-uns sont atteints de sciatique, un plus petit nombre de néphrite catarrhale. A la longue ils subissent une détérioration lente de l'économie ; la plupart des gens qui travaillent dans les sous-sols et les caves présentent une disposition marquée au lymphatisme et à la scrofule.

(1) Voyez pour la description de ces modèles : *Les lunettes d'atelier*, par Henri MARNY, directeur de l'Association des industriels de France contre les accidents du travail, mémoire lu à la Société de médecine publique, le 25 janvier 1893 (*Revue d'hygiène*, t. XV, p. 123).

Le séjour des ateliers où l'air est chaud et humide tout à la fois, n'est pas moins nuisible à la santé, surtout chez les femmes et chez les jeunes sujets. Les uns et les autres s'y anémient.

La température de l'eau détermine également des manifestations locales chez les personnes qui sont obligées d'y tremper les mains. Bernhard't a signalé chez les laveuses de vaisselle une sorte de névrose professionnelle des extrémités supérieures causée par l'emploi de l'eau trop chaude ou trop froide et caractérisée par une sensation de fourmillement, d'engourdissement, sans aucun trouble de la motilité. Des phénomènes analogues ont été signalés chez les blanchisseuses, chez les boyaudiers, chez les dégraisseurs dont les mains séjournent dans des solutions alcalines ou dans des bains de dégras. Les teinturiers, les décapeurs, les ouvriers employés à la fabrication de produits chimiques qui maintiennent souvent leurs mains dans des eaux chargées de principes caustiques, éprouvent parfois aussi des fourmillements, des engourdissements et des phénomènes d'anesthésie.

Toutes les professions qui forcent à travailler les bras ou les jambes dans l'eau pure ou chargée de principes irritants exposent à des maladies de peau professionnelles qui varient suivant la durée du séjour, la température et la nature des liquides.

Les mesures à prendre pour combattre l'humidité de l'atmosphère dans les ateliers consistent à les ventiler énergiquement pendant le travail, et à les aérer dans l'intervalle, par l'ouverture de toutes les fenêtres ou baies qui peuvent permettre un renouvellement de l'air et un assèchement rapide. Les murs des ateliers humides doivent être enduits, à leur partie inférieure, de revêtements imperméables en ciment ou en stuc ; le sol doit en être dallé ou cimenté et recouvert d'une mince couche de sciure de bois.

4° *Bruit.* — Le bruit qui se fait dans les ateliers est incommode pour les ouvriers et compromettant pour l'ouïe dans certaines professions. La surdité des chaudronniers est tout aussi connue et tout aussi fréquente que celle des artilleurs dont nous parlerons à propos de la profession militaire. Les forgerons, les serruriers et les tonneliers ont souvent, en vieillissant, l'oreille paresseuse. Les mécaniciens des chemins de fer sont dans le même cas. Pour eux la dureté de l'ouïe est le résultat du sifflet strident de la locomotive joint aux refroidissements et aux otites auxquels ils sont exposés par la violence des courants d'air quand la machine est en marche. Plus de la moitié d'entr'eux présente de la dureté de l'ouïe après vingt ans de service.

Le moyen de prévenir la surdité professionnelle consiste à se mettre du coton dans les oreilles. Il est réglementaire dans la marine à bord du vaisseau-école des canonniers.

II. Accidents du travail. — 1° *Causes.* — Les accidents des industries sont presque toujours produits par les machines ou par les outils qu'elles font mouvoir.

Les accidents causés par les moteurs sont des explosions de chaudières, des broiements dans les engrenages, des arrachements de membres par les courroies ou par l'arbre de transmission.

Les explosions de chaudières sont dues le plus souvent à leur mauvaise construction, à des incrustations qu'y produisent des eaux fortement séléniteuses; parfois c'est la négligence du chauffeur qui n'a pas maintenu le niveau de l'eau ou porté la tension de la vapeur à un degré pour lequel la chaudière n'était pas construite. Ce dernier cas est fréquent dans les exploitations agricoles. Les explosions les plus formidables sont celles qui ont lieu à bord des grands navires à vapeur. Nous en parlerons à l'occasion de la profession navale.

Les broiements et les arrachements de membres, les terribles blessures produites par les scies mécaniques, les plaies causées par les peignes des filatures sont dues, dans les trois quarts des cas, à l'imprudence ou à l'indocilité des ouvriers. Le plus grand nombre de ces accidents a lieu pendant le graissage des machines ou le maniement des courroies, lorsque les ouvriers se livrent à ces opérations pendant que les appareils sont en marche, malgré la défense qui leur en est faite (1).

Les différentes professions industrielles ont des accidents qui leur sont particuliers. La tête et les mains sont surtout menacées par les meules, par les machines à travailler le bois, par les différentes opérations des tissages dans les ateliers d'imprimeries, dans les fabriques de papier, etc. Dans les usines où on est obligé de se servir de grandes cuves remplies d'eau à une haute température, il arrive parfois que des ouvriers y tombent et il est rare qu'on puisse les en retirer vivants.

2° *Statistique.* — Le document le plus complet qui ait été publié sur les accidents du travail est le relevé suivant (voir à la page 872) dressé, d'après les statistiques fournies par l'office impérial des assurances en Allemagne, pour une période de cinq années (1888-1892) (2).

Ce tableau permet d'apprécier le peu de gravité de la plupart des accidents recensés par la faible proportion des décès survenus et des indemnités allouées ; mais M. Engel Gros serrant la question de plus près, a communiqué au Congrès international des accidents du travail à Berne en septembre 1891, une statistique d'après laquelle la proportion des accidents entraînant une incapacité de travail de plus de 13 semaines ne dépasse pas 4,14 pour 1,000 assurés. Cette statistique concerne plus particulièrement l'industrie textile ; celle des docteurs Schüler et Burkhard

(1) La proportion des accidents ainsi causés est de plus du quart du total. Elle est de 21 p. 100 en Angleterre et de 28 p. 100 en France.

(2) *Bulletin du Congrès international des accidents du travail et des assurances sociales* (1892).

CORPORATIONS INDUSTRIELLES (Moyennes pour 5 ans).	NOMBRE de personnes assurées.	PAR 1.000 ASSURÉS					
		NOMBRE de victimes.	NOMBRE de cas ayant donné lieu à des indemnités.	CONSÉQUENCES ayant donné lieu à des indemnités			
				INCAPACITÉ			DÉCÈS.
				Passagère	Permanente		
					partielle	absolue	
Ensemble des mines	1.821.227	71.04	7.86	1.22	3.00	1.46	2.18
Houillères	1.173.921	67.10	9.38	1.42	3.62	1.78	2.56
Carrières	955.662	16.84	4.57	0.89	2.29	0.37	1.02
Industries du fer et de l'acier	2.483.411	65.31	5.89	0.98	3.99	0.41	0.51
Verrerie	238.315	13.77	1.89	0.33	1.22	0.13	0.21
Poterie	262.873	7.55	1.20	0.12	0.77	0.24	0.15
Briqueterie	1 088.765	7.31	2.05	0.27	1.09	0.33	0.35
Produits chimiques	435.445	41.24	5.36	0.39	3.28	0.79	0 90
Usines à gaz et entreprises hydrauliques	109.856	38.72	4.11	0.76	2.00	0.61	0.64
Industrie textile	2.609.201	10.89	2.01	0.31	1.46	0.09	0.16
Industrie de la soie	193.881	5.38	0.94	0.10	0.74	0.05	0.05
Papeteries	522.813	21.12	4.17	0.59	2.64	0.49	0.45
Industries où l'on travaille le bois	903.075	27.80	6.25	0.82	4.45	0.48	0.51
Meuneries	425.692	23.31	6.76	0.98	4.12	0.62	1.05
Sucreries	526.584	19.60	3.02	0.34	2.02	0.16	0.48
Distilleries	201.822	17.08	4.04	0.60	2.47	0.32	0.66
Brasseries	314.574	60.83	9.99	1.35	5.81	1.51	1.34
Imprimeries	286.403	8.36	1.28	0.23	0.90	0.07	0 08

de Bâle, citée par M. Cacheux au Congrès international de Pau en 1889 comprend toutes les industries et donne 33,9 sur 1,000 ouvriers, comme coefficient de sécurité. Il y a une très grande différence entre le danger offert par les différentes industries; ainsi les ateliers de construction mécanique fournissent près de la moitié des accidents de toutes sortes.

L'âge des ouvriers exerce aussi son influence sur la fréquence des accidents. D'une manière générale, ce sont les ouvriers âgés de plus de 50 ans qui se blessent le plus souvent; mais dans les industries où l'on emploie des enfants au travail des machines, ce sont ceux qui comptent le plus de victimes. La proportion qui était autrefois de 41 p. 100 dans les industries textiles a beaucoup baissé depuis l'application de la loi sur le travail des enfants dans les manufactures. Dans toutes les industries, les accidents sont plus fréquents parmi les manœuvres que parmi les ouvriers de profession. Les parties du corps les plus souvent atteintes sont d'abord les membres supérieurs qui fournissent à eux seuls l'énorme proportion de 87 p. 100 des accidents de machines, puis viennent les membres inférieurs avec le chiffre de 7,5 p. 100, et enfin la tête et le tronc qui ne figurent dans le total que pour 5,5 pour 100.

3° *Prophylaxie.* — Les accidents de machines tiennent surtout à l'imprudence des ouvriers. On n'y peut rien; mais on doit prendre des précautions pour rendre la sécurité de l'atelier indépendante de la prévoyance de l'ouvrier, et pour rendre l'approche des machines moins dangereuse.

L'initiative privée s'en est occupée la première. Des associations se sont formées dans ce but. La première en date est celle de Mulhouse qui a été fondée en 1867 ; puis l'Association rouennaise qui a été créée en 1880 et l'Association parisienne en 1883. Cette dernière est devenue, en 1887, l'*Association des industriels de France contre les accidents du travail* ; elle étend aujourd'hui son action sur 25 départements et sur plus de 140,000 ouvriers. Des congrès ont eu lieu dans le même but : le premier à Paris en 1889, le second à Berne en 1891 et le troisième à Milan en 1894. Les questions techniques y ont été étudiées par les hommes les plus compétents, et les gouvernements ont pu prendre ensuite, avec toute connaissance de cause, les dispositions nécessaires pour réaliser les vœux exprimés dans ces congrès. Tous les États industriels ont maintenant leur législation (1).

4° *Législation.* — En France, c'est la loi du 12 juin 1893 et le règlement d'administration publique rendu en exécution de cette loi qui règlent la matière (2). Ce dernier comprend dans son titre premier les prescriptions relatives à la salubrité des ateliers. Le titre II concerne leur sécurité. Il prescrit aux patrons et aux ouvriers les précautions qu'ils ont à prendre. Pour les premiers c'est l'obligation d'installer les moteurs dans des locaux séparés, d'entourer de grilles, de garde-fous, de garde-corps ou de barrières les organes dangereux, les puits, trappes, caves, bassins, réservoirs de liquides, d'en garantir les échafaudages, les monte-charges.

Les conducteurs de machines ne doivent jamais les mettre en train, ni les arrêter avant un signal convenu ; ils doivent toujours avoir à portée de leurs mains l'appareil destiné à arrêter la force motrice et les transmissions.

Les ouvriers ne doivent jamais procéder au graissage, à la visite, au nettoyage ou aux réparations de machines ou de mécanismes en marche. Ils doivent toujours se servir pour le maniement des courroies de systèmes tels que monte-courroies, porte-courroies, évitant l'emploi direct de la main. Il faut défendre aux ouvriers employés aux transmissions le port des vêtements flottants et des tabliers.

5° *Infirmités professionnelles.* — La répétition constante et prolongée des mêmes mouvements et des mêmes efforts amène chez les ouvriers des déformations et des troubles de la santé caractéristiques pour chaque

(1) Voyez pour la législation française et étrangère sur l'hygiène et la sécurité des travailleurs, l'*Hygiène industrielle* de M. Layet (*loc. cit.*), p. 656.

(2) Voyez le rapport et projet de règlement pour l'application de la loi du 12 juin 1893 soumis au Comité consultatif d'hygiène publique de France par le Dr Henri Napias (*Recueil des travaux du Comité*, t. XXIII, 1893).

profession ; mais il nous est impossible d'entrer ici dans le détail de ces affections qui sont plutôt du ressort de la pathologie professionnelle et de la médecine légale que de celui de l'hygiène.

III. Morbidité et mortalité industrielles. — 1° *Tables de mortalité.* Il n'y a qu'une trentaine d'années qu'on a essayé de chiffrer les chances de mort particulières à chaque profession industrielle. Le premier travail de ce genre a été fait en Angleterre par William Farr, d'après l'année 1871. Son successeur M. Ogle a continué son œuvre et publia la statistique des trois années 1870-1872. Une troisième table a été faite en Suisse par M. Kumner, d'après les quatre années 1879-1882, et M. Jacques Bertillon en a fait paraître une quatrième en 1891, d'après les documents recueillis par la ville de Paris, pendant les cinq années 1885-1889. C'est le premier travail de ce genre qui ait été fait en France (1).

Dans cette intéressante étude, M. Bertillon a mis à profit les tables qui ont précédé la sienne, et il s'est efforcé d'en tirer quelques déductions utiles ; mais il s'est heurté à de telles difficultés, que son consciencieux travail n'a pas produit tous les résultats qu'il en espérait. L'âge, le sexe, la sélection qui s'opère au seuil de chaque carrière, les professions paisibles qui attirent les malingres, celles qui sont le refuge des infirmes, des pauvres et des alcooliques, le petit nombre d'individus qu'emploient certaines carrières, tout cela rend les statistiques des différentes professions très peu comparables entre elles, et conduirait, si l'on n'y prenait garde, à classer parmi les professions les plus meurtrières, des métiers inoffensifs mais exercés par des gens qui portent en eux-mêmes les germes de leurs maladies. M. Bertillon est arrivé toutefois à quelques résultats intéressants que je vais faire connaître :

1° La mortalité des *mineurs* de *charbon*, contrairement à l'opinion générale, est au nombre des plus faibles dans tous les comtés d'Angleterre où on a fait des relevés. Sans les accidents causés par le grisou, les éboulements et les chutes, elle serait comparable à celle des agriculteurs. Les *mineurs* de *fer* sont dans le même cas, ceux de plomb, de cuivre, d'étain, ont au contraire en Angleterre une mortalité double de la moyenne.

2° Les *carriers*, *marbriers*, *tailleurs de pierre* ont une mortalité énorme. Les *maçons*, *briquetiers*, *couvreurs* ont une mortalité supérieure à la moyenne.

3° L'industrie des métaux a une mortalité moyenne. Celle du bois en a une un peu plus élevée, celle des tissus est inférieure.

4° Les tanneurs, les corroyeurs ont une mortalité élevée ; elle est faible pour les cordonniers.

5° L'industrie des poils, crins, spartène, celle des verres et cristaux, de la poterie ont une mortalité très élevée à tous les âges ; il en est de

(1) Jacques Bertillon, *De la morbidité et de la mortalité par professions*, Paris, 1891.

même des peintres en bâtiments, des plombiers, des vitriers et des imprimeurs.

Les autres professions industrielles n'ont pas une population assez élevée pour que la statistique puisse donner des résultats sérieux. Leur mortalité ne s'écarte pas d'ailleurs sensiblement de la moyenne.

IV. Influence des usines sur leur voisinage. — Il n'est guère d'établissement industriel qui ne soit nuisible à son voisinage. L'industrie perce et remue le sol, elle y verse ses produits, elle souille et encombre les cours d'eau par ses eaux résiduaires et vicie l'atmosphère par ses émanations. On désigne sous le nom générique de *nuisance* les préjudices portés à l'hygiène des alentours et la *nuisance industrielle* comporte des causes d'*incommodité*, d'*insécurité* et d'*insalubrité*.

1° *Incommodité.* — L'odeur que répandent les usines est la plus grave de ces nuisances ; c'est aussi la plus commune. Les vacheries, les étables, les écuries, les abattoirs et leurs annexes, les tueries particulières, les usines où l'on traite les suifs, les graisses, infectent le voisinage ; mais ce n'est rien à côté des dépotoirs, des fabriques de sulfate d'ammoniaque et d'engrais minéralisé. Les fabriques d'essences de vernis, les manufactures de tabac, les buanderies, les usines métallurgiques répandent aussi dans l'atmosphère de désagréables odeurs.

Le bruit, la trépidation viennent ensuite. Les machines à vapeur, les marteaux-pilons, les ateliers de serrurerie, d'ajustage, font un tapage tel qu'ils rendent les maisons voisines inhabitables. Les marteaux-pilons font trembler les édifices et ébranlent le sol dans un périmètre assez étendu.

2° *Insalubrité.* — Elle réside dans la souillure du milieu extérieur par les encombrements résultant des amas de résidus solides que l'usine dépose dans son voisinage, par les eaux résiduaires et les dégagements gazeux qui s'en échappent.

Les détritus solides lorsqu'ils sont inertes se bornent à gêner la circulation, à combler les ruisseaux et les petites rivières ; mais lorsqu'ils sont composés de matières organiques putrescibles, ils infectent l'atmosphère, souillent le sol et les cours d'eau par leurs suintements.

Les eaux résiduaires sont plus dangereuses encore. La plupart des usines en produisent en quantité considérable. Lorsqu'on les laisse aller en liberté, elles forment des mares, s'infiltrent dans le sol et vont jusqu'à la nappe souterraine. Lorsqu'on les dirige vers les cours d'eau, elles les empoisonnent, et les rendent impropres à tous les usages. Ces eaux souvent chaudes, chargées de matières minérales ne se prêtent pas à l'utilisation agricole ; on ne sait qu'en faire et c'est un des problèmes les plus ardus de l'hygiène publique.

Les dégagements gazeux sont tantôt des fumées provenant des feux de l'usine, tantôt des gaz infects provenant de la décomposition des matières qu'on y traite, ou des buées chargées de produits empyreumatiques ou infectieux. Ces odeurs âcres, nauséabondes, rendent inhabitables les habitations du voisinage.

Les fumées industrielles sont comme les eaux résiduaires, une source d'insalubrité, à laquelle on a jusqu'ici vainement cherché un remède. L'acide carbonique, l'oxyde de carbone, l'acide sulfureux qu'elles renferment, les vapeurs chlorhydriques ammoniacales qu'elles contiennent parfois nuisent à la végétation dans un rayon de 100 à 1.000 mètres suivant la configuration du sol, la hauteur des cheminées et la direction des vents régnants. Elles assombrissent l'atmosphère, noircissent les meubles, les vêtements, les tentures et les personnes, elles irritent la conjonctive et la muqueuse respiratoire et compromettent la santé.

On a essayé de tout temps de brûler complètement la fumée, mais le problème de la *fumivorité* n'est pas encore résolu d'une manière satisfaisante, bien que son obligation ait été consacrée par de nombreuses dispositions réglementaires (1). On a varié de cent façons la disposition des grilles et l'introduction de l'air sans arriver à détruire complètement la fumée (2) ; mais on a diminué sa production dans une proportion très notable et l'industrie ne s'arrêtera pas là. Une commission du Conseil d'hygiène s'occupe de la question et le conseil municipal a ouvert un concours à ce sujet.

3° *Insécurité.* — Les deux causes pour lesquelles les industries sont classées dans la catégorie des *dangereuses* sont les chances d'incendie et celles d'explosion. Le danger d'incendie est en rapport avec le degré d'inflammabilité des substances employées. Les liquides très volatils, comme les éthers, les aldehydes, les alcools, le sulfure de carbone, les hydro-carbures liquides comme la benzine, le pétrole, les essences, le phosphore figurent au premier rang. Il suffit d'une allumette pour les enflammer : les matières grasses, les vernis, le goudron viennent ensuite ; les bois, les charbons, le soufre, les allumettes, le foin, la paille, forment une troisième catégorie. Enfin il est des substances susceptibles de s'enflammer spontanément, quand elles sont enfermées en grande masse dans un petit espace : les houilles, les charbons humides, les étoupes, les chiffons gras, la poussière résultant de la trituration du liège pour la fabrication du linoléum (3). Les farines dans les bluteries sont dans ce cas.

Les explosions sont à craindre dans les fabriques d'amorces fulmi-

(1) L'obligation de brûler la fumée est inscrite dans l'ordonnance de police du 11 novembre 1854 ; elle a été consacrée en 1859 et en 1863 par des décisions du Conseil d'hygiène et de salubrité de la Seine et sanctionnée par l'article 19 du décret du 25 janvier 1865 ; mais, sur les réclamations de l'industrie qui opposait l'impossibilité d'y obéir, elle a été abrogée par le décret du 30 avril 1880.

(2) Layet, *Des dispositifs spéciaux pour obtenir la fumivorité* (*Encyclopédie d'hygiène*, t. VI, p. 53).

(3) H. Bunel, Rapport au Comité d'hygiène et de salubrité de la Seine, sur le *classement de la trituration du liège*, 1890.

nantes, de pièces d'artifices, dans les fabriques et les dépôts de dynamite, d'étoupilles, de fulminate de mercure, dans les poudreries, les cartoucheries, les dépôts de poudres et de cartouches, les usines où l'on prépare le collodion, le nitrate de méthyle, etc.

V. Etablissements classés. — Les gouvernements ont, à toutes les époques, senti la nécessité de protéger contre les *nuisances* de l'industrie les personnes, les habitations, les propriétés privées ou publiques ; les premières ordonnances remontent au XIIIe siècle ; mais la législation qui régit les établissements ne remonte qu'au commencement du siècle. C'est le décret du 15 octobre 1810 qui les a soumis à l'autorisation administrative préalable, a prescrit les formalités et les conditions à remplir pour obtenir cette autorisation et réparti les manufactures et les usines industrielles en trois classes. Il sert toujours de base à la réglementation. Les trois classes *d'établissements industriels dangereux*, *insalubres ou incommodes* sont maintenues. La première comprend les établissements qui doivent être éloignés des habitations particulières ; la seconde les manufactures et ateliers dont l'éloignement n'est pas rigoureusement nécessaire, mais dont il importe néanmoins de ne permettre la formation qu'après avoir acquis la certitude que les opérations qu'on y pratique sont exécutées de manière à ne pas incommoder les propriétaires du voisinage ni à leur causer de dommages. Dans la troisième classe sont placés les établissements qui peuvent rester sans inconvénient auprès des habitations mais doivent être soumis à la surveillance de la police.

Une nomenclature très détaillée range dans ces trois classes tous les *établissements insalubres, incommodes ou dangereux*. Cette nomenclature a été modifiée dix fois ; celle qui est en vigueur aujourd'hui a été promulguée par le décret du 26 janvier 1892. Elle comprend environ 400 articles et n'intéresse pas les médecins d'une manière assez directe pour que nous ayons cru devoir la reproduire ici (1).

Des règlements spéciaux prescrivent de la manière la plus minutieuse les mesures à prendre pour prévenir dans chaque industrie, les différentes espèces de *nuisances* que nous avons indiquées plus haut mais nous ne saurions, sans sortir de notre cadre, reproduire ici ces prescriptions administratives dans leur infini détail. Nous renvoyons pour cela aux ouvrages spéciaux.

§ III. — PROFESSIONS LIBÉRALES

On désigne sous ce nom les professions qui mettent plus particulièrement en jeu les facultés intellectuelles et qui exigent une instruction

(1) Voyez A. Layet, *Hygiène industrielle* (*Encyclopédie d'hygiène*, t. VI, p. 16 à 30).

spéciale. Dans les nomenclatures officielles, cette classe comprend : les *cultes*, la *magistrature*, le *barreau*, la *médecine*, l'*enseignement*, les *sciences*, les *lettres* et les *arts* (1). Ce sont, en général, des professions intellectuelles et sédentaires tout à la fois ; elles comportent par conséquent une hygiène différente des autres. Nous l'avons fait comprendre du reste en parlant du travail intellectuel ; nous n'avons plus qu'à compléter ce que nous avons dit à cette occasion.

1. **Etiologie spéciale.** — Les personnes livrées aux travaux de l'esprit, dit Michel Lévy, subissent les conséquences de la sédentarité : du défaut d'air pur et renouvelé, des veilles prolongées et souvent répétées, des positions vicieuses dans le travail, de la rétention des urines et des matières fécales, des erreurs de régime, de la solitude et des habitudes bizarres qui sont propres à beaucoup d'entr'elles (2).

Ne pas renouveler l'air de son cabinet, dit Tissot, c'est vivre des ordures de la veille. Ce n'est pas seulement l'impureté de l'air de la pièce dans laquelle il passe sa vie, qui nuit à la santé du travailleur intellectuel, c'est la chaleur malsaine et trop élevée qu'il y entretient. Lorsqu'on reste immobile pendant de longues heures devant une table, on se refroidit peu à peu, surtout quand on n'est plus jeune et on a besoin d'élever la température de la pièce plus que ne le font ceux qui vont et viennent.

Comme le chauffage est cher et que les professions libérales sont le plus souvent exercées par des gens de petite aisance, ils ont recours à des appareils de chauffage économiques qui laissent à désirer. Les poêles mobiles et à combustion lente se sont introduits dans ces intérieurs modestes ; ils mêlent à la poussière des livres, à l'odeur des vieux papiers, leur chaleur lourde et nauséeuse et l'oxyde de carbone dont ils dégagent toujours un peu. Le mal de tête vient vite dans une atmosphère semblable ; la position penchée, la chaleur de la lampe, la contention de l'esprit, tout contribue à le faire naître. Le cerveau s'hypérémie et demeure congestionné ; peu à peu, par la répétition de cet afflux sanguin exagéré, les vaisseaux de l'encéphale se dilatent et l'engorgement commence. On est alors sous l'imminence de l'apoplexie ou du ramollissement cérébral. C'est là du moins ce que le raisonnement indique et d'illustres exemples semblent l'appuyer. On cite parmi les victimes de l'apoplexie, Pétrarque, Malpighi, Richardson, Linné, Marmontel, Daubenton, Spallanzani, Monge, Cabanis, Copernic, Walter Scott, etc. Il nous serait facile de grossir cette liste, en prenant des exemples dans les générations qui se rapprochent davantage de la nôtre ; mais si ces grands noms nous frappent l'attention, il faut convenir qu'ils ne prouvent rien au point de vue de la fréquence proportionnelle de l'apoplexie dans les différentes professions. La statis-

(1) *Annuaire statistique de la ville de Paris*, 1890, p. 240.

(2) Michel LÉVY, *Traité d'hygiène publique et privée*, 5e édition, 1869, t. II, p. 772.

tique seule pourrait trancher la question, et elle est bien difficile à établir.

Le ramollissement cérébral et les névroses de l'encéphale sont plus encore que l'apoplexie le partage des professions intellectuelles et sédentaires. La statistique ne l'a pas prouvé davantage, car celle de Michéa (1) porte sur de trop petits chiffres pour être probante, mais c'est un fait d'observation générale et, en hygiène comme en médecine, on est souvent obligé de s'en contenter. Elle est plus affirmative en ce qui concerne l'aliénation mentale, ainsi qu'Esquirol l'a démontré. Toutefois la folie menace surtout les individus qui, doués d'aptitudes médiocres, d'une mémoire infidèle, d'un jugement lent veulent quand même aspirer aux situations qui exigent des facultés intellectuelles de premier ordre et s'épuisent dans un labeur exagéré et stérile.

L'hypochondrie est également fréquente chez les gens de cabinet ; elle est la conséquence de la concentration de la pensée sur des sujets sérieux, de la solitude à laquelle ils se condamnent, de l'absence de tout commerce avec la nature et les autres hommes. L'abus des stimulants cérébraux et des narcotiques est aussi plus commun dans les professions intellectuelles. Beaucoup de savants prennent du café avec excès, d'autres fument outre mesure ; enfin les morphinomanes et les éthéromanes sont plus communs parmi les hommes des professions libérales que chez les autres.

L'exercice physique, la gaîté, la distraction sont les conditions nécessaires d'une digestion facile et profitable ; elles font le plus souvent défaut chez les gens de cabinet. Ils mangent trop vite, d'une façon distraite et font rarement après les repas l'exercice nécessaire, aussi sont-ils souvent dyspeptiques. La constipation est également le tourment des gens de lettres et cette paresse de l'intestin jointe à la position assise, les prédispose aux hémorrhoïdes, surtout s'ils adoptent la détestable habitude des ronds de cuir. Ils sont pour les mêmes motifs sujets aux affections de la vessie, à l'hypertrophie de la prostate et à la rétention d'urine qui en est la conséquence.

Ce qui précède ne s'applique, il est inutile de le dire, qu'aux hommes qui mènent une vie très sédentaire et qui abusent du travail intellectuel ; or, toutes les professions dites libérales n'impliquent pas ce genre de vie. Les prêtres qui y figurent au premier rang dans l'annuaire ont une existence extrêmement active ; il en est de même des médecins, des ingénieurs, des architectes. C'est parmi les savants, les gens de lettres et les hommes d'enseignement qu'on trouve le plus souvent réalisé le type que nous avons tracé à grands traits.

II. Morbidité et mortalité dans les professions libérales (2). — L'exercice de ces professions suppose un certain degré d'aisance et

(1) Michéa, *Traité de l'hypochondrie*, 1845, p. 387.
(2) Jacques Bertillon, *Morbidité et mortalité des professions* (*loc. cit.*), p. 34.

implique par conséquent un genre de vie suffisamment confortable. D'une autre part, elles n'exposent pas aux accidents et aux dangers que fait courir l'industrie, aux périls bien autrement sérieux qui menacent les marins et les soldats ; aussi ont-elles pour la plupart une mortalité faible.

1° Clergé. — En Angleterre, les pasteurs (*clergymen* et *protestant ministers*) jouissent d'un état de santé très satisfaisant. De toutes les professions, c'est la plus salubre et cela se comprend, puisque c'est le type de l'existence régulière, assurée et suffisamment active, au sein de la famille. Les prêtres catholiques anglais ont une mortalité faible, mais plus forte cependant que celle des pasteurs et William Farr attribue la différence au célibat. En France, la statistique ne donne de résultats certains que pour la ville de Paris et la mortalité de son clergé est très faible jusqu'à 50 ans. Au-delà elle atteint et dépasse même la moyenne. En Suisse, la mortalité du clergé protestant et catholique est également très faible.

2° Barreau et magistrature. — Les Anglais distinguent les *avocats plaidants (barristers)* des *avoués* avec leurs clercs (*sollicitors and attorneys)* dont le nombre est beaucoup plus considérable. Les premiers ont une mortalité très faible, les seconds une mortalité moyenne. D'après les chiffres recueillis à Paris, la mortalité des *avocats* serait un peu inférieure à la moyenne. Celle des *officiers ministériels* et de leurs clercs serait plutôt supérieure. A Paris les *magistrats* ont une mortalité des plus faibles ; les *clercs d'étude*, comme en Angleterre, une mortalité supérieure à la moyenne. Tous ces résultats, quoique étant d'accord dans les deux pays, sont basés sur de trop petits nombres pour mériter une confiance absolue.

3° Profession médicale. — C'est une de celles qui ont la mortalité la plus forte et cela s'explique par les fatigues auxquelles elle expose et les dangers qu'elle fait courir. En Angleterre, les médecins et les chirurgiens ont, à tous les âges, une mortalité très supérieure à la moyenne. Il en est de même en Suisse et nous obtiendrions très certainement des résultats semblables en France, si nous étendions la statistique à tout le pays. A Paris, la mortalité est très faible à tous les âges, ce qui s'explique par ce fait qu'il y a un quart des médecins portés sur les contrôles qui n'exercent pas et que, pour les autres, la profession n'a pas les mêmes exigences que pour les praticiens des petites villes et surtout des campagnes.

Les pharmaciens anglais (*chemists druggits*) ont une mortalité à peu près aussi élevée que celle des médecins ; à Paris les pharmaciens et les herboristes ont une mortalité encore plus faible que la nôtre.

4° Enseignement. — En Angleterre, les professeurs (*schoolmasters, teachers professors*, etc.) jouissent d'une bonne santé jusqu'à 55 ans ; au-delà de cet âge, leur mortalité dépasse la moyenne. En Suisse, il en est exactement de même pour les *instituteurs ;* leur mortalité, faible jusqu'à 60 ans, devient ensuite considérable. A Paris la statistique distingue les instituteurs et les professeurs attachés aux établissements publics d'instruction, des professeurs spéciaux de musique, de danse, d'escrime, etc. La mortalité des premiers est très faible à tous les âges, tandis que celle des professeurs d'agrément est considérable. M. Bertillon explique cette anomalie apparente par ce fait que beaucoup de gens sans profession définie, prennent le titre de professeurs d'un art quelconque sans en avoir le droit et ces déclassés meurent dans une très forte proportion. En Angleterre, dit-il, les *musiciens*, les *maîtres de musique* ont une mortalité effroyable. Cet art n'a pourtant rien de dangereux ; mais la musique est une *profession refuge*. La statistique anglaise y comprend jusqu'aux joueurs d'orgue de Barbarie (1).

5° Ingénieurs et architectes. — Ils ont en Angleterre une mortalité moyenne jusqu'à 45 ans, faible à partir de cet âge. Les architectes ont, à Paris, une mortalité très faible jusqu'à 40 ans, moyenne au-delà. La statistique anglaise les confond sous la même rubrique que les *sculpteurs, graveurs et autres artistes*. La mortalité que subit cette profession est élevée ; mais elle est aussi du nombre de celles qui renferment bien des déclassés.

III. **Hygiène spéciale.** — Nous n'avons pas l'intention de tracer ici des règles particulières pour chacune des nombreuses professions que nous venons de passer en revue ; nous ne saurions le faire sans tomber dans les redites et les banalités. Toutes ces professions du reste n'impliquent pas une existence sédentaire et vouée exclusivement aux travaux de l'esprit. Cette dernière catégorie est la seule qui comporte une hygiène spéciale. Nous en avons déjà en grande partie tracé les règles à propos du travail intellectuel et il nous suffira de les résumer.

Le régime spécial des gens de cabinet repose surtout sur la sobriété dans l'étude, la bonne distribution des heures, le respect du repos nécessaire aux repas, à la digestion, au temps que réclame le sommeil et surtout l'habitude quotidienne d'exercices modérés n'exigeant pas de grands efforts, ne causant pas trop de fatigue. Les distractions des travailleurs intellectuels doivent se prendre au dehors et, si le temps ne le permet pas, ils doivent préférer le jeu de billard qui nécessite un certain mouvement et n'occupe pas l'esprit, aux cartes, au domino et surtout aux échecs qui fatiguent autant que l'étude des mathématiques.

Quelques savants se trouvent bien de travailler debout devant un pupitre élevé, ce qui permet de se promener de temps en temps et d'entretenir ainsi sa chaleur, sans trop élever la température de l'appartement.

Les hommes d'étude doivent également se préoccuper de leur vue et

(1) J. Bertillon, *De la morbidité et de la mortalité par professions* (*loc. cit.*), p. 36.

ne pas trop la fatiguer. Il faut choisir, pour son bureau, une place largement éclairée par une lumière venant de la gauche et ne pas s'obstiner à continuer son travail lorsque le jour baisse. Il faut le moins possible travailler à la lumière artificielle et quand on ne peut faire autrement, se servir d'une lampe assez puissante pourvue d'un bon abat-jour.

Enfin, lorsque la presbytie commence à se produire, c'est-à-dire de 45 à 50 ans, il ne faut pas hésiter à prendre des lunettes et à augmenter la force des verres à mesure que la vue baisse, de manière à ne pas fatiguer l'organe de la vision.

§ IV. — PROFESSION MILITAIRE

L'armée, dit Michel Lévy, est ce que la font le recrutement et son genre de vie dont les conditions sont tout à fait spéciales. Elle se compose en effet d'hommes jeunes, et à peu près du même âge, ayant subi une sélection au point de vue de leur valeur physique et de leur santé, vivant en commun, loin de leurs familles, soumis à une réglementation uniforme. Sous le rapport du logement, de l'alimentation, du vêtement, des habitudes et des exercices, enfin exposés en temps de paix, comme en temps de guerre, à des fatigues et à des dangers d'un ordre particulier.

Après la profession de marin, c'est la plus spéciale de toutes ; elle a par conséquent son hygiène à part et nous allons en passer en revue les principaux éléments.

I. **Recrutement**. — La nécessité de n'admettre dans les armées que des hommes sains et vigoureux a été comprise de tout temps ; cependant il faut arriver à l'époque contemporaine pour trouver à ce sujet une réglementation comportant des règles précises et basées sur des principes scientifiques. En France, la première instruction sur les conditions physiques de l'aptitude au service militaire porte la date du 2 nivôse an III (22 décembre 1794). Elle a servi de base à toutes celles qui ont passé depuis et dont la dernière, celle qui est en vigueur aujourd'hui, est du 13 mars 1894.

La nécessité d'un examen sévère ressort de l'importance des intérêts que le recrutement des armées met en jeu. D'une part, il importe de n'y admettre que des sujets ayant la force et la santé nécessaires pour résister aux fatigues et aux privations inséparables de l'état de guerre, parce qu'en campagne les hommes débiles sont des non-valeurs qui encombrent les ambulances et les hôpitaux, alimentent les épidémies et sont la source d'embarras continuels pour le commandement ; de l'autre il importe de ne dispenser du service militaire que les hommes inaptes à le supporter, afin de ne pas affaiblir les contingents et de faire peser d'un poids égal sur tous les hommes arrivés à l'âge de porter les armes, ce qu'on appelle l'impôt du sang.

Le recrutement de l'armée française est aujourd'hui régi par la loi du 20 novembre 1889, modifiée, dans quelques-uns de ses articles, par les lois du 6 novembre 1890, du 10 juillet 1892, etc.

Cette loi fondamentale commence par établir que tout Français doit le service militaire personnel pendant vingt-cinq années. Elle réduit à trois ans le service dans l'armée active et porte à quarante-cinq ans l'âge de la libération complète. Elle permet les engagements volontaires.

1° Age. — L'âge moyen du recrutement dans les armées européennes est de vingt ans. Cette fixation n'a pas été dictée par l'hygiène ; les législateurs qui l'ont adoptée ont obéi à des conditions d'ordre social qui leur ont paru d'un intérêt supérieur.

A cet âge en effet, le corps n'a pas encore atteint tout son développement de résistance aux maladies. Les soldats d'aujourd'hui ne restant que trois ans sous les drapeaux, quittent l'armée au moment où ils commencent à s'acclimater à la vie militaire ; ils traversent au service la phase critique de leur existence, celle des maladies infectieuses. Les armées anciennes composées de vieux soldats qui restaient très longtemps sous les drapeaux, comptaient peu de malades, tandis que les armées modernes en sont encombrées. En Crimée les conscrits ont été fauchés comme des épis, dans l'armée anglaise comme dans la nôtre. Dans la guerre franco-allemande, ils n'ont pas offert plus de résistance. En Algérie comme en Tunisie ce sont eux qui peuplent les hôpitaux ; mais rien n'approche de la mortalité des jeunes soldats d'infanterie de marine au cours des expéditions coloniales et celle de Madagascar a prouvé une fois de plus le peu de résistance des jeunes troupes dans les pays chauds.

2° Taille. — Une haute stature n'est pas une condition indispensable au service militaire ; mais les hommes trop petits ne peuvent pas faire de bons soldats. Ils n'ont pas la force de porter leur équipement, de manœuvrer leur arme s'ils sont fantassins, de seller leur cheval s'ils sont cavaliers et de manœuvrer leurs pièces s'ils sont artilleurs.

Le minimum de taille dans les armées européennes oscille à notre époque entre $1^{m},60$ (Suède) et $1^{m},50$ (Espagne et Portugal). En France, il est de $1^{m},54$ et il ne semble pas pouvoir tomber plus bas.

3° Périmètre thoracique et poids. — L'emploi de la balance dans les conseils de révision n'est pas en usage, en France, comme dans d'autres pays ; cependant le poids est un élément dont il serait bon de tenir compte.

Le rapport entre la taille et le périmètre thoracique a plus d'importance. Dès 1840, Michel Lévy avait éveillé l'attention sur cette question ; depuis cette époque on s'en est occupé dans tous les pays.

La mensuration thoracique a été réglementaire en Prusse pendant une dizaine d'années ; mais elle n'est plus employée aujourd'hui que dans les cas douteux. En Autriche, l'instruction de 1867 prescrivait de n'admettre que les hommes ayant un périmètre thoracique supérieur de 25 millimètres à la demi taille et de rejeter tout homme dont la poitrine mesurerait moins de 79 centimètres ; mais en 1869, il a été prescrit d'admettre les hommes bien constitués jusqu'à la limite minimum de 752 millimètres.

En Suisse, en Angleterre, aux Etats-Unis, en Portugal, en Belgique, il est également tenu compte du périmètre thoracique dans l'appréciation de l'aptitude au service militaire.

En France, on n'est jamais entré dans cette voie de réglementation absolue. Aux termes de l'instruction ministérielle du 27 février 1887, la mensuration de la circonférence de la poitrine ne peut être considérée comme un élément absolu d'appréciation de l'aptitude physique au service militaire, le périmètre variant, avec la race, l'âge et la taille, les habitudes et la profession des individus. Toutefois on peut en tenir compte, dans de certaines limites, lorsque le périmètre thoracique est au-dessous de 0m,78 ; il appartient au médecin expert de juger l'ensemble de l'individu et de voir s'il n'est pas trop *faible de constitution*.

L'intervention médicale dans ce cas est inscrite dans nos lois depuis celle de 1832 qui en a posé le principe ; mais son importance s'est accrue depuis lors. Un ou plusieurs médecins militaires siègent près des conseils de révision. Les recrues sont de plus soumises à deux nouveaux examens médicaux, l'un lors de leur incorporation, l'autre à leur arrivée au corps. L'aptitude physique du jeune soldat est déterminée par l'instruction ministérielle du 13 mars 1894. Cette instruction très détaillée a tenu compte des progrès de la science et des exigences des armées modernes. Elle permet de ne plus considérer comme motifs d'exemption certains défauts physiques qui ne sont plus incompatibles avec le service actuel en classant ceux qui en sont atteints dans les services auxiliaires.

La possibilité accordée par la loi d'ajourner pendant trois ans les hommes de taille insuffisante, ceux dont la constitution un peu faible paraît susceptible de se fortifier, diminue notablement le nombre des hommes congédiés définitivement.

Pour constater le bénéfice qu'en retire l'armée, il suffit de comparer le nombre relatif des exemptés avant et après la nouvelle loi. Le Dr Morache en a fait le compte depuis 1844 jusqu'en 1889 (1). Il raconte que de 1831 à 1843, la moyenne des exemptés pour défaut de taille ou pour inaptitude physique était de 38,58 p. 100. De 1844 à 1868, la perte a été réduite à 32,60 ; enfin de 1875 à 1889, elle n'est plus que de 13,50 p. 100.

II. **Casernement.** — En temps de paix, le soldat est logé dans des casernes, des casemates ou des baraques, en temps de guerre sous la tente, au bivouac ou dans des cantonnements.

1° Casernes. — Les casernes sont loin de répondre encore à toutes les

(1) Morache, *Traité d'hygiène militaire*, 1re édition, Paris, 1874, p. 233.

conditions d'hygiène que nous avons indiquées en parlant des habitations collectives en général. Beaucoup de celles qui existent aujourd'hui sont situées à l'intérieur des villes ou à la périphérie sous le rempart. Les plus récemment construites sont toutes placées en dehors de l'enceinte. Cette dernière situation est la seule convenable. Pour les raisons que nous avons déjà données, il faut éloigner ces grandes agglomérations de jeunes hommes du centre des quartiers populeux et surtout ne pas les placer sous le rempart. Ce voisinage nuit à l'aération et à l'insolation des locaux et y entretient une humidité constante. L'habitation en pleine campagne n'a aucun de ces inconvénients.

Tout terrain destiné à la construction d'une caserne doit, aux termes de la décision ministérielle du 4 décembre 1889 : être alimenté en eau de bonne qualité, à raison de 70 à 100 litres par homme et par cheval.

Les bâtisses à destination de logements militaires peuvent se diviser en deux classes. Elles *sont à étages* ou *sans étages*. Les premières de beaucoup les plus nombreuses comprennent :

a). Les casernes du type *quadrangulaire* ou à la Vauban suivant lequel quatre bâtiments contigus par leurs extrémités circonscrivent une cour intérieure rectangulaire. Cette disposition est absolument contraire à l'hygiène. Dans cette cour, close par des édifices élevés, l'air ne se renouvelle pas, le soleil ne pénètre que dans les étages supérieurs et, comme les fenêtres des chambres s'ouvrent sur cette cour, les hommes ne respirent que l'air vicié qui sort de ce puits. La plupart des casernes des vieilles citadelles sont encore de ce type. On les conserve parce qu'il serait trop coûteux de les remplacer ; mais c'est au détriment de l'hygiène.

b). Les *casernes en fer à cheval* dérivent du type précédent auquel on a enlevé un de ses côtés, et sont par conséquent mieux aérées. Si l'on coupe les deux angles du fer à cheval, on a le type français qui se prête beaucoup à l'aération.

c). *Les casernes linéaires* sont constituées par un seul bâtiment allongé muni ou non de petites ailes en retour. Ce type est réalisé dans beaucoup de casernes dites à *l'épreuve de la bombe*. Lorsque la ligne de construction s'étend beaucoup et que de nombreux étages se superposent, la population devient trop dense et trop d'hommes sont réunis dans un espace trop restreint. Toutefois, comme le bâtiment unique reçoit l'air et la lumière par ses deux façades et par des fenêtres opposées, l'aération et l'insolation y sont bien assurées.

Les casernes *sans étages* qui forment la seconde des deux classes que nous avons admises sont représentées en France par les *pavillons Tollet*, en Allemagne, par les constructions Grüber Volkner qui n'en sont qu'une copie. Les premiers sont de forme ogivale à double paroi composée de fer et de briques. Le coffrage ménage un vaste espace intérieur qui ne présente ni saillies, ni rentrants. L'aération est assurée par des briques ventilatrices, des fenêtres, des chassis, des impostes et par une baie longeant le faîte et recouverte d'un double toit.

Les pavillons Tollet établissent la transition entre la caserne et le camp proprement dit. Ils se rapprochent de l'une par leur construction solide et de l'autre par leur isolement, le grand espace qu'ils fournissent aux hommes et l'étendue de terrain qu'ils exigent.

Entre ces deux modes de construction que nous venons de décrire, il y a le type à *pavillons séparés* dont on trouve un exemple dans les casernes Schomberg à Paris, dans la caserne Hoche à Grenoble, et le *Block-System* très en usage chez les Anglais. Dans l'un et l'autre, une partie des pavillons comporte un étage. Les *Blocks* ont en outre un sous-sol que ne possèdent pas les pavillons. Ces deux systèmes représentent le mode de casernement le plus favorable à la santé des troupes. La seule objection qu'on puisse leur faire, c'est d'exiger un espace considérable et de coûter cher.

3° Chambrées. — Les casernes se composent de chambrées dans lesquelles les hommes couchent, prennent leurs repas, nettoyent leurs vêtements et leurs armes. La situation normale de ces chambrées est dans les étages moyens de la caserne. La règle en France est de ne pas les placer au rez-de-chaussée, *à fortiori* dans les sous-sols qui doivent être absolument proscrits. Les mansardes trop chaudes en été, trop froides en hiver, difficiles à chauffer ne doivent jamais servir que comme logement temporaire.

Les dimensions des chambrées varient suivant le type de la caserne ; on regarde généralement comme les plus convenables, celles de douze ou de vingt-quatre lits. Le cube d'air qu'elles doivent renfermer était fixé par le règlement de 1856 à 12^{m3} par homme dans les casernes d'infanterie, et à 14^{m3} dans les quartiers de cavalerie ; depuis 1889, il est prescrit de ménager 17^{m3} par homme dans les casernes à construire. Il y en a 32 dans la caserne Schomberg et dans les pavillons Tollet. Les fixations réglementaires sont au-dessous de ce chiffre dans toutes les armées (1).

Le mobilier de la chambrée se compose de lits, de rateliers d'armes, de planches à bagage et à pain, de tables et de bancs.

Les lits sont rangés le long des murs à $0^m,10$ de ceux-ci et séparés de $0^m,25$ au moins l'un de l'autre.

Le lit du soldat français comprend le châlit (bois de lit), la paillasse, le matelas, le traversin, les draps, une couverture de laine et une demi-couverture servant de couvre-pied. On peut, en hiver, en accorder de supplémentaires.

Ce mode de couchage laisse à désirer. Les planches sont envahies par les punaises ; la paillasse devient un réceptacle de miasmes et de parasites. Il faudrait substituer des lits en fer aux châlits comme cela s'est fait déjà

(1) En Angleterre, il est alloué $16^{m3},98$ à chaque soldat et 18^{m3} dans les casernes du nouveau type ; en France, de 13^{m3} à $15^{m3},30$; en Autriche, $15^{m3},30$; en Suède, 19^{m3}.

dans la plupart des armées européennes et remplacer les paillasses par des sommiers. Le ministère de la guerre en a plus d'une fois manifesté l'intention. En 1887, il a ouvert un concours pour le sommier à adopter. Divers modèles lui ont été soumis. Celui qui paraît avoir eu la préférence est le *sommier Herbert* qui a été adopté pour l'école de Saint Cyr et pour l'école Polytechnique (1).

Malgré ses imperfections, le lit du soldat français est le meilleur des lits militaires. En Angleterre, le soldat couche sur un matelas supporté par une toile tendue dans un cadre. Le soldat espagnol n'a qu'une paillasse ; mais il a un oreiller, deux draps, deux couvertures et une courtepointe. Le soldat allemand et l'autrichien ont une paillasse et un traversin de crin, mais ni matelas ni draps. Les soldats russes ont couché, jusque dans ces derniers temps, sur des lits de camp, mais on commence à leur donner des lits ordinaires (2).

D'autres systèmes de lits ont été essayés à diverses reprises pour occuper moins de place dans la chambrée ; mais ils n'ont pas été adoptés. Il en est de même de la proposition plus radicale faite par le Dr Morache et consistant à remplacer les lits par les hamacs en usage dans l'armée de mer, aussi bien dans les casernes des marins à terre qu'à bord des bâtiments. Cette mesure, qui serait incontestablement avantageuse au point de vue de l'hygiène, en faisant disparaître ces foyers de miasmes que les lits représentent, a toujours rencontré une opposition formelle de la part des généraux, même de ceux qui appartiennent aux troupes de la marine. Le lit, disent-ils, est tout pour le soldat, il s'y couche, y étale ses effets, s'y repose pendant le jour ; c'est son *home* et il serait cruel de le lui retirer. Sans doute, mais les matelots, à terre comme à bord, n'ont pas cet agrément ; quand ils sont fatigués dans le jour, ils s'étendent sur le pont et y dorment à poings fermés.

Les tables sont placées au centre de la chambre et entourées de bancs. C'est là que le soldat prend place pour ses diverses occupations lorsqu'il ne se sert pas de son lit. La planche à pain suspendue au plafond est remplacée dans beaucoup de casernes par des armoires ou des caissons mais ce ne sont là que des demi-mesures ; ce que l'hygiène réclame c'est qu'on installe partout des réfectoires dans les casernes, ainsi que le prescrit la circulaire du 5 février 1894.

4° Cuisines. — Elles laissent encore à désirer dans la plupart des casernes. Elles sont trop étroites, placées trop près des habitations qui reçoivent leurs buées ou situées au voisinage immédiat des latrines ; leur sol non imperméable ou insuffisamment déclive, laisse séjourner les eaux ménagères ; elles manquent de dépendances pour loger les vivres, le

(1) Pour les différents modèles proposés successivement au ministre de la guerre, voyez *Encyclopédie d'hygiène*, t. VII, p. 133.

(2) Viry, *Principes d'hygiène militaire*, p. 172.

charbon, nettoyer la vaisselle, éplucher les légumes, etc., enfin leur matériel est insuffisant.

Ces différents défauts sont destinés à disparaître peu à peu : de grandes améliorations ont été réalisées dans maintes garnisons et les règlements nouveaux et notamment la décision ministérielle du 4 septembre 1889, sont dictés en ce qui les concerne par une connaissance exacte des exigences de l'hygiène.

Dans les casernes françaises les cuisines sont toujours situées au rez-de-chaussée. Il y en a deux par bataillon d'infanterie et deux par régiment de cavalerie.

5° Lavabos et bains. — On ménage en général, au pied de chaque escalier, un local dans lequel un tuyau de distribution d'eau court horizontalement au-dessus d'un auget et alimente de petits robinets situés à un mètre du sol environ. Le local est ouvert trois ou quatre fois par jour et les hommes s'y lavent la face, les épaules et les mains. Cet emplacement n'est pas sans inconvénient. Les hommes sont exposés à se refroidir, en s'y rendant à demi vêtus : il serait préférable que les lavabos fussent placés près des chambrées, mais en dehors de celles-ci. Il y a de plus aujourd'hui, dans toutes les casernes, une salle de *bains par aspersion*, avec une autre pièce servant de vestiaire. Nous reviendrons sur ces bains douches en parlant de la propreté du soldat.

6° Latrines. Urinoirs. — Dans toutes les habitations collectives, les latrines sont la partie la plus défectueuse. Les casernes ne font pas exception, tant s'en faut. Les latrines y sont en général infectes et mal tenues. On a fait cependant, dans ces dernières années, de sérieux efforts pour les améliorer. Les règlements prescrivaient de les placer hors des bâtiments d'habitation, de les construire en fer et briques avec persiennes, portes en tôle et lanterneaux d'aération. La circulaire du 4 décembre 1889 recommande de les diviser en box par des cloisons ne montant pas jusqu'au toit. Les angles doivent être arrondis et les parois imperméabilisés.

Les latrines dites *à la turque* sont en usage dans toutes les casernes, même dans la caserne Schomberg qu'on peut citer comme un modèle. Dans cet édifice, occupé par la Garde républicaine, elles sont situées dans de petits édicules à compartiments très rapprochés des pavillons d'habitation ; elles ont des parois imperméables (en lave), des orifices à la turque avec des chasses d'eau balayant aussi les urines en avant de la lunette des urinoirs séparés avec l'écoulement direct et immédiat à l'égout.

Serait-il possible de substituer à ces latrines à la turque des cuvettes à retenue d'eau et à siège mobile ? Le docteur Richard le pense.

Les latrines situées dans les cours exposent les hommes à contracter des refroidissements lorsqu'ils s'y rendent les nuits d'hiver ; aussi la circulaire ministérielle du 4 décembre 1889 a prescrit d'établir, à tous les étages des bâtiments habités, des *latrines de nuit* comportant chacune un siège et un urinoir. Il en a été installé quelques-unes dans de vieilles casernes et ce système a été appliqué d'une façon très heureuse dans le nouveau quartier de cavalerie de Vincennes.

7° INFIRMERIE. — Les règlements prescrivent d'isoler le plus possible l'infirmerie régimentaire des logements de la troupe afin d'éviter la propagation des maladies contagieuses. Elle doit comprendre plusieurs pièces : la salle de visite contenant les armoires de la pharmacie, la salle commune, un cabinet d'isolement pour les contagieux, une petite salle de bains et des latrines spéciales, qui doivent être disposées comme celles des hôpitaux, c'est-à-dire munies d'une cuvette à retenue d'eau avec siège mobile. Le cubage des salles de malades doit être égal à celui qu'on exige dans les hôpitaux. Il est inutile d'ajouter que la propreté la plus rigoureuse y est indispensable.

8° CORPS DE GARDE, LOCAUX DISCIPLINAIRES. — Les corps de garde et les locaux disciplinaires *(salle de police, prison, cellules)* n'ont pas besoin de confortable, mais ils ont droit à l'hygiène et dans beaucoup de casernes ses prescriptions y sont omises. Les prisons et les cellules surtout sont le plus souvent humides, mal aérées et d'une dimension cubique insuffisante. J'en ai visité où l'air était tellement peu respirable qu'il fallait en extraire les hommes de temps en temps. Dans les casernes de construction récente, les locaux disciplinaires sont bien disposés et suffisamment vastes.

9° ECURIES. — Il a été longtemps en usage, en France, comme dans les armées étrangères, de placer les écuries sous les chambrées ; mais, depuis 1874, on a complètement renoncé à cette coutume insalubre. Elles constituent partout aujourd'hui des bâtiments complètement séparés.

10° CHAUFFAGE, VENTILATION, ÉCLAIRAGE. — Dans la plupart des casernes, les locaux habités sont chauffés à l'aide de poêles en fonte de modèles assez primitifs. Il en est alloué deux par unité administrative d'un effectif réel de moins de 100 hommes et trois par unité administrative d'un effectif supérieur et un par chambre de sous-officier. La quantité de combustible fixée par le règlement ne permet pas d'y entretenir le feu toute la journée ; on se contente d'en faire le soir et d'en avoir l'apparence après les exercices (1).

En Allemagne, on se sert des poêles Meidinger à double enveloppe ; en Russie, en Hollande, les casernes ont des poêles en faïence. Dans les postes alpins du 14e corps, on a expérimenté avec succès les poêles en briques. La nouvelle caserne de Sainte-Catherine à Briançon est chauffée et ventilée par un calorifère à air chaud (2).

Dans toutes les nouvelles casernes de Dresde, les réfectoires de la

(1) VIRY, *Hygiène militaire* (*loc. cit.*), p. 81.

(2) *Revue du génie militaire*, t. V, p. 521, 1891.

troupe, les chambres des sous-officiers, les logements des officiers et ceux des ménages sont chauffés par des poêles ventilateurs à enveloppe de fonte ou de terre cuite qui sont en usage en Allemagne.

Dans les casernes qui ne sont pas munies de calorifères ventilateurs et c'est l'immense majorité, l'aération s'opère par les fenêtres qui doivent être larges, hautes, et monter jusqu'au plafond. On admet aujourd'hui qu'une bonne ventilation doit être calculée à raison d'un décimètre carré d'ouverture par homme logé, soit cinq centimètres pour l'entrée de l'air et cinq pour sa sortie. Pour favoriser la ventilation on n'avait recours autrefois qu'aux ventouses ménagées dans les murs de façade, les unes au niveau du plancher, les autres à la hauteur du plafond. Aujourd'hui on utilise les différents systèmes que nous avons indiqués dans le chapitre III.

La plupart des casernes sont éclairées au gaz, mais le plus souvent, dans les chambres, il n'y a que des lampes à l'huile et leur lumière est insuffisante pour permettre aux hommes d'y lire ou d'y travailler. Il est évident qu'un jour l'électricité remplacera ces modes défectueux d'éclairage. Le ministère de la guerre a déjà fait cette substitution à l'école spéciale militaire de Saint-Cyr et les bâtiments que la ville de Lyon construit pour l'école de service de santé militaire seront éclairés à l'électricité. Le capitaine du génie E. Dubois (1) estime que ce mode d'éclairage ne peut être économique qu'à la condition que les appareils soient installés et exploités par les corps eux-mêmes.

B. Casemates. — Les casemates sont des locaux souterrains à l'abri de la bombe. Ce sont des habitations en sous-sol, humides et mal ventilées.

En prenant les précautions nécessaires pour assurer l'aération des locaux et en espaçant assez les hommes pour qu'ils aient un cubage de place supérieur aux 10^{m3} prévus dans l'assiette du casernement, on peut autoriser l'habitation des casemates dès le temps de paix, sans inconvénient majeur pour la santé des soldats, mais à la condition qu'elles soient parfaitement sèches. Après les évènements de 1870, plusieurs de nos casernes casematées ont dû être occupées hâtivement, avant leur assèchement complet, et l'on a vu se développer chez les hommes des accidents relevant étiologiquement du froid humide.

C. Camp permanent. — Il arrive parfois, même en temps de paix, que les troupes soient logées dans des camps dits permanents, constitués par des baraques et situés hors des villes. Les camps de Châlons, de Sathonay, ceux de Satory, de Villeneuve-l'Etang, de Saint-Germain, de Meudon, de Roquencourt, de Saint-Maur, en sont des exemples ; mais c'est surtout en Amérique qu'on en a fait un large emploi lors de la guerre de Sécession. Les 500.000 volontaires que le gouvernement fut obligé de lever au début de la guerre furent groupés dans des camps et logés dans des baraques

(1) E. Dubois, *L'éclairage des casernes par l'électricité* (*Revue du génie militaire*, t. VII, p. 92, 1893).

en bois dont M. Morache a donné le dessin dans son traité d'hygiène militaire.

En général, les camps permanents laissent à désirer sous le rapport de l'hygiène. Le sol n'a pas été préparé pour recevoir une agglomération d'hommes, ni aménagé pour l'écoulement des eaux ; les baraques sont habituellement trop petites, mal aérées, insuffisamment chauffées en hiver. Les cuisines sont mal installées ; les camps n'ont ni bains ni lavabos et les latrines sont d'un primitif déplorable. Ces inconvénients sont compensés par le grand air, la vie des champs, la dissémination des hommes sur un large espace.

D. Camp temporaire. — Dans les camps temporaires, la baraque est remplacée par la tente, cet abri primitif des peuples nomades et des armées anciennes. Les tentes sont individuelles ou collectives. Au premier ordre se rattache la *tente-abri*, inventée pendant nos guerres d'Afrique, pour protéger les troupes contre les refroidissements nocturnes. On l'a perfectionnée depuis et elle est devenue réglementaire. Elle se compose de deux morceaux de toile de $1^m,70$ sur $1^m,60$, réunis à l'aide de boutons et de boutonnières, placées sur un support en bois et retenus par des piquets en bois. Elle est ouverte des deux côtés et abrite deux hommes (1).

Ces tentes ont rendu d'excellents services en Crimée, en Italie, au Mexique et pendant la campagne de 1870-1871. Elles ont été supprimées en 1878, excepté en Afrique, dans les colonnes et en pays de montagnes. On étudie de nouveaux modèles pour les remplacer.

La tente collective est représentée en France par la *tente marabout* ou *tente turque*. Sa capacité est de 30 mètres cubes, son diamètre inférieur de 7 mètres ; elle peut contenir seize hommes ; mais il ne faut pas autant que possible en loger plus de dix. Conique, soutenue au centre par un mât de 3 mètres, assujettie à la périphérie par des piquets et des haubans, elle est percée de deux portes qui peuvent se relever. La tente marabout est lourde, encombrante, donne trop prise au vent et on ne peut se tenir debout qu'au centre.

Les étoffes dont on fait les tentes doivent être imperméables.

Le sol qui les supporte doit être nettoyé, asséché, battu et entouré d'une rigole pour l'écoulement des eaux. Il ne faut jamais creuser le sol des tentes, car elles s'infectent aussi bien qu'une chambre et il est indispensable de les aérer. Pour diminuer les chances de l'infection du sol, il est prescrit de déplacer souvent toutes les tentes ou au moins les abattre momentanément pour que le soleil et l'air donnent sur la place qu'elles occupaient.

Les rues d'un camp doivent être entretenues comme celles d'une ville. Les latrines doivent être à tinettes, mobiles, emportées fréquemment et

(1) Quatre ou six hommes peuvent réunir leurs toiles. Dans ce dernier cas, ils disposent d'un cube d'air de $4^m,30$.

vidées au loin. Si l'on a recours comme latrines *provisoires* aux *feuillées*, celles-ci seront placées, comme le prescrit le règlement, à cent cinquante pas en avant du camp. Chaque jour on enfouira les matières excrémentitielles, et les feuillées seront d'un accès facile et éclairées la nuit.

Lorsque la température n'est excessive dans aucun sens, l'habitation sous la tente est parfaitement compatible avec la santé du soldat, et cela pour les raisons que nous avons exposées lorsque nous avons parlé des camps baraqués.

III. **Alimentation.** — La nourriture du soldat a été de tout temps l'une des principales occupations des gens de guerre. Elle a suivi le progrès qui s'est accompli dans toutes les autres parties de l'hygiène militaire ; mais la difficulté du problème va toujours croissant avec le chiffre des armées. Dans les siècles précédents, il était toujours possible, en campagne, de nourrir tant bien que mal des armées de 30 à 40.000 hommes ; on avait affaire à des gens aguerris qui pouvaient pendant un certain temps supporter des privations sans faiblir. Aujourd'hui il s'agit d'alimenter avec une ponctualité absolue dans les distributions, des masses d'hommes décuples de celles d'autrefois, et ces hommes trop jeunes n'ont pas acquis toute leur force de résistance. Aussi le service des vivres en campagne a-t-il pris une importance dont le commandement est tout aussi pénétré que le corps des médecins militaires.

A. Ration journalière du soldat français. — La ration du soldat est différente suivant qu'il est en garnison à l'intérieur, en cours de manœuvre ou en campagne. Elle a été fixée de la manière suivante par les règlements :

Ration alimentaire du soldat français.

1° *A l'intérieur et en paix* (Décision du 1er juillet 1873).

	Quantités.	Azote.	Carbone.
Pain (750 gr. de pain de munition bluté à 20 °/o et 250 gr. de pain de soupe)	1.000gr.	12gr. »	300gr. »
Viande fraîche (non désossée)	300	7 20	26 20
Légumes frais	100	0 31	5 50
Légumes secs	30	1 30	14 30
Total	1.430gr.	20gr.81	346gr. »

2° *En cours de manœuvres* (Décision ministérielle du 11 janvier 1894).

Pain	750gr.
ou Biscuit	550
ou Pain biscuité	700
Riz	30
ou Légumes secs	60
Sel	16
Sucre	21
Café torréfié	16
Viande fraîche	300gr.
ou Lard salé	240
ou Conserve de viande	200
Saindoux	30
Potage condensé (lorsqu'il est fait usage de conserve de viande)	25

Il peut être alloué, en outre, sur l'ordre du commandement, $0^{lit}25$ de vin et $0^{lit}0625$ d'eau-de-vie. Aujourd'hui, en vertu de la décision du 11 janvier 1894, le soldat français reçoit, même en garnison, du café qui est distribué chaque matin, à raison de 5^{gr} lorsqu'il est préparé au *percolateur* et de 8^{gr} quand il est fait à la manière ordinaire. On y ajoute 8^{gr} de sucre dans le premier cas et 10^{gr} dans le second.

3° *Ration de campagne.* — Depuis le 19 mai 1890, elle se distingue en ration *forte* et ration *normale de campagne*, la première doit être allouée dans la période active d'une campagne, la seconde réservée aux stationnements de quelque durée ou aux périodes de la guerre n'imposant pas aux troupes des fatigues exceptionnelles.

La *ration forte* est constituée comme il suit (décision ministérielle du 14 janvier 1893) :

Pain	$750^{gr.}$	Potage condensé (le jour où il est consommé des conserves de viande)	$25^{gr.}$
ou Pain biscuité	700	Sel	20
ou Biscuit (3 galettes en moy.)	600	Sucre	31
Viande fraîche	500	Café torréfié	24
ou Lard salé	300	ou — vert	19
ou Conserves de viandes	250	ou — en tablettes	15
Légumes secs ou riz	100		
Saindoux	30		

Dans la période active, il sera assez rare que les ordinaires se procurent du pain de soupe que l'administration ne pourra pas davantage assurer. La composition de la ration a été réglée dans cette prévision.

En outre des aliments ci-dessus, la ration simple de liquide ($0^{l},25$ de vin, $0^{l},50$ de bière, $0^{l},0625$ d'eau-de-vie) est accordée de droit à tout homme de troupe bivouaqué.

La ration *normale* comprend :

Pain	$750^{gr.}$	Potage condensé (le jour où il est consommé des conserves de viandes)	$25^{gr.}$
ou Pain biscuité	700	Sel	20
ou Biscuit	600	Sucre	21
Viande fraîche	400	Café torréfié	16
ou Lard salé	240	ou — vert	19
ou Conserves de viandes	200	ou — en tablettes	15
Légumes secs ou riz	60		
Saindoux	30		

A ces rations normales viennent se joindre les aliments complémentaires achetés par les corps au compte des ordinaires, et accidentellement une ration de liquide accordée de droit à tout homme de troupe bivouaquant.

La ration du soldat en cours d'expédition dans les pays chauds est modifiée suivant les localités. Lorsqu'il est en garnison dans les colonies, il reçoit en principe la ration du marin en campagne. Cette ration peut être modifiée sur l'ordre du gouverneur (1).

(1) C. Reynaud, L'*Armée coloniale au point de vue de l'hygiène pratique* (*Archives de médecine navale*, 1892, t. LVIII).

La ration du soldat français a été considérée comme insuffisante par beaucoup d'hygiénistes, en ce qui concerne la quantité de viande délivrée, même depuis qu'on a porté la ration de 250 grammes à 300. J'ai moi-même fait souvent cette observation, en inspectant les régiments d'infanterie de marine, et en voyant le petit morceau de viande qui revient à chaque homme, en sortant de la marmite. J'ai remarqué que les soldats souffraient de la faim et maigrissaient pendant la première année de leur présence au corps. Ces régiments, il est vrai, sont soumis à un entraînement spécial pendant le peu de temps qu'ils passent dans les ports, avant d'être embarqués pour les colonies.

Dans les garnisons de France, où les hommes sont moins nombreux, moins surmenés, où le personnel des officiers est moins mobile, où les ordinaires peuvent être administrés avec plus de suite, on parvient à varier le régime des soldats et à l'améliorer de façon à satisfaire complètement leur appétit. Si la ration de viande est un peu faible, en revanche, le pain est plus que suffisant et les soldats, provenant pour la plupart des campagnes, ne sont pas habitués à manger de la viande deux fois par jour. Ils s'habituent promptement au régime militaire plus substantiel en somme que celui qu'ils avaient chez eux.

B. Eléments de la ration. — 1° *Pain.* — Le *pain de munition* est fait avec de la farine blutée à 20 p. 100, pèse 1k500, 24 heures après qu'il a été retiré du four et forme deux rations de 750gr. C'est le meilleur qui soit fourni aux troupes européennes. Il a une couleur franche, uniforme, d'un jaune foncé, une odeur douce, une saveur agréable. Il est bien levé, d'une élasticité convenable ; la mie est blanc-jaunâtre, spongieuse, parsemée de trous et se relève quand on l'a pressée.

2° *Viande.* — La viande de bœuf ou de vache est celle qu'on donne d'habitude au soldat. Le mouton entre dans l'alimentation normale des hommes dans une proportion moindre et variable suivant les localités. On admet en général six septièmes de viande de bœuf ou de vache pour un septième de viande de mouton.

La viande, avant d'être acceptée, est l'objet d'une inspection sérieuse. Le vétérinaire examine l'animal sur pied, le médecin visite l'animal abattu, secondé soit par le vétérinaire, soit par les membres de la commission des ordinaires (1).

En France, les troupes ne mangent de viande de porc qu'accidentellement, et c'est sous forme de lard salé ou de charcuterie.

La viande de cheval a de tout temps été consommée en temps de guerre ; mais on n'en a jamais fait de distribution régulière en temps de paix.

3° *Légumes.* — Les commandants de compagnie font entrer, avec raison, les légumes secs (haricots, pois, lentilles) dans le régime de

(1) Décision ministérielle du 9 mai 1892.

leurs hommes. Ils font également partie des aliments de réserve ; mais ce sont surtout les pommes de terre qui font le régal des soldats. Cet aliment excellent, quoique peu nutritif, sert à confectionner, avec la viande, d'excellents ragoûts à l'aide desquels ils satisfont à la fois leur goût et leur robuste appétit.

Les légumes verts entrent dans la confection de la soupe, cet aliment fondamental du soldat ; les choux, les carottes, les navets et les oignons sont les plus usités.

Nous ne dirons rien du riz qui commence heureusement à faire partie du régime des soldats, de la morue salée qui y est entrée depuis 1886 et de la choucroute qu'on ferait bien d'y introduire, ni des condiments qui n'ont rien de spécial.

4° *Conserves.* — En temps de guerre, on est souvent obligé de remplacer les vivres frais par des conserves. Cette nécessité s'impose surtout aux armées modernes, beaucoup trop nombreuses pour pouvoir vivre avec les ressources des régions qu'elles traversent.

On s'est surtout attaché à remplacer le pain par des préparations de moindre volume. On a commencé par recourir au biscuit puis on a essayé d'autres produits analogues proposés par des industriels tels que le *biscuit-pain Faille*, le *bispain Serrant*, le *pain condensé Eon-Onillon*, le *biscuit Sprath* qui a figuré à l'Exposition de 1889 ; enfin l'administration militaire a ouvert, le 10 avril 1894, un concours pour la fabrication d'un pain de guerre ; il paraît que ce concours n'a pas donné de résultat satisfaisant, car le Ministre s'est décidé à adopter le *pain comprimé Perrier* qui, depuis 1892, est entré dans l'alimentation des troupes à titre d'essai. Quant au *biscuit-Drey*, sans sel ni levure, il a été abandonné.

On a fait de grands efforts en France, comme à l'étranger, pour trouver des conserves de viandes nutritives et faciles à transporter. En ce moment le département de la guerre s'en tient à la méthode d'Appert dont il a légèrement modifié le mode de fabrication. Il a pour cela créé l'usine alimentaire de Billancourt, dans laquelle on prépare également des tablettes de viande de bœuf et de légumes, des tablettes de légumes secs ayant au centre une boule de graisse. Les unes et les autres sont destinées à faire un bouillon instantané et à remplacer dans les approvisionnements les extraits de viande et les bouillons concentrés.

Les armées étrangères font aussi usage de conserves. Les Autrichiens ont expérimenté en 1891 deux espèces de *biscuits-viandes*. Les Allemands ont consommé, pendant la campagne de 1870-1871, un saucisson de pois dont ils se louaient beaucoup et ils ont créé à Munster une usine alimentaire dans le genre de celle de Billancourt. Les Italiens ont fondé, près de Bologne, l'usine de Casaralta qui fabrique, pour l'armée, des conserves par le procédé Appert.

C. Boissons. — 1° *Eau.* — L'eau est la boisson habituelle du soldat et il y a d'autant plus d'importance à lui en fournir de bonne qualité qu'il est à l'âge où les maladies infectieuses sont le plus à craindre et que la plupart des épidémies qui sévissent dans les casernes sont dues à la contamination des eaux qu'on y boit.

Dans beaucoup de garnisons, l'eau laisse à désirer. En France comme en Allemagne, on trouve encore des casernes alimentées par des puits suspects creusés dans une nappe souterraine contaminée.

Au mois de septembre 1888, le Ministre de la Guerre prescrivit une enquête générale sur la qualité des eaux potables dans les établissements militaires et donna l'ordre de procéder à l'examen bactériologique des eaux suspectes. Sur les 325 analyses qui furent pratiquées immédiatement au laboratoire de l'Ecole d'application de médecine et de pharmacie militaires (Val-de-Grâce), cent dix-sept eaux seulement furent reconnues bonnes, soixante et une déclarées douteuses et cent quarante-sept mauvaises.

A la suite de cette enquête on a cherché sans retard à doter les casernements d'eau de source, partout où la chose a été reconnue possible : quatre-vingt-douze casernements dont l'effectif normal est de 42.937 hommes en ont été pourvus en une année. Par mesure transitoire l'eau de source a été amenée au moyen de tonneaux dans trente-six autres casernements affectés à 19.317 hommes, de telle sorte que, dès le 1er mai 1889, 160.000 soldats ont immédiatement bénéficié de l'usage des eaux de source, sans compter les réservistes et les territoriaux appelés à servir temporairement dans les mêmes quartiers (1). De plus, dans toutes les casernes où l'eau est suspecte, on a placé des filtres Chamberland en nombre suffisant pour fournir toute l'eau nécessaire et une instruction a déterminé minutieusement la façon de les installer et de les nettoyer (2).

Le *nettoyeur mécanique* du système O. André a été adopté dans un grand nombre de casernes ; mais il ne donne pas de résultats complètement satisfaisants, malgré les nombreuses modifications qu'il y a apportées (3).

Quoiqu'il en soit les filtres Chamberland donnent de bons résultats dans les casernes ; mais, en campagne, ils sont trop fragiles et difficilement transportables. C'est pourtant alors que l'épuration de l'eau présente le plus d'importance. C'est aussi pour ces conditions qu'on a recours à des procédés de *filtration extemporanée* (4). Parfois même on est obligé de recourir aux agents chimiques parmi lesquels l'alun occupe le premier

(1) Dr Schneider, médecin-major de 1re classe. Communication faite au Congrès de Berlin en 1891.

(2) *Bulletin militaire officiel* du 22 juillet 1889, p. 324.

(3) Lacour Eymar, *Expériences sur le filtre Chamberland à nettoyage mécanique*, O. André. (*Revue d'hygiène et de police sanitaire*, t. XV, p. 486). — E. Guinochet, *Expériences sur le filtre Chamberland*, système André (*Journal de pharmacie et de chimie*, 1er novembre et 1er décembre 1893).

(4) *Instruction du Conseil de santé des armées du* 12 *septembre* 1881 *sur les moyens de corriger l'insalubrité des eauxpotables.*

rang (1). On a préconisé également le carbonate de soude, le lait de chaux pour les eaux trop séléniteuses, l'*anticalcaire* du docteur Burlureaux (2) et dans ces derniers temps le permanganate de potasse (3).

Ce sont là des expédients auxquels on ne doit recourir que quand on ne peut pas filtrer l'eau à l'aide d'appareils convenables.

La quantité d'eau à délivrer dans les casernes a été fixée de la manière suivante, par la décision ministérielle du 6 décembre 1889 :

Journellement	30 litres par fantassin.
Id.	35 — par cavalier.
Id.	50 — par cheval.
Id.	100 — par cantine et ménage.

Mensuellement : 400 à 600 litres par voiture à deux ou à quatre roues (4).

Ces quantités sont indépendantes de celles qui sont nécessaires pour le service des latrines et des urinoirs ainsi que pour le nettoyage des égouts.

2° *Boissons alcooliques*. — Le soldat français ne reçoit de vin que dans des conditions exceptionnelles. On le distribue toutefois avec moins de parcimonie qu'autrefois. En Algérie on en délivre souvent aux troupes. Quand il y a menace d'épidémie, le commandement en concède volontiers sur la demande des médecins et il est permis aux capitaines d'en distribuer exceptionnellement (5). Les troupes coloniales reçoivent un demi-litre de vin par jour.

L'eau-de-vie est encore distribuée plus rarement que le vin. Cependant, les décisions ministérielles permettent d'en donner $0^{lit},0625$ aux troupes en cours de manœuvres et cette allocation est de droit lorsqu'elles bivouaquent. Cette eau-de-vie ne renferme que 47 p. 100 d'alcool pur, mais la quantité allouée est égale à deux petits verres. Il ne faut pas donner aux soldats ce goût dangereux.

Quant à l'*absinthe*, au *vermouth*, au *bitter*, nous n'avons rien à ajouter à ce que nous en avons dit précédemment. L'alcoolisme est le fléau des armées, comme il est celui des populations. Il a diminué dans les corps de troupes, depuis que les hommes restent moins longtemps sous les drapeaux ; mais il y règne encore avec assez d'intensité, pour légitimer les mesures de rigueur qu'on peut opposer à un pareil vice.

IV. **Vêtements et équipement.** — Le vêtement militaire en France est maintenant d'une forme commode et de bonne qualité. On a supprimé

(1) BOUCHARDAT, *Traité d'hygiène publique et privée*, Paris, 1893, p. 189).

(2) E. BURLUREAUX, *Epuration de l'eau de boisson* (*Archives de médecine expérimentale*, 1er septembre 1892).

(3) F. CORNIL, *La purification des eaux* (*Annales d'hygiène publique et de médecine légale*, janvier 1894).

(4) En Allemagne, la ration journalière est de 50 litres par soldat ; en Angleterre elle est de 70 litres.

(5) Décret du 20 octobre 1892, art. 358 *inf.*

le col et diverses courroies aussi gênantes qu'inutiles. On a approprié le costume aux climats différents dans lesquels les troupes sont appelées à servir. Cependant les médecins militaires trouvent que la tunique d'infanterie n'est pas assez large, que la veste est trop étriquée et que la capote elle-même gagnerait à être plus ample et munie d'un col rabattu. Les deux points qui laissent encore à désirer sont la coiffure et la chaussure.

1° Coiffure. — La coiffure du fantassin est encore le *képi*. En 1890, le Ministre de la Guerre ouvrit un concours dans lequel deux cents modèles furent exposés ; aucun d'entre eux ne rallia les suffrages et on s'en est tenu au *képi*, malgré les desiderata. En ce moment, on étudie un casque très léger en aluminium, dont le peintre Detaille a dessiné le modèle et qui sera remplacé à la caserne par un bonnet de police.

2° Chaussure. — L'importance de la chaussure a été comprise par tous les chefs de corps depuis le maréchal de Saxe jusqu'à nos jours. L'histoire de nos guerres est remplie de faits probants à cet égard. Touraine (1) admet que, dans les premiers jours d'une marche, 25 à 30 hommes sur 100 sont atteints d'excoriations aux pieds et que 10 pour 100 viennent réclamer les soins du médecin du régiment. Brandt von Lindau écrivait en 1883 qu'en Allemagne on exempte 10.000 hommes par an du service actif et qu'on en réforme 400 pour maladies de pieds, que le nombre des journées d'exemption dues à cette cause s'élève à 60.000 par an en temps de paix et que le chiffre s'en élève considérablement en campagne (2).

La loi du 4 juillet 1881 a substitué dans l'armée française le *brodequin napolitain* au soulier dit *national*, fabriqué par la maison Godillot sur vingt-quatre pointures et se portant avec guêtres en cuir ou en toile, dont le sous-pied assure la solidité de la chaussure. Cette même loi a stipulé « qu'il sera distribué à chaque homme, concurremment avec le brodequin, une chaussure dite de repos qui se composera du soulier actuellement en usage et d'une paire de guêtres blanches. » Il a fallu douze ans pour épuiser les approvisionnements de souliers à guêtres qui existaient dans les magasins et ce n'est que le 21 juillet 1893 que le Ministre a pu donner l'ordre d'en délivrer à tous les hommes.

Le brodequin est considéré à juste titre comme la meilleure chaussure du soldat. Celui qu'on a adopté dans l'armée française est de beaucoup supérieur à l'ancien soulier ; mais il est un peu lourd et son mode de fermeture avec quartier et languette sur le cou de pied n'est pas irréprochable. Il a, de plus, comme toutes les autres chaussures, l'inconvénient de ne pas s'adapter à la forme du pied. On n'a pas tenu compte, dans sa confection, des données scientifiques dont l'expérience a confirmé la

(1) Touraine, *Note sur la chaussure du fantassin* (*Mémoires de méd., chirurg. et pharm. milit.*, 3e série, t. XXVIII, p. 66, 1872).

(2) Brandt von Lindau, *Der deutschen soldaten Fuss und Fussbekleidung*, Berlin, 1883.

justesse et que nous avons exposées dans le chapitre consacré au vêtement (1).

Le même reproche peut être adressé au *brodequin Deschamps*, au *soulier brodequin Félix Guérin*, au *botillon à soufflet* du capitaine Lacroix, au *botillon Forest*, à la *bottine* du système Barthe (2). Il n'existe en réalité que deux brodequins militaires originaux construits d'après le système dit *rationnel* de Meyer, c'est le *brodequin du major Salquin* et le *brodequin Person* (3). Cependant le *Journal des Sciences militaires* a préconisé récemment dans un article intitulé : *La chaussure rationnelle du fantassin*, le *brodequin Bernais* qui paraît remplir toutes les conditions désirables (4).

3° ÉQUIPEMENT. — Dans les armées européennes, le soldat, outre ses vêtements, transporte avec lui ses armes, ses munitions, les objets indispensables à la préparation de ses aliments : marmite, bidon, seau en toile, etc., et une certaine quantité de vivres et quelques outils. La charge du fantassin constitue un élément important de la résistance physique de ce dernier pendant les marches et les manœuvres du temps de paix et du temps de guerre.

D'après Kirchner (*loc. cit.*, p. 544), le poids porté par les fantassins des différentes armées serait dressé par le tableau suivant :

Armée allemande........	32.840 gr.	et prochainement....	32.427 gr.
Armée austro-hongroise ..	29 480		
Armée italienne.	33.000		
Armée suisse..	43.212	et prochainement....	30.373
Armée française.........	29.555		
Armée anglaise.	28.622		
Armée russe.............	29.506		

L'armement du soldat français comprend : le fusil modèle 1886 muni d'une épée bayonnette (fusil et bayonnette pesant 4^{kg},900), les munitions et outils de pionner, pelle, pioche, qu'on a rendu aussi légers que possible.

La tente de campement pèse 875 grammes.

Bien que le soldat français soit moins chargé que la plupart des autres, il l'est encore beaucoup plus qu'il ne le faudrait et cependant avec le fusil à tir rapide, il faut augmenter le nombre des cartouches et le poids des munitions.

Or, il est impossible d'augmenter la charge du soldat français, il porte déjà la moitié de son poids et on s'en aperçoit dans les marches (5). Il

(1) Chapitre V, article 1er.

(2) *La chaussure militaire (Bulletin de la réunion des officiers*, 1er semestre 1879, p. 472, 490, 518, 544).

(3) SALLE, *La chaussure du fantassin* (*Archives de méd. et de pharm. milit.*, t. XXII, p. 351, 1893).

(4) VISY, *Principes d'hygiène militaire* (*loc. cit.*).

(5) Le commandant Bonnel, de Joinville-le-Pont, a calculé que la charge du soldat entraîne une réduction d'un tiers du parcours dans les marches et que 40 kilomètres parcourus avec le sac chargé équivalent à 60 kilomètre franchis les épaules libres.

faut donc compenser l'addition projetée par la réduction de ce qu'il porte déjà. On espère y parvenir en substituant l'aluminium aux métaux plus lourds pour la confection des objets d'équipement, moins le fusil et sa bayonnette. On l'a déjà essayé en Allemagne en 1893 et en 1894 ; en France on s'était encore borné à des expériences, lorsque l'expédition de Madagascar fut résolue. Le Ministre de la Guerre décida alors que le corps expéditionnaire serait muni de bidons, de gamelles et de marmites en aluminium. Les expériences de Plagge à l'Institut Frédéric Guillaume (1) et celles de M. Balland à l'Hôtel des Invalides (2) avaient déjà démontré l'innocuité de ces vases et en effet, ils ont donné d'excellents résultats.

VI. **Exercices.** — Les exercices militaires ont pour but d'apprendre au soldat le maniement de l'arme dont il doit se servir devant l'ennemi et de l'amener par un véritable *entraînement* à supporter les fatigues et les longues marches qu'il doit accomplir en temps de guerre. Les exercices lorsqu'ils sont conduits avec prudence développent le système musculaire aux dépens de la graisse, accroissent la capacité respiratoire et augmentent la force de résistance.

L'*entraînement* à la marche est obtenu dans l'armée à l'aide d'une progression déterminée par les règlements de façon à ce que le soldat arrive à parcourir sans fatigue, avec sa charge normale, 30 kilomètres en huit ou dix heures. Arrivé là il est capable de soutenir les marches de guerre.

La gymnastique est également enseignée dans les régiments, ainsi que l'*équitation* pour les cavaliers dont elle constitue le principal exercice. Il en est de même de la natation et de l'escrime ; mais ces exercices n'ont rien de particulier à la profession militaire et nous nous bornerons à renvoyer à ce que nous en avons dit à l'article précédent.

VII. **Morbidité et mortalité militaires.** — Le soldat est prédisposé par son âge, par le changement d'habitudes et de milieu, par l'entraînement professionnel et par son entassement dans les casernes, à toutes les maladies qui procèdent de la vie en commun. Aussi les épidémies trouvent-elles, dans les casernes, un terrain tout préparé.

Malgré ces influences fâcheuses et grâce aux progrès de l'hygiène, le chiffre des maladies et celui des morts ont diminué d'une manière continue depuis un demi-siècle.

D'après les statistiques de l'armée, il passe par les hôpitaux et les infirmeries environ le dixième de l'effectif, sans compter les malades à la chambre. Quant à la mortalité, on l'estimait à 27,9 p. 1.000 soldats en

(1) Plagge, *Deut. Milita'r Zeitschrift*, 1893, 8, p 329.

(2) Balland, *Note sur l'aluminium* (*Revue du service de l'intendance*, 1892, t. V, p. 325).

1812, aujourd'hui, elle ne s'élève pas à plus de 7.60 p. 1.000 (1). Cette proportion est sensiblement inférieure à celle de la population civile du même âge, mais il faut tenir compte de la sélection du début et de l'épuration continue, par la réforme des malades et des malingres qui vont grossir la mortalité civile.

Les deux maladies les plus meurtrières dans l'armée sont la fièvre typhoïde et la tuberculose; elles représentent à elles seules la moitié des décès si l'on tient compte de ceux qui surviennent parmi les phtisiques congédiés. Le tableau suivant le démontre :

Mortalité (à l'intérieur) par fièvre typhoïde et tuberculose de 1878 à 1890.

	MORTALITÉ générale.	MORTALITÉ par fièvre typhoïde.	MORTALITÉ par tuberculose.	RÉFORMES et retraites par tuberculose.
De 1878 à 1890	39.259	13.365	5.806	18.933
Moyenne annuelle	3.012	1.028	446	1.456
Proportion pour 1000 hommes d'effectif	7.6	2.6	1.1	3.0

La mortalité par fièvre typhoïde est notablement plus grande dans l'armée que dans la population civile du même âge et cela pour les raisons que nous avons maintes fois données.

En dehors de ces deux affections, ce sont les bronchites, les angines, les diarrhées qu'on observe le plus souvent parmi les soldats.

VIII. **Morbidité et mortalité en campagne**. — Les maladies sont plus fréquentes et plus meurtrières pendant les guerres qu'en temps de paix. Les troupes en campagne perdent plus d'hommes par la maladie que par le feu de l'ennemi. En Crimée, sur un effectif de 300.900 hommes, nous en avons perdu 95.000, dont 75.000 de maladies et 20.000 par le feu. Pendant la guerre d'Italie, en 1859, sur 200.000 hommes, nous en avons eu 3.664 de tués et 5.000 sont morts de maladie, bien que la campagne n'ait duré que deux mois. Pendant la guerre franco-allemande, l'armée française a perdu 136.540 hommes.

Il n'existe que de rares exceptions à cette règle. On en cite deux : la campagne d'Égypte 1798-1799, pendant laquelle l'armée française a perdu 4.758 soldats par le feu et 4.157 seulement de maladie, malgré l'épidémie de peste de Jaffa et la campagne de 1870-1871, au cours de laquelle l'armée allemande, sur un effectif moyen de 788.213 hommes, en a perdu 28.278 par le feu et 14.904 seulement de maladie : total 43.182 hommes.

(1) En 1891, elle a été de 7.53 p. 1000, et 1892, de 6.24 p. 1000.

§ VI. — PROFESSION NAVALE

Il n'est pas de profession plus périlleuse et plus pénible que celle du marin. C'est un défi jeté à l'hygiène. Tout est artificiel dans cette existence à part. Elle enlève l'homme à toutes les conditions morales et matérielles pour lesquelles il a été créé et le livre à toutes les influences morbides, à toutes les tristesses de l'isolement.

Cette existence a pourtant ses charmes ; elle exerce sur les natures jeunes et ardentes des séductions dont on ne se rend bien compte que quand on les a ressenties, mais qui sont très puissantes chez les enfants nés au bord de la mer. Il en était ainsi du moins lorsque la navigation était un métier aventureux, plein d'imprévu, demandant du sang-froid et de l'audace, alors qu'elle vous menait à l'inconnu, qu'elle vous emportait vers des régions encore inexplorées, pleines de mystères et de légendes. Aujourd'hui, tous les points du globe auxquels peut aborder un navire ont été visités, décrits et photographiés ; la vapeur a enlevé à la navigation son imprévu et ses péripéties, en lui donnant la monotonie d'un voyage en chemin de fer ; elle ne dit plus rien à l'imagination, elle n'attire plus personne et, si quelques jeunes esprits séduits par des livres de voyages, par la vue de la mer et de ses grands horizons, embrassent encore la carrière de marin, ils ne tardent pas à s'en dégoûter.

Ces impressions, je me hâte de le dire, n'ont rien à revoir avec l'hygiène. Elle mesure le terrain conquis, les améliorations réalisées et néglige le côté poétique de la question. Or il n'est pas de profession pour laquelle elle ait plus fait et qui doive davantage aux progrès de la science contemporaine. Ils se sont traduits par une diminution considérable de la mortalité nautique et par la disparition presque complète des maladies épidémiques qui décimaient naguère encore les escadres dans les longues campagnes. Nous allons le montrer en passant en revue les principaux éléments de l'hygiène navale : le navire, l'équipage, la navigation et les maladies de l'homme de mer.

I. **L'habitation nautique**. — Le navire est le type de l'habitation insalubre. Etroitesse, insuffisance du cube d'air qui est cinq fois plus faible que dans les autres habitations collectives, viciation de cet air et difficulté de son renouvellement, agitation incessante et changement continuel de latitude.

L'hygiène navale est parvenue à diminuer quelques-uns de ces inconvénients ; elle y a réussi à bord des grands paquebots qui transportent les passagers sur tous les points du globe ; elle n'a pu y parvenir que très imparfaitement sur les navires de guerre où tout, même l'hygiène, doit être sacrifié aux nécessités du combat.

A. Les nouveaux types de la marine française. — 1° *Marine de guerre.* — C'est surtout à bord des navires de combat que les exigences de la lutte ont demandé à l'hygiène les plus pénibles sacrifices. Les moyens de destruction ont fait, de nos jours, de terribles progrès. Les perfectionnements de l'artillerie, la force de pénétration et le volume des projectiles ont forcé les constructeurs à revêtir les carènes de cuirasses métalliques. La lutte qui s'est engagée entre l'attaque et la défense a conduit peu à peu à fondre des canons d'un calibre et d'un poids insensé, à forger des blindages d'une épaisseur formidable (1).

Pour supporter ces poids énormes, il a fallu donner aux *cuirassés* des dimensions et aux machines des forces proportionnelles (2); puis, comme le blindage n'inspirait pas une sécurité absolue, on a été obligé d'adopter

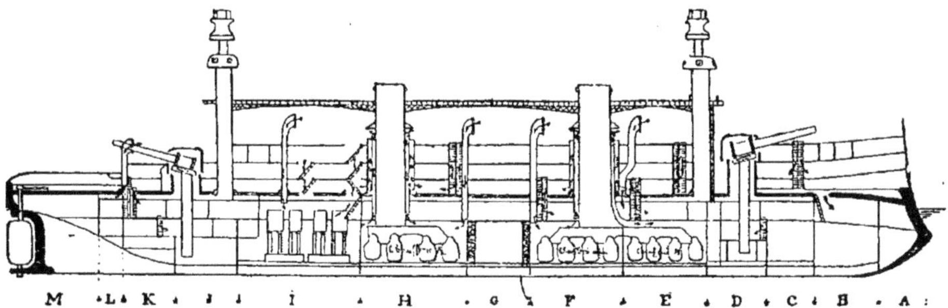

Fig. 106. — Coupe longitudinale du *Lazare-Carnot* montrant les détails du compartimentage.

A B C, tranches de l'avant à deux étages (cambuse, magasin général, machine de pompage); — D J, tranches tourelles AV et AR (deux étages contiennent les soutes aux gros projectiles); — E F H, tranches des trois chaufferies; — J, tranche des machines; — G, tranches des tourelles latérales, avec machines de pompage et soutes à projectiles; — K L M, tranches de l'arrière (machines de pompage, soutes, farcot, barre, deux étages).

le système des cloisons étanches divisant les navires en tranches indépendantes. A bord du *Lazare-Carnot* (fig. 106), il existe 13 tranches transversales dont chacune est divisée en compartiments plus petits, pour la cambuse, le magasin général, les soutes, etc., etc. Cette disposition a compliqué d'une manière très sérieuse le problème de sa ventilation nautique.

Les dimensions et le poids de toutes choses à bord de ces grands navires a mis dans l'obligation de substituer les machines à la force des

(1) Dans la marine française, on a adopté les canons de 34 centimètres, pesant avec leur affût 93.700 kilogrammes, lançant un projectile de 430 kilos avec une charge de poudre de 376 kilos. Les plaques de blindage ont 45 centimètres d'épaisseur.

(2) Le *Charles-Martel*, construit à Brest en 1894, a 115 mètres de long, pèse 12.000 tonnes, la machine est de 12.500 chevaux. Les grands cuirassés anglais, *Royal-Oak*, *Revenge*, *Resolution* pèsent 13.000 tonnes; les derniers cuirassés italiens, *Sardegna*, *Emmanuel-Philiberto* dépassent 13 000 tonnes de déplacement et ont des machines de 22.000 chevaux. Ces colosses coûtent aujourd'hui de 20 à 25 millions.

hommes, pour tous les travaux de force. Il a fallu en installer pour manœuvrer les armes, pour remuer et charger les canons, etc., etc., et maintenant, à bord d'un cuirassé de premier rang, on compte plus de soixante petites machines indépendamment de celles qui font mouvoir l'hélice et marcher le bâtiment. Il en résulte une telle complication, qu'il

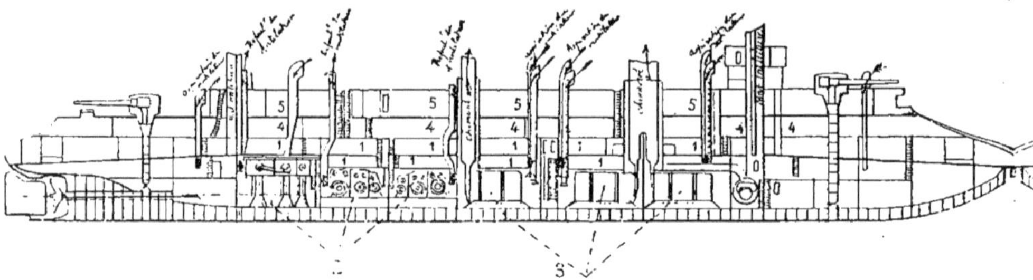

Fig. 107. — Coupe du croiseur d'escadre le *Dupuy-de-Lôme*.
1, 1, 1, soutes à charbon et faux-pont ; — 2, machines ; — 3, chaufferies ; — 4, batterie — 5, pardeck.

faut une rare habileté pour s'y reconnaître, une fragilité telle que ces colosses sont souvent en réparation et ont besoin d'avoir toujours un grand arsenal à leur portée.

Les *croiseurs* (fig. 107) n'ont pas les mêmes inconvénients ; mais il leur reste toujours l'étroitesse, l'aération difficile et la complication des rouages. Hâtons-nous de dire toutefois que les équipages y sont mieux logés. Il existe une *teugue* à l'avant du pont et de larges passerelles sous lesquelles les hommes de quart peuvent s'abriter et que complètent des bastingages d'un nouveau modèle (fig. 108). Le four, les cuisines, la buanderie sont sur le pont ; les sabords sont très grands et donnent beaucoup de lumière dans la batterie. Ce sont en somme de bons bâtiments.

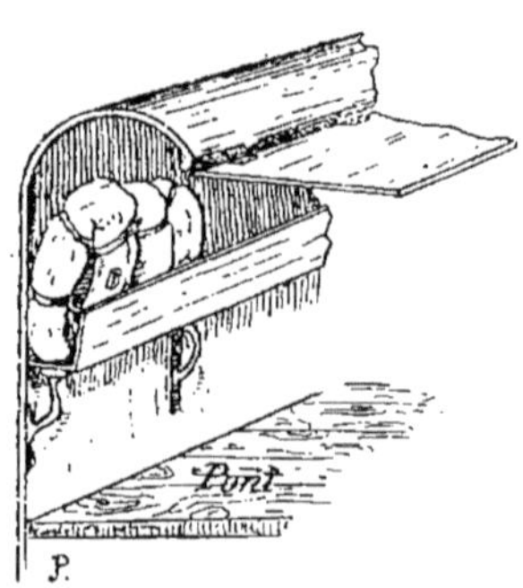

Fig. 108. — Bastingages des nouveaux croiseurs avec auvents en tôle à charnières.

Les *torpilleurs* sont le type du navire inhabitable. Les premiers, construits par l'ingénieur anglais Tornicroft, n'étaient pas destinés à tenir la mer. C'étaient de grandes yoles longues de vingt mètres, larges d'un mètre, ayant un très faible tirant d'eau, une vitesse considérable, et *portant* à l'avant une torpille au bout d'une lance qu'ils allaient enfoncer dans le flanc des navires ennemis. Cet engin de guerre destiné à la défense des ports devait rester amarré bord à quai, en attendant l'ennemi ; mais on a voulu lui donner une autre destination ; on a créé les *torpilleurs de haute mer* (fig. 109).

Les *avisos-torpilleurs*, les *contre-torpilleurs*, etc., etc. et tous ces types sont défectueux au point de vue de l'hygiène. A bord des plus petits, la violence des trépidations et des mouvements imprimés par les lames est telle qu'on ne peut s'y tenir debout ; le sommeil y est impossible et l'épuisement dû à l'insomnie s'y joint au surmenage musculaire. Sur les grands, le balottement est un peu moindre, mais toujours pénible ; l'encombrement est excessif et la minceur des parois est telle que les variations de température y sont d'une brusquerie et d'une étendue insupportables.

Je ne dirai rien des *bateaux sous-marins* qui sont encore à l'essai (1), des transports et des avisos qui se rapprochent des navires du commerce.

2° *Marine marchande.* — La vapeur ne s'est pas généralisée dans la marine marchande comme dans celle de l'État. Les navires à voiles y sont

Torpilleur de haute mer (Le Coureur)

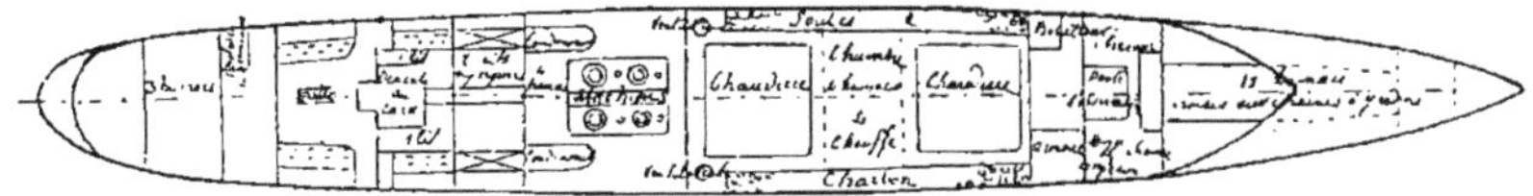

Fig. 109. — Plan au-dessous de la flottaison d'un torpilleur de haute mer, indiquant le compartimentage et les aménagements principaux.

encore beaucoup plus nombreux que les bateaux à vapeur et cela parce que la machine et l'approvisionnement de charbon prennent trop de place à bord et qu'il n'en reste pas assez pour les lourds chargements.

Les navires à vapeur du commerce sont de deux sortes, les *paquebots* qui transportent les passagers, les dépêches, les objets peu encombrants et font périodiquement le même trajet à date fixe et les navires de charge. Les *paquebots* sont de splendides navires, où le confortable et l'hygiène ne laissent rien à désirer. C'est assurément le triomphe de l'architecture navale de nos jours. Les *cargo-boats* au contraire, sont en général encombrés, malpropres, toujours en chargement ou en déchargement et ne sont pas plus hygiéniques que les navires à voiles. Ils ont même la poussière du charbon en plus.

Les navires à voiles, à l'exception des grands clippers en fer à quatre ou cinq mâts, longs de 90 à 100 mètres, construits en Angleterre, pour le commerce de l'Australie, à part quelques navires plus soignés qu'on trouve encore dans certains ports, les navires à voiles de la marine marchande, dis-je, sont aux paquebots ce que les habitations ouvrières sont aux grands hôtels où descendent les voyageurs de distinction. Tout est

(1) Il n'en existe que trois en France, le *Gymnote*, le *Gustave-Zédé* et le *Goubet*. A l'étranger, on cite le *Nordenfeld*, l'*Audace* et le *Palla-Nautica*.

sacrifié au chargement, les logements sont étroits, mal tenus, encombrés; mais l'équipage est peu nombreux, il se tient presque constamment sur le pont, ce qui diminue les inconvénients de ces conditions peu hygiéniques.

Ce coup d'œil rapide sur les différents types qui composent aujourd'hui la marine française va nous permettre de passer en revue d'une manière générale les conditions d'hygiène qui sont communes à la plupart d'entr'eux.

B. Éléments de l'hygiène du bord. — 1° *Matériaux de construction.* — Le remplacement du bois par le fer et plus tard par l'acier dans la construction des carènes, est le fait le plus important qui se soit produit en architecture navale, depuis l'introduction à bord des machines à vapeur. Cette substitution était forcée ; elle seule a permis de réaliser les types contemporains avec leurs grandes dimensions et leur complication extrême, mais l'hygiène n'a pas à s'en louer. Ces navires sont d'un séjour pénible et peu salubre. Les métaux sont d'excellents conducteurs du calorique et les murailles en tôle d'acier ne protègent pas les équipages contre les écarts de température. On y gèle en hiver, on y cuit en été et, dans les pays chauds, la chaleur est intolérable.

2° *Approvisionnements.* — Les objets sans nombre qu'on est obligé d'embarquer sur les navires sont également une cause d'insalubrité. Ce sont d'abord les vivres qui fermentent et s'altèrent par suite de la chaleur que la machine entretient dans les fonds du bâtiment. C'est ensuite la houille dont les grands navires prennent de 1,000 à 1,200 tonneaux dans leurs soutes. Les gaz qu'elle dégage, sous l'influence de la haute température à laquelle elle est soumise et qui dépasse parfois 100 degrés dans les soutes placées au-dessus des machines, comme cela arrive à bord des croiseurs ; ces gaz vicient l'air des batteries où ils se dégagent et où couchent les hommes. Ils forment de plus, avec l'air, des mélanges qui peuvent détonner ou prendre feu au contact de la flamme des lampes dont sont munis les soutiers ; les brûlures ainsi produites sont toujours sérieuses et parfois mortelles. Nous ne parlons pas de la combustion spontanée du charbon dans les soutes : Ce formidable accident, jadis si redouté, n'est plus à craindre aujourd'hui, grâce à un tuyautage spécial qui permet d'envoyer instantanément des torrents de vapeur sur la houille incandescente et d'éteindre ainsi l'incendie dans sa source. Pour remédier à ce dégagement de gaz, il suffit d'aérer largement les soutes, comme on l'a fait à bord du *Dupuy-de-Lôme* où elles ont des tuyaux d'évent qui s'élèvent à travers le faux pont, et vont rejoindre les gros conduits d'aération des fonds. On atteindra prochainement le but d'une manière plus certaine, à l'aide de l'air comprimé.

Les matières grasses dont on se sert pour entretenir le glissement des organes de la machine et dont un cuirassé de 1re classe consomme 1,500 kilogrammes par journée de marche rapide, ces matières fortement chauffées au contact des pièces dégagent des produits âcres, écœurants, qui ne sont pas dangereux sans doute, mais qui rendent la chambre des mouvements inhabitables pour les navigateurs novices. Elles peuvent aussi causer des incendies par leur extrême inflammabilité, surtout aujourd'hui qu'au lieu d'huile d'olive, on emploie l'oléo-naphte, la valvoline, etc. Ces produits ont paru tellement dangereux que le ministère de la marine a adopté un modèle de caisses qui, par leurs dimensions et la disposition de leurs orifices donnent toutes les garanties de sécurité compatibles avec l'emploi de pareilles substances.

3° *Chargements.* — Les navires peuvent avoir à transporter des hommes, des animaux ou des marchandises. Nous nous occuperons des hommes en parlant de la navigation ; quant aux animaux qu'on prend à bord, ils sont une cause d'insalubrité par la malpropreté qu'ils entretiennent, par leurs déjections qui souillent les ponts et pénètrent dans le bois, par leurs émanations qui vicient l'air et enfin par la consommation d'eau qu'ils entraînent. On y remédie par des boxes bien installés, des lavages fréquents et des soins de tous les instants.

Les marchandises dangereuses pour la santé de l'équipage sont celles dont il y a lieu de redouter les émanations comme le guano, la poudrette, les peaux, les cuirs verts, les huiles de foie de morue, de baleine, le foin, le bois embarqué à l'état humide, surtout quand il a séjourné dans l'eau des marais, le mercure, etc., etc. Les matières explosives sont plus dangereuses encore parce qu'elles peuvent faire sauter le bâtiment, ainsi qu'on n'en a que trop d'exemples. Les substances inflammables comme le pétrole, l'alcool, sont des causes fréquentes d'incendie et les chargements de chaux vive, de soude de potasse, d'acide sulfurique exigent également de grandes précautions.

4° *Atmosphère intérieure des navires.* — *a*). *Méphitisme.* — L'air dans les fonds des navires est vicié par la respiration des hommes, par les émanations de la machine et de la cale, par l'humidité provenant de l'eau de mer qui s'y introduit en dépit de tout.

La première cause est d'autant plus active que l'encombrement est extrême à bord des bâtiments. Nous avons dit déjà que le cube d'air accordé à chaque homme est en moyenne cinq fois moindre qu'à terre, quelques chiffres vont le démontrer. A bord des navires à voiles de l'ancienne marine le cubage variait de 4^{m3},53 sur les vaisseaux de premier rang à 2^{m3},60 sur les corvettes ; aujourd'hui l'espace est plus considérable, les navires sont plus grands, les équipages moins nombreux, les batteries et les faux ponts beaucoup plus élevés. A bord des cuirassés il varie de 4^{m3} à 7^{m3}, et les croiseurs ne s'éloignent pas sensiblement de ces chiffres.

Les nombres qui précèdent n'ont pas du reste une très grande valeur, et c'est pour cela que je ne les ai pas multipliés. Ils n'expriment, en effet, que le rapport entre la capacité du navire et le nombre d'hommes qui composent l'équipage. Il ne tient pas compte, d'une part, de l'espace considérable occupé par tout le matériel, par tous les objets dont un navire est encombré, par les hommes eux-mêmes avec leurs hamacs, et de l'autre du nombre d'hommes qui y séjournent à un moment donné et du temps qu'ils y passent. Il y a toujours une partie de l'équipage sur le pont et l'encombrement n'est réel que la nuit, lorsque les hommes sont couchés, sauf la bordée de quart, et que les ouvertures qui donnent de l'air sont toutes fermées. A ce moment, il faut en convenir, l'air n'est pas très respirable dans les batteries et les faux-ponts. Un homme vicie en une minute de respiration un mètre cube d'air (1) en chiffres ronds; 100 hommes en vicient donc 6.000 mètres en une heure et 72.000 mètres en 12 heures. Or, à bord des navires les plus favorisés, ils n'en ont pas 1.000 mètres à leur disposition. Il faut donc que le renouvellement se fasse peu à peu par les fissures, les mal joints des ouvertures aératoires. En réalité, la nuit, l'air est à peine respirable dans les batteries et les faux-ponts lorsque les hommes sont couchés ; mais, après le branlebas du matin, ils quittent leur poste de couchage, on y donne de l'air quand c'est possible et cet air est d'une pureté parfaite.

Les fonds du navire sont le siège d'un méphitisme d'un autre ordre. Nous en avons indiqué les sources. Dans les soutes, la fermentation des objets qu'elles renferment y vicie l'air à ce point qu'il n'est pas rare de voir les lumières pâlir et s'y éteindre. L'air des cales est altéré par ces fermentations de tous genres, par le mélange de l'eau de mer putréfiée avec la graisse des machines, etc. Enfin, il est des recoins des doubles-fonds où un homme ne peut pas séjourner sans être asphyxié.

b.) *Humidité.* — L'humidité est une des principales causes d'insalubrité des navires ; elle est extrême à bord de certains d'entr'eux. Elle provient de l'abondance de la vapeur d'eau dans l'air marin, de celle qui se dégage de l'eau de mer qui entre accidentellement à bord ou qu'on y introduit pour le nettoyage, des fuites de vapeur qu'on estime à quatre tonneaux en moyenne sur un cuirassé d'escadre, de l'eau douce qu'on répand dans la cale par mégarde quand on remplit les caisses et enfin de la respiration des hommes. Les navires en fer sont beaucoup plus étanches que les autres ; mais si les murailles ne laissent pas passer l'eau, elles condensent par refroidissement la vapeur de l'air qui les touche. On la voit ruisseler sur les parois intérieures et le matin, celles des chambres sont parfois couvertes de rosée. L'atmosphère intérieure des bâtiments est toujours dans un état très voisin de la saturation.

Les moyens de combattre le méphitisme sont le nettoyage des cales, la propreté du navire et la ventilation ; ceux de diminuer l'humidité sont la ventilation et le chauffage.

c.) *Nettoyage des cales.* — L'infection des cales était inévitable à bord des navires en bois ; aujourd'hui les carènes sont étanches ; les cloisons

(1) Léon FAUCHER et RICHARD, *Encyclopédie d'hygiène*, t. III, p. 511.

qui limitent les tranches de la cale permettent de les nettoyer isolément ; on y apporte un soin extrême et quand on y descend on ne sent ni odeur ni humidité. La propreté du navire est entretenue avec le même soin minutieux, avec la même recherche, et il n'est pas d'habitation collective, ni de maison particulière qui puisse, sous ce rapport, rivaliser avec un navire de guerre.

5° *Ventilation.* — Le renouvellement de l'air intérieur, à bord des navires, est le plus important des problèmes que l'hygiène navale soit appelée à résoudre et elle n'y est pas encore parvenue d'une manière complète. A bord, comme à terre, il y a deux moyens d'atteindre le but, l'aération ou ventilation naturelle et la ventilation artificielle.

a). Ventilation naturelle. — Elle se fait par les *sabords* et les *hublots* d'une part, par les *panneaux* de l'autre. Les sabords sont les fenêtres latérales par lesquelles passe la volée des canons, les hublots sont des petites ouvertures circulaires destinées à donner de l'air et de la lumière dans les faux ponts. Les panneaux ou *écoutilles* sont des ouvertures rectangulaires qui font communiquer les ponts entr'eux et avec l'extérieur. Lorsque tous ces orifices sont ouverts, comme en rade, l'aération est très suffisante, sauf dans les fonds. A la mer, les hublots sont habituellement fermés, les sabords le sont souvent, l'aération ne se fait plus qu'à l'aide des écoutilles qu'il faut même couvrir, lorsqu'il pleut et alors le méphitisme intérieur augmente d'une manière rapide. Lorsque le mauvais temps se prolonge pendant plusieurs jours, on ne tarde pas à observer des cas de fièvre typhoïde. Il faut donc recourir à des moyens artificiels pour renouveler l'air intérieur.

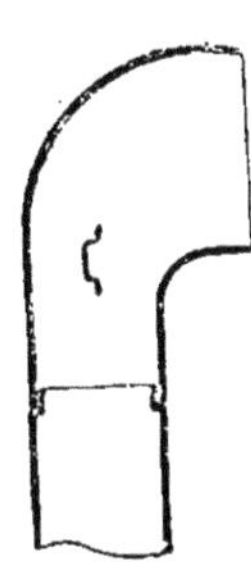

Fig. 110. — Schéma de l'extrémité supérieure d'une manche en tôle avec son pavillon mobile.

b). Ventilation artificielle. — Elle peut, comme à terre, s'opérer par pulsion, par aspiration ou par les deux moyens à la fois. La ventilation par pulsion se fait à l'aide de *manches à vent* ou de *ventilateurs mécaniques.*

Les manches à vent sont en usage dans la marine depuis un temps immémorial. On en attribue l'invention aux Danois. Elles étaient primitivement en toile et représentant une sorte d'entonnoir dont l'extrémité supérieure évasée était suspendue à une vergue et tournée du côté du vent, tandis que l'autre plongeait jusque dans le faux-pont ou la cale en passant par les panneaux. Ces manches, les seules qui fussent connues il y a cinquante ans, sont encore en usage à bord d'un grand nombre de navires. Elles ont l'inconvénient de s'aplatir, de s'étrangler, en se cordant sur le bord des panneaux et on les a remplacées sur les navires de guerre par des manches en tôle d'un calibre supérieur et invariable. Leur pavillon est muni de deux poignées latérales permettant de le tourner du côté du vent (fig. 110).

Le nombre de ces manches varie avec la dimension du navire. Un croiseur comme le *Condor* en a 8 ; à bord de l'*Amiral-Baudin*, cuirassé de premier rang, on en trouve 14 et leur section totale est de 34 mètres carrés. Malgré leurs dimensions et leur nombre, les manches à vent n'aèrent convenablement les navires que quand leur vitesse est grande ou la brise très fraîche.

Les ventilateurs mécaniques dont j'ai parlé dans le chapitre III ont été appliqués à l'aération des cales, on en a même inventé de spéciaux. Ceux dont on se sert aujourd'hui sont mus par la vapeur et ils sont en nombre correspondant à celui des sections du navire qu'il s'agit de ventiler.

Depuis l'application de la vapeur à la navigation, on a utilisé la chaleur que dégagent les chaudières pour aspirer et évacuer l'air vicié. Les *systèmes Edmond Bertin, Macdonald*, sont fondés sur ce principe. Ils se composent d'un système de canaux convergents qui aboutissent à deux collecteurs, lesquels viennent aboutir l'un aux foyers des chaudières et l'autre à la cheminée. Celle-ci a une double paroi et c'est dans l'intervalle qui les sépare que se rend l'air apporté par le collecteur. Il s'y réchauffe fortement, s'élève et aspire le contenu de tous les tuyaux qui aboutissent à ce collecteur.

Le système *Bertin*, qui n'est qu'une modification du précédent, fonctionne encore avec un plein succès, sur les navires du type *Annamite ;* mais si cette aspiration simple et presqu'automatique peut suffire à bord des transports et des paquebots, dont toutes les portes communiquent ensemble, il n'en est plus de même sur les navires de combat qui se composent, comme nous l'avons vu, de compartiments indépendants. Il faut aérer chaque tranche séparément et cela ne peut se faire qu'à l'aide de ventilateurs énergiques. Ceux qui sont en usage à bord des cuirassés d'aujourd'hui fonctionnent à la vapeur et injectent de 10.000 à 15.000 mètres cubes d'air à l'heure dans le compartiment qu'ils desservent. L'air vicié refoulé de cette façon s'échappe par la double enveloppe de la cheminée, par la cavité des mâts militaires, ou par des conduits spéciaux. Sur d'autres navires, il est aspiré par des ventilateurs. Du reste, il n'existe pas aujourd'hui dans notre marine deux navires de guerre où la ventilation s'opère de la même façon. Les deux dessins (fig. 111 et 112) qui suivent sont destinés à montrer comment elle se fait à bord du *Davoust* et de l'*Amiral-Baudin*, tous deux de construction récente.

6° *Température intérieure*. — A bord des navires en bois, la température intérieure était assez uniforme, grâce à l'épaisseur des parois et à leur peu de conductibilité ; mais les navires d'aujourd'hui sont dans des conditions tout à fait opposées. Au lieu de 80 centimètres à un mètre d'épaisseur qu'avaient les murailles de nos vieux vaisseaux, la tôle des cuirassés a 15 millimètres et celle des torpilleurs en a 3. Cette paroi métallique si mince est conductrice au plus haut degré. En hiver, sur le navire le plus favorisé, on ne constate pas une différence de plus de

3 degrés entre la température de l'air extérieur et celle du faux-pont pendant la nuit, et alors qu'il est rempli de monde. En rade, quand les feux ne sont pas allumés, les hommes ont tellement froid qu'ils ne peuvent pas dormir dans leurs hamacs et qu'ils se lèvent pour se réchauf-

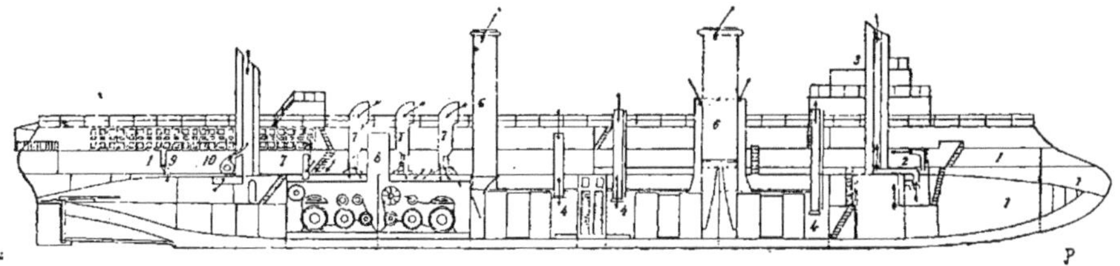

Fig. 111. — Ventilation du *Davoust* (figure d'ensemble).

1, tranches de l'avant ; — 2, ventilateur pour ces tranches ; — 3, màt militaire avant ; — 4, 4, 4, ventilateur des chaufferies ; — 6, 6, cheminées ; — 7, 7, 7, ventilateurs des machines ; — 10, ventilateur des tranches de l'arrière.

fer en marchant. Dans l'été c'est tout le contraire : Sur le *Condor* on a relevé, au mois de juin, 24°3 sous la teugue et 29 dans le faux-pont, alors que le thermomètre marquait 18°4 à l'air libre. Sur le *Duguesclin*, on a constaté, dans la batterie, des températures supérieures de dix degrés à celle qu'on observait sur le pont.

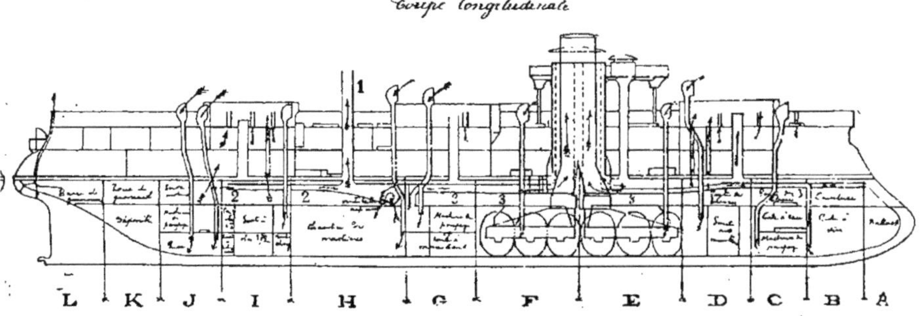

Fig. 112. — *Amiral-Baudin* (ensemble de la ventilation).

1, conduit d'évacuation de l'air vicié des machines puisé par un ventilateur dans le double plafond des machines (ce conduit n'est autre que le màt arrière) ; — 2, 2, double plafond des machines ; — 3, 3, double plafond des chaufferies évacuant l'air chaud dans l'enveloppe de la cheminée. — Au-dessus des tranches D, G et I se voient les voies d'évacuation d'air qui empruntent les axes des tourelles cuirassées.

L'action directe des rayons solaires s'exerce, avec une telle puissance sur ces tôles d'acier qu'on peut, dans l'hiver, constater une différence de 16 degrés entre le côté ensoleillé et celui qui reste dans l'ombre. En été, l'écart ne dépasse pas 6 à 8 degrés.

La chaleur dégagée par la machine est un facteur qui n'a pas moins d'importance. A la mer, quand les feux sont allumés, son influence se fait sentir dans toute la partie du navire située sous le pont cuirassé ; elle est d'autant plus forte qu'on se rapproche davantage des compartiments où sont placés les chaudières et les appareils moteurs. Dans les chaufferies, elle était autrefois intolérable. On y a relevé des températures de 70 à 80 degrés. Il fallait parfois laisser tomber les feux (1). Il en serait encore de même, à bord des paquebots qui descendent la mer Rouge, au mois de juillet et d'août, si l'on n'avait pas soin d'embarquer des chauffeurs indigènes, en traversant le détroit : mais à bord des cuirassés d'aujourd'hui, la température des chaufferies atteint rarement 40° et celle des machines ne dépasse pas 58°. Cette différence tient à la ventilation plus active des premières. Lorsqu'on éteint les feux à bord des cuirassés les plus récemment construits, il faut 8 jours pour que le refroidissement soit complet.

La chaleur dégagée par ces immenses foyers de combustion est si forte que celle que dégagent les cuisines, l'éclairage et les hommes est une quantité presque négligeable et nous n'en parlons que pour mémoire.

Aux causes que nous venons d'énumérer et qui font varier la température intérieure des navires dans de si fortes proportions, il faut joindre l'action des climats extrêmes dans lesquels la navigation les conduit. On comprend dès lors l'importance de la question du chauffage et de la réfrigération en hygiène navale.

7° *Chauffage et réfrigération.* — La nécessité de réchauffer l'intérieur des navires dans les mers du Nord et dans l'hiver, ne se discute plus. Tous les médecins de la marine réclament le chauffage des bâtiments ; il est déjà réglementaire dans quelques marines étrangères ; mais, en France, nous ne sommes pas encore sortis de la période des essais. Les premiers ont eu lieu sur la *Romanche*, lors de son voyage au Cap-Horn, les seconds à bord du *Requin* ; mais les installations étaient défectueuses et n'ont produit que des résultats imparfaits ; mais on s'est adressé depuis aux maisons Geneste-Herscher et Grouvelle-Arquembourg dont les appareils sont maintenant en service sur les cuirassés *Formidable* et *Neptune* et sur les croiseurs *Troude*, *Suchet*, *Isly*, *Surcouf*, *Chasseloup-Laubat*, *Bugeaud*, etc., etc.

Le système adopté s'imposait de lui-même, c'est le chauffage à la vapeur dont nous avons exposé les principes dans le chapitre III. La machine fournit la vapeur, qui est ramenée par un détenteur de 5 kilog. à 1 kilogr. Elle circule dans un tuyautage qui règne des deux bords dans des poêles situés aux points où les hommes se tiennent d'habitude ainsi que dans les chambres.

Les moyens dont on dispose pour rafraîchir l'air à bord sont les mêmes

(1) BOUREL-RONCIÈRE, *Considérations sur les conditions hygiéniques des chauffeurs et des mécaniciens*, Montpellier, 1864.

qu'à terre et ils sont bien insuffisants : Couvrir le pont d'une double tente avec des rideaux tombant du côté du soleil, arroser fréquemment les ponts et favoriser l'aération sont les seules pratiques usitées. Peut-être un jour pourra-t-on utiliser le froid produit par la détente de l'air comprimé ; mais la question n'est même pas encore à l'étude.

8° *Eclairage.* — La lumière naturelle entre à bord par les mêmes ouvertures que l'air atmosphérique. Elles sont aujourd'hui plus larges et mieux disposées que par le passé ; mais elles n'en sont pas moins très insuffisantes. L'éclairage artificiel, au contraire, est très puissant. La lumière électrique est en usage à bord des navires récemment construits ; elle y est employée sous ses deux formes : l'arc voltaïque qui sert à éclairer l'horizon par ses projections puissantes, les lampes à incandescence qui servent à l'éclairage intérieur et sont répandues dans tout le bâtiment. Il y en a de 250 à 270 à bord des cuirassés. Ces lampes sont de trois espèces : 1° La lampe d'applique à abat-jour qui sert à l'éclairage des logements de l'état-major ; 2° la lampe d'applique qui, le jour, éclaire les parties du navire où la lumière naturelle ne parvient pas et, la nuit, le navire tout entier ; 3° les lampes mobiles enfermées dans un globe de verre protégé par un grillage métallique pouvant se déplacer autour de leur prise de courant dans un rayon dont le conducteur qui les y rattache mesure l'étendue.

L'éclairage électrique n'expose pas autant à l'incendie à bord qu'à terre, parce que les appareils sont surveillés par un personnel nombreux et expérimenté, que les conducteurs sont bien isolés et que de nombreux coupe-circuits sont intercalés dans leur trajet. Quant aux accidents de fulguration, ils ne sont pas à craindre, l'intensité des courants alternatifs restant toujours bien au-dessous de 300 volts (1).

Indépendamment de l'appareil électrique on se sert encore pour divers usages de bougies stéariques et de lampes alimentées par l'huile de colza épurée colorée en rouge par l'orseille.

9° *Mouvements et bruits.* — Un navire à la mer n'est jamais complètement immobile. La mer le secoue sans cesse, et les lames lui impriment deux mouvements en sens opposé : l'un se fait suivant son grand axe, c'est-à-dire d'avant en arrière, c'est le *tangage*, l'autre transversalement, ou d'un bord à l'autre, c'est le *roulis*. Ces deux mouvements se font sentir d'autant plus vivement que le navire est plus petit. Sur les grands paquebots qui ont de 130 à 150 mètres de long, qui reposent toujours au moins sur deux lames et qui fendent la mer comme un couteau, le *tangage* est presque insensible, mais le *roulis* y est considérable. A bord des cuirassés en général, les deux mouvements sont peu sensibles ; le

(1) Sur le *Formidable*, il y a trois dynamos de 75 à 80 volts ; sur le *Hoche*, il y en a quatre de 68 à 70 volts. Jamais plus de trois d'entr'elles ne marchent à la fois et elles ne sont pas attelées ensemble sur le même circuit.

premier à cause de leur longueur, le second parce que le métacentre y est très rapproché du centre de gravité.

C'est au centre du navire que le *tangage* est le moins pénible ; quand au *roulis*, on ne peut l'éviter qu'en se couchant dans un hamac ou dans un cadre suspendu parallèlement à l'axe du navire. A ces deux mouvements communs à tous les navires, il faut joindre la *trépidation* occasionnée par la rotation de l'hélice à bord des navires à vapeur, les *vibrations* imprimées à toute la masse du navire par le mouvement des chaînes, lors des mouillages, par le fonctionnement des treuils à vapeur et celui des dynamos. Ces mouvements réunis produisent un ébranlement très pénible pour tout le monde et, chez les personnes qui n'y sont pas habituées, ils déterminent le mal de mer dont nous parlerons plus loin.

Il n'existe pas de milieu plus bruyant que les navires. Les usines elles-mêmes sont silencieuses la nuit, tandis qu'à bord le vacarme est incessant. Il est inutile d'en énumérer les causes ; d'autant plus que, si ces bruits sont très incommodes, ils ne sont pas de nature à porter atteinte à la santé des marins. Tout au plus peuvent-ils être nuisibles aux passagers trop impressionnables. Le seul bruit qui ait des inconvénients réels, c'est le bruit du canon et il ne se fait entendre qu'à bord des grands navires, les jours d'exercice, et sur le vaisseau-école des canonniers où le tir est incessant. La plupart des officiers qui ont commandé ce navire sont atteints d'une surdité plus ou moins prononcée, et pourtant avant tous les tirs on distribue du coton à tout le monde pour se mettre dans les oreilles.

II. **Le marin.** — A. Recrutement. — La profession navale n'est guère embrassée que par les hommes du littoral, mais la marine de l'Etat se recrute à trois sources d'importance inégale : l'*inscription maritime*, l'*engagement* et l'*appel*.

1° *Inscription maritime.* — Ce système est l'œuvre de Colbert. Lorsqu'il entreprit la réorganisation de la marine, il substitua au procédé brutal et barbare de la *Presse* le régime régulier des *classes* remplacé, un siècle plus tard, par celui des *rôles* et enfin par la *levée permanente*. Dans ce système, tous les hommes qui exercent la profession de marin, de batelier, de pêcheur sur la mer et sur les rivières jusqu'au point où remonte la marée, sont *inscrits* sur les contrôles de la marine et soumis à la *levée*, c'est-à-dire susceptibles d'être appelés à bord des navires de l'État, lorsque les besoins l'exigent. En réalité ils ne font pas aujourd'hui plus de 40 ou 42 mois de service dans toute leur carrière et ils ont des avantages spéciaux qui font plus que compenser les sacrifices qui leur sont imposés. C'est la principale source de recrutement de nos équipages et c'est la meilleure.

2° *Engagements volontaires.* — Il y en a de deux sortes : les engagements *ordinaires* dont la durée est de cinq ans et les engagements à *long terme* qui vont jusqu'au passage dans la réserve de la classe à laquelle appartiennent les sujets. La marine se montre extrêmement sévère pour ce dernier genre d'engagement et ne les accepte guère que pour les *spécialités* dont le recrutement est toujours difficile.

3° *L'appel.* — Il fournit moins de monde aux équipages de la flotte que l'inscription maritime (1). Le plus grand nombre des recrues qu'on voit arriver à bord sont des hommes que le sort a désignés pour les troupes de la marine et qui ont obtenu leur changement de corps.

Je ne parle pas des surnuméraires civils autrefois fort nombreux à bord et qui n'y sont plus représentés que par les cuisiniers et les domestiques de l'état-major.

L'Ecole des mousses établie en rade de Brest à bord d'un vieux vaisseau fournit à la marine des jeunes gens instruits et disciplinés qui sont la pépinière de la *maistrance*. Les enfants y entrent de 13 à 15 ans, en sortent à 16 et contractent un engagement à long terme. Quant aux *pupilles* de la marine, c'est une création de pure bienfaisance, un orphelinat qui rend des services aux familles des marins, mais qui ne fournit presque rien à la profession maritime.

B. Professions nautiques. — Elles sont extrêmement multipliées aujourd'hui. Autrefois le bon matelot était propre à tout : il était gabier, timonier, canonnier, et fusilier au besoin. La navigation à vapeur a créé les professions de mécanicien, de chauffeur, de soutier. La manœuvre des grosses pièces d'artillerie, celle des torpilles a créé des spécialités nouvelles et des écoles pour former les hommes qui y sont destinés. L'étude des conditions hygiéniques propres à toutes ces professions nous entraînerait trop loin. Les unes s'exercent au grand air et en ont tous les avantages mais elles exposent les hommes aux intempéries, aux chutes, aux contusions ; les autres retiennent les hommes dans les fonds du navire et les font vivre dans l'ombre et dans l'air confiné. Les mécaniciens, les chauffeurs, les soutiers vivent près des feux et soumis aux températures insupportables dont nous avons parlé. De là les sueurs profuses et les refroidissements brusques, lorsqu'ils montent sur le pont, la soif inextinguible, l'abus des boissons aqueuses et les diarrhées qu'elles provoquent. Il faut joindre à cela les affections cutanées (furoncles, eczéma, etc.) produites par la chaleur, les poussières de charbon et les graisses ; les contusions et les plaies produites par les blocs de charbon, enfin les accidents de machines. Ces professions sont les plus insalubres de celles qui s'exercent à bord.

C. Travaux, Exercices. — Les occupations auxquelles les hommes sont assujettis à bord sont : 1° le *quart* (2) qui se fait par *bordées*, pendant le

(1) Sur 37,642 hommes que la marine prend en moyenne par an, 23,140 proviennent de l'inscription maritime et 14,392 du recrutement.

(2) A bord la journée est divisée en 6 parties de quatre heures chacune qui ont reçu le nom de *quart*. L'équipage est divisé en deux *bordées*, chaque *bordée* en deux *divisions*, chaque *division* en deux *sections*, et chaque *section* en un certain nombre de *séries*.

jour seulement en rade et de jour comme de nuit à la mer. 2° Les travaux du bord, comprenant le *canotage*, le *lavage*, la *peinture* et le *fourbissage*, les travaux de *charpentage* et de *forge*, la manœuvre du *scaphandre*. 3° Les *exercices* du *canon*, du *fusil*, de la *manœuvre*, la *gymnastique*, l'*escrime*, les *signaux* et la *lumière électrique* (1).

Nous ne pouvons, sans sortir de notre cadre, exposer en détail les considérations d'hygiène spéciales à chacune de ces fonctions.

D. Alimentation. — Toute personne embarquée à quelque titre que ce soit, a droit aux vivres du bord. Il existe, pour le personnel embarqué, trois espèces de rations : la ration de *journalier*, la ration de *campagne* et la ration de *malade*, auxquelles il faut joindre à titre exceptionnel, la ration des *prisonniers de guerre* et des *condamnés* et enfin la ration spéciale attribuée à certains indigènes embarqués. Les commandants, les officiers, les aspirants et assimilés reçoivent, en plus de la ration du bord, un traitement de *table* proportionnel au grade et à la position.

1° *Ration du matelot français*. — La ration de journalier est celle qui se délivre dans le port et en rade ; la ration de campagne est celle qui se donne à la mer. Chacune de ces deux rations comporte trois repas : le déjeuner, le dîner et le souper.

Le premier de ces repas est identique pour chacune des deux rations et pour chaque jour de la semaine, il se compose de : pain d'équipage, 250 grammes ; café, 24 grammes ; cassonade, 25 grammes.

a). *Ration de journalier*. — Dans la ration de journalier, il y a trois types de dîner, dans lesquels la ration de pain est toujours la même 275 grammes ; les autres aliments (viandes fraîches, légumes verts, fromage, fayols, morue) sont distribués de manière à mettre dans la ration du matelot la variété qui est indispensable à tout bon régime. Il y a seulement deux types de souper dans lesquels la quantité de pain est la même, et où les pommes de terre, les légumes frais alternent avec les légumes desséchés.

b). *Ration de campagne*. — La ration de campagne est plus complexe que celle du journalier en raison de l'usage fréquent des conserves. Des trois repas c'est le dîner qui varie le plus. On en a adopté cinq types dont nous ne donnerons pas la composition parce que cela serait sans intérêt.

Le déjeuner diffère de celui en journalier par la substitution du biscuit au pain ; au lieu de 250 grammes de pain chaque homme reçoit **180** grammes de biscuit.

2° *Rations des marines étrangères*. — Elles sont composées des mêmes éléments, mais elles diffèrent notablement par la quantité, comme le prouve le tableau suivant :

(1) Voir le tableau de service d'été et d'hiver en escadre (*Traité d'hygiène, de médecine et de chirurgie navale*, par J. Rochard et Denis Bodet, Paris, 1895.

Ration française,	poids moyen	1k. 457
— anglaise,	id	2 571
— des Etats-Unis,	id	1 240
— autrichienne,	id	1 115
— allemande,	id	1 370

Le poids de la ration anglaise est évidemment exagéré surtout quand on songe que cette masse de deux kilogrammes et demi d'aliments est noyée dans 4lit,53 de bière. La ration autrichienne au contraire est trop faible ; les autres se rapprochent de la normale et la nôtre est dans de bonnes conditions. C'est plutôt par la qualité des aliments que par leur quantité qu'elle pèche et cependant quelle différence entre la nourriture des marins d'aujourd'hui et celle des équipages d'autrefois ! Au temps de la marine à voiles, des longues campagnes et des traversées interminables, les vivres s'avariaient peu à peu et finissaient par devenir détestables. Les occasions de les renouveler étaient rares et c'est à peine si on s'en préoccupait. La navigation à vapeur avec sa rapidité plus grande et la nécessité de relâcher souvent pour faire du charbon, a modifié radicalement cet état de choses. Il n'y a plus de longues traversées ; on peut faire des vivres à des intervalles rapprochés. On embarque des bœufs et des moutons vivants, ce qu'on ne faisait jamais autrefois. Les farines sont de première qualité ; on donne, comme nous l'avons dit (1), deux repas de pain par jour et trois lorsque les commandants le veulent. Les légumes secs ne séjournent pas longtemps à bord ; ils cuisent bien et les conserves sont excellentes. L'alimentation est variée ; la seule chose qu'on puisse y reprendre c'est l'insuffisance de certains repas, composés de fromage, ou de sardines à l'huile ou de fayols, aliments trop légers pour nourrir convenablement des matelots jeunes, robustes et travaillant rudement.

3° *Boissons*. — Les matelots en France reçoivent réglementairement 46 centilitres de vin donnés par moitié au dîner et au souper et de plus 4 centilitres de tafia délivrés au déjeuner (2). Les vins proviennent du Bordelais, de la Saintonge, de la Provence, du Languedoc, de l'Algérie. Ils sont choisis avec le plus grand soin et traités avec une réelle sollicitude. Leur bonne qualité est prouvée par le prix que le matelot attache à son quart de vin. Le tafia s'achète à la Martinique. Il doit marquer 52° à la température de 15°.

On ne délivre pas d'autre boisson alcoolique aux marins français. Le café leur est donné le matin au repas de 5 heures avec le boujaron de tafia qu'ils commencent par avaler ; puis ils versent l'infusion de café bouillante sur le biscuit concassé dans les assiettes. Cette infusion préparée au percolateur contient 24 grammes de café d'excellente qualité et

(1) Chap. IV, article 1er, § 2.

(2) Les marins et toutes les personnes embarquées au-dessous de 16 ans ne reçoivent que 30 centilitres de vin. La ration de tafia était jadis de 6 centilitres ; mais elle a été réduite à 4, sur une demande, par le décret du 12 juillet 1880.

25 grammes de cassonade. Il n'est délivré de thé qu'aux malades, sauf à bord des navires qui font campagne dans les climats très froids (1). Le chocolat n'est également donné qu'à l'hôpital.

4° *L'eau à bord.* — Le plus grand progrès qui a été réalisé en hygiène navale est celui qui consiste à substituer les caisses en fer aux barriques dans lesquelles on embarquait encore l'eau au commencement du siècle. Elle s'y altérait rapidement et, au bout de quelque temps, elle exhalait une odeur hépatique repoussante produite par le dégagement d'acide sulfhydrique dû à la décomposition des sulfates qu'elle contenait, au contact du bois du tonneau. Elle s'épurait à la longue, sous l'influence d'oxydation nouvelle et les matelots avaient coutume de dire que l'eau des barriques avait besoin de pourrir trois fois avant d'être potable. Il n'y a pas de moyens qu'on n'ait employé pour tâcher de remédier à cette infection (2). Jusqu'en 1815, époque à laquelle les Anglais ont eu l'idée de remplacer les barriques par des caisses en tôle. Nous n'avons pas tardé à les imiter, et cette innovation précieuse a été consacrée par le règlement du 13 février 1825. Les réservoirs métalliques en s'adaptant par leurs formes aux façons du navire, ont permis d'embarquer beaucoup plus d'eau dans une même cale et de la conserver excellente, malgré l'addition d'une petite quantité de rouille. Il fallait toutefois en embarquer la même quantité, la renouveler à chaque relâche et c'était une entrave sérieuse à la navigation. Aussi l'idée de distiller l'eau de mer s'était-elle présentée de très bonne heure à l'esprit des marins. Les premiers essais remontent à 1717 (3), mais la solution pratique n'a été trouvée qu'en 1840, époque où les *cuisines distillatoires* Peyre et Rocher ont été adoptées par la marine. Ces appareils réaliseraient le double avantage de cuire les aliments et de fournir de l'eau douce. Ils ont été en usage, pendant une vingtaine d'années, à bord des navires de guerre et on les retrouve encore en usage sur un certain nombre de bâtiments du commerce.

Dans la marine de l'Etat, on est parvenu à résoudre le problème d'une manière plus complète, en empruntant aux chaudières motrices l'énorme quantité de vapeur qu'elles peuvent fournir. Dans le principe, on condensait directement cette vapeur, en l'amenant du coffre de la chaudière dans un réfrigérant d'où elle se rendait dans les caisses ; mais, lorsqu'on a adopté les condenseurs à surface qui renvoient la vapeur à la chaudière après qu'elle a circulé à traver les organes de la machine et qu'elle a émulsionné toutes les graisses qui en facilitent les mouvements, il a fallu renoncer à utiliser cette vapeur qui ne fournissait plus qu'un

(1) La quantité de thé allouée par les règlements est de 30 grammes par homme, pour toute la campagne.

(2) Voyez pour cet historique, J. Rochard et D. Bodet, *Traité d'hygiène, de médecine et de chirurgie navales*, Paris, 1895, p. 20.

(3) Voyez pour l'historique, J. Rochard et D. Bodet (*loc. cit.*), p. 22.

liquide empyreumatique, détestable et malsain. On y a remédié, en adoptant des bouilleurs dans lesquels la vapeur venant des chaudières

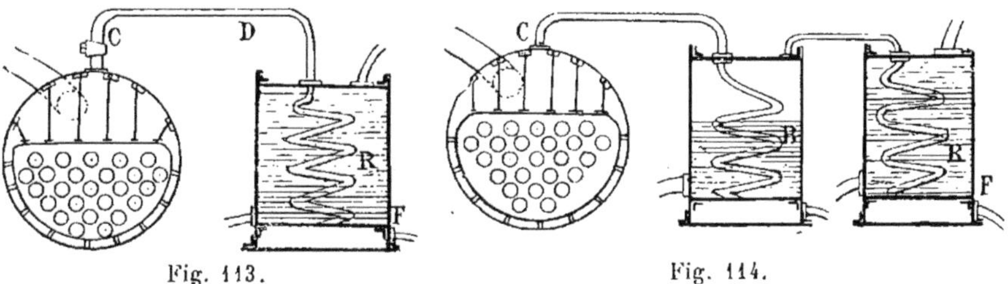

Fig. 113. Fig. 114.

sert à vaporiser de l'eau provenant directement de la mer, mais sans se mélanger avec elle. Les schémas ci-dessus font comprendre les principes différents des deux systèmes.

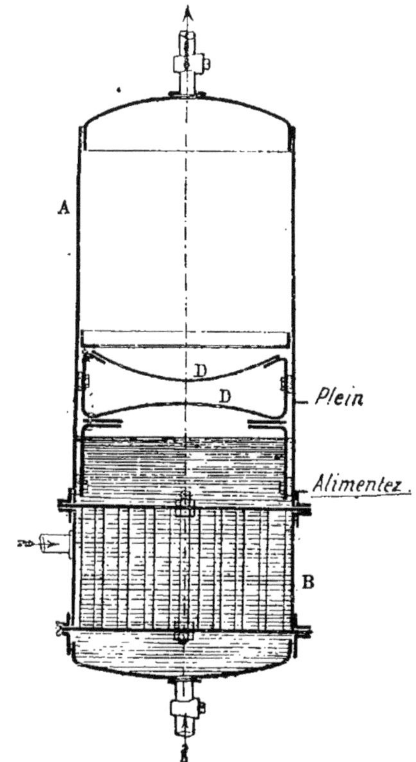

Fig. 115. — Schéma du bouilleur Cousin.

Dans le premier (fig. 113) la vapeur prise en C dans la chaudière, vient par le tuyau D se condenser dans le réfrigérant R et s'écoule telle qu'elle, par l'orifice F. Dans le second (fig. 114), la vapeur prise en C vient échauffer et vaporiser l'eau du réservoir B, sans s'y mélanger et s'écoule au dehors, tandis que la vapeur du réservoir B vient se condenser en R et s'écoule limpide par l'orifice F dans les caisses de la cale. L'eau grasse de la machine qui s'écoule du réservoir B, peut servir au lavage du linge ou être envoyée dans le lavabo des chauffeurs.

Il existe plusieurs espèces de *bouilleurs*. Le plus usité est le *bouilleur Cousin* (fig. 115). Il est divisé en deux compartiments superposés : Le supérieur A renferme l'eau de mer venant du dehors ; l'inférieur B est rempli par la vapeur qui doit vaporiser cette eau.

Deux diaphragmes D percés de trous séparent le compartiment A en deux parties. L'inférieur contient l'eau, le supérieur la vapeur qui s'échappe par l'orifice placé au sommet de l'appareil et va se condenser dans un réfrigérant qui n'est pas représenté dans la figure.

Le *bouilleur Mouraille* n'est qu'une modification du précédent, ainsi que le montre la figure ci-dessous (fig. 116). Les tubes B sont plus petits et plus nombreux, ce qui accroît la surface de chauffe et il existe au centre un tube très volumineux T, terminé par un écrasement conique C dont le bord libre dépasse le niveau de l'eau. De plus, les deux diaphragmes D, du *bouilleur Cousin* sont remplacés par un cône renversé contre lequel viennent se briser les projections d'eau provenant de l'ébullition des petits tubes plus active que celle du bouilleur central.

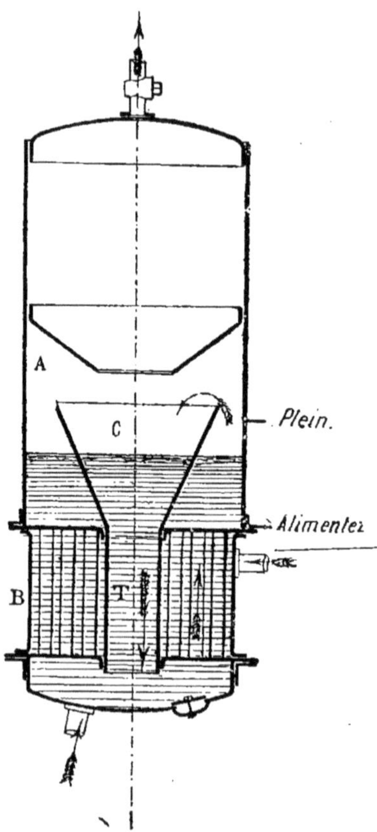

Fig. 116. — Schéma du bouilleur Mouraille.

Le *bouilleur Normandy* est en usage en Angleterre et installé à bord d'un de nos grands torpilleurs, le *Coureur*. Dans cet appareil (fig. 117), le condenseur et l'évaporateur sont réunis. La vapeur venant de la chaudière arrive par le conduit C et à travers la coquille B, dans les tubes T. Elle chauffe l'eau qui les baigne ; la vapeur qui en résulte se rend dans le cylindre E et de là par le tube H dans le cylindre réfrigérateur R. L'eau condensée passe ensuite dans le filtre.

Les condenseurs sont de différents systèmes ; mais nous n'en dirons rien, parce que les installations intéressent plutôt le constructeur que l'hygiéniste et que cet article est déjà bien long (1).

L'eau distillée ainsi produite est excellente, on en boit à bord de tous les navires à vapeur de toutes les nations, depuis un temps assez long pour qu'il ne soit plus question des attaques dont elle a été l'objet au début. On lui reprochait son mauvais goût, mais cela tenait à ce qu'elle était mal distillée. On l'accusait de remplir d'une humidité chaude les fonds du navire et ce reproche était fondé lorsqu'elle arrivait, dans les caisses,

(1) Les *condenseurs* Perroy et Frazer, les différentes sortes d'aérateurs sont décrits et figurés dans le *Traité d'hygiène, de médecine et de chirurgie navales* de J. Rochard et D. Bodet, p. 738 et suivantes.

avec une température de 70° ou 80° ; mais aujourd'hui, quand elle y tombe, elle n'est pas sensiblement plus chaude que celle de la mer d'où elle provient. Quant à son extrême pureté, à l'absence de sels, c'était un inconvénient un peu théorique auquel il aurait été facile de remédier du reste en ajoutant à l'eau distillée, comme le proposait Fonssagrives, les sels qui se trouvent normalement dans une eau potable de bonne qualité. L'expérience a prouvé que cela n'était pas nécessaire. L'absence

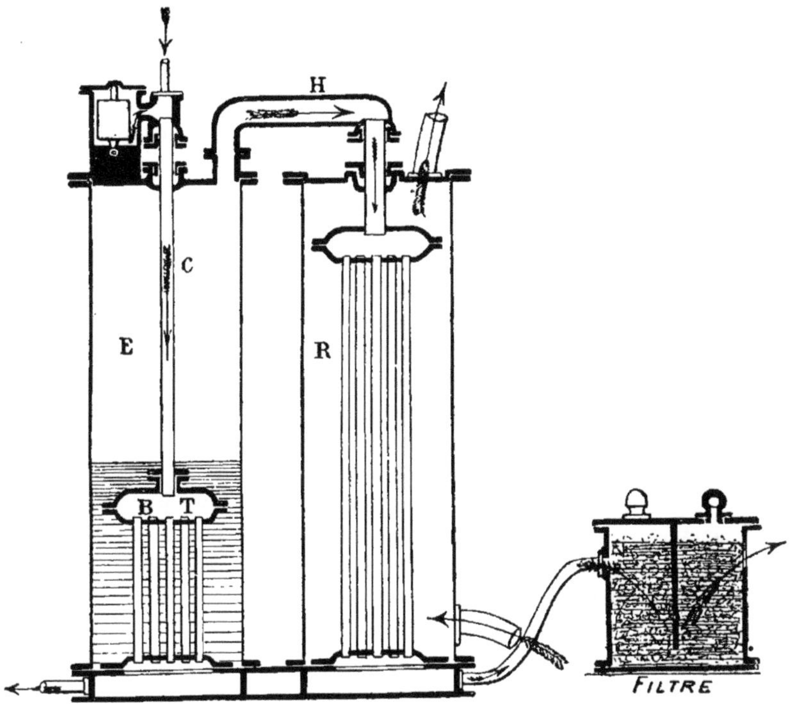

Fig. 117. — Bouilleurs de Normandy.

de gaz qui rend l'eau lourde et indigeste est corrigée par l'emploi d'*aérateurs* dont le mécanisme est très simple (1).

De tous les inconvénients attribués à l'eau distillée, il n'en reste plus qu'un seul qui vaille la peine d'être mentionné. Ce sont les intoxications saturnines auxquelles elle a donné lieu. Au temps des cuisines distillatoires, les tubes qui amenaient l'eau dans les caisses étaient en plomb et les cas de coliques saturnines étaient devenus tellement nombreux que

(1) Ces *aérateurs* sont figurés dans le *Traité d'hygiène, de médecine et de chirurgie navales* (*loc. cit.*), p. 140.

cette maladie, sur la nature de laquelle nous nous étions mépris, causait de véritables épidémies à bord des bateaux à vapeur. C'est à Amédée Lefèvre, directeur du service de santé de la marine, que revient le mérite de nous avoir prouvé que nous avions affaire à un empoisonnement saturnin et de l'avoir fait disparaître presque complètement du cadre nosologique de la marine, en supprimant le plomb de ces appareils. Aujourd'hui ce ne sont plus les tuyaux de plomb ni l'étamage qu'il faut incriminer ; ce sont les joints des appareils qu'on persiste encore à faire avec des mastics au minium ou à la céruse. Ils déterminent encore de loin en loin quelques cas de coliques saturnines. Tous les joints des appareils à produire l'eau distillée devraient être faits au coton d'amiante. Ce mélange d'amiante et de coton est très maniable et parfaitement inoffensif.

E. Vêtements, Couchage. — 1° *Vêtements*. — Le trousseau du matelot (vêtements, linge, ustensiles de toilette), est contenu dans deux sacs qui sont enfermés dans des casiers, dont on ne les extrait qu'aux heures réglementaires. Ces casiers sont en bois ; il serait préférable pour l'hygiène qu'ils fussent constitués par un grillage en fil de fer qui rendrait facile l'aération des sacs dont le contenu est souvent mouillé.

Lorsque la circulaire ministérielle du 3 octobre 1891 aura reçu son exécution, il faudra joindre aux objets énumérés ci-dessus deux tricots en laine bleue dits *Jerseys*, deux caleçons en coton tricoté et une deuxième serviette.

Ces effets sont la propriété des marins, le bord leur fournit les *cirés* pour le service des embarcations et les capotes en grosse toile pour les factions. Pour les campagnes dans les régions froides, il leur est donné de plus des chemises et des caleçons en molleton, des tricots, des bas de laine et des bottes.

La tenue des matelots est à peu près la même dans toutes les marines ; l'expérience a prouvé qu'elle convenait à leur profession. La seule partie qui laisse à désirer c'est la chaussure. Les souliers du magasin sont en cuir rude, à semelles épaisses et froissent les pieds des hommes qui sont devenus sensibles par leur immersion fréquente dans l'eau. Aussi ne les chaussent-ils qu'avec répugnance et sont-ils presque toujours pieds-nus. Il serait à désirer qu'on adoptât pour eux une chaussure spéciale pour le bord, comme il en existe une dans l'armée.

2° *Couchage*. — On trouve à bord trois modes de couchage : le *hamac* qui est le lit du matelot, le *cadre* suspendu réservé aux malades et la *couchette* qui est l'attribut des officiers et des maîtres.

Le *hamac* est un excellent mode de couchage. Suspendu par ses deux extrémités, il échappe au mouvement de roulis et on y dort à merveille, quand on y est habitué. Le matin, les hamacs sont décrochés et portés aux bastingages qu'on laisse ouverts, de telle sorte que la literie est aérée et les postes de couchage dégagés pour tout le jour, ce qui est extrêmement hygiénique. Le seul inconvénient qu'on puisse leur reprocher, c'est de tenir si peu de place qu'on peut entasser les hommes et les serrer les uns contre les autres de façon à ce qu'ils n'aient plus la quantité d'air qui leur est nécessaire. Cet encombrement était extrême autrefois à bord des bricks et des corvettes à batterie barbette où le faux-pont était extrêmement bas. L'intervalle réglementaire entre les crocs dans le sens transversal était de $0^m,65$ et les hamacs étaient tellement serrés, qu'il n'y avait pas dans ces faux-ponts 2 mètres cubes d'air par homme. On comptait $1^{m3},19$ à bord des bricks. Cet inconvénient a beaucoup diminué aujourd'hui, parce que les postes de couchage sont plus spacieux et donnent en moyenne 4 mètres cubes par homme, parce que la batterie et les faux-ponts sont tellement élevés que les crocs de hamacs, au lieu d'être vissés sur les *barrots*, sont fixés sur des tringles en fer, ce qui fait que les hommes respirent dans une couche d'air, plus pure et d'une température moins élevée.

Le *cadre* est en toile et suspendu comme le hamac, mais le fond est maintenu rigide par un rectangle en bois et il a la forme d'un lit. On en a confectionné en tôle mince, pour les navires hôpitaux. Portés sur des épontilles, ils peuvent être immobilisés par une targette lorsqu'on est en rade.

La *couchette* est le lit le plus incommode parce qu'elle est étroite et qu'étant fixe, elle suit tous les mouvements du navire. Aussi les officiers font-ils suspendre un cadre dans leur chambre, lorsqu'elle est assez grande et que le roulis est un peu fort.

F. Soins de Propreté. — La propreté corporelle est entrée depuis longtemps dans les habitudes des matelots. C'est un plaisir de les voir le matin, après le déjeuner, nus jusqu'à la ceinture, se lavant et se savonnant dans les bailles d'eau douce qu'on met à leur disposition. Autrefois, ils ne se lavaient qu'à l'eau de mer et par conséquent d'une manière très imparfaite. Il en est encore ainsi à bord des navires à voiles et dans les longues traversées. Ce progrès, qui date d'hier, est considérable ; toutefois la quantité d'eau douce qu'on leur délivre est encore insuffisante et le procédé de la baille commune à 32 hommes est très primitif. Il faudrait installer pour tout l'équipage des lavabos comme ceux qui existent près de la machine pour les mécaniciens, les chauffeurs et les soutiers. Il faudrait de plus disposer, à bord de chaque navire, un appareil pour donner des bains par aspersion, ainsi que cela se fait réglementairement aujourd'hui dans les casernes (1).

Dans la marine, les cheveux se portent courts. Tous les samedis, les hommes dont la chevelure dépasse la longueur voulue, passent entre les mains du barbier. Je ne connais pas d'exemple de maladie du cuir chevelu qui se soit propagée de cette façon. Les médecins doivent veiller cependant à ce que les ciseaux soient désinfectés.

(1) *Encyclopédie d'hygiène*, t. VII.

Après des années de luttes contre les préjugés et la routine, le port de la barbe est aujourd'hui toléré dans la marine ; mais on ne la laisse pas dépasser une certaine longueur.

Chaque homme possède une brosse à dents, mais elle est tellement dure qu'il ne s'en sert jamais ; on délivre aussi de la poudre dentifrice ; mais c'est avec le doigt qu'on s'en frotte les dents au jour de l'inspection et cela à sec parce qu'on ne donne pas d'eau pour cet usage (1). Il faudrait que chaque homme ait une brosse convenable, un gobelet et 100 grammes d'eau pour la toilette de la bouche. Malgré ce desideratum, la denture des matelots n'est pas défectueuse comme elle l'était au temps des longues campagnes et du scorbut. Aujourd'hui les hommes sont jeunes ; ils ne mangent plus de biscuit que trempé et en très petite quantité. Ils ont perdu l'habitude de chiquer et leur bouche n'est pas plus défectueuse que celle des ouvriers et des paysans de leur âge.

Le lavage du linge de corps et des effets de toile a lieu deux fois par semaine, les hamacs et la toile des sacs deux fois par mois. Les couvertures passent à la lessive au renouvellement des saisons. Le lavage se fait à l'eau douce ; on en délivre 5 litres par homme. C'est encore un progrès tout récent de l'hygiène ; mais le rinçage se fait encore à l'eau de mer et c'est une économie regrettable, car le linge imprégné de sel ne sèche jamais bien.

Sur quelques navires construits par l'industrie, des lessiveuses Chauveau ont été placées dans un des compartiments de la superstructure. C'est une mesure à généraliser. Le séchage se fait à l'air libre ; le linge est amassé sur des cartahus et hissé à la hauteur voulue.

III. **La Navigation**. — Les causes de maladies auxquelles la navigation expose les marins dépendent de la nature de la campagne et des contrées que le navire fréquente. Les campagnes sont d'autant plus nuisibles à la santé de l'équipage que les traversées sont plus longues, les relâches plus rares, les navires plus encombrés. Les transports de passagers exposent davantage aux épidémies que les stations navales dans les pays salubres et que les voyages de circumnavigation ; mais ces derniers mettent aux prises avec les changements incessants de latitude, le passage continuel des pays froids dans les climats torrides et réciproquement. De semblables secousses ébranlent l'organisme et l'épuisent quand elles se répètent fréquemment.

Les stations dans les contrées insalubres de la zone intertropicale exposent les marins aux mêmes influences que les Européens qui vivent à terre ; toutefois on peut, dans une certaine mesure, en préserver les

(1) Il y a cependant des navires à bord desquels les médecins s'occupent avec un soin particulier de la denture des hommes. Il les font périodiquement passer sous leurs yeux, pratiquent les petites opérations nécessaires et s'assurent que les soins de propreté sont pris dans l'intervalle.

équipages, en mouillant les navires au large et au vent des marais, en ne laissant les hommes aller à terre que pendant le jour, et en leur épargnant le plus possible les corvées d'embarcation. Lorsqu'une épidémie éclate dans le pays où le navire stationne, la règle est aujourd'hui d'appareiller sur le champ, à moins qu'une nécessité absolue ne s'y oppose. Dans ce cas, on doit réduire au minimum les communications avec la terre, faire tout apporter à bord par les embarcations du pays et prendre le large ne fût ce que pour quelques jours, si la maladie se montre à bord.

Les croisières, les expéditions scientifiques, ainsi que les transports de passagers placent les équipages dans des conditions particulières à chacune de ces missions. Elles ont une hygiène à part, mais je ne saurais l'exposer ici sans entrer dans des détails que ne comporte pas cet ouvrage, et je dois me tenir dans les généralités (1).

L'existence anormale et artificielle du marin crée pour lui une pathologie spéciale. Il n'a pas de maladies qui lui soient exclusives ; de toutes les affections qu'on englobe d'habitude sous la dénomination de *maladies de l'homme de mer* se retrouvent à terre chez des gens étrangers à la navigation. Le scorbut, cette *peste de la mer* comme l'appelait Lind, règne également dans quelques contrées et s'observe encore parfois dans les prisons. Le typhus des vaisseaux est le même que celui des camps et des villes assiégées, et règne parfois sous la forme épidémique, comme nous en avons eu un exemple en 1893. Il n'est pas jusqu'au mal de mer qui n'ait ses analogies sur la terre ferme. Chez les personnes impressionnables, le balancement de l'escarpolette, le mouvement de la voiture quand on marche à reculons, le tournoiement de la valse déterminent des troubles semblables qui acquièreraient peut-être la même intensité, s'il n'était pas toujours possible de suspendre l'exercice qui y donne lieu.

Le caractère spécial de la pathologie nautique c'est d'une part la fréquence de certaines maladies qui sont rares à terre et de l'autre, le cachet particulier que leur impriment le milieu dans lequel elles se manifestent, la constitution et le genre de vie de ceux qui en sont atteints.

La mer n'est pas par elle-même un milieu insalubre, tant s'en faut. Son atmosphère est, comme nous l'avons dit, d'une pureté idéale, lorsqu'on est loin des côtes. Les maladies nautiques sont le fait du navire qui constitue par lui-même une habitation insalubre au premier chef. L'hygiène n'est parvenue à le rendre habitable que par des prodiges d'habileté ; mais elle atteint son but. Aujourd'hui on trouve moins à redire à bord des plus pauvres navires du commerce que dans la plupart des logements ouvriers des grandes villes ; à bord des grands paquebots, le luxe et le confortable dépassent ceux des plus beaux hôtels.

(1) Voyez J. Rochard et D. Bodet, *Traité d'hygiene, de médecine et de chirurgie navales*, chapitre V.

IV. **Statistique de mortalité.** — Les progrès de l'hygiène navale ont eu pour effet de diminuer sensiblement le nombre des maladies et le chiffre des décès à bord des navires. Tous les médecins de la marine française en ont la conscience, mais il ne leur est pas possible d'en fournir la preuve parce que le département auquel ils appartiennent n'a jamais tenu de statistique médicale. C'est en vain que les inspecteurs généraux du service de santé en ont fait la demande aux ministres qui se sont succédés depuis 20 ans ; c'est inutilement qu'ils leur ont fait observer que la France était la seule puissance maritime qui n'eût pas sa statistique et que l'Etat doit compte au pays des existences qu'il leur confie, comme des deniers dont il lui permet de disposer, leur insistance a toujours été inutile. Force nous est donc, pour constater les progrès réalisés, de nous adresser aux statistiques des marines étrangères. Celle de l'Angleterre est on ne peut plus probante, ainsi que le montre le tableau suivant que nous empruntons aux rapports annuels de l'amirauté.

Statistique des décès dans la marine anglaise.

ANNÉES	EFFECTIFS	DÉCÈS	NOMBRE DE DÉCÈS p. 1000 hommes
1850 à 1865	»	»	15.1
1866	50.275 hommes	522 décès	10.4
1867	51.200 —	580 —	11.3
1869	47.840 —	496 —	10.3
1876	45.010 —	416 —	9.24
1888	50.060 —	286 —	5.71
1889	53.350 —	456 —	8.54
1890	50.790 —	271 —	5.33

On le voit, les décès ont diminué de près des deux tiers depuis un quart de siècle dans la marine anglaise.

La statistique de la marine autrichienne se rapproche beaucoup de la précédente. La mortalité a été de 11,80 p. 1,000 en 1874, de 11,5 p. 1,000 en 1875 et de 12,38 pour 1,000 en 1876. Elle est plus faible dans la marine allemande. Pendant la période 1876-1877, sur un effectif moyen de 8,200 hommes, il n'y a eu que 36 décès ; soit 4,4 p. 1,000. Pendant la période 1877-1878, sur 8,916 hommes d'effectif, il en est mort 52, soit 5,82 p. 1,000.

Toutes ces statistiques accusent, comme on le voit, une mortalité très faible pour une profession qu'on regarde à juste titre comme périlleuse. Elles sont pour nous un sujet d'étonnement ; on ne saurait cependant en révoquer en doute l'authenticité et leur concordance est un gage de leur exactitude. Le petit nombre de décès qu'on enregistre aujourd'hui dans les marines de tous les pays contraste avec la mortalité effrayante qu'on y constatait autrefois. C'est le résultat des progrès accomplis par l'hygiène navale.

Les épidémies de scorbut et de typhus, qui ravageaient nos escadres au siècle dernier, ne sont plus que de l'histoire. Le scorbut ne se montre plus que de loin en loin à bord de nos navires et dans des campagnes exceptionnelles. Les statistiques de la marine anglaise, pendant les années 1888-89-90, n'en signalent qu'un seul cas. Il y en a davantage à bord des navires du commerce, encore est-ce bien peu. De 1865 à 1873, l'hôpital des gens de mer établi à bord du *Dreadnouth* qui est mouillé à Greenwich sur la Tamise, n'en a reçu que 354 cas, provenant de 434 navires dont 353 anglais et 81 étrangers.

Le typhus qui faisait tant de ravages dans nos escadres au siècle dernier, n'y a reparu que pendant la campagne de Crimée, encore y avait-il été importé par les soldats de la division Turque dans les rangs de laquelle il avait éclaté au mois de décembre 1854.

La fièvre typhoïde est la maladie la plus fréquente dans notre marine comme dans notre armée. Le docteur Mourson, à défaut de statistique officielle, a relevé tous les cas de fièvre typhoïde signalés dans les rapports de fin de campagne déposés, au cours des dernières années, dans les archives du Conseil de santé de Toulon. Ses calculs lui ont donné, pour 1.000 marins embarqués, une moyenne de 16,8 cas de fièvre typhoïde et de 5,17 décès (1). Il est vrai que Toulon est la ville de France où la fièvre typhoïde fait le plus de ravages.

Les statistiques anglaises donnent une proportion beaucoup plus faible. Pendant les années 1888-89 et 90, pour un effectif moyen de 51.602 hommes, il y a eu 133 cas de fièvre typhoïde par an et 30 morts seulement, ce qui ne donne pour 1.000 marins que 2,59 cas et 0,58 décès. Il est vrai qu'à côté de la fièvre typhoïde (*enteric fever*), on trouve la fièvre continue simple (*simple continuel fever*) dont on a observé 5.619 cas pendant ces trois années et qu'il serait légitime d'en porter un certain nombre au compte de la fièvre typhoïde.

(1) MOURSON, *De la fièvre typhoïde à bord des navires de la marine de l'Etat* (*Archives de médecine navale*, t. XLIII, p. 81, 161, 241, 321, 401, t. XLIV, p. 60, 112, 194, 268, 3.4).

CHAPITRE VIII

PROPHYLAXIE DES MALADIES TRANSMISSIBLES. — POLICE SANITAIRE.

Toutes les maladies dont les causes sont connues peuvent être évitées et l'hygiène tout entière n'a pas d'autre but que d'enseigner les moyens de s'en préserver ; mais, dans le nombre, il y a tout un groupe et c'est de beaucoup le plus important qui exige des mesures spéciales. C'est celui des maladies *transmissibles* ; et il mérite à ce titre qu'on lui consacre un chapitre spécial.

ARTICLE Ier. — LES AGENTS DE LA TRANSMISSION DES MALADIES.

La connaissance de ces agents est l'œuvre de la science contemporaine et, en particulier, des travaux de Pasteur. Avant qu'il eût découvert le monde des infiniment petits et posé les doctrines qui en découlent, force était bien de s'en tenir aux hypothèses ; on discourait à perte de vue sur l'*infection* et la *contagion*, sur les *miasmes* et les *effluves*, sur le *genre épidémique*. La bactériologie éclaire de sa lumière toute cette branche de la pathogénie, et explique de la façon la plus simple les faits observés. Cette science n'appartient pas plus à l'hygiène que la physiologie à laquelle elle se rattache et dont elle fait pour ainsi dire partie ; nous ne devons en exposer que ce qui a trait à la pathogénie et à la prophylaxie. Nous avons déjà parlé plus d'une fois des *microbes*. Nous avons signalé leur présence dans le sol (1), dans les eaux (2), dans l'atmosphère (3), et indiqué la façon dont ils y vivent et s'y reproduisent ; il nous reste à les suivre dans l'organisme et étudier les ravages qu'ils y causent et les moyens de les détruire ou de les rendre inoffensifs.

(1) Chapitre II, art. Ier, § III, p. 80.
(2) Chapitre IV, art. II.
(3) Chapitre II, art. III, § Ier, p. 166.

§ Ier. — RÔLE DES MICROBES DANS LA GENÈSE DES MALADIES INFECTIEUSES.

1. **Historique.** — L'idée d'attribuer les maladies épidémiques à des êtres vivants est extrêmement ancienne. Il y a deux mille ans, comme nous l'avons dit dans le chapitre II, que Lucrèce l'a exprimée ; elle a été reproduite par Varro et Columella, par Lancisi, etc., etc. Au moyen âge on mettait les épidémies de peste sur le compte d'animalcules répandus dans l'air. Toutefois c'est un jésuite allemand, Athanase Kircher, qui a le premier exprimé la pensée que les fermentations étaient dues aux animalcules, aux insectes, aux vers qu'on trouve dans les matières en putréfaction et que les maladies épidémiques étaient également l'œuvre de ces vers. La découverte des infusoires faite peu de temps après et particulièrement celle des spermatozoaïres (1) donna, à l'opinion de Kircher, une vraisemblance qui la fit accepter par un grand nombre de savants, tels que Lancisi, Vallimieri, Réaumur et Linné ; mais cette croyance fut bientôt compromise par ses exagérations et l'absence de toute démonstration expérimentale.

La doctrine parasitaire ne comptait plus d'adhérents au commencement du siècle et, lorsque Raspail essaya de la faire revivre, il y a cinquante ans, il ne réussit qu'à attirer sur lui les sarcasmes des médecins. Il l'avait pourtant formulée en termes précis (2) ; mais sans produire aucune observation, aucune expérience à l'appui de cette intuition, parmi les sommités scientifiques de l'époque, Henle eut seul le mérite de soutenir la doctrine du *contagium virum*. C'est qu'en effet, elle était en désaccord avec la vraisemblance et avec tout ce qui se profanait alors. Les animalcules n'avaient jamais été vus par personne ; la physiologie des temps n'admettait pas que des corps solides puissent passer à travers les parois des vaisseaux et s'introduire dans le torrent circulatoire ni dans les organes. Ces deux objections sont tombées l'une après l'autre. L'existence des microbes dans l'air, dans les eaux, dans les tissus et les liquides organiques, a été expérimentalement démontrée. La physiologie a prouvé que les corps solides naissent à travers les parois des vaisseaux et des membranes. L'expérience si simple et si connue d'Asterlen, la découverte du phénomène de la diapédèse, en montrant la facilité avec laquelle les capillaires se laissent traverser par les globules blancs et par les globules rouges du sang, ont levé tous les doutes.

(1) A. Kircher est né à Jeysen en 1602 et mort en 1680. Lewenhoeck, né à Delft en 1632, est mort en 1723. La découverte des spermatozoaïres est de 1677.

(2) RASPAIL, *Histoire naturelle de la santé et de la maladie chez les végétaux et les animaux en général et en particulier chez l'homme*, suivie d'une méthode nouvelle de traitement hygiénique et curatif. Paris, 1843.

Il ne suffisait pas, toutefois, de prouver que la pénétration dans l'économie de germes organisés et vivants était chose possible et même vraisemblable, il fallait les y démontrer. Cette gloire appartient à Davaine. En 1850 il aperçut, avec Rayer, dans le sang d'animaux morts du charbon, de petits corps filiformes, raides, immobiles, d'une longueur double du diamètre des globules du sang (1) ; mais ils n'en comprirent pas la signification. Les mêmes éléments furent vus en Allemagne par Pollender en 1855, par Brauell en 1857 (2), mais ils ne saisirent pas davantage le lien qui pouvait exister entre ces petits bâtonnets et la formidable maladie dans laquelle il les observaient.

Dix années s'écoulèrent pendant lesquelles M. Pasteur fit paraître ses travaux sur les fermentations ; or, parmi les organismes qui y précèdent, il y en a qui se rapprochent par l'aspect des bâtonnets entrevus en 1850 par Rayer et Davaine et ce dernier se demanda si ce n'était pas également à des organismes vivants qu'ils avaient eu affaire. Il ne lui fallait plus qu'une occasion pour s'en assurer ; elle se fit attendre deux ans encore et c'est en 1863 seulement qu'ayant pu se procurer un mouton atteint de sang de rate, il retrouva, dans ses vaisseaux, les éléments figurés qu'il y avait vus une première fois. Il inocula ce sang à des animaux qui moururent rapidement et chez lesquels il retrouva des myriades de bactéridies identiques. Il déclara alors que ces corpuscules étaient des êtres organisés, doués de vie, qu'ils étaient les agents de la contagion et qu'ils agissaient en décomposant le sang, à la manière des ferments (3).

C'est donc incontestablement Davaine qui a découvert le premier microbe pathogène, celui qui est l'agent de la maladie contagieuse qu'on peut considérer comme le type de cette classe ; mais c'est M. Pasteur qui a fécondé cette découverte, en suivant la bactéridie charbonneuse dans toutes les phases de son dévoloppement, de sa production et de ses pérégrinations à travers le corps des animaux. Cette étude est aujourd'hui complète, il n'y reste pas un point obscur. Il a fait de même pour quelques autres maladies, telles que le choléra des poules, la maladie des vers à soie, etc., puis passant des cas particuliers aux faits généraux, il a tracé les lois de la transmission des maladies contagieuses et fondé la doctrine qui porte à si juste titre son nom.

Pour pénétrer dans ce monde nouveau, pour étudier la transformation

(1) RAYER, *Note sur l'inoculation du sang de rate* (Compte-rendu de la *Société de Biologie*, 1850, p. 141). Cette note fut reproduite intégralement dans la *Gazette médicale de Paris*, 1850, p. 788.

(2) Les allemands ont revendiqué, pour leurs compatriotes, la découverte de la bactéridie charbonneuse, mais il suffit pour juger de la valeur de leur prétention, de vérifier les textes et de rapprocher les dates. C'est ce qu'a fait le professeur Strauss (*Le charbon de l'homme et des animaux*, par STRAUSS, Paris, 1887, p. 26 et suiv.).

(3) DAVAINE, *Nouvelles recherches sur les infusions du sang dans la maladie connue sous le nom de sang de rate* (Compte-rendu de l'Académie des sciences, 1863, t. LVII, p. 351 et 386).

de ces micro-organismes, il fallait pouvoir les faire évoluer sous ses yeux et dans un milieu artificiel ; il créa pour cela la *méthode des cultures* qui permet d'isoler les microbes de tous les autres éléments qui renferment les produits morbides. Cette méthode lui permet de prouver d'abord que la transmission des maladies contagieuses était bien le fait des microbes ; elle lui permit de plus de reconnaître que les conditions d'existence de ces derniers sont variables ; que les uns, comme la bactéridie charbonneuse ne peuvent vivre sans oxygène et se rapprochent ainsi des animaux ; que d'autres, comme le vibrion septique, sont tués par l'oxygène et ne vivent que dans les milieux qui en sont dépourvus. Il donna aux premiers le nom *d'aérobus* et aux seconds celui d'*anaérobus*.

M. Pasteur a découvert également par des expériences conduites avec la logique et l'habilité qui le distinguait, la façon dont les microbes se comportent dans l'organisme et dans le monde extérieur et comment ils passent de l'un dans l'autre. Il a montré notamment que les bactéridies se reproduisent de deux façons, par segmentation et par des spores et que sous cette dernière forme elles jouissent d'une résistance aux agents extérieurs et d'une puissance de vitalité incomparablement plus grande qu'à l'état de développement parfait et, qu'après les avoir atténués, il était possible, en les inoculant aux animaux comme à l'homme, de les rendre insensibles ensuite à l'action des microbes les plus virulents de la même espèce, de telle sorte que, grâce aux travaux de M. Pasteur, la découverte de Jeuner n'est plus qu'un cas particulier d'une loi plus générale et que vraisemblablement toutes les maladies microbiennes y sont soumises.

Ses élèves sont venus après lui et complètent peu à peu son œuvre. La bactériologie est aujourd'hui cultivée dans le monde entier ; des laboratoires se sont partout formés pour son étude ; chaque jour ajoute quelque chose aux découvertes fondamentales du maître et à la masse considérable de faits qu'il a démontrés. Il reste naturellement beaucoup à faire encore. Le rôle des microbes pathogènes, de leur évolution dans l'économie et des troubles dont ils sont cause, sont assez bien connus pour qu'on puisse les exposer dans leur ensemble et c'est un point fondamental pour l'hygiène, car la prophylaxie des maladies infectieuses tout entière est aujourd'hui basée sur ses connaissances là.

II. **Milieux favorables aux microbes pathogènes.** — Les micro-organismes sont, comme nous l'avons vu (1), répandus dans la nature, avec une profusion en rapport avec leur petitesse. L'air, les eaux, le sol en renferment des myriades ; mais les microbes pathogènes y sont en très faible proportion. Dans l'atmosphère, ils sont promptement détruits par la dessication, par l'action de la lumière solaire. Leur poids, quand

(1) Chapitre II, art. III, § 1er.

l'air est tranquille, les fait tomber dans les eaux desquelles ils ne sortent plus ou sur le sol qui les retient par son humidité ou ses poussières. Il est cependant hors de doute qu'un grand nombre d'entr'eux peuvent se transmettre par l'atmosphère mêlée aux poussières qu'elles renferment.

L'eau est pour eux un milieu plus favorable que l'atmosphère. Elle sert de véhicule aux microbes les plus dangereux, à ceux du choléra, de la fièvre typhoïde, s'introduisent le plus souvent dans l'économie avec les eaux d'alimentation ; le charbon, la morve, la tuberculose peuvent y pénétrer de même. Cependant les eaux ne sont pour les microbes qu'un milieu de transition. Ils y sont détruits peu à peu, comme nous l'avons dit en parlant de l'assainissement des rivières (1) ou plus rapidement quand ils tombent dans la mer. Le Dr Cabassedat a récemment étudié l'action destructive de l'eau de mer dans le port d'Oran (2). Il a soumis à l'analyse bactériologique des échantillons pris 1° dans le port même où se déverse l'égout de la manutention ; 2° dans le petit golfe qui le précède ; 3° au large jusqu'à une distance de 2,000 mètres, et il a reconnu que les bactéries très nombreuses dans les eaux qui sortent de l'égout, vont en se dispersant dans le petit port, qu'elles suivent la direction du courant et se déposent sur la vase et sur les rochers, sous l'influence de la pesanteur. Une fois arrivées au large, elles se détruisent très rapidement, et donnent alors dans la gélatine peptonisée un nombre de colonies sensiblement égales à quelque distance qu'on les prenne de la jetée, et de beaucoup inférieur à celui qu'on obtient avec les eaux recueillies dans les ports.

L'auteur en constate de ses expériences que les bactéries sont détruites beaucoup plus rapidement dans l'eau de mer que dans l'eau douce et que cela tient autant à leur composition qu'au mouvement qui les agite et qu'à la grande masse dans laquelle elles sont diluées. Il a constaté que tous les microbes ne résistent pas avec la même énergie.

Ainsi, le bacille d'Eberth vit à peine quelques heures dans l'eau de mer, tandis que celui du choléra est encore en pleine activité au bout de 35 jours. Ces faits ont une grande importance au point de vue de l'hygiène des ports de mer. Ils montrent combien il est dangereux de déverser les immondices et les déjections dans les bassins des ports sans marée, comme on le fait encore dans presque tous ceux de la Méditerranée, tandis qu'on peut les porter au large sans s'exposer à empoisonner les riverains.

Le sol humide est pour les microbes un excellent terrain de culture et nous en avons étudié les péripéties dans un autre chapitre (3). Le vibrion septique, le bacille du tétanos, la bactéridie charbonneuse y résident d'habitude ; mais le milieu qui leur convient par excellence, celui dans

(1) Chapitre II, art. II, § Ier.

(2) Dr A. Cabassedat. *De l'action de l'eau de mer sur les microbes.* (*Revue d'hygiène*, du 20 février 1894, p. 104).

(3) Chapitre II, art. Ier, § III.

lequel ils se développent avec le plus de rapidité, c'est la matière organique à l'état de décomposition et le corps des animaux vivants. C'est là qu'ils trouvent le plus facilement un abri, contre les agents physiques qui les menacent.

III. Action des agents physiques sur les microbes pathogènes. — M. Pasteur est le premier qui se soit occupé de la question. Dans ses travaux sur l'atténuation de la virulence des microbes, il est arrivé à la graduer tantôt en leur rationnant l'oxygène, tantôt en faisant agir sur eux la chaleur, tantôt enfin en les laissant tout simplement vieillir. Ses élèves, MM. Chamberland et Roux ont étudié, sous sa direction, l'action des antiseptiques ; MM. d'Arsonval et Charrin ont fait de même pour les fluides impondérables et leurs recherches ont éclairé d'un jour nouveau l'existence de ces organismes si intéressants pour l'hygiène.

On sait depuis longtemps que le grand air et la lumière sont d'excellents désinfectants ; c'est même sur cette notion qu'était basé le procédé de la *Sereine* mis en usage dans les anciens lazarets ; mais on n'avait pas encore employé les rayons solaires comme agents de désinfection. On comprend cependant combien il serait précieux de posséder un moyen aussi simple de purifier les objets comme les cuirs et les fourrures qui ne supportent pas la chaleur de l'étuve et que les solutions antiseptiques altèrent toujours un peu. Le Dr Boubnoff, en parlant de cette idée, a cherché à déterminer expérimentalement le degré de pouvoir désinfectant dont jouit la lumière solaire.

Dans ce but, il imprégna des étoffes avec des cultures pures de bactéries pathogènes et avec du pus à microcoques ; il les exposa ensuite au soleil pendant le temps nécessaire pour en amener la destruction. Il reconnut que les bacilles du choléra succombent rapidement, mais on savait déjà que la dessication suffit pour les tuer. Les bacilles typhiques résistent à 8 ou 9 heures d'exposition, qu'ils soient desséchés ou non. Le bacille diphtéritique survit à 29 heures d'exposition lorsqu'il est contenu dans un oreiller et à 39 heures dans une toison de mouton. Une simple taie d'oreiller en toile suffit pour protéger les bactéries adhérentes au crin ou à la plume (1). On ne peut donc pas compter sur la simple exposition au soleil pour désinfecter les objets.

MM. d'Arsonval et Charrin ont étudié à un autre point de vue, l'action qu'exercent sur les microbes la lumière, l'électricité, l'ozone et la pression atmosphérique. Ils ont choisi comme sujet d'expérience, le bacille pyocianique, celui qui colore en bleu les suppurations de mauvaise nature. Grâce à cette propriété, il permet d'apprécier les moindres changements qui se produisent dans sa vitalité par les nuances plus ou moins vives de

(1) E. von Esmarch. Weber, *Sonnen-desinfection* (*Zeitschr*, *J. hyg. und Infection kromkuten*, XVI, p. 256, 1894).

sa coloration. Or, les agents physiques énumérés plus haut, ont pour effet commun d'amener la dégradation progressive de ces teintes, jusqu'à ce qu'elles deviennent nulles et à ce moment, le microbe a cessé de vivre. Les expériences faites avec la lumière leur ont démontré de plus que les rayons du spectre ne jouissent pas tous de la même puissance. Le violet, l'indigo, le bleu ont une action destructive très prompte sur les cultures, tandis que le vert, le jaune et le rouge sont sans effet sur elles. Les courants électriques alternatifs, quelle que soit leur tension, atténuent la vitalité des germes par eux-mêmes, en dehors de toute action calorique ou chimique. L'ozone ne mérite pas la réputation microbicide que la tradition lui a faite. C'est un antiseptique réel, mais de faible puissance et bien inférieur à l'oxygène (1).

On sait que le froid ne détruit pas les microbes, puisqu'on les retrouve vivants dans la glace ; mais Ugelmann s'est assuré qu'ils résistent à des températures bien inférieures à zéro. Il les a vus survivre à des froids de — 24° prolongés pendant plusieurs jours. D'Arsonval et Charrin, pour détruire radicalement le bacille du pus bleu, ont du descendre à — 45° et — 100°, et cependant, dès qu'on s'éloigne de l'*optimum* qui oscille entre + 30° et + 38°, on note des modifications dans leur nombre, leur forme et leurs sécrétions.

On peut tirer de ces observations des indications pratiques précieuses. Elles expliquent l'action purificative de la lumière vive, et l'effet que les violents orages produisent parfois dans le cours des épidémies. Ils prouvent que la couleur des rideaux d'une chambre n'est pas indifférente à la santé de ceux qui l'habitent. Ils montrent enfin qu'il ne faut pas compter sur le froid pour détruire les microbes pathogènes.

IV. **Pénétration des microbes pathogènes dans l'organisme.** — Les germes morbides peuvent pénétrer dans l'économie par deux voies : le tégument externe et le tégument interne, par la peau ou par les muqueuses.

L'introduction par la peau ne peut guère avoir lieu quand elle est intacte, l'épiderme servant de barrière protectrice ; mais la moindre solution de continuité, l'érosion la plus insignifiante peuvent servir de porte d'entrée aux microbes. L'érysipèle, le tétanos, ses infections chirurgicales ou anatomiques en sont la preuve. Ils peuvent même, dans certains cas, pénétrer par les follicules pileux et par les glandes sudoripares ; c'est ainsi que naissent les furoncles et les tubercules d'acné. En frictionnant la peau intacte de son avant-bras avec une culture pure de staphylocoques, Gané (2) fit naître une éruption furonculeuse dans

(1) D'ARSONVAL et CHARRIN. Communication à l'Académie des sciences, séance du 15 janvier 1894.

(2) GANÉ, *Zur Aetiologie der eitrigen Entzund.* (*Hortsch. der Med.* 1886, n° 6).

laquelle il retrouva le microbe qui s'était évidemment introduit par la voie précédemment indiquée. Schimmelbusch (1), Roth (2) ont inoculé d'autres microbes de la même manière. La mammite gangreneuse de la brebis laitière, ainsi que l'a prouvé M. Nocard, est produite par un microbe qui envahit les mamelles par les canaux galactophores (3).

Les muqueuses en contact avec l'air extérieur ont un revêtement épithélial moins épais que la peau et se laissent plus facilement traverser par les microbes. La muqueuse buccale, surtout au niveau des follicules et dans la région des amigdales, leur livre facilement passage. Il en est de même de celle de l'urèthre ; mais les muqueuses qui ne sont pas habituellement en contact avec l'air et dont l'épithélium est encore plus mince, comme celles qui revêtent les surfaces pulmonaires et intestinales sont les véritables portes d'entrée des microbes pathogènes. La première les reçoit avec les poussières contenues dans l'air inspiré, la seconde avec les aliments. On n'est pas d'accord sur l'importance relative de ces deux voies d'introduction, de même qu'on n'est pas encore parfaitement fixé sur la façon dont la pénétration se produit. On sait qu'elle a lieu puisqu'on retrouve les microbes dans les tissus et dans les liquides; et cela suffit à l'hygiène.

V. **Multiplication des microbes dans les liquides et les tissus.** — Les liquides organiques constituent le milieu de culture par excellence des microbes pathogènes. Ils y pullulent avec une rapidité qui épouvante la pensée. Le lapin auquel on inocule du sang charbonneux ne contenant que quelques bacilles en a des myriades dans son torrent circulatoire au bout de quelques heures. Il en est de même lorsqu'il s'agit du vibrion septique. Les microbes trouvent en effet dans le sang et dans les autres liquides de l'économie tous les éléments de leur nutrition, et en même temps une température uniforme et convenable pour leur reproduction, dont nous avons indiqué plus haut les deux modes.

Tous les microbes n'évoluent pas avec cette rapidité. Dans la plupart des cas, même et surtout lorsqu'ils pénètrent par la peau, ils déterminent d'abord une lésion purement locale au point inoculé ; puis ils pullulent au voisinage, gagnent du terrain, pénètrent dans le système lymphatique et arrivent enfin dans le sang qui les répand rapidement dans toute l'économie. Le même microbe ne se propage pas avec la même rapidité chez les différentes espèces ; ainsi la bactéridie charbonnique qui, chez le lapin et le cobaye, commence à apparaître dans le sang 16 heures après

(1) *Infection aus heil. Haut.* (*Tagebl. d.* 61, *Versamml, Deutsch, Naturforsch, u, tertze in Kieln*, 1888, p. 127).

(2) Roth, *Ueber das Verhalten der Schleim, u der œusscrein Haut m Bezug, auf ihre Durchliessigk v. Bacteiien* (*Zeitschr, f. Hyd.*, Bd. IV, 1887).

(3) Nocard, *Mammite grangreneuse des brebis laitières.* (*Annales de l'Institut Pasteur*, t. I, p. 427).

l'inoculation, ne détermine d'abord chez l'homme qu'une lésion locale qui reste à cet état pendant trois ou quatre jours et la pustule maligne peut être traitée chirurgicalement pendant toute cette période.

VI. **Action des microbes sur l'organisme.** — On croyait autrefois que dans les maladies infectieuses, la mort était due à l'envahissement de l'organisme tout entier par les microbes ; qu'ils la produisaient tantôt en obstruant les vaisseaux capillaires des organismes à circulation très riche et en y déterminant des *infarctus,* des *thromboses*, des *embolies*, comme dans le charbon, tantôt en attaquant certains éléments anatomiques, et en altérant leur nutrition, comme le bacille de la lèpre qui perfore et dissocie les cellules organiques ; comme celui du choléra qui attaque et dissout l'épithélium intestinal ; le microbe du choléra des poules qui frappe de nécrose les fibres musculaires. On pensait que, dans d'autres cas, les microbes altèrent la composition du sang aux dépens duquel ils vivent et enlèvent à l'organisme des principes qui sont indispensables à son existence. Ces différents modes d'action sont réels et il faut en tenir compte ; mais ce n'est pas de cette façon que les microbes déterminent la mort. Ils empoisonnent l'économie à l'aide de produits solubles qu'on désigne sous le nom de *toxines*. Cette notion est de date assez récente dans l'histoire de la bactériologie. A son début on admettait que la maladie consistait uniquement dans la lutte des cellules du corps envahi contre les bactéries. On établissait une différence absolue entre l'*infection* (envahissement de l'économie par des organismes vivants) et l'empoisonnement. Ces faits ne tardèrent pas à montrer que la distinction n'est pas aussi absolue. Certains microbes comme ceux de la diphtérie, du choléra, du tétanos demeurent purement locaux ; le premier ne se retrouve que sur la muqueuse de la gorge, le second dans l'intestin grêle, le troisième dans la plaie et pourtant ils déterminent la mort. Il fallut bien admettre que certains microbes pathogènes secrètent des poisons solubles. Plus tard Koch, en extrayant la *tuberculine*, montra qu'on peut en retirer un poison extrêment toxique ; enfin MM. Strauss et Gamaleia ont montré que des bacilles morts tuent l'animal auquel on les injecte, parce qu'ils renferment encore un poison mortel.

On se livra alors avec ardeur à l'étude des *toxines*. On reconnut que leur propriété tient à un principe chimique que l'ébullition ne détruit pas, que ce poison n'est pas volatil, puisque les produits de sa distillation sont inoffensifs, et qu'il n'est pas soluble dans l'alcool, ce qui le distingue des ptomaïnes (1).

On n'est pas encore bien fixé sur la nature des poisons bactériens ; on sait seulement que ce ne sont pas des produits de décomposition et qu'ils

(1) STRAUS, *Histoire des toxines microbiennes*. (Cours fait à la faculté de médecine de Paris, février 1896).

sont sécrétés par les microbes. On ne les a pas encore obtenus à l'état de pureté, on ne les connait que par leurs effets sur l'organisme ; mais cette notion suffit à l'hygiène.

L'étude des poisons bactériens n'intéresse pas seulement la pathogénie des maladies infectieuses ; elle trouve aussi des applications pratiques pour leur prophylaxie et leur traitement. Il a été démontré que la vaccination sûre et inoffensive pouvait être obtenue, sans aucune intervention des bactéries vivantes et que l'état réfractaire peut être conféré par les seuls produits des microbes. Enfin une nouvelle méthode a été trouvée : l'*immunisation*, qui a des applications directes à la thérapeutique, puisqu'elle est apte, non seulement à prévenir la maladie, mais à la guérir quand elle est déclarée. Ici le rôle des bactéries vivantes est encore moindre que dans la vaccination chimique. La guérison des maladies infectieuses s'obtient comme nous le dirons bientôt, avec le sérum des animaux vaccinés (1).

§ II. — DÉFENSE DE L'ORGANISME CONTRE LES MICROBES

Nous avons déjà parlé des moyens de protection dont l'organisme dispose contre la pénétration des microbes. La présence des poils aux orifices des cavités naturelles, l'intégrité des téguments interne et externe, la sécrétion bronchique, les sécrétions intestinales sont autant d'obstacles qui les arrêtent souvent ; mais lorsqu'ils en ont triomphé, ils ont encore à lutter contre un mode de protection qui a été bien étudié par Metschnikoff ; c'est la *phagocytose*.

La *phagocytose*, est l'aptitude innée ou acquise des cellules migratrices et fixes du tissu conjonctif à englober, digérer et détruire les microbes (2). La défense commence au seuil même de l'organisme. Les microbes saprophytes et pathogènes qui tendent incessamment à passer de la surface vers les profondeurs à travers l'épithélium intact, sont arrêtés, saisis et détruits par les cellules lymphatiques qui émigrent constamment en sens inverse. Ceux que l'on trouve morts et inclus dans les leucocytes au sein des couches profondes de la muqueuse intestinale, portent témoignage de cette incessante destruction. Dans cette lutte, l'avantage reste à l'élément le plus fort et le plus nombreux. Cette théorie de la *phagocytose*, hâtons-nous de le dire, n'est pas encore acceptée de tous.

Atténuation et renforcement des virus. — Antitoxines. — Les études bactériologiques, en faisant connaître l'action des microbes, ont appris en même temps à les combattre et à s'en préserver.

(1) N. Gamaleïa, *Les poisons bactériens*, Paris, 1892.

(2) Metschnikoff, *Etudes sur l'immunité* (*Annales de l'Institut Pasteur*, 1889-1892).

Pasteur, auquel il faut toujours remonter en pareil matière, a démontré que la virulence des microbes n'est pas une condition absolue de leur existence, qu'elle est éminemment variable et qu'il est possible de l'atténuer comme de l'exalter. Il a montré qu'on pouvait obtenir le premier de ces résultats, à l'aide de la chaleur pour le charbon, de l'action de l'air pour le choléra des poules. M. Chauveau est arrivé au même but avec l'oxygène comprimé, M. Arloing avec la lumière solaire, Emmerith et Di Matter par la culture prolongée dans les milieux artificiels. Quant à l'exaltation de l'activité du virus, on l'obtient soit par le passage par l'organisme des jeunes animaux, soit par l'inoculation à des espèces plus sensibles à leur action. La variation de la virulence est une notion capitale en hygiène, elle a conduit à la vaccination préventive qui, appliquée d'abord au charbon et à la rage par Pasteur, est maintenant à l'essai pour le choléra et la fière jaune et a été appliquée en médecine vétérinaire à la péripneumonie des bêtes à cornes, à la clavelée du mouton, au rouget du porc, à la gourme du cheval, etc.

M. Pasteur inoculait des cultures de microbes atténuées; mais lorsqu'on reconnut que les éléments n'agissaient que par leurs produits de sécrétion, par les *toxines*, on conçut la possibilité de vacciner les animaux avec les produits solubles des bactéries. Cette possibilité affirmée par Toussaint, mais niée par Pasteur, a été démontrée par Wooldrige pour le charbon, par Salmon et Smith pour le choléra Koq (maladie bactérienne des porcs), par Charrin pour la maladie pyocianique (1), enfin Roux et Yersin ont prouvé qu'en filtrant les cultures du bacille diphtérique, on obtient des effets toxiques sur les animaux avec ce liquide entièrement privé de bacilles.

Sérothérapie. — Un pas plus décisif a été fait récemment dans cette voie, par la découverte des sérums préventifs et thérapeutiques. La question a été soulevée par les expériences de Maurice Reynaud sur le sang des génisses inoculées du cowpox et par celles de MM. Richet et Héricourt sur le sérum des chiens et des lapins, vaccinés contre une septicémie spéciale; mais son importance n'a été comprise qu'après les travaux de MM. Behring et Kitasato sur le tétanos et la diphtérie. Depuis la découverte de Behring on a constaté que le sérum des animaux immunisés est préventif et thérapeutique. Il en est de même des animaux vaccinés contre la pneumonie, le vibrion avicide, le choléra, etc.; c'est donc là une propriété assez générale (2). Ces qualités des sérums ont été expliquées par l'action neutralisante qu'ils exercent sur les poisons microbiens; mais ce pouvoir antitoxique est limité à un petit nombre d'espèces. Nous ne connaissons jusqu'ici que le sérum des animaux

(1) BOUCHARD, *La thérapeutique des maladies infectieuses*, Paris, 1888.

(2) ROUX, Communication faite au congrès de Budapest, septembre 1894.

immunisés contre la diphtérie, le tétanos et le venin des serpents, qui soient antitoxiques. On est disposé à penser aujourd'hui que les *antitoxines* dérivent des toxines par une transformation qui se passe dans le corps. Le raisonnement et les expériences militent en faveur de cette manière de voir; ils conduisent également à penser que les antitoxines agissent sur les cellules. Peut-être même les cellules qui détruisent les microbes sont-elles aussi celles qui élaborent les antitoxines (1). Les explications, du reste, intéressent plutôt la chimie biologique que l'hygiène. Ce que celle-ci doit retenir c'est le côté pratique. Or, le Dr Roux a tiré de la découverte de Behring la plus brillante application, la plus belle méthode thérapeutique qui ait surgi depuis longtemps.

M. Roux avait contribué à cette découverte par les travaux qu'il avait publiés antérieurement avec M. Yersin; lorsqu'elle fut connue, il en reprit l'étude bactériologique et chercha le moyen pratique de l'appliquer au traitement de la diphtérie humaine. Il trouva dans le cheval l'animal susceptible de fournir la quantité de sérum nécessaire aux exigences de la thérapeutique et c'est alors qu'il commença, à l'hôpital des Enfants, les expériences décisives dont il a rendu compte le 2 septembre au congrès de Budapest et qui furent en quelques jours connues dans le monde entier. Grâce aux injections sous-cutanées de sérum antidiphtéritique, la mortalité causée par la diphtérie a diminué des deux tiers (2). Malgré l'importance de cette découverte, nous n'y insisterons pas, parce qu'elle est du ressort de la thérapeutique.

Les services rendus à l'hygiène par les découvertes bactériologiques sont assez importants pour que nous puissions nous en contenter et nous en ferons à chaque instant l'application dans l'article qui va suivre.

ARTICLE II. — DIVISION DES MALADIES AU POINT DE VUE DE LA PROPHYLAXIE.

§ Ier. — MODES SPORADIQUE, ÉPIDÉMIQUE ET ENDÉMIQUE DES MALADIES TRANSMISSIBLES.

Quelle que soit leur cause ou leur provenance, les maladies transmissibles évoluent suivant trois modes différents qui ont reçu chacun une appellation spéciale consacrée par l'usage et devenue classique.

(1) Roux, Communication au congrès de Budapest (*loc. cit.*).

(2) Dans le 1er semestre des années 1888 à 1894, la mortalité par diphtérie avait été en moyenne de 2,627, dans les 108 plus grandes villes de France, dans le 1er semestre 1895, elle n'a été que de 904 (diminution 65,6 0/0). (Communication de M. Mons. de l'Académie de médecine).

Lorsqu'elles se produisent sous forme de cas isolés ou limités à de très petits foyers, elles sont dites *sporadiques ;* lorsqu'elles atteignent un grand nombre de sujets à la fois, qu'elles frappent à coups redoublés au milieu des agglomérations, elles prennent le nom d'*épidémiques* ou de *pandémiques* quand elles se généralisent et se répandent sur une portion importante du globe. On réserve au contraire le nom d'*endémiques* aux maladies qui restent stationnaires dans leurs foyers et tiennent à des causes locales en dehors desquelles elles ne sauraient se produire.

Les distinctions ont perdu de leur importance avec le progrès des connaissances scientifiques, comme l'*infection* et la *contagion.* On leur consacrait jadis de longs articles dans les traités d'hygiène, aujourd'hui on n'en parle guère que comme souvenir du passé. C'est qu'en effet, elles ne reposent sur aucun caractère bien précis; la différence entre les maladies *sporadiques*, *épidémiques* et *pandémiques*, n'est qu'une question de nombre. La même maladie peut évoluer sous ces trois modes et la variole nous en offre tous les jours l'exemple. Sporadique d'habitude, elle devient épidémique, lorsqu'on néglige la vaccination et revêt les caractères des plus redoutables pandémies dans les pays où la vaccine est inconnue.

Les grandes maladies exotiques comme la peste, le choléra, la fièvre jaune sont à la fois *endémiques* et *épidémiques*. Cantonnées d'habitude dans leurs foyers d'origine, elles en sortent de temps en temps pour parcourir le monde et c'est alors qu'elles intéressent la police sanitaire.

Quant aux *endémies vraies*, à celles qui ne sortent pas de leurs foyers, le nombre en est assez restreint. Elles ne sont représentées que par le groupe des affections paludéennes, par quelques maladies alimentaires comme la pellagre et des affections comme le dragonneau, le pied de Madura, la plaque polonaise.

En hygiène, la destruction la plus pratique est celle qui consiste à partager les maladies transmissibles en deux groupes. Les maladies infectieuses d'origine exotique, et les maladies infectieuses indigènes. Cette distinction n'a rien de bien scientifique, rien de rigoureux ; mais elle sert de base à la prophylaxie sanitaire et c'est sur elle que les règlements sont fondés. C'est là ce qui nous a décidé à l'adopter.

§ II. — MADADIES PESTILENTIELLES.

Les maladies auxquelles on donne ce nom dans le langage sanitaire, sont la peste, la fièvre jaune et le choléra. Les deux premières ne sont plus pour nous l'objet d'une préoccupation constante ; mais le choléra constitue une menace incessante pour l'Europe où il semble vouloir s'acclimater.

I. **Peste.** — C'est la plus terrible des maladies populaires, le plus meurtrier des fléaux qui ont ravagé le monde. Elle est apparue en Europe au VIe siècle et y a fait, en cinquante-deux ans, cent millions de victimes. A partir de ce moment, elle a paru sommeiller jusqu'au XIe et s'est alors réveillée pour ravager la terre sans trêve et sans merci jusqu'à la formidable explosion du XIVe siècle qui sembla devoir porter le dernier coup à l'espèce humaine. Cette épidémie fut si terrible que l'imagination terrifiée des populations ne savait plus quel nom lui donner. On l'appela la *grande peste*, la *mort noire*, la *mort dense* ou tout simplement la mort. Les médecins la désignent aujourd'hui sous le nom de *peste noire*, les historiens sous celui de *peste de Florence*. En quatre ans, elle dévasta tout le monde connu. On estime le nombre de ses victimes à 77 millions dont 40 pour l'Europe. Les grandes villes d'Italie furent dépeuplées. Florence perdit 100.000 de ses habitants, au dire de Boccace, du mois d'avril au mois de juillet 1348, Gênes compta 40.000 morts, Naples, 60.000 et Venise, 70.000. Quatre-vingts familles patriciennes y furent éteintes d'un seul coup dans la ville d'Oger et les membres du grand collège se trouvèrent réduits de 1.250 à 380. Cette effrayante mortalité, cette destruction sans exemple dans l'histoire du genre humain semble avoir épuisé la virulence de la peste, car, à partir de cette époque, ses ravages diminuèrent sensiblement. Il y eut sur certains points des épidémies formidables comme celle qui ravagea Marseille en 1720 ; mais elles restèrent localisées à une région et n'eurent pas ce caractère de généralisation rapide de la peste noire. Aujourd'hui l'Europe en est à peu près affranchie. Cependant, dans notre siècle, elle s'est montrée sur quelques points isolés de la Méditerranée ; à Malte en 1813, à Noïa en 1815, aux Baléares en 1819 et enfin, après un intervalle de soixante ans, elle se montra tout à coup, au mois d'octobre 1878, sur les bords du Volga, dans le district d'Astrakan et dans le petit village de Vetliunka, d'où elle s'étendit à quelques localités d'aussi peu d'importance. Elle fut éteinte sur place, grâce aux procédés expéditifs auxquels eut recours le général Louis de Melekof envoyé sur les lieux à cet effet et muni de pleins pouvoirs.

Cette invasion du sol de l'Europe par une maladie à laquelle personne ne songeait plus, y causa une émotion des plus vives ; on se demanda si nous n'allions pas voir la peste reprendre le chemin des grandes épidémies d'autrefois et cheminer de l'Orient vers l'Occident, en ravageant tout sur son passage. Cette crainte n'était pas partagée par les médecins mieux au courant que le public des causes des épidémies. La peste est une maladie de misère qui ne germe que sur les fumiers. Il lui faut ses auxiliaires naturels : la faim, la malpropreté des habitations et des personnes, avec l'infection qui en résulte.

Il ne s'écoule jamais dix ans sans qu'on la signale quelque part, mais c'est toujours au milieu de populations pauvres, vivant dans une incurie et une saleté dont la civilisation a depuis longtemps fait justice parmi nous. C'est la Perse, l'Arménie, la Mésopotamie, l'Arabie, les régences de Tunis et de Tripoli qui en sont le théâtre. Enfin elle règne toujours sur quelque point de son pays d'origine, dans la Chine ou dans l'Inde, et tout récemment encore elle sévissait avec intensité dans la grande ville de Canton et dans l'île d'Hong-Kong qui est, comme on le sait, avec Shanghaï, l'entrepôt du commerce de l'Angleterre dans l'Extrême-Orient.

En résumé, voilà treize siècles que la peste est apparue et ce n'est pas une maladie éteinte car elle règne toujours quelque part. « C'est un » volcan, disait Jareset, dans son style imagé, qui, allumé du temps de » Surtünen, jette continuellement des étincelles et menace de faire » explosion ». Nous venons de dire notre avis sur les craintes que ce fléau doit nous inspirer; mais lorsqu'on le voit encore rôder autour de nous, la prudence la plus vulgaire exige qu'on y veille et qu'on applique d'une manière sérieuse les mesures sanitaires qui peuvent nous en préserver.

II. **Fièvre jaune.** — La fièvre jaune est une maladie plus essentiellement exotique que la peste. C'est une affection des pays chauds, dont le domaine géographique est restreint et qui ne supporte pas les basses températures. Il n'y a donc pas à craindre qu'elle s'acclimate sous nos latitudes ; mais elle pourrait faire de terribles incursions dans le midi de l'Europe et dans le nord de l'Afrique, et cela lui est arrivé plusieurs fois. La crainte de la voir apparaître de nouveau parmi nous, devient de jour en jour plus sérieuse à mesure que les communications avec l'Amérique deviennent plus fréquentes et les traversées plus rapides. Son domaine géographique, loin de se restreindre comme celui de la peste, s'est notablement agrandi depuis l'application de la vapeur à la navigation.

Il n'y a guère qu'un siècle et demi qu'elle a traversé l'Océan Atlantique. Signalée pour la première fois sur le littoral du Mexique, à l'époque de la conquête espagnole, elle avait déjà envahi les grandes Antilles au XVIe siècle. Au XVIIe on la vit apparaître dans les petites, descendre la côte de l'Océan Atlantique jusqu'au Brésil et la remonter jusqu'à Philadelphie, sous le 40e parallèle. Le XVIIIe elle traverse l'Océan et fait explosion à Cadix en 1730, en 1734 et à Malaga en 1740. En même temps, elle franchit la Cordillière, arrive par terre sur la côte du Pacifique et éclate à Guyaquil.

Avec le XIXe siècle commençait les grandes épidémies d'Europe. En 1800, le fléau sévit à Cadix et dans les provinces voisines. On le voit à Magala en 1803, en 1804 à Gibraltar et à Livourne, en 1811 à Carthagène et à Murcie; en 1814, il reparaît à Gibraltar, en 1819 à Cadix ; puis arrive en 1821 la grande épidémie de Barcelone et en 1828 celle de Gibraltar. Une assez longue période de repos succède à ces invasions successives; puis en 1857, on voit la fièvre jaune éclater à Lisbonne et y faire 10.000

victimes. Depuis ce moment, elle est encore apparue sur plusieurs points des côtes occidentales de l'Europe, mais sans s'y propager. Ainsi, on l'a vue à Brest en 1815 et en 1839, à Southampton en 1850, à Saint-Nazaire en 1861, à Falmouth en 1864 et à Swansea en 1865. La dernière épidémie d'Europe a eu lieu à Lisbonne en 1870; elle y a fait 2.658 victimes du 1er août au 21 novembre (1).

La fièvre jaune occupe actuellement trois grands foyers endémiques qui ont été bien décrits par le Dr Corre (2). Le premier, le foyer primitif, était probablement au début limité au territoire de la Vera-Cruz. Il s'est étendu de là à tout le golfe du Mexique depuis la Floride jusqu'à la pointe du Yucatan. Il occupe les grandes Antilles et menace de s'étendre aux petites. De ce foyer, la maladie part de temps en temps pour ravager le littoral atlantique des États-Unis où elle semble gagner du terrain à chaque épidémie. Dans la dernière, celle de 1878, elle a pénétré dans l'intérieur et remonté le Mississipi jusqu'à Saint-Louis; elle s'est répandue dans le Tennesse, le Kentucky, l'Indiana, l'Illinois, etc., et a remonté jusqu'au 45e degré de latitude Nord. Dans le Sud, ses incursions s'étendent aux Guyanes et au Brésil où elle a constitué un foyer endémique secondaire. A l'Est elle gagne fréquemment les ports du Pacifique depuis l'établissement des chemins de fer qui traversent l'isthme de Panama; elle les atteindra plus souvent encore lorsqu'on sera parvenu à creuser le canal qui doit un jour relier les deux mers. Elle est déjà descendue jusqu'à Valparaiso et Santiago.

L'Europe est surtout menacée par le foyer brésilien qui s'est définitivement établi pendant la période épidémique de 1850 à 1858. La maladie s'est montrée maintenant tous les ans, avec des alternatives d'apaisement et de recrudescence. Elle menace de là le littoral argentin, ainsi que la côte d'Afrique et l'Europe. Les paquebots de Rio-Janeiro l'ont transportée à Gorée en 1878 et pourront un jour l'apporter à Lisbonne et à Bordeaux. On a déjà vu plusieurs fois des cas isolés au lazaret de Trompeloup.

Le troisième foyer, le foyer africain, a pour siège la colonie anglaise de Sierra-Leone. Il a été constitué au commencement du siècle et depuis on voit la fièvre jaune y éclater, sans qu'on puisse invoquer une importation nouvelle. Sa présence dans ces parages est une menace perpétuelle pour notre colonie du Sénégal et pour la côte occidentale d'Afrique où elle se répand de temps en temps depuis le 10e degré de latitude Sud, jusqu'au 17e degré de latitude Nord. Du foyer africain, la maladie retourne parfois vers son point de départ et retraverse l'Atlantique en sens inverse. C'est ainsi qu'en 1847, elle a été importée à la Barbade, par le *Growler*, venant de Sierra-Leone. Elle part aussi de ce comptoir pour aller en Angleterre. Elle est amenée par cette voie à l'île de Wight en 1845 et à

(1) Rapport de M. Duboul du 7 janvier 1871 (*Recueil des travaux du Comité consultatif d'hygiène publique*, 1875, t. XIV, p. 213).

(2) A. Corre, *Traité des fièvres bilieuses et typhiques des pays chauds*, Paris, 1883.

Falmouth en 1874. En 1865, un navire parti de Sainte-Marie de Bathurst l'a apportée à Swansea.

Le domaine géographique de la fièvre jaune va, comme on le voit, toujours en s'élargissant. En même temps qu'elle s'étend sur le littoral, elle pénètre dans l'intérieur des continents qu'elle avait jusqu'ici respectés et s'élève à des altitudes qu'elle n'avait pas encore atteintes. Sa léthalité, loin de décroître, n'a fait qu'augmenter. Elle est plus meurtrière aujourd'hui qu'elle ne l'était il y a un demi siècle, à l'époque où je l'ai observée pour la première fois aux Antilles. A cette époque, et sous l'empire des doctrines régnantes, on ne prenait aucune précaution contre elle. Les communications ne subissaient aucune entrave ; on renouvelait les garnisons en pleine épidémie et chaque nouveau convoi de jeunes soldats d'Europe fournissait à la maladie un aliment nouveau ; mais au plus fort de ces recrudescences, elle n'atteignait pas le degré de mortalité proportionnelle auquel elle s'élève aujourd'hui.

Dans l'épidémie qui a ravagé le Sénégal en 1878, la population européenne y a perdu 43 p. 0/0 de son effectif, l'infanterie de marine plus de la moitié du sien. Il faut remonter au temps de la peste noire pour trouver une mortalité pareille. Vingt-deux médecins de la marine y sont morts en quelques mois. La mortalité a été aussi considérable aux États-Unis, pendant l'épidémie qui y régnait cette même année. On a vu des villes dépeuplées en quelques semaines et jamais on n'y avait enregistré un nombre aussi considérable de décès.

Cette extension et cette malignité croissantes ne permettent pas de se départir de la vigilance qu'on a montrée jusqu'ici. Il n'y a pas à craindre que la fièvre jaune s'acclimate sous notre latitude. La température ne le permet pas. Il ne faut pas oublier toutefois qu'en 1703, elle a fait 118 victimes en 9 jours, alors que le thermomètre était à zéro, qu'elle a fait des ravages dans cette même ville en novembre et en décembre 1762 (1). Il serait donc imprudent de compter sur notre climat pour nous assurer une immunité complète. L'hiver lui-même n'est pas une garantie absolue et nous avons parfois, pendant l'été, des chaleurs qui ne le cèdent en rien à celles des régions intertropicales. S'il advenait par exemple qu'un paquebot transatlantique vînt mouiller à Saint-Nazaire pendant les journées brûlantes du mois d'août, avec la fièvre jaune à son bord comme cela est arrivé en 1881 à la *Ville-de-Paris* et qu'on eut l'imprudence de lui donner la libre pratique, les passagers pourraient être à Paris douze heures après et y apporter la maladie, et lorsqu'on pense à sa formidable puissance de destruction, on frémit en songeant à ce qui pourrait se passer si elle éclatait au milieu d'une population de plus de deux millions d'âmes, avec la violence qu'elle a montrée, en 1878, au Sénégal et aux États-Unis.

(1) A. Corre. *Traité des fièvres bilieuses et typhiques des pays chauds*, (*loc. cit.*, p. 446).

III. Choléra. — C'est le fléau exotique que l'Europe contemporaine est forcée de subir. Depuis soixante ans, il en est à sa septième invasion. Les trois premières ont causé, en France seulement 346.478 décès, sur une population moyenne de 34.486.535 habitants. Les deux suivantes ont été beaucoup moins meurtrières, la sixième n'a fait que 11.707 victimes. Sur 37.672.048 habitants, la dernière a encore été plus insignifiante. L'atténuation est encore plus frappante quand on la constate dans un grand centre de population comme Paris où la première épidémie, celle de 1832, a causé une mortalité de 234,16 p. 10.000, tandis que celle de 1884 n'a enlevé que 4,07 sur 10.000 habitants.

La diminution de la virulence des microbes du choléra ne se traduit pas seulement par la diminution du nombre des décès, mais aussi par le choix de ses victimes. La maladie ne s'attaque guère qu'aux gens éprouvés par des maladies antérieures, par la misère ou l'alcoolisme. Il lui faut le concours des prédispositions antérieures ; elle a besoin d'un terrain préparé, tandis que lors des premières épidémies, elle ne respectait personne. Enfin, on commence à voir survenir ces épidémies qui rappellent les formes *frustes* de la peste et de la fièvre jaune. Celle qui a sévi à Lisbonne en 1894 en est un exemple remarquable.

V. Nature des maladies pestilentielles. — Leur contagion n'est plus contestée par personne. C'est un point de doctrine bien fixé aujourd'hui. Les discussions qui ont eu lieu à ce sujet n'ont plus qu'un intérêt historique et nous ne nous y arrêterons pas. Les preuves de leur transmission directe, de leur transport à distance ne se comptent plus et il a fallu tout l'aveuglement que cause l'esprit de système pour qu'on ait pu si longtemps fermer les yeux à la vérité. Cependant et quelque étrange que cela puisse paraître, les germes de ces maladies qui sont le type de la virulence n'ont pas encore été découverts. On a maintes fois cru qu'on y était parvenu, on l'a annoncé *urbi* et *orbi* mais les recherches ultérieures n'ont pas confirmé ces expériences et nous sommes encore dans le doute au moins pour deux d'entr'elles.

La *peste*, par son éloignement et les régions dans lesquelles elle évolue s'était soustraite jusqu'ici aux recherches des bactériologistes ; mais lors de l'épidémie qui a sévi à Hong-Kong en 1894, le Dr Yersin, l'élève et le collaborateur du Dr Roux est allé étudier la maladie sur les lieux et en a trouvé le microbe (1). Cette découverte fut annoncée à l'Institut Pasteur par une lettre du Dr Yersin, que M. Duclaux communiqua le 13 août 1894 à l'Académie des sciences. C'est un bacille très petit, court, à bouts arrondis. Il se trouve en abondance dans les bubons ; il est moins abondant dans les autres ganglions, dans le foie et dans la rate, très rare dans le sang au moment de la mort.

(1) Les journaux avaient annoncé quelque temps auparavant qu'un médecin japonais avait fait la même découverte.

La *fièvre jaune* a plus d'une fois trompé les espérances des expérimentateurs. Pendant l'épidémie de 1876, dont nous avons fait ressortir la violence exceptionnelle, les médecins américains ont vainement examiné le sang et les autres liquides de l'économie chez des malades atteints du *typhus amaril*, et n'y ont rien découvert quoiqu'ils observassent sur les leurs et à des grossissements de 1.500 diamètres. Nombre de médecins se sont inoculé sans résultat la salive et le sérum du sang des malades. Les injections sous-cutanées pratiquées sur des chiens par le Dr Burot n'ont pas réussi davantage (1). La méthode des cultures elle-même a échoué entre les mains de M. Pasteur lui-même. En 1887, il alla s'enfermer dans le lazaret de Trompeloup, où quelques malades de fièvre jaune avaient été déposés peu de temps auparavant par un paquebot revenant du Brésil et du Sénégal. Il s'attendait à en voir arriver d'autres par les courriers suivants, mais le *Richelieu* qui se présenta le premier devant Pauillac et qui avait en tout deux passagers atteints pendant la traversée, n'avait plus à bord qu'un convalescent. M. Pasteur qui ne pouvait pas prolonger indéfiniment son séjour au lazaret, se décida, sur mon conseil, à s'adresser à un médecin de 1re classe de la marine que je lui désignai, le Dr Talmy, qui alla le rejoindre à Trompeloup et partit pour le Sénégal, après avoir reçu les leçons du maître, pour y recueillir du sang sur les victimes de l'épidémie qui régnait encore. Il suivit à la lettre les instructions de M. Pasteur et lui renvoya du Sénégal des tubes remplis de sang recueilli dans les meilleures conditions ; mais c'est en vain que l'illustre physiologiste multiplia ses recherches en variant les bouillons de culture, il n'eut pas la satisfaction d'y voir apparaître le microbe qu'il cherchait.

Les médecins du Brésil se sont vantés à diverses reprises de l'avoir découvert. En 1883, le Dr Lacerda prétendit avoir trouvé un parasite spécial de l'ordre des champignons dans le sang et dans la matière des vomissements noirs (2). L'année suivante, le professeur Domingos Freire, annonça la découverte dans tous les liquides des sujets ayant succombé au typhus amaril, d'une *algue* du genre *cryptococcus* auquel il donna le nom de *cryptococcus xantho-génicus*. Il fit connaître ses recherches dans plusieurs brochures et les adressa à l'Académie de médecine qui me chargea de lui en rendre compte (3), mais leur lecture n'a pas porté la conviction dans mon esprit.

Nous sommes plus avancés en ce qui concerne le choléra. Le Dr R. Koch a fait la découverte de son microbe. On avait avant lui trouvé maintes fois dans le tube digestif des malades, des organismes micros-

(1) Dr Burot, *De la fièvre dite bilieuse inflammatoire à la Guyane*, Paris, 1880, p. 480.

(2) Voyez, dans la *Gazette des hôpitaux* du 8 septembre 1883, un extrait de la *Gazetta de noticias* de Rio-de-Janeiro, traduit par le Dr J. A. Fort.

(3) Jules Rochard, Rapport sur un travail de M. le Dr Domingos Freire, intitulé : *Etudes expérimentales sur la contagion de la fièvre jaune* (*Bulletin de l'Académie de médecine*, séance du 16 mai 1884).

copiques auxquels on avait attribué la spécifité cholérigène. En 1854, un savant italien, Fracini, signala la présence d'un parasite de ce genre dans les selles riziformes et dans l'intestin des malades (1). En 1874, le Dr Edouar Niedzwiedzki en décrivit un semblable dans un opuscule en allemand, publié à Leipsig (2). Ces indications avaient passé complètement inaperçues losque le choléra éclata en Egypte, au mois de juin 1883. Le gouvernement allemand, envoya, sur les lieux, le Dr Koch que la découverte du bacille de la tuberculose avait déjà fait connaître dans le monde savant. Ses recherches portèrent sur douze malades et sur dix cadavres (3). Il trouva dans les déjections des premiers et l'intestin grêle des seconds, le *bacille virgule* qu'il a décrit et qui fut également reconnu par les savants de la mission française : MM. Strauss, Roux, Nocard et Thuillier, qui avaient été envoyés en Egypte à la même époque et dans le même but. Ni les uns, ni les autres n'ont pu trouver le microbe dans le sang ni dans les viscères ; il manque même parfois dans des cas de choléra foudroyant.

§ III. — MESURES DE PRÉSERVATION CONTRE LES MALADIES PESTILENTIELLES.

Les fléaux exotiques sont, avons nous dit, le type des maladies transmissibles et, bien qu'on n'ait pas pu, pour deux d'entr'elles au moins, déterminer à coup sûr l'élément de leur contagion, on n'en doit pas moins se comporter à leur égard, comme si la bactériologie avait dit son dernier mot sur leur compte.

Du moment où il s'agit de fléaux exotiques qui ne nous arrivent que par l'importation, il va de soi que le premier moyen d'en préserver les populations consiste à les empêcher d'entrer dans le pays. L'ensemble des mesures à prendre constitue la patrie sanitaire. Lorsqu'elle a été impuissante et que la maladie à pénétré, on peut la détruire sur place. On entrevoit enfin, grâce aux découvertes de la science moderne, la possibilité d'arriver un jour à rendre les populations réfractaires à leurs atteintes. Nous allons passer en revue ces trois ordres de moyens.

I. **Historique des institutions sanitaires.** — Les mesures qui peuvent assurer la préservation du territoire, exigent l'intervention des pouvoirs publics et impliquent, pour être complètement efficaces, une entente entre les différents Etats rapprochés par leurs frontières ou mis

(1) *Gaz. Ital.*, 1854. — Santé publique, août 1884.
(2) *Bulletin de l'Académie de médecine*, 1864, t. XIII, p. 1241.
(3) *Semaine médicale*, n° du 7 août 1884.

en rapport par leurs relations commerciales. Cette prophylaxie internationale a été l'œuvre de la génération contemporaine. L'entente s'est établie à la suite de nombreux congrès dont il est indispensable de présenter un historique sommaire.

La législation sanitaire en France a pour base la loi du 3 mars 1822. Elle avait été votée par les Chambres françaises sous la pression de l'opinion publique, lors de l'épidémie de fièvre jaune de Barcelone de 1821. Celle-ci avait réveillé le souvenir des invasions de la peste au moyen-âge et réveillé des craintes assoupies depuis un siècle (1), et la loi nouvelle se ressentait de cette impression détenue. Elle rappelait par ses rigueurs les édits des anciens parlements du midi de la France. La peine de mort, celle des travaux forcés à perpétuité ou à temps revenaient à la fin de la plupart des articles. Inapplicable par l'excès même de ses sévérités, cette loi draconienne n'en constitue pas moins la base de notre législation sanitaire actuelle, et le décret du 4 janvier 1896, dont nous parlerons plus loin, y renvoie à plusieurs reprises. On n'eut pas lieu de l'appliquer à l'époque de sa promulgation, parce que le fléau contre lequel on l'avait dirigée n'existait plus.

Lors de la première invasion du choléra qui eut lieu dix ans après, les idées avaient changé sous l'influence de la doctrine de Broussais qui avait sapé les bases traditionnelles de la médecine et supprimé la contagion comme la spécificité des maladies. Sous l'influence de ce courant d'opinion, le scepticisme pénétra dans l'administration et les règlements sanitaires tombèrent en désuétude. On avait institué, lors de l'approche de l'épidémie, des intendances sanitaires dans les départements voisins de la frontière de l'Est et des lazarets pour recevoir les marchandises provenant d'outre-Rhin (2) : mais tout cela fut supprimé par la circulaire du 1er mai 1832 et on laissa passer l'épidémie avec une résignation et une inertie orientales, alors qu'on aurait pu en diminuer les ravages par quelques précautions très simples.

Cependant, on était revenu à des idées plus saines sur la transmission des maladies épidémiques. La médecine sanitaire instituée en 1847 par ordonnance royale dans les principales stations du Levant avait éclairé l'opinion et inspiré une première transformation de notre régime sanitaire qui fut consacré par le décret du 24 décembre 1850. La promulgation fut hâtée par la seconde invasion du choléra. Il atténuait dans une proportion considérable les sévérités de l'ancien système et les entraves apportées au commerce, tout en donnant satisfaction aux populations de notre littoral Méditerranéen qui réclamaient énergiquement qu'on les préservât contre les fléaux exotiques. Quant à la célèbre intendance de Marseille

(1) L'épidémie de peste de Marseille de 1720 avait été la plus terrible, mais la dernière des grandes épidémies de peste.

(2) Ordonnances royales des 25 août et 15 septembre 1831.

qui avait voulu maintenir ses privilèges envers et contre tous, elle avait été tout simplement supprimée quatre mois auparavant (1).

Pendant que la France réformait ainsi son système sanitaire, les autres Etats de l'Europe laissaient peu à peu tomber leurs règlements en désuétude. Chaque pays avait son régime particulier et cette diversité dans les règlements provoquait partout des plaintes d'autant plus vives que les communications étaient devenues extrêmement actives entre les différents points de la Méditerranée. Une idée nouvelle commençait toutefois à se faire jour. On comprenait à la fin que les nations sont solidaires pour ce qui concerne la santé publique, qu'un *code sanitaire international* devenait une nécessité et qu'il devait être l'œuvre commune des pays intéressés. Le gouvernement français prit l'initiative de l'application de cette idée et provoqua la réunion à Paris de la première conférence sanitaire internationale. Elle s'assembla en 1851, mais l'entente ne put pas s'établir entre les gouvernements et elle n'aboutit pas (2). Il en fut de même de la seconde conférence qui se réunit également à Paris en 1859. En 1866, à la suite de la grande épidémie de choléra de 1865, une troisième conférence se réunit à Constantinople. Tous les Etats de l'Europe s'y firent représenter, mais elle n'aboutit pas plus que les précédentes à une convention diplomatique, aussi, en 1874, le gouvernement austro-hongrois en convoqua une nouvelle à Vienne, mais la divergence des vues et l'opposition des intérêts la fit échouer comme les autres (3).

Cependant, ces rapports rejetés entre les différentes nations avaient amené entr'elles un accord tacite et produit un résultat important ; la réorganisation du *Conseil supérieur de l'empire ottoman* et du *Conseil sanitaire maritime et quarantenaire de l'Egypte*. Ce dernier, puissamment constitué, libre, indépendant, administrant lui-même son budget, a protégé l'Europe pendant quinze ans contre l'invasion du choléra par la mer Rouge ; mais, lorsque l'Angleterre eut occupé l'Egypte, après le bombardement d'Alexandrie, son premier soin fut d'affranchir son commerce des entraves que lui imposait l'organisation du service sanitaire d'Alexandrie. Elle le composa de ses créatures ; bientôt il n'exista que de nom, et au mois de juin 1883 toutes les mesures prophylactiques étaient supprimées à Suez. La digue était rompue, et le 25 juin le choléra éclatait à Damiette. En deux mois, il parcourut et ravagea l'Egypte : l'année suivante, il traversa la Méditerranée et parcourut les contrées méridionales de l'Europe où il fit de nombreuses victimes.

(1) Décret du 10 août 1850.

(2) La France met toutefois en vigueur le règlement international élaboré par la conférence ; il donne la base du décret impérial du 4 juin 1853.

(3) La France, comme en 1853, profita des enseignements résultant de cet échange de vues pour réformer de nouveau son système sanitaire, et fit paraître le règlement du 2 février 1876 qui a été en vigueur jusqu'au 4 janvier 1896.

L'Europe s'émut tardivement de cette catastrophe ; cependant, une nouvelle conférence se réunit à Rome au printemps de 1885. Elle n'aboutit qu'à une convention diplomatique, mais elle jeta les bases d'une organisation sanitaire qui fut reprise à la Conférence de Venise en 1892, complétée à celle de Dresde en 1893, et enfin sanctionnée par l'accord des puissances à Paris en 1894. Au mois de juin de cette année, le texte officiel de la *Convention internationale* fut publié par le gouvernement français.

II. **Institutions sanitaires actuellement en vigueur**. — Les maladies exotiques qui menacent l'Europe et en particulier le choléra sur lequel l'attention est toujours en éveil depuis l'épidémie de 1832, peuvent y arriver par deux voies différentes, par la frontière de l'Est, par la mer Rouge. Les moyens de préservation doivent donc être dirigés dans ces deux directions.

1° Défense contre l'invasion des épidémies par la route de terre — C'est celle que le choléra a suivie dans ses deux premières invasions. Il traverse la Perse et le Caucase d'un côté, de l'autre il franchit la mer Noire et entre en Russie par ces deux portes. C'est donc là qu'il faut lui barrer le chemin. Il est un principe universellement admis aujourd'hui en police sanitaire, c'est qu'il faut établir les lignes de défense le plus près possible des foyers d'origine des fléaux épidémiques. Pour le choléra, c'est en Perse que les premières mesures de prophylaxie doivent s'établir ; mais il ne faut pas compter pour cela sur le gouvernement du pays, il faudrait que l'Europe prît en main la direction des mesures sanitaires et y instituât une organisation analogue à celle de l'empire ottoman.

Lorsque le choléra est en Perse, il faut défendre la Russie du côté de la terre et du côté de la mer. La frontière de terre est protégée par des quarantaines établies sur les grandes routes qui viennent de la Perse, et la voie de mer par des établissements fondés dans les principaux ports de la Caspienne. Le plus important est celui de Bakou. Il serait indispensable d'en fonder un semblable à Astrakan. Ces stations quarantenaires sont loin de posséder le matériel et le personnel nécessaires pour donner toutes les garanties désirables ; mais ils ont rendu et rendent encore des services. La Russie met du reste tous ses soins à les développer.

Quand la frontière russe est franchie par une maladie pestilentielle, il est bien rare que l'Europe puisse y échapper. Il est cependant possible encore d'éteindre une épidémie sur place, dans les steppes de la Russie méridionale, ainsi que le général Lores de Metikoff l'a fait en 1878, lorsque la peste apparut dans le village de Vestianka (district d'Astrakan). A l'aide d'un triple cordon sanitaire et de mesures radicales de désinfection, il parvint à étouffer le fléau dans ses foyers.

Il n'est pas certain qu'on pourrait faire de même pour une épidémie de choléra. Sa puissance de diffusion, la rapidité de sa marche, la facilité avec laquelle il franchit les cordons sanitaires permettent d'en douter. On pourrait essayer toutefois, et une fois ces plaines désertes franchies, lorsque la population dense des contrées de l'Ouest sont atteintes, il n'y a plus à compter sur ces moyens de préservation.

2° Défense contre les épidémies par la voie maritime. — Les trois maladies pestilentielles peuvent s'introduire en Europe par la voie maritime; la fièvre jaune ne peut même pas y entrer autrement. Le choléra qui vient toujours de l'Inde peut pénétrer par deux voies : par la mer Rouge ou le golfe Persique. La première est de beaucoup la plus fréquente et la plus dangereuse. Les navires venant de l'Extrême-Orient qui traversent le canal de Suez sont au nombre de trois ou quatre mille par an; mais ils ne sont pas tous également à craindre. Les paquebots postaux, les grands navires à vapeur ont très rarement importé la maladie; les navires véritablement menaçants sont ceux qui transportent à La Mecque les pèlerins venant de l'Inde et surtout de Bombay. Le pèlerinage de la Mecque est une menace perpétuelle pour l'Europe. Chaque année il s'y rend de 300.000 à 400.000 pèlerins dont près du quart arrive par mer (1).

Ces pèlerins sont d'une malpropreté sordide, beaucoup sont dénués de ressources; les navires qui les transportent sont pour la plupart des navires anglais déclassés, qui sont le comble de l'incurie et du dénuement. Les pèlerins s'y entassent et les encombrent. Arrivés à Djeddah, ils se mettent en route pour la Mecque, à dos de chameau ou à pied, sous un soleil ardent n'ayant pour boisson que l'eau contenue dans les outres des chameaux. La visite aux lieux saints et les cérémonies du pèlerinage durent douze jours, dont les trois derniers se passent dans la vallée de Mouna. C'est là qu'ont lieu les sacrifices du Courban-Baïram. En 1893, plus de 120.000 moutons ont été égorgés dans cette plaine encaissée, sans eau, brûlée par un soleil ardent et pendant trois jours cette population grouille au milieu des débris des animaux sacrifiés et de ses propres déjections. Lorsque les germes du choléra ont été apportés par quelque pèlerin de l'Inde, il s'allume dans ce foyer d'infection une formidable épidémie. Les pèlerins, laissant leurs morts sur la route, accourent à Djeddah, prennent quoiqu'on fasse, les navires à l'abordage et s'en vont transportant le choléra dans toutes les directions et notamment en Syrie, en Egypte, dans la Tripolitaine, la Tunisie et l'Algérie. Il arrive tellement vite qu'en 1865 nous vîmes le fléau fondre inopinément sur nous, alors que la nouvelle de sa présence à la Mecque nous était à peine signalée.

Pour parer au danger, des mesures spéciales ont été prises. Après avoir été discutées dans les conférences internationales dont nous avons parlé,

(1) En 1893, le chiffre des musulmans venus du dehors a été de 370.000, auquel il faut joindre la population de la Mecque, 60.000 à 70.000, et dans ce nombre 92.625 étaient venus par terre.

elles ont été adoptées et transformées en règlement par celle de Paris, en 1894.

Les principales dispositions de ce règlement sont les suivantes :

III. **Mesures à prendre à bord des navires à pèlerins.** — La surveillance commence dans les ports d'embarquement des pèlerins. La déclaration du capitaine a lieu trois jours avant le départ et l'autorité sanitaire fait procéder à l'inspection et au mesurage du navire ; elle s'assure que le navire contient tout ce qui est nécessaire à ses passagers et présente les dispositions convenables. Tout navire à pèlerin doit avoir un médecin et deux s'il a plus de 1.000 passagers. Il visite les pèlerins, les soigne et veille à ce que les règles de l'hygiène soient observées à bord.

En arrivant dans la mer Rouge, les navires se rendent à l'île de Camaran où un grand lazaret a été établi. Là les pèlerins sont comptés, visités, débarqués, subissent une douche-lavage et leurs effets sont désinfectés. Si le navire est reconnu *indemne*, c'est-à-dire s'il n'a pas eu de choléra à bord depuis son départ, on lui donne la libre pratique. S'il est considéré comme *suspect*, c'est-à-dire s'il a eu des cas de choléra pendant sa traversée, mais aucun cas nouveau depuis sept jours, il subira le même traitement que ci-dessus ; mais il sera dirigé sur Djeddah où il subira une nouvelle visite médicale et, s'il a eu de nouveaux cas, il sera renvoyé à Camaran où il subira le régime des navires *infectés* qui est le suivant : les malades sont débarqués et isolés à l'hôpital. Les autres passagers sont mis à terre et isolés par groupe. Le navire est désinfecté à fond ainsi que le linge sale, les objets à usage, les vêtements de l'équipage et des passagers. Le navire sera gardé en quarantaine pendant une période dont la durée variera suivant les circonstances et subira une nouvelle visite à Djeddah.

Lorsque les fêtes sont terminées, les *hadjis* (c'est le titre que prennent les musulmans qui ont accompli le pèlerinage de la Mecque) se précipitent en foule vers Djeddah, montent en désordre à bord des navires où ils s'entassent et les autorités sont impuissantes à triompher de leur indocilité. C'est alors, comme nous l'avons dit, que la surveillance devient le plus nécessaire ; aussi exige-t-on que les navires se rendent à Djebel-Tor, où ils subissent une nouvelle visite et des mesures de nettoyage et de désinfection semblables à celles auxquelles ils ont été soumis à Camaran.

Il faut bien avouer que ces deux stations sanitaires ne sont pas plus appropriées l'une que l'autre à leur destination et qu'il faudrait une organisation puissante pour faire face à des exigences comme celles qui s'y produisent (1), mais elles seront améliorées avec le temps, si les vœux

(1) En 1893, le nombre des pèlerins débarqués à Djebel-Tor a été de 31.000 et on a vu 23 navires mouiller à la fois devant le campement.

exprimés par les conférences internationales sont exaucés. Avant d'entrer dans la Méditerranée, les pèlerins subissent une nouvelle visite médicale à Suez; enfin ils sont soumis à une dernière inspection en abordant leurs pays respectifs.

IV. **Mesures à prendre dans la mer Rouge contre les navires venant d'Extrême-Orient.** — Ces navires sont beaucoup moins dangereux que ceux du pèlerinage. Les grands paquebots, les navires de guerre, ceux du commerce sont bien tenus. Ils ont un médecin à bord. Toutefois il serait dangereux de les laisser franchir librement le canal de Suez, lorsqu'ils ont le choléra à bord, comme cela est arrivé à l'époque où les Anglais avaient supprimé toute surveillance dans la mer Rouge. Les *conventions internationales* de Venise et de Dresde y ont pourvu.

Les navires qui viennent de l'Extrême-Orient, avant de franchir le canal, subissent à Suez une visite médicale, et sont soumis au traitement que nous avons indiqué plus haut, suivant qu'ils sont reconnus *indemnes*, *suspects* ou *infectés*. Dans ce dernier cas, ils se rendent aux eaux de Moïse. C'est là que les malades et les passagers sont débarqués et isolés, les désinfections opérées et que les navires subissent leur quarantaine d'*observation*. Il est indispensable de créer sur ce point, et la conférence de Venise en a démontré la nécessité, un établissement sanitaire de premier ordre. Il y a là un emplacement convenable; on y a construit une digue et quelques bâtiments qu'on pourra utiliser; mais on n'y trouve pas de bonne eau, il faudrait y faire installer des machines distillatoires.

Les mesures relatives à la police sanitaire de la mer Rouge sont placées sous la direction et la surveillance du *Conseil sanitaire maritime et quarantenaire d'Alexandrie* qui a été reconstitué par la conférence de Venise.

Le nombre des membres a été réduit de 22 à 17; il ne renferme plus que trois commissaires égyptiens, en dehors du président qui n'a voix délibérative qu'en cas de partage et qui est aidé par une commission permanente pour l'expédition des affaires urgentes.

V. **Règlement de police sanitaire maritime du 4 janvier 1896.** — Les doctrines sanitaires, fruit des découvertes scientifiques modernes avaient, comme on le voit, conduit à des mesures essentiellement différentes de celles du passé. Les règlements en vigueur n'étaient plus en rapport avec elles. Celui de 1876 qui avait réalisé, il y a vingt ans, un progrès considérable allait tomber en désuétude, parce qu'il n'était plus en harmonie avec la Convention signée à Dresde, le 15 avril 1893 et promulguée pour la France par le décret du 22 mai 1894. Il fallait un règlement nouveau pour appliquer les doctrines nouvelles. On a mis deux ans à l'élaborer. Tous les services intérieurs ont été consultés à deux reprises et enfin le projet dressé par le Comité consultatif d'hygiène publique de France, communiqué à chacun des départements ministériels qu'il concerne, a été signé le 4 janvier 1896, par le Président de la République (1).

Le nouveau atténue notablement la rigueur des mesures imposées par celui de 1876. Ce dernier considérait comme *infecté*, tout navire ayant eu à bord un cas de maladie pestilentielle, quelle qu'ait été la durée de la traversée. Le nouveau règlement enlève à la classe des navires *infectés* pour la faire entrer dans celle des *suspects*, les navires ayant eu des cas confirmés au départ ou pendant la traversée, pourvu qu'il ne se soit pas produit dans les 7 derniers jours, s'il s'agit de choléra ; dans les 9 derniers jours, s'il s'agit de peste ou de fièvre jaune.

Le régime des navires *infectés* est sensiblement atténué, il ne s'adresse plus qu'à un très petit nombre de navires cette année. Pour les navires *suspects* la quarantaine d'observation qui leur était imposée à tous par le règlement de 1876, ne s'applique plus qu'à ceux qui ont eu des cas de choléra, de peste ou de fièvre jaune dans les derniers jours de la traversée, comme nous l'avons exposé plus haut.

§ IV. — MALADIES CONTAGIEUSES INDIGÈNES.

Les maladies contagieuses qui composent ce groupe sont celles qui ont acquis chez nous droit de domicile et qui y règnent en tout temps avec plus ou moins d'intensité. L'importation de plusieurs d'entr'elles est certaine, mais elle remonte à une époque très reculée ; elles ont aujourd'hui leur place dans le cadre nosologique des nations européennes ; il ne peut plus être question par conséquent de leur fermer une porte qu'elles ont depuis si longtemps franchie, et il faut les combattre sur place.

I. Déclaration obligatoire des maladies contagieuses indigènes.— Lorsqu'il s'agit de prendre, dans l'intérêt de la santé publique, des mesures administratives contre la propagation d'un certain nombre de maladies, on ne peut plus se contenter des déterminations arbitraires qui peuvent suffire aux études scientifiques, il faut en dresser une liste officielle pour que tout le monde sache à quoi s'en tenir. C'est ce qui advint lors de la promulgation de la loi du 30 novembre 1892 pour la protection de la santé publique. L'article 15 de cette loi enjoignait aux médecins de faire à l'autorité la déclaration des maladies épidémiques qu'ils seraient appelés à traiter et dont la liste devrait être dressée par le Ministre de l'Intérieur sur l'avis de l'Académie de médecine et du

(1) Ce décret est inséré au *Journal officiel de la République*, n° du 21 janvier 1896.

Comité consultatif d'hygiène publique de France. En conséquence, le ministre consulta l'Académie par une lettre en date du 19 juin 1893. L'Académie, sur un rapport de M. Vallin, et après une discussion qui dura deux séances (1) vota la liste suivante : 1° choléra et maladies cholériformes ; 2° fièvre jaune ; 3° peste ; 4° variole et varioloïde ; 5° scarlatine ; 6° suette miliaire ; 7° diphtérie (croup et angine couenneuse) ; 8° fièvre typhoïde ; 9° typhus exanthématique ; 10° dysenterie ; 11° infections puerpérales ; 12° ophtalmie des nouveau-nés (2). Cette liste a été adoptée par le ministre et est devenue officielle.

La déclaration officielle est, comme on le voit, passée maintenant dans notre législation. Le corps médical ne s'y est pas soumis sans résistance. Il est certain que cette obligation, quoiqu'on en ait dit, porte atteinte à la religion du secret professionnel et qu'elle peut devenir vexatoire et tyrannique pour les médecins comme pour les familles ; mais il est non moins évident que c'est la condition *sine qua non* de toute mesure de prophylaxie et que, dans ce cas, l'intérêt général, l'intérêt supérieur de la santé publique, doit l'emporter sur tout le reste. Les médecins l'ont d'ailleurs bien compris, et ils ont été les premiers à faire le sacrifice de leurs convenances personnelles à la santé publique. Depuis vingt ans, ils n'ont pas cessé de la réclamer dans tous les congrès, dans toutes les sociétés d'hygiène (3), la déclaration obligatoire des maladies transmissibles sans qu'une protestation se soit élevée dans la presse au nom des intérêts professionnels. La promulgation de la loi du 30 novembre 1892 elle-même n'en a pas excité. Elles ont attendu pour reproduire, que la loi fut devenue exécutoire et elles ont éclaté à l'occasion du commentaire dont le Ministre de l'Intérieur à fait suivre son arrêté du 23 novembre 1893. C'était s'y prendre un peu tard, la loi était promulguée et on se heurtait à un fait accompli. On ne pouvait discuter que sur la façon de la mettre en pratique. C'est ce que fit la société de médecine de Paris. Le 12 mai 1894, elle adopta le rapport de M. Dolens, qu'elle adressa à toutes les sociétés médicales de France et aux médecins siégeant dans les deux Chambres. Dans cet important document, la doyenne des sociétés médicales de France adoptait le principe de la déclaration obligatoire qu'elle déclarait excellent, elle se bornait à protester contre certaines exigences administratives d'une évidente inutilité, et réclamait la réduction à des proportions plus raisonnables de la liste des maladies entraînant la déclaration obligatoire.

(1) Séances des 10 et 17 octobre 1893.

(2) Cette liste ne diffère de celle du Comité consultatif que par l'addition de la fièvre jaune et de la peste, la suppression de l'érysipèle, de la rougeole et de la coqueluche.

(3) La question a été traitée au Congrès international d'hygiène de Paris, le 10 août 1878 ; résolue par l'affirmative du Congrès de Vienne en 1887, à celui de Paris en 1889, au Congrès de Londres en 1891. La nécessité de la déclaration obligatoire a été reconnue par la société de médecine publique en 1890 et 1891 et implicitement admise à deux reprises par l'Académie de médecine.

Cette liste est en effet beaucoup trop longue. On pourrait avec avantage la réduire des deux tiers. Pour que de pareilles prescriptions soient efficaces, il ne faut pas qu'elles aient le caractère d'une mesure banale, d'une exigence administrative inutile, d'une formalité quotidienne imposée sans nécessité aux médecins. A mon avis, il aurait fallu, au moins pour le début, s'en tenir d'une manière ferme aux conditions si bien posées par M. Valin et se borner à inscrire sur la liste : le *choléra*, la *variole*, la *scarlatine*, la *diphtérie* et la *fièvre typhoïde*. La peste qui depuis 176 ans n'a pas paru sur le sol français pouvait encore attendre, la fièvre jaune qui n'a jamais pu s'y implanter est dans le même cas ; la dysenterie qu'on ne voit jamais à l'état épidémique que dans les casernes, ne concerne que les médecins militaires. Quant aux autres, elles ne sont véritablement pas, pour la santé publique, une menace suffisante pour la faire mettre au rang des fléaux populaires et pour justifier des mesures d'exception. Il aurait été facile, du reste, de la joindre à la liste lorsque la loi, par un fonctionnement régulier et facile, aurait fait ses preuves, dissipé les appréhensions et rassuré les esprits. La tendance actuelle n'est pas conforme à ces idées. On serait plus disposé à allonger la liste qu'à la restreindre. Il a été plusieurs fois question d'y inscrire la tuberculose, ce qui serait un comble.

En résumé la loi existe, la liste également, les médecins n'ont donc qu'à s'y conformer sans arrière pensée et l'administration de son côté doit apporter dans l'application de ces mesures nouvelles, les ménagements nécessaires pour qu'elles ne paraissent jamais ni vexatoires ni tyranniques.

II. Isolement des malades atteints de maladies contagieuses. — Lorsqu'un médecin constate, dans sa clientèle, un cas de maladie contagieuse, il ne doit pas se borner à en faire la déclaration à l'autorité, et doit prendre immédiatement les mesures prophylactiques nécessaires. La première consiste dans l'isolement du malade. Il peut se faire à domicile dans les familles aisées et lorsque la disposition de l'appartement s'y prête.

1° Isolement a domicile. — Il faut alors choisir la pièce la plus écartée et la disposer de façon à recevoir le malade. On commence d'abord par enlever les grands rideaux, les tentures et les tapis ; on balaye, on nettoie la chambre à fond ; on l'aère, pendant quelques heures, en ouvrant les fenêtres en grand ; puis on y allume un feu clair pour élever sa température à la hauteur de celle de la pièce qu'occupe le malade. On y dispose le lit de manière à ce qu'on puisse en faire le tour et à ce que la tête soit tournée du côté des fenêtres, afin que le jour ne frappe pas dans les yeux du malade, et on le transporte dans ce lit avec précaution après l'avoir préalablement bassiné.

A partir de ce moment, il ne faut plus laisser entrer dans la chambre que les personnes destinées à soigner le malade. S'il s'agit de variole, il faut qu'elles aient été récemment revaccinées; si c'est une scarlatine, il est bon que les personnes qui approchent du patient l'aient eue. S'il est impossible qu'elles se mettent complètement en quarantaine, et cela arrive fréquemment dans la pratique, elles doivent adopter le port d'une blouse ou de tout autre vêtement très ample pouvant passer à la lessive. Elles le mettent en entrant dans la chambre et le quittent quand elles en sortent. Elles doivent se laver les mains à l'eau boriquée à 4 p. 100 avant de reprendre contact avec les personnes saines. C'est de plus une bonne précaution que de se laver la bouche à l'eau bouillie. Jamais on ne doit manger dans les chambres du malade.

Les contagieux réclament des soins de propreté plus minutieux encore que les autres malades. Leur linge et leurs draps de lit doivent être fréquemment changés et, en attendant qu'ils soient envoyés au blanchissage, il faut les plonger dans un seau rempli d'une solution désinfectante. On peut se servir pour cela de la solution de sulfate de cuivre à 50gr par litre, ou du chlorure de chaux à la même dose. On peut employer également l'acide phénique à 5 p. 100, le bichlorure de mercure au millième et l'émulsion de crésil entre 5 et 10 p. 100.

La solution adoptée servira à désinfecter les selles du malade au moment de leur émission et avant de les jeter dans les cabinets d'aisances. Les liquides qui auront servi à laver les mains et le visage du malade ou à lui faire des lotions sur le corps seront désinfectés de la même façon.

Le cas où l'isolement à domicile est possible, est le plus rare. Dans les classes ouvrières, le logement ne s'y prête pas, on ne peut pas disposer d'une pièce libre dans un appartement où chaque chambre est occupée par plusieurs personnes où la promiscuité est inévitable. L'isolement des contagieux n'est possible qu'à l'hôpital et c'est au médecin qu'il appartient de persuader à la famille qu'il est indispensable de se résoudre à l'y envoyer, que c'est le parti le plus sage dans l'intérêt du malade comme dans celui de ses proches. Il doit s'efforcer de convaincre la famille; mais, dans aucun cas, il ne doit exercer de contrainte. Si la loi semble autoriser le transfert obligatoire et la désinfection forcée, l'arrêté ministériel du 23 novembre 1893 le défend. Le rôle qu'il assigne aux maires se borne à éclairer les familles et à leur venir en aide. Qu'il y ait eu, au début, quelques excès de zèle, que des inspecteurs sanitaires trop ardents, se croyant en pays conquis, aient envahi le domicile de quelques malades, suivis d'une équique de désinfecteurs, ces choses-là sont inévitables; mais c'est aux préfets à réprimer ces abus qui ne tarderaient pas à compromettre la loi et à la rendre inapplicable.

2° Transport des contagieux aux hôpitaux. — Lorsque le médecin est parvenu à convaincre la famille de la nécessité d'envoyer les contagieux à l'hôpital, ou lorsque celle-ci en a pris son parti d'emblée, il faut s'occuper de son transport. Cette opération est le temps le plus délicat de la prophylaxie sanitaire. Nombre de gens ont été atteints de variole ou de diphtérie en montant dans une voiture de place qui venait de transporter un malade à l'hôpital et j'ai toujours présent à la mémoire le fait cité par Parrot et dans lequel trois enfants de la même famille furent atteints du croup en même temps et succombèrent tous les trois, après avoir été conduits à la promenade dans une voiture qui venait de transporter, à l'hôpital des Enfants, un petit diphtéritique.

En Angleterre, il y a des pénalités très sévères contre les cochers qui ne font pas désinfecter leurs voitures après le transport d'un contagieux ; mais en France il n'existe rien de semblable. Il n'y a que très peu de temps qu'on s'y occupe des chances de contamination que fait naître le transport de contagieux. A Paris même, il y a dix ans, lorsqu'un malade de cette catégorie se présentait au bureau central, on lui remettait, avec son billet d'hôpital, trente centimes pour prendre l'omnibus. On voyait alors un varioleux, un enfant en pleine rougeole, un petit diphtéritique, prendre place dans une voiture encombrée, au milieu de voyageurs forcés de supporter ce périlleux voisinage.

La préfecture de police, pour obvier au danger, organisa un service de voiture très rudimentaire qu'elle développa en 1884, lors de l'apparition du choléra. C'était de simples fiacres qu'on avait installés pour ce nouvel emploi. On en porta le nombre à 30, au mois de novembre, quand l'épidémie prit de l'extension.

Ces voitures étaient remisées, rue Dombasle, place Voltaire et rue Bouchardon ; elles transportèrent 850 malades aux hôpitaux au cours de l'épidémie. Plus tard, et pour diminuer la dépense, on les a remisées à l'Hôtel-Dieu et à l'hôpital Saint-Louis. Elles sont mises gratuitement à la disposition du public.

Le conseil municipal n'a pas trouvé que ces mesures fussent suffisantes. A la suite d'un rapport qui lui fut adressé par M. Chautemps le 13 juin 1887, il décida qu'il serait créé deux stations de voitures d'ambulance, l'une rue de Staël et l'autre rue de Chaligny et que ce service serait confié à la Préfecture de la Seine. Il vota pour son installation un crédit de 150.000 francs.

Les deux stations ont été installées avec le confortable nécessaire : elles se composent d'un pavillon central, autour duquel se groupent les écuries et les remises. Le personnel comprend un chef de station, des cochers, un palefrenier et deux infirmières de l'Assistance publique, diplômées. Les voitures sont à quatre roues, et disposées de façon à transporter, indépendamment de l'infirmerie, un malade ou deux enfants.

Les voitures peuvent être demandées de vive voix, par lettre, par dépêche ou par le téléphone. Trois minutes après l'avertissement reçu, la voiture part. Arrivée au domicile du malade, l'infirmière le fait mettre dans la voiture, après avoir reçu le certificat du médecin traitant et l'accompagne jusqu'à l'hôpital désigné. Le transport terminé, la voiture revient à la station et se rend au pavillon de désinfection, où cette opération est pratiquée immédiatement. L'infirmière de son côté se rend dans un cabinet de toilette où elle trouve un lavabo, une douche en pluie et les désinfectants nécessaires. Elle s'y nettoie à fond après avoir quitté les vêtements dont elle s'était couverte et qui sont désinfectés à leur tour.

Ce service fonctionne très bien et le transport des contagieux laisse peu de chose à désirer à Paris ; mais il n'y a que les grandes villes qui puissent se permettre des dépenses pareilles. Il faut cependant dans toutes les localités où il y a un hôpital éviter les dangers que nous avons signalés en commençant. Il suffit pour cela d'une voiture spéciale attachée à l'établissement et désinfectée ainsi que son cocher, après chaque transport de contagieux.

3° Isolement a l'hôpital. — Il est inutile de dire que l'isolement des contagieux est indispensable dans tous les hôpitaux. Depuis 1816, époque à laquelle Tenon, dans ses remarquables mémoires à l'académie des sciences (1) formula les règles qui concernent ce point d'hygiène, les médecins font tous leurs efforts pour obtenir une séparation nécessaire. Nous avons fait l'historique de cette question en parlant des pavillons et des hôpitaux d'isolement (2), nous n'y reviendrons donc pas. Depuis, du reste, elle a fait des progrès. Le principe n'est plus contesté par personne. Tous les hôpitaux récemment construits ont leurs pavillons d'isolement, on en installe dans les anciens et les hôpitaux pour contagieux se multiplient dans les grandes villes.

III. **Désinfection sanitaire.** — La désinfection, telle qu'on la pratique aujourd'hui, est l'application des données scientifiques contemporaines. On avait de tout temps nettoyé les locaux qui avaient été le siège d'épidémies, purifié, tant bien que mal, les navires soupçonnés d'en avoir transporté les germes ainsi que leurs chargements. L'intendance de Marseille s'était acquise à cet égard une réputation européenne. Au siècle dernier, la purification des marchandises et des passagers s'y accomplissait avec une perfection telle que les nations étrangères y envoyaient leurs navires suspects de peste ; mais les pratiques auxquelles on s'y livrait étaient absolument empiriques. Elles ont conservé leur faveur jusqu'au moment où Scheele a découvert le chlore qui a remplacé tous les désinfectants. Les fumigations guytonniennes devaient, d'après son inventeur, triompher de toutes les contagions, même de la peste. Les chlorures alcalins les remplacèrent bientôt et étaient dans toute leur vogue en 1832 lorsque le choléra arriva en France et partageaient, avec les cigarettes de camphre, la confiance du public.

Cette période d'empirisme s'est prolongée jusqu'au moment où les

(1) Tenon, *Quatrième mémoire sur les hôpitaux de Paris* (*Bulletin de l'Académie des Sciences*, 1816, p. 193).

(2) Chapitre III, article III, § II. *Pavillons d'isolement*, p. 362, *hôpitaux d'isolement*, p. 365.

découvertes de M. Pasteur ont fait naître la désinfection, basée sur les faits expérimentaux, méticuleuse dans son emploi, délicate dans ses moyens, mais absolument sûre dans ses résultats, lorsqu'aucune faute n'a été commise, aucune précaution négligée, ainsi que l'antisepsie chirurgicale l'a démontré la première. La désinfection a recours à deux moyens pour détruire les microbes : les substances antiseptiques ou désinfectants et la chaleur.

1° DÉSINFECTANTS. — Toutes les substances antiseptiques ont été étudiées par la méthode expérimentale, au point de vue de leur puissance microbicide. On a renoncé aux *parfums*, aux *fumigations des lazarets* ; on a même abandonné le *chlore* parce que son action est incertaine, qu'elle exige la saturation de l'atmosphère et l'humidité des objets à désinfecter, parce que le chlore attaque les métaux, les tissus qu'il décolore et provoque une toux insupportable.

On a renoncé à l'*acide sulfureux* pour des raisons analogues. M. Thoinot a étudié ses effets dans le laboratoire de Pasteur et a reconnu que les microbes pathogènes n'étaient pas détruits par un séjour prolongé dans une atmosphère saturée d'acide sulfureux (1). Le Dr Cassedebat est arrivé à des conclusions analogues (2).

Les désinfectants dont on se sert aujourd'hui le plus volontiers sont l'acide phénique et le bichlorure de mercure, qui ont fait leur preuve, et le *formol*, qui est encore à la période d'essais. L'acide phénique s'emploie en solution dans l'eau. La solution forte en renferme 5 p. 100 et la solution faible 2 p. 100. Le bichlorure de mercure s'emploie en solution au millième (solution forte) ou au 2000e (solution faible additionnée de 2 grammes de sel marin). Le mercure est le parasiticide par excellence. C'est un poison universel pour les organismes inférieurs. L'iode seul lui est supérieur, et l'iodure de mercure est le plus puissant des antiseptiques ; mais son prix le rend inabordable dans la pratique.

Les propriétés antiseptiques du *formol* ont été signalées à l'Académie des sciences le 1er octobre 1894 par M. A. Taillat (3) qui l'étudiait depuis trois ans avec le Dr Berlioz. Dujardin-Beaumetz rendit compte au Conseil d'hygiène et de salubrité de la Seine, des expériences de MM. Dubief et Thoinot sur la valeur antiseptique de ce nouveau produit ; mais il n'était pas encore sorti du laboratoire lorsque M. Bardet reprit avec M. Trillat les expériences de 1894, à l'hôpital Cochin, à l'aide d'un appareil assez compliqué, mais qui permet de désinfecter en six heures un espace de 200 à 300 mètres cubes de capacité, à raison de 3 fr. par 100 mètres cubes.

(1) THOINOT, *Etude sur la valeur désinfectante de l'acide sulfureux* (*Annales de l'Institut Pasteur*, 1890, p. 500).

(2) CASSEDEBAT, *Action de l'acide sulfureux sur quelques bactéries pathogènes* (*Revue d'hygiène*, 1891, t. XIII, p. 1095).

(3) *Propriétés antiseptiques des vapeurs de formol ou aldéhyde formique* (*Comptes-rendus de l'Académie des sciences*, 1er octobre 1894).

D'après MM. Bardet et Trillat, le formol a tous les avantages. Il jouit d'une force de pénétration considérable, il n'altère ni les bois, ni les tissus, ni les métaux ; son odeur se dissipe promptement et il n'y a pas de microbe qui lui résiste. Il s'est formé sous le nom de *Société française de désinfection à domicile par les vapeurs d'aldéhyde formique* (formol) une compagnie pour exploiter ce procédé.

Le formol est loin pourtant d'avoir encore donné sa mesure. On l'expérimente dans le service de désinfection municipale et on ne lui donne pas jusqu'ici la préférence sur le sublimé et l'acide phénique.

Je ne parle pas du *crésyl*, de la *créosine*, du *tilol*, du *salol*, du *thymol* et d'une foule d'autres produits qu'on préconise tous les jours, parce qu'ils ne sont pas encore entrés dans la pratique. Les sels minéraux, le *sulfate de cuivre* et le *chlorure de zinc* sont réservés pour la désinfection du linge contaminé, des vases de nuit et des cabinets d'aisances ; le sulfate de cuivre, qui a joui d'une certaine vogue il y a vingt ans, est maintenant abandonné.

2° CHALEUR. — La chaleur est le mode le plus puissant de destruction des microbes. Il n'en est pas qui lui résiste, lorsqu'elle est suffisamment élevée ; mais elle n'est applicable qu'aux objets qui peuvent se transporter et qui sont d'assez petite dimension pour entrer dans les appareils. Le linge, les vêtements, les objets de literie sont dans ce cas ; mais certains tissus, certaines étoffes sont trop altérables pour supporter la température qu'exige la désinfection.

La chaleur humide est beaucoup plus énergique et traverse beaucoup plus facilement les tissus que la chaleur sèche ; aussi a-t-on depuis longtemps adopté les étuves à vapeur sous pression où la température peut être élevée jusqu'à 110 ou 115° qu'il est toujours inutile de dépasser. Les premières ont été construites en France par M. Jules Le Blanc pour le service de la Marine qui les lui avait commandées à la prière du Conseil supérieur de santé que je présidais alors et qui en a surveillé l'exécution (1). La première a été livrée au mois de septembre 1882 et envoyée immédiatement au Sénégal où toute la literie des hôpitaux avait été brûlée à la suite de la formidable épidémie de 1878. On en a envoyé successivement dans toutes nos colonies et elles y fonctionnaient depuis longtemps alors qu'on préférait encore en France les étuves à vapeur sèche. L'infériorité de celles-ci a été reconnue et la maison Geneste et Herscher qui les a longtemps défendues (2), confectionne maintenant des étuves à vapeur dont elle a même perfectionné le type. Elle a imaginé des étuves locomobiles montées sur des roues et traînées par des chevaux,

(1) ROCHEFORT, *Communication sur les étuves à désinfection de la Marine* (*Société de médecine publique*, séance du 26 décembre 1883. (*Revue d'hygiène*, 1884, t. VI, p. 53).

(2) Voir l'opinion exprimée par Ch. Herscher à la Société de médecine publique, le 26 décembre 1883 (*Revue d'hygiène*, 1884, t. VI, p. 57).

d'autres qui peuvent être installées sur des chalands ou embarquées à bord des navires.

Ces étuves remplissent complètement le but que l'hygiène se propose ; elles fonctionnent maintenant partout et donnent les meilleurs résultats ; mais elles sont lourdes, encombrantes et coûtent de 8 à 10.000 francs. MM. Vaillard et Besson ont imaginé un modèle de dimension plus réduite et d'un prix plus accessible en substituant à la vapeur dormante et immobile des étuves actuelles, la vapeur mise automatiquement en circulation (1). Leur appareil fonctionne à peu près comme celui des lessiveuses, mais je ne crois pas qu'il donne au point de vue de la destruction des germes, les mêmes garanties que les étuves où la vapeur est sous pression constante.

3° Technique de la désinfection. — Elle s'adresse aux personnes, aux objets, aux locaux. En ce qui concerne les malades, nous avons indiqué les précautions antiseptiques à prendre à leur égard. Leurs linges, après désinfection, doivent être passés à la lessive, leurs vêtements doivent aller à l'étuve ; leurs objets de toilette doivent être également lavés et désinfectés.

Lorsque la maladie se termine par la mort, le corps doit être mis en bière, lorsque le décès a été légalement constaté et à l'heure fixée par le médecin. On commence par laver le cadavre à la solution faible de sublimé ; on en imbibe également son suaire, puis on le place dans la bière en l'entourant de sciure de bois.

Les objets de mobilier transportables, la literie, les tentures, les vêtements de laine sont envoyés à l'étuve. Les fourrures, les pelleteries, les objets en caoutchouc s'altèrent sous l'influence de la température et doivent être désinfectés au pulvérisateur. Tout le reste supporte la température humide de 112 à 115 degrés prolongée pendant un quart d'heure sans que ni la texture ni la couleur des étoffes en soient altérées. On peut voir, à la station de la rue des Récollets, une collection d'étoffes de laine et de soie qui ont subi cette opération, sans rien perdre de leur résistance et de leur éclat.

La désinfection est une opération délicate qui demande un outillage en bon état, une direction éclairée et convaincue, des soins minutieux. De pareilles conditions ne peuvent pas se réaliser partout. La conviction surtout fait défaut sur bien des points ; on se contente d'un semblant de désinfection, pour obéir aux exigences de l'administration ; on envoie les vêtements et la literie du malade dans des usines privées qui ne présentent aucune garantie, on asperge les planchers avec quelque liqueur antiseptique, on tient les fenêtres ouvertes un jour ou deux si le temps le permet, puis on laisse rentrer la famille à laquelle ces pratiques

(1) Vaillard et Besson, *Etuve à désinfection par circulation d'un courant de vapeur sous pression* (*Annales de l'Institut Pasteur*, décembre 1894, p. 833).

illusoires inspirent une fausse sécurité. A Paris même, les établissements où on pratique la désinfection ne méritent aucune confiance (1). Aussi la ville de Paris a-t-elle créé un service spécial de désinfection, qu'elle a placé sous la direction de M. A.-J. Martin, inspecteur général de l'assainissement et de la salubrité de l'habitation, et qui fonctionne de façon à offrir des garanties sérieuses.

Les stations d'étuves municipales sont aujourd'hui au nombre de quatre. Dans la banlieue la désinfection est assurée par huit voitures locomobiles.

Le nombre des désinfections pratiquées à Paris a été de 38.646 en 1895.

Le fonctionnement de ces étuves ne laisse rien à désirer. J'ai visité celle de la rue des Récollets, en compagnie de M. A.-J. Martin et j'ai été frappé de la promptitude et de la simplicité des opérations et du degré de sécurité qu'elles présentent. Les étuves sont encaissées dans un mur plein qui sépare la chambre d'entrée de celle de sortie. Les voitures de l'établissement amènent les objets à désinfecter dans la cour qui précède la chambre d'entrée; puis elles vont se faire désinfecter dans la cour du fond. Les objets sont portés dans l'étuve à l'aide d'un chariot. On ferme la porte d'entrée du cylindre et au bout de 15 minutes on retire le contenu par la porte opposée qui donne dans la chambre de sortie. On les secoue, on les laisse sécher, ce qui se fait en quelques instants, puis on les reporte dans les voitures qui ont été désinfectées.

Les agents chargés de la manipulation des effets sont revêtus d'un costume spécial. Ils le quittent, quand ils ont fini leur service, ils prennent un bain-douche dans un cabinet voisin de l'étuve et passent dans la pièce où ils ont laissé leurs habits de ville qu'ils revêtent avant de sortir. Cela se fait avec ponctualité, une rigueur et une conviction véritablement médicales. Les étuves sont à la disposition de tout le monde et leur emploi est gratuit. On peut le demander de vive voix, par la poste ou par le téléphone, dans les mairies, les postes de police et les stations de désinfection. Le moyen le plus expéditif consiste à s'adresser par le téléphone à l'établissement de la rue des Récollets.

La désinfection des appartements présente plus de difficultés. On se sert d'habitude, avons-nous dit, de la solution de bichlorure de mercure au millième; elle détruit tous les germes, n'altère ni les étoffes, ni les papiers de tenture, elle n'a aucune action sur les murs blanchis à la chaux, ni sur les enduits à base métallique ou terreuse.

Les solutions doivent être employées chaudes et leur température

(1) En 1891, M. A.-J. Martin communiqua à la Société de médecine publique le résultat d'une inspection qu'il avait passée de ces établissements et duquel il résultait que pas un ne présentait les garanties nécessaires (Séance du 27 mai 1891) (*Revue d'hygiène*, 1891, t. XIII, p. 49). — En 1892, le Dr Deschamps fut chargé d'une mission semblable par le Conseil d'hygiène et de salubrité de la Seine et arriva aux mêmes conclusions que M. A.-J. Martin (Dr Eugène Deschamps, *Rapport sur la réglementation de la désinfection par l'industrie privée*.

calculée de façon à ce qu'elles aient au moins 40 degrés, en arrivant au contact des surfaces à désinfecter. Il est même bon de les faire précéder d'une pulvérisation d'eau chaude simple pour ramollir les germes desséchés. Il faut détruire ces germes sur place et sans les mettre en mouvement. Pour cela on commence par laisser le local fermé pendant quelques heures afin que les poussières se déposent sur les meubles et le plancher. Il est alors possible de les recueillir à l'aide de précautions que nous allons faire connaître en indiquant comment procèdent les agents du service municipal qui ont acquis, à cet égard, toute l'habileté désirable.

Lorsqu'ils arrivent sur le lieu où ils doivent opérer, ils commencent par revêtir leurs blouses et leurs vêtements de travail ; puis ils entrent avec précaution dans l'appartement ; ils commencent par en mouiller le plancher, puis ils y étendent un grand drap de toile forte imbibé de la liqueur désinfectante. Ils y ramassent, sans mouvements violents, les vêtements tels que les fourrures, les objets de literie, les tapis, les rideaux et les tentures qu'on peut enlever sans mouvement. Ils en font un paquet qu'ils envoient à l'étuve. Les linges trop souillés sont plongés dans la solution désinfectante.

Les objets qui ne supportent ni l'immersion ni l'étuvage sont désinfectés au pulvérisateur à main. Il en est de même des objets en cuir, chaussures, valises, etc. Pour les cadres, les tableaux, les dorures, on les lave avec précaution à l'aide d'un linge imbibé de la liqueur antiseptique. Les meubles précieux, les objets d'art sont traités avec plus de soin encore.

Les meubles en bois sont essuyés avec des linges imbibés de solution désinfectante. Les coussins, les oreillers de plume, les traversins sont défaits. L'enveloppe est plongée dans la solution désinfectante, le contenu est lavé de même puis séché.

Les lits en bois sont lavés au sublimé, en faisant pénétrer la solution dans les joints et les moulures comme s'il s'agissait de détruire les punaises. Les parties usées ou vernies sont passées ensuite au tampon huilé. On fait de même pour les sommiers. Les lits en fer sont démontés et envoyés à l'étuve. Les tables de nuit sont lavées à la solution de sublimé.

Les ustensiles de cuisine, la vaisselle, les couverts sont plongés dans l'eau bouillante. Les chiffons, vieux papiers, jouets d'enfants, la paille, les vieux bois sont brûlés dans une des cheminées de l'appartement, en même temps que les linges ayant servi aux lavages désinfectants.

Lorsque l'appartement est débarrassé de tout son contenu on procède à sa désinfection méthodique qui doit se faire pièce par pièce. On se sert pour cela de la solution de sublimé au millième qu'on projette successivement sur le plafond (1). Les murs, les boiseries, les portes, les fenêtres,

(1) En Allemagne, on ne désinfecte pas le plafond ; on suppose que les microbes n'y adhèrent pas. C'est peut-être montrer beaucoup de confiance. (J. Arnould, *La désinfection publique,* Paris 1893, p. 212).

les parquets, à l'aide d'un pulvérisateur Geneste et Herscher ou simplement avec une pompe de jardin. Dans certains cas, on se sert de lavettes, de brosses à main, de pinceaux, d'éponges, etc. Ces lavages ne sont possibles que sur les murs peints ou vernis, quand il s'agit de tentures ou de tapisseries il faut avoir recours au pulvérisateur. Il est parfois nécessaire de gratter les plâtres et les murs avant tout lavage et toute aspersion désinfectante. Lorsqu'on a achevé le lavage antiseptique du parquet par lequel on doit terminer l'opération, on laisse la pièce ouverte de façon à ce qu'elle sèche promptement et puisse être bientôt réoccupée.

On procède de même à l'égard des autres pièces puis on désinfecte les éviers, les évidoirs, à la lessive de soude et à la brosse, puis à la solution de sublimé en terminant le tout par une chasse d'eau. Les cabinets d'aisances sont désinfectés comme les autres pièces et on projette une solution forte dans la cuvette. La fosse doit être également désinfectée. L'antiseptique qui convient le mieux est le lait de chaux, d'après les expériences de Liborries, de Sfcchl, de Kitasato et Phehl, de MM. Richard et Chantemesse. Il suffit, d'après ces derniers, de mêler 2 p. 100 aux matières de la fosse pour détruire les bacilles typhiques et cholériques (1).

Nous avons décrit en détail la désinfection d'un appartement parce que cette opération est celle qui exige le plus de précautions et de délicatesse ; nous avons à peine besoin d'ajouter qu'on doit se conformer aux mêmes principes et procéder de la même manière lorsqu'il s'agit de désinfecter des salles d'hôpital, des écuries, des étables, des voitures, des wagons, ou bien encore d'appliquer les règles de la police sanitaire aux navires, aux chargements, aux passagers et aux lazarets, ainsi que nous l'avons exposé dans le précédent paragraphe.

Nous avons dit précédemment que les solutions antiseptiques, même celles de bichlorure sont inoffensives pour les mobiliers, comme pour les habitants des logements désinfectés. En est-il de même pour les ouvriers chargés de ce travail ? La désinfection d'un appartement demande de deux à trois heures et, quand on se sert de la solution de sublimé, les employés vivent pendant tout ce temps dans une atmosphère saturée de ce liquide et respirent à pleins poumons la petite pluie fine que produit le pulvérisateur. Ils absorbent par conséquent une certaine quantité de bichlorure de mercure.

A diverses reprises, on a signalé chez eux de légers accidents mercuriels auxquels on n'attachait pas d'importance ; mais au mois d'octobre 1895, M. Navarre en fit l'objet d'une communication au Conseil municipal. Il avait prié le docteur A.-J. Martin de procéder à une enquête ; mais celui-ci se trouvant malade, c'est le conseil de perfectionnement du service de la désinfection qui s'en chargea. Le rapport lu le 2 novembre 1895 (2),

(1) Richard et Chantemesse, *Désinfection des matières fécales au moyen du lait de chaux* (*Revue d'hygiène*, 1889, t. VI, p. 641).

(2) Procès-verbal de la séance du 2 novembre 1889, discuté et approuvé le 9 novembre (*Bulletin municipal officiel*, du 23 novembre 1895, p. 2.929).

bien qu'empreint d'un optimisme voulu reconnaissait que s'il n'existait chez aucun des 54 désinfecteurs examinés des symptômes d'hydrargyrisme confirmés, on constatait pourtant, chez quelques-uns d'entr'eux des gingivites qu'il était difficile de ne pas attribuer au mercure. Le rapport se terminait par des conseils hygiéniques très sages à l'usage des désinfecteurs et comme il vaut mieux prévenir que guérir, le conseil municipal émit l'avis qu'il fallait établir un roulement, dans le personnel des étuves municipales, de façon à ce que les mêmes ouvriers ne fussent pas employés aux pulvérisations mercurielles d'une manière permanente.

BIBLIOTHÈQUE NATIONALE
RF
IMPRIMÉS

TABLE DES MATIÈRES

PRÉFACE

CHAPITRE PREMIER

L'ESPÈCE HUMAINE

CHAPITRE II

LES AIRS, LES EAUX ET LES LIEUX

CHAPITRE III

L'HABITATION

CHAPITRE IV

ALIMENTATION

CHAPITRE V

VÊTEMENTS. — SOINS DE PROPRETÉ

CHAPITRE VI

ENFANCE. — ÉDUCATION

CHAPITRE VII

TRAVAUX ET PROFESSIONS

CHAPITRE VIII

PROPHYLAXIE DES MALADIES TRANSMISSIBLES. — POLICE SANITAIRE

BIBLIOTHÈQUE NATIONALE IMPRIMÉS R F

Saint-Brieuc. — Typographie Francisque Guyon, rue Saint-Gilles.

(Conserver la couverture) Conserver les couvertures à la
DÉPOT LÉGAL
Côtes du Nord
N° 6.
1895.

TRAITÉ
D'HYGIÈNE
PUBLIQUE ET PRIVÉE

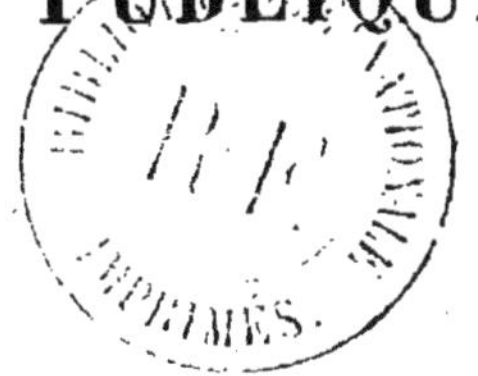

PAR

JULES ROCHARD

INSPECTEUR GÉNÉRAL DU SERVICE DE SANTÉ DE LA MARINE EN RETRAITE
MEMBRE DE L'ACADÉMIE DE MÉDECINE
MEMBRE DU CONSEIL D'HYGIÈNE PUBLIQUE ET DE SALUBRITÉ DU DÉPARTEMENT DE LA SEINE
GRAND OFFICIER DE LA LÉGION D'HONNEUR

Tc2
33

PARIS
ANCIENNE MAISON DELAHAYE
L. BATTAILLE ET Cie, ÉDITEURS
23, PLACE DE L'ÉCOLE-DE-MÉDECINE, 23

1895

Tc2
33

EN VENTE A LA MÊME LIBRAIRIE

ENCYCLOPÉDIE D'HYGI[illegible]

ET DE

MÉDECINE PUBLIQUE

Directeur : Dr Jules ROCHA[illegible]

COLLABORATEURS

MM. ARNOULD, BERGERON, BERTILLON, BROUARDEL, [illegible]
LÉON FAUCHER, GARIEL, ARMAND GAUTIER, [illegible]
LAYET, LEROY DE MÉRICOURT, A.-J. MARTIN, HENRY [illegible]
NAPIAS, NOCARD, POUCHET, PROUST, DE QUATREFAGES, [illegible]
EUGÈNE ROCHARD, STRAUSS, VALLIN, VIRY.

TOME I. — **Hygiène générale.** 1 vol. [illegible]
TOME II. — — **alimentaire.** 1 vol. [illegible]
TOME III. — — **urbaine.** 1 vol. [illegible]
TOME IV. — — **rurale.** 1 vol. [illegible]
TOME V. — — **hospitalière et assistance publiq**[illegible] 1 vol. [illegible]
TOME VI. — — **industrielle.** 1 vol. [illegible]
TOME VII. — — **militaire et hygiène navale** *(en cours* [illegible]
TOME VIII. — — **infantile.** — **Hygiène intern**[illegible] **administrative** *(sous presse).*

Souscription à forfait à l'ouvrage complet [illegible]

BENOIST DE LA GRANDIÈRE. — **Notions d'hygiène à l'usage des** [illegible] **teurs et des écoles normales primaires.** 4e édition 1 vol. [illegible]

DUPUY. — **Manuel d'hygiène publique et industrielle** [illegible] **tique des attributions des membres des conseils d'hygi**[illegible] 1881 [illegible]

FONSSAGRIVES, *professeur à la Faculté de médecine de* [illegible] **Leçons d'hygiène infantile.** 1 vol. in-8, 1882 [illegible]

H[illegible] (L.). — **Aide-mémoire du médecin militaire.** [illegible] sur l'hygiène des troupes, les subsistances militaires. 1 vol. [illegible] pages, 1876 [illegible]

N[illegible]. — **Hygiène des Européens dans les pays intertropicaux.** 1 vol. in-[illegible] avec planches, 188[illegible] 5 fr. [illegible]

ROCHARD (Jules), *inspecteur général du service de santé de la marine* [illegible] *retraite, membre du conseil d'hygiène et de salubrité de la Seine,* [illegible] *l'Académie de médecine,* etc. — **Traité d'hygiène sociale.** 1 vol. [illegible] 188[illegible]

ROCHARD et BODET. — **Traité d'hygiène, de médecine et de** [illegible] [illegible]les *(sous presse).*

SAINT-VEL. — **Hygiène des Européens dans les climats** [illegible] **créoles et des races colorées dans les pays tem**[illegible] 1 [illegible] 1872 [illegible]

VIRY, *médecin principal de l'École de Santé militaire de* [illegible] **d'hygiène militaire**, suivi d'un Précis des premiers [illegible] attendant l'arrivée du médecin. 2e édition. 1 vol. in-[illegible] le texte, 1888 [illegible]

— **Principes d'hygiène militaire** *(sous presse).*

Saint-Denis. — Imprimerie Française [illegible]

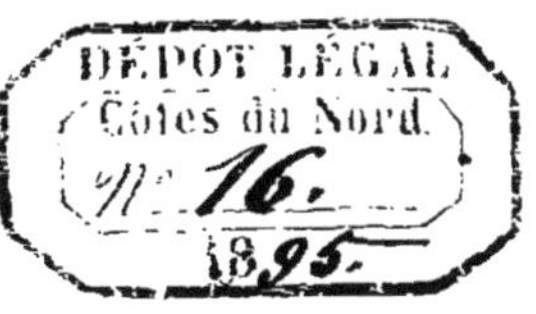
DÉPOT LÉGAL
Côtes du Nord.
N° 16.
1895.

TRAITÉ

D'HYGIÈNE

PUBLIQUE ET PRIVÉE

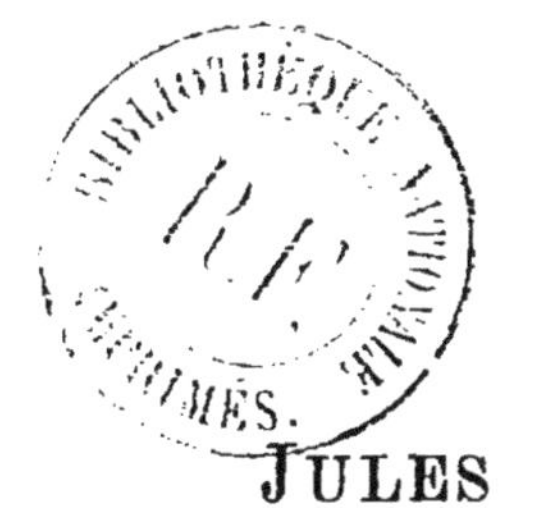
BIBLIOTHÈQUE NATIONALE
R.F.
IMPRIMÉS.

PAR

JULES ROCHARD

INSPECTEUR GÉNÉRAL DU SERVICE DE SANTÉ DE LA MARINE EN RETRAITE
MEMBRE DE L'ACADÉMIE DE MÉDECINE
MEMBRE DU CONSEIL D'HYGIÈNE PUBLIQUE ET DE SALUBRITÉ DU DÉPARTEMENT DE LA SEINE
GRAND OFFICIER DE LA LÉGION D'HONNEUR

PARIS
ANCIENNE MAISON DELAHAYE
L. BATTAILLE ET Cie, ÉDITEURS
23, PLACE DE L'ÉCOLE-DE-MÉDECINE, 23

1895

2
33
T^2 c
33

EN VENTE A LA MÊME LIBRAIRIE

ENCYCLOPÉDIE D'HYGIÈNE ET DE MÉDECINE PUBLIQUE

Directeur : Dr Jules ROCHARD

COLLABORATEURS

MM. ARNOULD, BERGERON, BERTILLON, BROUARDEL, LÉON COLIN, DROUINEAU, LÉON FAUCHER, GARIEL, ARMAND GAUTIER, GRANCHER, LAYET, LEROY DE MÉRICOURT, A.-J. MARTIN, HENRY MONOD, NAPIAS, NOCARD, POUCHET, PROUST, DE QUATREFAGES, RICHARD, RICHE, EUGÈNE ROCHARD, STRAUSS, VALLIN, VIRY.

TOME I. — **Hygiène générale.** 1 vol. .... **17 fr. 50**

TOME II. — — **alimentaire.** 1 vol. .... **20 fr. »**

TOME III. — — **urbaine.** 1 vol. .... **17 fr. 50**

TOME IV. — — **rurale.** 1 vol. .... **20 fr. 50**

TOME V. — — **hospitalière et assistance publique.** 1 vol. .... **17 fr. 50**

TOME VI. — — **industrielle.** 1 vol. .... **18 fr. »**

TOME VII. — — **militaire et hygiène navale** *(en cours de publication).*

TOME VIII. — — **infantile. — Hygiène internationale et administrative** *(sous presse).*

Souscription à forfait à l'ouvrage complet .... **150 fr. »**

BENOIST DE LA GRANDIÈRE. — **Notions d'hygiène à l'usage des instituteurs et des écoles normales primaires.** 4e édition. 1 vol. in-18, 1885. **1 f. 50**

DUPUY. — **Manuel d'hygiène publique et industrielle ou Manuel pratique des attributions des membres des conseils d'hygiène.** 1 vol. in-18, 1881 .... **7 fr. 50**

FONSSAGRIVES, *professeur à la Faculté de médecine de Montpellier*, etc. — **Leçons d'hygiène infantile.** 1 vol. in-8, 1882 .... **10 fr.**

HERMENT (L.). — **Aide-mémoire du médecin militaire.** Recueil de notes sur l'hygiène des troupes, les subsistances militaires. 1 vol. in-12 de 550 pages, 1876 .... **5 fr.**

NIELLY. — **Hygiène des Européens dans les pays intertropicaux.** 1 vol. in-18 avec planches, 1884 .... **5 fr. 50**

ROCHARD (Jules), *inspecteur général du service de santé de la marine, en retraite, membre du conseil d'hygiène et de salubrité de la Seine, membre de l'Académie de médecine*, etc. **Traité d'hygiène sociale.** 1 vol. in-8, 1888 .... **10 fr.**

ROCHARD et BODET. — **Traité d'hygiène, de médecine et de chirurgie navales** *(sous presse).*

SAINT-VEL. — **Hygiène des Européens dans les climats tropicaux, des créoles et des races colorées dans les pays tempérés.** 1 vol. in-12, 1872 .... **3 fr.**

VIRY, *Médecin principal à l'Ecole de Santé militaire de Lyon*, etc. — **Manuel d'hygiène militaire,** suivi d'un Précis des premiers secours à donner en attendant l'arrivée du médecin. 2e édition. 1 vol. in-8 avec 68 figures dans le texte, 1888 .... **4 fr. 50**

— **Principes d'hygiène militaire** *(sous presse).*

Saint-Brieuc. — Imprimerie Francisque Guyon, rues Saint-Gilles, 4, et de la Préfecture, 18.

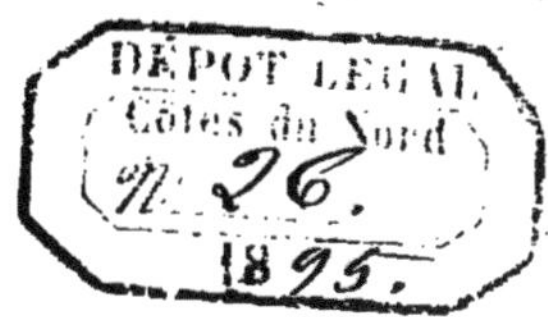
DÉPOT LÉGAL
Côtes du Nord
N° 26.
1895.

TRAITÉ
D'HYGIÈNE
PUBLIQUE ET PRIVÉE

PAR

JULES ROCHARD

INSPECTEUR GÉNÉRAL DU SERVICE DE SANTÉ DE LA MARINE EN RETRAITE
MEMBRE DE L'ACADÉMIE DE MÉDECINE
MEMBRE DU CONSEIL D'HYGIÈNE PUBLIQUE ET DE SALUBRITÉ DU DÉPARTEMENT DE LA SEINE
GRAND OFFICIER DE LA LÉGION D'HONNEUR

PARIS
ANCIENNE MAISON DELAHAYE
L. BATTAILLE ET Cie, ÉDITEURS
23, PLACE DE L'ÉCOLE-DE-MÉDECINE, 23

1895

2
33
T 2c
33.

EN VENTE A LA MÊME LIBRAIRIE

ENCYCLOPÉDIE D'HYGIÈNE

ET DE

MÉDECINE PUBLIQUE

Directeur : Dr Jules ROCHARD

COLLABORATEURS

MM. ARNOULD, BERGERON, BERTILLON, BROUARDEL, LÉON COLIN, DROUINEAU, LÉON FAUCHER, GARIEL, ARMAND GAUTIER, GRANCHER, LAYET, LEROY DE MÉRICOURT, A.-J. MARTIN, HENRY MONOD, NAPIAS, NOCARD, POUCHET, PROUST, DE QUATREFAGES, RICHARD, RICHE, EUGÈNE ROCHARD, STRAUSS, VALLIN, VIRY.

TOME I. — **Hygiène générale.** 1 vol. .... 17 fr. 50
TOME II. — — **alimentaire.** 1 vol. .... 20 fr. »
TOME III. — — **urbaine.** 1 vol. .... 17 fr. 50
TOME IV. — — **rurale.** 1 vol. .... 20 fr. 50
TOME V. — — **hospitalière et assistance publique.** 1 vol. .... 17 fr. 50
TOME VI. — — **industrielle.** 1 vol. .... 18 fr. »
TOME VII. — — **militaire et hygiène navale,** 1 vol. .... 17 fr. 50
TOME VIII. — — **infantile. — Hygiène internationale et administrative** *(sous presse).*

Souscription à forfait à l'ouvrage complet .... 150 fr. »

BENOIST DE LA GRANDIÈRE. — **Notions d'hygiène à l'usage des instituteurs et des écoles normales primaires.** 4e édition. 1 vol. in-18, 1885. 1 f. 50

DUPUY. — **Manuel d'hygiène publique et industrielle ou Manuel pratique des attributions des membres des conseils d'hygiène.** 1 vol. in-18, 1881 .... 7 fr. 50

FONSSAGRIVES, *professeur à la Faculté de médecine de Montpellier,* etc. — **Leçons d'hygiène infantile.** 1 vol. in-8, 1882 .... 10 fr.

HERMENT (L.). — **Aide-mémoire du médecin militaire.** Recueil de notes sur l'hygiène des troupes, les subsistances militaires. 1 vol. in-12 de 550 pages, 1876 .... 5 fr.

NIELLY. — **Hygiène des Européens dans les pays intertropicaux.** 1 vol. in-18 avec planches, 1884 .... 5 fr. 50

ROCHARD (Jules), *inspecteur général du service de santé de la marine, en retraite, membre du conseil d'hygiène et de salubrité de la Seine, membre de l'Académie de médecine,* etc. — **Traité d'hygiène sociale.** 1 vol. in-8, 1888 .... 10 fr.

ROCHARD et BODET. — **Traité d'hygiène, de médecine et de chirurgie navales** *(sous presse).*

SAINT-VEL. — **Hygiène des Européens dans les climats tropicaux, des créoles et des races colorées dans les pays tempérés.** 1 vol. in-12, 1872 .... 3 fr.

VIRY, *Médecin principal à l'Ecole de Santé militaire de Lyon,* etc. — **Manuel d'hygiène militaire,** suivi d'un Précis des premiers secours à donner en attendant l'arrivée du médecin. 2e édition. 1 vol. in-8 avec 68 figures dans le texte, 1888 .... 4 fr. 50

— **Principes d'hygiène militaire** *(sous presse).*

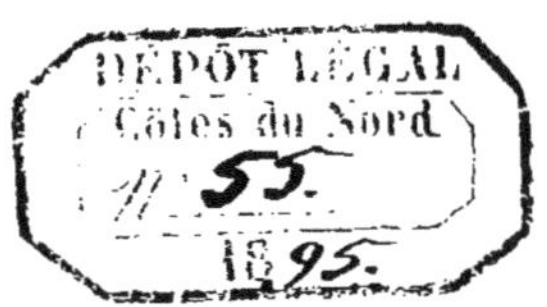

TRAITÉ

D'HYGIÈNE

PUBLIQUE ET PRIVÉE

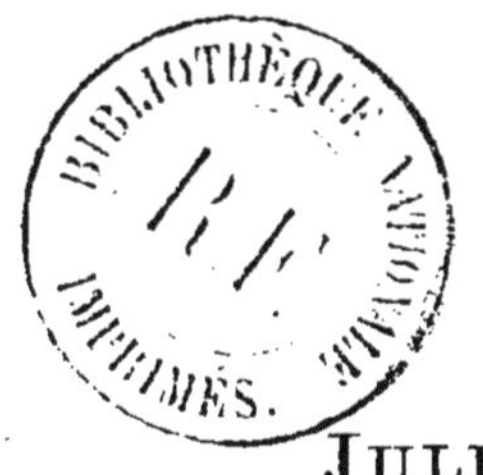

PAR

JULES ROCHARD

INSPECTEUR GÉNÉRAL DU SERVICE DE SANTÉ DE LA MARINE EN RETRAITE
MEMBRE DE L'ACADÉMIE DE MÉDECINE
MEMBRE DU CONSEIL D'HYGIÈNE PUBLIQUE ET DE SALUBRITÉ DU DÉPARTEMENT DE LA SEINE
GRAND OFFICIER DE LA LÉGION D'HONNEUR

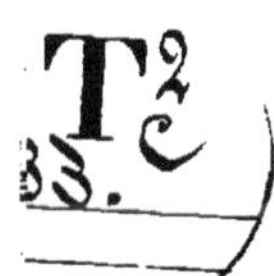

PARIS
ANCIENNE MAISON DELAHAYE
L. BATTAILLE ET Cie, ÉDITEURS
23, PLACE DE L'ÉCOLE-DE-MÉDECINE, 23

1895

EN VENTE A LA MÊME LIBRAIRIE

ENCYCLOPÉDIE D'HYGIÈNE
ET DE
MÉDECINE PUBLIQUE

Directeur : Dr Jules ROCHARD

COLLABORATEURS

MM. ARNOULD, BERGERON, BERTILLON, BROUARDEL, LÉON COLIN, DROUINEAU, LÉON FAUCHER, GARIEL, ARMAND GAUTIER, GRANCHER, D'HEILLY, LAYET, LEROY DE MÉRICOURT, A.-J. MARTIN, HENRY MONOD, NAPIAS, NOCARD, POUCHET, PROUST, DE QUATREFAGES, RICHARD, RICHE, EUGÈNE ROCHARD, STRAUSS, VALLIN, VIRY.

TOME I. — **Hygiène générale.** 1 vol. .... 17 fr. 50
TOME II. — — **alimentaire.** 1 vol. .... 20 fr. »
TOME III. — — **urbaine.** 1 vol. .... 17 fr. 50
TOME IV. — — **rurale.** 1 vol. .... 20 fr. 50
TOME V. — — **hospitalière et assistance publique.** 1 vol. .... 17 fr. 50
TOME VI. — — **industrielle.** 1 vol. .... 18 fr. »
TOME VII. — — **militaire et hygiène navale,** 1 vol. .... 17 fr. 50
TOME VIII. — — **infantile. — Hygiène internationale et administrative** *(sous presse).*

Souscription à forfait à l'ouvrage complet .... 150 fr. »

BENOIST DE LA GRANDIÈRE. — **Notions d'hygiène à l'usage des instituteurs et des écoles normales primaires.** 4e édition. 1 vol. in-18, 1885. 1 f. 50

DUPUY. — **Manuel d'hygiène publique et industrielle ou Manuel pratique des attributions des membres des conseils d'hygiène.** 1 vol. in-18, 1881 .... 7 fr. 50

FONSSAGRIVES, *professeur à la Faculté de médecine de Montpellier,* etc. — **Leçons d'hygiène infantile.** 1 vol. in-8, 1882 .... 10 fr.

HERMENT (L.). — **Aide-mémoire du médecin militaire.** Recueil de notes sur l'hygiène des troupes, les subsistances militaires. 1 vol. in-12 de 550 pages, 1876 .... 5 fr.

NIELLY. — **Hygiène des Européens dans les pays intertropicaux.** 1 vol. in-18 avec planches, 1884 .... 5 fr. 50

ROCHARD (Jules), *inspecteur général du service de santé de la marine, en retraite, membre du conseil d'hygiène et de salubrité de la Seine, membre de l'Académie de médecine,* etc. — **Traité d'hygiène sociale.** 1 vol. in-8, 1888 .... 10 fr.

ROCHARD et BODET. — **Traité d'hygiène, de médecine et de chirurgie navales** *(sous presse).*

SAINT-VEL. — **Hygiène des Européens dans les climats tropicaux, des créoles et des races colorées dans les pays tempérés.** 1 vol. in-12, 1872 .... 3 fr.

VIRY, *Médecin principal à l'Ecole de Santé militaire de Lyon,* etc. — **Manuel d'hygiène militaire,** suivi d'un Précis des premiers secours à donner en attendant l'arrivée du médecin. 2e édition. 1 vol. in-8 avec 68 figures dans le texte, 1888 .... 4 fr. 50

— **Principes d'hygiène militaire.** 1 vol. in-8 avec figures dans le texte, 1895 .... 12 fr.

Saint-Brieuc. — Imprimerie Francisque GUYON, rues Saint-Gilles, 4, et de la Préfecture, 18.

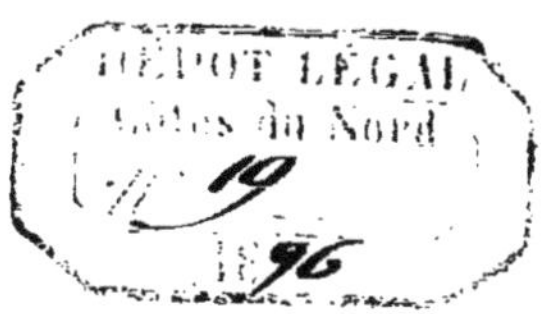
DÉPOT LÉGAL
Côtes du Nord
19
1896

TRAITÉ D'HYGIÈNE PUBLIQUE ET PRIVÉE

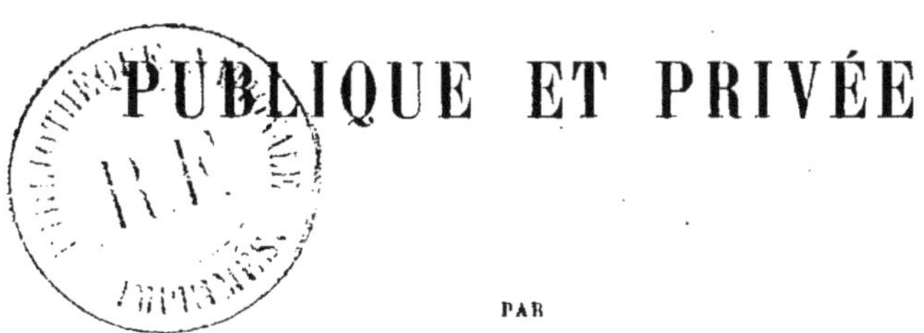
BIBLIOTHÈQUE NATIONALE R.F. IMPRIMÉS

PAR

JULES ROCHARD

INSPECTEUR GÉNÉRAL DU SERVICE DE SANTÉ DE LA MARINE EN RETRAITE
MEMBRE DE L'ACADÉMIE DE MÉDECINE
MEMBRE DU CONSEIL D'HYGIÈNE PUBLIQUE ET DE SALUBRITÉ DU DÉPARTEMENT DE LA SEINE
GRAND OFFICIER DE LA LÉGION D'HONNEUR

Tc 33
T^2_c 33

PARIS
ANCIENNE MAISON DELAHAYE
L. BATTAILLE ET Cie, ÉDITEURS
23, PLACE DE L'ÉCOLE-DE-MÉDECINE, 23

1896

EN VENTE A LA MÊME LIBRAIRIE

ENCYCLOPÉDIE D'HYGIÈNE
ET DE
MÉDECINE PUBLIQUE

Directeur : Dr Jules ROCHARD

COLLABORATEURS

MM. ARNOULD, BERGERON, BERTILLON, BROUARDEL, LÉON COLIN, DROUINEAU, LÉON FAUCHER, GARIEL, ARMAND GAUTIER, GRANCHER, D'HEILLY, LAYET, LEROY DE MÉRICOURT, A.-J. MARTIN, HENRY MONOD, NAPIAS, NOCARD, POUCHET, PROUST, DE QUATREFAGES, RICHARD, RICHE, EUGÈNE ROCHARD, STRAUSS, VALLIN, VIRY.

TOME I. — **Hygiène générale.** 1 vol. .... 17 fr. 50
TOME II. — — **alimentaire.** 1 vol. .... 20 fr. »
TOME III. — — **urbaine.** 1 vol. .... 17 fr. 50
TOME IV. — — **rurale.** 1 vol. .... 20 fr. 50
TOME V. — — **hospitalière et assistance publique.** 1 vol. .... 17 fr. 50
TOME VI. — — **industrielle.** 1 vol. .... 18 fr. »
TOME VII. — — **militaire et hygiène navale,** 1 vol. .... 17 fr. 50
TOME VIII. — — **infantile. — Hygiène internationale et administrative** *(sous presse).*

Souscription à forfait à l'ouvrage complet .... 150 fr. »

BENOIST DE LA GRANDIÈRE. — **Notions d'hygiène à l'usage des instituteurs et des écoles normales primaires.** 4e édition. 1 vol. in-18, 1885. 1 f. 50

DUPUY. — **Manuel d'hygiène publique et industrielle ou Manuel pratique des attributions des membres des conseils d'hygiène.** 1 vol. in-18, 1881 .... 7 fr. 50

FONSSAGRIVES, *professeur à la Faculté de médecine de Montpellier,* etc. — **Leçons d'hygiène infantile.** 1 vol. in-8, 1882 .... 10 fr.

HERMENT (L.). — **Aide-mémoire du médecin militaire.** Recueil de notes sur l'hygiène des troupes, les subsistances militaires. 1 vol. in-12 de 550 pages, 1876 .... 5 fr.

NIELLY. — **Hygiène des Européens dans les pays intertropicaux.** 1 vol. in-18 avec planches, 1884 .... 5 fr. 50

ROCHARD (Jules), *inspecteur général du service de santé de la marine, en retraite, membre du conseil d'hygiène et de salubrité de la Seine, membre de l'Académie de médecine,* etc. — **Traité d'hygiène sociale.** 1 vol. in-8, 1888 .... 10 fr.

ROCHARD et BODET. — **Traité d'hygiène, de médecine et de chirurgie navales** *(sous presse).*

SAINT-VEL. — **Hygiène des Européens dans les climats tropicaux, des créoles et des races colorées dans les pays tempérés.** 1 vol. in-12, 1872 .... 3 fr.

VIRY, *Médecin principal à l'Ecole de Santé militaire de Lyon,* etc. — **Manuel d'hygiène militaire,** suivi d'un Précis des premiers secours à donner en attendant l'arrivée du médecin. 2e édition. 1 vol. in-8 avec 68 figures dans le texte, 1888 .... 4 fr. 50

— **Principes d'hygiène militaire.** 1 vol. in-8 avec figures dans le texte, 1895 .... 12 fr.

Saint-Brieuc. — Imprimerie Francisque GUYON, rues Saint-Gilles, 4, et de la Préfecture, 18.

DÉPOT LÉGAL
Côtes du Nord
N° 25
1897

TRAITÉ

D'HYGIÈNE

PUBLIQUE ET PRIVÉE

BIBLIOTHÈQUE NATIONALE
IMPRIMÉS

PAR

JULES ROCHARD

INSPECTEUR GÉNÉRAL DU SERVICE DE SANTÉ DE LA MARINE EN RETRAITE
MEMBRE DE L'ACADÉMIE DE MÉDECINE
MEMBRE DU CONSEIL D'HYGIÈNE PUBLIQUE ET DE SALUBRITÉ DU DÉPARTEMENT DE LA SEINE
GRAND OFFICIER DE LA LÉGION D'HONNEUR

Avec 117 figures dans le texte

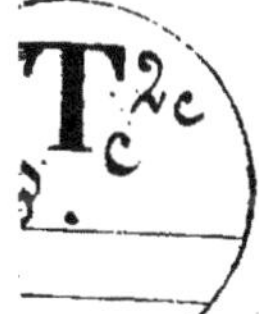

PARIS
OCTAVE DOIN, ÉDITEUR
8, PLACE DE L'ODÉON, 8

1897

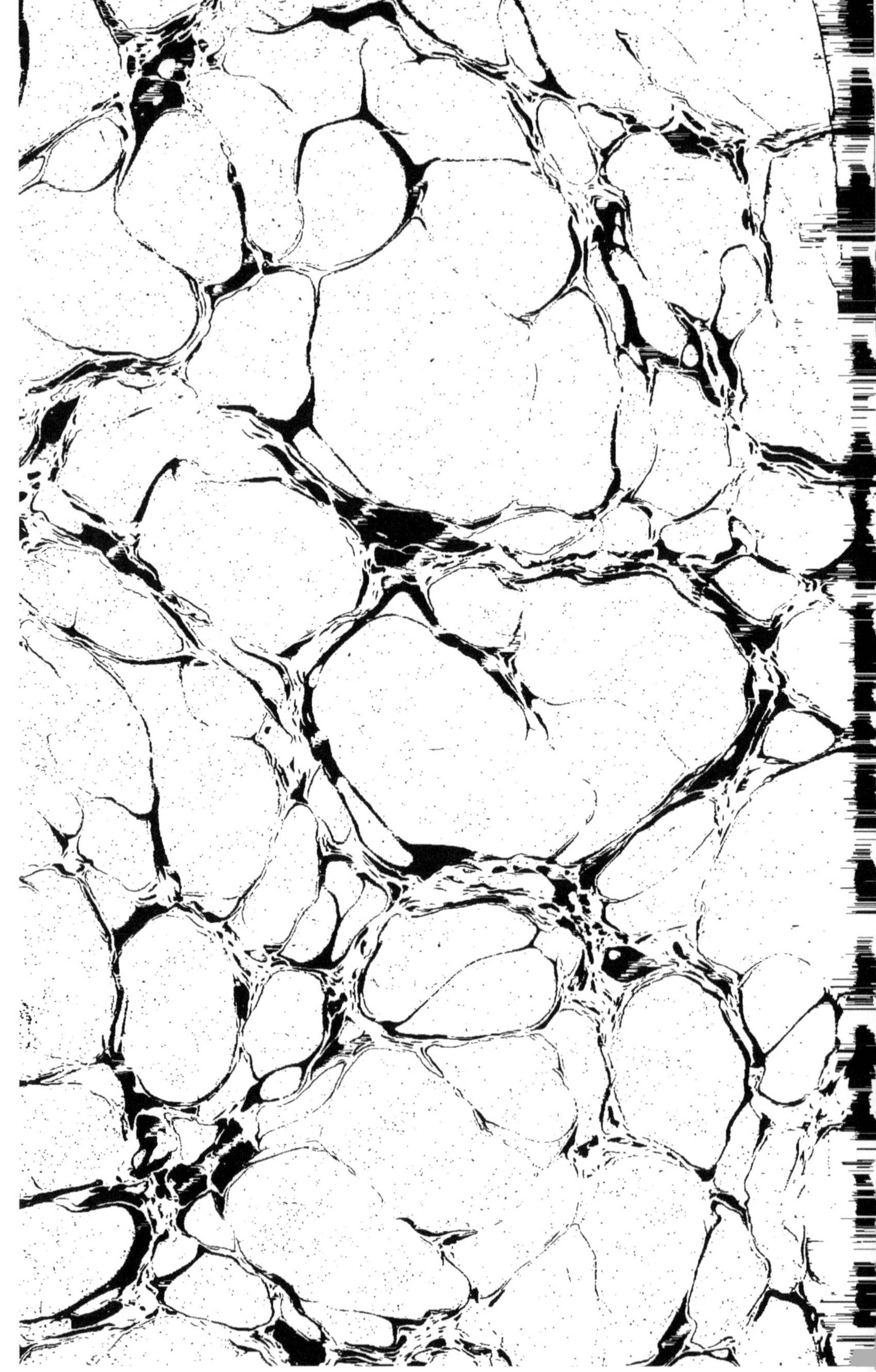

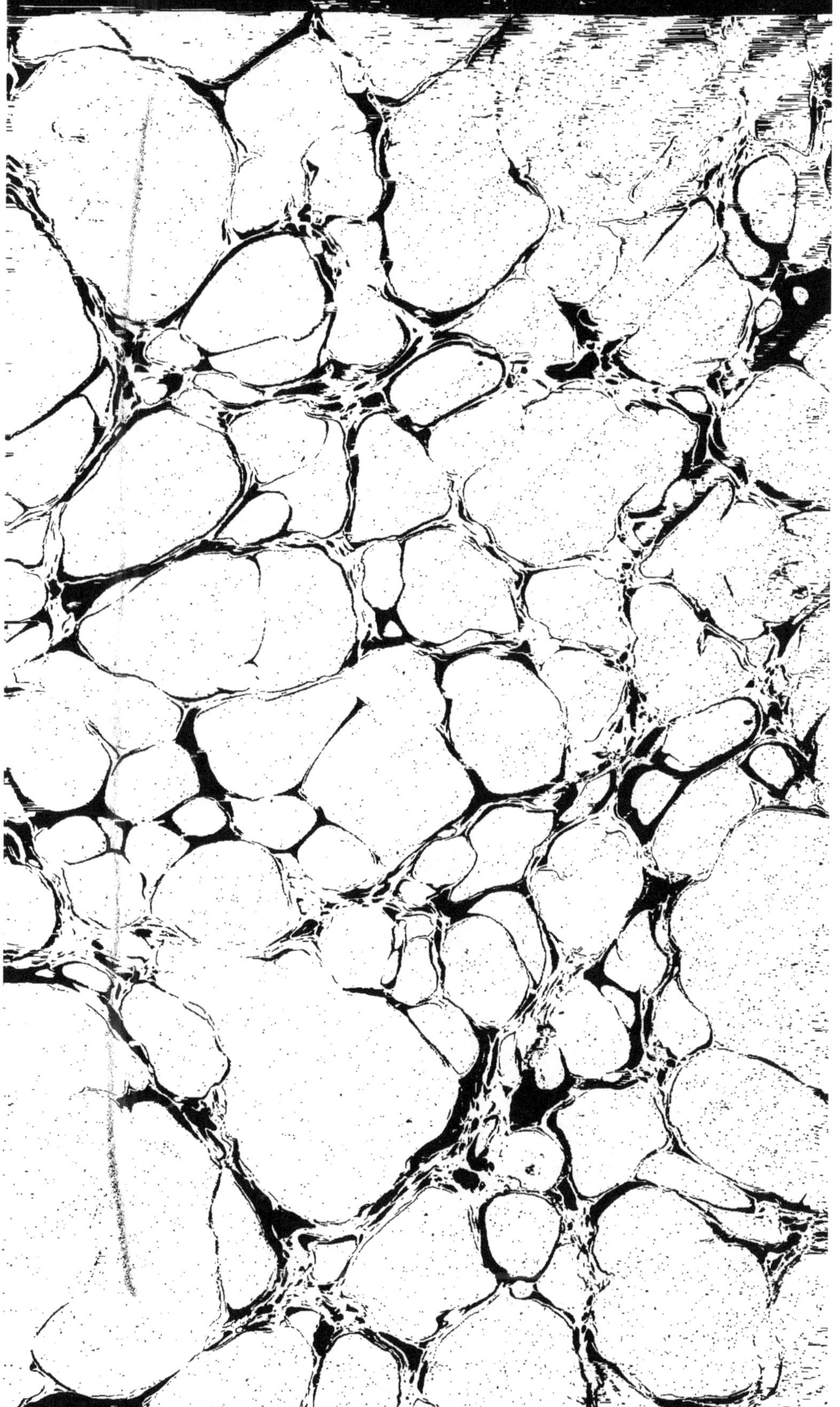

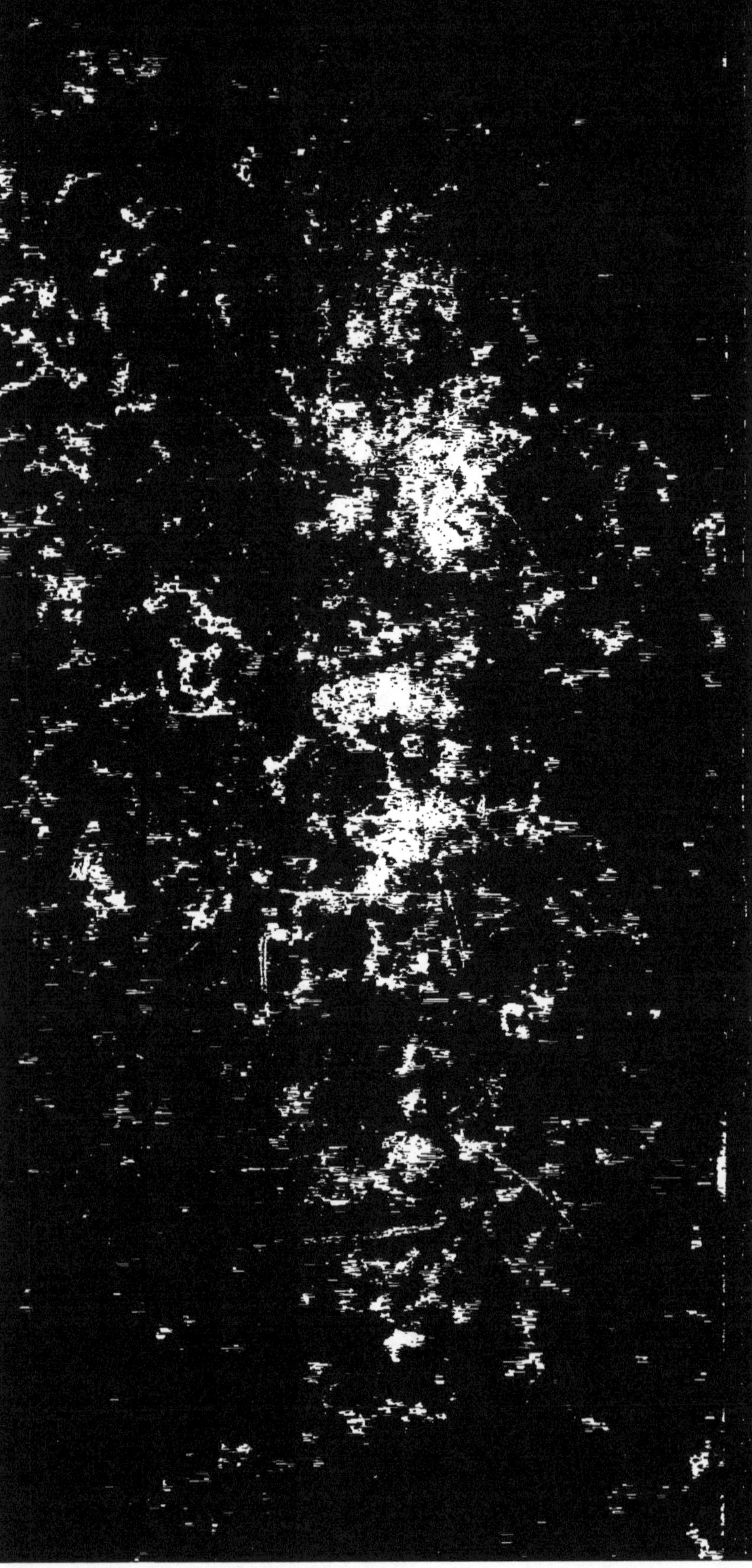

www.ingramcontent.com/pod-product-compliance
Ingram Content Group UK Ltd.
Pitfield, Milton Keynes, MK11 3LW, UK
UKHW021858260726
13966UKWH00006B/9

Conserver la Couverture

BIBLIOTHÈQUE D'AGRICULTURE COLONIALE

15347

224
99

MANUEL PRATIQUE

DE

L'AGRICULTEUR ALGÉRIEN

Grandes cultures. — Céréales, Vignes, Pâturages
Élevage du bétail
Horticulture. — Arboriculture. — Économie rurale. — Hygiène
Matériel et Constructions agricoles

Suivi d'un

CALENDRIER DU CULTIVATEUR

PAR

CH. RIVIÈRE
Ancien Président de la Société d'agriculture d'Alger,
Directeur du Jardin d'essai.

H. LECQ
Inspecteur de l'Agriculture en Algérie,
Propriétaire-agriculteur.

PARIS
AUGUSTIN CHALLAMEL, ÉDITEUR
RUE JACOB, 17
Librairie Maritime et Coloniale.

1900